G. R. McLatchie

Oxford Handbuch der Klinischen Chirurgie

G. R. McLatchie

Unter Mitarbeit von
S. Parameshwaran

Oxford Handbuch der Klinischen Chirurgie

Aus dem Englischen übersetzt und bearbeitet von

R. Raschke, A. Bettermann,
H. E. Zeplin, E. Lang, C. Classen,
R. Gonzáles-Vásques, H. Siegert,
P. M. Wehmeier, J. F. P. Warmke

Verlag Hans Huber
Bern · Göttingen · Toronto · Seattle

Beachte:

- Alle in diesem Buch erwähnten Handelsnamen sind eingetragene Warenzeichen und gesetzlich geschützt, auch wenn sie im Text nicht als solche besonders kenntlich gemacht sind.
- Obwohl die Autoren sich mit großer Sorgfalt bemüht haben, Dosierungsangaben, Indikationen und Kontraindikationen von Pharmaka entsprechend dem derzeitigen Wissensstand anzugeben, ist es dennoch möglich, daß Fehler übersehen worden sind. Es kann daher keine Gewähr für die gemachten Angaben übernommen werden. In allen Zweifelsfällen ist der Leser gehalten, die Dosisangaben anhand der Beipackzettel sowie der offiziellen Pharmakaverzeichnisse zu überprüfen.

Die Deutsche Bibliothek – CIP-Einheitsaufnahme
McLatchie, Greg:
Oxford Handbuch der Klinischen Chirurgie / G. R. McLatchie. Unter Mitarbeit von S. Parameshwaran. Aus dem Engl. übers. und bearb. von R. Raschke . . . – Bern ; Göttingen ; Toronto ; Seattle : Huber, 1993
Einheitssacht.: Oxford handbook of clinical surgery <dt.>
ISBN 3-456-82385-1
NE: Raschke, Reinhold [Bearb.]

Die englische Originalausgabe ist bei Oxford University Press unter dem Titel «Oxford Handbook of Clinical Surgery» erschienen. «Oxford» is the trademark of Oxford University Press.

Printed in Germany

Danksagung

Wir danken den Kollegen und Freunden, die mitgeholfen haben, dieses Buch fertigzustellen. Die Idee stammt von Mr. Gordon MacBain, Consultant Surgeon im Southern General Hospital, Glasgow. Wir haben erhebliche Unterstützung durch die Mitarbeiter von Oxford University Press erhalten und sind auch Mr. J. Rhind und Dr. J. Daniel für ihre Beiträge zu Dank verpflichtet. Auch danken wir unseren chirurgischen Lehrern, insbesondere Mr. J.S.F. Hutchinson, Mr. M.K. Browne, Mr. J. Neilson, Mr. D. Young, Mr. A. Young und dem verstorbenen Mr. I. McLennan, dessen praktischen Tips und Anekdoten dem Text Würze verleihen. Mr. K. Davies und Mr. P. Gardiner danken wir für die Zeichnungen, unseren Sekretärinnen Mrs. Kate Wright und Mrs. Vera Spaldin für die Aufbereitung des Manuskripts.

1990 G.R.M.
S.P.

Anmerkung zur Übersetzung

Die englische Originalausgabe dieses Buches hat bei Chirurgen, Assistenten und Studenten, auch im deutschsprachigen Raum, großen Anklang gefunden. Das bewog uns, das Werk dem Interessenten auch auf deutsch zugänglich zu machen und es auf die Bedürfnisse im deutschsprachigen Raum zuzuschneiden. Dabei wurde versucht, den besonderen Charakter des „Oxford Handbook of Clinical Surgery" beizubehalten.

Die Kapitel sind durchweg klar gegliedert, so daß ein schnelles Auffinden von Informationen möglich ist. Dabei kommt der Klinik, Diagnostik und Therapie eine besondere Bedeutung zu. Auf diese Weise steht der praktische Nutzen des Buches deutlich im Vordergrund. Doch auch die Hintergründe der Krankheitsbilder werden so ausführlich geschildert, daß dem Leser wichtige pathologische und pathophysiologische Zusammenhänge klar werden.

Wir hoffen, mit diesem Buch den Bedürfnissen der Benutzer gerecht zu werden. Ein solches Buch kann sich jedoch nur durch konstruktive Kritik weiterentwickeln. Daher ermuntern wir alle Leser, uns ihre Reaktionen, Verbesserungsvorschläge und Ideen mitzuteilen (Verlag Hans Huber, Oxford Handbuch der Klinischen Chirurgie, Länggass-Strasse 76, CH-3000 Bern 9).

1993 P.M.W.

Inhaltsverzeichnis

1 Der chirurgische Patient

Die „No-lose"-Philosophie in der Chirurgie

Die „No-lose"-Philosophie Pascals steht in gewisser Beziehung zu einem Glauben an Gott: wenn Gott existiert, und wir leben im Glauben an ihn, ist im Falle unseres Todes alles gewonnen. Wenn Gott *nicht* existiert, haben wir zumindest nichts verloren!

Klinische Anwendung

Die „No-Lose"-Philosophie findet gelegentlich ihre Anwendung in der Praxis: Steht der Arzt einem Problem gegenüber, dessen Ausgang zweifelhaft erscheint, kann er gegenüber den Angehörigen eine nüchterne Einschätzung der Situation äußern. Nimmt das Problem einen negativen Ausgang, war seine Prognose leider zutreffend. Geht alles positiv aus, freuen sich alle. In beiderlei Fall hat der Arzt nichts zu verlieren.

Gefahr der „No-lose"-Philosophie.

Die Anwendung dieser Regel auf alle Gebiete der medizinischen Praxis beinhaltet beträchtliche Risiken, insbesondere, wenn es um Invasivität von Diagnostik geht (um nichts zu vepassen, muß jedes Symptom einer Diagnose zugeführt werden). Dies soll an einem negativen Fallbeispiel demonstriert werden:
Ein Patient erholt sich nach Übernähung eines perforierten Duodenalulcus sehr gut. Bei der Blutuntersuchung wird jedoch ein erhöhter Kalziumspiegel festgestellt. Um ein Nebenschilddrüsenadenom auszuschließen, werden mehrere selektive Punktionen der Halsvenen durchgeführt. Es wird kein Tumor gefunden, aber der Patient entwickelt infektiöse Komplikationen, an welchen er stirbt. Auch bei der Autopsie findet sich kein Nebenschilddrüsenadenom.

Empfehlung für Chirurgen

- Iatrogene Erkrankungen sollten unbedingt vermieden werden. Invasive Untersuchungen sind teuer, gefährlich und müssen auf ihre Notwendigkeit hin überprüft werden. Ist die Untersuchung das Risiko wert? Würde man sie an sich selbst durchführen lassen?
- Wie wichtig ist es, die exakte Diagnose zu stellen? Besteht nur ein akademisches Interesse, sollten dem Patienten keine Ängste oder Unanneghmlichkeiten bereitet werden. Auch sollte er keinem Risiko ausgesetzt werden.
- Folgende Einstellung ist zu *vermeiden*: „Ob es einen Nutzen hat, ist ungewiß, zumindest schadet es nicht." Wenn es keinen Vorteil bringt, warum sollte die Untersuchung überhaupt gemacht werden?
- Bei der Diskussion der Prognose mit dem Patienten sollte man so aufrichtig wie möglich sein. Die Meinung sollte

auf der eigenen Erfahrung und der älterer Kollegen basieren und die relevante Literatur einbeziehen.

Die „No-lose"-Philosophie birgt eine beträchtlich Gefahr zu verlieren. Ferner kann sie Entscheidungen nachteilig beeinflussen und die Lösung ethischer und klinischer Probleme verhindern.

Literatur

Galbraith S.: The „no lose" philosophy in medicine. Journal of Medical Ethics, 4, 1978, 61–3.

Die psychische Führung des Patienten

Sie ist sowohl für die medizinische als auch für die chirurgische Praxis notwendig. Ängste werden beseitigt und die körperliche Verfassung verbessert.

Zeichen schlechter psychologischer Führung

„Normalen" Menschen drängen sich genauso wie neurotischen Patienten von Zeit zu Zeit beunruhigende Gedanken auf. Z. B. kann ein Patient, der unter Erbrechen leidet, dies als Folge eines Magenkarzinomes interpretieren und nicht als alkoholinduzierte Gastritis durch sein regelmäßiges Trinken. Er braucht die Bestätigung, daß nicht ein Karzinom Ursache seines Problemes ist, sondern sein exzessiver Alkoholgenuß. Die notwendigen Untersuchungen werden durchgeführt. Das Resultat ist negativ. Der Arzt beruhigt den Patienten. Alles ist in Ordnung und ein Karzinom ist ausgeschlossen. Der Patient gibt sich zunächst zufrieden, analysiert das Ganze aber bald weiter: Warum wurden die Untersuchungen gemacht, wenn sie nicht an ein Karzinom glaubten? Was ist, wenn sie etwas übersehen haben? Ich glaubte nie, Krebs zu haben. Wie kamen sie zu dieser Meinung? Diese Antwort kann zu wiederholter außerdienstlicher Hilfeleistung, weiteren Untersuchungen weiterer Beruhigung und weiterer Angst führen. Dieser Teufelskreis, der so in Gang gesetzt wurde, ist als Angstsyndrom beschrieben.

Richtlinien zur Behandlung des Angstsyndromes

- Warum sucht der Patient Hilfe? Welche Rolle spielt die Angst in seiner Darstellung?
- Auch „Simulanten" werden krank. Es gilt, eine vorurteilslose, sorgfältige Einschätzung vorzunehmen.
- Ängstliche Patienten machen ängstliche Ärzte. Die Beurteilung sollte aber unabhängig davon erfolgen, wie ängstlich der Patient erscheint.
- Nähren Sie keine Zweifel durch die Verbreitung irrelevanter Informationen.
- Der Arzt sollte sich um eine für den Patienten verständliche Sprache bemühen.
- Seien Sie sich bewußt, daß Ängste und bestimmte Symptome Teile eines jeden klinischen Problems darstellen.
- Der Patient sollte die Möglichkeit haben, im Laufe des Gespräches Fragen zu stellen.
- Man sollte sich rückversichern, daß der Patient alles verstanden hat. Das Aufzeigen einer weniger angstbeladenen Behandlungsalternative kann hilfreich sein.

Literatur

Warwick, H.M.C. und Salkovskis, P.M.: Reassurance. BMJ, 290, 1985, 1028.

Ethik in der Chirurgie

Pflichten des Chirurgen gegenüber dem Patienten

Ein Chirurg ist dazu verpflichtet, den höchst möglichen professionellen Standard aufrechtzuerhalten und seinen Beruf ohne Profitgier auszuüben.

Er sollte

- sich verpflichtet fühlen, menschliches Leben zu retten
- loyal zu seinen Patienten sein
- eine zweite Meinung einholen, wenn eine Therapieform seine Fähigkeiten überschreitet
- durch Kenntnis des Patienten Vertrauen aufrechterhalten
- es als seine Pflicht ansehen sich um einen Notfall selbst zu kümmern, ungeachtet dessen, ob ein anderer dazu fähig oder bereit wäre.

Pflichten der Chirurgen gegenüber Kollegen

Chirurgen sollten

- sich respektvoll und sachkundig gegenüber Kollegen verhalten
- nicht versuchen, Patienten einem anderen Kollegen abspenstig zu machen

Unethische Praktiken

- Reklame in eigener Sache
- Zusammenarbeit in medizinischer Praxis, wo die klinische Unabhängigkeit nicht gewährleistet ist
- das Annehmen anderer Gelder als der normalen Gebühren
- Handlungen oder Ratschläge, die den Patienten geistig oder körperlich überfordern; sie verstärken das Gefühl, dem Chirurgen ausgeliefert zu sein. Manche Chirurgen schlagen Profit daraus.

Vorsicht!

- Neue Techniken und Erfindungen sollten so lange sehr kritisch betrachtet werden, bis sie umfassend getestet sind.
- Attestieren oder bestätigen sollte man nur das, was man selbst nachprüfen kann.

Literatur

General Medical Council: Advice on standards of professional conduct and on medical ethics, 1989.

Professional Conduct and Discipline: Fitness to Practice, 18–28. GMC, London.

Fahrlässigkeit

Fahrlässigkeit sollte stets ausgeschlossen werden. Auf jeden Fall sollte man einen gültigen Haftpflichtversicherungsschutz haben.

Häufige chirurgische Gründe für den Vorwurf der Fahrlässigkeit.

Amputation des falschen Fingers oder des falschen Beines/Operation der falschen Seite Dies ist unentschuldbar und ist als Folge von Nachlässigkeit im Arzt-Patient-Verhältnis zu bewerten. Der Operateur sollte die Aufklärung des Patienten deshalb selbst durchführen und dabei die zu operierende Seite festlegen und mit einem wasserfesten Stift selbst markieren. Die zu operierende Seite sollte in den Unterlagen schriftlich festgehalten werden. *Bevor dieser Punkt gesichert ist, darf keine Narkoseeinleitung stattfinden.*

Im Patienten belassene Tupfer oder Instrumente Es liegt allein in der Verantwortung des Operateurs, sich zu vergewissern, daß sämtliche Instrumente und Tupfer entfernt wurden. Dazu sollten Tupfer und Bauchtücher vorher und nachher gezählt werden. Beim geringsten Zweifel wird der Patient auf dem Operationstisch durchleuchtet.

Entfernung des falschen Organes/Entfernung eines einzelnen Organes, wenn normalerweise zwei vorhanden sind Ist eines von zwei paarigen Orgenen erkrankt, sollte man sich versichern, daß das erkrankte Orgen entfernt wird. Bei der Entnahme eines erkrankten paarigen Organes sollte das andere vorhanden sein und funktionieren (z.B. Niere). Wann immer möglich, sollte die Einwilligung des Patienten zur Operation vorliegen. In Ausnahmefällen ist dies nicht immer möglich (z.B. Unfälle, Bewußtlosigkeit).

Unterbindung von Gangstrukturen, Ureteren, Arterien usw. Des perioperativen Risikos sollte man sich stets bewußt sein. In der biliären Chirurgie bestehtdas Risiko der Verletzung der Gallenwege, Colonchirurgie kann zur Verletzung der Ureteren oder des Duodenums führen. Die laparoskopische Sterilisation kann zu kleinen intestinalen Verletzungen, zu einem Abszeß im kleinen Becken oder zur Peritonitis führen.

Erholt sich der Patient postoperativ nicht wie erwartet, sind weitere Untersuchungen zur Ursachenfindung, evtl. auch eine Laparotomie, notwendig.

Eine intraoperative Verletzung einer Struktur kann *versehentlich* sein, doch ist es eine grobe *Fahrlässigkeit* nicht zu handeln, wenn der Patient Zeichen einer iatrogenen Verletzung zeigt.

Operation des falschen Patienten Grund dafür ist eine unzureichende Patientenidentifikation. Deshalb sollte immer überprüft werden, daß der Patient und die vorgesehene Operation übereinstimmen. Dazu wird der Patient in der Anästhesievorbereitung vor Einleitung der Narkose nochmals befragt. Eine Verwechselung der zu operierenden Seite kann durch eine Markierung mit einem wasserfesten Stift durch den Operateur vermieden werden.

Unterlassung von Röntgenuntersuchungen/zu lockeres Anlegen von Schienen oder Gipsverbänden Es sollte stets auf die klinischen Zeichen einer Fraktur geachtet werden. Röntgen bei Frakturverdacht. Besondere Beachtung muß den stillen Frakturen geschenkt werden, wie Naviculare- oder Scaphoidfraktur (radiologisch manchmal erst nach 10–14 Tagen nachweisbar) oder C_7/C_8 Frakturen (Röntgen in einer instabilen Position, deshalb Anforderung einer $C_7/C_8/Th_1$ Übersicht).
Um den korrekten Sitz von Gipsen oder Schienen zu überprüfen, wird eine klinische Kontrolle 24 Stunden nach deren Anlage durchgeführt. Der Patient wird aufgefordert, sich umgehend wieder vorzustellen, wenn Schmerzen, Taubheitsgefühl oder Druckgefühl auftreten.

Falsche Transfusion/falsche Medikamente/falsche Dosierung Transfusionsfehler können durch sorgfältige Überprüfung von Name, Konservennummer und Geburtsdatum vermieden werden. Die Blutgruppen- und Rhesusgruppenübereinstimmung von Empfänger und Konserve wird durch einen zusätzlichen „Bedside-Test" sichergestellt. Blutproben für Kreuzblut müssen unmittelbar nach der Abnahme deutlich beschriftet werden. Medikamente und Dosierungen sollten klar lesbar auf dem Anordnungsbogen vermerkt werden. Bestehen irgendwelche Zweifel ist es ratsam, einen erfahrenen Kollegen hinzuzuziehen.

Die Kommunikation mit dem Patienten

Kommunikation ist ein Vorgang der Erkenntnis oder des Austausches (Gedanken, Gefühle oder Ideen) mittels Sprache, Schrift oder Gestik. Ärzte müssen in der Lage sein, mit Patienten, Kollegen, Pflegepersonal und Verwaltung zu kommunizieren.

5 Aspekte der Kommunikation

Was soll mitgeteilt werden? Die Wahrheit, wo immmer dies möglich ist. Die Diagnose sollte möglichst durch Histologie (z. B. maligne Erkrankungen), durch eindeutige Röntgenbilder oder laborchemisch gesichert sein. Die Sprache muß klar und unmißverständlich sein. Das Gespräch sollte in einem ruhigen Ton stattfinden. Der Arzt sollte sich dabei auf der gleichen Sitzhöhe befinden wie der Patient. Verschiedene Therapiemeinungen werden diskutiert.

Wann sollte etwas zur Sprache kommen? Sind alle erforderlichen Untersuchungsergebnisse verfügbar, kann in den meisten Fällen eine erschöpfende Auskunft über Diagnose, Indikationen und Prognose gegeben werden.

Manchmal ist es jedoch klüger, den Patienten in Etappen mit der Diagnose vertraut zu machen: Zunächst den klinischen Eindruck in der Ambulanz mitteilen, die ersten Untersuchungsergebnisse oder Histologiebefunde auf Station, und den intraoperativen Befund erst sobald der Patient postoperativ wieder fähig ist, Informationen aufzunehmen (in der Regel der erste postoperative Tag). Mit dem Patienten und seinen Bezugspersonen (mit dem Einverständnis des Patienten) sollte sobald wie möglich gesprochen werden.

Wer ist Ansprechpartner? Der Patient. Beim Gespräch ist Diskretion zu wahren, insbesondere, wenn es sich um eine schlechte Prognose handelt. Der Patient wird aufgefordert, Fragen zu stellen. Er hat das Recht zu wissen, was mit ihm passiert. Klinische Zusammenhänge der Diagnose sollten dem Patienten verständlich gemacht werden. Dabei sollte sich der Arzt sicher sein, daß eine vertrauensvolle Annäherung ein Maximum an Kooperation von Seiten des Patienten bewirkt und daß davon schließlich das Einverständnis für die weitere Behandlung abhängt.

Wo soll das Gespräch stattfinden? Das Gespräch sollte in einer vertraulichen Atmosphäre, möglichst in einem geschlossenen Raum und nicht auf dem Flur erfolgen.

Besteht diese Möglichkeit nicht, kann eine gewisse Abschirmung durch eine Trennwand erreicht werden. Die für den Patienten zuständige Schwester sollte bei dem Gespräch anwesend sein.

Wer führt dieses Gespräch? Aufklärungsgespräche sind zunächst Sache des Arztes. Die Kompetenzen sollten diesbezüglich in der Abteilung geklärt sein. Da Pfleger und Schwestern oft den besseren Kontakt zum Patienten haben und häufig von diesem bezüglich Diagnose oder intraoperativer Ergebnisse gefragt werden, sollten sie über den Kenntnisstand des Patienten und über den Inhalt des Gespräches informiert sein. Nicht selten sind mehrere Gespräche notwendig. Nachdem der erste Schock vorüber ist, drängen sich bei vielen Patienten Fragen auf. Andere sind vielleicht erleichtert, nun eine Diagnose für ihre Beschwerden zu kennen. Ein Teil akzeptiert die Situation ohne weitere Diskussion.

Literatur

Maguire, P.: Consequences of poor communication between nurses and patients. Nursing, 2, 1985, 1115–18.

Das Gespräch mit Kollegen

Ängste und Frustationen werden nur selten durch Patienten ausgelöst, sondern viel häufiger durch Konflikte mit Kollegen, Pflegepersonal, Laborpersonal oder Verwaltung.

Die Kommunikation der Kollegen im Krankenhaus

Die Anforderung der Mitbehandlung durch eine andere Fachabteilung erfolgt durch das Ausfüllen eines Konsilscheines. Dieser sollte alle wichtigen Informationen über den Patienten und eine klare Fragestellung in lesbarer Form enthalten. Ein Problem sollte nicht nur auf Assistentenebene, ohne Einbeziehung des zuständigen Konsiliarius, diskutiert werden.

Wird man selbst zu einem Konsil herangezogen, sollte es am gleichen Tag erledigt werden. Die Beantwortung des Konsils muß eine klare Stellungnahme zur geäußerten Frage beinhalten. Bestehen irgendwelche Zweifel, diskutiert man die Frage mit erfahrenen Kollegen der eigenen Abteilung.

Die Kommunikation mit niedergelassenen Kollegen

Ein schneller und ausreichender Informationsfluß ist elementar. So empfiehlt es sich, bei einer geplanten Operation oder im Todesfall eines Patienten den niedergelassenen Kollegen telefonisch zu informieren. Bei Entlassung eines Patienten wird der Entlassungsbrief dem Patienten für den Hausarzt gleich mitgegeben und mit der Notiz versehen: „Dieser Brief sollte baldmöglichst beim Hausarzt abgegeben werden". Selbst mit dieser Methode gelangen nahezu 25% der Briefe nicht gleich zum Hausarzt und es vergehen oft 4 Wochen bis der Kollege die notwendigen Informationen erhält. Der handgeschriebene Kurzarztbrief sollte aber den Hausarzt innerhalb von 4 Tagen erreichen, die getippte Zusammenfassung der wichtigen Ergebnisse innerhalb einer Woche.

Höflichkeit in Telefonat und Brief verstehen sich von selbst. Diagnose, Therapie und Prognose sollten mit Nachuntersuchungsdaten klar zur Darstellung kommen. Der Informationsstand des Patienten und seiner Angehörigen ist dem Hausarzt ebenfalls mitzuteilen.

Kollegen in der Radiologie und im Labor

Ist eine Untersuchung wirklich notwendig? Bestehen Zweifel, sollten diese erst in einem Gespräch geklärt werden. Die Anforderungsscheine sind komplett auszufüllen und mit allen notwendigen klinischen Daten zu versehen, z.B. Symptome und Ergebnisse der Koloskopie beim Barium Kontrasteinlauf.

Anästhesisten

Bestehen spezielle medizinische Probleme oder Medikamentenunverträglichkeiten, muß der Anästhesist darüber informiert sein. Es macht sich bezahlt, die Untersuchungen, die für die Anästhesie routinemäßig notwendig sind, schon vorher durchzuführen.

Verwaltung

Alle Papiere, die die Anstellung betreffen, wie z. B. Arbeitsvertrag, sind zu vervollständigen und möglichst schnell zu unterzeichnen. Urlaubsansprüche und Studientage sollten rechtzeitig und klar beantragt werden. Anfragen sollten in einem höflichen und ruhigen Ton gestellt werden.

Schwestern

Eine gute Zusammenarbeit mit dem Pflegepersonal ist notwendig; nur dadurch kann die Stationsarbeit effektiv erledigt werden. Eine persönliche Vorstellung beim Neubeginn in einer Abteilung kann der erste Schritt dazu sein. Gerade am Anfang werden viele hilfreiche Tips durch die Schwestern vermittelt. Wenn man die Station verläßt, z. B. zum Mittagessen, sollten die Schwestern wissen, wo man zu finden ist. Es erhöht die Sicherheit, erreichbar zu sein. Während des Dienstes sichert ein abendlicher Rundgang über die Stationen und das Besprechen von Problempatienten oft eine ungestörte Nachtruhe.

Literatur

Marston, A.: Mistakes in communication. In: Hadfield, J. und Hobsley, M. (Eds.): Current surgical practice, Vol. 2, 1–10, 1978, Edward Arnold, London.

Penney, T. M.: Delayed communication between hospitals and general practitioners: where does the problem lie? BMJ, 297, 1988, 28–9.

Die Gefahr des Schablonendenkens

Ist einem Patient erst einmal eine bestimmte Diagnose zugeordnet, wird es zunehmend schwieriger, seine Beschwerden objektiv zu bewerten. Neu auftretende Symptome werden ebenfalls unter der bereits bekannten Diagnose eingeordnet, insbesondere dann, wenn es sich um eine chronische Erkrankung handelt.

Beispiel

Eine 53jährige Frau, die als Crohn-Patientin bekannt war, litt unter multiplen Fisteln im Bereich der rechten Hüfte und der Fossa iliaca seit mehr als 10 Jahren. Sie wurde mit Sulfapyridin und Kortikoiden in niedriger Dosierung behandelt. Ihr Fall schien lehrbuchmäßig zu verlaufen. Als ein neuer Arzt in der Abteilung eingestellt wurde, erhielt er die Information, daß „bei dieser Patientin nicht mehr zu erreichen sei und sie mit ihrer Erkrankung leben müsse". Er verbrachte ein erhebliches Maß an Zeit damit, sich mit der Krankengeschichte der Patientin vertraut zu machen, und fand heraus, daß die letzte Kontrastmitteluntersuchung 8 Jahre her war.
Mit der Zustimmung seines Oberarztes veranlaßte er neue Untersuchungen, inklusive einer Fisteldarstellung. Dabei ließ sich kein aktiver Crohn mehr nachweisen, jedoch kamen einige Fisteln zur Darstellung, die alle in der Coecalregion konfluierten.
Die Patientin wurde rechtsseitig hemikolektomiert und es wurde eine Jejunotransversostomie durchgeführt. Postoperativ verheilten die Fisteln und die Medikation konnte abgesetzt werden. Auch ein Jahr später war die Patientin noch beschwerdefrei.

Fazit

In der medizinischen Praxis ist manchmal Detektivarbeit notwendig, die jedoch nicht immer von Erfolg gekrönt ist. Der Satz „der Patient ist ein bekannter Fall von ..." sollte kritische Überlegungen auslösen und zur genauen, nochmaligen Überprüfung der Diagnose führen – gewöhnlich durch einen chronologischen Bericht der Anamnese. Berichtet der Patient über eine Vielzahl unterschiedlicher Symptome, sollten die wichtigsten zusammengefaßt werden. Dieses erlaubt eine bessere Beurteilung der Situation und macht Kollegen, die den Patienten später weiter- oder mitbetreuen, das Leben leichter.

Gefährdung des Patienten durch Aggression und Demotivation des Arztes

Spielen beim Arzt Vorurteile eine Rolle, ist die sachliche Meinungsfindung nicht möglich. Eine menschliche Schwäche ist dabei, die Handlungen anderer Menschen zu bewerten oder sie aufgrund bestimmter Lebensumstände, Charaktereigenschaften oder Schwächen für dumm zu halten. Auch ein Schlafdefizit (bei jungen Chirurgen ein häufiges Problem) kann zu Negativeinstellungen und Fehleinschätzungen führen.

Beispiele

- Es ist 3 Uhr morgens und der Piepser ertönt. Sie sind der diensthabende Arzt der Abteilung. Es war ein anstrengender Tag und der nächste Tag ist bereits mit einer ganzen Liste von Operationen, die dem Kollegen OA Dr. Muffel zu assistieren sind, ausgefüllt. Der Ruf kommt von der internistischen Aufnahme. Der Kollege bittet Sie, einen Patienten mit Verdacht auf perforiertes Ulcus duodeni anzusehen. Ist seine Diagnose richtig, bedeutet es das Ende der Nachtruhe. Das Bereitschaftszimmer liegt meilenweit von der Aufnahme entfernt und es regnet. Noch bevor Sie sich aus dem Bett erhoben haben, drängt sich Ihnen der Gedanke auf, daß man den Patienten doch besser nicht aufgenommen hätte.
- Es ist Neujahr. Sie sind der diensthabende Arzt an diesem Feiertag und befinden sich auf Visite durch Ihre Abteilung. Der Oberarzt hat sich verabschiedet um Freunde zu besuchen. Sie selbst sind nüchtern, die Abteilung jedoch voll von jungen Frauen und Männern, die unter ihrem Kater und an alkoholischer Gastritis leiden. Sie kommen sich ausgenutzt vor und entlassen viele der Patienten, ohne sie vorher gründlich Abgeklärt zu haben. Um so erstaunter sind Sie, wenn einer dieser Patienten mit einem schweren toxischen Krankheitsbild wieder aufgenommen werden muß. Bei der nachfolgenden Laparotomie muß ein großes Darmsegment infolge eines Mesenterialinfarktes reseziert werden. Der internistische Kollege erinnert Sie daran, daß der Hämoglobinwert 18,3 g% betrug (Polyzytämie).

Fazit für den Chirurgen

Man sollte sich während des Dienstes um eine gelassene Einstellung bemühen und sich mit seinem Schicksal abfinden. Eine Checkliste für die klinische Untersuchung erweist sich als hilfreich. Relevante Untersuchungsergebnisse sollten gesammelt und wenn möglich mit Kollegen diskutiert werden. Der Versuchung der Selbstbemitleidung oder der Verurteilung des Handelns anderer sollte man widerstehen, denn es vermindert das klinische Urteilsvermögen. Professionelles, souveränes Handeln, bei welchem chirurgisches Können mit objektivem Urteilsvermögen kombiniert wird, ist erlernbar. Können die sich stellenden Aufgaben wegen Übermüdung nicht mehr bewältigt werden, sollte man immer den zuständigen Oberarzt informieren oder sich mit Kollegen absprechen. Keiner ist unentbehrlich und die meisten Kollegen haben dafür Verständnis.

Literatur

Angell, J. C.: The acute abdomen for the man on the spot. Pitman, 1978, London.

Der alte Patient in der Chirurgie

Ein großer Anteil der allgemeinchirurgischen und orthopädischen Patienten sind älter als 65 Jahre.

Altersbedingte Probleme

- viele Begleiterkrankungen und viele Medikamente
- eingeschränktes Auffassungsvermögen
- schwierige Anamneseerhebung
- Späte Vorstellung beim Arzt. Viele Patienten schieben die Symptome auf das zunehmende Alter

Ziele der Chirurgie

- Ist ein kurativer Eingriff nicht möglich, sollte sich zumindest die Lebensqualität verbessern
- Palliation oder Heilung, um nach Hause und zur Familie zurückzukehren
- Führt die Operation nicht zu einer Verbesserung, sollte darauf verzichtet werden (Nicht alles Machbare nützt!)

Spezielle Gesichtspunkte

- die Probleme jedes Patienten müssen individuell betrachtet werden.
- Anästhesisten, Geriater, Rehabilitationseinrichtungen, Hausarzt und Familie sollten gegebenenfalls miteinbezogen werden.
- Sicherung der häuslichen Verhältnisse. Wer kümmert sich um den kranken Ehemann, den Hund, die Katze usw.? Möglicherweise muß eine zusätzliche Unterstützung organisiert werden.
- Renaler, kardiovaskulärer und metabolischer Status müssen abgecheckt werden (EKG, Röntgen Thorax, Spirogramm, Labor, Blutzucker und Blutgasanalyse).
- Ernährungszustand?
- Antithromboseprophylaxe.
- an eine evtl. notwendige Antibiose bei Eingriffen des Gastrointestinaltraktes, des biliären Systems, des Gefäßsystemes und in der Prothetik denken.

Postoperative Überwachung

- eine mit Pflegepersonal gut besetzte Station ist vorteilhaft
- ZVD-Messung, Astrup, Kontrolle des Wasser- und Elektrolythaushaltes
- auf Darm- oder Blasenprobleme ist zu achten
- Dekubitusulzera vermeiden.
- Frühmobilisation
- Gespräch mit den Angehörigen. Wenn medizinisch vertretbar, sollte der Patient nach Hause entlassen werden. Dies verhindert Depressionen und fördert die Rekonvaleszenz

Prognose

Infolge eines meist generalisierten Gefäßleidens ist die Letalität im Allgemeinen höher. Diese kann durch gute Behandlung redzuziert werden.

Literatur

Crosby, D. L.: Management of the elderly surgical patient. British Journal of Hospital Medicine, 38, 1987, 135–8.
Gray, J. A. M.: Practising prevention in old age. BMJ, 285, 1982, 545–7.

Wichtige Punkte der Anamnese bei Patienten mit akutem Abdomen

- Der Patient wird nach seinen Beschwerden befragt
- Beginn, Konstanz, auslösende Faktoren und Faktoren die zu einer Verbesserung bzw. Verschlimmerung führen werden festgelegt
- das *Alter* ist wichtig, um die Wahrscheinlichkeit gewisser pathologischer Befunde einzuschätzen
- *Schmerz* ist eines der wichtigsten Symptome. Bestimmung von Beginn (z.B. plötzlich oder schleichend), Charakter (dumpf, scharf, kolikartig), Lokalisation, Schwere und Ausdehnung (z.B. paraumbilikal beginnend und in die rechte Fossa iliaca ziehend bei akuter Appendizitis) sind unabdingbar. Kann etwas den Schmerz auslösen oder verschlimmern, z.B. Bewegung oder Husten bei Peritonitis, Nahrungsaufnahme bei Ulcus pepticum.
- *Erbrechen.* Beginn und Zeit, Typ (stoßartig), Dauer, Inhalt? Geht Schmerz voraus? Ist dies der Fall, ist die Ursache oft chirurgisch anzugehen (z.B. mechanischer Ileus).
- *Diarrhoe/Obstipation.* Wichtig bei jeder Anamnese, insbesondere zur Abklärung einer teilweisen oder kompletten Obstruktion (cave: bei Dünndarmobstruktion kann trotzdem der Stuhlgang noch eine Zeit lang normal sein).
- *Temperatur.* Hat der Patient Fieber? Schüttelfrost? Dies spricht für eine bakterielle Infektion.
- *Vorerkrankungen.* Vorhergehende Operationen, Erkrankungen. Familienanamnese, Verletzungen. Gynäkologische Anamnese.
- *Medikamente.* Zuletzt eingenommene Medikamente und laufende Medikation. Speziell ist nach Antidiabetika, Steroiden, Sedativa, Hypotensiva, nicht-steroidalen Antiphlogistika, Antikoagulantien, Antibiotika, Digitalis und anderen Herzmedikamenten zu fragen.
- Bei Unfallverletzten ist der *Hergang des Unfalles* und somit die Kenntnis des Verletzungsmechanismus wichtig. Gegebenenfalls muß gleichzeitig mit der Reanimation begonnen werden.

1 Der chirurgische Patient

Wichtige Punkte der Anamnese bei Patienten mit akutem Abdomen

Anamneseerhebung und Beurteilung der klinischen Symptome

Glücklicherweise ist bei allgemeinchirurgischen Patienten das Problem manchmal offensichtlich, z. B. „Es besteht eine Vorwölbung in meiner Leiste", „Ich habe schreckliche Magenschmerzen". Trotzdem ist es notwendig, die Beschwerden genau zu charakterisieren:

- jetzige Beschwerden, Beginn und Entwicklung (z. B. besser oder schlechter)
- handelt es sich um das erste Ereignis oder ist so etwas schon öfter aufgetreten?
- frühere Operationen oder sonstige Erkrankungen
- Medikamente
- Familien- und soziale Anamnese
- Außer in Notfällen besteht meist genügend Zeit zu einer orientierenden und umfassenden Untersuchung, um Begleiterkrankungen zu erkennen.

Dokumentation der Befunde

- Befunde sollten kurz, prägnant und in leserlicher Schrift dokumentiert werden. In zunehmender Zahl werden

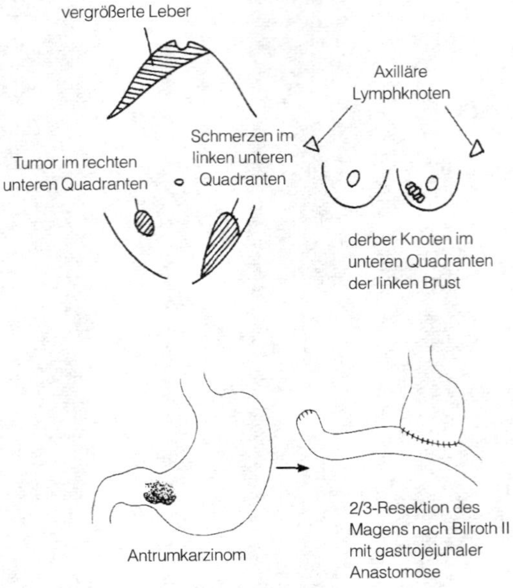

Dokumentation der Befunde: Beispiele

standardisierte Anamnese- und Befundbögen bereitgestellt, die eine computerisierte Erfassung und einfachere Überprüfung der Daten erlauben.

- Wichtige Untersuchungsbefunde sollten mit dünnen Linien eingezeichnet werden (siehe Zeichnung)
- Hilfreich kann es sein, bei Visite kurz den Status jedes einzelnen Patienten zu notieren.
- Jede Änderung des Zustandes sollte schriftlich erfaßt werden
- Konsiliare sollten ebenfalls ihre Ergebnisse und Therapievorschläge niederschreiben.
- Befunde sollten gleich nach Erhalt einsortiert werden. Werden Befunde telefonisch durchgegeben, sind diese immer in den Verlaufsbogen zu schreiben.
- Bei der Entlassung des Patienten sollte der Brief vorbereitet sein und jenem mitgegeben werden.
- Alle wichtigen Daten sollten in einer kompletten Zusammenfassung so bald wie möglich den Hausarzt erreichen (7–10 Tage wären ideal).

Die einzelnen Regionen des Abdomens

Um Lokalisationen genauer beschreiben zu können, wurde das Abdomen durch gedachte Linien in 9 Regionen unterteilt. Viele Chirurgen sprechen jedoch von 4 Quadranten und der Paraumbilikalregion.

Horizontale Ebene

- *subkostal:* durch den unteren Rand des 10. Rippenknorpels zum Unterrand von L_3.
- *transtuberkular:* geht durch die Tuberkel des Darmbeinkammes zum Zentrum von L_5.
- *transpylorisch:* verläuft in der Mittellinie von Jugulum und Symphyse. Sie passiert angeblich den Pylorus, welcher jedoch in Wirklichkeit eine mobile Struktur ist. Diese Ebene korrespondiert mit dem Unterrand von L_1.

Vertikale Ebenen

Die subkostale und transtuberkulare Linie teilen das Abdomen in drei Zonen, welche durch ein Paar vertikale Ebenen zwischen dem Mittelpunkt zwischen Spina iliaca anterior superior und Symphyse und dem 9. Rippenknorpel verlaufen, in weitere Regionen unterteilt werden können.
Bei den 3 oberen Regionen handelt es sich um rechtes und linkes Hypochondrium und Hypogastrium. Die mittlere Zone besteht aus rechter und linker Lumbalregion und Umbilikalregion. Die untere Zone wird aufgeteilt in rechte und linke Fossa iliaca und suprapubisch.

Relationen der abdominalen Organe zu den Regionen

Verschieden intraabdominale Organe projizieren sich auf die einzelnen Regionen. Variationsmöglichkeiten bestehen durch die unterschiedliche Mobilität der Organe und durch den verschiedenen Habitus der Patienten.

- *Rechtes Hyponchodrium (RH):* Leber, Gallenblase, rechte Kolonflexur
- *Linkes Hypochondrium (LH):* der größte Anteil des Magens, linke Kolonflexur, Milz, Pankreasschwanz
- *Epigastrium:* Magen, erster, zweiter und vierter Anteil des Duodenums, die obere Hälfte des Querkolons, Pankreaskopf und -corpus.
- *Rechte Lumbalregion (RL):* Colon ascendens, ein Teil der rechten Niere
- *Linke Lumbalregion (LH):* Teil des Colon descendens, Teil der linken Niere.
- *Umbilikal:* die untere Hälfte des Querkolons, ein Teil des Duodenums, Dünndarmschlingen, Aortenbifurkation, Vena cava inferior, ein Teil des Ureters
- *Rechte Fossa iliaca (RFI):* Coecum, Appendix.
- *Linke Fossa iliaca (LFI):* Teil des Colon descendens

- *Suprapubisch:* Blase, untere Teile des Ureters, Sigma, Rektum.

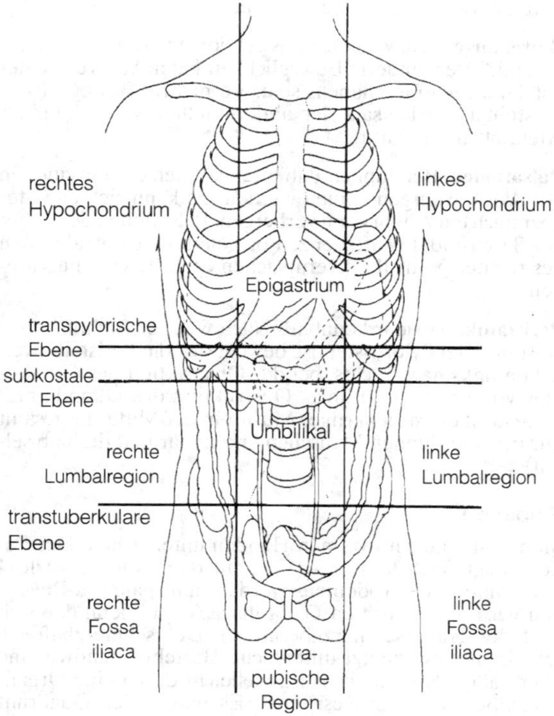

Untersuchung des Abdomens

Es sollte in folgender Reihenfolge vorgegangen werden: Inspektion, Palpation, Perkussion, Auskultation.

Inspektion

- *Allgemeine Umrisse:* Bei den möglichen Ursachen einer Umfangsvermehrung oder Blähung des Abdomens sind in erster linie die 5 „F“s zu bedenken: Fett, Faeces, Flüssigkeit (Aszites), Fetus oder Flatus.
- *Vorwölbung des Nabels?* infologe einer malignen Erkrankung oder Schwangerschaft
- *Loklisierte Resistenzen:* Organomegalie, z. B. Milz, Leber, usw.
- *Retraktion:* ein eingefallenes Abdomens kann bei Dehydrierung oder Kachexie auftreten.
- *Haut:* faltig, trocken, gespannt, ödematös? Lokalisation von Narben und Striae.
- *Pigmentierung und Verteilung des Behaarungsmuster*
- *Venöse Umgehungskreisläufe?* Obstruktion der Vena cava inferior oder der Vena portae.

Bewegungen. Bewegt sich das Abdomen bei der Respiration mit? Verminderte Beweglichkeit kann Ausdruck eines entzündlichen Geschehens sein. Vermehrte Beweglichkeit entsteht beim Einsatz der abdominellen Muskulatur als Atemhilfsmuskulatur.

Pulsationen. Bei dünnen Patienten können die Pulsationen der Aorta wahrgenommen werden. Es kann sich dahinter aber auch ein Aneurysma verbergen. Pulsationen der Leber bei Tricuspidalinsuffizienz. Fortgeleitete Kontraktionen des rechten Ventrikels verursachen epigastrische Pulsationen.

Peristaltik. Ist sie erkennbar? Nach welcher Richtung verläuft sie? Bei Pylorusstenose bewegt sich die Peristaltikwelle von links nach rechts, bei der Obstruktion des Querkolons von rechts nach links. Obstruktion des Dünndarmes verursacht ein stufenartiges Muster in der Mitte (insgesamt nur bei sehr dünnen Menschen erkennbar und deshalb selten)

Palpation

Man sollte nur mit warmen Händen untersuchen. Der Patient liegt flach und entspannt auf dem Rücken. Alle 4 Quadranten des Abdomens werden sanft palpiert. Begonnen wird in der rechten Fossa iliaca (es sei denn daß sich dort der Hauptschmerz befindet). Der schmerzhafteste Quadrant wird zuletzt untersucht. Besteht irgendwo eine übermäßige Empfindlichkeit, vielleicht durch eine Organvergrößerung oder Resistenz? Es wird jeder Quadrant nochmals tiefer palpiert. Größe, Form, Konsistenz und Motilität einer jeden Resistenz wird festgehalten.

Speziell zu untersuchen sind:

- *Leber:* Begonnen wird in der rechten Fossa iliaca. Es wird versucht, den Leberrand zu palpieren, während der Patient atmet. Die Leber bewegt sich beim Atmen mit. Größe (in Fingerbreiten unterhalb des Rippenbogens), Konsistenz, Unregelmäßigkeiten der Oberfläche und des Leberrandes (Metastasen?), Schmerzempfindlichkeit und Pulsationen werden erfaßt. Es ist hilfreich, eine Zeichnung anzulegen.
- *Milz:* Die Milz bewegt sich ebenfalls mit der Atmung. Begonnen wird wie bei der Leber und in Richtung des linken oberen Quadranten palpiert. Die linke Hand wird in die linke Lende gelegt um den Gegendruck zu erzeugen. Es werden Konsistenz, Schmerzempfindlichkeit, Richtung und Grad einer Vergrößerung beurteilt. Ist es nicht möglich, oberhalb die ertastete Resistenz zu gelangen, handelt es sich meist nicht um die Milz, sondern eher um eine Niere. Eine Drehung des Patienten um 45° nach rechts erhöht die Wahrscheinlichkeit die Milz zu palpieren.
- *Nieren:* Die Nieren bewegen sich leicht mit der Respiration. Manchmal gelingt es, sie zwischen beiden Händen zu tasten.
- *Uterus und Blase:* Sie können im Hypogastrium oder darüber palpiert werden, wenn eine Schwangerschaft vorliegt oder die Blase gefüllt ist.

Bei einem relevanten Aszites schwappt die Flüssigkeitswelle bei der Palpation gegen die Bauchwand und kann dort mit der anderen Hand auf der Gegenseite als Zittern gespürt werden. Intestinale Raumforderungen oder Raumforderungen des Omentum majus können manchmal im Aszites schwimmen und somit maskiert werden.

Perkussion

Vergrößerungen von Leber, Milz und Blase sind auf diese Weise festzustellen. Ergibt sich bei der Perkussion eine Dämpfung (Schenkelschall), kann dies für Aszites sprechen. Es wird in der Mittellinie begonnen und zu den Flanken hin perkutiert. Ist der Klopfschall dumpf, wird der Patient aufgefordert, sich zu bewegen, so daß eine Flanke nach oben kommt. Ist die Perkussion jetzt resonant, handelt es sich wahrscheinlich um freie abdominelle Flüssigkeit.

Auskultation

Die Darmgeräusche sind bei der Peritonitis vermindert oder fehlen, bei einer Obstruktion vermehrt. Bei der Ma-

Untersuchung des Abdomens (Forts.)

genausgangsstenose kann manchmal ein Plätschern auch ohne Stetoskop beim Bewegen des Abdomens wahrgenommen werden.

Leisten

Die Leisten werden auf Hernien, Lymphknoten und abnorme Gefäße untersucht.

Genitale

Vaginaler oder urethraler Ausfluß?, Abnormalitäten? (endokrine Erkrankungen), Warzen?

Rektale Untersuchung

Inspektorisch wird die Analregion beurteilt. Bestehen Hämorrhoiden, Marisken, Analfissuren, perianale Warzen? Der behandschuhte und mit Gleitmittel versehene Zeigefinger wird eingeführt. Prostata bzw. Cervix sind anterior zu tasten. Ist ein Tumor zu tasten? Befindet sich Blut, Schleim oder Eiter am Finger? Ist der Stuhl normal?
Bei entsprechender Indikation sollte eine Prokto- bzw. Koloskopie durchgeführt werden.

Dysphagie und Sodbrennen

Dieses sind die häufigsten Symptome von Erkrankungen des Ösophagus. Sie können einzeln oder zusammen auftreten. Dysphagie kann oropharyngeal oder ösophageal bedingt sein. Treten Dysphagie und Sodbrennen zusammen auf, deutet dies auf eine Kardiainsuffizienz (auf einen Spasmus des distalen Ösophagus) in Verbindung mit einer Refluxösophagitis hin.

Symptome

Die häufigsten Symptome sind Schluckbeschwerden, retrosternale Schmerzen und Übelkeit. Ösophageale Schmerzen können auch eine Myokardischämie imitieren. Im Zweifelsfall sollte ein EKG angefertigt werden.

Ursachen

- *Pharynx:* Divertikel oder Raumforderung
- *Ösophagus:* Karzinom, benigner Tumor, Störungen der Peristaltik (Achalasie, neurologische Koordinationsstörungen), Strikturen, z. B. als Folge einer Refluxösophagitis bei Hiatushernie, oder Strikturen als Folge von Ulzerationen, Barrett-Ulkus
- *Läsionen des Lumens:* eingeklemmter Fremdkörper
- *Einengung von außen:* maligne mediastinale Lymphknoten, paraösophageale Hernie, Dysphagia lusoria (verursacht durch abnorme Gefäße)
- *Autoimmunerkrankungen:* Sklerodermie
- *Plummer-Vinson-Syndrom:* Hypochrome Anämie, Rhagaden, Hohlnägel in Verbindung mit Schleimhautatrophie. Es tritt besonders bei Frauen mittleren Alters auf.
- *Neurologische Störungen:* Myasthenia gravis, Störungen des Stammhirnes, funktionelle Dysphagie.

Routineuntersuchungen

Radiologisch: Untersuchung der Wahl ist der Ösophagusbreischluck mit Barium. Erreicht das Barium den Magen, sollte der Patient in Trendelenburgposition gelagert werden, um eine Hiatushernie auszuschließen.

Ösophagoskopie und Biopsie: Dies erfordert einige Erfahrung und birgt aber ein, allerdings geringes, Risiko der Perforation. Die Untersuchung wird heute mit einem flexiblen Endoskop durchgeführt. Der Ösophagus wird unter Sicht inspiziert und es kann gegebenenfalls eine Biopsie entnommen werden.

Biopsie: Diese wird mit der Biopsiezange entnommen und zur histologischen Untersuchung geschickt. In speziellen Fällen kann auch eine Bürstenbiopsie gewonnen werden (z. B. bei Unpassierbarkeit mit dem Gerät). Wegen der Menge an Material und somit größerer Trefferwahrscheinlichkeit sollte, wenn möglich, die Entnahme mit der Biopsiezange vorgezogen werden.

Manometrie und intraluminale pH-Messung: Intraösophagealer pH-Wert kann durch eine Glaselektrode gemessen werden, die der Patient schluckt und die, in einer bestimmten Entfernung von der Zahnreihe ab gemessen, verbleibt. Saureregurgitation findet statt wenn der pH in einem gewissen Ösophagusabschnitt weniger als 4 beträgt. Alternativ kann die 24 Stunden pH-Metrie angewendet werden.

Manometrie: Diese Methode dient der Bestimmung des intraluminalen Druckes als Ausdruck der Kontraktionskraft der Muskulatur und ist bei funktionellen Störungen sehr hilfreich.

Dyspepsie

Dyspepsie ist als eine Störung des oberen Gastrointestinaltraktes definiert, die mit der Aufnahme von Speisen oder Getränken in Zusammenhang steht. Sie wird oft von den Patienten als Schmerz beschrieben.

Häufige Ursachen

Hiatushernie, peptische Ulcerationen, Cholelithiasis, Magencarzinom, Erkrankungen des Pankreas, Myokardischämie.

Spezielle Fragen der Anamnese

Es sollte nach abdominellen Schmerzen und Störungen gefragt und deren Stärke und Charakter (z. B. konstant, kolikartig) ermittelt werden. Besteht eine Verbindung zu Nahrungsaufnahme oder Darmtätigkeit? Blähungen? Gehen „Winde" ab? Tritt Übelkeit oder Erbrechen in Verbindung mit den Schmerzen auf? Erleichtert das Erbrechen?

Untersuchungen

Endoskopie des oberen Gastrointestinaltraktes: Sie kann oft ohne Sedierung durchgeführt werden. Die meisten Läsionen des GI-Traktes können durch direkte Sicht erkannt werden. Jedes Ulcus ventriculi sollte mittels mehrerer Proben biopsiert werden, um ein Karzinom auszuschließen (je nach Größe 4–8 PEs). Die Endoskopie in geübter Hand ist eine sichere und zuverlässige Methode und besitzt nur ein geringes Perforationsrisiko.

Radiologie: Eine Abdomenübersicht bringt bei 20 % der Patienten Gallensteine zur Darstellung. Es kann ebenso Luft im biliären System nachgewiesen werden, z. B. bei choledocho- oder cholecystoduodenaler Fistel, Cholangitis, oder nach einer Steinpassage durch die Papilla vateri.

Magen-Darm-Passage mit Barium: Dabei kommen die meisten Ulcera ventriculi und duodeni zur Darstellung. Mit der Doppelkontrastuntersuchung (Barium und Luft) sind die meisten Läsionen distal des Bulbus duodeni zu erkennen. Die meisten Ulcera duodeni sind im Bulbus zu finden. Im Magen treten die meisten benignen Ulcera im Bereich der kleinen Kurvatur auf, wo sie als Ulkusnische in Erscheinung treten. Die meisten Magenkarzinome sitzen dagegen im Antrum oder an Stellen, wo narmalerweise kein Ulkus zu finden ist, z. B. an der großen Kurvatur. Die Hiatushernie kann durch die Trendelenburg-Lagerung des Patienten nachgewiesen werden.

Erkrankungen der Gallenblase

Die häufigste Untersuchung bei Verdacht auf Gallensteine ist die Sonographie. Im Zeitalter der laparoskopischen

Chirurgie gewinnt auch die i.v. Cholangiographie als präoperative Untersuchung an Bedeutung. Sie wird jedoch zunehmend auch bei laparoskopischer Cholezystektomie durch die intraoperative Cholangiographie abgelöst. Als Screening Untersuchung bei ikterischen und nichtikterischen Patienten dient jedoch die Sonographie. Ist die Untersuchung nicht durch Meteorismus oder Adipositas eingeschränkt, können die intra- und extrahepatischen Gallenwege dargestellt werden.

Endoskopische retrograde Cholangiopankreatikographie (ERCP): Sie kommt sowohl bei Erkrankungen des Pankreas als auch des biliären Systemes zur Anwendung. Diagnostisch wird sie genutzt, um Pankreas und Gallengänge radiologisch darzustellen. Biopsien können ebenfalls gewonnen werden. Therapeutisch kann eine Papillotomie durchgeführt und Steine im Choledochus entfernt werden.

Intravenöse Cholangiographie: wird insgesamt selten angewendet, ist jedoch gelegentlich indiziert (s. oben). Es wird ein wasserlösliches, jodhaltiges Kontrastmittel injiziert, welches mit der Galle ausgeschieden wird und so die Gallengänge zur Darstellung bringt (cave Hyperthyreose). Negatives Cholezystogramm bei normaler Leberfunktion spricht für einen Verschluß des Ductus cysticus.

Perkutane transhepatische Cholangiographie (PTC): Es ist ein Verfahren der direkten Cholegraphie, bei dem das Röntgenkontrastmittel mit Hilfe einer ultradünnen Nadel (Chiba-Nadel) in Lokalanästhesie perkutan und unter Punktion der Leber in das Gallenwegssystem eingebracht wird. Diagnostisch ist es ein alternatives Verfahren zur ERC mit höherer diagnostischer Aussagekraft bei komplettem Verschluß des Ductus choledochus. Therapeutisch kann durch einen in den Gallenwegen belassenen Katheter bei ikterischen Patienten eine Entlastung der gestauten Gallenwege erreicht werden.

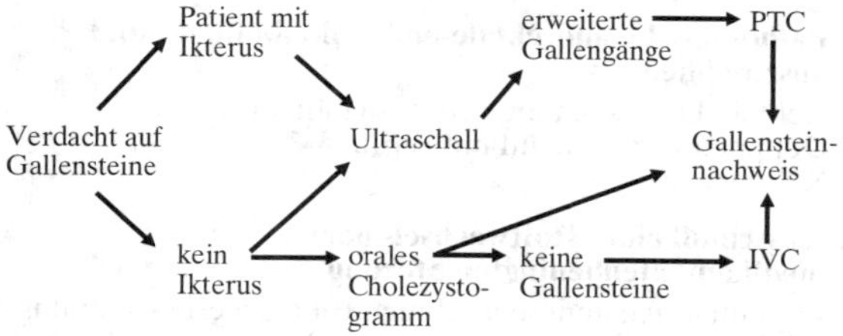

Obstipation

Es sollte mit dem Patienten abgeklärt werden, was genau er unter Obstipation versteht. Obstipation ist als eine Stuihlfrequenz von zweimal in der Woche oder weniger definiert. Der Stuhl ist sehr fest und in 25 % der Fälle schmerzhaft. Jedes Jahr konsultieren 450 000 Patienten in Großbritannien ihren Hausarzt mit diesem Problem. Am häufigsten tritt es bei Frauen auf, mit fortschreitendem Alter zunehmend.

Ursachen

- *Ernährungsfehler,* z. B. zu balaststoffarm
- *Kolorektale Erkrankungen,* z. B. Fissur, Prolaps, Divertikel, Neoplasie
- *Stoffwechselerkrankungen,* z. B. Hypothyreoidismus, Diabetes mellitus
- *neurologische Erkrankungen* oder Verletzungen
- *psychiatrische Erkrankungen,* z. B. Depressionen
- *idiopathisch* bei physiologisch und anatomisch normalem Kolon

Klinische Symptome

Viele dieser Patienten sind relativ asymptomatisch und suchen deshalb keine Hilfe, sondern behandeln sich selbst mit Laxantien. Bei anderen ist die Obstipation von abdominellen Schmerzen oder Blutungen begleitet oder wird von einer Diarrhoe abgelöst (z. B. Colon irritabile). Im Alter tritt oft eine Verfestigung des Stuhlganges auf, ausgelöst durch eine Funktionseinbuße des Stuhlentleerungsmechanismus, Medikamenteneinnahme, mangelnde Bewegung und Flüssigkeitsaufnahme oder mangelnde Gelegenheit eine Toilette aufzusuchen (z. B. Pflegefälle). Mehr als 40 % der Aufnahmen älterer Menschen leiden unter häufiger Stuhlverhärtung (Read et al. 1985). Bei einigen jungen Frauen kommt es alle 4–6 Wochen zu schwerer Obstipation mit schmerzhafter Stuhlentleerung und abdominellen Schmerzen.

Diagnostik

1. Pathologische anorektale und Kolonbefunde sind auszuschließen

- Rektale Untersuchung/Proktosigmoideoskopie
- Doppelkontrasteinlauf mit Barium
- Koloskopie

2. Ausschluß einer stoffwechsel- oder medikamentenbedingten Störung

- sorgfältige Anamneseerhebung, Blutzuckerbestimmung, Schliddrüsenabklärung, Kalzium, Parathormon, Serumporphyrin

3. Kolontransitzeit. Bei ausgesuchten Patienten (mit normalem Kolondurchmesser und schweren Symptomen)

- Abdomenübersicht nach Herunterschlucken von 20 strahlendichten Teilen, von denen 80 % bei gesunden Patienten in fünf Tagen ausgeschieden werden (Hinton et al. 1969)

4. Physiologie des Anorektums

- Im Normalfall entspannt sich der Sphincter internus wenn er durch einen Ballon gedehnt wird (anorektaler Reflex). Ist dieser Reflex nicht auszulösen, besteht der Verdacht auf einen Morbus Hirschsprung.
- Die Funktion des M. puborectalis und Sphincter externus kann durch Elektromyographie überprüft werden (EMG).

5. psychologische Bewertung

- viele Patienten sind unruhig, depressiv oder ängstlich (Preston et al. 1984). Bevor man die Ursache in einer psychischen Störung sieht, sollte eine organische Ursache immer ausgeschlossen werden.

Therapie

Medikamentös

- Erhöhung des Ballaststoffanteiles in der Nahrung durch Kleie oder Quellstoffe Vermeidung von Medikamenten mit Langzeitwirkung, wie Sennesblätter. Statt dessen kann Laktulose verwendet werden
- Suppositorien wie Bisacodyl können wertvoll sein
- Einläufe und Klysmen
- Medikamente, die den Plexus myentericus beeinflussen, können hilfreich sein, wobei die Langzeitwirkung unbekannt ist.

Chirurgische Maßnahmen sind bei der idiopathischen Obstipation insgesamt selten und nur bei Therapieresistenz und abdominalen Schmerzen zu ergreifen.

Literatur

Hinton, J. M. et al.: A new method for studying gut transit times using radio-opaque markers. Gut, 10, 1969, 842–7.
Preston, D. M. et al.: Psychiatric assessment of patients with severe constipation. Gut, 25, 1984, 582–3.
Read, N. W. et al.: Anorectal function in elderly patients with faecal impaction. Gastroenterology, 89, 1985, 959–66.

Therapierisiken und Einverständnis-erklärung

Ärzte sind dazu verpflichtet, ihren Patienten alle für sie wesentlichen Tatsachen mitzuteilen, damit die Patienten entscheiden können, ob sie sich einer Operation unterziehen wollen. Wie detailliert die Aufklärung ist, liegt im Einzelfall im Ermessen des Arztes. Wahrscheinliche und vorhersehbare Risiken sollten jedoch in der Aufklärung mit eingeschlossen sein.

Kriterien für die Gültigkeit der Einverständniserklärung

- *Geschäftsfähigkeit:* Der Patient muß mindestens 18 Jahre alt sein und vom geistigen Auffassungsvermögen her sein Einverständnis geben können. Kinder brauchen die Einwilligung der Eltern. Alte und verwirrte Patienten benötigen das Einverständnis eines Vormundes (außer bei Notfällen).
- *Information:* Diese sollte so vollständig und angemessen wie möglich sein. Viele Prozesse sind durch unvollständige Aufklärung des Patienten entstanden.
- *Willensfreiheit:* Der Patient sollte nicht durch Druck und Vorspiegelung falscher Tatsachen zu einer Entscheidung überredet werden.

Das Einverständnis des Patienten kann

- *durch die äußeren Umstände angedeutet werden:* d. h., der Patient weiß, daß mit der stationären Aufnahme einige vorbereitende Untersuchungen wie z. B. EKG oder bestimmte Röntgenaufnahmen notwendig sind.
- *verbal gegeben werden:* z. B. für eine Blutabnahme oder andere Untersuchungen
- *schriftlich gegeben werden:* für invasive Untersuchungen, für Operationen und Anästhesie. Oft gibt es dafür standardisierte Formulare.

Was will der Patient wissen?

In einem Bericht über Arzeimittelverordnungen wurde festgestellt, daß 93 % der Patienten wissen wollten, warum ein Medikament gegeben wurde; 90 % interessierten sich für die häufigsten Nebenwirkungen, 80 % auch für die seltenen Nebenwirkungen. Patienten, die zur Operation aufgenommen werden, haben höchstwahrscheinlich ähnliche Erwartungen (Jombert und Lasagna 1975).

Probleme, die den Arzt konfrontieren

Die Meinungsbildung des Arztes basiert auf dem wahrscheinlichen Ergebnis bestimmter Maßnahmen oder Operationen. Wieviel von diesen Informationen sollten an den Patienten weitergegeben werden, damit er sich objektiv entscheiden kann? Was dem Patienten über Ziele und Risiken mitgeteilt wird, ist immer von der Einschätzung des Arztes beeinflußt und berücksichtigt nicht die Erwartungen und Ängste des Patienten. Dem Patienten sollte deshalb mehr Entscheidungsfreiheit eingeräumt werden, ohne daß er sich dabei aber von seinem Arzt im Stich gelassen fühlt. Gibt es mehrere Behandlungsmöglichkeiten mit unterschiedlichem Risiko und Nutzen, sollten dem Patienten diese aufgezeigt werden, so daß er selbst Risiko und Nutzen für sich bestimmen kann, indem er sich für eine Therapie entscheidet (McNeil 1982).

Richtlinien für eine adäquate Aufklärung

- genaue Einschätzung des Patienten
- der Patient sollte gefragt werden, was er gerne wissen möchte
- es sollten adäquate und verantwortungsbewußte Erklärungen gegeben werden
- Fragen sollten so vollständig wie möglich beantwortet werden
- gibt es mehrere Behandlungsmöglichkeiten, sollte der Patient die Möglichkeit haben, sich zu entscheiden
- eine zweite Person, z.B. eine Krankenschwester, sollte bei dem Aufklärungsgespräch anwesend sein, zum einen um etwas Mißverständliches besser auszudrücken, zum anderen auch als Zeugin.

Literatur

Eisner, B.: Die Aufklärungspflicht des Arztes. Hans Huber, Bern, 1992.

Jombert, P. und Lasagna, L.: Patient package inserts: nature, notions and needs. Clinical Pharmacology and Therapeutics, 18, 1975, 507–13.

McNeil, B. J.: On the elicitation of preferences for alternative therapies. New England Journal of Medicine, 306, 1982, 1259–62.

National Consumer Council: Patient's Rights. HMSO, London, 1983.

Gesichtspunkte der Todesfeststellung

Der Eintritt des Todes wird heute mit dem Hirntod gleichgesetzt (Lawin 1989). Dieser tritt als irreversible Folge eines Kreislauf- und Atemstillstandes ein.

Klinischer Tod

Diagnostik: Apnoe, Pulslosigkeit, keine Herztöne über Thorax und präkordial auskultierbar, starre Pupillen. Fundusophthalmoskopie ist unzuverlässig. Im Zweifelsfalle kann ein EKG geschrieben werden.

Hirntod (Tod des Stammhirnes)

Diagnostik

- Komatöser Patient, wobei Unterkühlung (< 35C°), metabolische, endokrine Störungen oder der Einfluß von Medikamenten ausgeschlossen werden muß.
- Beatmeter Patient mit inadäquater oder fehlender Spontanatmung, ohne Einfluß von Relaxantien oder curareähnlicher Stoffe
- eine bestehende Erkrankung, die zum Tod des Stammhirnes führen könnte, wie z. B. schwere intrazerebrale Blutung oder Verletzung. Sind die ersten Ergebnisse zweifelhaft, müssen weitere Untersuchungen durchgeführt werden.

Diagnostische Tests: Alle Hirnstammreflexe müssen fehlen

- fixierte Pupillen mit fehlendem Lichtreflex
- fehlender Kornealreflex
- fehlende Augenbewegung bei der kalorischen Testung (20 ml Eiswasser nacheinander in die Ohren). Dabei muß erst das Trommelfell untersucht werden, um falsch negative Resultate auszuschließen
- fehlende motorische Antwort der Hirnnerven nach Stimulation von Gesicht, Extremitäten und Rumpf.
- fehlender Würgereflex bei einem Katheter in der Trachea
- fehlender Hustenreflex
- fehlende Atembewegungen bei Ausschalten des Beatmungsgerätes ($pCO_2 \geq 50$ mmHg/6.7 kPa)
- EEG, zerebrale Angiographie und Hirnszintigraphie (elektrische Stille und zerebraler Durchblutungsstop)

Zur Diagnostik des Hirntodes sollte ein erfahrener Neurologe hinzugezogen werden. Nach Ausschluß möglicher Einflüsse muß eine isoelektrische Nullinie über mindestens eine halbe Stunde abgeleitet werden. Bestehen irgendwelche Zweifel, müssen zusätzliche Untersuchungen durchgeführt werden (s. o.).

Kriterien in den USA

Wird die Diagnose 6 Stunden nach dem Ausfall der zerebralen Funktionen gestellt, muß diese durch EEG bestätigt werden. Die Diagnose ist auch nach Tablettenintoxikation gestattet (Vergiftung/Narkotikaüberdosierung bei scheinbar fehlender Hirnfunktion, welche nicht auf ein Antidot ansprechen).

Nach dem Tode ...

... sind Angehörige, Hausarzt und mitbetreuende Ärzt zu informieren. Ein Totenschein ist auszustellen. Im Falle des Hirntodes ist die Frage der Organentnahme (z. B. Herz, Lunge, Nieren, Leber, Kornea usw.) mit den Angehörigen zu klären. Dabei sollte betont werden, daß sie nach den Wünschen des Patienten zu handeln haben. Um eine solche Frage zu stellen, sind eine ältere Krankenschwester, ein Geistlicher (oder eine andere religiöse Person) oder der Hausarzt vielleicht besser geeignet, als der betreuende Krankenhausarzt. Bestehen Zweifel über die Umstände oder den Grund des Todes, wird der Leichnam im gerichtmedizinischen Institut untersucht.

Literatur

Cadaveric organs for transplantation: (A code of practice including the diagnosis of brain death.) HMSO, London, 1983.

Jennett, B. Gleave, J. und Wilson, P.: Brain death in three neurosurgical units. BMJ, 282, 1981, 533.

Lawin, P.: Praxis der Intensivbehandlung. Georg Thieme Verlag, 15, 1989, 1–9.

Medical Consultants: Journal of the American Medical Association, 246, 1981, 2184.

Suizid

Die Suizidrate in Großbritannien beträgt durchschnittlich 12,5 pro 100000. Die Gesellschaft EXIT, die 1935 gegründet wurde, und später andere (Guillon u. Le Bonniec), gaben Empfehlungen für sichere und schmerzlose Suizidmethoden. EXIT strebte darüber hinaus eine Legalisierung der Euthanasie an.

Gefährdete Patienten sind

- die unlängst Hinterbliebenen (S. 44)
- Karzinompatienten haben ein fünffach erhöhtes Risiko
- Männer über 55 mit Karzinom des Oropharynx und einer Alkoholanamnese
- Frauen jeden Alters, die an einem Karzinom der Geschlechtsorgane oder der Mamma leiden. (in beiden Gruppen verursacht die Therapie eine negative Veränderung der Figur und des Körpergefühls. Hinzu kommt, daß viele Frauen unter einem vermeintlichen Verlust der Feminität leiden)

Was ist zu tun?

Patienten die sich aus irgendeinem Grund einer das Aussehen negativ verändernden Operation unterziehen müssen, sollten nach der Mitteilung der Diagnose und vor der Operation einer sorgfältigen Beobachtung unterliegen. Ausführliche Gespräche über verschiedene Therapiemöglichkeiten und Zusammenhänge sind notwendig. Die Unterstützung durch Gesprächspartner (z. B. nach Mastektomie) oder eines Stomatherapeuten ist oft sehr hilfreich.

Literatur

Guillon, C., Le Bonniec, Y.: Gebrauchsanleitung zum Selbstmord. Robinson Verlag, 1982.

Morris, C. A.: Self concept as altered by the diagnosis of cancer. Nursing Clinics of North America, 20, 1985, 611–30.

Patt, N.: Identification of risk factors for suizide amongst cancer patients. Oncology, 2, 1983, 246.

Euthanasie

Euthanasie ist ein Handeln, das bestimmt und geeignet ist, den erleichterten und schmerzgelinderten Tod eines unheilbar Kranken zu ermöglichen. Aktive Sterbehilfe, d.h. die Herbeiführung des Todes, z.B. durch Verabreichung von Medikamenten, ist nicht erlaubt, gleichgültig, wie mitleidsvoll das Motiv auch sein mag. Vom Gesetz her ist die Absicht zu töten stets verwerflich und wird mit Mord gleichgesetzt.

Der Verzicht auf Therapie bei behinderten Neugeborenen gilt ebenfalls als eine Form der Euthanasie, obgleich es nicht einfach eine medizinische Entscheidung ist. Die Eltern müssen mit einbezogen sein und die Alternativen mit allen Vor- und Nachteilen voll erkennen. Viele behinderte Kinder (z.B. Down-Syndrom) erfreuen sich auch ihres Lebens. Dieser positive Aspekt sollte beim Gespräch mit den Eltern berücksichtigt werden.

Viele niederländische Ärzte haben durch die Behauptung, daß ein Patient angeblich nicht eines naturlichen Todes gestorben sei, sondern durch Euthanasie ums Leben kam, einen Rechtsstreit heraufbeschworen. Wo Fälle zur Anklage kamen, wurden die beteiligten Ärzte zwar freigesprochen, doch stand die niederländische Regierung nachfolgend unter dem Druck, ihre Haltung bezüglich der Ärzte und ihrer sterbenden Patienten zu überprüfen.

1985 berichtete die British Voluntary Euthanasia Society (EXIT) in England, daß bei einer Meinungsumfrage 75% der Befragten meinten, daß „das Gesetz erlauben sollte, medizinische Mittel zum Zweck eines schnellen friedvollen Todes einzusetzen, wenn der Patient an einer unheilbaren und für ihn unzumutbaren Erkrankung leidet". Dem stimmten nur 15% der Ärzte zu.

Warum fordern Patienten die Sterbehilfe?

Unheilbar kranke Patienten haben viele Gründe:

- Angst vor dem zu erwartenden Tod
- unbeherrschbare Schmerzen
- körperliche Entstellung
- Angst, eine Belastung für andere zu werden
- um festzustellen, ob Sterbehilfe eine wirkliche Alternative in der Intensivmedizin sein kann.

Wann fordern Eltern einen Therapieverzicht für Neugeborene?

- Down-Syndrom
- schwere Spina bifida
- schwere Chromosomenanomalien
- Zeugen Jehovas und andere religiöse Gruppen. (Ärzte haben versucht sich dadurch abzusichern, daß sie den Eltern das Sorgerecht entziehen ließen).

Richtlinien

- Es gibt keine sozialen oder legalen Gründe für einen Therapieverzicht. Die Entscheidung ist schwierig und nicht nur unter medizinischen Gesichtspunkten zu sehen.
- Die Angst der meisten Patienten kann durch ehrliche und rücksichtsvolle Gespräche abgebaut werden.
- Die meisten Symptome können durch entsprechende Medikamente unter Kontrolle gehalten werden.
- Nur bei einigen Patienten müssen Medikamente in steigender Dosis gegeben werden um die Symptome zu beherrschen. Bei ihnen ist das Risiko der Bewußtlosigkeit und einer Pneumonie erhöht.
- Man sollte erkennen, wenn die Therapie nicht mehr zu einer Heilung führt. In diesem Fall sollte die Fürsorge für den Patienten in den Vordergrund treten. Bei Sterbenden sollten alle Unannehmlichkeiten nach Möglichkeit ausgeschaltet werden.
- Die Betreuung dieser schwerkranken Patienten sollte immer mit einem erfahrenen Kollegen diskutiert werden.

Literatur

British Medical Association: The problem of euthanasia. British Medical Association, London, 1971.
Dawson, J.: Easeful death. BMJ, 293, 1986, 1187–8.

Tod nach einem Trauerfall

In Großbritannien leiden 2% der Männer und 8% der Frauen zwischen 45 und 60 Jahren unter dem Verlust eines Ehepartners. Über 75 jahre sind 30% der Männer und 65% der Frauen betroffen. Der Bevölkerungsteil, der den Verlust des Lebensgefährten zu beklagen hat, wird dort auf ungefähr 4 Millionen geschätzt.

Gefährdungen für die Hinterbliebenen

Die Gefahr des Todes bei Hinterbliebenen ist bei Männern in den ersten 6 Monaten, bei Frauen im zweiten Jahr am größten. Männer und jüngere Leute verkraften einen Trauerfall schlechter und haben insgesamt eine schlechtere Prognose.

Das Risiko scheint mit einem Verlust an Fürsorge zu korrelieren, die durch den Hinterbliebenen bisher ausgeübt wurde. Dieses kann zu Selbstmitleid führen. Die körpereigene Abwehr ist oft durch exzessives Trinken und Rauchen herabgesetzt. Der Kummer beeinflußt die Lymphozytenfunktion und erhöht das Krebsrisiko. Diejenigen, die bald danach wieder heiraten, leben gesundheitlich relativ normal weiter.

Todesursachen

Koronare Herzkrankheit, Krebs, Suizid, Unfälle.

Betreuung von Hinterbliebenen

Professionelle Hilfe von Schwestern, Ärzten und Selbsthilfegruppen reduzieren die Mortalitätsdraten der Betroffenen. Das Ziel ist es, eine „therapeutische Kommunikation" zu fördern, oder mit anderen Worten, Sympathie zu verbreiten.

Fazit

Es ist möglich, an gebrochenem Herzen zu sterben. Obwohl oft sehr wenig Zeit bleibt, sich um Hinterbliebene zu kümmern, sollte der Versuch gemacht werden. Schon ein einzelnes intensives Gespräch kann eine heilende Wirkung haben. Es sollte dann von der betreuenden Gemeindeschwester oder dem Hausartzt fortgesetzt werden. Dazu ist es unbedingt notwendig, den Hausarzt umgehend zu informieren.

Literatur

Kraus, A. S., Lilienfeld, A. M.: Some epidemiological aspects of the high mortality rate in the young windowed group. Journal of Chronic Disease, 10, 1959, 207–17.

Cavoy, B. R.: Death after bereavement. BMJ, 293, 1986, 835.

Parks, C. M.: Bereavement counselling: does it work? BMJ, 281, 1980, 3–6.

2 Entzündung, Infektion und Verbrennungen

2 Entzündung, Infektion und Verbrennungen

Entzündung

Eine Entzündung ist die Antwort des Körpers auf eine Verletzung. Sie kann akut oder chronisch sein.

Ursachen

- *Mechanisches Trauma:* Wahrscheinlich die häufigste Ursache, zu differenzieren von der eitrigen Entzündung (mit Infektion und Einschmelzung des Gewebes)
- *Infektion*: Verursacht durch Bakterien, Viren, Parasiten, Pilze, Protozoen, *Chemische* und *physikalische Einflüsse* (Hitze, Kälte, Strahlen)
- *Ischämie*: *Hypersensitive, allergische Reaktion*

Akute Entzündung

Z. B. Cellulitis (infectiosa). Eine chirurgische Inzision ist ein Beispiel eines mechanischen Traumas, das eine akute Entzündung auslöst. Es folgt eine rasche Rückbildung und Heilung (sofern kein Infekt eintritt).

Leitsymptome Calor, Rubor, Tumor, Dolor, Functio laesa (Überwärmung, Rötung, Schwellung, Schmerz, Funktionseinschränkung)

Entstehung
- *Gewebsverletzung* oder das Eindringen von Mikroorganismen durch einen Epitheldefekt: Vaskuläre Antwort und Exsudation.
- *Vaskuläre Antwort*: Kapilläre Vasokonstriktion gefolgt von Vasodilatation – erhöhter kapillarer Blutfluß, anschließend Stase. Gesteigerte Gefäßpermeabilität führt zu einer aktiven Emigration von polymorphkernigen Leucozyten und passivem Transport von Erythrozyten in den interstitiellen Raum. Phagocytierende neutrophile Polymorphkernige (Makrophagen), die von Monozyten stammen, umschließen die Bakterien.
- *Exsudation:* Zusammengesetzt aus Flüssigkeit und Zellen aus den Kapillaren, eiweißreich. Hauptbestandteil Polymorphkernige und einige Erythrozyten. Weitere Zellen sind Eosinophile (antiparasitär?, hypersensitive Reaktion Typ I), Mastzellen (setzen Enzyme frei), Lymphozyten, Plasmazellen, Makrophagen.

Verlauf Abhängig vom Patienten (Alter, Blutversorgung, Immunsystem) und Mikroorganismen (Dosis, Eintrittsweg, Virulenz, Exotoxine – Hyaluronidase, Coagulase – oder Endotoxine – freigesetzt nach Zusammenbruch der Bakterienzellwand).

Mögliche Verlaufsformen
- Restitutio ad integrum (Ausheilung ohne Residuen)
- Suppression: Eiterbildung mit oder ohne Ulcusausbildung

- Ausbreitung: durch das Gewebe (Cellulitis), entlang von Leitstrukturen (Ausbildung von Hohlräumen und Fisteln) Empyem, Lymphangiitis, Bakteriämie, Septikämie
- chronische Entzündung
- Fibrose mit Narbenbildung
- Tod (durch Multiorganversagen)

Chronische Entzündung

Diese kann einer akuten Entzündung folgen, kann aber auch als chronischer Prozeß beginnen, z.B. TBC. Zellschaden und Entzündung treten gleichzeitig mit Ausheilungsphasen auf.

Verlaufsformen

- Ausbleiben der Ausheilung (der akuten Entzündung)
- Primär chronisch entzündliche Infektionen und Krankheiten

Zelltypen Lymphozyten, Plasmazellen, Makrophagen.

Beispiele

- Das Ausbleiben der Ausheilung einer akuten Entzündung führt zu der Bildung eines Granulationsgewebes mit Fibrose und Regeneration. Ein chronischer Abszeß kann sich ausbilden, wenn eine akute eitrige Infektion nicht abheilt. Es kommt zur chronischen Eiterung oder lokal begrenzt zu einer pyogenen Membran. Eiter sollte abgeleitet werden. Wenn der Patient nur mit Antibiotika behandelt wird, kann sich das Erscheinungsbild der Entzündung wandeln: es entsteht ein harter Knoten – „Antibiom“. Antibiome sollten exzidiert werden, besonders im Brustbereich, da sie dort Karzinome vortäuschen können.
- chronische Infektionen, z.B. Tuberkulose, Lepra, Syphilis sind charakterisiert durch Granulombildung, chronisch entzündliche Erkrankungen wie Leberzirrhose bilden keine Granulome aus, sind jedoch gekennzeichnet durch ungeordnete knotige Regeneration und Fibrose.

Granulom Ist eine umschriebene Ansammlung von Makrophagen (Synonym Histiozyten, im Blut Monozyten), oft multinodulär mit zentralen Nekrosen.

Typen

- *Fremdkörpergranulom:* z.B. versenkte Naht. Die Makrophagen können das Nahtmaterial nicht vollständig phagozytieren.
- *Immungranulom:* z.B. TBC, M. Crohn

Wunde und Wundheilung

Klassifikation: chirurgisch und nicht-chirurgisch

In beiden Fällen tritt Heilung ein, aber wegen der optimalen Bedingungen heilt eine chirurgische Inzision primär.

Primäre Wundheilung Die Wundränder werden durch Nähte angelagert, es bleibt nur eine schmale Zone von Granulationsgewebe. Die Abheilung erfolgt schnell mit minimaler Narbenbildung. Man unterscheidet 3 Phasen:

1. Frühe exsudative Phase (0.–3. Tag) Dies ist die Phase der Entzündung. Es besteht eine fibrinöse Adhäsion der Wundränder. Die Belastbarkeit der Wunde hängt von den Nähten ab. Aufbrechen der Wunde ist das Resultat schlechter Nahttechnik.
2. Proliferative Phase: (3. Tag bis 3. Woche) Die Belastbarkeit der Wunde nimmt zu mit der Ausbildung von Granulationsgewebe und Kollagen. Die Zugbelastbarkeit der Wunde nimmt rapide zu (Fibroplasie im amerikanischen Sprachgebrauch)
3. Regenerationsphase: (3. Woche bis 1 Jahr) Reorientierung und Ausreifung der Kollagenfasern nehmen kontinuierlich zu. Nach einem Jahr sind 70% und mehr des originären Gewebes regeneriert, d. h. ein Narbengewebe ist nie so stabil wie unverletzes Gewebe.

Sekundärheilung Die Wunde klafft wegen der traumatischen oder infektbedingten Zerstörung des Gewebes oder des elastischen Zuges der Haut an den Wundrändern. Der Defekt füllt sich anfangs mit Blutkoageln, der als Schorf austrocknet. Unter dem Schorf beginnt bei kleinen, nicht infizierten Wunden von den Rändern aus die Re-Epithelisierung.

Der Schorf löst sich langsam vom Rand aus und fällt ab. Bei größeren Wunden kann das Wachsen des Epithels gut beobachtet werden. Die Reepithelisierung wird in einer feuchten Umgebung gefördert, in der die Krustenbildung reduziert ist.

Wunden heilen aus der Tiefe. Kapillarschleifen knospen, Fibroblasten proliferieren und bilden Kollagen. Die Wunde bekommt ein samtartiges Aussehen: Granulationsgewebe.

Die Fusion dieser Wunde beginnt an ihrer Basis. Mit der Kontraktion der Myofibroblasten wird die Wunde kleiner.

Diese Veränderungen werden begleitet von einer Migration von squamösen Epithelzellen: Reepithelisation. Sobald die Hautbedeckung komplett ist, fällt der Stimulus zur weiteren Granulation weg, das Endresultat ist ein Narbengewebe.

Der Verschluß eines Epitheldefektes geschieht zu 80% durch Wundkontraktion und nicht durch Reepithelisierung.

Der Unterschied zwischen primärer und sekundärer Wundheilung ist nur quantitativ.

Lokale, die Wundheilung beeinflussende Faktoren

- bakterielle Kontamination und Infektion
- Gegenwart von Fremdkörpern in der Wunde, z. B. organisches Material, Glas
- nekrotisches Gewebe
- schlechte Gewebsdurchblutung
- Zugspannung und Ödem

Allgemeine, die Wundheilung beeinflussende Faktoren

- fortgeschrittenes Alter
- Nahrungsmangel, Mangel an Vitamin C und K, Hypoproteinämie, Zinkmangel
- schlecht eingestellter Diabetes mellitus, maligne Krankheiten mit Hypoproteinämie, Nierenkrankheiten
- Patienten mit gleichzeitiger Chemotherapie oder Bestrahlung.

Traumatische Wunden

Traumabedingte Wunden sind gewöhnlich kontaminiert oder enthalten devitalisiertes Gewebe

Klassifikation

Sauber	Unsauber
Lazerationen	Lazerationen mit Wundrandnekrosen
Verletzungen mit minimalem Gewebsverlust	Abrißverletzungen mit Hautdefekt Quetschwunden

Behandlung

Primärer oder verzögerter Wundverschluß? Saubere Wunden können primär verschlossen werden. Unsaubere Wunden bedürfen der Wundexzision mit Debridement und Exzision von abgestorbenem Gewebe (Friedreichsche Wundexzision)
Verzögerter Wundverschluß ist indiziert bei massiv kontaminierten Wunden und solchen, die älter als 6 Stunden sind. Nach der Wundexzision wird diese mit einer Fettgaze (z. B. Brandolind) oder lockeren Kompressen bedeckt und mit einem Okklusivverband (z. B. Inzisionsfolie wie Opsite) verbunden. Täglicher Verbandwechsel unter sterilen Bedingungen. Falls kein Anhalt für Fortschreiten der Nekrose oder Entzündung besteht, kann der Wundverschluß nach 48–72 Stunden erfolgen.

Spülung Verunreinigungen potenzieren die Infektion. Kontaminierte Wunden sollten mit einem Hochdrucksystem (Druck über 400 mmHg) gespült werden. Es gibt Spülsysteme, z. B. das Water-Pik® Irrigations-System. Eine große Spritze (50 ml) mit einer dünnen Injektionsnadel erfüllt den gleichen Zweck. Manuelles Bürsten bewirkt ein lokales Ödem und senkt die Abwehrkraft des Gewebes. Wenn erforderlich, sollte die Wundreinigung mit einem Schwamm und milder wäßriger Lösung eines Antiseptikums erfolgen (Polyvidon – Jod, z. B. Braunol usw.) Mit diesen Lösungsmitteln lassen sich Fett und Schmutz entfernen, so kann eine traumatische Schmutztätowierung vermieden werden.

Wundexzision Abgestorbenes Gewebe sollte mit Skalpell oder Schere vollständig entfernt werden. In nekrotischem Gewebe und um Fremdkörper finden sich hohe Bakterienkonzentrationen, ihre Entfernung begünstigt die Wundheilung.
Falls die Lebensfähigkeit des Gewebes zweifelhaft ist, kann man Fluorescein (3–5 mg/kg) i. v. geben, nicht-fluoreszie-

rendes Gewebe wird exzidiert, bei Zweifeln abwarten. Bei Muskulatur entscheiden Farbe, Durchblutung und Kontraktion über die Viabilität.

Antibiotika Die Wundheilung wird gefördert durch frühe prophylaktische Gabe von systemischen Antibiotika (innerhalb 3 Stunden nach Verletzung) Cephazolin 0,5–1 g i. v. alle 6–12 Stunden erreicht hohe Konzentrationen in der Wunde und wirkt gegen empfindliche grampositive und gramnegative Organismen. Auch Aminoglykoside können gegeben werden, z. B. Gentamycin 80 mg i. v. alle 8 Stunden (besser Gesamtdosis 1× täglich). Wichtig ist die Bestimmung von Serumspiegeln (Wirk- und Talspiegel), da diese Substanz eine geringe therapeutische Breite hat, muß die Dosis so angepaßt werden, daß zum Zeitpunkt des Wundverschlusses ein effektiver Spiegel vorliegt.
Der Einsatz lokaler Antibiotika ist weit verbreitet bei Verbrennungen und kontaminierten Wunden. Gebräuchliche Präparate enthalten Aminoglykoside, Cephalosporine und Penicilline.

Literatur

Hayry, B., Rodeheaver, G., Venski, J., Edgerton, M. T. und Edlich, R. F. (1978). Debridement: an essential component of traumatic wound care. Am J Surg, 135, 238–42.
Polk, H. C., Trachtenberg, L. und Finn, M. P. (1980). Antibiotic activity in surgical incisions: The basis for prophylaxis in selected operations. Journal of the American Medical Association, 244, 1353.

Weichteilinfektionen

Cellulitis

Sie kann in allen Bindegeweben auftreten. Haupterreger sind ß-hämolysierende Streptokokken (Streptokokkus pyogenes). Ihre Enzymproduktion ruft eine Hautrötung und Blasenbildung hervor.

Therapie

- ein Therapieversuch mit i. m. oder langsamer i. v. Gabe von wäßrigem Penicillin (0,6–1,2 g) in Vier-Stunden-Intervallen für 8–12 Stunden läßt ein Diffenzierung zum Erysipel zu.
- Frühe Inzision und Faszotomie, wenn notwendig
- Gramfärbung. Bei Nachweis von Streptokokken Weiterführen der Penicillintherapie.

Polymikrobielle Infektionen dringen in die Tiefe, besonders bei Diabetikern und Patienten mit Gefäßverschlüssen oder traumatischen Verletzungen. Es kommt zum Ödem und zur Krepitation. Die Differenzierung zum Clostridieninfekt gelingt durch Gram-Färbung, Therapie mit Aminoglykosiden in Kombination mit anti-anaerob wirksamen Substanzen (Chloramphenicol oder Clindamycin), Wundinzision und Entfernung von totem Gewebe.

Fasciitis

Der Verdacht besteht, wenn Schmerzen, Ödem, Hautnekrose innerhalb von 24–48 Stunden nach Verletzung oder postoperativ auftreten.

Anzeichen Die Haut kann normal, ödematös oder gesprenkelt aussehen. Es treten Fieberzacken, Hypotension und zerebrale Verwirrtheit auf.

Therapie

- i. v. Flüssigkeitsgabe, extensive Exzision, leiterförmige Inzision der Bauchwand parallel zu den Rippen.
- Antibiotika nach Gram-Färbung
- Wundverband mit feuchten Kompressen, mit 0,5 % Silbernitrat getränkt. Häufige Verbandwechsel in Allgemeinnarkose.

Myositis (Gasbrand)

Die bakterielle Infektion ist in Muskelbündel penetriert und hat diese zerstört.

Ursache Gewöhnlich Clostridium perfringens, ein Grampositiver anaerobischer stäbchenförmiger Sporenbildner

Therapie

- „Daran denken" – Ödem und serosanguinöse Exsudation, der befallene Muskel ist geschwollen, lachsfarben bis dunkelgrün-schwarz gefärbt. Krepitation möglich, ungesund-süßlicher Geruch.

- Exzision des toten Gewebes, bis gesunder, blutender, kontraktiler Muskel erscheint
- sofortige Gram-Färbung, Streptokokken-Myositis erfordert selten die Amputation, Clostridienmyositis manchmal.
- Ersatz des extrazellulären Flüssigkeitsdefizits durch Infusion, falls erforderlich.
- Breitspektrumantibiotika (Tetracycline oder Cloramphenicol plus hochdosiertes Penicillin (i.m. oder i.v. 0,6–1,2 g alle 2 Stunden)
- Bei der Exzision des gesamten infizierten Gewebes kann die Entfernung der gesamten Bauchwand mit prothetischer Netzdeckung erforderlich werden. Amputationen werden offen in Guillotinetechnik durchgeführt und die Wunde offengelassen.

Der Vorteil von Verbänden mit Wasserstoffperoxid oder hyperbare Oxygenierung ist nicht nachgewiesen, passive Immunisation bei gesicherter Clostridium-Gangrän wurde vorgeschlagen.

Tetanus

In den europäischen Ländern ist die Tetanusinfektion selten, in vielen Ländern der Erde jedoch verbreitet mit einer Mortalität von etwa 60%. Der Erreger, *Clostridium tetani,* produziert ein wirksames Exotoxin mit einem hohen Molekulargewicht, das spezifisch neurotoxisch ist. Es wird nur schlecht renal ausgeschieden und dringt über die peripheren Nerven in das Rückenmark ein, wo es inhibitorische spinale Reflexe blockiert.

Klinische Symptome

Bei 60% der Patienten findet sich eine Verletzung in der Anamnese, jedoch kann diese so trivial sein, daß sie nicht bemerkt wurde.

Die Umstände der Kontamination müssen berücksichtigt werden, z.B. Sportverletzungen oder Gartenarbeit (Fäkalienexposition), bei Neugeborenen auch Verunreinigung des Nabels mit Faeces.

Trismus, Dysphagie und Steife des Nackens, des Rückens und des Abdomens sind häufig, generalisierte Spasmen mit Asphyxiegefahr können auftreten. Charakteristische Symptome sind Risus sardonicus, Opisthotonus (extreme Hyperextension des Rückens und Nackens durch Spastik). Dann ist die Diagnose offenbar. Bei kurzer Inkubationszeit ist die Prognose schlecht.

Differentialdiagnose

Zahn- oder Kieferinfektion, Arzneimittelreaktion, Hysterie

Behandlung

- Benzylpenicillin 1 g i.v. alle 6 Stunden
- humanes Antitetanus Immunglobulin 50–250 IE/kg i.m.
- gegebenenfalls Wundexzision
- Kultur und mikroskopische Untersuchung des Windexcisates
- manche Patienten bedürfen der Intensivtherapie zur assistierten Beatmung

Adjuvante Therapie

Abhängig von der Schwere der Erkrankung. Muskelspasmen können mit Diazepam oral oder parenteral behandelt werden. Morphin als Analgetikum, bei verstärkter Salivation oder respiratorischen Komplikationen Tracheostomie, Paralyse mit Muskelrelaxantien, wenn erforderlich Überdruckbeatmung. Volumensubstitution und Ernährung müssen sorgfältig bilanziert werden. Regelmäßige Physiotherapie ist in der Rekonvaleszenzperiode angezeigt.

Komplikationen

Hypertension, kardiale Arrhythmie, Schweißausbrüche, Speichelfluß.

Therapie mit Benzodiazepinen, Opiaten und gelegentlich Betablockern. Der Tod tritt durch Herzstillstand, zerebrale Blutung, Streßulcera mit Hämatemesis und Teerstuhl, Bronchopneumonie und Lungenembolie ein.

Prophylaxe

- Immunisierung im Kindesalter – Adsorbat Tetanus Toxoid 0,5 ml i. m., Auffrischung nach 6–8 Wochen und erneut nach 4–6 Monaten. Auffrischung (0,5 ml) alle 5 Jahre nach der ersten Immunisierung.
- Patienten mit frischen Wunden erhalten eine aktive und passive Immunisierung, wenn sie nicht im letzten Jahr eine Auffrischung erhalten haben.

Literatur

Eckert, P., Savic, B.: Septische Chirurgie. Schattauer 1980.
ACS, Lick, R. F.: Infektionsbekämpfung in der Chirurgie. Schattauer 1979.

Hauttransplantation

Ein Hauttransplantat ist ein Segment der Epidermis, welches von seiner Blutversorgung abgetrennt und an einen anderen Bereich des Körpers transplantiert wird.

Typen

Spalthautlappen (Thiersch) bestehen aus Epidermis und der oberen kapillaren Schicht der Dermis ohne Hautanhangsgebilde. Das Transplantat wird mit einem Dermatom etwa 0,25 mm dick geschnitten. Feucht kann es bei 4°C bis zu 3–4 Wochen gelagert werden. Die Spenderregion heilt schnell ab, nach etwa 14 Tagen kann erneut ein Transplantat gewonnen werden. Die Entnahmestelle wird mit einem Okklusivverband (z.B. Opsite-Folie) bedeckt.

- *Verwendung:* Hautbedeckung bei Verbrennungen. Bei ausgedehnten Verbrennungen kann durch Gewebskulturen viel Material gewonnen werden. Gut geeignet für kleinere Hautdefekte.
- *Spendergebiete:* Arme, Oberschenkel, Gesäß.
- *Erfolgreiche Einheilung* hängt von der Gefäßversorgung des Empfängergewebes ab. Zu vermeiden sind Serome, Hämatome, Infektion und Bewegen des Transplantates. Es wird am besten mit einem Druckverband mit Schaumgummi oder Stahlwolle angedrückt.

Vollhautlappen (Krause-Wolfe) besteht aus Corium und Epidermis. Die Spenderregion muß gegebenenfalls plastisch gedeckt werden, wenn eine direkte Adapation mit Naht nicht möglich ist.

- *Verwendung:* Plastische Deckung von Defekten im Gesicht und an der Hand.
- *Spenderregion:* Schläfen und retroaurikuläre Region, Nasolabialfalte, Fossa supraclavicularis, Fossa antecubitalis, Leiste, Hohlfußbogen.
- *Erfolgreiche Einheilung* hängt vom guten Gefäßbett und der Immobilität des Transplantates ab. Daher wird ein Druckverband mit elastischen Binden angelegt.

Hautlappenverpflanzung

Haut und Hautanhangsgebilde können zu einer anderen Körperregion übertragen werden, wenn die Gefäßversorgung erhalten bleibt.

Verfahren

Schwenkhautlappen überleben durch Blutgefäße des subdermalen Hautplexus. Sie werden geschwenkt oder auf benachbarte Gebiete übertragen, größere Lappen können durch Zusammenbringen zweier freier Hautteile gebildet werden, sogenannte Roll-Lappen-Plastik. Diese Lappen können als Schlauch im abdominalen, akromiopektoralen, klavikulären oder Scapulabereich gebildet werden. Nach 6 Wochen wird ein Ende des Rollappens durchtrennt und an seinen Bestimmungsort, z.B. das Handgelenk, transplantiert. Nach weiteren 3 Wochen wird der Rollappen durchtrennt. Das Spenderareal wird gedeckt. Nach weiteren 7 Tagen wird der Rollappen so zurechtgeschnitten, daß der Hautdefekt gedeckt ist.

Gestielte Lappen enthalten ein eindeutiges arterielles und venöses Gefäßsystem und können bis zu viermal so lang wie ihr Ursprung sein, so z.B. ein deltopektoraler Lappen, der durch Äste der A. mammaria int. und Venen versorgt wird, ein Leistenlappen mit der A. circumflexa ilium superficialis und Begleitvenen, ein Stirnlappen mit dem anterioren Ast der A. temporalis superficialis.

Muskellappen und myokutane Lappen

Muskel oder Haut und Muskel können gestielt verpflanzt werden zur Deckung von freiliegendem Knochen oder großen Defekten.

Beispiel: Latissimus dorsi – Lappen zur Brustrekonstruktion nach Mastektomie.

Fasziokutane Lappen

Sie enthalten eine tiefe Faszie und die Gefäßplexus über ihr. Blutgefäße im Subkutangewebe werden nicht durchtrennt.

Beispiel: Schienbeinlappen, die an der Medial- oder Lateralseite der Beine entnommen werden, können über die Tibia geschwenkt werden.

Mikrovaskuläre freie Lappen

Bei diesen gestielten Lappen wird das neurovaskuläre Bündel im Empfängerbereich frei anastomosiert.

Beispiel: Freie Leistenlappen werden als Unterkieferersatz transplantiert.

Literatur

Zoltan, J.: Atlas der Hautersatzverfahren. Karger, Basel 1984 (ISBN 3–8055–3447–7).

Verbrennungen

Ursachen

Am häufigsten durch Feuer, Dampf oder heiße Flüssigkeit (Verbrühung). Manche Verbrennungen entstehen durch UV Licht (Sonnenbrand), Bestrahlung, Elektrizität, Chemikalien und Reibungshitze.

Einteilung

- *Verbrennungen ersten und zweiten Grades* (partielle Hautverbrennung): Die oberflächliche Epidermis ist verbrannt, das Gewebe ist minimal geschädigt. Schmerzen sind typisch. Die Abheilung erfolgt in 5–10 Tagen. Die Verbrennung kann bis in die Tiefe der Haut gehen, dann erfolgt die Regeneration von den Schweißdrüsen und den Resten der Haarfollikel aus. Abheilung in 15–30 Tagen, je nach Tiefe und Auftreten einer Wundinfektion.
- *Verbrennung 3. Grades* (totale Verbrennung): trockenes, braunes weißes oder schwarzes Aussehen der Haut, harte Oberfläche. Typischerweise keine Schmerzen, da die Schmerzrezeptoren zerstört sind.

Schweregrad und Prognose

- Tiefe der Verbrennung
- Alter: Kinder und alte Menschen haben die schlechteste Prognose
- Ausdehnung der Verbrennung in Bezug auf die Körperoberfläche
- Kinder: mehr als 10 %, Erwachsene: mehr als 15 %: intravenöse Flüssigkeitssubstitution
- Begleitkrankheiten wie Diabetes, Herzinsuffizienz, Lungenerkrankungen verschlechtern die Prognose
- Lokalisation: Respirationstrakt – schlechte Prognose; Hände – Spätschäden

Neunerregel (nach Wallace)

Jeder Arm – 9 %, Gesicht – 9 %, vorderer Rumpf – 18 %, hinterer Rumpf – 18 %, jedes Bein – 18 %, Damm – 1 % (bei Erwachsenen) Kopf – bei Kindern unter 5 Jahren 18 %, bei älteren Kindern 13 % (s. Diagramm)

Erste Hilfe

1. Brand löschen – brennende Kleidung mit Wasser übergießen, Kleidung in Streifen entfernen. verbrannte Extremität in kaltes Wasser tauchen
2. Atemwege freimachen, aus veräucherter Umgebung entfernen, evtl. künstliche Beatmung
3. Kontamination der Verbrennungswunde vermeiden: Die verbrannte Haut mit sauberen Tüchern oder mit in kaltem Leitungswasser getränkter Kleidung bedecken
4. Klinikeinweisung

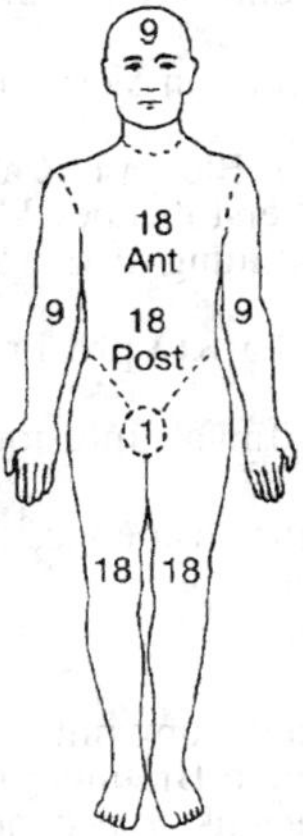

Neunerregel

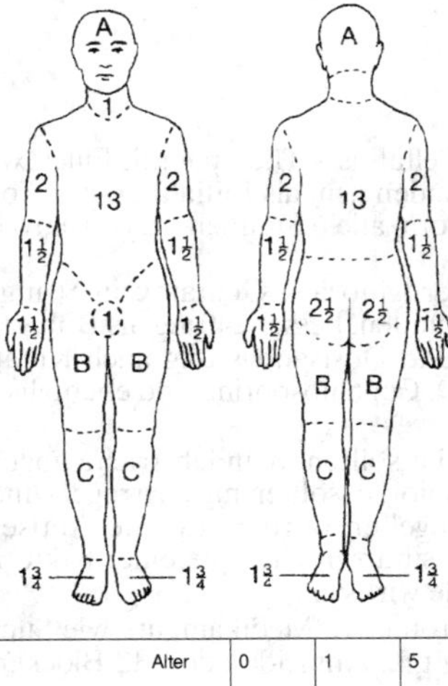

Region	%
Kopf	
Hals	
vorderer Rumpf	
hinterer Rumpf	
rechter Arm	
linker Arm	
Gesäß	
Genitalien	
rechtes Bein	
linkes Bein	
Gesamt	

Gebiet: Alter	0	1	5	10	15	Erwachsen
A = 1/2 Kopf	9 1/2	8 1/2	6 1/2	5 1/2	4 1/2	3 1/2
B = 1 /2 Oberschenkel	2 3/4	3 1/4	4	4 1/2	4 1/2	4 3/4
C = 1/2 Unterschenkel	2 1/2	2 1/2	2 3/4	3	3 1/4	3 1/2

Therapie

- *Ambulante Behandlung*, wenn weniger als 15% der Körperoberfläche (KO) (bei Kindern weniger als 10%) zweitgradig verbrannt sind, oder wenn weniger als 2% drittgradig verbrannt sind.
- *Stationäre Behandlung* bei ausgedehnteren Verbrennungen (s. o.)
  - *Atemwege:* Offenheit sicherstellen, Blutgase, Carboxyhämoglobin, angefeuchteter Sauerstoff über Maske, bei respiratorischem Stridor Beatmung in Erwägung ziehen
  - *Elektrolyte:* Ringerlaktat 1,5ml/ kg KO pro Prozent verbrannter KO als Infusion
  - *Wasser* (5% Dextroselösung) 2000ml als Infusion (bei Kindern entsprechend weniger)

Nach 24 Stunden Halbierung der Infusionsmenge, da die meisten Patienten dann trinken können.

Wundversorgung

Bei Einlieferung in Analgesie Wundreinigung mit Wasser und Reinigungsmittel, (z.B. Polyvidonjod Braunol® usw.), Punktion von Blasen in aseptischer Technik. Trockene Okklusivverbände bei Verbrennung 2. Grades und bei Verlegung (zur Infektionsprophylaxe). Lokale antibakterielle Behandlung reduziert die Infektionsrate. Brandschorf wird exzidiert oder inzidiert.

Komplikationen

- *Sepsis*
  - Streptokokken Cellulitis – Therapie mit Flucloxacillin 500mg alle 6 Stunden i.m. als Initialtherapie, Fortsetzung mit 250mg oral alle 6 Stunden. Erythromycin bei Penicillinallergie.
  - Pseudomonas aeruginosa – Gentamycin 80mg i.m. oder i.v. alle 8 Stunden, besser 240mg als Bolus (Spiegelbestimmung und Dosisanpassung nach Kreatininwert erforderlich). Cephalosporine sind ebenfalls wirksam.

Zweimal in der Woche sollten Wundabstriche abgenommen werden, die Antibiotika sollten nach Erreger- und Resistenzbestimmung gegeben werden. Lokale Antiseptika wie Flammazine usw. sind zur Therapie einer bakteriellen Besiedlung der Wunde wirksam.

- *Streß-Ulcus:* Cytoprotektive Medikamente wie Sucralfat (Ulcogant®) 4 × 1 g tgl., Antacida oder H2 Blocker sind weniger wirksam.

Ernährung

Der metabolische Bedarf kann sich vervierfachen, daher ist eine proteinreiche hochkalorische Ernährung erforderlich. Ein Ernährungsberater sollte frühzeitig konsultiert werden.

Literatur

Malick, M. H.: Manual on management of the burned patient. Pittsburgh, Harmarville Rehabilitation Center, 1982.

AIDS und der Chirurg

Infektionen mit dem Human Immundeficiency Virus (HIV) treten durch Übertragung infektiöser Körperflüssigkeiten (meist Blut) von einer Person auf die andere auf. Übliche Übertragungswege: analer und vaginaler Geschlechtsverkehr, Benutzung gebrauchter Nadeln bei Drogenabhängigen, infizierte Blutderivate. Die Infektion mit dem Virus bleibt bestehen, alle Infizierten erkranken letztendlich an AIDS. Chirurgen sind gefährdet, weil sie unter unkontrollierbaren Umständen mit Körperflüssigkeit von Patienten in Kontakt kommen und weil sie sich durch den Handschuh hindurch an Nadeln und Skalpellen verletzen können.

Gruppen von HIV Patienten, die in chirugische Behandlung kommen

- Patienten mit AIDS, die chirurgisch behandelt werden müssen
- Homosexuelle Patienten mit Erkrankungen, die AIDS haben oder HIV-positiv sind
- unbekannte Patienten mit Verletzungen oder anderen chirugischen Problemen

Maßnahmen mit hohem Risiko

- Biopsie von Lymphknoten, Lunge, Hirn zur Diagnose einer opportunistischn HIV-Infektion
- Therapie ungewöhnlicher Erkrankungen, wie Kaposisarkom, B-Zell- oder non-Hodgkin-Lymphom, Plattenepithelkarzinom des Mundes
- anorektale Erkrankungen, Abszesse, Sepsis bei Homosexuellen und Drogenabhängigen
- Abdominalchirurgie und Unfallchirurgie bei HIV-infizierten Patienten
- Punktion zentraler Venen zur Blutentnahme oder parenteralen Ernährung bei HIV-Infizierten

Risikopatienten

- Homosexuelle oder bisexuelle Männer
- Drogenabhängige (Fixer)
- Hämophile oder Empfänger von Blutkonserven, bevor diese routinemäßig untersucht wurden
- Einheimische aus afrikanischen Ländern südlich der Sahara
- Sexualpartner der obengenannten Gruppen und deren Kinder

Vorsorgemaßnahmen für Chirurgen

- Kenntnis der HIV-Infektion und Behandlungsstrategie dieser Patienten
- Identifikation von Risikopatienten, Routineuntersuchung auf HIV ohne Einwilligung ist nicht gestattet!

- Schutz des Pflegepersonals vor Kontamination mit Körperflüssigkeiten, Gewährleitung der korrekten Entsorgung kontaminierten Materials.

Maßnahmen im OP

- Entfernung unnötigen Materials und Personals, nur der Chirurg und sein Stammpersonal sollten behandeln
- Mitarbeiter mit offenen Wunden dürfen nicht im Operationssaal anwesend sein
- Plastikschürzen, doppelte Handschuhe, Schutzbrille sollten getragen werden
- Einmalschürzen, Stiefel und Einmalabdeckung verwenden
- Nach dem Eingriff muß das gesamte Material in gekennzeichneten Behältern entsorgt werden
- Der Operationssaal muß nach dem Eingriff gereinigt werden
- das gesamte Pflegepersonal muß über die Art der Behandlung des HIV – Patienten informiert sein
- Blutdurchtränkte Verbände müssen vor Verlegung des Patienten auf die Station gewechselt werden

Chirurgische Technik

- Berührungslose Technik (No touch technique), Klammerapparate für gastrointestinale Anastomosen und Hautnaht, Vermeidung scharfer Instrumente, sichere Blutstillung

Akzidentelle Verletzung

Verletzung mit Wasser und Seife auswaschen und bluten lassen. Meldung der Verletzung an die Berufsgenossenschaft, Blutentnahme zur Untersuchung

Literatur

Sim, A.: Aids and the surgeon. Surgery, 59, 1988, 1396–401.
Surgeons and HIV. BMJ, 296, 1988, 80.
Gerberding, J. L., Littelt, C., Talkington, A.: Risk of exposure of surgical personell to patients blood during surgery. New Engl J Med 322, 1990 1788–1793.
Heinemann, M., Borst, H. G., Frank, G.: Herzchirugie beim HIV-positiven Patienten. Aids-Forschung 8, 1988, 454–457.
Eberbach, W.: Arztrechtliche Aspekte bei AIDS. Aids-Forschung 5, 1987, 281–292.

Virushepatitis

Sie ist die meistverbreitete Leberkrankheit auf der Welt. Sie kann ein akutes Leberversagen mit Exitus infolge ausgedehnter Leberzellnekrose auslösen. Sie kann auch eine chronisch aktive Hepatitis und im Fall der Hepatitis B ein primäres Leberkarzinom auslösen.

Typen

Hepatitis A, ausgelöst durch ein enterales Virus, früher als infektiöse Hepatitis bekannt. Der Virusantikörper heißt Anti-HAV. Die Hepatitis A ist die häufigste Form der Gelbsucht bei Kindern und jungen Erwachsenen. Die Verbreitung geschieht über den fäkal-oralen Weg. Inkubationszeit etwa ein Monat. Während der akuten Infektion ist das Serum IgM positiv, IgG zeigt eine durchgemachte Infektion an, es wird im Serum von 40–50 % der Bevölkerung gefunden.

Hepatitis B (früher Serumhepatitis). Sie liegt bei 5 % der Weltbevölkerung vor. Die Infektion geschieht auf dem Blutweg und wird meist durch Bluttransfusion, Inokulation, gemeinsame Benutzung von Spritzen (bei Drogenabhängigen) Geschlechtsverkehr mit einer infizierten Partnerin während der Menstruation und Homosexualität übertragen. Inkubationszeit 12 Wochen. Antigene erscheinen im Serum: HBsAg: das Oberflächenantigen, HBcAg: Hepatitis Core (Kern-) Antigen, HBeAg: das „E" Antigen, Verdopplung der Standard DNS und DNS Polymerase Aktivität. Antikörper, die gegen diese Antigene gebildet wurden, (anti-HBs, anti-HBc, anti-HBe) können im peripheren Blut nachgewiesen werden.

Gefährdet ist Krankenhauspersonal, besonders in Operationsabteilungen, Nierendialysezentren und Transplantationsabteilungen.

Hepatitis C: ist variabel, sie kann vielfältige Beschwerden von mildem Unwohlsein bis zur Leberzirrhose auslösen. Inkubationszeit etwa 4 Wochen, nachweisbar in etwa einer von 150 Blutkonserven.

Hepatitis-Impfung

Sie sollte dem Risikopersonal angeboten werden. Darunter fallen Angestellte, die auf Stationen mit geistig Behinderten arbeiten, in Hämophiliezentren, Labormitarbeiter, Pathologen, Zahnärzte, OP-Personal, Unfallhilfs- und Notaufnahmepersonal, Personal in Leber- und Nierenstationen, in Urogenitalkliniken usw.

Bei Verdacht auf Infektion kann zusätzlich zur Therapie mit Hyperimmunserum aktiv immunisiert werden, wenn während der Inkubationszeit begonnen wird.

Literatur

Finch, R. G.: Time for action on hepatitis B immunisation. BMJ, 294, 1978, 197–8.

Eindämmung von Virusinfektionen unter Ärzten und Pflegepersonal

Übertragungswege von Viruskrankheiten

- direkte perkutane Inokulation von infiziertem Blut, z.B. durch Nadelstich, Skalpellverletzung
- Infektionseintritt durch minimale Hautabschürfungen nach Kontakt mit verseuchtem Blut
- Infektionseintritt durch Kontamination der Schleimhaut mit infiziertem Blut z.B. Spritzer ins Auge
- Übertragung durch Infektionsträger, z.B. kontaminierte Ausrüstung

Maßnahmen zur Reduzierung des Übertragungsrisikos

- serologische Identifikation von infizierten Patienten
- spezifische Maßnahmen zum Schutz der infizierten Patienten, z.B. Pflege hinter einer Infektionsschleuse. Das Pflegepersonal muß über die Diagnose informiert sein.
- Verwendung von Einmalartikeln bei der Patientenversorgung
- spezifische Behandlung und Sterilisation aller Mehrwegartikel
- zusätzliche Vorsichtsmaßnahmen für Ärzte und Pflegepersonal (siehe auch S. 66)
  - Plastikschürzen unter Einwegwäsche
  - doppelte Handschuhe
  - Schutzbrille
  - Vermeidung akzidenteller Verletzungen
  - Abwaschen aller gebrauchten Gegenstände mit Hypochlorit Lösung oder Glutaraldehyd
- gegebenenfalls Anwendung geeigneter Maßnahmen zur Versorgung des Leichnams

Aktinomykose und Syphilis

Beide Krankheiten sind selten.

Aktinomykose

Ist eine chronisch granulomatöse eitrige Infektionskrankheit, ausgelöst furch einen gewöhnlich harmlosen grampositiven Anaerobier, Aktinomyces israeli, der im Pharynx nachweisbar ist.
Die Krankheit entwickelt sich gewöhnlich durch den Keimeintritt über eine infizierte Zahnwurzel.

Klinische Symptome Meist sind Kopf und Hals befallen. Bei 40 % aller Patienten findet sich eine thorakale oder abdominale Beteiligung. Bei Befall der Leber durch hämatogene Aussaat kommt es zu multiplen Abszessen mit „Bienenwabenleber".
Charakteritisch ist die Verhärtung des Gewebes mit Ausbildung schmerzloser Knoten und Abszeßbildung. Superinfektion ist häufig.

Diagnose

- gelbliche, golfschlägerförmige „Schwefelgranula" sind im Eiter zu erkennen.
- mikroskopischer Nachweis von grampositiven „Mycelien".

Behandlung Chirurgische Exzision. Langzeitantibiose, gewöhnlich Penicillin (bis zu 2–4 g tägl. i. v. in 2–4 Einzeldosen)

Syphilis (Lues)

In letzter Zeit extrem selten. Man sollte jedoch daran denken und sie differentialdiagnostisch ausschließen bei Hautulcera (besonders im Genitalbereich), Aortenklappenerkrankungen, thorako-abdomialem Aneurysma und ungewöhnlicher Knocheninfektion. (Siehe Seite) Erreger Treponema pallidum.

Klinische Symptome

Typen (Heilung durch Behandlung)

- Primäraffekt (Schanker)
- Dammläsionen, kupferfarbener Ausschlag, unklares Fieber, Lymphknotenschwellung (Sekundärstadium)

Typen (Spätschäden trotz Behandlung möglich)

- Gefäßveränderungen (Aortitis luetica), Osteitis, Gummenausbildung (Tertiärstadium)
- Tabes dorsalis, Wesensveränderung (Quartärstadium)
- Congenitale Lues

Untersuchungen

- Dunkelfeldmikroskopie des Ulcusabstriches

- VDRL (Veneral Disease Research Laboratory) – unspezifisch –
- TPHA (Treponema Pallidum Hemagglutination Assay) – spezifisch –

Bei Verdachtsdiagnose Rücksprache mit dem Labor.

Behandlung Normalerweise Procain-Penicillin 0,6–1,2 g tägl. i. m. über 2–4 Wochen.

Tuberkulose

Primäre Lungentuberkulose

(Hope R. A., Longmore, J. M et al.: Oxford Handbuch der Klinischen Medizin. Hans Huber, 1990[3], 202).

Die Standardbehandlung besteht aus einer Kombination von Streptomycin, Isoniacid, Rifampizin und Etambutol. Die chirurgische Therapie besteht fast ausschließlich in der Behandlung von Residuen nach abgeschlossener konservativer Therapie. Wenn die chirurgische Behandlung indiziert ist, besteht sie in über 90% der Fälle aus einer Segment- oder Lappenresektion. Eine Thorakoplastik ist nur notwendig, wenn die Risiken der Resektion unzumutbar hoch sind oder wenn die Krankheit so ausgedehnt ist, daß ein Resektion im Gesunden nicht möglich ist.

Intestinale Tuberkulose

Sie kann sich besonders bei Patienten aus Entwicklungsländern als akutes Krankheitsbild manifestieren: meist ist der Dünndarm (unteres Ileum) und die Ileozökalregion betroffen.

Dünndarmbefall Tuberkulose des Dünndarmes äußert sich in zirkulären Ulzerationen in umschriebenen Segmenten, aus denen sich multiple Strikturen ausbilden.

- *Symptome:* Durchfall. Der Stuhl hat einen typisch foetiden Geruch und enthält Eiter und okkultes Blut. Es kommt zu Gewichtsverlust, die Patienten sind häufig in Behandlung wegen einer Lungentuberkulose.
- *Diagnose*: Bariumkontrast-Breischluck zeigt einen kompletten Füllungsdefekt des unteren Ileum, des Coecum und eines großen Teils des Colon ascendens.
- *Behandlung*: Langzeit-Chemotherapie, Operation ist selten indiziert bei Perforation, gelgentlich kommt es durch Bridenbildung zum Ileus, der operativ beseitigt werden muß.

Ileozökalregion Ileozökal- und Kolonläsionen führen zur Hypertrophie der Darmwand.

- *Symptome*: Eine Resistenz ist in der rechten Fossa iliaca palpabel. Die Verdickung der subserösen und submukösen Schicht führt zu einer Lumeneinengung, gleichzeitig Lymphknotenschwellung, Konglomeraten von peritonealen Lymphknoten und Adhäsionen.
  Gewichtsverlust, Fieber, Nachtschweiß, Bauchschmerzen gastrointestinales Unwohlsein und Änderungen in den Stuhlgewohnheiten sind typische Symptome.
- *Diagnose*: Familienanamnese, Sputumuntersuchung (Mikroskopie und Kultur), Lungenröntgen, Blutsenkung, Bariumbreischluck und -einlauf.

- *Behandlung*: Frühzeitige Laparotomie und sparsame Resektion oder Strikturoplastik, zu vermeiden sind blind endende Schlingen und Kurzschlußoperationen.

Urogenitaltuberkulose

Sie ist immer Folge einer Tuberkulose anderer Lokalisation.

Symptome Der Befall äußert sich in
- Symptomen im Harntrakt, einschließlich rezidivierender Harnwegsinfekte trotz adäquater Therapie, häufigem Wasserlassen, Dysurie, Inkontinenz, Hämaturie und diffusem Lendenschmerz. In manchen Ländern ist Chylurie ein häufiges Symptom.
- Symptomen der Nierendestruktion wie Urämie, Müdigkeit, Gewichtsverlust und Anämie.
- rezidivierenden Entzündungen des Urogenitaltraktes wie chronische Epididymitis, Orchitis
- Allgemeinsymptomen wie Gewichtsverlust, Appetitverlust, Nachtschweiß, Fieber

Diagnose
- Urinuntersuchung
- Röntgenuntersuchung
- Urethro-Cystoskopie

Behandlung
Hauptsächlich medikamentös, bei Komplikationen kann die Teilresektion einer Niere oder bei fortgeschrittenen Stadien die Nephrektomie erforderlich sein. Weiterhin kann eine chirurgische Therapie der Ureterstriktur oder eine Zystoplastik erforderlich sein.

Knochen- und Gelenktuberkulose

Neuerkrankungen werden zunehmend seltener. Gelegentlich findet man Patienten mit Residuen wie Gibbusbildung (Pottsche Krankheit); Knochen- und Gelenktuberkulose entsteht hämatogen. Die Krankheit breitet sich von der Synovialmembran oder im intraartikulären Knochen aus.

Symptome Die Patienten klagen über lokalisierte Schmerzen in den Gelenken, die bei Anstrengung und in der Nacht stärker werden. Die Gelenke versteifen zunehmend, weil die Bewegung schmerzhaft ist und weil die Beweglichkeit durch Adhäsionen, Muskelspasmen und Knochenzerstörung eingeschränkt wird.

Wenn der Knochen zerstört wird, kommt es zu Gelenkdislokationen, die Deformität wird offenbar. In der Wirbelsäule sind Schwellungen erst erkennbar, wenn sich genügend tuberkulöser Eiter angesammelt hat, die Minderbeweglich-

Tuberkulose (Forts.)

keit kann dabei gering sein, daher ist häufig mäßiger Rükkenschmerz das einzige Symptom der destruierenden Krankheit.
Insgesamt fühlt sich der Patient unwohl, lustlos, febril und hat Nachtschweiß.

Diagnose Hämatologie und Immunologie, Blutsenkung und Leukozytenzahl sind pathologisch, es entsteht eine Lymphocytose. Der Mendel-Mantoux-Test ist positiv.

Behandlung Im Frühstadium kann der krankhafte Prozeß mit Tuberkulostatika aufgehalten werden. Wenn die Behandlung verzögert beginnt, erst nachdem sich Eiter gebildet hat, kann es notwendig sein, die tuberkulösen Abszesse chirurgisch zu entleeren.

3 Häufige chirurgische Probleme

3 Häufige chirurgische Probleme

Tumoren

Bei der Untersuchung sind folgende Punkte zu beachten: Schwellung, Sitz, Form, Oberfläche, Schmerzhaftigkeit, Hautverhältnisse und Verbindung zu anderen Strukturen.

Tumoren sind das Ergebnis einer unkontrollierten und unorganisierten Zellproliferation, die keine sinnvolle Funktion innehat. Synonym: Neoplasmia, Neubildung.

Klassifikation

- *Dignität:* benigne oder maligne
- *Struktur:* Organgewebe

Benigne Tumoren wachsen langsam, üblicherweise abgekapselt, streuen nicht, erscheinen nach der Exstirpation nicht wieder, treten oft multipel auf, verkürzen normalerweise nicht das Leben. Die klinischen Auswirkungen sind abhängig vom Sitz und der Größe. Histologisch: gut differenziert, niedrige Mitose-Rate, sind dem Ursprungsgewebe ähnlich.

Maligne Tumoren breiten sich aus und wachsen lokal infiltrierend, sind selten abgekapselt, metastasieren in andere Organe hämatogen, lymphogen oder durch Körperspalten, verkürzen die Lebenserwartung. Histologisch: verschiedene Differenzierungsgrade des Ursprungsgewebes, pleomorph (variable Zellformen), hohe Mitose-Rate im Vergleich zu benignen Tumoren.

Strukturelle Klassifikation

Ursprungsgewebe	Tumortypen
Epithel	Benigne: Papillome, Adenome (Drüsenepithel) Maligne: Karzinome (Adenokarzinome)
Bindegewebe	Benigen: Fibrome, Lipome, Chondrome, osteome, Leiomyome (glatte Muskulatur), Rhabdomyome (qeurgestreifte Muskulatur) Malign Sarkome, z. B Fibrosarkome, Oseosarkome usw. (falls relativ gut differenziert), Spindelzellsarkome usw. (falls wenig differenziert). Die histologische Unterscheidung in benigne oder maligne kann schwierig sein.
Nervengewebe:	Diese Tumoren entwickeln sich aus Nervenzellen, Nervenscheiden oder der Neuroglia, z. B. Astrozytome, Medulloblastome, Schwann-Tumoren usw.

Blutbildendes System:	Die verschiedenen Leukämien, Hodgkin-Erkrankung, multiple Myelome, Lymphosarkome, Retothelsarkome
Melanozyten	Melnaome
Gemischte Ursprünge:	Fibro-Adenome, Nephroblastome, Teratome (alle 3 Keimlagen), malignes Chorioneptitheliom
Erworbene echte Tumoren:	z. B. Neuroblastome (Nebennierenrinde, Nephroblastome (Niere), Retinoblastome (Auge). Es handelt sich um maligne Tumoren des Kindesalters. Die Metastasierung erfolgt hämatogen außer bei ZNS-Tumoren, z. B. dem Medulloblastom, das nicht außerhalb des Schädels metastasiert. Diese Tumoren sind normalerweise wenig differenziert.

Zysten

Eine Zyste ist eine Flüssigkeitsansammlung in einer von Endo- oder Epithel ausgekleideten, die Flüssigkeit sezernierenden Kapsel.

Typen

Echte Zysten sind von Endothel- oder Epithel ausgekleidet. Pseudozysten sind das Ergebnis einer Exsudation oder Degeneration, z. B. Pankreaspseudozysten, zystische Degeneration in einem Tumor usw.

Klassifikation

Angeboren

- *Sequestrationsdermoid:* entspricht einer Lageveränderung des Epithels entlang embryonaler Spalten während des Verschlusses, z. B. der Haut. Sie können in der inneren oder äußeren Begrenzung der Orbita, in der Mittellinie des Körpers, im vorderen Halsdreieck (Halszyste) sitzen (vgl. implantiertes Dermoid durch Hautimplantation durch Verletzung).
- *Tubulöses Dermoid/tubuloembryonales Dermoid:* abnorme Sprossung tubulärer Strukturen, z. B. Darmzysten, retroanales Dermoid, Schilddrüsenzysten.
- *Dilatation rudimentärer Überreste:* z. B. Urachuszyste, Dottergangszyste, paradentale Zyste, Morgagnische Hydatiden, Rathkesche Tasche, Kiemengangszyste.

Erworben

- *Retentionszysten:* entstehen durch den Verschluß einer Drüse oder eines Ausführungsganges, z. B. Talgzysten (Schweißdrüse), Ranula (Speicheldrüse), Zysten des Pankreas, der Gallenblase, der Parotis, der Brustdrüse, des Nebenhodens, der Bartholinischen Drüsen, Hydronephrose, Hydrosalpinx.
- *Distensionszysten:* entstehen durch die Ausdehnung einer geschlossenen Höhle als Ergebnis von Exsudation oder Sekretion, z. B. Schilddrüsen- oder Ovarialzysten, Hygrome (Lymphzysten), Hydrozele, Ganglion, Bursa (die 3 letztgenannten sind sogenannte „falsche Zysten").
- *Zystische Tumoren:* z. B. Zystadenom oder Zystadenokarzinom des Ovars.
- *Parasitäre Zysten:* z. B. Echinokokkuszyste (Taenia echinococcus = Hundebandwurm).
- *Pseudozysten:* entstehen durch Nekrose oder durch hämorrhagische Verflüssigung und Abkapselung, z. B. in nekrotisierenden Tumoren, bei Gehirnerweichung, nach Pankreasnekrose oder -verletzung.

Klinische Symptome

Glatte, kugelförmige Schwellung, die sich bei der Palpation in 2 Ebenen weich und fluktuierend anfühlt. In Abhängigkeit von der Größe kann es zu Schmerzen in der Zyste oder im umgebenden Gewebe kommen. Bei klarer Flüssigkeit kann der Tumor lichtdurchscheinend sein (Transillumination). Ultraschall und Punktionsaspiration lassen unterscheiden, ob es sich bei einer Schwellung um eine Zyste handelt, im Unterschied zu z. B. einem Lipom.

Klinische Auswirkungen

Zysten können umgebendes Gewebe komprimieren und Schmerzen hervorrufen, wenn Komplikationen hinzukommen.

Komplikationen

Zysten können spontan platzen oder sich entleeren. Sie können sich ebenfalls infizieren oder torquieren, falls sie gestielt sind. Sie können einbluten oder verkalken.

Therapie

Exstirpation, Marsupialisation (Einnähen der Zystenwand in die Hautwunde nach Entleerung; heute nur noch gelegentlich bei Bartholinischen Zysten angewendet) oder Drainage in Abhängigkeit von der Lage (z. B. Drainage in eine ausgeschaltete Darmschlinge bei Pankreaspseudozysten).

Ulzera

Ein Ulkus ist ein Defekt („Geschwür") einer epithelialen Oberfläche.

Klassifikation

- *Spezifisch* (z. B. Tuberkulose)
- *Unspezifisch* (traumatisch, pyogen, vaskulär, neurogen)
- *Maligne* (Basalzellkarzinom, Karzinome des Magens, des Kolons, der Mamma usw., Sarkome)

Zu untersuchende Symptome

- *Sitz:* Hals, Schlund, Axilla (Tbc), Beine, Füße (Gefäßsystem), gesamter Körper (Malignome)
- *Oberfläche:* Normalerweise eingezogen. Kann bei Malignomen oder vaskulären Granulationen vorgewölbt sein.
- *Größe:* Ausmaß des Ulkus bestimmen. In Relation zur Entwicklungsdauer sehr ausgedehnt?
- *Form:* Oval, zirkulär, flächenhaft, scharfe Grenzen?
- *Rand:* Unregelmäßig (aktuell sich ausbreitend), abheilend, ausgestanzt (syphilitisch), evertiert (maligne)?
- *Grund:* Mit tieferliegenden Strukturen fixiert? Mobil? Verhärtet? Penetrierend?
- *Absonderung:* Purulent (Infektion)? Wässrig (Tbc)? Blutend (Granulation oder Malignom)?
- *Schmerz:* Tritt normalerweise während der Wachstumsphase unspezifischer Ulzera auf. Bei Diabetikern sind Geschwüre wegen der begleitenden Polyneuropathie oft relativ schmerzfrei.
- *Anzahl:* Lokal zahlreich auftretend (lokale Infektion)? Generalisierte Verbreitung (konstitutionelle Beeinträchtigung)?
- *Progression:* Kurze Anamnese (pyogen); chronisch (vaskulär oder trophisch, z. B. bei Phlebitis, Dekubitalulkus bei Querschnittslähmung)?
- *Lymphknoten:* Vergrößerte Lymphknoten in der Umgebung eines Ulkus können eine Sekundärinfektion oder eine maligne Entartung anzeigen.

Heilungsverlauf

- *Ausdehnung:* Es kommt zu Sezernierung, verdicktem Ulkusgrund und entzündlichem Randwall. Exsudat und Schorf bedecken die Oberfläche.
- *Übergangsstadium:* Schorf wird abgestoßen und der Ulkusgrund wird sauber. Die Sekretion und die entzündliche Randreaktion gehen zurück.
- *Ausheilung:* Durch Granulation bildet sich fibröses Bindegewebe und nach Reepithelialisierung eine Narbe.

Untersuchungen

Anamnese, Biopsie (mit Histologie), Abstrich und/oder serologische Untersuchung, je nach Darstellungsform.

Therapie

Behandlung der Grunderkrankung bei spezifischen und malignen Ulzera. Wundreinigende Salben oder Lösungen, Curettage, Hauttransplantation bei unspezifischen Ulzera (nur bei entzündungsfreiem Wundgrund erfolgversprechend). Chronische Ulzera können manchmal durch ultraviolettes Licht abheilen.

Sinus und Fisteln

Definition

Ein *Sinus* ist ein blind endender epithelialer Gang, umgeben von Granulationsgewebe, der sich von der freien Körperoberfläche in das Gewebe erstreckt, z. B. Pilonidalsinus.

Eine *Fistel* ist eine abnorme Verbindung zwischen zwei epithelialen Oberflächen. Sie ist ebenfalls von Granulationsgewebe umgeben und bakteriell besiedelt, z. B. Analfistel, Pankreas-Haut-Fistel, kolovesikale Fistel, vesikovaginale Fistel.

Ursachen

- Spezifische Erkrankungen, z. B. M. Crohn
- Abszeßbildungen mit inadäquatem Abfluß, z. B. können perianale Abszesse zu einer Analfistel führen
- Penetrierende Wunden
- Iatrogen
- Neoplastisch

Fehlender Verschluß ist abhängig von

- nekrotischem Material (z. B. Knochensequester)
- verbliebenem Fremdmaterial (z. B. Faden)
- inadäquater Drainage eines Abszesses
- distaler Obstruktion (intraluminal, intra- oder extramural)
- unterhaltener Infektion (z. B. Faecesabsonderung, chronische Entzündung bei Tbc, Aktinomykose)
- Verzweigungen eines Sinus oder einer Fistel können zu einem komplexen Gangsystem mit Epithelialisierung führen. Dies tritt besonders oft bei chronischen Erkrankungen wie M. Crohn oder Karzinom auf.

Untersuchung

Abklärung der Ausdehnung durch Sinugraphie oder Fistulographie

Therapie

Adäquate Drainage durch breites Eröffnen, Entfernung septischen Materials und komplette Exzision des Gangsystems (das zu Beginn der Operation durch Instillation von Methylen-Blau angefärbt wird). Auskratzen aller Granulationen von den Rändern und Offenhalten der Wundhöhle, um eine Ausheilung durch Granulation aus der Tiefe zu erzielen. Die Mündungen einer Fistel sollen ausgeschnitten werden. Ein Wiederauftreten kann durch Gewebsinterposition verhindert werden, z. B. Interposition von Omentum maius zwischen Blase und Kolon bei kolovesikaler Fistel.

Wenn eine Fistel in eine Organhöhle führt, muß die Höhle komplett verschlossen und die Fistel ausgeschnitten werden.

Die meisten Fisteln verschließen sich spontan, wenn eine adäquate distale Drainage besteht und die Sekretionsmenge exakt durch Flüssigkeits- und Nährlösungen ausgeglichen wird. Stark sezernierende gastrointestinale Fisteln (über 200 ml/Tag) werden durch Nahrungskarenz, Magensonde, vollständige Darmentleerung und parenterale Ernährung behandelt. Elementardiäten können über spezielle Ernährungssonden oder durch eine unterhalb der gastrointestinalen Fistel angelegte Jejunostomie appliziert werden. Wenn sich die Fistel nicht nach 7–10 Tagen verschließt, muß die Fistel definitiv chirurgisch saniert werden.

Gangrän

Definition

Unter einer *Gangrän* versteht man eine eitrige Nekrose durch Einwirkung von Fäulniserregern auf abgestorbenes Gewebe („feuchte Gangrän"). Der Begriff wird auch verwendet für ausgetrocknetes oder mumifiziertes nekrotisches Gewebe („trockene Gangrän") in der Folge einer Ischämie (meist der unteren Extremitäten).
Schorf ist abgestorbenes Gewebe, das sich im Velauf einer Ulzeration oder einer Nekrose von vitalem Gewebe abtrennt.

Ursachen

Die Gangrän ist meistens das Ergebnis einer fehlenden Blutversorgung des Gewebes. Sie kann auch das Ergebnis eines physikalischen oder chemischen Traumas sein, z. B. Frostbeule (Kälte), langandauernde Kälte- und Wassereinwirkung („Trench-Foot), intraarterielle Injektion von Thiopental, ergotaminhaltigen Präparaten oder Zytostatika.

Typen

- *Vaskulär:* abhängig von arteriellen oder venösen Erkrankungen. Die häufigste Ursache ist die Arteriosklerose im höheren Lebensalter.
- *Traumatisch:* z. B. inkarzerierte Hernie; Intimalefze, die zum arteriellen Verschluß führt.
- *Thermisch oder Physikalisch:* Verbrennungen oder Verbrühungen, Erfrierungen, Strahleneinwirkung
- *Infektiös:* Im Verlauf einer Sepsis, z. B. gangränöse Appendizitis, Gasbrand (Clostridium perfringens).

Klinische Erscheinungsformen

Trockene Gangrän: Das betroffene Glied, Finger oder Organ ist aufgrund der Zerstörung des Hämoglobins schwarz, trocken und geschrumpft. Eine trockene Gangrän zeigt wenig bis keine Tendenz zur Ausbreitung.

Feuchte Gangrän: Sowohl Venen als auch Arterien sind verschlossen. Der initial heftige Schmerz läßt im Verlauf der zunehmenden Intoxikation des Patienten nach. Es besteht immer eine Infektion. Haut und oberflächliche Gewebe bilden Bläschen, und die bei Fäulnis entstehenden Gase führen zu Emphysem und Krepitation. Es besteht eine breite ulzeröse Zone, die die Gangrän vom gesunden Gewebe trennt. Ausdehnung nach proximal führt zu Septikämie und zum Tod.

Demarkierung einer Gangrän

Bei einer trockenen Gangrän erscheint eine Demarkationszone zwischen abgestorbenem und vitalem Gewebe. Die

Separation erfolgt innerhalb weniger Tage durch eine aseptische Ulzeration.
Bei der feuchten Gangrän ist die Zone verwaschen. Die Separation erfolgt über eine septische Ulzeration und führt in der Regel zu einem größeren Gewebeverlust oder zur Septikämie.

Therapie

- *Gliedmaßenerhaltende Maßnahmen:* Zurückhaltende Exzision kann erfolgreich sein, wenn die von zentral kommende Blutversorgung ausreichend ist oder verbessert werden kann.
- *Amputation:* Sie ist lebenserhaltend bei traumatisch bedingter, sich ausbreitender Gangrän oder bei Gasbrand.

Allgemeine Maßnahmen

Behandlung kardialer Arrhythmien oder von Herzversagen. Blutzuckereinstellung und Schmerzbekämpfung. Ausgleich einer Anämie. Antibiotikagabe (systemisch, breites Wirkspektrum, z.B. Ceftazidim = Fortum, 3 × 1 g).

Lokale Maßnahmen

- Abnehmen aller Verbände, die eventuell einengen könnten, offene Wundbehandlung.
- Eiter entfernen und Abtragen von nekrotischem Gewebe, um die Demarkation zu unterstützen.

N. B.: Alle Anstrengungen unternehmen, um eine trockene Gangrän trocken zu halten und um eine feuchte Gangrän in eine trockene umzuwandeln. Die Laparotomie ist zwingend erforderlich, um ein gangränöses Darmsegment zu entfernen, erfolgt aber leider oft zu spät, um das Leben des Patienten zu retten.

4 Prä- und postoperative Versorgung

4 Prä- und postoperative Versorgung

Operationsvorbereitungen

Operationen sollen unter optimalen Bedingungen durchgeführt werden, um für den Patienten das bestmögliche Ergebnis zu erreichen. Daher müssen bestimmte Grundregeln beachtet werden.

Blut

- Der Patient sollte nicht anämisch sein. Auch vor kleineren Operationen soll ein vollständiges Blutbild untersucht werden.
- Wenn der Patient anämisch ist (grobe Regel: Hb < 10 g/dl), sollte ein Elektiveingriff verschoben werden, bis die Anämie untersucht und ausgeglichen ist. Falls ein Notfalleingriff erforderlich ist, soll die Anämie durch Erythrozytenkonzentrate ausgeglichen werden.
- Schwarzhäutige Patienten und solche aus dem Mittelmeerraum können eine Sichelzellanämie haben, daher sollte gegebenenfalls ein entsprechender Test angeordnet werden. Bluterkrankungen oder Blutungsneigung, besonders bei Ikterus oder bekannten Lebererkrankungen, sollen ausgeschlossen werden. Um eine verlängerte Prothrombinzeit zu korrigieren, können Vitamin-K-Injektionen (10 mg, 8stündlich) erforderlich sein.
- Für große chirurgische Eingriffe muß die Blutgruppe bekannt sein und es müssen Blutkonserven gekreuzt werden. Aus juristischen Gründen muß der Patient präoperativ auf die eventuelle Notwendigkeit von Bluttransfusionen und das damit verbundene Risiko von Hepatitis- und AIDS-Infektionen hingewiesen werden. Auch die Möglichkeit von Eigenblutspenden vor Wahleingriffen muß angesprochen werden. Die Aufklärung über diese beiden Punkte wird in den Krankenunterlagen dokumentiert.

Richtiger Patient

Der die Operation durchführende Chirurg soll mit dem Patienten sprechen; vorher sollte der Patient nicht anästhesiert werden. Der Operateur trägt die Verantwortung, daß der „richtige" Patient operiert wird!

Richtige Operation

Der Operateur muß sich präoperativ und vor Narkoseeinleitung vergewissern, daß (im Falle von Hernien, Varizen, Tumoren usw.) die richtige Seite operiert wird.

OP-Routine

- Standardisierte aseptische Hautvorbereitung
- Besonders chirurgische Anfänger sollten sich an bewährte Operationstechniken halten

- Nicht zu zuversichtlich werden und die eigenen Grenzen beachten! Im Zweifelsfall erfahrenere Kollegen zu Hilfe holen!
- Große und möglichst wenige Tupfer benutzen
- Keine Bauchtücher im Abdomen versenken – falls unvermeidlich, außerhalb des Abdomens mit Klemmen markieren
- Der Operateur muß selbst sorgfältig Wunde und Abdomen auf verbliebene Tücher und Instrumente überprüfen (unabhängig vom Nachzählen durch die Instrumentierschwester)

Es gibt keine neuen Fehler; versuche, die altbekannten zu vermeiden!

Einverständniserklärung

Diese soll schriftlich (vor der Prämedikation; falls möglich, einen Tag vor der Operation) erfolgen. Bei Kindern und Jugendlichen unter 18 Jahren muß sie von den Eltern oder dem Vormund erfolgen. Die deutsche Rechtssprechung verlangt bei großen, langdauernden Operationen (z.B. Herz-Operation, Tumorchirurgie usw.) die Zustimmung beider Elternteile! Bei Rezidivhernien soll die Einverständniserklärung auf eine mögliche Orchidektomie erweitert werden.

Ganz allgemein muß heutzutage auch über relativ seltene, aber typische Komplikationen aufgeklärt werden – ebenso wie über alternative, nicht operative Behandlungsmöglichkeiten.

Anweisungen für das Pflegepersonal

Zahnprothesen und Schmuck müssen entfernt werden. Das Operationsgebiet soll rasiert werden, z.B. Abdomen bei Cholezystektomie, Abdomen und Schamhaarregion bei Aortenbifurkationsprothese, Schamhaar- und Leistenregion bei Leistenhernien. Der Patient soll mindestens 6 Stunden präoperativ nüchtern bleiben. Bei gastrointestinalen Eingriffen soll eine Magensonde gelegt werden. Bei Koloneingriffen wird der Darm am Nachmittag vor der Operation orthograd gespült. Bei voraussichtlich längerdauernden Eingriffen wird ein Blasenkatheter gelegt. 30 bis 60 Minuten vor der Narkoseeinleitung erhält der Patient die Prämedikation. Bei entsprechender Indikation (z.B. septische Eingriffe, Kolonoperationen) wird bereits präoperativ ein Antibiotikum zur perioperativen Infektionsprophylaxe gegeben.

Operationsvorbereitungen (Forts.)

Information weiterhin an

- Pathologen bezüglich eventueller intraoperativer Schnellschnittuntersuchungen
- Anästhesisten bezüglich spezifischer Probleme (z. B. Atemwegserkrankungen, Allergien)
- Internisten bezüglich Diabetes, Schilddrüsenerkrankungen, kardialer Probleme

Thorax-Röntgen bei chirurgischen Patienten

Präoperativ

Präoperative „Routine"-Thorax-Röntgenuntersuchungen können signifikante Abnormitäten wie Kardiomegalie, Tuberkulose, Pneumonie, Pneumothorax usw. bei 10% der Patienten aufdecken. Positive Befunde nehmen mit steigendem Lebensalter zu, so daß bei über 65jährigen in 40% der Fälle pathologische Befunde gefunden werden.

Auswirkungen der Röntgenbefunde auf das weitere Procedere

Die Röntgenbefunde beeinflussen nicht signifikant die Operationsentscheidung. 96% der Patienten mit Normalbefunden und 92% mit pathologischen Befunden werden operiert. Lediglich die Anästhesieform (Allgemein-, Regional- oder Lokalanästhesie) kann sich ändern. Bei 25% der Patienten wird die Operation ohne vorliegenden Röntgenbefund durchgeführt.

Ausgangs-Röntgen-Thorax

Wird durchgeführt, um einen Vergleich mit postoperativen Bildern zu ermöglichen. Dies kann bei älteren Patienten von Vorteil sein. Er sollte bei Patienten jenseits des 40. Lebensjahres durchgeführt werden (zur sicheren Beurteilung in 2 Ebenen).

Richtlinien für Röntgen-Thorax-Untersuchungen bei chirurgischen Patienten (elektive, nicht-kardiopulmonale Eigriffe)

- Der präoperative „Routine"-Röntgen-Thorax bei unter 40jährigen ist nicht indiziert in Relation zu den entdeckten pathologischen Befunden, eventuellen Auswirkungen für den Patienten und den Kosten.
- Präoperative Röntgen-Thorax-Untersuchung soll durchgeführt werden, wenn
  - der Patient akute respiratorische Symptome zeigt
  - Metastasenverdacht besteht
  - eine bekannte oder vermutete kardiopulmonale Erkrankung besteht und in den vergangenen 6 Monaten keine Röntgen-Untersuchung erfolgt ist
  - der Patient aus einem Tbc-Endemiegebiet kommt
- Postoperative Röntgen-Thorax-Untersuchungen werden immer bei entsprechenden Verdachtsmomenten durchgeführt.

Beachte: Auf dem Anforderungsformular muß immer der klinische Grund für die Untersuchung angegeben Werden. Die Angabe „Routine" genügt keinesfalls.

Literatur

Fowkes, F. G. R.: The value of routine preoperative chest X-rays. British Journal of Hospital Medicine, 35, 1986, 120–33.

Präoperative Laboruntersuchungen

Indikationen

- Zur Bestätigung von klinischen Verdachtsmomenten.
- Als Screening, um unbekannte Erkrankungen aufzudekken.

Durch Laboruntersuchungen zu entdeckende Allgemeinerkrankungen

- *Nierenerkrankungen:* Die Wirkungen von Muskelrelaxantien (Narkose) können wiederauftreten, wenn die Wirkung eines Antagonisten wie Neostigmin abklingt. Auch kann ein akutes Nierenversagen ausgelöst werden.
- *Lebererkrankungen:* Durch die Operation kann ein Leberversagen ausgelöst werden. Bei vorbestehendern Ikterus kann sich postoperativ ein hepatorenales Syndrom entwickeln.
- *Diabetes mellitus:* Eine unbekannte Hypoglykämie kann während der Narkose gefährlich werden. Bei unbekanntem Diabetes kann sich eine diabetische Ketoazidose entwickeln, die während langdauernden Operationen zum Tode führen kann.
- *Serum-, Kalium- und Natriumabweichungen:* Hyperkaliämie prädisponiert zu Herzstillstand, Hypokaliämie zu Herzrhythmusstörungen. Diese Wirkungen können durch Anästhetika wie Suxamethonium (Muskelrelaxans) und Halothan verstärkt werden.

Richtlinien

- Sorgfältige Anamnese erheben. Bei unerklärlichen Symptomen entsprechende Laboruntersuchungen veranlassen.
- Exzessive „Routine“-Untersuchungen vermeiden.
- Bei allen Patienten Urinstatus erheben, einschließlich der Überprüfung von Glukose, Protein und Bilirubin
- Grundsätzlich vor allen Operationen Blutbild und Gerinnung überprüfen.

Bei größeren Eingriffen zusätzlich Elektrolyte, Leberenzyme, Bilirubin, Kreatinin und Blutzucker sowie Blutgruppe. Bei großen Eingriffen zusätzlich Harnstoff, Gesamt-Eiweiß; evtl. Blutgasanalyse (besonders bei alten Patienten mit Zeichen der respiratorischen Insuffizienz).

Literatur

Campbell, I. T. und Gosling, P.: Pre-operative biochemical screening. BMJ, 297, 1988, 803.

Pichlmayr, R., Löhlein, D. (Hrsg.): Chirurgische Therapie. Springer, Berlin, 1991.

Ernährung chirurgischer Patienten

Mangelernährung ist mit postoperativer Morbidität und Mortalität verbunden. Es besteht dabei eine verminderte Resistenz gegen Infektionen und vermehrtes Auftreten von Wundheilungsstörungen. Diese Komplikationen werden vor allem bei Patienten beobachtet, die sich einer Radio- oder Chemotherapie unterziehen müssen sowie bei Diabetes, höherem Lebensalter, immunsuppressiver Therapie und Langzeit-Steroid-Medikation.
Überprüfung des Patientengewichtes! Bestehen Hinweise für Gewichtsverlust (vertiefte Hautfalten, hagere Konstitution)? Abklärung der Ursache des Gewichtsverlustes, z. B. rezidivierendes Erbrechen, Schmerzen bei Nahrungsaufnahme, Diarrhoe usw. Bei der Überprüfung des Körpergewichtes gilt ein Minus von 20 % vom Idealkörpergewicht als Hinweis für eine ernstere Mangelernährung. Relation von Körpergewicht zu Körpergröße?

Positive Auswirkungen künstlicher Ernährung

Zunahme der Immunkompetenz. Wund- und Anastomosenheilung verbessern sich, wenn der Eiweißspiegel Normwerte erreicht, und es erhöht sich damit die Überlebenschance bei chirurgischen Komplikationen. Postoperative künstliche Ernährung verkürzt die stationäre Aufenthaltsdauer.

Wann sollte die künstliche Ernährung eingesetzt werden?

- Präoperativ bei mangelernährten Patienten
- Bei akutem Schub einer entzündlichen Darmerkrankung
- Bei Sepsis oder größeren chirurgischen Komplikationen
- Bei äußeren gastrointestinalen Fisteln
- Bei ausgedehnten Verbrennungen oder schwerem Trauma
- Bei Chemo- oder Strahlentherapie bestimmter Karzinome

Welche Form?

Wenn der Gastrointestinaltrakt funktionsfähig ist, soll er benutzt werden!

Oral Nahrungsmittel oder -zusätze können gegeben werden, wenn der GI-Trakt funktionsfähig ist. Evtl. Applikation über dünnkalibrige, weiche naso-gastrische Ernährungssonden (z. B. Freka-Nährsonde, Fa. Fresenius).

Enteral Bei funktionsfähigem Dünndarm Applikation über naso-gastrische Ernährungssonden, Gastrostoma (PEG – perkutane endoskopische Gastrostomie) oder Jejunostoma (operativ angelegt). Es werden handelsübliche Zubereitungen mit 1 kcal/ml und 5 g Stickstoff/l verwendet (siehe Technik der Sondenernährung, S. 106).

Parenteral

- *Periphere Venen* werden zur Ernährung kurzfristig (bis zu 5 Tagen) benutzt. Eine komplette parenterale Ernährung ist hierüber wegen der Venenreizung nicht durchführbar. Mangelernährte Patienten (z. B. bei Malignom) profitieren durch eine bereits präoperative Infusionstherapie.
- *Totale künstliche Ernährung* über einen zentralvenösen Katheter ist dann indiziert, wenn andere Ernährungsmethoden unmöglich oder unzureichend sind. Der normale Patient benötigt etwa 2500 kcal/Tag, bei Sepsis oder ausgedehnten Verbrennungen erheblich mehr. Glukose und Fett werden als Energiequellen benutzt. Der tägliche Kalorienbedarf wird in der postoperativen Phase oder bei Komplikationen 2500 kcal nur selten übersteigen (siehe oben). Eine Hyperalimentation soll nicht angestrebt werden.
  In der Regel stehen parenterale Ernährungssysteme in Literbeuteln oder -flaschen zur Verfügung. Jeder Beutel enthält alle für 24 Stunden erforderlichen Nährstoffe. Sie sind für das medizinische Personal einfach zu handhaben und sicher für den Patienten. Wichtig ist die Kontrolle der Zufuhrrate (am besten über Infusionspumpen).
  Ein separater peripherer Zugang zum Flüssigkeits- und Elektrolytausgleich sowie zur Gabe von Medikamenten soll angelegt werden.

Überwachung bei totaler parenteraler Ernährung

- Täglich Blutzucker (6–8stündlich), Urinstatus, Blutbild, Elektrolyte. Blutzuckeranstiege werden mit Insulin (1 E/h) ausgeglichen.
- 2 × pro Woche Leberfunktionstests (SGOT, AP, Bilirubin) und „großes" Blutbild, Nierenwerte (Kreatinin, Harnstoff-N, Harnsäure) sowie Serumbikarbonat, -phosphor, -magnesium, -gesamtprotein, Ammoniak, Prothrombinzeit und Osmolalität.
- Tägliche Inspektion der ZVK-Eintrittspforte (Verband mittels transparenter Folie; Wechsel mit lokaler Desinfektion alle 2–3 Tage).
- Der Zentralvenenkatheter soll nur zu Ernährungszwekken (nicht zur Medikamentengabe!) benutzt werden.
- Bei Auftreten einer Sepsis ZVK entfernen und Katheterspitze (sowie peripheres Blut) bakteriologisch untersuchen lassen.

Ernährung chirurgischer Patienten (Forts.)

Komplikationen

Katheterabhängig:

- *Luftembolie:* Während Manipulationen am Katheter sollte der Patient flach auf dem Rücken liegen
- *Arrhythmie:* evtl. EKG-Monitoring
- *Hämato-/Pneumothorax:* Nach ZVK-Anlage Röntgen-Thorax-Kontrolle. Gegebenenfalls Bülau-Drainage oder Perikardpunktion bei Hämoperikard. Beide Komplikationen können durch eine Perforation mit dem Katheter oder dem Führungsdraht entstehen.
- *Zentrale Venenthrombose:* Eine Beimischung von Heparin zur Infusion kann das Auftreten einer Thrombose nicht sicher verhindern. Bei Kathetern aus Silikon scheint das Thromboserisiko geringer zu sein. Bei Thrombose wird der Katheter sofort entfernt und die Antikoagulation mit Heparin begonnen.

Metabolisch

- *Mangel* an Folsäure, Magnesium, Zink und anderen Spurenelementen. Blutzucker- oder Elektrolytentgleisungen. Hyperosmolare Diurese.
- Metabolische Komplikationen können durch sorgfältiges Monitoring (siehe oben) vermieden werden.

Beispiele für Ernährungsregime

Regime I

Kann peripher-venös appliziert werden. Mittlere Eingriffe, guter Gesamtzustand des Patienten. Orale Nahrungskarenz < 5 Tagen.

1000 ml 5 %ige Aminosäurelösung
1500 ml 10 %ige Kohlenhydratlösung mit
Elektrolytzusätzen
Na^+ 250–300 mval
K^+ 60–80 mval

Alternativ stehen sogenannte „Komplettlösungen" der Industrie zur Verfügung (2,5–3 % AS, 5–6 % KH plus Elektrolyte) → 2500 ml.

Je nach Kreislaufparametern und zusätzlichen Verlusten mit Ringerlösung, Kolloiden usw. ergänzen.

Regime II

Über zentralen Venenkatheter. Große abdominale Eingriffe mit etwa

1wöchiger oraler Nahrungskarenz.
1000 ml 10 %ige Aminosäurelösung
1500 ml 24 %ige Kohlenhydratlösung mit
Elektrolytzusätzen
Na^+ 250–300 mval
K^+ 80–100 mval
500 ml Elektrolytlösung, evtl. plus 40 mval KCl (Bilanz!)

Je nach Puls, RR, ZVD und Hb zusätzlich Ringerlösung, Plasma, Erythrozytenkonzentrate/Vollblut. Zusätzliche Verluste ausgleichen (Fisteln usw.).

Bei klinischer Verschlechterung, größeren Komplikationen evtl. Übergang auf Regime III.

Regime III

Über ZVK. Indiziert bei

- deutlich reduziertem Allgemein- und Ernährungszustand
- Zuständen schwerer Katabolie (Peritonitis, Sepsis, Polytrauma, ausgedehnte Verbrennungen usw.)
- längerfristiger Nahrungskarenz (> 1 Woche)

1000 ml 10 %ige Aminosäurelösung
500 ml 40 %ige Glukose + 40 mval KCl +
30 mval Na-Phosphat
500 ml 20 %ige Glukose plus
Na^+ 100–120 mval, K^+ 80–100 mval,
PO^{3-} 60 mval, Cl^{4-} 100–120 mval

Ab dem 3. Tag:

1000 ml 10 %ige Aminosäurelösung
1000 ml 40 %ige Glukose (+ Elektrolyte wie oben)
500 ml 20 %ige Fettlösung

Zusätze: wasserlösliche Vitamine + Spurenelement (besonders Mg^{++} und Zn^{++}
1 × wöchentlich fettlösliche Vitamine
je nach Albumin i. S.: Humanalbumin 20 % Plasma
je nach RR und ZVD: Flüssigkeit
je nach Hb: Erythrozytenkonzentrate, Vollblut

Bei Diabetikern:
(Human-)Insulingabe nach Bedarf (Teststreifen)
< 100 mg% 1 E/l
< 180 mg% 2 E/l
< 350 mg% 3 E/l
> 360 mg% 4 E/l

Sondenernährung chirurgischer Patienten

Nomenklatur und Charakteristika

Selbst hergestellte („home-made") Sondenkost	Passierte und homogenisierte Kost, nicht nährstoffdefiniert, nicht standardisiert. Cave: Fehl- oder Mangelernährung möglich! Bis zu 30 % bakterielle Kontamination!
Formuladiät	
– bilanzierte Sondenkost	Nährstoffdefinierte Diät (NDD) Standardisierte, genau definierte, pulverisierte Nährstoffgemische. Gebrauchsfertig trinkbar oder über Sonde verabreichbar. Ihre Anwendung setzt eine ungestörte Resorptionskapazität des GI-Traktes voraus. Spezialgemische für Pankreas- oder Leberinsuffizienz sind verfügbar. z. B. Biosorb, Fa. Pfrimmer Nutricomp, Fa. Braun
– chemisch definierte Diät (CDD)	Besteht aus mono- und niedermolekularen Einzelkomponenten. Ballastfrei, fettarm (vollständige Resorption im proximalen Dünndarm). Reduktion des Darminhaltes und der Stuhlfrequenz. Synonym: Elementardiät, Astronautenkost, . B. AKV, Fa. Fresenius; BSD 1800, Fa. Pfrimmer

Beispiele für Ernährungsregime (Forts.)

Technik der Sondenernährung

- Auflösen – homogenisieren – anrühren. Anwärmen (max. 2 Stunden stehen lassen!). Mageninhalt vor jeder Gabe erst aspirieren
- Dünnkalibrige nasoenterale/nasogastrische Nährsonde (z. B. Freka-Nährsonden, Fa. Fresenius) oder über PEG (perkutane endoskopische Gastrostomie)
- Dosierung und Applikation: Kontinuierlich mit Rollerpumpe oder als Bolus (physiologischer als die gleichmäßige Zufuhr). Initialdosis: 25–50 ml/h, beim Bolus: max. 80 ml in den Magen
  NDD intragastral 50–250 ml/l-3 Std. als Bolus
  jejunal 50–100 ml/0,5–1 Std. als Bolus
  In den Dünndarm max. 50 ml als Bolus (CDD). Bei kontinuierlicher Gabe 500–2500 ml/Tag. Dosis täglich um 25 ml/h steigern.
- Monitoring: 1 × tgl.: Elektrolyte, Blutzucker, Harnstoff, Kreatinin, Urin (Zucker, Azeton), Körpergewicht, Bilanz
  2 × wöchentl.: Phosphor, Kalzium, Magnesium
  1 × wöchentl.: Gesamt-Eiweiß, Triglyzeride, Leberenzyme, Eisenbindungskapazität
  1 × monatl.: Serum-Vitamin-B_{12}-Spiegel, Folsäure, Zink, Se-Eisen

Kontraindikationen für Sondenernährung

- Unstillbares Erbrechen
- Refluxösophagitis
- Magen-Dünndarm-Atonie
- Ileus
- Akute GI-Blutung
- Akute Stoffwechsel- oder Elektrolytentgleisungen
- Zusätzliche Kontraindikationen für PEG: Entzündliche Magen-Darm-Erkrankungen, Strahlen-Enteritis, Aszites, Koagulopathie, Immunschwäche

Diarrhoe bei Sondenernährung

- Kann auftreten, wenn die Sondenkost immer als Bolus gegeben wird. Dann auf kontinuierliche Applikation über 24 Std. umsetzen.
- Bei ungenügender Flüssigkeitszufuhr, daher täglich genaue Bilanz erstellen.
- Bei Antibiotikagabe. Falls diese nicht abgesetzt werden können, Gabe von Loperamid (Imodium).
- Bei kontaminierten Lösungen. Nie „auf Vorrat" ansetzen, zubereitete Lösung max. 2 Std. stehen lassen.

Wechsel von enteraler zu oraler Ernährung Der Wechsel soll allmählich erfolgen, um sicherzustellen, daß eine adäquate Ernährung gewährleistet bleibt. Oral aufgenommene Nahrungsmittel vermerken. Die Umstellung von der Sonden- auf orale Ernährung sollte durch Diätassistentinnen unterstützt werden.

Literatur

Clarke, P. J. et al.: The total parenteral nutrition service: an update. Annals of the Royal College of Surgeons of England, 70 1988.

Berk, J. L., Sampliner, J. E.: Handbuch der Intensivmedizin. Karger, 1986[3]

Niemer, M. et al.: Datenbuch Intensivmedizin. Gustav Fischer, 1992[3]

Pichlmayr, R., Löhlein, D.: Chirurgische Therapie – Richtlinien zur prä-, intra- und postoperativen Behandlung in der Allgemeinchirurgie. Springer, 1991[2]

Körperflüssigkeit und Elektrolyte

Ein 70 kg schwerer Mensch hat 42 l Wasser, bestehend aus dem intrazellulären Flüssigkeitsraum (IZR – 40 % des Körpergewichtes entsprechend 28 l) und dem extrazellulären Flüssigkeitsraum (EZR – 20 % des Körpergewichtes entsprechend 14 l). Die extrazelluläre Flüssigkeit umfaßt die interstitielle Flüssigkeit (12 %), Plasma (5 %), Lymphe und Bindegewebe (4,5 %) und Flüssigkeit in Knochen und Knorpel (4,5 %).

Zusammensetzung

Die Zellmembran ist semipermeabel für Na^+ und K^+; unabhängig hiervon sind die Osmolalitäten von IZR und EZR ähnlich. Dies kommt durch die unbehinderte Passage von Wasser von einem Kompartment zum anderen entsprechend dem osmotischen Gradienten zustande. Im IZR ist das Haupt-Kation K^+; im EZR Na^+. Daher ist die Osmolalität im IZR K^+-abhängig und im EZR Na^+-abhängig. Die gesamte Körperflüssigkeit ist proportional dem Gesamt-Na^+ und -K^+.

Verlust oder Zunahme von Elektrolyten im jeweiligen Kompartment führt zu einer proportionalen Ab- oder Zunahme des Körperwassers. Aufgrund seiner Verteilung (40 % IZR, 20 % EZR) wird ein Salzverlust aus dem EZR eine viel schwerere Kreislaufstörung bewirken als ein reiner Wasserverlust.

Die wichtigsten Anionen im EZR sind Chlorid und Bikarbonat, im IZR organische Phosphate und Proteine. Die Osmolalität im IZR ist etwa 2mal so hoch wie die Plasma-Na^+-Konzentration. Bei erhöhtem Plasma-Harnstoff oder -zukker (mit dadurch erhöhter EZR-Osmolalität) muß dies ausgeglichen werden.

Plasma und interstitielle Flüssigkeit

Eiweiß spielt in der Bestimmung des Plasmavolumens aufgrund seines osmotischen Effektes und seiner höheren Konzentration im Plasma im Vergleich zur interstitiellen Flüssigkeit eine entscheidende Rolle. Darüber hinaus ist ihre Zusammensetzung ähnlich dem IZR und EZR.

Wasser-Bilanz

Aufnahme	(ml)	Ausfuhr	(ml)
Wasser als Flüssigkeit	1200	Urin	1500
Wasser in Nahrung	1000	Lunge	400
Oxidation	300	Haut (Schweiß Perspiratio insensibilis	500
		Faeces	100
Gesamt	2500		2500

Kontrolle des Wasserhaushaltes

Sie erfolgt durch Osmorezeptoren im Hypothalamus, die auf Veränderungen der Plasma-Osmolalität reagieren und das Durstgefühl und die Sekretion des antidiuretischen Hormons (ADH) stimulieren oder inhibieren.

Durst wird durch Zunahme der Plasma-Osmolalität (durch Wasserverlust), Hypovolämie und Angiotensin hervorgerufen.

Das Antidiuretische Hormon kontrolliert die Wasserausscheidung. Seine Sekretion aus dem Hypophysenhinterlappen wird durch eine Zunahme der Osmolalität, Hypovolämie, Trauma und Schmerz stimuliert.

Literatur

Fleck, A. und Ledingham, I., McA: In: Jamieson and Kay's textbook of surgical physiology (Ledingham, I. McA. und McKay, C. (Hrsg.): Fluid and electrolyte balance. Churchill Livingstone, Edinburgh, 1988[4], 35–54.

Störungen des Wasser- und Elektrolythaushaltes

Wasserentzug

Defizit	gering 2 l	mittel 2–4 l	schwer 4 l
Symptome	Durst Oligurie trockene Zunge	zusätzlich Schwäche Tachykardie Zunahme des Plasmavolumens	zusätzlich abnehmendes Plasmavolumen Blutdruckabfall erniedrigte glomeruläre Filtrationsrate (GFR) Anstieg des Harnstoffes und des Plasma-Na^+

Faustregel zur Schätzung eines Flüssigkeitsdefizites („hypertone Dehydratation"):

$$\text{Flüssigkeitsdefizit (l)} = 0{,}6 \times \text{kg KG} \times \frac{Na^+\text{ist}}{Na^+\text{soll}} - (0{,}6 \times \text{kg})$$

$$Na^+\ \text{soll} = 142\,\text{mmol} \times l^{-1}$$

Überwässerung

Über 5 l Wasserzufuhr führt zu Kopfschmerzen, Verwirrtheit und Krampfanfällen.

Natriummangel

Defizit	gering (300 mmol)	mittel (300–600 mmol)	schwer (600–1300 mmol)
Symptome	Müdigkeit Ohnmachtsanfälle posturischer RR-Abfall	EZR nimmt ab Hämatokrit steigt ausgeprägter RR-Abfall niedrige GFR Harnstoffanstieg	Schock Anstieg von Harnstoff Verwirrteit Koma Na^+ niedrig

Natriumüberschuß

Dies wird bei postoperativen und posttraumatischen Zuständen beobachtet, wenn gleiche Mengen Na^+ und Wasser zurückgehalten werden.

Das Körpergewicht kann um 15 % ansteigen, aber es treten aufgrund der äquivalenten Retention von Na^+ und H_2O keine Ödeme auf. Bei manifester Herzinsuffizienz oder Zirrhose besteht ein sekundärer Aldosteron-Überschuß entsprechend der mangelhaften renalen Perfusion. Das interstitielle Kompartment expandiert, was klinisch zu Ödemen führt.

Kaliummangel

Defizit	gering (200–400 mmol)	mittel (600 mmol)	schwer (1000 mmol)
Symptome	keine	Frühsymptome sind Schwäche, Appetitlosigkeit Auftreten von EKG-Veränderungen	Myastehnie, Lähmungen, Ileus, kardiale Arrhythmie, metabolische Azidose, verdünnter/übersäuerter Urin

Kaliumüberschuß

Über 7,5 mmol/l führen zu Muskellähmung, kardialer Arrhythmie mit angehobenen T-Wellen im EKG.

Klinische Beispiele

Kombinierte Abweichungen werden in der Praxis häufig gesehen bei Diarrhoe, Sekretverlusten über Fisteln oder stärkerem Erbrechen.

Beispiel 1: Patient mit Erbrechen aufgrund einer Pylorusstenose

	Na	K	Cl	Harnstoff	pH	pCO_2 (mmHg)	BE	Hk	Urin-pH
mmol/l	130	3,0	63	15,2	7,5	55	+16	60%	5,0

Erläuterung Na^+ ist erniedrigt als Hinweis, daß der Na^+-Verlust größer ist als der Wasserverlust. Es besteht eine metabolische Alkalose, die zum K^+-Verlust über den Urin führt. Chlor ist erniedrigt aufgrund von H^+- und Cl^--Verlusten im Erbrochenen. Die metabolische Alkalose entsteht durch den H^+-Verlust im Erbrochenen und den K^+-Mangel. Der EZR ist durch den Na^+-Verlust über die Verdauungssäfte vermindert, so daß der Hämatokrit angehoben wird. Der angesäuerte Urin bei alkalischem Plasma ist ein diagnostischer Hinweis auf den K^+-Mangel und beruht auf einem renalen Mechanismus, der zu K^+-Einsparung bei schwerwiegenden Flüssigkeitsverlusten und Hypokaliämie durch H^+-Ausscheidung im Urin führt.

Behandlungsprinzipien

- Wiederauffüllung des EZR durch 0,9%ige Salzlösung
- Gabe von KCl. Die metabolische Alkalose wird durch den Ausgleich des K^+-Haushaltes und der Flüssigkeitsbilanz von selbst ausgeglichen.
- Regelmäßige Kontrolle von Elektrolyten und Urin während der Therapie.

Störungen des Wasser- und Elektrolythaushaltes (Forts.)

Beispiel 2: Patient mit Darmverschluß

Hoher Verschluß: Eine Obstruktion unterhalb der Papilla Vateri führt zu ernsten Auswirkungen, da der Patient alle gastrischen, biliären und pankreatischen Sekrete erbricht.

	Na	K	Cl	Harnstoff	pH	pCO_2 (mmHg)	BE	Hk
mmol/l	135	3,2	90	14,0	7,46	40	+5	60%

Tiefer Verschluß: Die ausreichende Wasser- und Elektrolytresorption verzögert den Elektrolyt- und Wasserverlust.

	Na	K	Cl	Harnstoff	pH	pCO_2 (mmHg)	BE	Hk
mmol/l	138	3,8	100	10,0	7,34	35	-5	52%

Behandlungsprinzipien: Wiederauffüllung des EZR-Volumens mit 0,9%iger Salzlösung und K+-Ausgleich wie oben.

Beispiel 3: Patient mit 1–2 l alkalischem Flüssigkeitsverlust pro 24 Std. über eine Darmfistel

	Na	K	Cl	Harnstoff	pH	pCO_2 (mmHg)	BE
mmol/l	128	5,6	100	16,2	7,30	28	-10

Erläuterung Es besteht ein Na^+- und K^+-Verlust mit einer metabolischen Azidose. Serum-K^+ ist ausgeglichen, da durch die Azidose K^+ aus den Zellen freigesetzt wird.

Behandlungsprinzipien

0,9%ige Salzlösung und Bikarbonatgabe. Serum-K+ wird bei Ausgleich der Azidose absinken. K^+ muß dann den Infusionslösungen zugesetzt werden. Regelmäßige Bestimmung der Elektrolyt- und Urinwerte.

Säuren-Basen-Gleichgewicht

Nur bei einem „normalen" Säuren-Basen-Gleichgewicht können die notwendigen Stoffwechselvorgänge geordnet ablaufen. Änderungen der H^+-Konzentration beeinflussen die Eigenschaften der Proteine. Die Folge sind Veränderungen der Zellstrukturen, der Zellpermeabilität sowie der Enzymaktivität. Durch entsprechende Regulationsvorgänge versucht der Körper, die H+-Konzentration (Meßgröße ist der pH-Wert, Normalwert pH = 7,35–7,45) möglichst konstant zu halten. pH-Werte unter 7,0 und über 7,8 sind mit dem Leben nicht mehr vereinbar! Verschiebungen im Säuren-Basen-Gleichgewicht kann der Organismus durch physiologische Puffersysteme partiell kompensieren. Neben der akuten Pufferung dienen Regelmechanismen von Lunge (CO_2) und Nieren (Bikarbonat) zur weiteren Normalisierung des Gleichgewichtes, wobei die Lunge über die alveoläre Ventilation den arteriellen pCO_2-Wert beeinflußt und die Niere zur Ausscheidung von H^+-Ionen und zur Bildung von Bikarbonat dient.

Puffersysteme

- CO_2 und Bikarbonat (HCO_3^-) – Hauptpuffer des Blutes
- Hämoglobin
- Plasmaproteine
- organische und anorganische Phosphate

Standardbikarbonat ist die Bikarbonatkonzentration, welche das Blut bei „Standardbedingungen" (pCO_2 von 40 mmHg, Temperatur von 37,0°C, volle O_2-Sättigung) haben müßte. Diese Größe dient der Quantifizierung eines metabolischen Effektes. Normalwert: 24 (± 2,5) mmol/l

Der **Gesamtpufferbestand** des Blutes wird als Summe der Pufferbasen angegeben (BB – buffer base). Wegen der großen Hämoglobinmenge, welche in diese Summe als Puffer mit eingeht (35 %), ist die BB stark von der Hämoglobinkonzentration abhängig. Normalwert: 48 mmol/l

Abweichungen von BB gegenüber der Norm werden als Basenüberschuß, Basenabweichung oder Basenexzeß (BE) ausgedrückt. Berechnung:

$$BE = BB_{aktuell} - BB_{normal}$$

Bei einer Erniedrigung der BB ergibt sich ein negativer BE, bei einer Erhöhung ein positiver BE. Normalwert: ± 3 mmol/l

Störungen des Säure-Basen-Gleichgewichtes

Steigt der Blut-pH über die obere Normgrenze, spricht man von Alkalose, fällt er unter die untere Normgrenze, von Azidose.

Abweichungen, die durch eine isolierte Veränderung des pCO_2 zustande kommen, also ihre Ursache in einer Konzentrationsänderung des CO_2 haben, verursacht durch Hypo- oder Hyperventilation, werden als respiratorische Störungen bezeichnet.

Abweichungen, die nicht durch die Atmung hervorgerufen werden, bezeichnet man als metabolische Störungen.

In der klinischen Praxis sind diese reinen Formen der Abweichung selten, da der Körper immer versucht, sich anbahnende Abweichungen zu kompensieren. Meistens liegen daher kombinierte Störungen vor. Diese Kompensation wird wesentlich durch die Regulationsorgane Lunge und Nieren übernommen.

Die 4 Hauptstörungen des Säuren-Basen-Gleichgewichtes bezüglich pH und pCO_2:

	pH	PCO_2 (mmHg)
Normal	7,4	40
Respiratorische Alkalose	> 7,4	< 40
Respiratorische Azidose	< 7,4	> 40
Metabolische Alkalose	> 7,4	40
Metabolische Azdiose	< 7,4	40

Respiratorische Azidose

pH < 7,4, pCO_2 > 40 mmHG

Ursache: Hypoventilation (durch Medikamente, Operationen, Schädel-Hirn-Trauma, mechanische Ventilationsstörungen wie Verlegungen, Atelektasen oder Pneumonien)

Kompensation: H^+ wird in den renalen Tubuli ausgeschieden, HCO_3^- resorbiert.

Respiratorische Alkalose

pH >7,4, pCO_2 < 40 mmHg

Ursache: Höhenkrankheit, Hyperventilation, Hysterie

Kompensation: Renale Ausscheidung von HCO_3^-, was zu alkalischem Urin führt.

Metabolische Azidose

pH < 7,4, BE > – 3 mmol/l, Bikarbonat > 20 mmol/l

Ursache: längere Gewebehypoxie (z. B. durch Herzstillstand, Abklemmen der Bauchaorta), Dünndarmfisteln, Ileumblase (hyperchlorämische Azidose), Durchfall, langer Hunger, Diabetes mellitus.

Kompensation: Ausscheidung von CO_2 durch Hyperventilation. Ausscheidung eines sauren Urins. Retention von HCO_3^-.

Metabolische Alkalose

pH > 7,4, BE > 3 mmol/l, Bikarbonat > 26 mmol/l

Ursache: chronische Alkali-Aufnahme mit der Nahrung, Kaliumverlust, anhaltendes Erbrechen (Magensaftverlust), Überdosierung von Bikarbonat.

Kompensation: Hypoventilation (wegen des dabei entstehenden O_2-Mangels nur begrenzt möglich), vermehrte Bikarbonat-Ausscheidung im Urin.

Therapie von Störungen im Säuren-Basen-Gleichgewicht

Respiratorische Störungen (oder respiratorische Kompensation metabolischer Abweichungen) werden über die alveoläre Ventilation beeinflußt. Lassen sich die respiratorischen Abweichungen nicht durch Anpassung der Ventilation (atemstimulierende Medikamente bzw. künstliche Beatmung) beheben, müssen, wie auch bei metabolischen Störungen, die nicht über die Atmung kompensiert werden können, Puffersubstanzen verabreicht werden.

Die klinisch auftretenden Störungen sind meistens Folge einer Grunderkrankung; entweder sind die Regelorgane Niere und Lunge primär geschädigt oder diese Regelorgane sind in ihrer Pufferkapazität überfordert. Daher muß nicht nur die Störung ausgeglichen werden, sondern die Ursache der Störung muß ebenfalls therapiert werden.

Eine Korrekturtherapie des Säuren-Basen-Status ist in der Regel erst bei Basenabweichungen (BE) von mehr als ± 5 mmol/l bzw. einem pH < 7,20 oder > 7,42 erforderlich.

Therapie metabolischer Azidosen

Die pH-Wert-Pufferung erfolgt mittels

1. *Natriumbikarbonat:* hierbei werden durch den Puffervorgang äquimolare CO_2-Mengen frei, die abgeatmet werden müssen. Weiterhin werden äquivalente Mengen an Na^+-Ionen zugeführt, daher Vorsicht bei Hypernatriämie, Herzinsuffizienz, Ödemen.
   Dosierung: -BE × 0,3 × kg KG = mmol Bikarbonat (8,4 %ige 1molare Lösung). Es werden zunächst etwa 2/3 der errechneten Menge gegeben (1,5 ml/kg/Stunde), danach erneute Kontrolle und gegebenenfalls weitere Korrektur.
   Bei Hypokaliämie vorher Kaliumdefizit ausgleichen.
2. *Trometamol (THAM):* indiziert bei Kontraindikation gegen größere Na^+-Zufuhr. Die H^+-Konzentration wird durch H^+- Ausscheidung über den Urin gesenkt, daher nur bei intakter Nierenfunktion einsetzen!
   Durch die bei der H^+- Pufferung eintretende Verminderung des pCO_2 kann eine Atemdepression ausgelöst wer-

den, daher Einsatz nur bei vorhandener Möglichkeit der künstlichen Beatmung. Der Kalium- und der Blutzuckerspiegel müssen engmaschig überwacht werden. Bei paravenöser Infusion kommt es zu ausgedehnten Gewebsnekrosen. *Dosierung:* -BE × kg KG = ml THAM (0,3 molar) Auch hier zunächst 2/3 der Dosis (0,12 g/kg/Std.), dann Kontrolle.

Therapie metabolischer Alkalosen

Die Pufferung erfolgt durch

1. *L-Arginin-Hydrochlorid:* Substanz zum protrahierten Ausgleich metabolischer Alkalosen. Einsatz als 21 %iges Konzentrat zum Zusatz für Infusionslösungen (1 ml = 1 mmol). Pro Mol Arginin wird 1 Mol HCl zugeführt zur Neutralisierung von Bikarbonat (das Arginin geht in den Aminosäurenpool).
   Dosierung: +BE × 0,3 × kg KG = mmol (= ml) Argininhydrochlorid; max. Infusionsgeschwindigkeit etwa 20 ml /Std. Kalium- und Blutzuckerspiegel beachten!
2. *Salzsäure:* Mittel der Wahl bei ausgeprägten Alkalosen. Einsatz als 3,6 %ige (1molare) oder 7,25 %ige (2molare) Lösung zum Zusatz zu Infusionslösungen. Direkte Neutralisation überschüssigen Bikarbonats, die Wirkung erfolgt vorwiegend im EZR.
   Dosierung: +BE × 0,3 × kg KG = mmol HCl; max. Infusionsgeschwindigkeit etwa 0,25 mmol/kg/Std.

Literatur

Ahnefeld, F. W., Schmitz, J. E.: Infusionstherapie – Ernährungstherapie Kohlhammer, Stuttgart, 1986.

Durst, J., Rohen, J. (Hrsg.): Bauchchirurgie. Schattauer, 1990. Silbernagel, S., Despopoulos, A.: Taschenatlas der Physiologie. Thieme, Stuttgart, 1979.

Seller, H.: Einführung in die Physiologie der Säure-Basen-Regulation. Hüthing, Heidelberg, 1978.

Fleck, A. und Ledingham, I. McA.: In: Ledingham, I. McA. und MacKay C. (Hrsg.): Jamieson and Kay's textbook of surgical physiology: Fluid and electrolyte balance. Churchill Livingstone, Edinburgh, 1988^{4}, 35–54.

Nikotinverzicht vor Operationen

Zigarettenrauchen erhöht das Risiko von Narkosen und Operationen. Es besteht eine 6fache Zunahme postoperativer respiratorischer Störungen bei Patienten, die über 10 Zigaretten täglich rauchen.

Wirkungen des Rauchens

Rauchen wirkt sich auf verschiedene Aspekte der Immunantwort durch eine Abnahme der neutrophilen Chemotaxis, der Immunglobulin-Konzentration und der natürlichen Killerzellen-Aktivität aus.
Die Thrombozytenaggregation nimmt zu. Routinevorkehrungen gegen tiefe Venenthrombose erniedrigen das Risiko einer Thromboembolie. Der Gewebe-Sauerstoffpartialdruck wird durch Kohlenmonoxid

über die Bildung von Kohlenmonoxidhämoglobin erniedrigt. Dies führt zu einem erhöhten Risiko kardiovaskulärer Ischämien bei entsprechend empfindlichen Menschen.

Wirkungen des Nikotinverzichts

Nach 24stündiger Abstinenz sind Nikotin und CO eliminiert, wodurch das Risiko von Patienten mit Koronararterienerkrankungen vermindert wird. Eine 1wöchige Abstinenz verbessert die Leistung der pulmonalen alveolären Monophagen, und nach 6 Wochen normalisiert sich die immunregulatorische T-Zell-Aktivität bei Rauchern. Eine mindestens 6wöchige Abstinenz ist erforderlich, bevor sich ein positiver Einfluß auf die postoperative respiratorische Morbidität einstellt.

Ratschläge für Patienten

Patienten sollte eindringlich geraten werden, im Bereich des Krankenhauses nicht zu rauchen. Wenn dies in der Nachsorge weitergeführt wird, können sicher einige Patienten dauerhafte Nichtraucher werden. Raucher sollten vor Operationen aufgrund der unbestreitbaren kurz- und langfristigen Vorteile so lange wie möglich, mindestens aber 6 Wochen vor elektiven Eingriffen nicht rauchen.

Raucher, die nicht von einem vollständigen Verzicht überzeugt werden können, sollten wenigstens 12–24 Stunden vor dem Eingriff nicht rauchen.

Dies ist besonders bedeutsam bei Patienten mit ischämischen Herzerkrankungen.

Literatur

BMJ, 290, 1985,1763–4.

Anästhetika

Ziele der Anästhesie

- Bewußtlosigkeit, Analgesie, Slelettmuskelrelaxation (Allgemeinanästhesie)
- Regionale oder lokale Anästhesie
- Hämodynamische und myokardiale Stabilität prä- und postoperativ
- Schnelle Einleitung und Erholung
- Minimale Nebenwirkungen und Toxizität

In der Anästhesie verwendete Medikamente

Inhalationsanästhetika

Halothan: Enfluran Isofluran	Halothan ist das meistverbreitete Medikament, besonders bei Kindern. Die Dosierung kann durch Kombination mit Hypnotika oder Opioiden reduziert werden. Alle 3 können die Myokardaktion beeinträchtigen. Sie sollen bei hepatischen oder renalen Erkrankungen nur eingeschränkt verwendet werden.
NO_2 (Lachgas)	Schnelle Aufnahme und Elimination. Sein Gebrauch verringert die erforderliche Dosis flüchtiger Gase (siehe oben), Opioide und Hypnotika. Es kann zu einer Knochenmarksdepression führen. Es ist bei Pneumothorax oder Gas-Distension des Darmes kontraindiziert.
Muskel-relaxantien	Ihre Anwendung reduziert die erforderliche Dosis von Inhalationsanästhetika. Die wichtigste Nebenwirkung ist die postoperative Atemdepression.

Depolarisierende Substanzen

Succinylcholin	Es kann den intraokulären und intragastrischen Druck erhöhen. Mögliche Nebenwirkungen sind postoperative Myalgien, maligne Hyperthermie, Hyperkaliämie und länger anhaltende Lähmungen durch Cholinesterasemangel.

Nicht-depolarisierende Substanzen

d-Tubocurarin Pancuronium Vecuronium	Wirkungseintritt und -dauer sind variabel. Ihre Wirkung ist bei Nieren- und Leberinsuffizienz verlängert. Medikamenten-Wechselwirkungen können Eintritt und Dauer der Lähmung beeinflussen; z. B. potenzieren Aminoglykoside die Wirkung von d- Tubocurarin.

IV-Anästhetika

Opioide	
Fentanyl (primär anästhetisch) Morphin Pethidin Buprenophin (Ergänzungsanästhetika u. Analgetika. Naloxon (Antagonist) Nalbuphin	In der Versorgung chirurgischer Patienten weit verbreitet. Sie werden üblicherweise zur Prämedikation gegeben sowie intraoperativ zur Ergänzung regionaler oder bei allgemeiner Anästhesie. Postoperativ werden sie verwendet zur Sedierung intubierter und mechanisch beatmeter Patienten sowie zur systemischen oder spinalen Analgesie. Die wichtigste Nebenwirkung ist die Atemdepression.
Hypnotika	
Thiopenton	Weit verbreitet zur Narkoseeinleitung. Wirkt protektiv für des Gehirn bei Patienten mit erhöhtem zerebral-ischämischen Risiko.
Midazolan	Kurze Wirkzeit. Diazepamähnlich. Kann Atemdepression bewirken.
Etomidate	Nicht sehr verbreitet, da es einen erhöhten Muskeltonus auslösen kann.
Ketamin	In subanästhetischer Dosierung wirkt es analgetisch. Kann eine paradoxe Anästhesie auslösen (Patient ist bewußtlos, wirkt aber wach), postoperatives Delir und Myokardinsuffizienz nach sich ziehen.

Ausgewogene Anästhesie

Sie erfordert die Verwendung mehrerer Medikamente, um die Ziele der Anästhesie zu erreichen. Der Patient erhält normalerweise eine Prämedikation. Die Narkose wird mit Thiopenton oder einem vergleichbaren Mittel eingeleitet und durch eine Kombination aus Inhalations- und i.v.-Anästhetika plus Muskelrelaxantien unterhalten. Nicht-anästhetisch wirkende Medikamente unterstützen vitale Funktionen, z.B. kontrollieren Beta-Blocker anästhesieinduzierte Tachykardien.

Literatur

Hug (Jr), C. C.: New perspecitves on anaesthetic agents. American Journal of Surgery, 156, 1988, 406–15.

Antibiotikaprophylaxe in der Chirurgie

Meist wird eine Antbiotikaprophylaxe eingesetzt, um Wundinfektionen zu vermeiden. Gelegentlich ist sie bei Operationen in potentiell infizierten Gebieten zur Vermeidung einer Septikämie indiziert.

Das Ziel ist ein hoher Gewebespiegel zum Zeitpunkt der Operation, daher erfolgt die Gabe vor oder bei Narkoseeinleitung. Üblicherweise werden 1–3 Dosen des Antibiotikums innerhalb von 24 Stunden gegeben (bei längerer Gabe Gefahr der Superinfektion durch resistente Erreger).

Indikation zur Prophylaxe

Art des Eingriffs	vermutete Erreger	Antibiotikum
Operationen in infitem Gebiet (Ösophagus, GI-Perforationen, Kolon, Rektum, Gastrektomie bei Magenkarzinom	aerob-anaerobe Mischflora	Amoxicillin/Clavulansäure (Augmentan) oder Cefotaxim (Claforan) oder Mezlocillin (Baypen)+ Metronidazol (Clont)
Offene Frakturen, trau matische Eröffnung von Gelenken oder Körperhöhlen	Mischflora, Anaerobier (Gasbrand-Gefahr)	Amoxicillin/Clavulansäure oder Oxacillin (Stapenor)+ Mezlocillin oder Cefuroxim (Zinacef)+ Aminoglykosic (Refobacin)
Hüftgelenksprothesen	Staphylokokken	Flucloxacillin (Stapyhlex) oder Cephalosporin+ Metronidazol
Eingriffe an den Gallenwegen	E. coli, Klebsiellen, Enterokokken	Amoxicillin/Clavulansäure oder Cephalosporin (nur bei Ikterus, Fieber, Re-Operation, Sepsis)
Herz- und Gefäßchirurgie mit Implantation von Kunststoff	Staphylokokken Enterobakterien aktueller Hospitalkeim	Flucloxacillin oder Cephalosporin
Stark verschmutzte Wunden, verspätete Wundversorgung	Streptokokken Clostridien (Tetanus, Gasbrand)	Penicillin G oder Phenoxypenicillin (Megacillin, Isocillin)
Schuß- oder Stichverletzungen	Strepto- und Staphylokokken, Anaerobier	Penicillin
Bei Brust- oder Bauchverletzungen		„Omnispektrum-Kombination“: Cefotaxim + Piperacillin (Pipril) oder Imipenem (Zienam) oder Ciprofloxacin (Ciprobay)
Tier- oder Menschenbisse	Pasteurella (Tier) Streptokokken (Mensch)	Penicillin G

Schwere Verbrennungen	Streptokokken	Penicillin G (20–30 Mio. E täglich)
Amputation wegen Gangrän	Clostridium perfr.	Penicillin G
Operation bei Patienten mit Abwehrschwäche	allgemein erhöhte Infektionsgefahr	Ceftazidim (Fortum) + Aminoglykosid oder Cefotaxim+Azlocillin (Securopen)
Operation bei Patienten mit Herzklappenersatz	Streptokokken Staphylokokken	Ampicillin (Binotal) 2 g + Gentamicin (Refobacin) 1,5 mg/kg KG 1/2 Std. präoperativ und 8 Std. postoperativ. Bei Penicillinallergie: Vancomycin 1 g + Gentamicin wie zuvor

Nicht indiziert ist eine Antibiotikaprophylaxe bei allen aseptischen Operationen wie Struma-, Hernien-, Mammachirurgie, Vagotomien sowie bei allen bedingt aseptischen Operationen wie elektive Gallenblasenchirurgie, Magenresektionen bei Ulkusleiden, Dünndarmsegmentresektionen ohne Ileus.
Patienten mit einer implantierten Gefäß- oder Gelenkprothese sollten bei kontaminationsträchtigen Eingriffen (gastrointestinale Operation) über einen längeren Zeitraum prophylaktisch antibiotisch behandelt werden.

Antibiotikatherapie

Für die meisten Kliniker ist es unmöglich, mit allen neuen Antibiotika Schritt zu halten. Für die häufigsten chirurgischen Probleme ist jedoch eine kleine Zahl von Präparaten voll ausreichend. Mit diesen sollte man gut vertraut sein. In Zweifelsfällen sollte man den Rat eines Mikrobiologen einholen. Eine Überwachung des Therapieregimes und der klinikinternen Infektionssituation soll durch eine Infektionsstatistik gewährleistet werden.

Entschluß zur Verordnung

Erfolgt meistens klinisch; eine Entscheidung nach den wahrscheinlichsten pathogenen Keimen wird in der Regel gute Resultate liefern.

Bakterienkulturen sollten angelegt werden und die Behandlung nach deren Ergebnissen überprüft und gegebenenfalls korrigiert werden. Ein Antibiotikum-Wechsel nur aufgrund einer Resistenz in der mikrobiologischen Kultur bei gutem klinischen Ansprechen ist jedoch nicht zwingend erforderlich. Eine spezifische mikrobiologische Isolation ist selten erforderlich, außer bei Infektionen mit *Mycobacterium tuberculosis* oder *Salmonella typhi*.

Bei schwerwiegenden Infektionen im Rahmen allgemeinchirurgischer Operationen ist die therapeutische Antibiotikagabe unbestritten:

- Infektiöses Grundleiden oder infektiöse Komplikation, z. B. perityphlitischer Abszeß, akute oder perforierte Divertikulitis, Gallenblasenempyem, Darmperforationen, perforierte Appendizitis, nekrotisierende Pankreatitis, Peritonitis
- Therapie infektiöser Operationskomplikationen, z. B. Anastomoseninsuffizienz, Bronchopneumonie, Harnwegsinfekt

Die operative Therapie darf in Indikation und Durchführung nicht durch eine etwaige Antibiotikatherapie beeinflußt werden. Antibiotika unterstützen operative Maßnahmen, können sie aber nicht ersetzen! Die Notwendigkeit und Dringlichkeit operativer Eingriffe bei akuten entzündlich-eitrigen Erkrankungen ist durch den Einsatz der Antibiotika nicht verändert worden. Die Prognose der Infektionen, die durch chirurgische Maßnahmen allein nicht oder nicht ausreichend behandelt werden können, hat sich durch die Antibiotikatherapie allerdings entscheidend verbessert.

Breitspektrum-Antibiotoka sollen nicht generell eingesetzt werden. Offensichtliche chirurgische Probleme wie Abszesse sollen chirurgisch behandelt werden.

Die Antibiotikatherapie wird in der Regel parenteral eingeleitet und kann häufig bei zunehmender Erholung oral weitergeführt werden.

Therapiedauer

Hängt vom individuellen Ansprechen ab. Wenn eine klinische Heilung eingetreten ist, soll die Therapie beendet werden. Eine etwa 7tägige Therapie ist in der Regel ausreichend. Unnötig lang fortgeführte Therapien bergen die Gefahr von Superinfektionen, Keimselektion und Häufung von Nebenwirkungen in sich. Bestimmte Erkrankungen wie Osteitis erfordern allerdings eine wesentlich längere Behandlungsdauer (oft Monate).

Wahl des Antibiotikums

Infektion	Übliche Erreger	Wahl des Antibiotikums
Haut und Weichteile	*Staph. aureus* *Strept. pyogenes*	Flucloxacillin (Staphylex) Penicillin G oder Ampicillin (Binotal)
Postoperative Wundinfektionen	wie oben Anaerobier *E. coli* *Enterobacter* *Pseudomonas aerug.*	wie oben Clindamycin (Sobelin) Amoxicillin/Clavulansäure (Augmentan) Imipenem (Zienam) Azlocillin (Securopen) oder Piperacillin (Pipril)
Gallenwege	*E. coli* Streptokokken *Bakteroides-Arten* Salmonellen	Mezlocillin (Baypen) Ceftriaxon (Rocephin) Gentamicin (Refobacin) Ciprofloxacin (Ciprobay)
Atemwege	*Strpt. pneumoniae* Hämophilus influenzae	Penicillin G Cefotaxim (Claforan) Doxycyclin (Vibramycin)
Sepsis	Bei unbekannten Erregern: Welche Erreger sind wahrscheinlich? Wiederholte Blutkulturen!	Zur ungezielten Initialtherapie: „Omnispektrum-Kombinationen“: Cefuroxim (Zinacef) + Azlocillin (Securopen) oder Cefotaxim (Claforan)+Piperacillin (Pipril) evtl. ergänzt mit Gentamicin, Metronidazol (Clont) oder Ciprofloxacin (Ciprobay)+Piperacillin oder Imipenem (Zienam) (erfaßt das ganze Spektrum der wichtigsten Erreger)+Gentamicin (zur Verstärkung der Pseudomonas-Aktivität)
Knochen und Gelenke	*Staph. aureus*	Flucloxacillin oder Clindamycin oder Amoxicillin bei Penicillin Allergie: Cephalosporine

Antibiotikatherapie (Forts.)

Neue Breitspektrum-Antibiotika

Imipenem (Zienam)**:** β-Laktam-Antibiotikum, das die Zellwandsynthese der Bakterien inhibiert. Es ist indiziert für die Prophylaxe und Therapie von Mischinfektionen, die durch die fäkale Flora verursacht werden, und wirksam gegen Bakteroides fragilis, das normalerweise gegen Aminoglykoside, Penicilline und Cephalosporine resistent ist. Kein Antibiotikum der 1. Wahl, sondern nur bei Problemfällen nach Versagen einer Therapie mit „üblichen“ Antibiotika!

Ciprofloxacin (Ciprobay):Synthetischer Gyrasehemmer, der indiziert ist bei der Behandlung von Infektionen mit Erregern, die gegen andere Antibiotika resistent sind. Es inhibiert die bakterielle DNA-Gyrase, wirkt bakterizid, wird eingesetzt bei schweren systemischen Infektionen, Infektionen immunsupprimierter Patienten und bei infizierten großflächigen Verbrennungen sowie bei sehr ausgedehnten schweren Weichteilinfektionen.

Ceftazidim (Fortum)**:** Bakterizides Cephalosporin, das bei der Behandlung von Infektionen mit einem oder mehreren empfindlichen Erregern angewendet wird. Es wirkt durch die Inhibition der Zellwand-Synthese und kann aufgrund seines breiten Spektrums als initial eingesetztes Antibiotikum bei schweren Infektionen verwendet werden, bis das bakteriologische Resistogramm vorliegt.

Literatur

Simon, C., Stille, W.: Antibiotika-Therapie in Klinik und Praxis. Schattauer, Stuttgart, 1989[7]

Milatovic, D., Braveny, I.: Infektionen. Praktische Hinweise zur antimikrobiellen Therapie und Diagnostik. Wissenschaftliche Verlagsgesellschaft mbH, Darmstadt, 1988.

Daschner, F.. Antibiotika am Krankenbett. Springer, Berlin/Heidelberg, 1990.

Postoperative Komplikationen: Gastrointestinale Probleme

Paralytischer Ileus

Nach abdominalen Eingriffen verschwinden die normalen Darmgeräusche für ungefähr 48 Stunden und treten am 3. bis 4. postoperativen Tag wieder auf. Dieser postoperative Ileus entsteht durch die Lähmung der Darmplexus und tritt in 2 Formen auf: Intestinale Atonie (meistens) oder Magendilatation. Ein Ileus wird auch bei Peritonitis, stumpfem Bauchtrauma, Immobilisation, Hypoproteinämie oder Hypokaliämie auftreten.

Symptome Abdominale Vorwölbung, Erbrechen, fehlende oder metallisch klingende Darmgeräusche

Prognose Eine intestinale postoperative Atonie ist durch entsprechende Behandlung (siehe unten) gut zu beherrschen. Die akute Magendilatation stellt einen Notfall dar. Es muß sofort eine Magensonde gelegt werden, um eine Magensaft-Aspiration, Hypovolämie oder Magenruptur zu vermeiden.

Therapie Magensonde zur Entleerung von Magensaft und Luft (mit Dauerableitung) legen. Ausreichende Flüssigkeitszufuhr durch Infusion und Elektrolytausgleich (besonders Kalium); bei verlängerter Atonie über mehrere Tage vollständige parenterale Ernährung sowie Stimulation der Darmtätigkeit mit entsprechenden Medikamenten wie Cisaprid (Propulsin), Neostigmin (Prostigmin) oder Ceruletid (Takus).

Übelkeit und Erbrechen

Dies sind häufige Symtome operierter Patienten. Sie können als Folge von Anästhetika, Analgetika, zytotoxischen Medikamenten,
intestinaler Atonie oder mechanischer Obstruktion auftreten.

Therapie Präoperativ Patienten 4–6 Stunden nüchtern lassen. Mechanische Ursachen und Ileus ausschließen. Zentral wirkende Antiemetika geben, z. B. Metoclopramid (Paspertin) 10 mg oral 8stündlich oder 10 mg langsam i. v. Bei Weiterbestehen Magensonde und Flüssigkeitszufuhr, Elektrolytausgleich.

Diarrhoe

Eine Diarrhoe kann einem Ileus nachfolgen oder im Verlauf einer andauernden Infektion (z. B. durch Abszeß im kleinen Becken, Enteritis) auftreten. Sie folgt auch speziellen Operationen wie ileo-analen Anastomosen, Ileumpouch, trunkulärer Vagotomie oder rechtsseitiger Hemikolektomie. Es besteht auch die Möglichkeit einer intestinalen

Infektion oder einer pseudomembranösen Kolitis (z.B. nach Antibiotikagabe).

Diagnose

- Rektale und Ultraschalluntersuchung zum Ausschluß eines Abszesses im kleinen Becken
- Stuhluntersuchung auf pathogene Keime (einschließlich Clostridium difficile - Pseudomembranöse Kolitis) und Protozoen. 3 aufeinander folgende Stühle zur Untersuchung schicken.

Therapie

- Gegebenenfalls Drainage eines Abszesses
- Spezifische antibiotische Therapie (bei pseudomembranöser Kolitis nur Vancomycin 500 mg alle 6 Stunden
- Allgemeine Maßnahmen: Ausgleich der Flüssigkeitsverluste. Codeinphosphat 10–60 mg oral 4stündlich oder Loperamid (Imodium) 2 Tabl. initial, danach 4–6 Tabl. täglich bis zur Stuhlregulation (kontraindiziert bei pseudomembranöser Kolitis!).

Obstipation

Tritt nach elektiven chirurgischen Eingriffen, besonders bei älteren Menschen häufiger auf.

Therapie Auf adäquate Flüssigkeitszufuhr achten. Nach den ersten 2 postoperativen Tagen obstipierend wirkende Analgetika meiden. Für ballaststoffreiche Ernährung sorgen. Abführende Suppositorien oder Klistiere (nicht bei anorektalen Operationen in den ersten postoperativen Tagen).

Sphinkterdehnung
Eine manuelle Ausräumung ist selten erforderlich.

Postoperative Komplikationen: Blutung

Eine postoperative Blutung kann arteriell oder venös bedingt sein. Arterielles Blut ist hellrot und fließt pulssynchron. Venöses Blut ist dunkelrot und fließt kontinuierlich. Bei großkalibrigen Venen kann der Blutverlust massiv auftreten (1 Liter in 5 Minuten).

Arten

Primäre Blutung Tritt während der Operation auf und bleibt bestehen.

Reaktive Blutung Tritt in den ersten 24 Stunden (meistens in den ersten 4–6 Std.) auf. Sie kann einer primären Blutung folgen oder durch eine abgerutschte Ligatur oder eine Wiedereröffnung eines primär thrombosierten Gefäßes durch Husten oder postoperativen RR-Anstieg entstehen.

Sekundäre Blutung Entsteht durch eine Infektion und tritt 7–14 Tage nach dem Eingriff auf.

Klinische Zeichen

Sichtbarer Blutverlust in Drainageflaschen oder über die Wunde. Der Patient ist ruhelos, kaltschweißig, tachykard, blaß und bei kontinuierlicher Blutung dyspnoeisch und durstig.

Blutdruckmessung

Puls und RR werden alle 15–30 Minuten (in den ersten postoperativen Stunden) gemessen und aufgezeichnet.
Beim hämorrhagischen Schock tritt der Blutdruckabfall relativ spät auf; besonders gesunde junge Menschen können trotz Blutverlust lange Zeit normale RR-Werte aufweisen. Der Trend von Puls und RR lassen einen Blutverlust erkennen. Steigende Pulsfrequenz bei „fadenförmigem", schwächer tastbarem Puls sind Anzeichen für eine mögliche Blutung.

Therapie

- Beine hochlegen, Infusion anlegen, ZVD messen.
- Druckverband auf offensichtlich oberflächliche Blutungen.
- Blutverlust durch Volumen ersetzen (Hämaceel, Dextran oder Elektrolytlösung), bis Blutkonserven zur Verfügung stehen.
- Gerinnungssituation überprüfen und spezifische Defizite ausgleichen.
- Fehlende Gerinnungsfaktoren durch Frischplasma ersetzen. Nach je 5 Transfusionseinheiten erneute Überprüfung.
- Urinvolumen messen (Patienten katheterisieren).
- Notfall-Operation einleiten, um Blutungsquelle zu verschließen.

Die Operationswunde

Wundinfektion

Infektionen hängen von der Art des operativen Eingriffs ab und treten ohne Prophylaxe mit einer Häufigkeit zwischen 1 und 50% auf. In Abhängigkeit von der intraoperativen Einstufung gelten sie als sauber, potentiell kontaminiert oder kontaminiert. Hämatombildung, Diabetes mellitus, Mangelernährung, reduzierter Immunstatus und bestimmte Medikamente (z. B. Steroide) erhöhen das Infektionsrisiko.

Klinische Zeichen Die Unterscheidung zwischen normaler Heilung und mäßiger Infektion kann schwierig sein, da in beiden Fällen die Wunde gerötet sein kann. Zeichen einer Entzündung sind ausgedehnte Rötung und frühzeitige Induration. Eiterabfluß oder blutig-eitrige Absonderung mit oder ohne reduzierten Allgemeinzustand bestätigen eine Wundinfektion.

Therapie
- Antibiotika sind indiziert bei ausgedehnter Infektion oder Immundefizit. Fremdkörper, z. B. Nahtmaterial in der Wunde, sollen entfernt werden.
- Eiter durch Nahtentfernung und Wundspreizung ablassen. Wundspülung mit antiseptischen Lösungen wie Polyvidon. Bei großen Höhlen durch ausreichend dimensionierte Drainagen für dauerhaften Abfluß sorgen.
- Wundränder offenhalten.
- Schwerwiegende spezifische Infektionen wie z. B. Gasbrand rechtzeitig erkennen und entsprechende aggressive Behandlung einleiten.
- Infektionsverhütung durch antibiotische Prophylaxe (siehe oben).

Wundfistel

Entsteht üblicherweise durch zurückgebliebenes Fremdmaterial wie Nähte (besonders bei nicht-resorbierbarem Nahtmaterial). Perianale Fisteln nach Rektumexstirpation oder M. Crohn sind nicht ungewöhnlich und können leicht chronisch werden.

Therapie
- Ursache entfernen (Nahtmaterial)
- Fistelgang kurettieren, um Zelldetritus zu entfernen, und austamponieren (langsam Tamponade schrittweise entfernen). Gegebenenfalls zugrundeliegende Krankheit behandeln (M. Crohn).

Hypertrophe und keloidartige Narben

Diese beiden Formen der Narbenbildung unterscheiden sich wesentlich. Bei der Hypertrophie wird die Narbe breit und erhaben. Nach etwa 6 Monaten kommt es zur Festigung oder beginnenden Rückbildung. Keloide dehnen sich über die Wunde selbst hinaus und vergrößern sich auch noch nach 6 Monaten weiter. Sie treten meistens über oberflächlichen Streckmuskeln und im Bereich von Brandwunden auf. Schwarze und junge Menschen sind häufiger befallen.

Therapie

- Eine Wunde sollte mindestens 6 Monate in Ruhe ausheilen, bevor weitergehende Maßnahmen ergriffen werden. Viele Narben werden sich bis zu diesem Zeitpunkt zurückbilden.
- Lokale Injektion von Triamcinolon (Volon A 10/40) kann manchmal erfolgreich sein (2–3 mg in Abhängigkeit von der Größe. Nicht mehr als 5 mg injizieren). Wiederholung in 1–2wöchentlichen Intervallen.
- Einer Keloidbildung kann vorgebeugt werden, wenn man sich bei der Wahl der Inzisionen an die Langerschen Spaltlinien der Haut hält. Druckverbände sollen ebenfalls einer Keloidbildung vorbeugen.
- Keloide sollten nicht exzidiert werden, da sie fast immer rezidivieren.

Operationen bei diabetischen Patienten

Diabetiker sollten mindestens 48 Std. präoperativ stationär aufgenommen und Anästhesist und Internist informiert werden.

Postoperative Risiken

- Proteinverlust, unerkannte Hypoglykärnie, Ketoazidose
- Schlecht eingestellte Blutzuckerwerte prädisponieren zu Infektionen (Wunde, Schleimhaut-Pilzbefall oder Nicht-Clostridien-Gasbildner)
- Eine Komplikation des Diabetes mellitus ist die Mikroangiopathie, die zu Ulzerationen und Gangrän durch Sekundärbefall mit Anaerobiern prädisponiert.

Einschätzung

Ausprägung Ist der Diabetes nur mäßig ausgeprägt (Patient evtl. nur psychologisch nicht in der Lage, seine Krankheit zu kontrollieren; oder schwerwiegend (Neigung zur Ketoazidose)

Schwere der Erkrankung Bei über 40 E Insulin/Tag besteht ein deutlich erhöhtes postoperatives Risiko

Gegenwärtiger Krankheitsstatus Der Patient erhält seine normale Insulindosis (falls vom Internisten nicht anders angeordnet). 3–4 Blutzucker- und Urinkontrollen präoperativ. Bei schlechter Einstellung sollte der Eingriff verschoben werden.

Größere Operationen

Der Patient steht am Anfang des OP-Plans. Präoperativ EKG, Röntgen-Thorax, Blut- und Urinbestimmungen. Lang wirkende Insuline 24 Std. präoperativ in der Dosis halbieren. Mittellang wirkende Insuline werden bei der Abendmahlzeit vor der Operation um 25% reduziert. Die übliche Morgendosis am OP-Tag weglassen, dafür 5%ige Glukose i.v. mit 15E Insulin/l 2 Stunden vor OP-Beginn. Etwa 1 l über 8 Std. infundieren. Präoperativ Blutzucker kontrollieren und Ergebnis dem Anästhesisten mitteilen.

Postoperative Kontrollen

- 2stündlich BZ-Kontrollen (idealerweise im oberen Normbereich), später 6stündlich
- 2 × täglich Urin- und Blutkontrollen
- Gabe von Insulin i.v. (in 5%iger Glukose) über Infusionspumpe:

Blutzucker	Insulin
200–250 mg%	2–3 E
250–300 mg%	3–4 E
300–400 mg%	5–8 E (1–2stündlich BZ-Kontrollen)
400 mg%	10 E, Internisten zuziehen!

Wenn der Patient wieder ißt, wird die Insulindosis 1/2 Std. vor dem Frühstück und Abendessen gegeben. Die Dosis muß bis zum Erreichen der Normoglykämie gegebenenfalls angepaßt werden.

Kleinere Operationen

- Der Patient steht am Anfang des OP-Plans
- Am OP-Tag die morgendliche Insulindosis weglassen. Präoperativ, zu Operationsende und 4 Std. postoperativ BZ-Kontrollen.
- Orale Ernährung: 30 g Kohlenhydrate alle 4 Std. (falls orale Ernährung am OP-Tag möglich)
- Mittags 50 % der üblichen Insulindosis
- Abends normale Insulindosis
- Bei BZ-Werten > 150 mg% i. v.-Gabe von Insulin (siehe oben)

Notfalleingriffe

- Präoperativ Urin- und Blutbild- sowie Blutzuckerkontrolle
- Beginn mit 5 %iger Glukose i. v., 1 l/8 Std.
- Liegt der BZ > 400 mg%, wie bei Ketoazidose korrigieren:
  - 1000 ml 0,9 % NaCl, dann 300–500 ml/h unter ZVD-Kontrolle
  - Insulin 0,1 E/kg KG i. v. als Bolus
  - dann 0,1 E/kg KG/h als Dauerinfusion, bis BZ um 250 mg% (dann 5 %ige Glukose)
  - Bikarbonat mmol = BE × kg × 0,1 (initial 50–100 mmol, danach pH-Kontrolle)
  - K^+ und Phosphat nach Bedarf
- Präoperativ soll der BZ < 200 mg%, Bikarbonat > 22 mmol/l liegen
- Internisten hinzuziehen

Literatur

Hope, R. A., Longmore, J. M. et al.: Oxford Handbuch der Klinischen Medizin. Hans Huber, Bern, 1990.

Smiddy, F.: In: The medical management of the surgical patient. Edward Arnold, London, 1985, 10–15.

Niemer, M. et al.: Datenbuch Intensivmedizin. Gustav Fischer, Stuttgart, 1992.

Operation und Herzinfarkt

Operationen erhöhen das peri- und postoperative Risiko eines Myokardinfarktes. Bei zuvor asymptomatischen Männern über 50 Jahre liegt die Inzidenz bei etwa 0,5 %. Wenn der Patient einen vorhergehenden Infarkt hatte, steigt die Inzidenz um das fast 40fache mit einer Mortalität von 70 % und einer Rezidivrate von 50 %.

Auslösende Faktoren

- Präoperative Hypertonie
- Präoperativ manifeste Herzinsuffizienz
- Lange Operationsdauer (> 3 Std.)
- Intraoperativer Blutdruckabfall
- Angina pectoris (besonders Ruhe-Angina).
- Herzinfarkt in den letzten 6 Monaten

Empfehlungen für Chirurgen

- Elektiveingriffe nach Myokardinfarkt sollten um mindestens 6 Monate verschoben werden. Vor Ablauf von 3 Monaten kommt es in 35 % der Fälle zum Re-Infarkt, nach 3 Monaten in 15 %, nach 6 Monaten nur in 4 %.
- Patienten mit Angina pectoris oder manifester Herzinsuffizienz müssen entsprechend medikamentös vorbehandelt werden.
- Bei Patienten mit vitaler Bedrohung oder instabilem oder sich verschlechterndem kardialen Status ist das Operationsrisiko abzuwägen.

Literatur

Portal, R. W.: Elective surgery after myocardial infarction. B M J, 284, 1982, 843–4.

Operation und Kontrazeptiva

Das Risiko einer tiefen Venenthrombose nach großen chirurgischen Eingriffen verdoppelt sich bei Frauen, die orale östrogenhaltige Kontrazeptiva einnehmen. Am höchsten ist das Risiko bei großen orthopädischen oder abdominalen sowie bei Tumoroperationen und bei intraoperativen Blutdruckabfällen.

Risiken bei kleineren Eigriffen

Bei kleinen Eingriffen (z.B. im Zahnbereich, Laparoskopien) mit Mobilisation der Patientin am OP-Tag besteht kein erhöhtes Risiko. Es wird jedoch empfohlen, kombinierte orale Kontrazeptiva bei Varizenoperationen oder -sklerosierungsbehandlungen abzusetzen. Reine Progesteronpräparate brauchen vor operativen Eingriffen grundsätzlich nicht abgesetzt zu werden.

Wann soll die „Pille" abgesetzt werden?

Das Risiko einer tiefen Venenthrombose normalisiert sich innerhalb von 4 Wochen nach Einnahme-Stop. Daher sollten Frauen 4 Wochen vor größeren Operationen die Pilleneinnahme beenden und 2 Wochen danach (wenn sie voll mobilisiert sind) wieder beginnen.

Empfehlungen für Chirurgen

- Die Patientin muß ausreichend frühzeitig über den notwendigen Einnahme-Stop aufgeklärt werden. Idealerweise sollte daher der OP-Termin mindestens 1 Monat im voraus festgelegt werden.
- Über alternative Kontrazeptionsmöglichkeiten beraten.
- Bei allen Zweifelsfällen präoperativ Schwangerschaftstest durchführen.
- Beratung über Gewichtsreduktion bei adipösen Patientinnen.
- Bei tiefen Venenthrombosen in der Familienanamnese besonders intensive Thromboseprophylaxe gewährleisten.
- Präoperativ Gerinnungsstatus überprüfen.
- In allen Notfallsituationen Heparinprophylaxe einleiten.

Literatur

Surgery and the Pill. BMJ, 291, 1985, 498–9.

Tiefe Venenthrombose und Thromboseprophylaxe

Eine tiefe Venenthrombose (TVT) tritt am häufigsten bei über 40jährigen Patienten nach großen Operationen auf. Postoperativer Thrombozytenanstieg, kombiniert mit venösem Endotheltrauma und venöser Stase (Virchowsche Trias) tragen weiter dazu bei. Falls keine Prophylaxe durchgeführt wird, werden 30–50 % der chirurgischen Patienten eine TVT entwickeln und etwa 1,5 % werden an einer Lungenembolie sterben.

Hochrisiko-Gruppen

- Operationen im kleinen Becken
- Hüftgelenksoperationen, besonders Protheseninplantationen
- Operationen wegen maligner Erkrankungen
- Operationen bei Schwangerschaft oder Einnahme oraler Kontrazeptiva
- TVT oder Lungenembolie in der Anamnese
- Ältere Patienten (die Zunahme der TVT verläuft linear zum zunehmenden Alter)
- Adipositas, Diabetes mellitus, Polyzytämie, Varikosis, kardiale und pulmonale Erkrankungen

Diagnose

Klinisch Fieber und Tachykardie am 7.–8. postoperativen Tag ist oft ein erstes Zeichen. Dazu kommen Schmerzen, Umfangsvermehrung des Beines und erhöhte Hauttemperatur.

Apparativ Die aszendierende Phlebographie und die Lungenszintigraphie mit radioaktivem Technetium (^{99}Tc) (bei Verdacht auf Lungenembolie) geben die genauesten Hinweise. Weitere Möglichkeiten sind der Radiojodfibrinogentest, Doppler-Sonographie, Impedanz-Pletysmographie und Radionukleid-Venographie. Am sichersten ist die Phlebographie.

Therapie

- Ältere Thrombosen, bei Kontraindikation gegen Fibrinolyse, bei isolierter Unterschenkelvenenthrombose: *Heparin* für 8–12 Tage: 30 000–40 000 E/24 Std.; 5 000–10 000 E als Bolus, danach 1 000–1 500 E pro Std. i. v. über Perfusor. Therapiekontrolle über PTT (auf das 2fache des Normalbereiches). Daran schließt sich eine orale Antikoagulation über 3–6 Monate an.
- Eine *Lyse-Behandlung* (Urokinase, Streptokinase) ist innerhalb der ersten 24–36 Stunden nach dem Auftreten der TVT sehr wirksam (bis max. 7. Tag), auch in der Frühbehandlung einer Lungenembolie. Beachte die Kontrain-

dikationen. Initial 250000 E Streptokinase über 20 Minuten, danach 100 000 E/h als Dauerinfusion für maximal 6 Tage. Häufige phlebographische Therapiekontrolle.

- Bei fulminanter Lungenembolie oder einer auf die Bekken- und proximale Beinvene beschränkten Thrombose erfolgt die **Embolektomie** bzw. **Thrombektomie.** Bei bilateraler iliofemoraler TVT oder rezidivierenden Lungenembolien wird zur Verhütung (weiterer) Lungenembolien ein Cava-Filter in die V. cava unterhalb der Nierengefäße eingesetzt. Dies geschieht über die V. jugularis interna oder die V. femoralis mittels kompletter Sets in Seldinger-Technik perkutan unter Röntgenkontrolle. Der Filter wird unterhalb der tiefsten Nierenveneneinmündung plaziert. Anschließend erfolgt orale Antikoagulation.

Thromboseprophylaxe

Grundsätzlich besteht für jeden operierten und länger immobilisierten Patienten ein Thromboserisiko. Aufgrund systematischer Untersuchungen zur Häufigkeit postoperativer Thrombosen (bestimmt mit objektiven diagnostischen Methoden) muß deshalb beim operierten oder immobilisierten Patienten eine generelle medikamentöse Prophylaxe durchgeführt werden (ab dem 14. Lebensjahr), da ein individuelles Thromboserisiko nicht sicher vorhergesagt werden kann.

Allgemeine Risikofaktoren einer Thrombogenese

- Operation, Trauma
- Schwangerschaft, Wochenbett, orale Kontrazeptiva
- Herzerkrankungen (Infarkt, Herzfehler)
- Karzinom
- Alter
- Adipositas
- Nikotinabusus
- Varikosis
- Polyzytämie

Die Zugehörigkeit zur „Hochrisiko-Gruppe“ siehe oben.

Arten der Prophylaxe

- *Physikalisch:* Die Prävention einer venösen Stase und die Zunahme des venösen Rückflusses wird erreicht durch
  - Hochlagerung der Beine
  - frühzeitige postoperative Mobilisation
  - Kompressionsstrümpfe (nur bei richtiger Anlage mit graduiertem Anliegedruck wirklich wirksam!)
  - intermittierende perioperative pneumatische Unterschenkelkompression (umständlich, teuer, daher in der Praxis selten angewandt).

Tiefe Venenthrombose und Thrombose-prophylaxe (Forts.)

Eine alleinige physikalische Thrombose-Prophylaxe ist heute nach der geltenden Rechtssprechung nicht mehr ausreichend!

- *Low-dose*: Subkutane Heparin-Injektion 5000 E 2 Stunden
  - *Heparin*:präoperativ; postoperativ 3 × 5000 E/Tag.
  - Alternativ niedermolekulare Heparine 1 × täglich bis zur vollen Remobilisation. Neuere Untersuchungen zeigen, daß zumindest Patienten aus der Hochrisiko-Gruppe durch die bisher übliche low-dose-Heparinisierung unzureichend geschützt werden. Hier scheinen die niedermolekularen Heparine wirksamer zu sein.
  - Ultra-low-dose-Heparinisierung (1 E/kg KG/Std.) für 3–4 Tage über Perfusor
- *Dextran 70:* Beginn bei Narkoseeinleitung, 500 ml perioperativ. Danach täglich 500 ml bis zur Remobilisation. Cave anaphylaktische Reaktionen! Wirksamkeit geringer als bei Heparin!
- *Alternative*: Die Wirksamkeit von Ancrod, Aspirin oder
  - *Medikamente:* Dipyridamol zur Prophylaxe von TVT ist sehr umstritten. Inbesondere Aspirin scheint im venösen Schenkel keine ausreichende Wirkung zu besitzen.

Empfehlungen für Chirurgen

Low-dose-Heparinisierung oder neuerdings die Behandlung mit niedermolekularen Heparinen 1 × täglich ist die Methode der Wahl bei den meisten allgemein- und unfallchirurgischen Eingriffen.

Bestehen nach Beendigung des stationären Aufenthaltes Thromboserisiken weiter, besonders durch immobilisierende Verbände („Gips“) an den unteren Extremitäten, muß die Medikation auch ambulant weitergeführt werden. Hierfür bieten sich die niedermolekularen Heparine mit ihrer täglichen Einmalinjektion (Selbstinjektion mit Fertigspritze leicht durch den Patienten zu erlernen) an.

Ähnlich wie beim konventionellen Heparin ist zur Kontrolle lediglich eine einmalige Thrombozytenbestimmung nach etwa 8–10 Tagen erforderlich.

Literatur

Oehler, G.: Blutgerinnung und Thrombose. Thrombose-Schriftenreihe. Mölln, 1991.

Mörl, H.: Gefäßkrankheiten in der Praxis. edition medizin VCH, Weinheim, 1989^4.

Koppenhagen, K., Häring, R.: Stationäre und ambulante Thromboembolie-Prophylaxe. Beilage zu den Mitteilun-

gen der Deutschen Gesellschaft für Chirurgie. Heft 4/1992, Demeter.
Scurr, V. V., Coleridge-Smith, P. D. und Hasty, J. H.: Deep venous thrombosis: a continuing problem. BMJ, 297, 1988, 28.

Schmerzbekämpfung nach Bauchoperationen

Eine effektive Kontrolle postoperativer Schmerzen ist schwierig. Nach Operationen kann es durch abdominale Muskelspasmen zum Zwerchfellhochstand kommen. Rasche, oberflächliche Atmung führt zu Mikroatelektasen und die Unfähigkeit, abzuhusten, prädisponiert zum Sekretverhalt mit nachfolgendem segmentalem Lungenkollaps und Pneumonie, Fieber, reduziertem pO_2 und Anstieg des pCO_2. Eine wirksame Schmerzbekämpfung kann diese Komplikationen verhindern.

Methoden der Schmerzbekämpfung

Psychologische Vorbereitung Durch eine entsprechende Vorbereitung und Begleitung des Patienten kann die erforderliche Dosis erheblich gesenkt werden. Präoperative Angst korreliert eng mit der Intensität des postoperativen Schmerzempfindens.

Intermittierende i. m.-Opiat-Analgetika Meistverbreitete Methode. Da die Gabe aber üblicherweise schemahaft in 4-Stunden-Intervallen erfolgt, klagen über 50 % der Patienten nach Bauch- oder Thorax-Operationen dennoch über Schmerzen.

Kontinuierliche i. v. -Opiatgabe Sehr wirksam, kann aber aufgrund der atemdepressorischen Nebenwirkung zu postoperativen Lungenfunktionsstörungen führen.

Patientengesteuerte Analgetikagabe Sie erlaubt über elektronisch gesteuerte Pumpensysteme die Abgabe kleiner, vorgegebener Dosen von i. v.-Analgetika „je nach Bedarf" durch den Patienten selbst. Teuer, aber sehr wirksam.

Gabe von selektiven Opioiden Sie erlauben eine Analgesie bei deutlich geringerer Atemdepression wie z. B. Morphin. Beispiele: Pentazocin (Fortral), Meptazinol (Meptid), Buprenorphin (Temgesic). Letzteres wird sublingual appliziert und reduziert den Bedarf an parenteralen Analgetika.

Extradurale Blockaden Patienten mit einer Epiduralanästhesie (Bupivacain 0,5 %, z. B. Carbostesin) intra- und über 12–24 Std. postoperativ haben deutlich weniger Schmerzen als solche mit einer intermittierenden i. m.-Analgesie bei deutlicher Senkung der Pneumonierate. Opiate sind ebenso wirksam, können aber Juckreiz auslösen.

Interkostale Nervenblockaden Reduziert nicht viszerale Schmerzen und birgt das Risiko eines Pneumothorax.

Direkte Perfusion der Wunde mit langwirkenden Medikamenten wie Bupivacain kann die erforderliche Analgetikadosis verringern.

Transkutane elektrische Stimulation (TENS) Reduziert den notwendigen Analgetikabedarf bei bis zu 70 % der Patienten, nicht aber die Rate der Lungenkomplikationen nach Bauchoperationen.

Ausblick

Die Individualisierung der postoperativen Schmerzbekämpfung ist das Ideal. Intermittierende i. m.-Analgetika führen nicht zu einer adäquaten Schmerzreduktion, obwohl sie am weitesten verbreitet sind. Epidurale Blockaden sind zeitaufwendig. Die patientengesteuerte i. v.-Analgetikaapplikation über entsprechende Pumpsysteme scheint der Schlüssel zu einer adäquaten Schmerzbekämpfung zu sein.

Literatur

Cuschieri, R. J.: Management of post-operative pain after abdominal surgery. Scottish Medical Journal, 33, 1988, 227–8.

Schock

Die klinischen Zeichen dieses komplexen Syndroms sind gut bekannt: Tachykardie, Hypotension und periphere Vasokonstriktion, Blässe, Schwitzen und feuchte Haut, Oligurie, Tachypnoe, Agitation und evtl. Bewußtlosigkeit. Diese Symptome entstehen durch eine allgemeine, relativ zum Bedarf ungenügende Sauerstoffversorgung von Geweben und Organen. Sind diese einmal eingetreten, werden sie irreversibel und führen über ein progressives Zellversagen zum Tod.

Schockarten

- **hypovolämisch** (hämorrhagisch, traumatisch, bei Verbrennungen oder Durchfall vom Choleratyp)
- **kardiogen** (Myokardinfarkt, Arrhythmie, Herzwandaneurysma, Ruptur)
- **pulmonal, septisch, neurogen, anaphylaktisch**

Oft bestehen Kombinationen aus mehreren Arten.

Umstände, die ein schockähnliches Bild auslösen können:

- *Lungenembolie* (Fett, Luft, Blutgerinnsel)
- *Eingeschränkter venöser Rückfluß:* instabiler Thorax (bei multiplen schweren Rippenfrakturen), Pneumothorax, Herzbeuteltamponade
- *Verlust des sympathischen Tonus:* schweres Schädel-Hirn-Trauma, Rückenmarksverletzung
- *Nebennierenrindeninsuffizienz*
- *Schmerz, Panik*

Vorgehen beim hämorrhagischen Schock

Ziele

- Wiederauffüllung des intravasalen Volumens
- Verbesserung der Herzauswurfleistung
- Verbesserung des pulmonalen Gasaustausches

Maßnahmen

- Freihalten (bzw. -machen) der Luftwege. 100%ige O_2-Gabe über Maske. Intubation und Druckbeatmung, falls erforderlich.
- Beine anheben, evtl. auswickeln (Autotransfusion)
- Intravenösen Zugang legen. Blut abnehmen für Kreuzproben, Elektrolyte, Blutgasanalyse, Blutbild. ZVD messen. Volumenersatz mit bis zu 2 l 0,9%iger NaCl- oder Ringerlösung in Abhängigkeit vom ZVD, kombiniert mit Plasmaexpandern (Dextran, Hämacceel) und/oder Frischplasma. Falls verfügbar, Blut geben. Der Sauerstofftransport in das Gewebe erfolgt idealerweise bei einem Hämatokrit von 30 Vol.%.
- Säure-Basen-Verschiebungen ausgleichen. Oft besteht eine Hyperkaliämie (dann Insulin bis 25 E in 5 %iger Glu-

kose infundieren). Bei Infusion größerer Blutmengen auf Kalzium-Spiegel achten.

- Infektionsprophylaxe mit Antibiotika
- Low-dose-Heparinisierung
- Verhütung von Wärmeverlusten
- Operative Versorgung so bald als möglich

Literatur

Reifferscheid, M., Weller, S.: Chirurgie. Thieme, Stuttgart, 1983.

Ledingham, I. McA.: Shock. In: Ledingham, I. McA. und McKay, C. (Hrsg.): Jamieson and Kay's textbook of surgical physiology. Churchill Livingstone, Edinburgh 1988[4], 471–88.

5 Allgemeinchirurgie

5 Allgemeinchirurgie

Halszysten und -fisteln

Überreste des Ductus thyreoglossus und der Kiemenbogenanlagen sind die häufigsten Ursachen für mediane Halszysten. Der Ductus thyreoglossus verläuft vom Schilddrüsenisthmus oder von der Spitze eines Lobus pyramidalis nach kranial vor, hinter, oder durch das Zungenbein bis zum Foramen caecum am Zungengrund am Übergang vom mittleren zum hinteren Drittel der Zunge.

Klinische Befunde

Das häufigste Manifestationsalter ist das 5. Lebensjahr, mit einer Streubreite vom 6. Monat bis zum 70. Lebensjahr. 90 % der Veränderungen liegen in der Mittellinie, 10 % lateral mit einer Bevorzugung für die linke Halsseite. 75 % der Zysten sind vor dem Zungenbein lokalisiert, 25 % liegen in Höhe der Schilddrüse und des Schildknorpels. Suprahyoidal gelegene Zysten sind Raritäten.
95 % der Patienten stellen sich mit einer schmerzlosen zystischen Schwellung vor, die schluckverschieblich ist, eine positive Diaphanoskopie erbringt und in der Regel auch fluktuiert.
Karzinome des Ductus thyreoglossus sind ausgesprochen selten. Es handelt sich um papilläre Karzinome, deren Therapie in der Exstirpation und einer suprimierenden Thyroxintherapie besteht.

Behandlung

Es wird die Exzision der Zyste bzw. des Sinus oder der Fistel unter Mitnahme des Zungenbeinkörpers durchgeführt. Unzureichende Exzisionen mit zurückgebliebenen Gangresten führen zum Rezidiv.

Operatives Vorgehen

Hautschnitt unter Exzision einer Fistelmündung oder Hautschnitt im Verlauf der Hautspaltlinien über der tastbaren Zyste.

Präparation unter Mobilisierung von Haut, Subkutis und Platysma nach kaudal und kranial. Darstellen des Ganges oder der Zyste. In der Mittellinie kann man dann unter Auseinanderdrängen der geraden Halsmuskulatur bis zum Zungenbein präparieren. Diese wird in der Mitte des Zungenbeinkörpers auf eine Strecke von etwa 1 cm reseziert. Der Gang wird weiter bis zur Zunge verfolgt; dabei ist es von Vorteil, wenn der Assistent den hinteren Anteil der Zunge nach kaudal drückt. Der Gang ist im Zungenbereich nur selten offen. Es sollte trotzdem immer bis unter die Zungenschleimhaut präpariert werden, um eventuell hier liegendes versprengtes Schilddrüsengewebe aus dem Zungengrund zu entfernen.

Kiemenbogenfisteln und -zysten

Sie stellen die Überreste der embryonalen Kiemenbögen dar. In der Regel handelt es sich um die Reste des ersten oder zweiten Bogens. Beim vollständigen Fortbestehen der Kiemenbögen bilden sich Fisteln von der Haut bis in den Schlund. Bleibt der zentrale Teil des Kiemenbogenganges offen, entwickelt sich eine Zyste, bei mangelhaftem Verschluß des äußeren Anteils entwickelt sich eine Fissur oder kutane Spalte ohne Verbindung zum Pharynx.

Pathologie

Die Zysten- bzw. Fistelwände werden von Verbänden plattenepithelialer Zellen gebildet. Sie enthalten in 80 % der Fälle lymphatisches Gewebe. Zysten beinhalten eine seröse Flüssigkeit und Cholesterinkristalle. In seltenen Fällen kommt es zur Karzinomentstehung in den Zysten- bzw. Fistelwänden.

Klinische Befunde

Männer sind dreimal häufiger betroffen als Frauen. Der Erkrankungsgipfel liegt im 3. Lebensjahrzehnt, trotzdem wird die Veränderung in allen Lebensaltern beobachtet. 66 % sind linksseitig lokalisiert, in 2 % der Fälle liegt eine beidseitige Ausprägung vor. Die äußere Fistelmündung liegt in 70 % der Fälle ventral vor dem kranialen Drittel des M. sternocleidomastoideus. Es sind jedoch auch Gangmündungen im mittleren und kaudalen Anteil des Halses, in der Parotisregion und im dorsalen Halsdreieck beschrieben. 80 % der Patienten weisen eine lokale Schwellung auf, bei 30 % bestehen Infektionen.

Therapie

Die chirurgische Therapie mit kompletter Exzision der Zyste, des Sinus oder der Fistel mit ihrer pharyngealen Mündung ist die Therapie der Wahl.

Operatives Vorgehen

(siehe Seite 802)

Komplikationen

- Läsion des N. hypoglossus
- Läsion des zervikalen N. facialis-Astes
- Verletzung der A. carotis (selten)
- Läsion kutaner zervikaler Nervenäste mit Parästhesien und Analgesie.

Speicheldrüsensteine

In 80 % der Fälle entstehen Speichelsteine in der Submandibulardrüse, deutlich seltener in der Parotis. Sie sind entzündlicher Genese und bestehen aus Kalziumphosphat und -karbonat.

Klinische Befunde

Schmerzen und Speicheldrüsenschwellung beim Essen und Trinken. Wenn sich ein Stein über längere Zeit im Ausführungsgang einer Speicheldrüse einklemmt, resultiert aus der nachfolgenden Entzündung und Fibrose eine permanente Schwellung der betroffenen Speicheldrüse. Manche Patienten berichten über kolikartige Schmerzen im betroffenen Speicheldrüsengang beim Essen oder Trinken.

Zur Untersuchung der Submandibulardrüse

- Die äußere Untersuchung erfolgt vom Rücken des Patienten her. Man versucht, die Schwellung der Drüse zu tasten, indem man unterhalb des Unterkiefers von vorn nach hinten palpiert. Falls sich keine Schwellung findet, wird die Untersuchung wiederholt, nachdem der Patient ein saures Bonbon gelutscht hat.
- Zur Untersuchung der Drüsenausführungsgänge wird der Patient aufgefordert, bei geöffnetem Mund die Zungenspitze nach hinten anzuheben. Die Ausführungsgänge münden am Zungengrund nahe der Mittellinie. Man achte auf entzündliche Rötung, Eitersekretion oder sichtbare, impaktierte Gangsteine.
- Anschließend werden die beide Drüsen von der Mundhöhle aus zwischen beiden Zeigefinger palpatorisch untersucht. (Einmalhandschuhe tragen!)

Therapie

- Steine im intraoralen Ganganteil können unter Vollnarkose oder in Lokalanästhesie entfernt werden. Hierzu wird der Stein mit einer passenden Klemme fixiert, der Gang darüber inzidiert und dann der Stein entfernt.
- Intraglanduläre Steine stellen eine Indikation zur Entfernung der Submandibulardrüse dar.
- Steine in der Glandula parotis werden konservativ mit speicheltreibenden Maßnahmen, z. B. Kauen von Kaugummis und intermittierender Massage behandelt.

Akute Parotitis

Am häufigsten findet man als bakteriologische Ursache eine Infektion mit Staphylococcus aureus. Prädisponierende Faktoren sind Alter, Debilität, mangelnde Mundhygiene, die postoperative Phase, sowie Patienten, die unter einer anticholinergen Therapie stehen.

Klinische Befunde

Im Gegensatz zur Mumps tritt die akute Parotitis üblicherweise einseitig auf. Der Patient hat intermittierdes Fieber und starke Schmerzen im Bereich der Glandula parotis mit Ausstrahlung in die gesamte betroffene Gesichtshälfte. Die Drüse ist vergrößert und hart. Bisweilen läßt sich Eiter aus dem Ausführungsgang exprimieren. Dieser sollte bakteriologisch untersucht werden.

Therapie

- Eine chirurgische Sanierung ist indiziert, bei mangelnder Befundbesserung unter einer adäquaten antibiotischen Therapie (z.B. Flucloxacillin) über mindestens 48 Stunden oder beim Vorliegen eines Abszeßes. Der Eingriff besteht in einer queren Inzision über der geschwollenen Drüse parallel zur Mandibula. Die Dekompression der einzelnen Eiterherde mit einer Klemme sollte vorsichtig erfolgen, um den N. facialis nicht zu verletzen. Die Wunde wird mit feuchten Tupfern locker tamponiert. Bei Okklusionen des Ausführungsganges besteht die Gefahr einer Speichelfistelentstehung.
- Bei Riskopatienten ist zur Vermeidung einer akuten Parotitis auf eine ausreichende Flüssigkeitszufuhr und Mundhygiene mit antiseptischen Lösungen zu achten. Bei einer enoralen Pilzinfektion muß nach jeder Mahlzeit mit einer flüssigen Zubereitung von Nystatin oder ähnlichem behandelt werden. Dabei soll der Patient die Lösung so lange wie möglich im Munde halten. Die Therapie ist 48 Stunden lang über den Eintritt klinischer Beschwerdefreiheit hinaus fortzusetzen.

Rezidivierende Parotitis

Diese ist oftmals auf eine Gangobstruktion zurückzuführen. Streptococcus viridans und Pneumokokken sind häufig nachweisbar. Der Verlauf ist durch rezidivierende Schmerzanfälle und Schwellungen gekennzeichnet.

Therapie

- Bakteriologische Untersuchung des Speichels oder von Eiterabsonderungen.
- Anweisungen zur adäquaten Mundpflege.
- Überprüfung des Sitzes vorhandener Zahnprothesen; gegebenenfalls zahnärztliche Behandlung.

- Klinische Untersuchung und Sialographie; hierbei zeigen sich charakteristischerweise erweiterte und gewunden verlaufende Speicheldrüsengänge.
- In therapieresistenten Fällen sollte die Parotidektomie erwogen werden. Diese ist wegen der abgelaufenen Infekte zumeist außerordentlich schwierig und sollte an einem Zentrum mit entsprechender Erfahrung durchgeführt werden.

Endoskopische Untersuchungen des oberen Gastrointestinaltraktes

Indikationen

- Untersuchungen des oberen GI-Traktes, die eine Inspektion und/oder Probenentnahme zur histologischen, zytologischen, bakteriologischen oder laborchemischen Untersuchung erfordern, inklusive Polypektomien. Methode der ersten Wahl!
- Diagnostik an den Gallenwegen und am Pankreasgang mittels ERCP.
- Zur endoskopischen Papillotomie und Extraktion von Gallenwegssteinen, in ausgewählten Fällen auch zur nasobiliären Katheterlysetherapie von Gallen(blasen)steinen.
- Untersuchungsmethode der Wahl bei Patienten mit symptomatischer oberer GI-Blutung.
- Durchführung therapeutischer Maßnahmen z. B. Sklerosierung von Ösophagusvarizen, Thermokoagulation von Ulcusblutungen, Unterspritzen von Gefäßstümpfen bei oberer GI-Blutung.
- Dilatation von Ösophagusstenosen
- Entfernung von Fremdkörpern.
- Screeninguntersuchung für Magenkarzinome (z. B. in Japan).

Vorteile

- Wegen der geringen Belastung durch die Verfahren werden sie im allgemeinen von den Patienten gut toleriert und können auch bei alten und schwerkranken Patienten mit relativ geringem Risiko angewendet werden.
- Die direkte Untersuchung gestattet gezielte bioptische Untersuchungen, z. B. zur Therapieplanung.
- Die diagnostische Sicherheit ist dadurch höher als bei der Röntgenuntersuchung.

Nachteile

- Hohe Investitionskosten
- Die Hohlorganperforation wird oft (zu) gering eingeschätzt. Überwachung und Training sind daher essentiell!
- Größe und Anzahl der Biopsiepartikel: Bedingt durch die erwünschten möglichst geringen Instrumentendimensionen sind die Gewebeproben üblicherweise sehr klein. Vielfache Biopsien sind daher für ein repräsentatives Ergebnis erforderlich.
- Desinfektions- und Sterilisationsmaßnahmen müssen u. a. wegen der möglichen Hepatitis und HIV-Übertragung exakt vorgenommen werden.

Komplikationen

- Perforation

- Aspiration
- Blutung
- Kardiovaskuläre Reaktionen durch Prämedikation.

Hinweise für Assistenten

- Profunde Kenntnisse in Gastroenterologie sind Voraussetzung für die selbständige Untersuchungen.
- Zahlreiche Assistenzen bei erfahrenen Untersuchern sind zweckmäßig.
- Visuelles Training an Abbildungen normaler und pathologischer Befunde.
- Instrumententraining ohne Patienten und am Phantom.
- Bei der Endoskopie niemals Gewalt anwenden.
- Bei unübersichtlichen Verhältnissen und Lumenverlust während einer Untersuchung Gerät eher ein wenig zurückziehen als die Passage blind erzwingen.
- Zahlreiche regelmäßige und unter Anleitung durchgeführte Endoskopien sind Voraussetzung für erfolgreiche eigene Untersuchungen.

Spezielle Risikogruppen

- Schwerkranke ältere Patienten
- Untersuchungen bei Notfallpatienten.
- Patienten in den Händen unerfahrener Untersucher.

Mortalität

0,01–0,025 %

Achalasie

Zwei pathogenetisch wesentliche Befunde prägen diese Erkrankung, zum einen das Fehlen einer geordneten propulsiven Ösophagusperistaltik sowie die fehlende reflektorische Erschlaffung des distalen Ösophagusspinkters. Männer und Frauen zwischen 30 und 60 Jahren werden gleich häufig betroffen. Die Erkrankungshäufigkeit beträgt etwa 1:100000 Einw./Jahr.
Die Ätiologie ist in unseren Breiten ungeklärt, degenerative Veränderungen des Auerbach-Plexus kommen vor. Die Chagas-Erkrankung (verursacht durch Trypanosoma cruzi) zeigt klinisch gleiche Symptome.

Klinische Befunde

- Dysphagie. Zu Beginn oft nur im Sinne intermittierender Schluckstörungen, die sich verschlimmern und bei Aufnahme von Flüssigkeiten besonders unangenehm sein können.
- Regurgitation unverdauter Speisen, besonders im Schlaf.
- Retrosternale Schmerzen

Komplikationen

- Gewichtsverlust
- Aspirationspneumonie
- Ösophagitis mit Schleimhauterosionen
- Eventuelle Karzinomentwicklung auch nach Therapie

Diagnostik

- Der Ösophagusbreischluck mit Barium zeigt den Megaösophagus mit einem stenosierten distalen Sphinkter (Rotweinglas).
- Endsokopischer Ausschluß einer karzinombedingten Stenose. Dies wird in der Regel durch die Retention von Speiseresten erheblich erschwert.

Therapie

- 70–80 % der Patienten werden mit Hilfe einer regelmäßigen Bougierungsbehandlung beschwerdefrei. Die Komplikationsrate von 5 % erscheint jedoch sehr hoch.
- Die chirurgische Therapie der Wahl bei geeigneten Patienten ist die Heller-Mytomie. Hierbei erfolgt eine extramuköse Längsspaltung der distalen Ösophagusmuskulatur über eine Strecke von 10–12 cm bis etwa 1 cm an den ösophago-gastralen Übergang heran. Der Eingriff kann transabdominell oder von rechts thorakal aus durchgeführt werden.

Zenker-Divertikel

Es handelt sich um ein falsches Divertikel, also eine Ausstülpung lediglich der Schleimhaut ohne begleitende Ösophagusmuskulatur. Es entsteht an der Rückseite des Ösophagus durch eine Lücke im Muskelschlauch zwischen dem M. constrictor pharyngis und dem M. cricopharyngeus. Als Ursache wird eine neuromuskuläre Koordinationstörung angenommen, die durch intraluminale Druckerhöhung zur Ausstülpung der Schleimhaut an diesem Locus minoris resistentiae führt. Meist entwickelt sich das Divertikel mit zunehmender Vergrößerung nach links und liegt dann zwischen den Wirbelkörpern und dem Ösophagus. In der überwiegenden Anzahl der Fälle handelt es sich um ältere Patienten.

Klinische Befunde

- Dysphagie
- Regurgitation unverdauter Speisen
- Foetor ex ore durch Gärungsprozesse
- Eventuell Aspirationspneumonie

Komplikationen

- Gewichtsverlust durch Dysphagie
- Aspirationspneumonie
- Plattenepithelkarzinome im Divertikel (selten)

Diagnostik

- Bei sehr großen Divertikeln ist eventuell eine Schwellung am Hals palpabel.
- Darstellung des Divertikels im Ösophagusbreischluck
- Die Ösophagoskopie ist in diesen Fällen nicht ganz ungefährlich, da bei einer Perforation des Divertikels eine Mediastinitis droht. Oft kann nur die Divertikelmündung dargestellt werden.

Therapie

Resektion des Divertikels in Kombination mit einer Myotomie des M. cricopharyngeus.

Hiatushernie

Diese Veränderungen mit mehr oder minder ausgeprägter Herniation des Magens oder von Magenanteilen treten in der Regel erst im Laufe des Lebens auf.

Formen der Hiatushernie

- *Axiale oder Gleithernien*: Bei dieser häufigsten Form ist der Hiss-Winkel vergrößert, der Hiatus ösophagei eventuell etwas erweitert oder der Ösophagus im Sinne eines (Endo-)Brachyösophagus verändert.
- *Paraösophageale Hernie und Up-side-down-Magen*: In diesen Fällen bestehen immer größere Defekte im Bereich des Zwerchfelles, die eine Herniation unter Mitnahme des Peritoneums nach intrathorakal gestatten.

Klinische Befunde

Gleithernien (häufig asymptomatisch)

- Im Falle eines gastro-ösophagealen Reflux mit Ausbildung einer Refluxösophagitis kommt es zu brennenden retrosternalen Schmerzen vor allem nach der Nahrungsaufnahme. Verschlimmerung durch Liegen.
- Nächtliche Speisenregurgitation mit der Gefahr der Aspiration.
- Stenose als Ausheilungszustand einer Refluxösophagitis, eventuell mit Ausbildung eines sekundären Brachyösophagus.
- Gallensteine und Diverticulitis treten häufig in Kombination hierzu auf (Saint-Trias).

Paraösophageale Hernien

- Zumeist sind ältere Menschen betroffen, in einem Teil der Fälle bestehen auch Veränderungen wie bei den Gleithernien.
- Intermittierende Schluckstörungen.
- Postprandialer Schmerz durch Dehnung des gefüllten, intrathorakal liegenden Magens.
- Kardio-pulmonale Symptome durch die raumfordernde Lage des Magens im Thorax.
- Schluckauf durch Irritation des N. phrenicus.

Komplikationen

Gleithernien

- Ösophagitis und Narbenstriktur
- Stenose und Dysphagie
- Chronischer Blutverlust mit Anämie
- Aspirationspneumonie

Paraösophageale Hernien

- Inkarzeration mit Gangrän und/oder Perforation.
- Magenvolvulus.
- Magenulcera.

Diagnostik

- Röntgenkontrastuntersuchung mit Barium
- Gastroskopie
- Größere Hernien machen sich durch atypische Luftansammlungen auch auf Röntgenaufnahmen des Thorax bemerkbar.

Konservative Therapie (nur bei Gleithernien indiziert)

- Relative Indikation bei asymptomatischen Patienten.
- Refluxösphagitis: Gewichtsreduktion
- Meiden von Alkohol und Nikotin
- Liegen mit erhöhtem Kopfteil
- Vermeiden des Liegens nach dem Essen

Medikamentöse Therapie: Antazida und/oder H_2-Rezeptorenblocker vor allem auch vor dem Zubettgehen. Omeprazol scheint der Gabe von Cimetidin oder Ranitidin überlegen zu sein.

- Häufige kleine Mahlzeiten.

Operative Therapie

Die Indikation besteht beim Versagen der konservativen Therapie oder im Falle von Komplikationen (z.B. Blutungsanämie oder Dysphagie). Die wohl am häufigsten angewendete Methode ist die Fundoplicatio nach Nissen-Rosetti. Hierbei wird der Hiss-Winkel durch das ventrale und dorsale Herumschlagen des mobilisierten Magenfundus um den distalen Ösophagus rekonstruiert. Die mittels nichtresobierbarer Nähte gebildete Manschette muß 4–5 cm breit sein, um einen sogenannten Teleskopeffekt zu vermeiden, soll die ventrale Manschette nochmals mit nichtresorbierbarem Nahtmaterial am Magen fixiert werden. Weitere Verfahren sind die Operation nach Belsey, wobei der spitze Winkel durch Naht wiederhergestellt und der rechte Zwerchfellschenkel hinter dem Ösophagus fixiert wird. Andere Verfahren bilden den Hiss-Winkel mittels des Lig. teres hepatis neu, welches am ösophago-gastralen Übergang fixiert wird.

Bei der paraösophagealen Hernie werden die in den Thorax verlagerten Abdominalorgane wieder in das Abdomen zurückverlagert, der Zwerchfelldefekt durch Nähte geschlossen oder zumindest verengt. Dieser Hernienverschluß kann mit einer Fundoplicatio und/oder einer Gastropexie am linken Zwerchfell und/oder der vorderen Bauchwand kombiniert werden. Bei durchblutungsgestörtem Magen kann auch die notfallmäßige Magenresektion indiziert sein.

Das peptische Ulcus

Beim peptischen Ulcus ventriculi oder duodeni besteht ein Ungleichgewicht zwischen protektiven (z. B. Prostaglandin E2 und Bikarbonatbildung in der Magenschleimhaut) und agressiven (z. B. Magensäure- und Pepsinsekretion) Faktoren. Daneben wird Helicobacter pylori ein pathogenetischer Effekt zugeschrieben. Während eine vermehrte Säurebildung bei Patienten mit Dudenalulcera die Regel ist, muß dies bei Patienten mit Ulcera ventriculi nicht der Fall sein.

Mögliche Ursachen und Auslöser

- Rauchen
- Alkoholabusus
- Blutgruppe 0
- Hyperparathreoidismus
- Zollinger-Ellison-Syndrom (Gastrinom)
- Nicht-steroidale Antirheumatica
- Steroide
- Reserpin
- psychische Faktoren (z. B. Streß)

Ulkuslokalisation

- *Üblicherweise*: Magen(-antrum) und Duodenum
- *seltener*: Ösophagus, Jejunum, oder ein Meckel-Divertikel, das ektopisches Magen- oder Pankreasgewebe enthält.

Magenulkus

- *Typ I*: In Kombination mit einer Gastritis im Bereich der kleinen Kurvatur gelegen.
- *Typ II*: Folge einer Magenentleerungsstörung auf dem Boden eine Ulcus duodeni.
- *Typ III*: Ulcus ad pylorum (siehe Ulcus duodeni).

Duodenalulkus

Es entwickelt sich üblicherweise im ersten Abschnitt der Duodenums (Pars I). Beim Zollinger-Ellison-Syndrom treten peptische Ulzera in allen Abschnitten des Duodenums und bis in das Jejunum hinein auf (Hypergastrinämie!).

Beschwerden und klinische Befunde

Epigastrische *Schmerzen*, die als tief, bohrend oder auch kolikartig beschrieben werden. Beim Ulcus duodeni typischerweise Nüchternschmerzen, die durch Essen gebessert werden – die Patienten weisen daher in der Regel einen guten Ernährungszustand auf – sowie nächtliche Schmerzattacken (Patienten erwachen nachts gegen 2.00 h wegen der Schmerzen). Beim Ulcus ventriculi treten die Beschwerden zumeist postprandial auf, weshalb viele Patienten an Gewicht abnehmen.

Peptische Duodenalgeschwüre weisen eine gewisse *Periodizität für Rezidive* und gehäuftes Auftreten im Frühjahr und Herbst auf. Beschwerden bestehen oft nur für 10–14 Tage und rezidivieren häufig in 3–6-monatigen Abständen. Beim Ulcus ventriculi besteht diese Periodizität nicht die Beschwerden bestehen oft über mehrere Wochen.

Darüber hinaus berichten vor allem Patienten mit Ulcus ventriculi über *Übelkeit und Erbrechen*, was wegen der Beschwerdeerleichterung nicht selten von den Patienten herbeigeführt wird. Demgegenüber tritt Erbrechen beim Ulcus duodeni im allgemeinen nur als Hinweis auf eine (narbige) Magenausgangsstenose auf.

Weitere Beschwerden sind retrosternale Schmerzen, die vom Patienten als Herzbeschwerden gedeutet werden, Völlegefühl und Unwohlsein.

Bei der klinischen Untersuchung besteht ein Druckschmerz im Epigastrium und/oder rechts kranial des Nabels.

Diagnostik

Gastro-Duodenoskopie oder Barium-Doppelkontrastuntersuchung.

Komplikationen

- Perforation (akutes Abdomen mit bretthartem Oberbauch und freier Luft intraabdominell (Röntgen: Thorax!)
- Blutung, häufigste Ursache für eine obere GI-Blutung
- Narbige Magenausgangsstenose
- Penetration chronischer Ulzera in Pankreaskopf oder Bauchdecke.

Hinweis: Jahrelange Krankenheitsverläufe mit zahllosen Rezidiven sind auch heute nicht selten!

Therapie

Das unkomplizierte Ulkusleiden ist die Domäne der konservativen Therapie mit Verordnung von Antazida und H_2-Rezeptorenblocker über einen ausreichenden Zeitraum (6–8 Wochen). Hierbei ist vor allem auf die Medikation vor dem Zubettgehen zu achten.

Dosierungempfehlung: Antazida 8-stündlich, Cimetidine 2 × 400 mg/d oder 800 mg zur Nacht, Ranitidin 2 × 150 mg/d oder 300 mg zur Nacht.

Unter dieser Therapie werden ca 90 % der Patienten beschwerdefrei. Es besteht eine hohe Spontanheilungsrate, für die bis zu 40 % angegeben werden (zum komplizierten Ulkusleiden siehe Kapitel 20).

Rezidivrate

Die konservative Therapie ist im Langzeitverlauf mit einer höheren Rezidivrate als die chirurgische Behandlung belastet (ca. 37 % gegenüber 10 % nach 1 Jahr).

Literatur

Robert, A. Cytoprotection by prostaglandins. Gastroenterology, 77, 1979, 761–767

Gledhill, J., Buck, M., Paul, A. Cimetidine or vagotomy: Comparison of the effects of proximal gastric vagotomy, cimetidine and placebo on nocturnal intragastric acidity in patients with cimetidine resistant duodenal ulcer. British Journal of Surgery, 70, 1987, 704–706

Chirurgische Therapie des peptischen Ulkus

Magenulkus

Die Therapie der Wahl beim Elektiveingriff ist die Magenteilresektion mit Rekonstruktion nach Billroth I oder II je nach Sitz des Ulkus und den entsprechenden entzündlichen bzw. narbigen Umgebungsreaktionen. Beide Verfahren haben mit etwa 0,5 % eine äußerst niedrige Ulkusrezidivrate und weisen eine perioperative Sterblichkeit von weniger als 1 % auf.

Beim Ulcus ad pylorum kann alternativ eine trunkuläre oder selektiv gastrale Vagotomie in Kombination mit einer Antrumresektion durchgeführt werden.

Beim perforierten Ulcus ventriculi ist in etwa 10 % mit einem perforierten Malignom zu rechnen. Deshalb ist bei entsprechendem Verdacht die notfallmäßige Magenteilresektion erforderlich. In allen anderen Fällen muß vor der Ulkusübernähung immer eine Ulkusexzision zur histologischen Untersuchung durchgeführt werden, was natürlich die Nachresektion im Falle des Nachweises eines Malignoms erfordert.

Die notfallmäßige Vagotomie ist heute wegen der guten konservativen Therapiemöglichkeiten weitgehend verlassen.

Der operierte Magen

Auf Frühkomplikationen wie Blutung, Pankreatitis, Anastomosen- oder Duodenalstumpfinsuffiziens, sowie Magenentleerungsstörungen ist im postoperativen Verlauf besonders zu achten. Die Patienten sind zu häufigen kleinen Mahlzeiten anzuhalten.

Spätfolgen nach Magenteilresektion sind:

- **Dumpingsdyndrome**: *Frühdumping* mit Unwohlsein und Hinweisen für einen Volumenmangel kurz nach einer Mahlzeit wird durch mesenterico-enterale Flüssigkeitsverschiebungen durch die zu rasche Passage des hyperosmolaren Speisebreies verursacht. Therapeutisch wird man zu häufigeren und kleineren Mahlzeiten mit weniger Flüssigkeit raten.

  Spätdumping äußert sich in einer etwa 2 Stunden postprandial auftretenden Hypoglycämie mit Schwitzen und Tachykardie; hier wird eine enterohumorale Dysfunktion als Ursache angesehen. Im Akutfall ist die Gabe von glucosehaltigen Nahrungsmitteln zu empfehlen. Die Patienten sollten den Kohlehydratanteil in der Ernährung reduzieren. Bei Persistenz der Beschwerden muß an eine chirurgische Korrektur gedacht werden.

Hinweis: Nachdem Dumpingsyndrome fast ausschließlich nach B-II-Rekonstruktion auftreten sollte der B-I-Rekonstruktion falls irgend möglich der Vorzug gegeben werden. Beim B-II wird im eigenen Vorgehen der Rekonstruktion mittel einer nach Roux ausgeschalteten Y-Schlinge der Vorzug gegeben, wodurch auch andere Folgezustände (s.u.) besser vermieden werden können.

- **Ulkusrezidiv oder Anastomosenrezidiv**: Eine Kontrollgastroskopie ist immer erforderlich, ebenso der bioptische Nachweis, daß kein Malignom vorliegt. Bei Ulkusrezidiven muß ein Zollinger-Ellison-Syndrom oder ein Rest

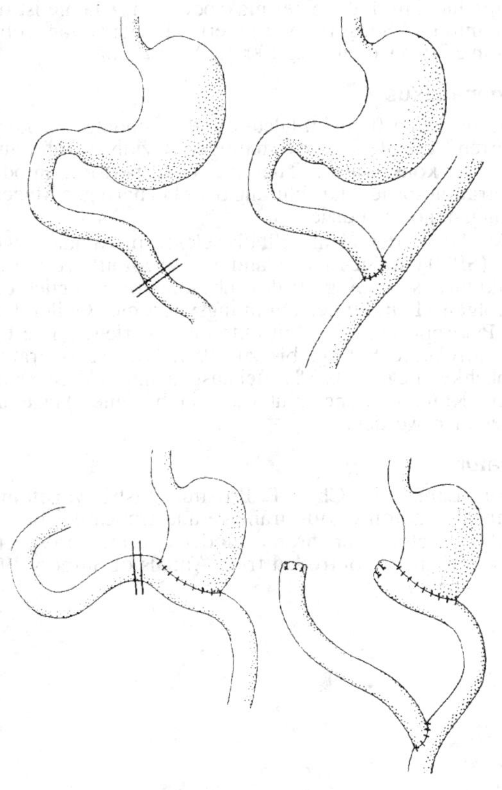

Magenresektionen nach Roux

Chirurgische Therapie des peptischen Ulkus (Forts.)

von Antrumschleimhaut am Duodenalstumpf ausgeschlossen werden.

- **Durchfälle** werden dem Komplex der Dumpingsyndrome zugeordnet und sind mit diätetischen Maßnahmen zu behandeln.
- Eine **biliäre Gastritis** bedingt durch Reflux von Galle in den Magen kann durch Gabe von Metoclopramid 3 × 10 mg/d konservativ behandelt werden. In schweren Fällen ist eine chirurgische Korrektur mittels einer Roux-Y-Schlinge erforderlich. Desweiteren gilt der chronische Gallereflux in den Magen als kanzerogener Faktor.
- **Vitamin B_{12}-Mangel**: Jährliche Blutbildkontrollen sind zu empfehlen, im Falle einer makrocytären Anämie ist die Vitamin B12-Substitution i. m. erforderlich (Cyanocobalamin 250 µg/Monat oder 1000 µg/Vierteljahr).

Duodenalulkus

Operative Eingriffe beim Ulcus duodeni sind nur bei komplizierten Verläufen wie z. B. häufigen Rezidiven unter ausreichender konservativer Therapie, Ulkusperforation oder -penetration sowie Ulkusblutung oder bei narbigen Magenausgangsstenosen indiziert.

Das Verfahren der Wahl stellt die selektiv proximale Vagotomie (SPV) dar. Sie ist allen anderen Vagotomieverfahren (trunkuläre, selektiv gastrale) inbesondere bezüglich der Spätfolgen (Durchfälle, Dumpingsyndrome, Gallereflux nach Pyloroplastik oder Antrektomie) überlegen. Die Ulkusrezidivquote beträgt bis zu 10 %. Die perioperative Sterblichkeit liegt bei 0, 3 %. Bei ausgedehnten Vernarbungen und Komplikationen muß wie beim benignen Magenulkus reseziert werden.

Literatur

Koo, J., Lam, S. K., Chan, P. Proximal gastric vagotomy, truncal vagotomy with drainage and truncal vagotomy with antrectomy for chronic duodenal ulcer; a prospective randomized controlled trial. Annals of Surgery 197, 1983, 265–271

Die gastrointestinale Blutung

Hämatemesis (Bluterbrechen) und Maläna (Teerstuhl) sind die typischen klinischen Zeichen einer oberen gastrointestinalen Blutung. Das Absetzen von frischem Blut ist eher typisch für eine untere gastrointestinale Blutung, kann jedoch auch bei schneller Darmpassage im Anschluß an eine obere GI-Blutung beobachtet werden.

Ursachen

- *oberer GI-Trakt* (in abstiegender Häufigkeit): Ulcus pepticum (duodeni sive ventriculi), Ösophagusvarizen, Refluxösophagitis, Mallory-Weiss-Syndrom (ausgelöst in der Regel durch Erbrechen), Gastritis, Karzinome.
- *unterer GI-Trakt*: Kolondivertikel, Angiodysplasien, Blutungen aus Polypen und Karzinomen, Ulkusblutung aus einem Meckel-Divertikel.

Begleitumstände

Stets ist nach einem der folgenden Begleitumstände zu suchen: Gabe von nicht-steroidalen Antirheumatika, Kortikoidmedikation, Polytrauma und Verbrennungen, Antikoagulantientherapie, Alkoholabusus.

Diagnostik

- *oberer GI-Trakt*: Die Endoskopie ist das Verfahren der Wahl, obgleich manche Läsionen auch röntgenologisch darstellbar sind.
- *unterer GI-Trakt*: Die Endoskopie ist wegen mangelnder Vorbereitungsmöglichkeiten oft schwierig und führt nicht selten erst nach wiederholtem Einsatz zur Diagnose. Spezielle Spülsaugeinrichtungen werden entwickelt, sind jedoch noch nicht sehr verbreitet. Daher ist es sinnvoll, diese Untersuchung bei Patienten mit geringer oder nachlassender Blutung einzusetzen (Blutbedarf: 4 EK in 48 h).
- Die Angiographie der Mesenterialarterien ist bei Patienten mit einem Blutbedarf von 4 EK in 24 h indiziert. Die Blutung muß, um nachweisbar zu sein, aktiv sein.
- Die Ortung der Blutungsquelle mit radioaktiv markierten Erythrozyten ist auch bei deutlich schwächerer Blutung als mit der Angiographie möglich, die lokalisatorische Diagnose ist jedoch nicht immer exakt.

Einteilung der Ulkusblutung nach Forrest (1974)

- Typ 1: Derzeit bestehende Blutung
  - a) Spritzende Blutung
  - b) Sickerblutung
- Typ 2: Derzeit nicht nachweisbare Blutung
  - c) Zeichen der stattgehabten Blutung mit sichtbarem, schleimhautadhärentem Koagel (im Ulkusgrund).

- d) Zeichen der stattgehabten Blutung mit sichtbarem Gefäßstumpf (groß/klein).

- Typ 3: Keine Zeichen einer stattgehabten Blutung

Vorgehen

- Bettruhe, Nahrungskarenz, evtl. Magensonde, Puls- und Blutdrucküberwachung, Infusionsprogramm evtl. ZVK.
- Umgehender Volumenersatz bei Patienten im Schock.
- Notfall-Labor: Kleines Blutbild, Gerinnung, Elektrolyte, Kreuzblut, Bereitstellung von 4 Blutkonserven, 4 in Reserve, Transfusiuon je nach Hb-Wert und Schockparametern.
- Bei Kreislaufinstabilität Notfallendoskopie, evtl. endoskopische Blutstillung (Unterspritzung, Hydrothermosonde).
- Bei Ösophagusvarizenblutung Ballonsonde, falls verfügbar Notfallsklerosierung, eventl. Vasopressininfusion.
- Gabe eines Histamin-(H_2-)Rezeptorenblockers und eines Antazidums.

Indikation zur Operation

Absolut im nicht zu beherrschenden Volumenmangel und bei endoskopischen Hinweisen auf frische Rezidivblutung. Notfallmäßig bei endoskopisch nicht zu stillender Blutung und Gabe von mehr als 4 EK/24 Std. Nach Kreislaufstabilisierung im Falle einer endoskopisch nicht beherrschbaren gesicherten Sickerblutung.

Endoskopische Therapieverfahren wie Unterspritzung mit einem Sklerosierungsmittel, Blutstillung mittels Laser oder Hydrothermo-sonden stehen nicht überall rund um die Uhr zur Verfügung. Auch im Volumenmangelschock sind sie sicherlich hilfreich, es darf jedoch keinesfalls zuviel Zeit hierauf verwendet werden!

Bei blutenden Ösophagusvarizen ist die Notfallsklerosierung in erfahrener Hand die Therapie der Wahl.

Operative Maßnahmen

- *Ulcus pepticum (duodeni)*: Extra- und intraluminale Umstechung der A. gastro- bzw. pancreaticoduodenalis.
- Bei *blutenden Magenulcera* ist immer eine histologische Sicherung der Dignität der Läsion mittels PE (Probeexzision) oder Exzision anzustreben.
- Im *Notfall* ist immer der B-II-Rekonstruktion bei erforderlich werdender Magenteilresktion der Vorzug zu geben.
- *Multiple Erosionen*: Vagotomie und Drainage-Op, in verzweifelten Fällen auch Notfallgastrektomie.

Die gastrointestinale Blutung (Forts.)

- *Ösophagus- und Fundusvarizen*: Bei Versagen der Ballontamponade und/oder Unmöglichkeit der Sklerosierung können chirurgischerseits die Ösophagus- bzw. Fundustranssektion durchgeführt werden. Als Notfallshuntoperation wird im allgemeinen der direkte porto-cavale Shunt bevorzugt, da er technisch weniger anspruchsvoll ist als die splenorenalen Verfahren. Auch in der Notfallsituation sind die Kriterien der Child-Klassifikation prognostisch zu beachten.
- *Bei unterer GI-Blutung*: Resektion nach endoskopischer oder angiographisch/nuklearmedizinischer Ortung der Blutungsquelle. Falls kein Nachweis gelingt und die klinische Situation ein operatives Eingreifen erforderlich macht, kann mittels intraoperativer Re-Endoskopie eine nochmalige Ortung der Blutungsquelle versucht werden. Sonst empfiehlt sich bei vorhandenen Kolondivertikelen die Resektion des divertikeltragenden Kolonabschnittes, in allen anderen Fällen (Angiodysplasieblutung) eher die rechtsseitige Hemikolektomie.

Risiko der Rezidivblutung

Zwischen 5 und 30% je nach Ursache und primär angewandter Therapieform.

Ikterus

Bilirubin stellt das Endprodukt des Hämoglobinabbaus dar. Durch Konjugation in der Leberzelle wird es wasserlöslich. Die Ausschei-dung erfolgt über die Galle in den Darm, wo es von den Darm-bakterien zu Stercobilinogen abgebaut wird. Es unterliegt ebenso dem enterohepatischen Kreislauf. Das mit dem Stuhl ausgeschiedene Bilirubin ist für dessen Dunkelfärbung verantwortlich. Ein Teil des konjugierten Bilirubins wird als Urobilinogen über die Nieren ausgeschieden: es verursacht eine Dunkelfärbung des Urins.

Bei einer Bilirubinerhöhung im Serum auf Werte von mehr als 1,4 mg/dl bzw. 35 µmol/l kommt es zur charakteristischen gelben Verfärbung von Konjunktiven und Haut.

Ursachen

- Hämolyse (Kein vermehrter Nachweis von Bilirubin im Urin, da unkonjugiertes Bilirubin vorliegt): Die chirurgischerseits wichtigste Erkrankung ist die hereditäre Spärozytose, die mittels Splenektomie behandelbar ist. Weitere Ursachen sind Rh-Inkompatibilität, Trauma und Fehltransfusion.
- Intrahepatische Cholestase: Es liegt ein hepatozellulärer Defekt für die Konjugation des anfallenden Bilirubins vor, z. B. durch Hepatitis, Leberzirrhose, Toxine, Medikamente oder Drogen.
- Extrahepatische Cholestase: Verlegung der Gallenwege durch Steine oder einen Tumor der Gallenwege bzw. des Pankreas. Auch eine Ummauerung von außen ist ursächlich denkbar.

Diagnostik

Die sorgfältige Anamnese ist wesentlich. Zu fragen ist nach Drogen, Medikamenten und Alkohol, Reisen ins Ausland, Hepatitis, Sexualgewohnheiten und kurzfristig zurückliegende Bluttrans-fusionen und Narkosen. Bei der klinischen Untersuchung ist auf Leberhautzeichen (Spider naevi, Palmarerythem) zu achten.

Stuhl- und Urinfarbe erfragen. Koliken erfragen. Ein schmerzloser Ikterus mit klinischen und sonographischen Hinweisen für einen Gallenblasenhydrops (positives Courvoisier-Zeichen) sind dringend auf einen tumorbedingten Verschlußikterus verdächtig.

Laboruntersuchungen

Das konjugierte Bilirubin ist im Serum bei extrahepatischen Verschlüssen ebenso erhöht wie die alkalische Phosphatase (Exkretionsenzym). Erhöhungen der Transaminasen (GOT, GPT) und der LDH weisen auf einen hepatozellulären Ikterus hin. Untersuchung der Hepatitisantikörper im Serum und der Gerinnungsparameter.

Weitere Diagnostik

- Sonographie des Oberbauches.
- CT des Oberbauches bei Verdacht auf eine Pankreaskopfprozess, Lebermetastasen und/oder -abszessverdacht.
- Bei Verdacht auf extrahepatische Ursache des Ikterus ERCP oder perkutane transhepatische Cholangiographie und/oder Drainage (PTC(D)).
- Biopsien lassen sich sonographisch oder CT-gesteuert und auch im Rahmen einer Laparoskopie erhalten.

Therapie

Der hepatozelluläre Ikterus wird medikamentös, der extrahepatische Ikterus wird chirurgisch/interventionell behandelt.

- Choledochuskonkremente können im Rahmen einer ERC mittels Papillenspaltung evtl. in Kombination mit anderen Maßnahmen extrahiert werden.
- Palliative oder temporäre Entlastungen lassen sich sowohl auf endoskopischem Wege wie mittels PTCD erreichen.

Präoperative Maßnahmen bei Patienten mit Ikterus

- Parenterale Vitamin-K-Substitution über 3 Tage.
- Ausreichende Flüssigkeitssubstitution zur Vermeidung eines sogenannten hepatorenalen Syndroms.
- Perioperative Antibiokaprophylaxe mit einem Cephalosporin der 2. Generation oder einem Ureidopenicillin.
- Bei tumorbedingten Gallenwegsstenosen ist ausreichend Blut für die Operation bereitzustellen (6 EK gekreuzt, 4 Reserve).

Perioperative Probleme bei Patienten mit Verschlußikterus

Patienten mit einem Verschlußikterus weisen eine hohe perioperative Morbidität und Mortalität auf. Das Blutungsrisiko ist besonders hoch. Alle Patienten mit Verschlußikterus müssen daher bezüglich der Gerinnunggsparameter besonders überwacht und gegebenenfalls durch parenterale Gabe von Vitamin K substituiert werden.

Drei Faktoren bestimmen das perioperative Mortalitätsrisiko wesentlich. Beim Vorliegen aller drei Faktoren liegt die post-operative Sterblichkeit bei 60%, anderenfalls liegt sie unter 5%.

Präoperative Risikofaktoren

- Hämatokrit < 30% (auch nach entsprechender Transfusion bleibt die Prognose ungünstig).
- Serumbilirubin > 200 µmol/l.
- Maligne Grunderkrankung.

Zusätzlich können alle Patienten mit einem Ikterus eine Endotoxinämie entwickeln, die auf eine vermehrte Endotoxinresorption aus dem Darm und eine verminderte Entgiftungsfunktion der Leber zurückzuführen ist.

Folgen der Endotoxinämie

- Ein *Nierenversagen* tritt in 9% der Fälle auf und hat eine Sterblichkeit von mehr als 50%. Die aus dem Darm resorbierten Endotoxine führen zu einem peritubulären Fibrinniederschlag und einer akutem Nekrose der Tubuli. Als auslösende Faktoren kommen vor allem Cholangitis und Operationstrauma in Frage.
- *Gerinnungsstörungen*: hierbei besteht ein erhöhtes Risiko für ein DIC-Syndrom vor allem beim Vorliegen einer Cholangitis.
- *Obere gastrointestinale Blutungen* ereignen sich in bis zu 14% der Fälle. Als Auslöser werden Streßulcera und mikrovaskuläre Thrombosen diskutiert, die dann zu Schleimhauterosionen führen. Auch dies kann seine Ursache in einer endotoxin-induzierten Gerinnungsstörung mit disseminierter intravasaler Gerinnung haben.
- *Wunddehiszenzen* treten bei 4% der Patienten auf, Narbenhernien bei bis zu 12%. Die Häufigkeit kann durch die Verwendung von Unterstützungsnähten erfolreich gesenkt werden. Mangelernährung, Malignome und Infektionen sind zusätzliche Risikofaktoren.

Therapieziele

Das Ziel der präoperativen Vorbereitung und perioperativen Prophylaxen muß aus dem obigen Gründen sein, die möglichen Gefahren der Endotoxinämie zu reduzieren:

- Eine orale Therapie mit Gallensäuren kann die Nierenfunktion aufrechterhalten.
- Die orale Gabe von Laktulose reduziert die Endotoxinresorption und beugt so einem postoperativen Nierenversagen vor.
- Eine perioperative Antibiotikumrophylaxe hat sich bezüglich einer postoperativen Infektion als wirksam erwiesen und kann möglichweise auch die Endotoxinämie reduzieren. In Frage kommen vor allem Cephalosporine der zweiten Generation und Ureidopenicilline mit guter Gallenwegsgängigkeit; die Nierenfunktion ist bei der Auswahl des Präparates zu beachten.
- die ausreichende perioperative Flüssigkeitssubstitution und -bilanzierung sind für den Erhalt der Nierenfunktion besonders wesentlich, um eine tubuläre Exkretionsstörung und eine Schwellung der Glomerula zu vermeiden. Diesbezüglich wird von manchen Autoren die perioperative Gabe von Mannitol mit einer präoperativen Testdosis von 200 mg/kg KG und der Infusion von 20–50 g Mannitol/24 Std beginnend am Tag vor der Operation empfohlen.

Literatur

Pain, J. A., Cahill, C. J., Baily, M. E. Peri-operative complications in obstructive jaundice: therapeutic considerations. British Journal of Surgery 72, 1985, 942–945

Das Gallensteinleiden

Gallensteine sind häufig. 10–15 % der Bevölkerung in den westlichen Industrienationen leiden an Gallensteinen. Neben Ernährungsfaktoren spielen Adipositas, Geschlecht, genetische und rassiche Disposition eine Rolle. 70–80 % der Gallensteine bestehen in der westlichen Welt überwiegend aus Cholesterin mit Kalziumeinlagerungen. In Asien sind Pigmentsteine deutlich häufiger. Bei uns ist dieser Typ des Gallensteins (Häufigkeit ca. 20 %) häufig mit hämolytischen Erkrankungen, alkoholbedingter Leberzirrhose und Gallenwegsinfektionen durch E. coli vergesellschaftet.

Die Gallensteinhäufigkeit steigt mit dem Lebensalter und bei biliärer Stase. Sie ist besonders hoch bei mehrfachgebärenden Frauen, Adipösen, während bestimmter Pharmakatherapien (z. B. „Pille" und Clofibratbehandlung), bei hämolytischen Erkrankungen, nach trunkulärer Vagotomie und bei Erkrankungen oder nach Resektionen des terminalen Ileums (z. B. M. Crohn).

Klinik des Gallensteinleidens

Etwa 80 % der Gallensteine bleiben klinisch stumm, nur 20 % verursachen Symptome und Komplikationen und führen zu einer chirurgischen Therapie. In 90 % der symptomatischen Fälle liegt eine Cholezystolithiasis vor, in 10 % eine zumeist zusätzliche Choledocholithiasis.

Folgeerkrankungen des Gallensteinleidens

- Akute Cholezystitis mit Ausbildung eines Empyems, einer Gangrän und der Gefahr der Gallenblasenperforation mit galliger Peritonitis.
- Gallenblasenhydrops mit Gefahr der Perforation.
- Choledocholithiasis mit schmerzhaftem Ikterus.
- Lithogene/biliäre Pankreatitis.
- Ausbildung biliodigestiver Fisteln mit Auftreten eines Gallensteinileus (rezidivierende Ileuszustände auch ohne abdominale Voroperationen, sogenannter „launischer" Ileus). Beachte die dann (fast) immer vorhandene Aerobilie!
- Der Zusammenhang zwischen Gallenblasenkarzinom und Gallensteinleiden ist sicherlich nicht monokausal und zwangsläufig, jedoch ist die Karzinomentwicklung bei langfristig bestehenden Gallenblasensteinen deutlich häufiger. Beim Vorliegen einer Porzellangallenblase wird das Entartungsrisiko besonders hoch angegeben.

Symptome des Gallensteinleidens

- Leitsymtom ist die Gallenkolik mit wellenförmigen rechtsseitigen Oberbauchschmerzen und Erbrechen, bedingt durch die Einklemmung eines Gallenblasensteins im Infundibulum der Gallenblase.

- Daneben berichten etwa 20 % der Patienten über Übelkeit und Völlegefühl vor allem nach fettreichen Mahlzeiten.
- Die durch Gallenblasensteine ausgelösten rechtsseitigen Oberbauchschmerzen führen klassischerweise zu ausstrahlenden Schmerzen zum rechten Schulterblatt (Projektionszone).
- Bei einer akuten Cholezystitis findet sich ein Druck- und Spontanschmerz im rechten Oberbauch mit Abwehrspannung über dem Gallenblasenlager unter der Rippenbogen vor allem in Inspiration (positives Murphy Zeichen).
- Bei hydropisch gestauten Gallenblasen ist eventuell ein Tumor unter dem rechten Rippenbogen palpabel.
- Ein in der Regel schmerzhafter Ikterus mit Koliken tritt bei Choledocholithiasis auf.
- Typisch sind rezidivierende Attacken, die z. T. durch Diätfehler ausgelöst werden können.

Diagnostik

- An erster Stelle steht die Ultraschalluntersuchung. Sie hat die orale Cholezystographie fast völlig verdrängt.
- Bedingt durch die Einführung und den Vormarsch der laparoskopischen Cholezystektomie, hat in jüngster Zeit die präoperative Abklärung der extrahepatischen Gallenwege mittels ERC oder intravenöser Cholangiographie wieder an Bedeutung gewonnen, wobei die Sensitivität der i. v.-Cholangiographie nicht überschätzt werden darf.
- Magen- und Duodenalulcera sollten vor allem präoperativ endoskopisch oder röntgenologisch ausgeschlossen werden.

Indikation zur Operation

Die Indikation zur Operation ist nur bei symptomatischen Gallensteinen und beim komplizierten Gallensteinleiden (s. o.) gegeben. Der sonographische Zufallsbefund an sich stellt keine Operationsindikation dar, obgleich etwa 50 % der Patienten mit bekannten Gallensteinen innerhalb von 10 Jahren Symptome entwickeln. Daran hat auch die Einführung der laparoskopischen Cholezystektomie nichts geändert, welche die konventionelle Cholezystektomie als Elektiv- und Routineeingriff zu verdrängen beginnt.

Als Kontraindikationen zum laparoskopischen Vorgehen können zur Zeit gelten:

- Verwachsungen im rechten Oberbauch
- Chronische Cholezystitis mit einer Wanddicke von mehr als 7mm im Sonogramm.

Das Gallensteinleiden (Forts.)

- Porzellangallenblase
- Gerinnungsstörungen
- Portale Hypertension
- Choledocholithiasis, die mittels ERC und Papillotomie nicht zu therapieren ist.

Vor dem Hintergrund der deutlich geringeren Belastung der Patienten durch die laparoskopische Operationsmethode, die auch in der Alterschirurgie bei hierfür geeigneten Patienten Eingang gefunden hat, haben die konservativen und interventionellen Therapieverfahren mit oraler oder lokaler medikamentöser Lyse und die Lithotrypsie aus chirurgischer Sicht weiter an Bedeutung verloren, zumal sie alle eine nicht völlig zu vernachlässigende Komplikationsrate aufweisen und eine andauernde Steinfreiheit nicht ohne Dauermedikation gewärleisten können. Sie bleiben wenigen Spezialfällen vorbehalten.

Zur Frage der Frühcholezystektomie

Eine frühzeitige Cholezystektomie innerhalb der ersten 5–7 Tage hat sich auch bei der akuten Cholezystitis, unter entsprechender antibiotischer Therapie, in den letzten Jahren mehr und mehr durchgesetzt. Sie ist technisch eher einfacher und ohne Erhöhung der Morbidität und Mortalität im Vergleich zur aufgeschobenen Operation früherer Jahre erst nach Ausheilung der akuten Entzündung durchführbar. Zudem werden das Risiko einer Empyementwicklung bis hin zum Leberabszess sowie die Perforationsgefahr gemindert. Daneben spielen auch gesamtgesellschaftliche Kostengründe mit Einsparung eines Krankenhausaufenthaltes bzw. Verkürzung der gesamten Erkrankungszeit eine Rolle. Voraussetzung für dieses Vorgehen ist allerdings eine frühzeitige exakte Diagnose, die jedoch bei der Verfügbarkeit aller diagnostischen Hilfsmittel in unseren Breiten kein Problem darstellen sollte.

Literatur

Hoffmann, R., Largiadèr, F., Troidl, H. Aktuelle Gallensteintherapie. Hans Huber, Bern, 1992

Die nichtchirurgische Therapie des Gallensteinleidens

Die Indikation zu diesen Verfahren hat sich in der allerjüngsten Vergangenheit durch die Einführung der laparoskopischen Cholezystektomie z.T. deutlich relativiert. Zudem ist nur ein geringer Prozentsatz (unter 20%) der Gallensteinträger für diese Verfahren geeignet.

Orale Chemolitholysetherapie

Voraussetzungen

- Funktionsfähige (kontraktile) Gallenblase.
- Steingröße unter 15 mm.
- Keine Verkalkungen.
- Kooperativer, geduldiger Patient (relativ symptomarm!)

Orale Therapie mit Urso- oder Chenodesoxycholsäure über bis zu 3 Jahre.

Nebenwirkungen: Durchfälle, Pruritus, Koliken, reversible Transaminasenerhöhung.

Ergebnisse

- Durch sorgfältige Auswahl der Patienten sind Erfolgsraten bis zu 75% primärer Steinfreiheit zu erreichen.
- Rezidivraten 25% nach 3 Jahren, 50% nach 7 Jahren, 64% nach 12 Jahren.
- Beachte: Eine niedrig dosierte Erhaltungstherapie mit Urso- oder Chenodesoxycholsäure schützt nicht vor dem neuerlichen Auftreten von Steinen!

Lokale Lysetherapie

Es stehen ein perkutaner-transhepatischer Zugang mittels Punktion oder ein endoskopischer Zugang mittels naso-biliärer Sondierung zur Verfügung. Die Gallenblase wird dann mit MTBE (Methyl-tertiär-butyl-Äther) gespült. Die Auflösung der Steine wird meist binnen einiger Stunden erreicht. Das Verfahren ist nur für reine Pigmentsteine der Gallenblase anwendbar.

Nebenwirkungen: Übelkeit, Schmerzen, Erbrechen, toxische Effekte auf die Dünndarmschleimhaut bei Übertritt des Lösungsmittels in den Darm.

Extrakorporale Stoßwellenlithotrypsie (ESWL)

Voraussetzungen

- Funktionsfähige (kontraktile) Gallenblase mit ausreichendem Restlumen.
- Steingröße unter 30 mm.
- Keine Verkalkungen.
- Die Ortung der Gallensteine muß sonographisch möglich sein.

Technische Durchführung: Mittels piezoelektrisch, elektromagnetisch oder elektrohydraulisch hergestellter Stoßwellen werden die sonographisch georteten Gallensteine fragmentiert. Hierzu ist eine intravenöse Analgesie erforderlich.
Eine orale Chemolitholyse schließt sich über wenigstens 3 Monate an.

Nebenwirkungen: siehe orale Chemolitholyse. Die Rate an Koliken und die Anzahl der während der Lysephase erforderlich werdenden operativen Eingriffe erscheint höher als bei alleiniger Lyse. Sie liegt für die erforderlich werdenen Operationen bei ca. 10%.

Endoskopische Steinextraktion

Das Verfahren bietet sich bei Patienten mit einer Choledocholithiasis im Rahmen einer ERC an. Es kann auch bei zurückgelassenen Steinen nach Choledochusrevision und/oder Cholezystektomie sowie beim Steinrezidiv nach Cholezystektomie angewendet werden. Prä- oder postoperativ kann das Verfahren die laparoskopische Cholezystektomie ergänzen.
Es wird zur Steinextraktion eine endoskopische Papillotomie durchgeführt. Kleine Konkremente und Gallengangsgries gehen dann zumeist spontan ab. Bei größeren Steinen kann die Extraktion mittels Dormia-Körbchen oder Fogarty-Katheter durchgeführt werden.

Die **Erfolgsrate** liegt bei 90%. Bei Zustand nach B-II-Resektion des Magens ist das Verfahren oft nicht durchführbar.
Ob durch den nach dem Eingriff permanenten Gallefluß die Entstehung von Kolontumoren begünstigt wird, ist nicht endgültig geklärt. Weibliche Patienten unter 35 Jahren scheinen einem erhöhten Risiko ausgesetzt, jenseits des 50. Lebensjahres wird ein Zusammenhang mit der Kolonkarzinominzidenz zur Zeit nicht gesehen. In allen Fällen resultiert eine Aerobilie nach dem Eingriff.

Literatur

Bouchier, I. A. D. Non-surgical treatment of gallstones: many contenders but who will win the crown? Gut 29, 1988, 137–142

Gallenwegssteine

Etwa 15–20% aller symptomatischen Gallensteine finden sich außerhalb der Gallenblase in den intra- und extrahepatischen Gallenwegen.

Präoperative Diagnostik

Kurzfristige Episoden von Ikterus mit Stuhlentfärbung und/oder dunklem Urin in der Anamnese geben Hinweise auf das Vorliegen von Gallengangssteinen. Eine Erweiterung des intra- und extrahepati-schen Gallenwegssystems kann im Ultraschall nachgewiesen werden. Mittels ERCP oder PTC gelingt der endgültige Nachweis der Steine im Gallengangssystem.

Intraoperative Diagnostik

Die intraoperative Cholangiographie ist standardmäßiger Bestandteil jeder konventionellen Cholezystektomie. Der hierbei dargestellte Ductus hepato-choledochus ist 10–12 mm weit und zeigt keine Füllungsdefekte. Der terminale, im Pankreas verlaufende engere Anteil des Ganges kann ebenso wie das Papillenspiel in fast allen Fällen klar beurteilt werden.
Im Rahmen einer laparoskopischen Cholezystektomie ist das intraoperative Cholangiogramm technisch oft schwierig durchzuführen. Desweiteren können aus einem Steinnachweis vielerorts die operativen Konsequenzen nicht auf laproskopischem Wege gezogen werden. Zudem sind die entstehenden Kosten für die zu verwendenden Katheter nicht unerheblich, da es sich zumeist um Einmalartikel handelt. Aus diesem Grunde wird von vielen Chirurgen wiederum eine ausgiebigere präoperative Diagnostik mit eventueller endoskopischer Steinextraktion an den abführenden Gallenwegen betrieben.

Technische Durchführung

Konventionelle Cholezystektomie: Nach Identifikation von Ductus cysticus und Ductus choledochus wird die A. cystica durchtrennt und ligiert. Anschließend wird der Ductus cysticus zur Gallenblase hin ligiert, Richtung Choledochus wird eine Ligatur vorgelegt und der Ductus cysticus dann eröffnet. Ein blasenfrei mit Kochsalzlösung gefüllter Katheter oder eine ebensolche Knopfkanüle werden eingeführt. Nach Aspiration von Galle wird die vorgelegte Ligatur um den Katheter bzw. die Kanüle geknotet. Nach Entfernung aller röntgendichten Instrumente und sterilem Abdecken der Bauchwunde, wird die Cholangiographie unter Durchleuchtungsbedingungen durchgeführt. In der Regel ist die Verwendung von 10 ml Kontrastmittel ausreichend. Der Befund wird mittels Röntgenbild oder Videoprinter dokumentiert. Eine Kontrastmittelaussparung stellt die Indikation zur Choledochusrevision dar. Hierfür wird zunächst das Röntgensystem entfernt und der abführende Ductus cysticus definitiv ligiert. Nach (in der Regel retrograder) Entfernung der Gallenblase aus dem Leberbett wird der Ductus choledochus zwischen Haltefäden eröffnet und revidiert. Zum Abschluß der Revision erfolgt eine Cholangioskopie und die Röntgendokumentation der Steinfreiheit über die in den Choledochus eingelegte T-Drainage.

Laparoskopische Cholezystektomie: Nach Identifikation des Ductus cysticus wird gallenblasenwärts ein Clip gesetzt. Der Ductus cysticus wird dann mit einer spitzen Microschere eröffnet. Der erforderliche Katheter wird entweder mittels eines Doppellumenballons oder eines Clips fixiert, der nach erfolgter Röntgendarstellung wieder entfernt wird. Beim Einbringen des Kathetersystems muß auf den Erhalt des Pneumoperitoneums geachtet werden. Wenn als Zugänge Einmalports aus Kunststoff verwendet werden, ergeben sich meist keine Probleme mit der Kontrastdarstellung des Gallenwegssystem. Werden jedoch mehrfachverwendbare Trokarhülsen aus Metall verwendet, so kann die Anwendung der DSA-Technik, die mancherorts verfügbar ist, hilfreich sein, um Überlagerungen auszuschalten. Der Steinnachweis im Ductus choledochus zwingt heutzutage noch in den allermeisten Fällen zum Umsteigen auf die konventionelle offene Technik, was den Wert der intraoperativen Röntgenuntersuchung natürlich schmälert, es sei denn, das oder die Choledochuskonkremente können durch einen entsprechend erfahrenen Endoskopiker postoperativ mittels ERC und Papillotomie entfernt werden. Bei einer ausreichenden präoperativen Abklärung und sorfältiger gallenblasennaher Präparation erscheint die intraoperative Cholangiographie im Rahmen einer laparoskopischen Cholezystektomie vielen Chirurgen auch im Hinblick auf das Vermeiden einer akzidentellen Choledochusdurchtrennung verzichtbar. Eine endgültige Empfehlung zum Vorgehen kann zum jetzigen Zeitpunkt nicht gegeben werden.

Beim Vorliegen intrahepatischer Konkremente kann präoperativ eventuell eine ESWL zur Fragmentierung und dann vereinfachten Extraktion im Rahmen der Revision des Ductus hepato-choledochus durchgeführt werden.

Residualsteine

Zwischen dem 7.–10. postoperativen Tag wird über die einliegende T-Drainage nochmals eine Cholangiographie durchgeführt. Erst wenn sie die Steinfreiheit definitiv bestätigt, wird die Drainage entfernt.

Sehr kleine Steine und Gallengangsgries können bei liegender T-Drainage mittels Kochsalzlösung durch die Papille in das Duodenum gespült werden.
Zurückgelassene Konkremente werden entweder mittels ERC und Papillotomie extrahiert, oder, nachdem die T-Drainage über 3–4 Wochen in situ belassen wurde, nach Dilatation des resultierenden Kanals mittels Dormia-Körbchen oder Fogarty-Katheter geborgen. Nach der eigenen Erfahrung war in allen Fällen eine endoskopische Extraktion durchführbar.
Falls entsprechende Möglichkeiten bestehen, können auch eine ESWL oder eine lokale Lyse über die T-Drainage mit Monooctanoinin durchgeführt werden.
Beim Versagen all dieser Maßnahmen bleibt nur die nochmalige operative Revision.

Literatur

Klaiber, Ch., Metzger, A. Manual der Laparoskopischen Chirurgie. Hans Huber, Bern, 1992

Saegesser, M. Spezielle chirurgische Therapie. Hans Huber, Bern, 1987 Nachdruck der 10. Aufl.

Gunn, A. A. The management of Gallstones. In: Recent advances in surgery, Churchill Livingstone, Edinburgh, 1982, 183–196

Portale Hypertension

Ein erhöhter portalvenöser Druck hat erhebliche klinische Folgen wenn er 20 mmHg überschreitet. Der Normalwert liegt zwischen 5 und 10 mmHg.

Prähepatische Ursachen (20 %)

Kongenitale Portalvenenagenesie

Portalvenenthrombose durch

- Umbilikalvenensepsis
- Portalvenenphlebtis nach akuter Appendizitis
- Austauschtransfusion
- Trauma
- Tumoren
- Thrombose eines porto-systemischen Shunt

Hepatische Ursachen (80 %)

- Leberzirrhose (in Mitteleuropa überwiegend äthyltoxisch)
- Schistosomiasis

Posthepatische Ursachen (Raritäten)

- Trikuspidalklappeninsuffizienz
- Budd-Chiari-Syndrom
- Perikarditis constrictiva

Auswirkungen

Die portale Druckerhöhung führt zur Ausbildung und Ausweitung portosystemischer venöser Kollateralen. Dies führt zu Ösophagus/Fundusvarizen, Hämorroiden, periumbilikalen Varizen (Caput medusae), retroperitonealen und diaphragmalen Kollarteralkreisläufen. Hierbei ist vor allem die Ösophagus/Fundusvarizenblutung eine bedrohliche Komplikation.

Weitere mögliche Folgen sind: Ausbildung von Aszites, Hypersplenismus durch Splenomegalie und Ammoniak-Enzephalopathie.

Behandlung der akuten Ösophagusvarizenblutung

Die Wahrscheinlichkeit der Blutungsquelle kann durch das Vorliegen der Sekundärzeichen einer Leberzirrhose (Spider naevi, Aszites, Palmarerythem) erhärtet werden. Die Akutbehandlung muß in der Notfallsitaution im Vordergrund stehen. Bei ausgeprägtem Schockzustand und hinreichendem klinischem Verdacht (s. o.) ist der schnellst mögliche Volumenersatz unter Intensivüberwachung (Kreislaufmonitoring, Urinausscheidung, Blutbild- und Gerinnungskontrollen) vordringlich, eventuell in Verbindung mit der medikamentösen Gabe von Glycylpressin.

Weitere Maßnahmen, die in ihrer Reihenfolge und Wertigkeit oft durch örtliche Gegebenheiten beeinflußt werden, sind:

- *Notfallendoskopie* mit dem Ziel der Diagnosesicherung und der endoskopischen Blutstillung.
- *Ballontamponade* mit einer Linton-Nachlaß oder Senkstaken-Sonde für maximal 24 Stunden mit oder ohne endoskopische Diagnosesicherung und Verschieben derendoskopischen Behandlung um 6–12 Stunden nach Therapiebeginn.
- Bei unzureichender lokaler Blutstillung notfallmäßige *Anlage eines porto-systemischen Shunts* oder Durchführung einer ösophagealen bzw. im Magenfundus gelegenen Sperroperation, wobei sich in letzter Zeit die Verwendung von Klammernahtgeräten bewährt hat.

Eine alleinige Ballontamponade ohne Sklerosierung oder chirurgische Blockade bzw. Druckentlastung des portalen Strom-gebietes führt in 90% zur Rezidivblutung. Als Therapie der Wahl kann heute daher allgemein die endoskopische Sklerosierung der Ösophagusvarizen angesehen werden, die notfallmäßig begonnen und in den nächsten Tagen kontrolliert und gegebenenfalls komplettiert werden muß. Sie führt in 90% zum Erfolg. In besonders gelagerten Fällen mit konservativ nicht beherrschbaren Blutungsrezidiven muß der chirurgische Notfalleingriff nach individuellen Kriterien indiziert und durchgeführt werden. Hierbei führen Sperroperationen in etwa 60% zur erfolgreichen Blutstillung, bei einer operativen Sterblickeit von etwa 10% und einem Blutungsrezidiv in ca. 5% der Fälle. Die notfallmäßigen Shuntoperationen, wobei entweder der direkte portocavale Shunt oder der distale splenorenale Shunt nach Warren empfohlen werden, haben naturgemäß ein besonders hohes Risiko. Neben der aktuellen Situation vor allem der Gerinnungsparameter und der lokalen anatomischen Verhältnisse ist auch hier, wie in der Elektivsituation, das Child-Stadium der prognostisch wichtigste Parameter.

Definitive Behandlung und Chirurgie in der Elektivsituation

Untersuchungen:

- Ultraschall mit Frage der Durchgängigkeit der V. portae.
- Indirekte Spleno-portographie.
- Klärung der Ätiologie der Leberzirrhose.
- Einordnung nach der Child-Klassifikation.

In vielen Fällen ist eine kontinuierliche endoskopische Kontrolle mit Nachsklerosierungen erfolgreich und mit geringem Riskio für eine Rezidivblutung durchführbar. Sie ist daher zumeist das Verfahren der Wahl.

Indikation zur elektiven Shuntchirurgie

Es kommen nur Patienten der Child-Stadien A und B in Frage. Bezüglich des zu wählenden Vorgehens (porto-caval, spleno-renal, mesenterico-caval) bestehen unterschiedliche Empfehlungen verschiedener Autoren. Zu beachten sind:

- Effektivität der Druckentlastung (Vorteile für porto-cavale Verfahren).
- Entwicklung der Encephalopathie – bei allen Verfahren! (Vorteile für den Warren-Shunt)
- technische Probleme: porto-cavale Verfahren erschweren eine spätere Lebertransplantation, vorausgegangene Pankreatitiden erschweren die Anlage spleno-renaler Shunts.

Stadieneinteilung nach Child

Serumbilirubin	bis 35 µmol/l:	1 Punkt
	35–50 µmol/l:	2 Punkte
	über 50 µmol/l:	3 Punkte
Serumalbumin	über 35 g/l:	1 Punkt
	35–30 g/l:	2 Punkte
	unter 30 g/l:	3 Punkte
Aszites	nicht vorhanden:	1 Punkt
	konservativ behandelbar:	2 Punkte
	nicht beherrschbar:	3 Punkte
Neurolog. Symptome	keine:	1 Punkt
	diskret:	2 Punkte
	deutlich:	3 Punkte
Ernährungs-zustand	sehr gut:	1 Punkt
	gut:	2 Punkte
	schlecht:	3 Punkte
Bewertung	Stadium A	5–7 Punkte
	Stadium B	8–12 Punkte
	Stadium C	13–15 Punkte

Literatur

McDougal, B. R. D., Westaby, D., Theodossi, A., Dawson, J. L., Williams, R. Increased long term survival in variceal haemorrhage using injection sclerotherapy. Lancet, i, 1982, 124–127

Warren, W. D. et al. Ten years portal hypertension surgery at Emory: Results and new perspectives. Annals of Surgery, 195, 1982, 530–542

Leberzirrhose

Hierunter subsummiert man eine Gruppe ätiologisch unterschiedlicher chronischer Lebererkrankungen, die pathologisch anatomisch mit Leberzellnekrosen, einer Fibrose der Portalfelder und einer nodulären Regeneration des Leberparenchyms einhergehen. Es ist immer das gesamte Organ getroffen. Die wesentlichsten Folgen der Erkrankung sind die portale Hypertension und ein progessives Leberversagen.

Ursachen

- *Kinder*: Gallengangsatresie, Virushepatitis, Galaktosämie, Kwashiorkor, congenital.
- *Erwachsene*: Alkohol, Virushepatitis (Typ B), chronische Gallenwegsobstruktion, primär billiäre Zirrhose, Hämochromatose, Schistosomiasis in Endemiegebieten, chemische Noxen, idiopathisch (bis zu 50%).

Morphologie

- *kleinknotig*: Jeder Lobulus ist betroffen, Knotengröße <4mm.
- *grobknotig*: Irregulärer Befall mit erhaltenen Organanteilen, variable Größe der Regeneratknoten.
- *Mischtyp*

Komplikationen

Portale Hypertension: Anstieg des portalvenösen Druckes durch Obstruktion des intrahepatischen Pfortaderstromgebietes. Dadurch kommt es zur Ausbildung portosystemischer Umgehungskreisläufe vor allem im Bereich präformierter Anastomosenregionen: Ösophagus- und Fundusvarizen, Hämorrhoiden, Venen der periumbilikalen Region und der vorderen Bauchwand (Caput medusae), weiterhin zur Splenomegalie mit der Folge eines Hypersplenismus.

Leberversagen

Folgende klinische Befunde sind charakteristisch:

- Hautveränderungen:
- Spider naevi, vor allem an Gesicht, Hals und Nacken entstehende Gefäßkonvolute der Endarterien, die aus einem zentralen Gefäß gespeist werden und daher bei Druck auf das zentrale Areal abblassen und sich von hier aus dann wieder füllen.
- Palmarerythem der Handinnenflächen vor allem an Thenar und Hypothenar lokalisiert; die Handflächen sind warm.
- Ikterus.
- Synthesestörung für Gerinnungsfaktoren
- Aszites und periphere Ödembildung bedingt durch eine Albuminsynthesestörung mit Hypalbuminämie und einen sekundären Hyperaldosteronismus.

- Fehlende Östrogeninaktivierung mit Entwicklung von Gynäkomastie und Hodenatrophie.
- Portale Hypertension mit Ösopagusvarizenentstehung, aus denen ca. 40 % der Patienten bluten.
- Portosystemische Enzephalopathie und Koma durch fehlende Ammoniakentgiftung in der Leber.

In 15–20 % der Fälle entwickelt sich auf dem Boden einer Leberzirrhose ein primäres **Leberzellkarzinom** (Erhöhung des Alpha-Fetoproteins).

Behandlung

Jede Zirrhose ist ein schicksalshaft fortschreitendes Leiden. Trotzdem sollten die Patienten zum Alkoholverzicht angehalten werden. Eine kohlehydratreiche Ernährung ist ratsam. Bluttransfusionen sind zur Behandlung von oberen GI-Blutungen vor allem aus Ösophagusvarizen erforderlich. Besonderes Augenmerk muß auf die Erhaltung der Flüssigkeits- und Elektrolytbilanz (Hypokaliämie bei sekundärem Hyperaldosteronismus) gerichtet werden. Die Auswirkung einer Ammoniaküberlastung des Organismus kann durch eine eiweißreduzierte Diät, Einläufe und die orale Gabe von Laktulose vermindert werden. Ebenso wird eine Keimreduktion im Dickdarm durch orale Gabe nicht resorbierbarer Antibiotika (z. B. 1g Neomycin/6 Stunden) durchgeführt.

Prognose

30 % der Patienten versterben innerhalb eines Jahres nach Stellung der Diagnose.

Intestinale Ischämien

Verschiedene Grunderkrankungen können mesenteriale Ischämien verursachen:

- Störungen der kardialen Leistung (low cardiac output): Herzinssuffizienz, Myokardinfarkt, Schock.
- Gefäßverschlüsse: embolisch (Vorhofflimmern, Parietalthromben z. B. nach Herzinfarkt), thrombotisch (Gefäßstenosen, Polyzythämie, orale Kontrazeptiva).
- Microzirkulationsstörung: hyperergische Reaktionen, Vasokonstriktion (z. B. durch Hochdruckmedikation), Endotoxine (z. B. Clostridium perfringens).
- Makrozirkulationsstörung: Dehydratation, Hernien mit Einklemmungserscheinungen, idiopathische nekrotisierende Enterokolitis).

Akute Verschlüsse

Der embolische oder thrombotische Verschluß der A. mesenterica superior stellt die häufigste Ursache dar.

Klinische Befunde

Plötzlicher Beschwerdebeginn mit stärksten kolikartigen Bauchschmerzen. Zu Beginn findet sich bei weichem und gut eindrückbarem Abdomen noch eine gute Peristaltik. Diese sistiert jedoch im Verlauf. Es entwickelt sich eine Kreislaufdepression bis hin zum Schock. Erbrechen und eventuell blutige Durchfälle sind möglich. Der abdominelle Befund steht zunächst in krassem Gegensatz zum schlechten Allgemeinzustand der Patienten. Im weiteren Verlauf Entwicklung einer Lakatazidose (forcierte Atmung!). Peritonitische Zeichen treten erst mit der von der Schleimhaut zur Serosa fortschreitenden Darmwandnekrose auf. Besonders verdächtig für eine mesenteriale Ischämie sind alte und unruhige Patienten mit starken Abdominalbeschwerden.

Behandlung

Kurzfristige Besserung der kardialen Situation unter Intensivüberwachung. Ein rasches chirurgisches Eingreifen ist entscheidend. In seltenen Fällen kann die Diagnose noch durch eine Mesentericographie gesichert werden.

Chirurgisches Konzept

Möglichst frühzeitige Laparotomie. Überprüfung der mesenterialen Pulse. Bei noch nicht nekrotischem Darm Revaskularisation durch Embolektomie der A. mesenterica superior oder Anlage einer Seit-zu Seit-Anastomose zwischen der A. ileocolica und der A. iliaca communis rechts.

Bei bereits eingetretener Dünndarmgangrän muß der entsprechende Darmanteil trotz einer Revaskularisation reseziert werden. Eine primäre Anastomose sollte angestrebt werden.

Bei unsicherer Erholung des Darmes ist eine geplante Relaparotomie binnen 24 Stunden vorzusehen. Hier kann man einen temporären Bauchdeckenverschluß (z. B. mittels Ethi-Zip®) verwenden.

In geeigneten Fällen läßt sich die Revision dann problemlos auf der Intensivstation durchführen. Falls keine Nachresektion am Darm erforderlich ist, kann dort auch der Bauchdeckenverschluß erfolgen.

Das Transportrisiko dieser stark gefährdeten Patienten kann somit minimiert werden.

Bei mechanischen Ursachen wie z. B. Briden mit Strangulation oder inkarzerierten Hernien genügt die Beseitigung der mechanischen Ursache und die Resektion nekrotisch gewordener Darmanteile.

Prognose

Die Mortalität beträgt 75 % im Falle vaskulärer Ursachen. mechanische Ursachen haben in der Regel eine gute Prognose.

Chronische Ischämie

Die zumeist kolikartigen Bauchbeschwerden entwickeln sich zumeist innerhalb einer Stunde nach der Nahrungsaufnahme. Viele Patienten nehmen an Gewicht ab, da sie aus Angst vor den Schmerzen nichts oder zu wenig essen. In seltenen Fällen kann man ein epigastrisches Strömungsgeräusch mit Fortleitung in den rechten Unterbauch auskultieren. Die chirurgische Therapie besteht entweder in der Desobliteration des stenosierten mesenterialen Gefäßabganges oder in einem aorto-mesenterialen Bypass.

Ischämische Kolitis

In diesen Fällen liegt oft ein Verschluß der A. mesenterica inferior vor. Es gibt vorübergehende, narbig stenosierende und gangränöse Verlaufsformen. Die Patienten leiden unter Schmerzen und peranalen Blutabgängen und Erbrechen. Fieber, Peritonitis und Schock sind Hinweise auf eine gangränöse Verlaufsform, die ein chirurgisches Eingreifen erfordert. In diesen Fällen wird man den nekrotischen Darmanteil resezieren und ein Kolostoma anlegen (Hartmann-Operation). Der Wiederanschluß erfolgt nach etwa 3 Monaten. Bei chronischen Verlaufsformen läßt sich die Diagnose koloskopisch sichern. Stensosierungen werden auch mittels Kolonkontrasteinlauf nachgewiesen. In allen Fällen sind neoplastische und entzündliche Ursachen auszuschließen.

Ileus

Bei jedem Patienten mit stärkeren abdominalen Beschwerden sollte eine Abdomenübersichtsaufnahme im Stehen und in (Rechts-) Seitenlage angefertigt werden.

Einteilung

- *Adynamisch* z. B. paralytischer Ileus postoperativ.
- *Mechanisch* mit Hyperperistaltik im Beginn und klingenden Darmgeräuschen, die im Verlauf nachlassen können.

Ursachen:

- Verwachsungen durch Voroperationen.
- Tumoren (meist des Dickdarmes).
- Gallensteinileus (selten).
- Strangulation mit (drohender) Darmwandnekrose durch: Briden, Hernieninkarzeration, Invagination (im Erwachsenenalter selten, dann oft symptomatisch bei Polypen), Volvulus.

Von den genannten Ursachen sind Verwachsungen, Briden und Hernien die häufigsten. („Je höher ein Land entwickelt ist, desto häufiger sind postoperative Verwachsungen Ursache eines Ileus“ – Ellis)

Pathophysiologie

- Aufgeweitete, flüssigkeits- und luftgefüllte Darmschlingen oral des enteralen Passagehindernisses.
- Flüssigkeitsverschiebungenaus dem Extrazellularraum.
- Vermehrung der Darmflora vor allem der coliformen Keime, von Streptococcus faecalis, Clostridium perfringens und Bacteroidesarten.

Klinische Befunde

Kolikartige Bauchbeschwerden und Blähung des Darmes (meist stärker ausgeprägt beim Dickdarmverschluß als beim Dünndarmileus), Appetitlosigkeit, Übelkeit. Erbrechen ist ein frühes Symptom beim hohen Dünndarmileus bei meist relativ unauffälligem klinischem und röntgenologischem Abdominalbefund; es kann beim Dickdarmileus lange Zeit fehlen. Es besteht ein Stuhl- und Windverhalt. Die Darmgeräusche sind zu Beginn kräftig, zeigen oft Hyperperistaltik und klingenden Charakter. Peritonitische Zeichen und Intoxikationssymptome sind Spätzeichen. Der paralytische Ileus ist schmerzlos. Man hüte sich jedoch vor der voreiligen Diagnose einer Paralyse, solange nicht eine Darmwandnekrose auf dem Boden einer Durchwanderung im Rahmen einer mechanischen Passagestörung (z. B. durch Briden, Verwachsungen oder einen obturierenden Tumor) ausgeschlossen sind.

Untersuchungen

Röntgenübersichtsaufnahmen des Abdomens im Stehen und in (Rechts-)Seitenlage geben die richtungsweisenden Befunde. Bei der Frage nach freier Luft ist häufig eine Thoraxaufnahme im Stehen aussagekräftiger. Sie zeigen gas- und flüssigkeitsgefüllte „stehende Darmschlingen" mit waagerechten Spiegelbildungen oral des Passagehindernisses. Beim paralytischen Ileus stehen die Flüssigkeitsspiegel in Seitenlage oft auf einem Niveau.

Entscheidungshilfen

Liegt ein Darmverschluß vor?

- Nach Erbrechen, kolikartigen Bauchschmerzen und Überblähung fragen und suchen.
- Falls Nativröntgenuntersuchung des Abdomens vorhanden.
- Zeigen sich überblähte Darmschlingen und Flüssigkeitsspiegel, so liegt ein Passagehindernis vor.

Bestehen Hinweise auf eine Strangulation?

- Nach Bauchwandhernien suchen (Nabel-, Leisten-, Schenkelhernie!); nach Laparotomienarben suchen. Ist der Patienten tachypnoisch (metabolische Azidose durch mesenteriale Ischämie)? Bestehen Dauerschmerzen? Ergeben sich peritonitische Zeichen? All dies sind Hinweise auf eine Strangulation mit drohender oder manifester mesenterialer Ischämie. In Zweifelsfällen ist eine rasche Entscheidung zur operativen Revision und Therapie ratsamer als eine abwartende Haltung.

In welcher Höhe liegt das Hindernis?

- Unstillbares Erbrechen mit wenig klinischen und röntgenologischen Ileuszeichen ist ein Hinweis auf einen hohen Dünndarmileus.
- Einsetzen des Erbrechens erst nach einer Phase kolikartiger Bauchschmerzen und Überblähung weist eher auf ein weiter aboral gelegenes Hindernis hin.
- Massive Kolonüberblähung mit Stuhl- und Windverhalt ohne Erbrechen ist meist ein Hinweis auf einen Darmverschluß im Rekto-sigmoid.

Behandlung

Konservativ. Bei Dünndarmverwachsungen und gesichertem paralytischen Ileus ohne Ischämiehinweise wird eine Magensonde gelegt, eine parenterale Flüssigkeitssubstitution mit Elektrolytausgleich durchgeführt und der Patient engmaschig überwacht. Cave Schmerzmittel, die eine Verschlechterung verschleiern! Bei Paralyse kann die Darmmotilität medikamentös stimuliert werden (z. B. Panthenol, Prostigmin, Caeruletid i. v.). Die Applikation feuchtwarmer Umschläge auf den Bauch bessert oft die Beschwerden. Bei fehlender Befundbesserung muß ein chirurgisches Eingreifen erneut überdacht werden. Eine orale Verfolgung der Dünndarmpassage mit einem wasserlöslichen Kontrastmittel ist in vielen Fällen hilfreich; dabei muß auf eine ausreichende Flüssigkeitssubstitution wegen des zusätzlichen hygroskopischen Effektes des Kontrastmittels geachtet werden.

Operativ. Bei jeglichem Hinweis für eine manifeste oder drohende ischämische Störung (irreponible Hernie, Peritonitiszeichen) und eine komplette Obstruktion des Darmes ist eine umgehende Laparotomie angezeigt. In der möglichst kurzen Vorbereitungsphase soll eine Elektrolyt- und Flüssigkeitssubstitution begonnen werden. Ein bereits präoperativ gelegter zentralvenöser Zugang ist in dieser Situation hilfreich, ein Blasendauerkatheter zur Kontrolle der Urinausscheidung unbedingt erforderlich.

Praktische Hinweise

- Bei Bauchschmerzen, Erbrechen und überblähtem Abdomen *immer* an eine Passagestörung denken.
- Externe Hernien ausschließen (Schenkelhernie!).
- Auf abdominale Voroperationen achten.
- Abdomenleeraufnahme im Stehen und in Seitlage anfertigen.
- Patienten wiederholt kritisch untersuchen.
- Eher früher als zu spät laparotomieren.

Literatur

Le Quesne, L. P. Acute intestinal obstruction. In: Current surgical practice, Vol. 1. Edward Arnold, London, 1976, 168–184

Pseudoobstruktion des Darmes

Stationär behandelte Patienten auf internistischen, chirurgischen und orthopädischen Stationen entwickeln Symptome einer intestinalen Passagestörung, die sich oft als Dickdarmileus manifestiert, ohne erkennbares mechanisches Hindernis (sogenanntes Ogilvie Syndrom)

Begleitumstände

Wirbelfrakturen, hüftgelenksnahe Frakturen, Beckenfrakturen, Irritationen der retroperitonealen Nervenplexus (z.B. durch Hämatome), Hypoxie, Urämie, Störungen des Wasser- und Elektrolyt-haushaltes.

Klinische Befunde

Die Patienten sind üblicherweise älter und leiden an Herz- und/oder Nierenerkrankungen, an den Folgen einer kürzlich durchge-machten Erkrankung oder eines Unfalles und sind bettlägerig. Das Bild eines meteoristisch geblähten Abdomens entwickelt sich lang-sam. Darmgeräusche sind dennoch nachweisbar; sie zeigen klingenden Charakter. Das Abdomen kann massivst meteoristisch gebläht sein mit tympanitischem Klopfschall.

Diagnostik

- Es ist wichtig, an die Pseudoobstruktion zu denken.
- Ein Kolonkontrasteinlauf mit einem waserlöslichen Kontrastmittel läßt eine mechanische Ursache ausschließen.
- Koloskopie

Behandlung

Merke: Eine Laparotomie hat in diesen Fällen eine hohe Mortalität!

- Korrektur des Wasser- und Elektrolythaushaltes.
- Korrektur von Hypoxie und Nierenfunktionsstörung.
- Eventuell parenterale Ernährung.
- Eine koloskopische Dekompression ist ist vielen Fällen erfolgreich.
- Behandlung des auslösenden Grundleidens (s.o.)

Komplikationen

Eine massive Kolondistension kann vor allem im Zökalbereich bedrohliche Ausmaße annehmen. Beträgt die Distension über 10 cm, so droht eine Perforation. Dies ist eine glücklicherweise seltene Indikation zum chirurgischen Eingreifen. In diesen Fällen findet sich ein druckschmerzhafter rechter Unterbauch mit Druckschmerz und Abwehrspannung. Die Nativröntgenuntersuchung des Abdomens im Stehen und in (Rechts-)Seitenlage zeigt eventuell freie intraabdominelle Luft.

Die chirurgische Therapie besteht in der Anlage eines Kolostomas, die Anlage einer Zökalfistel ist gefährlich, da mit einer hohen Mortalität belastet.

Literatur

Dudley, H. A. F., Patterson-Brown, S. Pseudoobstruction. British Medical Journal 292, 1986, 1157–1158

Das Meckel-Divertikel

Das Meckel-Divertikel kommt bei etwa 2% der Bevölkerung vor. Männer sind doppelt so häufig betroffen wie Frauen. Es liegt zwischen 70 und 110 cm oral der Ileozökalklappe antimesenterial. Zumeist hat es ein eigenes kleines Meso, zumindest jedoch eine eigene Gefäßversorgung. Es handelt sich um ein echtes Divertikel mit Ausstülpung aller Wandschichten. Da das Meckel-Divertikel ein Rest des Ductus omphaloentericus ist, können narbige Verbindungen zum Nabel bis hin zu kompletten Fisteln vorkommen.

Klinik

Eine typische klinische Symptomatik, die sich auf ein Meckel-Divertikel beziehen ließe, gibt es nicht. Wenn Symptome z.B. im Rahmen einer Divertikulitis auftreten, so handelt es sich in der Regel um periumbilikale und zum rechten Unterbauch ausstrahlende Schmerzen, die an eine Appendizitis denken lassen. Im Rahmen einer Appendektomie wird man deshalb vor allem bei makroskopisch unauffälligem Wurmfortsatz nach einem Meckel-Divertikel suchen. Neben Entzündungen mit unklarer Ursache kommen auch Fremdkörperperforationen vor. Dabei kommt es in der Regel zu einer lokalen oder generalisierten Peritonitis.

Daneben sind intermittierende Invaginationen als Rarität beschrieben. Durch die möglichen strangförmigen Verbindungen zum Nabel ist ein Strangulationsileus wie bei einer Bride denkbar.

Da in einem Meckel-Divertikel versprengte Organanlagen aus dem gesamten Gastrointestinaltrakt vorkommen können, sind peptische Ulzera mit postprandialen Schmerzen und Blutungen aus ulzerierten Magenschleimhautanteilen möglich, die auch zu rektalen Blutabgängen führen können.

Diagnostik

Die Abklärung ist schwierig. Röntgenologische Maßnahmen führen meist nicht zum Ziel, da die darmwärtige Divertikelöffnung im Rahmen symptomatischer, meist entzündlicher Veränderungen zuschwellen wird. Im Falle einer Blutung kann eine nuklearmedizinische Untersuchung mit markierten Erythrozyten zur Lokalisation der Blutungsquelle beitragen.

Operative Therapie

Bei Komplikationen wie Entzündung und Blutung ist die Indikation zur Entfernung des Divertikels gegeben. Dies geschieht durch eine sparsame Segmentresektion des divertikeltragenden Dünndarmsegmentes mit primärer End-zu-End-Anastomose.

Bei blanden Divertikeln als Zufallsbefund im Rahmen anderer abdominalchirurgischer Eingriffe sind die Meinungen unter den Chirurgen geteilt: während bis vor kurzem im allgemeinen die Entfernung durch basisnahe Exzision des Divertikels oder kurzstreckige Segmententfernung des Dünndarms mit quer zum Darm verlaufender Naht oder die Abtragung mit einem Stapler empfohlen wurde, wird in jüngster Zeit immer häufiger das Belassen des Meckel-Divertikels empfohlen, vor allem dann, wenn es eine breite Basis und keine Verwachsungsstränge zur Divertkelspitze besitzt.

Appendizitis

Die akute Appendizitis ist noch immer die häufigste Ursache eines akuten Abdomens. Die Symptomatik ist äußerst variabel. Die Diagnose erfolgt bis heute nur nach klinischen Gesichtspunkten. Jugendliche und junge Erwachsene sind häufig betroffen. Die akute Appendizitis ist selten im Kleinkindesalter und während einer Schwangerschaft. Sie muß dennoch, ebenso wie beim alten Menschen, wo sie oft mitigiert verläuft, in die Differentialdiagnose miteinbezogen werden. In unklaren Fällen ist eine Zweituntersuchung durch den gleichen Arzt nach einigen Stunden zu empfehlen.

Symptome

Die häufig zunächst periumbilikal lokalisierten Bauchschmerzen wandern im Laufe einiger Stunden in den rechten Unterbauch. Appetitlosigkeit und Übelkeit werden häufig geklagt. Erbrechen ist im Verlauf eher untypisch, Durchfälle sind nicht sicher als Appendizitiszeichen verwertbar. Das Anziehen der Beine wird oft als schmerzentlastend geschildert.

Klinische Befunde

Allgemeinsymptome

- Fieber, trockene Schleimhäute, periorale Blässe bei etwas gerötetem Gesicht.
- Bauchschmerzen beim Lachen und Husten, gebeugte Haltung beim Stehen.
- Leukozyten > 12000 mm^3 bei etwa 25 % der Patienten.

Abdominalbefund

- Druckschmerz und Klopfschmerz mit Abwehrspannung im rechten Unterbauch, Punctum maximum über McBurney.
- Loslaßschmerz bei Palpation im linken Unterbauch.
- Positiver Douglasschmerz bei der rektal-digitalen Untersuchung in etwa 30 % der Patienten.

Die wichtigsten Differentialdiagnosen

- Lymphadenitis mesenterica (Durchfälle!)
- akute Adnextis
- Ovarialzysten
- Mittelschmerz
- Extrauteringravidität (Anämie, Hypovolämie!)
- Ileitis terminalis
- Ureterenkolik
- entzündliche Nierenerkrankung
- akute Pankreatitis (Nekrosestraße)
- Pseudoperitonitis diabetica

Behandlung

Die einzig sinnvolle Therapie besteht in der chirurgischen Entfernung des Wurmfortsatzes. Die laparoskopische Variante der Appendektomie hat sich bislang nicht in gleichem Maße durchsetzten können, wie dies bei der Cholezystektomie der Fall ist, obgleich der Eingriff an sich nicht schwierig ist. Es liegen die Vorteile für den Patienten (Op-Zeit, postoperativer Komfort, kosmetisches Ergebnis) auch nicht so deutlich auf der Hand. Allerdings bietet die Laparoskopie mit simultaner Appendektomie bei unklaren und rezidivierenden rechtsseitigen Unterbauchschmerzen eine durchaus praktikable und vorteilhafte Alternative.
Von einigen Arbeitsgruppen wird die perioperative Antibiotikaprophylaxe i. v. oder als Suppositorium propagiert. Sie ist bislang wohl noch nicht als Standard bei jeder Appendektomie anzusehen.
Allerdings muß im Falle einer manifesten Peritonitis eine antibiotische Therapie für 5 Tage postoperativ durchgeführt werden (z. B. Cephalosporin und Metronidazol). Daneben ist eine ausgiebige Bauchraumlavage nach Entnahme einer Probe zur bakteriologischen Untersuchung (evtl. Umsetzen der antibiotischen Therapie) notwendig. In diesen Fällen sowie bei jeder Form von Abzeßbildung muß eine Bauchraumdrainage eingelegt werden.
Bei entzündlichen Konglomerattumoren ist der notfallmäßigen Ileozökal-Resektion mit primärer Anastomose unter antibiotischem Schutz und entsprechender chirurgischer Therapie der Peritonitis einem abwartenden Verhalten mit Drainage und Spät- bzw. Intervall-appendektomie modernerweise der Vorzug zu geben.

Komplikationen

- Paralytischer Ileus
- Abszeß (perityphlitisch, subphrenisch, Douglas)
- Sepsis (immunsupprimierte Patienten)
- Portale Keimverschleppung (sehr selten)

Akute Pankreatitis

Normalerweise erholt sich die Organfunktion nach einer akuten Pankreatitis, vorausgesetzt die auslösende Ursache wurde beseitigt. Einige Patienten entwickeln allerdings rezidivierende Schübe mit dazwischenliegenden Phasen von normaler Funktion bei völliger Gesundheit. Im Gegensatz zur rezidivierenden akuten Pankreatitis finden sich bei der chronischen Pankreatitis anatomische und funktionelle Veränderungen.

Häufigkeit

Die Erkrankungshäufigkeit zeigt deutliche geographische Unterschiede. So sollen in den USA etwa 100–115 Einwohner/1 Mio. erkranken, während es in Großbritannien nur 54 Einwohner/1 Mio. sind.

Sterblichkeit

Noch immer versterben einige Patienten unter 50 Jahren an einer akuten Pankreatitis, bei älteren Patienten steigt die Mortalität auf 20 %, bei schweren Verläufen liegt sie noch höher.

Ätiologie

Es gibt gewisse Risikofaktoren:

- Am häufigsten ist die biliäre Pankreatitis mit 54 %, gefolgt von der alkoholtoxischen Auslösung in etwa 20 %.
- Neben viralen Infekten wie Mumps und Cocksackie-Viren-Infektionen des Typs B, spielen Trauma, Steroidmedikation, Fettstoffwechselstörungen und Neoplasmen sowie Skorpionstiche eine untergeordnete Rolle.
- Ein gewisser Prozentsatz bleibt idiopathisch.

Pathophysiologische Auslösemechanismen

Dazu gibt es verschiedene Theorien:

- Hypersekretion bei verlegtem Ausführungsgang (z. B. bei in der Papilla vateri inkarzeriertem Gallengangsstein).
- Duodenaler Reflux in den Ductus pancreaticus.
- Biliärer Reflux in den Pankreasgang.
- Störungen im Bereich der Azinuszellen.

Alle diese Mechanismen tragen zu einer Aktivierung der Pankreasenzyme am falschen Ort und zur Entstehung der akuten Pankreatitis bei.

Pathologische Veränderungen

Neben der einfachen meist leicht verlaufenden ödematösen Pankreatitis reichen die Veränderungen bis hin zur Nekrose und der hämorrhagischen Zerstörung des Organs. Auslöser ist die Autodigestion durch die proteolytischen Pankreasfermente. Hinzu kommt die Aktivierung verschiedener vasoaktiver Kaskadensysteme (Kallikrein, Bradykinin), was dann zusätzlich zu Flüssigkeits- und Elektrolytverschiebungen in den Extrazellularraum mit Ödemen und Exsudatbildung führt. Zusätzlich finden sich Fettgewebsnekrosen mit Kalkseifenbildungen („Kalkspritzer").

Klinische Befunde

Die meist plötzlich etwa 12–24 Stunden nach einer oppulenten Mahlzeit oder einem Alkoholexzess einsetzenden Schmerzen werden gürtelförmig im Oberbauch mit Ausstrahlung nach links und in den Rücken angegeben. Übelkeit und Erbrechen sind häufig. Bei biliärer Auslösung werden oft vorangehende Koliken oder ein kurzfristiger Ikterus berichtet.

Komplikationen

- Hypovolämischer Schock mit Nierenversagen.
- Eine latente Hypoxie ist vor allem bei schweren Verläufen häufig, so daß ein akutes Lungenversagen (ARDS) droht.
- Verbrauchskoagulopathie.
- Elektrolytentgleisung (Kalzium!).
- Multiorganversagen.
- Durchgangssyndom.
- Entwicklung von Abszessen, Pleurergüssen, Pseudozysten und abdominalen Fisteln.

Diagnostik

Bauchschmerzen und schlechter Allgemeinzustand mit beginnendem Schockzustand, Fieber, Druckschmerz im Oberbauch eventuell mit Abwehrspannung, beginnender paralytischer Ileus, Leukozytose, Erhöhung der Serumlipase (spezifischer als Amylase). Von weiterem Interesse vor allem zur Verlaufbeurteilung sind Serumkalzium, Serumglukose und die Nierenfunktionsparameter.

Bei der apparativen Diagnostik läßt sich sonographisch im Beginn meist ein ödematöses, vergrößertes Pankreas erkennen, falls nicht eine Luftüberlagerung bei begleitender Darmatonie den Einblick in die Pankreasloge unmöglich macht. Weiterhin lassen sich freie Flüssigkeit und eventuell Nekrosestraßen sowie die Entwicklung von Einschmelzungen und Zysten im weiteren Verlauf sonographisch darstellen.

Das CT kann die sonographischen Befunde bestätigen, ermöglicht aber in Form des Angio-CT die bessere morphologische Unterscheidung zwischen Ödem, Nekrose und hämorrhagischer Verlaufsform und kann daher eher einen ob-

jektivierbaren Hinweis für ein eventuell erforderliches operatives Eingreifen geben.
Bei Verdacht auf eine biliäre Genese kann eine endoskopische Papillotomie das Abflußhindernis beseitigen und den Verlauf günstig beeinflussen. Falls diese Methode nicht zur Verfügung steht, kann dies eine Operationsindikation bedeuten.

Therapie

Die primäre Therapie jeder akuten Pankreatitis erfolgt konservativ, wobei der Ruhigstellung der Pankreassekretion die Hauptbedeutung zukommt. Damit können leichte und mittelschwere Verlaufsformen erfolgreich behandelt werden.

Die wichtigsten **konservativen** Maßnahmen sind:
- Nahrungskarenz, Magensonde.
- Flüssigkeitssubstitution (oft mehrere Liter!).
- Ausgleich des Elektrolyt- und Säure-Basen-Haushalts.
- Schmerzbekämpfung ohne Verwendung von Morphinen.
- Hochkalorische parenterale Ernährung über einen zentralvenösen Katheter (Fettlösungen meiden!).
- Überwachung der Respiration und frühzeitige Beatmung.
- Thromboseprophylaxe.
- Antibiotikatherapie bei Nekroseverdacht und -nachweis.

Die konservative Therapie muß aktiv und konsequent betrieben werden. Läßt sich insbesondere der Schockzustand durchbrechen und beheben, ist ein weiteres konservatives Vorgehen angezeigt. Sonographiekontrollen sind in täglichen Abständen erforderlich. Die Ausbildung von Nekrosen stellt per se noch keine Operationsindikation dar, solange der Zustand des Patienten sich bessert oder konstant bleibt. Eine möglichst späte operative Therapie ist wann immer möglich anzustreben, da dann eine bessere Abgrenzung und damit Ausräumbarkeit der Nekrosen zu erwarten ist.

Besondere Bedeutung bei der Beurteilung der Effektivität der konservativen Therapie haben: Respirations- und Nierenfunktion, Thrombozytenzahl, Leberfunktion und Kreislaufparameter.

Folgende Tatsachen rechtfertigen bzw. indizieren ein **operatives** Vorgehen:
- Unzureichende primäre Stabilisierung insbesondere der Schocksymptomatik binnen 24–36 Stunden.
- Fortlaufende Verschlechterung, insbesondere bei hämorrhagischer Verlaufsform.

- Erneute Verschlechterung nach zunächst günstigem Verlauf mit neuerlicher Schocksymptomatik, zumeist einhergehend mit Ausdehnung der Nekrosezonen oder Einschmelzungsareale.
- Zeichen einer Peritonitis oder Auftreten septischer Komplikationen (eventuell bakteriologischer Keimnachweis in Nekrosen durch sonographisch gezielte Punktion).

Auch wenn in der Erfahrung der meisten Chirurgen das möglich späte operative Eingreifen die günstigeren Ergenisse zu haben scheint, muß bei einer klinischen Verschlechterung der Eingriff baldmöglichst erfolgen, da ein längeranhaltender oder neuerlicher Schockzustand ebenso wie septische Komplikationen die Chancen des Patienten erheblich verschlechtern.

Unter den operativen Vorgehensweisen haben sich in verschiedenen Arbeitsgruppen unterschiedliche Verfahren bewährt. Dies ist sicherlich zu einem guten Teil auch auf unterschiedliche Indikationskriterien und die Inhomogenität des Patientengutes zurückzuführen.

Stellt sich bei einer Laparotomie eine vermeintlich nekrotisierende Pankreatitis als leichtere Pankreatitis heraus, sollte der Eingriff ohne weitere Maßnahmen mit einer ausreichenden Drainage der Bursa omentalis beendet werden. In dieser Situation sollte eine biliäre Genese bedacht und gegebenenfalls chirurgisch sogleich mit saniert werden.

Bei den nekrotisierenden Verlaufsformen kommen das Ausspülen und Absaugen von nekrotischem Material, die Sequestrotomie oder Nekrosektomie in der Pankreasloge und den Nekrosestraßen in Frage. Alle Einschmelzungshöhlen müssen dicklumig drainiert werden. Eine kontinuierliche Spülung der Bauchhöhle wird ebenso empfohlen wie die programmierte Revision oder die Kompartimentbildung in Kombination mit einem Laparostoma zur wiederholten Entfernung sich neu bildender Nekrosezonen. Ziel der operativen Therapie ist die möglichst schonende Entfernung nekrotischen und infizierten Gewebes. Hierzu sind in der Regel wiederholte Eingriffe erforderlich. Eine gute präoperative Lokalisation der Nekrosezonen mittels Sonogramm oder CT ist für die Therapieplanung sehr hilfreich.

Indikationen zum operativen Vorgehen im späteren Verlauf sind Abszesse, die ausgeräumt und nach außen drainiert werden. Dies ist auch dann angezeigt, wenn sich aus einer Einschmelzungszone eine Pankreaspseudozyste zu entwickeln beginnt, die zum Zeitpunkt des Eingriffs eine für die innere Drainage (mittels Roux-Y-Schlinge in das Jejunum) noch nicht ausreichende Wandstabilität aufweist.

Akute Pankreatitis (Forts.)

Literatur

Corfield, A. P. et al. Prediction of severity in acute pancreatitis: Prospective comparison of three prognostic indices. Lancet ii, 1985, 403–407

Mayer, A. D., McMahon, M. J., Corfield, A. P. A randomised trial of periotoneal lavage for the treatment of severe acute pancreatitis. New England Journal of Medicine 321, 1985, 399–404

Chronische Pankreatitis

Eine chronische Pankreatitis kann Folge und Residualzustand einer akuten Pankreatitis sein. Sie ist bei Männern häufiger als bei Frauen und besonders häufig Folge eines chronischen Alkoholabusus. Weitere Ursachen sind Stenosen der Papilla vateri, Pankreasgangverschlüsse oder -stenosen durch Tumoren oder Gangsteine. Posttraumatische Veränderungen sind ursächlich ebenso beschrieben wie ein familiäres Auftreten, die zystische Pankreasfibrose (Mukoviszidose), Hyperparathyreoidismus, Mangelernährung in der Kindheit und die primär sklerosierende Cholangitis mit entsprechenden Veränderungen des gemeinsamen Ausführungsganges von Ductus choledochus und pancreaticus.

Pathologie

Das Pankreas ist diffus verhärtet. Histologisch findet man eine Atrophie der Azinusepithelien, Gangektasien, Verkalkungen und Steinbildungen im Gangsystem. Verschlüsse des Pankreasganges führen zur Ausbildung von Zysten. Die Veränderungen können die gesamte Drüse oder nur Teile hiervon betreffen.

Klinische Befunde

Charakteristisch sind chronische Oberbauchschmerzen bei über 90% der Patienten, was häufig zu einer Schmerzmittelabhängigkeit führt. Bedingt durch die exokrine Insuffizienz des Organs kommt es zu einer Malabsorption mit Gewichtsverlust. Bei 30–40% der Patienten besteht daneben auch eine endokrine Funktionsminderung mit Auftreten eines Diabetes mellitus.

Untersuchungen

- Die Ultraschalluntersuchung zeigt Erweiterungen des Pankreasganges und zystische Organveränderungen.
- Mittels ERCP läßt sich das Ausmaß der dilatativen Gangveränderungen darstellen. Diese Untersuchung ist für die Operationsplanung von besonderer Wichtigkeit.
- Stuhluntersuchung zum Nachweis der exokrinen Insuffizienz; bei etwa 30% der Patienten besteht eine Steatorrhoe (Fettstühle).
- Eine Lipaseerhöhung im Serum läßt sich während intermittierender akuter Schübe nachweisen.

Behandlung

Konservative Therapie

- Alkoholabstinenz.
- Ausreichende Schmerzbehandlung, eventuell auch in Form einer Blockade des Plexus coeliacus.
- Kohlehydratreiche Ernährung mit häufigen kleinen Mahlzeiten.

- Substitution der Pankreasenzyme vor jeder Mahlzeit.
- Gute Einstellung des begleitenden Diabetes mellitus.

Operative Therapie

Die Indikation zum **chirurgischen Vorgehen** stellt sich vor allem bei Patienten mit rezidivierenden, schweren Schmerzattacken. Diese sind häufig mit dilatativen Gangveränderungen verbunden. Eine weitere Indikation ist die Kompression des Ductus choledochus durch Entzündungen, narbige Fibrose und Zysten im Pankreaskopfbereich, sowie Einengung der V. portae und ihrer Äste, insbesondere wenn Hinweise für eine hierduch ausgelöste prähepatische portale Hypertension vorliegen oder dieser vorgebeugt werden soll. Schließlich besteht bei Verdacht auf ein Pankreaskarzinom immer die Indikation zur Operation.

Keine Operationsindikation besteht bei exkretorischer Pankreasinsuffizienz und Pankreaspseudozysten ohne raumfordernden Charakter oder Größenzunahme.

Die Bevorzugung resezierender bzw. drainierender Operationsverfahren wird unterschiedlich begründet. Um eine zusätzliche resektionsbedingte Organinsuffizienz zu vermeiden, wird den Drainageverfahren mit langstreckiger Eröffnung des Pankreasganges und Ableitung in eine nach Roux ausgeschaltete Jejunalschlinge von einigen Autoren der Vorzug gegeben. Hierbei sind etwa vorhandene Gangsteine möglichst komplett auszuräumen. Bei Prozessen, die überwiegend oder ausschließlich auf den Pankreaskopfbereich begrenzt sind, bzw. wenn es um einen sicheren Karzinomausschluß in diesem Bereich geht, ist die Indikation zur partiellen Duodenopankreatektomie gegeben, wobei die gleichzeitige Pankreasgangokklusion zur kompletten Ausschaltung des exokrinen Restpankreas ein bezüglich der Rezidivverhütung besonders günstiges Verfahren darstellt. Eine duodenumerhaltende Pankreaskopfresektion wird ebenfalls propagiert.

Bei stenosierenden Prozessen an der Papille kann in geeigneten Fällen mittels Papillotomie der Abfluß wiederhergestellt werden. Bei alleiniger Operationsindikation wegen einer Choledochuskompression läßt sich durch eine Choledochojejunostomie der Galleaufstau mit einem vertretbar niedrigen Operationsrisiko beseitigen.

Prognose

Die meisten Patienten überleben langfristig und versterben oft an anderen Erkrankungen.

Literatur

Ammann, R. Diagnose und Therapie der alkoholischen chronischen Pankreatitis. Eine kritische Standortbestimmung. Schweiz Med Wochenschr, 115, 1985, [Suppl]/19: 42–51

Beger, H. G., Krautzberger, W., Bittner, R., Bückler, M., Limmer, J. Duodenum-preserving resection of the head of the pancreas in patients with severe chronic pancreatitis. Surgery, 97, 1985, 467–472

Gall, F.P., Gebhardt, Ch., Zirngibl, H. Chronische Pankreatitis. Ergebnisse bei 116 konsekutiven partiellen Duodenopankreatektomien mit Gangokklusion. Fortschr Med, 99, 1981, 1697

Peritonitis

Unter einer Peritonitis versteht man die entzündliche Reaktion des Bauchfells. Sie kann örtlich begrenzt z. B. in Form eines Abszesses oder einer Quadrantenperitonitis ablaufen, sich jedoch auch diffus auf das viszerale und parietale Blatt und den gesamten Bauchraum ausbreiten. Unbehandelt verläuft sie in vielen Fällen tödlich.

Ursachen

Chemisch-toxische Veränderungen

- Magensaft und Galle bei Perforationen dieser Hohlorgane.
- Exsudative Reaktion bei Pankreatitis.
- Rupturierte Extrauteringravidität, Mittelschmerz.
- Peritonitische Reaktion auf bariumhaltiges Kontrastmittel.

Bakteriell

- Penetrierende Fremdkörperverletzung von außen oder z.B. durch Perforation des Uterus durch eine Spirale (IUD).
- Primäre Pneumokokkenperitonitis im Rahmen eines Postsplenektomiesyndroms als Komplikation eines Septicopyämie.
- Die häufigste Ursache ist jedoch eine Dünn- bzw. Dickdarmperforation im Rahmen einer Appendiztis, bei M. Crohn, Kolondiverticultis oder perforiertem Kolonkarzinom.
- Nahtinsuffizienz nach operativem Eingriff am Magendarmtrakt.

Bakterielle Befunde

Originär im Bauchraum entstandene Peritonitiden werden in der Regel durch die ortsständige Darmflora verursacht (*Bacteroides, E. coli, Clostridium perfringens*, Pseudomonasarten, Klebsiellen). Auch heute noch kann in seltenen Fällen eine Tuberkulose die Ursache sein. Bei von außen eingeschleppter Peritonitis spielen auch die Hautkeime Staphylococcus aureus und Streptokokkenarten sowie Gonokokken eine Rolle.

Klinische Befunde

- Plötzlicher Beginn mit starken und andauernden zunächst lokalisierten, später diffusen Bauchschmerzen.
- Reflektorische Bauchdeckenspannung bei Palpation (sogenannte Abwehrspannung), bretthartes Abdomen bei Generalisierung.
- Loslaßschmerz auch in nicht druckschmerzhaften Bereichen.
- Klopfschmerz bei Perkussion des Abdomens.

- Zunächst noch nachweisbare Darmgeräusche verschwinden im Verlauf; es entwickelt sich ein paralytischer Ileus.

Neben den genannten Lokalbefunden ergeben sich im Verlauf die systemischen Symptome der allgemeinen Intoxikation:
- Fieber
- Tachykardie eventuell mit Hypoptonie bis zum Schock.
- Die Patienten ziehen die Beine reflektorisch und zur Schmerzerleichterung an.
- Sie haben halonierte Augen, sind blaß, eventuell kurzatmig und schlaflos.

Diagnose

Eine frühzeitige Diagnose anhand der obengenannten Befunde ist für die Prognose entscheidend. Eine Röntgenaufnahme des Thorax und eine Abdomenleeraufnahme, beide im Stehen, können subdiaphragmale Luftsicheln als Hinweis für eine Hohlorganperforation zeigen. Laborchemisch sollte eine Pankreatitis als Ursache ausgeschlossen werden (Lipaseerhöhung?). In schwierig gelagerten Fällen, die eine sichere Ursache nicht erkennen lassen, ist spätestens bei weiterer Verschlechterung des klinischen Befundes die explorative Laparotomie indiziert.

Behandlung

Die Vorbereitungsphase zur Operation sollte bereits zur Korrektur des fast immer gestörten Wasser- und Elektrolythaushaltes genutzt werden; das Legen eines zentralvenösen Zugangs ist schon in dieser Phase erwägenswert. Legen eines Blasendauerkatheters und einer Magensonde. Blutgasanalyse in schweren Fällen. Beginn einer breiten antibiotischen Therapie (Cephalosporin der 2. Generation, Aminoglykosid, Metronidazol). Änderung der Medikation nach Maßgabe des Antibiogramms aus dem intraoperativ gewonnenen Abstrich.

Operatives Vorgehen

- In unklaren Fällen ist eine periumbilikale Medianlaparotomie von ausreichender Größe der Zugang der Wahl.
- Der auslösende Befund ist möglichst beim ersten Eingriff zu beseitigen.
- Bei entzündlich-perforativen Prozessen am Kolon soll keine primäre Anastomose nach Resektion des erkrankten Darmabschnittes erzwungen werden. Ein zweizeitiges Vorgehen nach Kolondeviation ist in fast allen Fällen sicherer.

Peritonitis (Forts.)

- Sorgfältige Lavage der gesamten Bauchraumes mit mehreren Litern Kochsalzlösung, sowie Entfernung von möglichst aller Fibrinbelägen.
- Einlegen dicklumiger Silikondraingen in die befallenen Quadranten des Bauchraumes, eventuell dorsoventrale Spüldrainagen.
- Bei nicht sicher beherrschtem Befund ist eine programmierte Relaparotomie mit eventuell nur temporärem Bauchdeckenverschluß zu erwägen. Dies darf jedoch nicht die Regel sein!

Literatur

Beger, H. G., Krautzberger, W., Bittner, R. Die Therapie der diffusen bakteriellen Peritinitis mit kontinuierlicher Peritoneal-Lavage. Chirurg 54, 1983, 311–315

Hirner, A., Häring, R. Frühe postoperative Relaparotomie In: Häring, R. (Hrsg.) Dringliche Bauchirurgie. Thieme, Stuttgart New York, 1982, S. 482

Pichlmayr, R., Lehr, L., Pahlow, J., Guthy, E. Postoperative kontinuierliche offene dorsoventrale Bauchspülung bei schweren Formen der Peritonitis. Chirurg 54, 1983, 299–305

Teichmann, W., Eggert, A., Welter, J., Herden, H. N. Etappenlavage bei diffuser Peritonitis Chirurg 53, 1982, 374–376

Das perforierte Ulcus pepticum

Üblicherweise führt ein perforiertes Ulcus pepticum an der Duodenalvorderwand zu einer akuten und diffusen Peritonitis. Seltener kommt es zur Ausbildung eines subphrenischen oder subhepatischen Abszess. Ulzera an der Duodenalhinterwand führen in der Regel zu Blutungen aus der hier verlaufenden und arrodierten A. gastroduodenalis.

Magenperforationen sind ebenfalls zumeist an der Vorderwand gelegen, Perforationen in die Bursa omentalis sind eher selten. Hier sind chronische Verläufe mit Spätabszessen bekannt.

Anamnestische Hinweise

- Bekanntes und rezidivierendes Ulkusleiden, trotzdem haben etwa 20 % der Patienten eine unergiebige Anamnese.
- Vorangehende Behandlung mit Kortikoiden, nicht-steroidalen Antirheumatica und/oder ASS.
- Trauma, Verbrennungen, vorangehender großer chirurgischer Eingriff, Streß.
- Bislang nicht bekannte Neoplasmen des Magens.

Klinische Befunde

Der Schmerzbeginn ist plötzlich und heftig, bisweilen von Erbrechen begleitet. Die Generalisierung der Peritonitis geht mit der Ausbreitung des auftretenden Sekrets aus Magen bzw. Duodenum parallel. Die zunächst chemisch-toxische Peritonitis kann sekundär bakteriell besiedelt werden. Dabei kann es zu einem symptomärmeren Intervall mit vorübergehender Besserung im Zustand des Patienten kommen. Charkteristisch ist ein gespanntes, fast bretthartes Abdomen. Der Patient ist kurzatmig, der Allgemeinzustand schlecht. Bewegungen werden wegen starker Schmerzauslösung vermieden. Schmerzen werden möglicherweise auch unter dem Schulterblatt angegeben (Projektionsschmerz). Keine Darmgeräusche, eventuell tympanitischer Klopfschall durch freie Luft im Abdomen. Im Verlauf kann sich ein Schockzustand entwickeln.

Diagnostik

- Röntgenaufnahmen des Thorax und Abdomenleeraufnahme im Stehen zeigen in 70 % freie Luft unter der Zwerchfellkuppel.
- Laborchemisch besteht in der Regel eine deutliche Leukozytose, sowie eine Hämatokriterhöhung; die Lipase ist nicht oder nicht wesentlich erhöht.

Behandlung

- Wie bei jedem Peritonitispatienten wird eine Magensonde und ein Blasendauerkatheter gelegt. Mit der Korrektur von Wasser- und Elektrolythaushalt wird schon während der Operationsvorbereitung begonnen. Eine perioperative kurzzeitige Antibiotikatherapie ist indiziert. Auf die Gabe von Metronidazol kann in der Regel verzichtet werden.

- Der Eingriff wird über eine mediane Oberbauchlaparotomie durchgeführt.
- Ein Duodenalulkus wird übernäht und eventuell mit einem Anteil des großen Netzes gesichert. Postoperativ wird eine Therapie mit H_2-Antagonisten eingeleitet. Bei langer Ulkusanamnese und nur gering ausgeprägter Peritonitis wird von manchen Autoren die simultane selektiv proximale Vagotomie empfohlen. Nach eigener Erfahrung ist dies eher die Ausnahme.
- Beim perforierten Ulcus ventriculi ist immer die Ulkusexzision zur histologischen Untersuchung erforderlich.

Literatur

McKay, A. J. McArdle, C. S. Cimetidine and perforated peptic ulcer. Britisch Journal of Surgery, 69, 1982, 319–322

Tanphinphat, C., Tanparayoon, T., Na Thalang, A. Surgical treatment of perforated duodenal ulcer: A prospective Trial between simple closure and definitive surgery. British Journal of Surgery, 72, 1985, 370–372

Intraabdominelle Abszesse

Ätiologie

Intraabdominelle Abszesse gehen in der Regel mit einem septischen Krankheitsbild einher, das durch hohe oft abendliche Temperaturspitzen gekennzeichnet ist. Sie können eine der folgenden Ursachen haben:

- Intraabdominelle Entzündung
- Postoperativ
- Posttraumatisch (perforierende Verletzung)
- Sekundär nach Bakteriämie
- Sekundär nach Splenektomie (OPSI-Syndrom)

Lokalisation

Grundsätzlich können Abszesse je nach ihrem Ursprung überall im Abdomen auftreten. Typische Lokalisationen im Oberbauch sind subphrenische und subhepatische Lage. Auch die parakolischen Räume rechts bzw. links an der Bauchwand sind typische Ausbreitungswege von Abszessen. Abszesse im rechten Unterbauch sind am häufigsten Folge einer Appendizitis, im linken Unterbauch einer Divertikulitis. Ein Douglasabszeß kann Folge einer diffusen Peritonitis sein, bei der sich das entzündliche Exsudat an der tiefsten Stelle des Bauchraumes gesammelt hat, jedoch können auch Appendizitis und Infektionen des weiblichen Genitale zu Abszessen in diesem Bereich führen. Schlingenabszesse am Darm gehen auf entzündliche Darmerkrankungen (z. B. M. Crohn) zurück oder sind postoperativ entstanden.

Klinische Befunde

Lokalisatorisch verwendbare klinische Hinweise fehlen bei etwa 30 % der Patienten; sie können zudem durch eine antibiotische Therapie oder bei immunsupprimierten Patienten verwischt werden. Üblicherweise findet man intermittierende Fieberzacken, den klassisch zackelnden Verlauf bei einem septisch streuenden Focus, und eine Leukozytose. Bei der Palpation des Abdomens kann man nur in etwa 10% eine intraabdominelle Masse oder einen Tumor tasten. Eine rektale oder vaginale Untersuchung sollte beim Verdacht auf einen Douglasabszeß durchgeführt werden, sie ergibt dann jeweils einen heftigen Palpationsschmerz.

Bildgebende Verfahren

- Die Ultraschalluntersuchung ist das Verfahren der ersten Wahl. Sie kann jedoch durch Luftüberlagerung in ihrer Aussagekraft eingeschränkt sein.
- Im Angio-CT lasen sich deshalb auch retroperitoneale, pankreatische und mesenteriale Abszesse ebenso wie Psoasabszesse besser darstellen.

Therapie

Es gilt noch immer der alte Chirurgengrundsatz „ubi pus, ibi evacua". Jeder Abszeß muß entleert und drainiert werden.

- In ausgesuchten Fällen kann eine Drainage ultraschall- oder CT-gesteuert eingelegt und die Abszesshöhle damit entleert werden. Über die einliegende Drainage kann auch eine Spülbehandlung durchgeführt werden.
- Eine chirurgische Sanierung ist in den meisten Fällen indiziert, vor allem um gleichzeitig die auslösende Ursache zu behandeln. Jedoch ist die Rate an Relaparotomien hoch (bis zu 40 %). Die Behandlung entspricht der bei der Peritonitis angegebenen.
- Der Einsatz von Antibiotika muß zur Vermeidung unnötiger Resistenzentwicklungen möglichst gezielt nach Antibiogramm erfolgen. Die bakteriologische Untersuchung des Abszeßinhaltes ist daher unabdingbar.

Literatur

Joseph, A. E. A. Imaging of abdominal abcesses. British Medical Journal 291, 1985, 1446–1447

Das erworbene Megakolon

Diese Veränderung wird meist durch Stuhlverhärtungen und chronische Obstipation verursacht, die bereits seit der Kindheit bestehen kann. Sie kommt im Säuglings- und Kleinkindesalter nicht vor.

Klinische Befunde

- Das Abdomen ist gebläht, im Kolon ist eventuell eine Stuhlwalze zu tasten.
- Die rektal-digitale Untersuchung zeigt einen dilatierten und mit Kotmassen angefüllten Mastdarm. Oft besteht gleichzeitig eine sehr schmerzhafte Analfissur.
- Die endoskopische Untersuchung des Kolon ergibt in der Regel eine Pseudomelanosis coli, bedingt durch einen chronischen Laxantienabusus.
- Der Kolonkontrasteinlauf bestätigt den Befund eines bis zum Anus dilatierten Kolon. Eine auslösende Erkrankung, z.B. ein stenosierender Tumor, muß sicher ausgeschlossen werden.

Therapie

Therapieziel ist, einen normalen Muskeltonus wiederherzustellen und eine regelmäßgie Defäkation zu erreichen.

- Behandlung eventuell auslösender Anal- und Perianalerkrankungen.
- Eventuell manuelles Ausräumen des impaktierten Stuhles aus dem Rektum.
- Training der Stuhlgewohnheiten.
- Eventuell Umstellen der Ernährungsgewohnheiten.
- Im Bedarfsfall regelmäßige hohe Reinigungseinläufe des Kolon.

Der Volvulus

Ein Volvulus resultiert aus einer Drehung oder Torsion der mesenterialen Aufhängung eines Bauchorgans. Dies führt einerseits zu einem Darmverschluß, andererseits zu einer Ischämie, die bei längerer Dauer eine Nekrose des torquierten Darmanteiles zur Folge hat. Ein Prädilektionsalter für das Auftreten eines Volvulus ist das Neugeborenenalter. Im Erwachsenenalter kommt er eher selten vor.

Man unterscheidet folgende Typen
- *Magenvolvulus*: Er tritt als Komplikation einer Hiatushernie oder eines Up-side-down-Magen auf.
- *Dünndarmvolvulus:* Diese Form ist zumeist Folge von Briden oder Adhäsionen. Die Patienten zeigen das Bild des Dünndarmileus

Die Therapie besteht in einer Laparotomie und Detorsion des Dünndarmes unter Durchtrennung von Briden und verursachenden Adhäsionen. Eine Dünndarmresektion ist erforderlich, falls sich ein durchblutungsgestörtes Dünndarmsegment nicht erholt. Eine Second-look-Operation ist in der Regel bei diesen Patienten nicht erforderlich.

Zökalvolvulus

Er ist Folge eines sehr mobilen Zökum und Colon ascendens. Die Torsion erfolgt zumeist im Uhrzeigersinn und führt zu einem Verschluß des Colon ascendens. Eine zweite Umschlingung betrifft dann das Ileum. Eine verzögerte Diagnosestellung und dadurch verspätete Operation ist mit einer Sterblichkeit von 30 % belastet.

Klinisch zeigen die Patienten Bauchschmerzen mit Erbrechen, bisweilen besteht ein tastbarer Konglomerattumor im rechten Unterbauch mit tympanitischem Klopfschall.

Die Abdomenübersichtsaufnahme ergibt das Bild eines Dünndarmileus mit eventueller Darstellung eines gasgefüllten Zökum.

Die umgehende Laparotomie ist erforderlich. Nach Detorsion des Zökums und Dekompression des Dünndarmes wird man eine Ileozökalresektion oder eine Zökopexie durchführen.

Sigmavolvulus

Dies ist die häufigste Form; sie betrifft zumeist ältere Männer. Ein überlanges Sigma begünstigt die Entstehung.

Die Beschwerden setzen plötzlich mit starken Bauchschmerzen ein. Auslösend ist oft Pressen beim Stuhlgang. Danach entwickelt sich über Stunden das Bild eines geblähten Abdomens mit Stuhl- und Windverhalt. Manche Patienten berichten auch über rezidivierende Attacken, die sich spontan besserten und dann von explosionsartigen Abgängen von Winden und großen Stuhlmengen gefolgt waren.

Die Abdomenübersichtsaufnahme zeigt einen massiven Dickdarmileus, ein Kontrasteinlauf mit wasserlöslichem Kontrastmittel einen Stop im Sigmabereich. Diese Maßnahme kann in manchen Fällen zu einer Detorsion führen.
Therapeutisch kann man auch eine sigmoidoskopische Dekompression versuchen, um dann nach ausreichendem Rückgang der Überdehnung des Kolons eine Sigmaresektion mit primärer Anastomose durchzuführen. Falls die Dekompression nicht gelingt, wird nach Laparotomie eine Hartmann-Operation mit Blindverschluß des aboralen Rektosigmoids und Ausleitung des Colon descendens als endständigem Stoma durchgeführt. Um einen Zweiteingriff zu vermeiden, läßt sich auch eine intraoperative Dickdarmlavage durchführen, was meist zu einer ausreichenden Reduktion der Kolonüberblähung führt. Dann kann die Resektion mit primärer Anastomose ohne Anlage eines Stoma durchgeführt werden.

Literatur

Ellis, H. Intestinal Obstruction. Appleton Century Crofts, New York, 1982

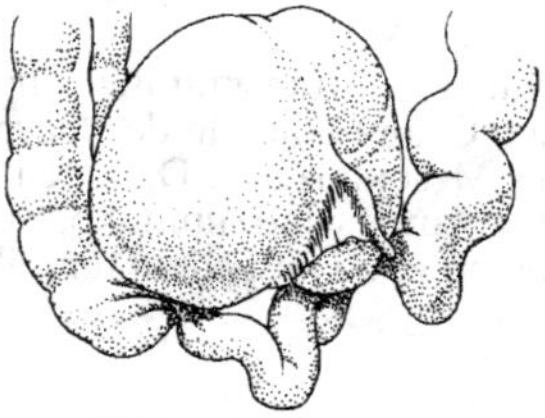

Volvulus des Zökums

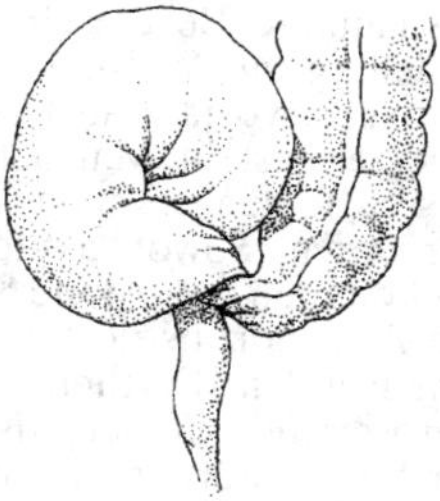

Volvulus des Sigmoids

M. Crohn

Der M. Crohn ist eine transmurale, chronische und zu Fisteln neigende granulomatöse Entzündung, die von der Mundhöhle bis zum Anus jeden Teil des Verdauungtraktes befallen kann. Die auslösende Ursache ist unklar. Es ist mit 5–6 Neuerkrankungen pro 100000 Einwohner und Jahr zu rechnen. Bei langem Verlauf gilt der M. Crohn sowohl am Dünn- wie am Dickdarm als Präkanzerose.

Pathologie

Das Rektum ist oft ausgespart. Bei jeweils 30 % der Patienten findet sich ein alleiniger Befall des unteren Ileum (Ileitis terminalis) oder des Kolon. Bei 40 % der Patienten sind Dünn- und Dickdarm betroffen. Man findet zwischen befallenen Arealen solche ohne Entzündung (skip lesions). Ein „Pflastersteinrelief" der Schleimhaut ist typisch, nicht jedoch die Ausbildung von Pseudopolypen (Colitis ulcerosa!). Da es sich um eine transmurale Entzündung handelt, findet man eine Verdickung der gesamten Darmwand mit Übergreifen der Entzündung auch auf das Mesenterium. Typischerweise finden sich submuköse Ulzerationen mit Fissuren sowie Fisteln zu allen Nachbarorganen befallener Darmabschnitte, ebenso zur Haut und perianal. Die Bildung von ausgedehnten Konglomerattumoren mit Schlingenabszessen ist häufig. Bei langem Verlauf besteht die Tendenz zu narbiger Schrumpfung.

Histologie

Diese Untersuchung bestätigt den transmuralen Charakter der Entzündung mit vielen Granulomen in der Darmwand und in Lymphknoten des Mesenteriums. Daneben finden sich fissurale Nekrosen des Darmes und submuköse Ulzerationen. In Spätstadien kommt es zu ausgedehnten Fibrosen und Narbenbildungen.

Klinische Befunde

Bauchschmerzen, wässrige übelriechende Durchfälle und Fieber finden sich in der Anamnese. Bei der Untersuchung des Abdomens tastet man häufig eine Walze oder ein Konglomerat im rechten Unterbauch, wo dann auch zumeist das Maximum des Druckschmerzes besteht. Man achte auf perianale Fisteln und Abszesse. Bei längerem Verlauf bestehen oft Anämie und Untergewicht. Sowohl akute wie chronische Ileuserscheinungen kommen vor. Akute Schübe der Erkrankung können eine Appendizitis vortäuschen. Nebenbefundlich können Arthritiden, Erythema nodosum, Iridozyklitis und eine sklerosierende Cholangitis bestehen. Gallensteine kommen durch eine Störung des enterohepatischen Kreislaufs vor allem beim Befall des terminalen Ileums gehäuft vor.

Diagnostik

Die Koloskopie mit Stufenbiopsien sichert in vielen Fällen die Diagnose. Der Bariumkontrasteinlauf des Kolon und die Dünndarmverfolgung mit verdünntem Barium lassen Stenosen, z.B. am terminalen Ileum, und entero-enterale Fisteln nachweisen, ebenso Wandverdickungen und narbige Wandstarre, sowie „skip lesions". Häufig liegt das für den M. Crohn typische Pflastersteinrelief der Schleimhaut vor.

Therapie

Konservative Maßnahmen

- Die medikamentöse (Basis-)Behandlung besteht in der Gabe von Salazopyrin 3–4 g/Tag.
- Bei akuten und schwereren Verläufen ist die stationäre Aufnahme indiziert. Es muß der Ausgleich des Wasser- und Elektrolythaushalts erfolgen, eventuell eine komplette parenterale Ernährung während der Akutphase. Alternativ kommt die Gabe von Astronautenkost in Frage. Bei hochaktivem M. Crohn wird ein Kortikoid, nach Besserung des Zustandes in absteigender Dosierung, verabreicht. Bei ausgeprägter Anämie muß eine Bluttransfusion vorgenommen werden, da die Eisenresorption häufig gestört ist.
- Die Gabe von Azathioprin bleibt besonders gelagerten Fällen vorbehalten.
- Metronidazol hat in einigen Studien lediglich einen Effekt auf das Abheilen perianaler Fisteln gezeigt, ohne den Verlauf sonst zu beeinflussen.

Ein **chirurgisches Vorgehen** ist in folgenden Situationen indiziert:

- Zur Drainage von Abszessen. Hinweis: Bei perianalen Abszessen wird lediglich die Abszeßspaltung durchgeführt; chirurgische Maßnahmen an durch einen M. Crohn bedingten perianalen Fisteln führen immer zum Mißerfolg! Allerdings beobachtet man oft eine Abheilung der perianalen Läsionen, nachdem ein aktiver M. Crohn durch Resektion des betroffen Darmabschnittes chirurgisch behandelt wurde.
- Sanierung von Stenosen, Perforationen und Konglomerattumoren mit Abszess- und Fistelbildungen durch sparsame Resektion des erkrankten Segments und primäre End-zu-End-Anastomose.
- In seltenen Fällen bei toxischer Dilatation durch Dekompression mittels mehrerer Kolonfisteln (Turnbull) oder Resektion des befallen Darmabschnittes mit Ausleitung eines (Ileo-)Stoma auch ohne primäre Anastomose. Letzteres Verfahren findet auch bei der schweren Peritonitis durch einen perforierten M. Crohn Anwendung.

M. Crohn (Forts.)

- Bei Verdacht auf das Vorliegen eines Karzinoms.

Hinweis: Die chirurgische Therapie kann das Rezidiv eines M. Crohn nicht verhindern, es wird jedoch keinesfalls gefördert. Wegen der Rezidivgefahr sollen notwendige Resektionen möglichst sparsam ausgeführt werden. Blindsackbildungen sind unbedingt zu vermeiden. Die Anlage von Pouches bei subtotaler Kolektomie oder ein Kock-Ileostoma sind kontraindiziert. Die Besserung des Allgemeinzustandes der Patienten nach erfolgter Resektion eines aktiven M. Crohn ist oft sehr augenfällig. Eine übervorsichtige Indikationsstellung ist daher nicht angebracht.

5 Allgemeinchirurgie

M. Crohn

Colitis ulcerosa

Es handelt sich um eine diffuse Entzündung der Kolon- und Rektumschleimhaut, die üblicherweise als Proktitis im Rektum beginnt und sich von hier aus kontinuierlich auf das gesamte Kolon ausbreiten kann. Ein Befall der terminalen Ileum kann vorkommen (backwash ileitis). Die Ursache ist nicht bekannt. Die Häufigkeit der Erkrankung beträgt etwa 5–8 Neuerkrankungen pro 100000 Einwohner und Jahr. Nach längerem Verlauf besteht ein erhöhtes Entartungsrisiko.

Pathologie

Der kontinuierliche Befall des Kolons ist die Regel. Das Rektum ist in der Regel mitbefallen. Die die Schleimhaut betreffende Entzündung führt zu einer diffusen Rötung und ödematösen Schwellung mit ausgesprochener Vulnerabilität der Schleimhaut und Neigung zur Kontaktblutung im akuten Stadium. Daneben finden sich pseudopolypoide Schleimhautveränderungen zwischen oberflächlichen Ulzerationen. Im chronischen Stadium tritt eine Wandstarre des Kolons mit Aufhebung der Haustrierung auf.

Histologie

Die Entzündung ist auf die Mukosa beschränkt. Es liegen flache Ulzerationen mit dazwischenliegenden Pseudopolypen durch Granulationsgewebe vor. Häufig finden sich Kryptenabsezsse. Keine Granulombildungen! Typische Veränderungen an den regionären Lymphknoten bestehen nicht. Im chronischen Stadium finden sich Lymphozyten und Plasmazellen mit wenig reparativen Vorgängen. Im Spätstadium müssen durch regelmäßige, auch bioptische, Kontrollen schwere Epitheldysplasien als Vorläufer einer karzinomatösen Entartung ausgeschlossen werden.

Klinische Befunde

Die Erkrankung ist durch einen schubweisen Verlauf gekennzeichnet.

Je nach Akuität der Entzündung reicht das Spektrum der Beeinträchtigung von leichteren, meist blutig-schleimigen Durchfällen und Rektumblutungen bis hin zum akut lebensbedrohlichen Krankheitsbild des toxischen Megakolon. Bei freier Perforation entwickelt sich ein akutes Abdomen mit Peritonitis. Je schwerer das Krankheitsbild und der Verlauf, umso ausgeprägter sind die Durchfälle mit Fieber, Malabsorption und Kachexie, Dehydratation und Anämie. Fisteln sind selten. Auch bei diesen Patienten finden sich begleitende Arthritiden, Iridocyclitis und Erythema nodosum.

Diagnostik

Die Rektoskopie und Koloskopie ergeben die charakteristischen Schleimhautbefunde, verbunden mit den deutlichen

Kontaktblutungen. Die Biopsie erbringt die endgültige Bestätigung. Im Kolonkontrasteinlauf liegt oft eine feingranulierte Oberfläche vor; es finden sich „Spikulabildungen“ und Wandstarre. Im späteren Verlauf auch Doppelkonturen und Kragenknopfphänomene, sowie Pseudopolypen. Der Haustrierungsverlust ist charkteristisch. Bei klinischem Verdacht auf eine Perforation darf kein bariumhaltiges KM verwendet werden!

Therapie

Die **konservative Behandlung** ist an der Schwere des Erkrankungsschubes ausgerichtet. Die Basismedikation besteht auch hier in der oralen oder (bei alleiniger Proktitis) rektalen Gabe von Salazopyridin 3–4 g pro Tag. Zusätzlich wird eine Kortikoidmedikation verordnet.

Während in leichten Fällen, insbesondere bei distalem Befall (Proktitis) zumeist eine kurzzeitige parenterale Ernährung mit Ausgleich des Wasser- und Elektrolythaushaltes in Kombination mit der Gabe von 20 mg Prednisolon/Tag und lokaler Salazopydirin- und Kortikoidbehandlung ausreichend ist, muß bei mittelschweren Fällen die Prednisolondosis auf 40mg/Tag gesteigert und eine orale Gabe von Salazopyridin durchgeführt werden. Auch hier erfolgt eine adäquate Flüssigkeits- und Elektrolytsubstitution i. v. mit parenteraler Ernährung zu Beginn der Behandlung.

Bei schweren und akuten Verläufen steht zunächst die Korrektur des Wasser- und Elektrolythaushaltes sowie die Gabe von Bluttransfusionen und eventuell Humanalbumin an erster Stelle. Die Prednisolondosis wird mit 60(–80) mg/Tag empfohlen, ebenso die Gabe eines Breitspektrumantibiotikums, eventuell in Kombination mit Metronidazol. Nach Besserung der Durchfälle und des Allgemeinzustandes werden dann kortikoidhaltige Einläufe verabfolgt, und es wird eine orale Therapie mit Salazopyridin begonnen. Eine Operationsindikation ergibt sich bei diesen Patienten bei unzureichender Besserung unter konservativer Therapie oder Verschlechterung wie z. B. Verstärkung der Blutungen, hohem Fieber, drohendem Megakolon oder Perforationsverdacht.

Chirurgische Therapie

Neben den bereits genannten Indikationen im Notfall, sollte ein chirurgisches Vorgehen bei rezidivierenden Schüben trotz adäquater konservativer Therapie insbesondere bei fortschreitendem Kolonbefall ins Auge gefaßt werden. Im Spätstadium nach langfristig rezidivierendem Verlauf muß die Operationsindikation unter dem Blickwinkel der Karzinomentwicklung auf dem Boden einer schweren Dysplasie gesehen werden.

Colitis ulcerosa (Forts.)

Unter Notfallbedingungen ist wegen des septischen Geschehens oder der diffusen Blutung oft die Kolektomie mit Vorgehen nach Hartmann oder gar die Proktokolektomie erforderlich. Das endständige Ileostoma kann dann eventuell in einem Zweiteingriff in eine kontinente Ileostomie nach Kock umgewandelt werden. Dieses Vorgehen wird in neuerer Zeit auch beim toxischen Megakolon empfohlen, um den septischen Herd zu beseitigen.

Unter den Elektiveingriffen werden zur Zeit zwei Verfahren propagiert: Zum einen die Kolektomie mit Ileorektostomie. Dieses Vorgehen ist wenig belastend, birgt jedoch das Risiko des Rezidivs im Rektum ebenso in sich wie das verbleibende Karzinomrisiko. Die Kolektomie mit rektaler Mukosektomie unter Erhalt des Sphinkterapparates, Bildung eines Ileumpouches und pouch-analer Anastomose unter dem temporären Schutz eines Loop-ileostomas ist das einzige Verfahren, das Heilung der Erkrankung und natürliche Stuhlpassage miteinander verbindet. Das Verfahren sollte ebenso wie die Anlage kontinenter Ileostomien nur von darin speziell erfahrenen Chirurgen an geeigneten Zentren durchgeführt werden.

Die Kolondivertikulose

Kolondivertikel sind erworbene Aussackungen der Tunica mucosa durch die Darmwand. Es handelt sich also um falsche Divertikel. Sie entstehen durch einen erhöhten intraluminalen Druck an Stellen verminderter Resistenz, den Durchtrittspforten der Kolongefäße durch die Darmwand. Auf Grund dieser Pathogenese findet man zumeist sowohl hypertrophierte Taenien wie auch eine hypertrophe Ringmuskulatur und multiple Divertikel, die in Reihen zwischen den Taenien angeordnet sind. Am häufigsten sind die Divertikel im Sigma anzutreffen. Auch alle anderen Kolonabschnitte außer dem Rektum, das eine komplette Längsmuskulatur besitzt, können betroffen sein. Vor dem 35. Lebensjahr sind Kolondivertikel nur ausnahmsweise anzutreffen, nach dem 60. Lebensjahr in zunehmender Häufigkeit. Eine ballaststoffreiche Kost verhindert die Entstehung der Divertikel.

Klinische Befunde

Die Divertikulose, das bloße Vorhandensein von Divertikeln, kann symptomlos sein und hat somit per se keinen Krankheitswert.

Bedingt durch die oft auslösende Neigung zu Kolonspasmen klagen manche Patienten über krampfartige, linksseitige Bauchschmerzen, eine gestörte Darmentleerung und/oder rektale Blutabgänge.

Bei Entzündungen der Divertikel, z. B. durch Koprostase und dadurch ausgelöste Ulzerationen der Schleimhaut, kommt es zu linksseitgen Dauerschmerzen mit mehr oder weniger ausgedehnten peritonealen Reizerscheinungen, die sich bis zur Quadrantenperitonitis steigern können. Die Patienten fühlen sich krank und haben zumeist Fieber. Beim Fortschreiten der Entzündung kommt es zu Abszeßbildungen. Auch Fisteln zu Nachbarorganen, z. B. entero-vesical oder entero-uterin, sind möglich. Perforationen können primär (zumeist frei) oder im Verlaufe einer Divertikultis (dann zumeist gedeckt mit Abszeßbildung) entstehen. Die beim Ausheilen der Entzündung resultierenden Narben des perikolischen Gewebes führen häufig zu Kolonstenosen, die zu einer weiteren Verschlechterung der Passage mit rezidivierenden Ileus- und Subileuszuständen beitragen. Bei Fistelbildungen zum ableitenden Harnwegssystem kommt es zur Pneumaturie bzw. zu Stuhlentleerungen über die Scheide bei entero-uteriner Fistelbildung.

Diagnostik

Die Entzündung wird klinisch diagnostiziert („Appendizitis sinistra"). Stenosen, Fisteln und gedeckte Perforationen können bei Notfallpatienten mittels Kontrasteinlauf (KE) mit wasserlöslichem Kontrastmittel nachgewiesen werden

(Cave: kein Barium, keine Luftinsufflation!). Im Intervall Barium-KE und Koloskopie. Differentialdiagnostisch muß an ein Kolonkarzinom evtl. mit Perforation, einen M. Crohn, Appendizitis und Harnwegsinfekte gedacht werden.

Komplikationen

Stenosen durch Vernarbungen mit Ileus- und Subileuserscheinungen, schwere untere GI-Blutung, Perforation mit kotiger Peritonitis, Abszeßbildung und die obengenannten Fistelbildungen.

Therapie

Bei **symptomatischer Divertikulose** ist eine schlackenhaltige Diät mit ausreichender Flüssigkeitszufuhr indiziert. Unterstützend wirkt zudem die Verordnung von Milchsäurepräparaten, um verhärtete Stühle zu vermeiden.

Die **akute Divertikulitis** ohne Hinweise für Perforation, Fistel oder Abszeß wird konservativ mit parenteraler Ernährung und antibiotischer Therapie (z.B. Cephalosporin der zweiten Generation in Kombination mit Metronidazol) für 8–10 Tage behandelt. Bei rezidivierenden Schüben und/oder Ausbildung einer Narbenstenose (Kolon-KE oder Endoskpie im symptomfreien Intervall) ist die Sigmaresektion indiziert.

Die **Divertikelperforation** und die Peritonitis bei Sigmadivertikulitis stellen eine Indikation zur notfallmäßigen Resektion des betroffenen Darmabschnittes dar. Bei Peritonitis sollte eine primäre Anastomose nicht durchgeführt werden. Hier leistet die passagere Diskontinuitätsresektion mittels Operation nach Hartmann wertvolle Dienste. Die Wiederanschlußoperation erfolgt etwa 3 Monate später. Die Letalität bei der Notfalloperation läßt sich damit auf 15 % senken. Dieses Vorgehen sollte heute ein dreizeitiges Verfahren mit Entlastungskolostomie in der Akutphase, Resektion unter Antibiotikaprophylaxe nach Erholung des Patienten und Rückverlagerung der Kolostomie nach 6–8 Wochen ersetzen, vor allem da das dreizeitige Vorgehen den septischen Herd zunächst beläßt. Die Sterblichkeit bei primärer Anastomose wird mit 40 % angegeben. Intraoperativ wird im Falle einer Peritonitis immer eine ausgiebige Bauchraumlavage durchgeführt. Die antibiotische Therapie entspricht der oben genannten; sie muß gegebenenfalls nach dem Antibiogramm aus einem intraoperativen Abstrich verändert werden.

Die **akute Divertikelblutung** kann sehr schwer verlaufen. Bisweilen ist die Lokalisierung der Blutungsquelle schwierig (Vorgehen siehe S.174). Bei Kreislaufinstabilität trotz

Die Kolondivertikulose (Forts.)

adäquater Volumen- und Blutsubstitution besteht die Indikation zur notfallmäßigen Kolonresektion, wobei je nach Zustand des Patienten ein Operation nach Hartmann oder eine primäre Reanastomosierung nach intraoperativer Dickdarmlavage durchgeführt wird. In verzweifelten Fällen muß eine subtotale Kolektomie und Ileorektostomie evtl. unter Anlage eines Ileumpouch durchgeführt werden.
Die Myotomie im Verlauf der Taenien zur Beeinflussung der spastischen Tonuserhöhung des Kolons wird nur in seltensten Fällen durchgeführt.

Literatur

Husfeldt, K. J., Raschke, R., Doldt, H., Gress, Th. Chirurgie der komplizierten Sigmadivertikulitis. In Häring, R. (Hrsg.), Divertikel des Dünn- und Dickdarm. Ueberreuther Wissenschaft, Wien-Berlin, 1989

Pseudomembranöse Kolitis

Klinisch wird diese Erkrankung von blutigen oder wässrigen Durchfällen begleitet und ist durch Bauchkrämpfe, Fieber und Leukozytose gekennzeichnet. Endoskopisch sieht man Veränderungen wie bei Kolitis und Proktitis überwiegend im linken Hemikolon. Die Mukosa ist ödematös geschwollen und gerötet durchsetzt mit erhabenen weißlichgelblichen Arealen – den Pseudomembranen. Eine Biopsie beweist die Entzündung der Schleimhaut. Es handelt sich um eine durch Antibiotikatherapie ausgelöste Entzündung, bei der große Mengen von Clostridium difficile nachgewiesen werden.

Diagnose

- Die Verdachtsdiagnose ist zu stellen, wenn ein Patient 5–10 Tage nach einer meist oral durchgeführten Antibiotikatherapie insbesondere mit Ampicillin, Clindamycin und Breitspektrumantibiotika an hartnäckigen Durchfällen erkrankt.
- Die Diagnose kann durch Nachweis von Clostridium difficile und dessen Toxinen im Stuhl des Patienten gesichert werden. Im bakteriologischen Labor sind Angaben zur Durchführung der Untersuchung einzuholen (Anaerobiernachweis!).
- Endoskopie mit bioptischer Sicherung
- Übliche Stuhlkeimuntersuchung (3 Proben an aufeinanderfolgenden Tagen) zum Ausschluß bzw. Nachweis anderer Ursachen.

Therapie

- Abbruch der bisherigen antibiotischen Therapie
- Orale Gabe von Vancomycin (Tagesdosis: 150 – 200 mg) über 7–10 Tage.
- Orale Gabe von 12–24 g Cholestyramin pro Tag, um eine Bindung der Toxine von Clostridium difficile zu erreichen. Eine Wirkung scheint in milden Fällen gegeben.

Rückfälle

Etwa 30 % der Patienten können auch nach dieser Therapie noch Probleme haben; in diesen Fällen ist eine nochmalige Vancomycintherapie über 2 Wochen indiziert. Bei nochmaligem Rezidiv wird folgendes Dosierungsschema empfohlen: 1. Woche: 125 mg 4 × täglich; 2. Woche: 125 mg 2 × täglich; 3. Woche 125 mg jeden 2. Tag; 4. Woche 125 mg jeden 3. Tag.

Kolonpolypen

Jede Schleimhautläsion, die in das Darmlumen vorspringt, wird deskriptiv als Polyp bezeichnet. Jeder Polyp besteht aus Epithel und Bindegwebe.

Typen der Kolonpolypen

- *Neoplastisch*: Adenome z. B. bei der familiären Polypose
- *Inflammatorisch*
- *Hamartome* z. B. beim Peutz-Jeghers-Syndrom
- *Metaplastisch* beim Mukosaprolapssyndrom des Rektum

Entartungsrisiko

Dieses ist abhängig vom Grad des Epitheldysplasie. Andere Faktoren sind Typ des Adenoms (z. B. villöses Adenom), Größe des Polypen und Überschreiten der Muscularis mucosae.

Syndrome mit Kolonpolypen

- Familiäre Adenomatosis coli (Präkanzerose!)
- Peutz-Jeghers-Syndrom (Hamartie)
- Juvenile Polypose
- Pseudopolyposis als Folge entzündlicher Dickdarmerkrankungen z. B. Colitis ulcerosa.

Familiäre Polyposis (Adenomatosis) coli

Es handelt sich bei dieser wohl am besten untersuchten Präkanzerose des Kolons um eine autosomal dominant vererbte Erkrankung, die mit einer genetischen Läsion auf dem langen Arm des Chromosoms 5 einhergeht. Die Träger des Gens sind hochgradig gefährdet, an einem Kolonkarzinom zu erkranken. Die vorangehende Polypose entwickelt sich in der Pubertät.

Die Patienten werden meist in der 3. Lebensdekade symptomatisch. Sie bemerken Veränderungen der Stuhlgewohnheiten, zumeist Durchfälle mit Blut- und Schleimbeimengungen. Karzinome entwickeln sich etwa 5 Jahre später, durchschnittlich im Alter von 35–40 Jahren. Unbehandelte Patienten versterben meist zwischen dem 40. und 42. Lebensjahr am Kolonkarzinom.

Behandlung

- *Screening*: Im Bereich der Retina bestehen von Geburt an multiple hypertrophe Areale, die einer ophtalmologischen Untersuchung zugänglich sind.
- Die *Behandlung* besteht in einer totalen Kolektomie und Mukosektomie des unteren Rektum mit Erhalt des Sphinkterapparates. Es wird dann ein Ileumpouch (J-Pouch) gebildet und unter Vorschaltung eines doppelläufigen Ileostomas eine pouch-anale Anastomose angelegt. Dieses Verfahren sollte nur von darin erfahrenen Chirur-

gen durchgeführt werden. Alternativ, aber mit schlechterer Lebensqualität, kann auch eine totale Proktokolektomie mit Anlage eines endständigen oder Kock-Ileostomas durchgeführt werden. Dies ist vor allem dann indiziert, wenn bereits maligne Veränderungen am Rektum den Erhalt des Sphinkterapparates verbieten.

- *Familienuntersuchung* und -therapie
- Es ist eine lebenslange *Nachsorge* erforderlich, vor allem bei Patienten, bei denen evtl. vor Jahren ein rektumerhaltendes Operationsverfahren durchgeführt wurde. Die Gabe von langfristig wirksamen Prostaglandinen wie Sulindac soll wirksam sein.

Literatur

Chapman, P. D., Church, W., Burn, J., Gunn, A. Congenital hypertrophy of retinal pigment epithelium: a sign of familial adenomatous polyposis. British Medical Journal, 298, 1989, 353–354

Untersuchung von Anus und Rektum

Neben der Knie-Ellenbogen- und Steinschnittlage (SSL) hat sich die Linksseitenlage zur proktologischen Untersuchung besonders bewährt. Zur Vorbereitung erhält der Patient ein Klymsa zur Reinigung des Mastdarmes. Er liegt mit angezogenen Knien auf der linken Seite, das Gesäß liegt am Rand der Untersuchungsliege. Durch das Unterlegen eines Sandsackes unter das Gesäß wird die endoskopische Untersuchung bis in das Sigma erleichtert. Der Untersucher steht mit der linken Seite zum Rücken des Patienten.

Hinweis: Die Information des Patienten über den nächstfolgenden Untersuchungsschritt sowie Rücksicht und Geduld sind unbedingt erforderlich.

Untersuchungsgang

Die Untersuchung umfaßt drei Schritte:

Inspektion: Die perianale Region mit Rima ani und der Dammbereich werden inspiziert. Dabei ist auf Hautdefekte, Ausschläge, Feuchtigkeit und Stuhlverschmutzung zu achten. Finden sich Haut-Schleimhauseinrisse, Fistelöffnungen, perianale Hautfalten oder prolabierte Hämorrhoiden?

Digitale Untersuchung: Sie erfolgt immer mit einem unsterilen Untersuchungshandschuh unter Verwendung eines zusätzlichen Fingerlings und von Gleitmittel am untersuchenden Finger. Dieser wird unter sanftem Druck in den After eingeführt und palpiert den Spinctertonus. Manche Patienten empfinden hierbei Schmerzen. Dies kann durch eine Fissur im Bereich des Analringes bedingt sein. Die Untersuchung ist dann mit besonderer Vorsicht und unter Verwendung eines anästhetikahaltigen Gleitmittels durchzuführen. Eine proktoskopische oder gar rektoskopische Untersuchung ist wegen der starken Beschwerden der Patienten in diesen Fällen fast ausschließlich in Narkose möglich. Fissuren liegen in der Regel im Bereich der hinteren Kommissur. Die Patienten weisen einen erhöhten Spinctertonus auf, in chronischen Fällen besteht eine narbige Induration der Fissurumgebung.

Anschließend tastet man zirkulär nach Hämorrhoidalknoten und untersucht dann das Rektum allseitig auf Resistenzen, Ulzera oder Polypen. Beim Vorliegen eines Rektumtumors sollte man immer versuchen, die Mobilität bzw. Fixierung des Befundes festzustellen.

Abschließend wird bei Männern die Prostata an der Vorderwand des Rektums palpiert. Das Organ ist normalerweise etwa kastaniengroß und weist zwischen den beiden Drüsenlappen einen Sulcus auf. Die Konstistenz ist sehr variabel. Als Normalzustand kann eine prallelastische Konstistenz gelten (entspannter Thenarmuskel). Bei chronischer Prostatitis und Kongestion hat man das Gefühl eines angespannten Thenarmuskels, wohingegen sich ein Karzinom ausgesprochen hart tastet. Bei Frauen palpiert man die Portio hinter der Rektumvorderwand und beurteilt einen etwa vorhandenen Schiebeschmerz.

Instrumentelle Untersuchung: Als Standard können Prokto- und Rektoskopie mit Instrumentenlängen bis zu 30 cm gelten. Die Untersuchung mit flexiblen Endoskopen wird in der Regel nur in besonders spezialisierten und entsprechend ausgestatteten Einrichtungen durchgeführt. Auch hierbei ist immer ein Gleitmittel zu verwenden. Nach dem Einführen des Gerätes mit sanftem Druck insuffliert man vorsichtig Luft, um unter Sicht in den weiter oral liegenden Darmabschnitt vorzugehen. Abrupte Manipulationen und starkes Hebeln mit dem Rektoskop sind wegen der Perforationsgefahr unbedingt zu vermeiden.

Die Beurteilung des Rektums erfolgt beim Zurückziehen des Instrumentes in langsamen schraubenförmigen Bewegungen. Die normale Rektumschleimhaut ist von rehbrauner Farbe; als Reaktion auf das Klysma können die Gefäße etwas hervortreten. Man achtet auf Schleimhautrötungen, aphtoide Läsionen, Ulzera, blutende Areale, Eiter, polypoide und tumorverdächtige Veränderungen, die im Rektum meist schüsselförmig oder stenosierend ausgebildet sind. Die Biopsie ist bei verdächtigen Befunden stets indiziert, bei Polypen ist *immer* die Abtragung als Totalbiopsie zu fordern.

Die Proktoskopie mit einem kurzen, tonnenförmigen Instrument mit Obturator und Lichtquelle dient zur genaueren Diagnostik des Hämorrhoidalleidens und zur Beurteilung des ano-kutanen Überganges. Das Instrument wird nach Applikation von Gleitmittel mit dem Obturator eingeführt und anschließend der Obturator entfernt. Wird das Instrument nach dem Einführen von Schleimhaut verschlossen, so liegt eventuell ein (partieller) Rektumprolaps vor. Nach Aufsetzen der Lichtquelle betrachtet man beim langsamen Zurückziehen die normalerweise leicht bläulichen Hämorrhoidalgefäße bei 3, 7 und 11 Uhr (SSL). Man achtet auf Blutung und schaut, ob die dann meist purpurfarbenen Hämorrhoiden in das Instrument prolabieren. Bei I- und II-gradigen Veränderungen kann eine Gummibandligatur oder Sklerosierungsbehandlung durchgeführt werden (siehe S. 878). Beim weiteren Herausziehen des Instrumentes können die Columnae anales und die Linea dentata sowie eventuell vorhandene Fissuren (anästhetikahaltiges Gleitmittel!) beurteilt werden.

Hinweis: Die lokalisatorischen Angaben in Befundberichten sollten immer auf die zu den meisten Operationen übliche Steinschnittlagerung bezogen werden (12 h = nach ventral zum Damm gelegen; 6 h = nach dorsal zum Steißbein gelegen).

Literatur

Neiger, A. Atlas der Proktologie. Hans Huber, Bern, 1991
Buchmann, P. Lehrbuch der Proktologie. Hans Huber, Bern, 1987
Hansen, H., Stelzner, F. Proktologie. Springer, Berlin Heidelberg New York, 1981

Perianale Schmerzen

Prolabierte inkarzerierte Hämorrhoiden

Bei Patienten mit einer längerdauernden Hämorrhoidalanamnese sind diese recht häufig. Die zumeist drittgradig ausgeprägten Hämorrhoidalplexus prolabieren durch den Analkanal und können wegen der resultierenden Schwellung und der bestehenden Schmerzen nicht reponiert werden. Wenn alle drei Hämorrhoidalplexus involviert sind, ergibt sich ein Aspekt wie bei einer Gangrän.

Behandlung

- In wenigen Fällen ist eine *konservative Therapie* möglich, wenn es gelingt, die prolabierte Hämorroide nach Applikation eines anästhetikahaltigen Gleitmittels doch noch zu reponieren, ohne daß ein umgehender neuerlicher Vorfall eintritt. Die definitive Sanierung ist baldmöglichst anzustreben (Nüchternheit des Patienten oder im Op-Programm des folgenden Tages).
- Von Lord wurde 1969 die *manuelle Analdilatation* in Narkose angegeben, was von einigen Autoren auch als Erstmaßnahme bei prolabierten Hämorrhoiden empfohlen wird. Die definitive Sanierung kann dann nach einigen Tagen durchgeführt werden, falls dies nach Rückgang von Ödem und lokalem Reizzustand noch erforderlich sein sollte.
- Die *notfallmäßige Hämorrhoidektomie* wird bei allen Patienten nötig, bei denen eine echte Gangrän des anodermalen Übergangs droht. Dies ist nur sehr selten der Fall.

Perianalthrombose

Hierbei liegt zwar bisweilen auch ein mehr oder weniger ausgeprägtes Hämorrhoidalleiden vor, die stechenden Schmerzen werden jedoch nicht durch einen Prolaps eines Hämorrhoidalpolsters sondern durch die Thrombose einer Perianalvene verursacht. Man findet einen dunkelblauen, schmerzhaften Knoten etwas distal der anokutanen Grenzzone.

Als **Therapiemaßnahmen** bieten sich an:

- Bei geringen Beschwerden lokale Kühlung und Gabe von anästhetikahaltigen Suppositorien sowie Schmerzmitteln. Es kommt zur spontanen Rückbildung, bei der meist ein kleiner über Wochen tastbarer Knoten verbleibt.
- Bei Persistenz der Beschwerden, Rezidiv oder ausgedehntem Befund wird die Exzision des thrombosierten Knotens, falls möglich, in Lokalanästhesie durchgeführt.

Analfissuren

Diese finden sich bei Frauen und Männern etwa gleich häufig. Ein Altersgipfel besteht zwischen dem 30. und 50. Le-

bensjahr. Fissuren an der vorderen Kommissur (12h SSL) findet man eher bei Frauen, in 90 % liegen sie jedoch an der hinteren Kommissur (6h SSL); dies ist bei Männern die Regel.
Die Patienten berichten über eine sehr schmerzhafte Defäkation, oft nach einer Durchfallerkrankung mit häufigem Stuhldrang oder nach Absetzen von verhärtetem Stuhl. Sie berichten über Blutungen nach dem Absetzen des Stuhles, ohne Blutbeimengungen zum Stuhlgang selbst. Das Hinsetzen ist schmerzhaft. Häufig sind chronisch-rezidivierende Verläufe.

Die **Diagnose** kann oft schon nach Schilderung durch den Patienten vermutet werden. Man findet einen äußert schmerzhaften Einriß der Analkanalhaut, der die Kryptenlinie jedoch nicht nach kranial überschreitet. Bereits nach wenigen Tagen hat sich eine Induration und Reizung der Umgebung mit einer nach kaudal gelegenen Vorpostenfalte, die die eigentliche Fissur oft überdecken kann, und einer hypertrophen Analpapille nach innen ausgebildet. Im chronischen Stadium findet man einen derb kallösen Randwall mit unterminierten Rändern und einem ausgestanzt wirkenden Defekt bis auf den Sphincter ani internus. Vor allem bei akuten Fissuren quäle man die Patienten nicht mit schmerzhaften digitalen und instrumentellen Untersuchungen!

Therapie

- Bei akuten Fissuren ohne Hinweise für eine chronische Induration kann die meist einsetzende Spontanheilung durch Gabe von anästhetikahaltigen Suppositorien und die Regulierung des Stuhlgangs beschleunigt werden. Die Verordnung eines Analdehners, der mit einer lokalanästhesierenden Salbe versehen über etwa 3 Wochen 2-mal täglich eingeführt werden soll, womit in einigen Arbeitsgruppen gute Erfolge erzielt wurden, erfreut sich keiner großen Akzeptanz bei den Patienten.
- Bei stark schmerzhaften Läsionen ist die Analdehnung in Narkose zu empfehlen, Hierzu muß der Patient nüchtern sein. Es wird das Anallumen seitwärts gedehnt (Lord-Verfahren). Die Verschorfung der Fissur in diesem Zusammenhang ist recht umstritten.
- Bei chronischen Fissuren konkurrieren die laterale Sphinkterotomie nach Parks über eine kleine Inzision seitlich, wobei der Spincter ani internus partiell bis zur Höhe der Kryptenlinie gespalten wird, mit der Spinkterotomie über die Fissur selbst, wobei die vernarbten Randwälle in gesamter Länge keilförmig bis auf die Fasern des Internusmuskels exzidiert werden.

Auf Inkontinenzerscheinungen, die auch auf Dauer bleiben können, ist der Patient besonders hinzuweisen.

Perianale Abszesse

Hiervon werden Männer öfter betroffen als Frauen. Es handelt sich um den akuten Verlauf einer perianalen Fistelerkrankung, der zumeist eine Entzündung einer Proktodealdrüse zugrundeliegt. Jedoch können auch Perforationen z.B. durch Manipulation mit unterschiedlichsten Gegenständen einen Abszess auslösen. Je nach Lage bzw. Ausdehnung des Abszesses unterscheidet man in absteigender Häufigkeit intermuskuläre von ischiorektalen, subkutanen/submukösen und pelvirektalen Abszessen. Im Akutstadium sind die auslösenden Fistelgänge zu den auf Höhe der Kryptenlinie mündenden Proktodealdrüsen meist wegen der bestehenden Schwellung nicht nachweisbar.

Therapie

In der Akutphase wird der Abszess an der dem Hautniveau nächstgelegenen Stelle inzidiert. Der Schnitt kann bei kleinen, nah am Anus gelegenen Abszessen radiär verlaufend länglich oder ovalär sein, bei größeren Abszessen empfiehlt sich ein paralleler Schnitt zum Sphinkter, der T-förmig radiär nach außen verlängert wird. Die entstandenen nekrosegefährdeten Weichteilzipfel werden entfernt. Es resultiert ein großes Drainagedreieck mit nach außen zeigender Spitze.

In einer zweiten Sitzung wird die zugrundeliegende Fistel saniert (siehe folgender Abschnitt). Bei einem Perianalabszeß im Rahmen eines M. Crohn verbietet sich dies!

Literatur

Jensen, S.L., Lund, F., Neilson, O. V., Tange, G. Lateral subcutaneous sphincterotomy versus anal dilatation in the treatment of fissure in ano in outpatients: a prospective randomised study. British Medical Journal, 289, 184, 528–530

Lock, M. R., Thompson, J. P. Fissure in ano, the initial management and prognosis. British Journal of Surgery, 64, 1977, 355–358

Vasilevsky, C., Gordon, P. H. Results of treatment of fistula-in-ano. Diseases of the Colon and Rectum, 28, 1985, 225–231

Perianale Fisteln

Perianale Fisteln sind außer bei Crohn-Patienten Residuen perianaler Abszesse. Sie haben in der Regel über einen in Höhe der Linea dentata mündenden Ausführungsgang einer Proktodealdrüse Anschluß an das Mastdarmlumen. Weitere Ursachen können sein: Rektumkarzinome, Trauma und Tuberkulose.

Einteilung

anatomisch	*nach Parks*
subkutan submukös kaudal der Puborektalisschlinge oberhalb des Analringes pelvirektal (durch den M. levator ani)	intersphinkter transsphinkter (mit hohem oder kaudalem Verlauf) supralevatorisch

Im allgemeinen gilt, daß ventral des Anus nach außen mündende Fisteln einen geraden Verlauf zum Rektum nehmen, während dorsal die Haut erreichende Fisteln zur hinteren Kommissur verlaufen und zugleich auch hufeisenförmige Verläufe zu beiden Seiten des Anus aufweisen können.

Klinische Befunde

Wie bereits im vorigen Kapitel erwähnt, sind perianale Fisteln häufig Folge eines Perianalabszesses. Bisweilen besteht fuchsbauartige Fistelgänge (M. Crohn!). Es besteht eine chronische eitrige Sekretion in Verbindung mit perianalen Reizzuständen und Beschwerden. Schmerzen entwikkeln sich beim Verschluß des Ausführungsganges.

Untersuchung

Üblicherweise stellt sich perianal eine Fistelöffnung dar, bei manchen Patienten bestehen multiple Öffnungen.

Bei der digitalen oder rekto- bzw. proktoskopischen Untersuchung findet man in vielen Fällen die indurierte interne Fistelöffnung, aus der sich durch Druck auf den äußeren Fistelkanal Eiter exprimieren läßt. Die Verbindung kann auch durch Einspritzen von Blaulösung in den äußeren Fistelkanal nachgewiesen werden. Gleiches ist röntgenologisch möglich. Zur operativen Therapie kann man in die so aufgefundene innere Mündung eine Hakensonde vorsichtig einführen, um den Kanal zu verfolgen.

Therapie

Bei symptomatischen Fisteln (M. Crohn, Karzinom, Tuberkulose) ist das Grundleiden zu behandeln.

Die kausale chirurgische Therapie besteht in der möglichst kompletten Spaltung des Fistelganges, so daß dieser durch Granulation abheilen kann. Dabei besteht vor allem bei hohen Fisteln das Risiko der kompletten Sphinkterdurchtrennung mit bleibenden Kontinenzproblemen. Stelzner konnte nachweisen, daß bis zu 4/5 des vegetativen und willkürlich innervierten Sphinkters durchtrennt werden können, ohne daß es zu einer dauerhaften Störung des analen Abschlußmechanismus kommt. Zur Erleichterung der Präparation wird deshalb von einigen Autoren empfohlen, einen nicht resorbierbaren Faden durch die Fistel zu ziehen, um an dem so induzierten Granulations- und Narbengewebe entlang in einer zweiten Sitzung den Fistelgang leichter entfernen zu können. In manchen Fällen vor allem hoher Fisteln ist die zeitweilige Anlage einer Kolostomie nicht zu umgehen; zuvor kann heute ein Therapieversuch mittels langfristiger Ernährung mit einer ballastfreien Formuladiät unternommen werden.

Hinweis: Die hier skizzierten Therapiegrundsätze sind für die Behandlung schwieriger Fälle sicherlich nicht ausreichend. Auf die einschlägige Fachliteratur sei deshalb eindrücklich verwiesen.

Literatur

Parks, A. G., Gordon, P. H., Hardcastle, J. D. A classification of fistula in ano. British Journal of Surgery 63, 1976, 1–12

Ramanujam, P. S., Prasad, M. L., Abcarion, H. The role of seton in fistulotomy of the anus. Surgery, Gynecology and Obstetrics 157, 1983, 419–22

Stelzner, F. Die anorektalen Fisteln. Springer, Berlin Heidelberg New York, 1976

Sinus pilonidalis

Diese Veränderung betrifft vor allem junge Männer zwischen 20 und 40 Jahren. Sie liegt kranial der Rima ani dorsal des Steißbeins. Die von Granulationsgewebe ausgekleideten Fistelgänge können Haare und Haarknäuel enthalten. Befunde mit einem verzweigten Fistelsystem sind möglich. Meist wird die Grenze zum Perirektalraum nicht überschritten. Ähnliche Veränderungen sind auch bei Friseuren in den Interdigitalräumen der Hände beschrieben worden.

Ätiologie

Obgleich auch angeborene Veränderungen mit Dermoidzysten und angedeuteten Drüsenstrukuren vorkommen, sind die meisten Veränderungen doch erworben. Beim Sitzen und durch das Reiben der Gesäßhälften gegeneinander kommte es zum Eintreiben von Haaren in die Haut, bis diese schließlich völlig in den Weichteilen verschwunden sind. Weitere Haare folgen. Eine fäkale Kontamination setzt dann den entzündlichen Prozeß in Gang. Begünstigend wirken sich weiterhin aus: Adipositas, Hyperhidrosis, dunkle Pigmentierung.

Klinscher Befund

Man findet eine häufig rezidivierende Abszeßbildung oberhalb der Rima ani. Eine oder mehrere Hautöffnungen können vorhanden sein, aus denen sich auf Druck explosionsartig Eiter entleeren kann. Oft ist der Abszeß schon spontan perforiert. Bisweilen sind Haare in den Fistelöffnungen sichtbar.

Behandlung

Ein Pilonidalabszeß wird im Gesunden exzidiert. Die Wundheilung erfolgt durch Granulation.

Die Exzision der Veränderung ist auch sonst das Verfahren der Wahl. Das Fistelsystem sollte zur kompletten Entfernung zuvor durch Einspritzen von Blaulösung markiert werden. Dieses Verfahren ist bei ausgedehnten Befunden immer anzuwenden. Dabei sollte jedoch das Kreuzbeinperiost möglichst nicht völlig freigelegt werden. Die Wundheilung verläuft schneller, wenn allseitig ein Rest der das Fistelsystem umgebenden Fettgewebsschicht verbleibt.

Bei nicht akut entzündlich veränderten Befunden kann in Einzelfällen nach Exzision eine tiefdurchgreifende Naht nach Einlegen einer dicklumigen Drainage erwogen werden. Die Gefahr einer postoperativen Abszedierung oder eines Spätrezidives ist jedoch höher als nach weiträumiger Exzision im Gesunden und offener Wundbehandlung über ein Granulationsgewebe.

Nachsorge

Die **Rezidivquote** beträgt 10 bis 15 %. Sie kann reduziert werden, wenn man die Patienten für wenigstens 6 Monate postoperativ anweist, alle nachwachsenden Haare zu entfernen, bzw. nach abgeschlossener Wundheilung eine Enthaarungscreme zu verwenden.

Rektumprolaps

Der Prolaps des Rektum durch den After kann komplett oder inkomplett sein, im letzteren Fall prolabiert dann nur die Rektumvorderwand. Hiervon zu unterscheiden ist der Analprolaps, bei dem nicht eine ringförmige Anordnung der Schleimhautfalten besteht, sondern eine radiär auf den Anus zu verlaufende. Zumeist erkranken Frauen jenseits des 40. Lebensjahres, insbesondere im höheren und hohen Alter. Bei Männern sind meist jüngere Patienten betroffen. Bei Kindern besteht oft eine Assoziation mit einer Mukoviszidose.

Ursachen

Der physiologische anorektale Winkel ist aufgehoben. Ursächlich wird eine Invagination der Rektumvorderwand durch zumeist erworbene Wandschwäche und schwache bindegewebige Fixation des Rektum in der Sakralhöhle diskutiert, die dann durch permanente Probleme bei der Stuhlentleerung und frustrane Defäkationsversuche verstärkt und verschlimmert wird. Eine Denervation der Puborektalischlinge wird ebenfalls angenommen.

Symptome

Zunächst tritt ein Rektumprolaps nur bei der Defäkation auf. Anfänglich ist er spontan reponibel. Manuell kann er über lange Zeit reponiert werden. Die Kontrolle über die Kontinenz geht jedoch verloren. Da die Patienten in der Regel ängstlich und schamhaft auf den Prolaps reagieren, suchen sie in der Regel erst spät einen Arzt auf.

Klinische Befunde

Der Sphinkter ani ist weit, sein Tonus schlaff. Der Beckenboden steht tief. In ausgeprägten Fällen liegt ein bis zu 20 cm langer Prolaps vor. In allen Fällen kann er durch Betätigen der Bauchpresse wie zum Stuhlgang provoziert werden.

Diagnostik

- *Sigmoidoskopie*: Zumeist Hinweise für eine mehr oder minder ausgeprägte Proktitis
- *Proktoskopie*: Hierbei kann schon in Frühfällen ein Prolaps der Rektumvorderwand in das Instrument festgestellt werden.
- *Kolon-Kontrasteinlauf mit Barium*: Häufig Nachweis eines Sigma elongatum (Auslöser für die meist lebenslang bestehenden Obstipationsprobleme der Patienten?)
- *Proktographie*: Nachweis der Invagination bzw. der Okklusion des Rektum durch die Rektumvorderwand und Darstellung des veränderten anorektalen Winkels.

- *Manometrie des Anorektum*: Fakultativ werden die Ruhe- und Funktionsdrucke in verschiedenen Höhen im Mastdarm gemessen.

Komplikationen

Irreponibler Prolaps, Ulzerationen, Blutungen, Ischämie, Perforation des Mastdarmes

Therapie

Chirurgische Maßnahmen sind die einzige Möglichkeit, den Prolaps zu beheben.

- Transabdominelle Rektopexie nach Ripstein oder Wells. Hierbei wird das obere Rektum entweder durch einen von vorn oder von hinten am Darm fixierten Streifen aus Teflon (Ripstein) oder Ivalon (Wells) am Os sacrum aufgehängt und fixiert. Von manchen Autoren wird die zusätzliche Sigmasegmentresektion im Falle eine Sigma elongatum empfohlen. Die Operation nach Wells kann auch laparoskopisch durchgeführt werden.
- Im Verfahren nach Delorme wird die Mukosa des Prolaps excidiert und die Muskulatur in Längsrichtung gefaltet. Die Ergebnisse sind nach bisherigen Berichten gut.
- Verschiedene lokale Resektionsverfahren insbesondere unter Verwendung moderner circulärer Klammernahtgeräte wurden angegeben. Hierbei wird eine extraperitoneale Resektion des prolapstragenden Rektumanteils durchgeführt.
- Als lokales Verfahren kann auch die sogenanntes Rectopexia posterior insbesondere für betagte Patienten empfohlen werden. Hierbei wird der Rektumprolaps von einem paracoccygealen Schnitt aus nach Durchtrennung des M. levator ani in Faserverlaufsrichtung mobilisiert und dann am Steißbein aufgehängt und fixiert; dadurch wird der anorektale Winkel wiederhergestellt.
- Inkomplette anteriore Prolapsformen werden vor allem bei Frauen durch submuköse Phenolinjektionen via Narbenbildung refixiert. Gleiches versucht man durch eine transrektoskopische Entfernung der Vorderwandmukosa zu erreichen. Andere Autoren empfehlen in diesen Fällen die dorsale Sphinkterraffung.
- Die Verwendung des Thierschverfahrens mit Einengung des Anus durch einen zirculär angelegten nicht resobierbaren Faden bringt vielerlei Komplikationen mit sich (Ulzera, Infektionen, Kotsteinbildung in einem Megarektum), so daß es heute eigentlich nicht mehr angewendet werden sollte.

Der **Rektumprolaps im Kindesalter** betrifft vor allem schmächtige Knaben mit minimal ausgeprägtem ischiorektalem und pararektalem Fettgewebe. Die Therapie ist konservativ und besteht vor allem in einem Defäkationstraining, um unnötiges und frustranes Pressen, was zur Verstärkung der Invagination der Rektumvorderwand führt, zu vermeiden. Die wiederholte Reposition ist die einzig erforderliche Maßnahme. Bei Persistenz sollten wenig invasive, möglichst lokale Maßnahmen Anwendung finden (Phenolinjektion, transrektoskopisches Vorgehen).

Literatur

Raschke, R., Husfeldt, K. J. Rektopexia posterior – Ein Verfahren zur Behandlung des Rektumprolaps im Greisenalter. „Im Dienste der Chirurgie", Ethicon, Hamburg (in Vorbereitung)

Bartolo, D. C. C., Rose, A. M., Virjee, J., McMortensen, N. J. Evacuation proctography in obstructed defeacation and rectal intussusception. British Journal of Surgery, 72, 1985, 5111–5116

Henry, M. M. Rectal prolapse and the descending perineum syndrome. Surgery, 1, 1986, 682–686

Hämorrhoiden

Das Hämorrhoidalleiden ist die häufigste proktologische Erkrankung und betrifft bis zu 40% der Bevölkerung. Die Hämorrhoidalpolster, die physiologischer Bestandteil des analen Verschlußmechanismus sind, liegen bei 3h, 7h und 11h in Steinschnittlage. Bei 3h und 7h können sogenannte Satelitenknoten bestehen.

Ätiologie

Es gibt drei Entstehungstheorien:

- Überdehnung des Corpus cavernosum recti (arterio-venöser Schwellkörper) durch Störung des Defäkationsablaufes
- Varikose der inneren Hämorrhoidalplexus
- Prolaps der Hämorrhoidalkissen

Symptome

Die meisten Patienten sind asymptomatisch. Blutung und Prolaps der Hämmorrhoiden sind die üblichen Beschwerden der Patienten. Schmerzen sind die Folge begleitender Fissuren oder perianler Thrombosen. Kontinentzprobleme, Juckreiz und perianale Reizzustände sind seltener.

Einteilung

- I° Aufweitung der Gefäßkonvolute, die jedoch noch in Höhe der Linea dentata liegen. Meist Blutung als Symptom.
- II° Reversibles Vorfallen der Gefäßkonvolute, die jetzt zum Teil unter der Haut des Analkanales liegen. Die Dehnbarkeit des Analkanales ist herabgesetzt.
- III° Der Vorfall der Gefäßkonvolute ist irreversibel. Der M. canalis ani ist fast völlig zerstört. Der Analkanal ist jetzt zumeist vermehrt dehnbar. Analprolaps.

Differentialdiagnose

Beginnender Rektumprolaps; andere Blutungsquellen wie Analfissur oder entzündliche Dickdarmerkrankungen und vor allem Karzinomne und Polypen (villöse Adenome) *müssen* ausgeschlossen werden.

Diagnostik

Hämorroiden werden inspektorisch und mittels Proktoskopie diagnostiziert; der Sphinktertonus ist zu prüfen.

Therapie

Nach Ausschluß der obengennanten Erkrankungen wird den Patienten eine regelmäßige Darmentleerung empfohlen, unterstützend wirkt eine schlackenreiche Kost mit ausreichender Flüssigkeitszufuhr.

Die Injektionsbehandlung z.B. mit Phenolmandelöl ist im Stadium I° die Therapie der Wahl. Man injiziert an den arteriellen Zutrittsstellen 2–3 ml der 5 %-igen Phenollösung in den submukösen Raum.
Im Stadium II° finden die Dehnungsbehandlung nach Lord, sowie die Injektionsbehandlung und die Gummibandligatur Anwendung. Die Rezidivrate nach Sklerosierung ist in diesem Stadium jedoch höher. Bei der Gummibandligatur besteht 8 bis 10 Tage nach Anlage des Gummiligatur ein erhöhtes Blutungsrisiko, über das der Patient zu informieren ist.
Die operative Behandlung nach Milligan-Morgan wird im Stadium III° und beim Analprolaps durchgeführt. Zur besseren Darstellung kann man die Hämorrhoidalknoten unterspritzen. Sie werden dann V-förmig an der Analhaut umschnitten, die Gewebeläppchen vom Sphinkter ani externus abpräpariert. Danach durchtrennt man die Analkanalhaut bis über die Kryptenlinie hinaus, palpiert die zuführende Arterie oberhalb davon und versorgt diese und das abpräparierte Hämorrhoidalpolster mit einer Durchstichligatur. Das Gefäßkonvolut wird dann abgetragen. Die Exzisionsstelle bleibt offen. Bei mehreren Abtragungen müssen Gewebebrücken zwischen den einzelnen Exzisionen stehenbleiben. Zum Abschluß wird ein Salbenstreifen in den Analkanal eingelegt, der beim ersten Sitzbad postoperativ entfernt wird.

Literatur

Alexander, R. M. A technique for avoiding mucosal stenosis and secondary haemorrhage after haemorrhoidctomy. Diseases of the Colon and Rectum, 28, 1985 271–273

Corman, M. L., Veindenheimer, M. C. The new haemorrhoidectomy. Surgical Clinics of North America, 53, 1973, 417–422

Poon, G. P. et al. Convetional vs. triple rubber band ligation of haemorrhoids: a prospective randomised trial. Diseases of the Colon and Rectum, 29, 1986, 836–838

6 Gefäßchirurgie

Beurteilung von Patienten mit peripheren Gefäßkrankheiten

Die Diagnose kann normalerweise durch Erheben der Anamnese und klinische Untersuchung gestellt werden.

Vorgeschichte

Ein großer Teil der Beschwerden, die die Patienten schildern, kann durch die arterielle Verschlußkrankheit erklärt werden. Das Leitsymptom, sein Auftreten und sein Beginn sind festzulegen. Sind die Beschwerden konstant, anhaltend oder intermittierend? Wie ist der Beginn der Symptomatik, wie häufig treten sie auf und welche Beschwerden hat der Patient zwischen den Anfällen? Besonders zu beachten ist ein Zusammenhang mit kardialen (Herzinfarkt, Angina pectoris), zerebralen (transitorische ischämische Attacken, Schlaganfall) und viszeralen (intestinale Angina, ischämische Colitis, renaler Hypertonus) Gefäßsystemen.
Hat der Patient lokalisierte Beschwerden, Schwellung oder Sensibilitätseinbußen? Wie ist der Zustand des venösen Gefäßsystems? Gibt es in der Familienanamnese Hypercholesterinämie, gibt es weitere Risikofaktoren wie Diabetes mellitus, Hypertonus, Rauchen?

Klinische Untersuchung

Untersuchung des Kopfes (Arcus senilis, Xanthelasma = subkutane Cholesterinablagerungen, Anämie, Polyzytämie), der Hände und Füße (Nikotin an den Fingerspitzen, Einsinken der Fingerbeeren als Folge chronischer Ischämie, Glanzhaut, fleckige Haut oder manifeste Gangrän bei Raynaud-Krankheit). Inspektion des Lokalbefundes im Vergleich zur Gegenseite; Hautfarbe, vasomotorische oder trophische Veränderungen, bestehen Hinweise für Sepsis, Ulzeration oder Gangrän? Gibt es einen pulsierenden Tumor? Durchführung des Ratschow-Tests: Anheben des Patientenbeines in einem Winkel von 60° über die Untersuchungsliege, Beobachtung auf Abblassen der Füße im Seitenvergleich. Bei ausgedehnten Gefäßleiden tritt in Sekunden eine Abblassung ein. Dann setzt sich der Patient und läßt seine Füße herabhängen. Die Zeit bis zur venösen Auffüllung, die normalerweise 10 Sekunden betragen sollte, wird protokolliert. Bei signifikanten Gefäßverschlüssen bleiben die Venen für eine erhebliche Zeit kollabiert. Protokollieren der Zeit bis zum Eintreten einer reaktiven Hyperämie in den herabhängenden Beinen. Oftmals besteht eine deutliche Seitendifferenz, wenn die Durchblutungsstörung einseitig vorliegt.

Palpation der Haut zur Diagnose von Temperaturdifferenzen, Palpation der Halsgefäße. Bestehen Halsrippen? Seitenvergleich der arteriellen Pulse, beginnend vom Hals abwärts in der Reihenfolge A. carotis communis, A. subclavia,

A. brachialis, A. radialis, Aorta, A. femoralis communis, A. poplitea, A. tibialis posterior, A. dorsalis pedis.

Perkussion der varikösen Venen zur Feststellung einer Pulswellenfortleitung (siehe variköse Venen).

Auskultation des Präkordiums, der A. carotis, der A. subclavia, der Aorta, der Nierenarterien, der A. iliaca und der Femoralarterien; gibt es Strömungsgeräusche? Diese können über Stenosen oder Aneurysmen auskultierbar sein. Maschinengeräusche können über arterio-venösen Fisteln auskultiert werden.

Apparative Untersuchung

EKG und Thorax-Röntgenaufnahme.

Nicht invasive Untersuchungen

- *Zerebro-vaskuläre Krankheiten:* Augenwinkelplethysmographie, Doppler-Ultraschalluntersuchung. Diese Untersuchungen können nicht an jeder Klinik durchgefürt werden.
- *Untere Extremitäten:* Durch Ultraschalluntersuchung können pathologische Strömungsmuster in Venen und Arterien diagnostiziert werden. Der Dopplerverschlußdruck an den Fußgelenken wird mit dem Druck der A. brachialis verglichen, um ein Verhältnis zwischen Verschlußdruck des Beines und des Armes festzulegen und einen ischämischen Index anzugeben.

Invasive Diagnostik

Arteriographie, intravenöse oder intraarterielle digitale Subtraktionsangiographie (DSA).

Betreuung von Patienten mit Gefäßkrankheiten

– vor der invasiven Diagnostik, präoperativ und postoperativ

Ambulant durchzuführende Untersuchungen

Thorax-Röntgenaufnahme, EKG, Blutsenkung, Differentialblutbild, Thrombozytenzahl.

Krankenhauseinweisung

- Ein kurzer präoperativer Krankenhausaufenthalt verringert die Gefahr der Infektion mit multiresistenten Staphylokokken (Hospitalkeimen)
- Gerinnungsstatus
- Absetzen von Thrombozytenaggregationshemmern und Antikoagulantien, falls notwendig
- Blutgruppenbestimmung und Kreuztest. Bei abdominellen Aneurysmen, Aortenbifurkationsprothesen 4–6 Einheiten Fremdblut, bei femoro-poplitealem Bypass, femoralen und poplitealen Aneurysmen 2–4 Einheiten Fremdblut

Manifeste Infektionen müssen mit geeigneten Antibiotika *vor* der Operation behandelt werden, gegebenenfalls muß die Operation verschoben werden.

Spezialuntersuchungen wie CT-Untersuchung, intravenöses Pyelogramm, Abdomenübersichts-Aufnahme, Arteriographie.

Arteriographische Untersuchung

- *Vor* der Untersuchung Einwilligung des Patienten nach Aufklärung, orale Nahrungskarenz ab Mitternacht. Rasur der Leisten oder Axillar-Region. Der Patient sollte vor der Untersuchung Wasser lassen, da Kontrastmittel die Diurese anregen.
- *Nach* der Untersuchung Bettruhe für 12–24 Stunden, Überprüfung der peripheren Pulse, sofortige Meldung, falls sich der Pulsstatus ändert. Beginn der oralen Flüssigkeitsaufnahme 12 Stunden nach der Untersuchung, wenn das Allgemeinbefinden normal ist. Wenn eine Operation in Erwägung gezogen wird, wird vor der Untersuchung eine Infusion mit Elektrolytlösung oder 5%-iger Dextrose angelegt.

Komplikationen der Arteriographie

- Hämatom
- Intimaschaden mit arteriellem Verschluß oder Embolie oder Thrombose.
- Allergische Reaktionen auf das Kontrastmittel.

Gefäßoperation

- *Präoperativ*: Rasur des Operationssitus, Einleitung der präoperativen Physiotherapie. Gabe von flüssiger Kost 24 Stunden vor der Operation und Nahrungskarenz von Mitternacht an. Gegebenenfalls Dauerinfusion vom Abend vor der Operation mit Elektrolytlösung oder Dextrose 500 ml pro 6 Stunden. Eine Stunde vor Einleitung der Anästhesie Flucloxazillin (500 mg i.v.) und gegebenenfalls ein Aminoglycosid; zweimalige Wiederholung der Antibiotikaprophylaxe im 6-Stundenintervall. Dauerkatheteranlage bei Patienten mit abdominalen Eingriffen.
- *Postoperativ*: Überprüfung der peripheren Pulse und des Blutdruckes über 24 Stunden in kurzen Abständen. Überwachung der Flüssigkeitseinfuhr und des Urinvolumens in Relation zum zentralen Venendruck oder Verschlußdruck der Pulmonalkapillaren (wedge pressure, dazu Swan-Ganz-Katheter erforderlich). Sicherstellen eines ausreichenden Blutersatzes. Überprüfung der neurologischen Funktionen regelmäßig nach Karotisoperation, die Spätkomplikationen haben kann. Gelegentlich ist die postoperative Nachbeatmung notwendig.

Rauchen und periphere Gefäßkrankheiten

Neuerliche Untersuchungen haben gezeigt, daß 95 % der Patienten mit peripheren Gefäßleiden der Beine Raucher sind. Diejenigen, die das Rauchen fortsetzen, haben eine größere Wahrscheinlichkeit, kritische Ischämien oder Gangrän der Extremitäten zu entwickeln und amputiert zu werden, als jene Patienten, die das Rauchen eingestellt haben. 63 % aller Amputierten verloren ihre Extremität wegen Gefäßleiden.

Rauchen als Risikofaktor der peripheren Gefäßkrankheit

Fünf Faktoren wurden als Vorläufer der Arteriosklerose im Hirn, Herz und den Beinen nachgewiesen. Es sind dies Hypertonie, Serumcholesterin über 7,7 mmol/l, Glukoseintoleranz, im EKG nachgewiesene linksventrikuläre Hypertrophie und Rauchen. Rauchen verursacht mit größerer Wahrscheinlichkeit eine Claudicatio intermittens als einen Schlaganfall; für diesen ist die Hypertonie bedeutender. Das Risiko, eine Claudicatio intermittens zu entwickeln, ist für Raucher mit 15 Zigaretten pro Tag im Alter über 45 Jahren 9mal größer als für Nichtraucher. Wenn weitere Risikofaktoren vorliegen, wie erhöhte Serumtriglyceride, erhöhter diastolischer Blutdruck oder erhöhte Harnsäure, ist das Risiko, eine Claudicatio zu entwickeln um das 20f.ache erhöht.

Verursacht Rauchen Arteriosklerose?

Rauchen scheint die arterielle Verschlußkrankheit nicht zu verursachen, aber beschleunigt wahrscheinlich seine Progression. Ein wichtiger Faktor beim Zigarettenrauchen ist das Kohlenmonoxyd. Es kann die Sauerstoffbindungskurve nach links verschieben, verbindet sich mit Hämoglobin zu Carboxyhämoglobin (CO-Hb) und mit Myoglobin sowie dem Cytochromsystem. Ein Zusammenhang zwischen Carboxyhämoglobin und Arteriosklerose wurde beim Menschen nachgewiesen. Die Gegenwart von CO-Hb im Blut korreliert gut mit der Wahrscheinlichkeit einer Claudicatio intermittens.

Rauchen und rekonstruktive Gefäßchirurgie

Das Fortsetzen der Rauchgewohnheiten nach aortaler und femoraler Bypass-Operation gehöht das Risiko eines Graft-Verschlusses (90 % Graft-Offenheitsrate nach 2 Jahren bei weniger als 5 Zigaretten am Tag gegenüber 60 % Graft-Offenheitsrate nach 2 Jahren bei mehr als 5 Zigaretten pro Tag). Auch wenn eine Gefäßrekonstruktion nicht durchgeführt wurde, können Patienten, die das Rauchen einstellen und Gehtraining durchführen, ihre schmerzfreie Gehstrekke in 2–3 Monaten verdoppeln. Patienten, die das Rauchen fortsetzen, haben ein höheres Risiko, Ruheschmerzen zu erleiden oder im kontralateralen Bein Beschwerden zu bekommen oder amputiert zu werden.

Ratschläge für Patieten

- Patienten mit Claudicatio intermittens sollten darauf hingewiesen werden, daß Rauchen ein vermeidbarer Risikofaktor ist und sie den Nikotinkonsum einstellen sollten.
- Man sollte Patienten eine Gefäßrekonstruktion erst anbieten, wenn sie gezeigt haben, daß sie das Rauchen aufgehört haben oder bereit sind, den Zigarettenkonsum einzuschränken (Blutproben zeigen den Blutspiegel von CO-Hb, der ein guter Indikator für Fortsetzung des Rauchens ist). Die Möglichkeiten der rekonstruktiven Chirurgie sind eingeschränkt, wenn nach der Gefäßoperation erneut Symptome auftreten.
- Es ist schwer, mit dem Rauchen aufzuhören. Der Patient kann in eine Antiraucher-Klinik eingewiesen werden. Man kann versuchen, Entwöhungshilfen wie Nikotinkaugummi zu geben. Eine weitere Methode ist die Terror-Taktik: „Sie werden ihr Bein verlieren!“ oder Hypnose: „Von Zigaretten wird mir übel“ haben beträchtliche Kurzzeiterfolge, aber Rückfälle sind häufig.

Verschlußkrankheiten des aorto-iliakalen und femoro-poplitealen Segmentes

Arteriosklerose ist eine generalisierte Krankheit. Sie kann die Aorta abdominalis und ihre Aufzweigungen entweder einseitig oder beidseitig betreffen, meist sind die Bifurkation und die Iliakalgefäße betroffen. In den unteren Extremitäten ist meist das femoro-popliteale Segment befallen.

Klinisches Erscheinungsbild

Claudicatio intermittens (Stadieneinteilung nach Fontaine) Die Patienten haben Schmerzen, meist in der Wade, nach einer Gehstrecke von 100–500 m, die plötzlich einsetzen (Stadium 2a). Die Schmerzen lassen in Ruhe nach und treten beim Weitergehen erneut auf. Mit dem Auftreten von Kollateralen persistieren die Schmerzen oder werden besser. Anfangs können die Patienten durch Weitergehen die Schmerzen überwinden (walk through). Mit Fortschreiten der Krankheit reduziert sich die schmerzfreie Gehstrecke. Ruheschmerzen der Zehen und Füße, die nachts schlimmer werden und durch Herabhängen des Fußes aus dem Bett oder durch Aufstehen gebessert werden, zeigen ein fortgeschrittenes Stadium der Ischämie an (Stadium 3). Nekrosen der Akren sind dem Stadium 4 zuzuordnen.

Häufigkeit Das häufigste Symptom der arteriellen Verschlußkrankheit ist die Claudicatio („Schaufensterkrankheit", die Patienten bleiben scheinbar zufällig auf der Straße stehen), diese führt die Patienten in eine Gefäßklinik. 10 % der Patienten über 65 Jahre haben diese Symptome.

Begleitkrankheiten Viele Patienten haben einen Myokardinfarkt oder Angina pectoris in der Anamnese. Zerebrale Ischämie ist weniger verbreitet. Mit oder ohne Operation besteht bei diesen Patienten die Wahrscheinlichkeit, innerhalb von 5 Jahren an Schlaganfall oder Myokardinfarkt zu sterben.

Verschlußlokalisation Meist ist die A. femoralis superficialis distal des Abgangs der A. femoralis profunda betroffen.

Aorto-iliakaler Verschluß Gesäß- und Oberschenkelclaudicatio und evtl. Impotenz (Leriche-Syndrom), Wadenclaudicatio, Ruheschmerzen.

Femoro-poplitealer Verschluß Claudicatio intermittens der Waden.

Unterschenkelverschluß Claudicatio der Füße und Zehen.

Allgemeine Symptome

- Ischämische Ulzera, Gangrän, Infektion der Zehen, Füße und aufliegender Areale.

- Abgeschwächte oder fehlende periphere Pulse distal der arteriellen Stenose.
- Athophische oder ischämische Hautveränderungen: Verlust der Beinbehaarung, brüchige Nägel, Schwund der Finger- und Zehenkuppen.
- Strömungsgeräusche und Schwirren Ein Strömungsgeräusch ist ein auskultierbares systolisches Geräusch distal einer Okklusion, das bei hochgradigen Stenosen höherfrequent ist. Ein Schwirren ist ein palpables Strömungsgeräusch.
- Abblassen nach Anheben des Beines, Rötung bei Absenken in die Horizontale als Ausdruck der reaktiven Hyperämie (Ratschow-Bürger-Test).

Behandlung

Viele Patienten können ihren Lebensrhythmus ändern und bedürfen nicht der rekonstruktiven Operation. Sie sollten:

- *Das Rauchen einstellen*: Doppleruntersuchungen und Laufbanduntersuchungen haben eine Besserung nach Beendigung des Rauchens gezeigt. Rauchen ist der größte Einzelfaktor, der die Amputationsrate beeinflußt.
- *Gehtraining:* Die durchschnittliche Gehstrecke kann in den ersten 3 Monaten verdoppelt werden.
- *Behandlung von Risikofaktoren*: Diabetes, Zigarettenrauchen und Hypertonie müssen behandelt werden.

Medikamente: Vasodilatantien bringen keinen Vorteil. Komplexere Medikamente wie Naftidrofuryloxalat (Dusodril®) bewirken eine symptomatische Besserung bei Patienten über 60 Jahren. Oxpentiphyllin (Trental®) bewirkt eine Verlängerung der Gehstrecke auf dem Laufband. Die Medikamente sollten probatorisch 2–3 Monate lang bei ausgewählten Patienten mit schweren Symptomen gegeben werden.

Operative Therapie

- *Rekonstruktive Maßnahmen* z.B. aorto-femoraler Bypass, femoro-poplitealer Bypass setzen eine gesunde Arterie vor und hinter der Stenose voraus. Der Erfolg hängt vom proximalen Einstrom in den Graft und vom distalen Abfluß ab.
- *Perkutane Transluminale Angioplastie* (PTA) ist zur Dilatation lokalisierter oder kurzer, segmentaler Verschlüsse einsetzbar. Ein Ballonkatheter wird durch die stenosierte Region hindurchgeschoben und der Ballon unter Röntgenkontrolle aufgeblasen. Es werden teilweise hervorragende Resultate erzielt, aber die Stenose kann erneut auftreten. Es besteht die Gefahr der Embolisierung.

Verschlußkrankheiten des aorto-iliakalen und femoro-poplitealen Segmentes (Forts.)

- *Endarteriektomie* ist die Entfernung der erkrankten Intima, um das Gefäßlumen wiederherzustellen. Sie wird selten im aorto-ilio-femoralen Gefäßabschnitt durchgeführt und wird in anderen Gefäßregionen kontrovers diskutiert, z. B. Karotis-TEA.

Prognose

Bei 90% der Patienten sind die Kurzzeitresultate gut. Bei Patienten, die erneut rauchen, entwickeln sich schneller Gefäßverschlüsse. Todesursache sind Myokardinfarkt und Schlaganfall als Ausdruck der systemischen Arteriopathie.

Ratschläge für Patienten

Patienten mit Claudicatio bedürfen der Betreuung. Bei vielen ist eine Gefäßoperation entbehrlich, wenn ätiologische Faktoren korrigiert werden: Diabetes, Hypertension, insbesondere Rauchen.

Akuter arterieller Gefäßverschluß der Extremitäten

Embolien oder Traumen führen zu einem plötzlichen Verschluß einer Arterie. Die Behandlung dieses Notfalles muß sofort einsetzen.

Klinische Symptomatik

Typische Symptome des Verschlusses einer großen Arterie sind: Schmerzen, Abblassung, Pulsverlust, Lähmung, Mißempfindungen und Absterben der Extremität (im englischen Sprachgebrauch Symptome der 6 „P"s: pain, pallor, pulselessness, paralyses, paresthesia, perishing of the limb).

Diagnose

Die Diagnose ist in der Regel durch die Klinik eindeutig, abdominelle Aneurysmen können durch Ultraschalluntersuchungen nachgewiesen werden. Emboliequellen sind in 30% der Fälle wandständige Thromben nach Myokardinfarkt, weiterhin Vorhofflimmern, Mitralstenose und Aneurysmen. Seltener embolisieren arteriosklerotische Plaques, künstliche Herzklappen, bakterielle Endokarditis und linksatriale Myxome. Bei Verletzungen können Intimaschäden und Lefzen zu einem akuten Verschluß führen.

Behandlung

- *Allgemeine Therapie:* Eine Arrhythmie muß behandelt werden, weiterhin erfolgt die Heparinisierung durch Dauerinfusion von 5000–10000 IE. pro 12 Stunden, um der weiteren Ausbreitung des Thrombus als Folge des distalen Verschlusses vorzubeugen. Dextran 40%ig (500 ml) und Praxilene (Dusodril®) 400 mg können in den ersten 3–4 Stunden der Behandlung mitinfundiert werden. Schmerzen werden mit intravenöser und intramuskulärer Gabe von Analgetika behandelt.
- *Spezifische Therapie*: Die Embolektomie ist indiziert, wenn der Verschluß durch eine Embolie hervorgerufen wurde. Gefäßverletzungen müssen durch Gefäßrekonstruktion mit oder ohne Embolektomie versorgt werden.

Prognose

Patienten ohne Vorgeschichte einer peripheren Gefäßkrankheit erholen sich nach Embolektomie schnell, während bei peripheren Gefäßveränderungen zusätzlich zur Embolektomie gegebenenfalls eine Gefäßrekonstruktion vorgenommen werden muß.

Aneurysmen

Ein Aneurysma ist definiert als Dilatation einer Arterie durch Erweiterung und Ausdehnung seines Lumens, welches Blut oder Thromben enthält. Der Sack des wahren Aneurysma besteht aus allen 3 Gefäßwandabschnitten, falsche Aneurysmen nach Trauma oder Infektion (mykotisch) sind periarterielle Hämatome, welche vom benachbarten Gewebe eingekapselt werden. In den Ländern der westlichen Welt ist die Arteriosklerose die häufigste Ursache eines Aneurysmas. Aneurysmen jeder Größe können rupturieren.

Einteilung

Es gibt fusiforme (asymmetrische Dilatation einer Arterie), sacculäre, symmetrische oder dissezierende (Blut dringt zwischen die Mediaschicht der Gefäßwand) Aneurysmen. Die zugrunde liegende Ursache kann kongenital, traumatisch, arteriosklerotisch, mykotisch, syphilitisch oder ein Marfan-Syndrom sein.

Lokalisation

Thorako-abdominell, abdominell, femoral, popliteal, viszeral, A. carotis, A. subclavia, A. basilaris (Circulus Willisi – sogenanntes Beerenaneurysma). Symptome entstehen bei Ausdehnung, Thrombose, Embolisierung, Dissektion oder Ruptur.

Thorako-abdominelle Aneurysmen Sie befallen die deszendierende thorakale und proximale abdominelle Aorta oberhalb der Nierenarterien.

- *Erscheinungsbild:* Oft asymptomatisch, sie können Rückenschmerzen, Brustschmerzen oder abdominelle Schmerzen bei plötzlicher Ausdehnung oder Ruptur hervorrufen. Man tastet eine pulsierende Resistenz im Abdomen in Höhe des Nabels, wenn die infrarenale Aorta miteinbezogen ist. Röntgenaufnahmen zeigen eine Erweiterung des Mediastinums oder eine Kalzifikation in der Aortenwand. Die CT-Untersuchung dient der Bestimmung der Aneurysmaausdehnung (maximaler Querdurchmesser entscheidend für die Operationsindikation).
- *Komplikationen*: Ruptur, periphere Embolisierung
- *Behandlung*: Resektion und Graftersatz
- *Prognose:* Bei elektiver Operation gut, wenn das gesamte Aneurysma exzidiert werden kann, im Falle der Ruptur schlechte Prognose.

Abdominelles Aortenaneurysma Betrifft in der Regel die infrarenale Aorta mit oder ohne Einbeziehung der A. iliaca communis.

- *Erscheinungsbild*: Oft asymptomatisch, Bauchschmerzen, Rückenschmerzen, ischialgiforme Schmerzen können die Ausdehnung oder Ruptur anzeigen. Man tastet einen pulsierenden abdominellen Tumor lateral und oberhalb des Nabels.

- *Diagnose*: Ultraschalluntersuchung. Abdomenübersichtsaufnahmen können eine Kalzifikation der Aortenwand zeigen.
- *Behandlung:* Exzision und Ersatz der Aorta durch Gefäßprothese (primär dichte Dacron-Prothese, Teflon-Prothese (Goretex). Elektive Operation bei Aneurysmaquerdurchmesser über 4,5 cm indiziert.
- *Prognose*: Bei elektiver Operation 95 % Überlebensrate, im Falle der Ruptur als Notfalloperation unter 50 % Überlebensrate. Aneurysmen aller anderen Lokalisation müssen operativ beseitigt werden.

Das rupturierte abdominelle Aortenaneurymsa

Ein Aortenaneurymsa ist symptomatisch und als Notfall zu behandeln, wenn die Ausdehnung des Aneurysmas schwere abdominelle oder Rückenschmerzen auslöst. Wenn das Aneurysma rupturiert, kommt es zu plötzlichen schwersten Schmerzen und Kreislaufschock. Die Patienten sind in der Regel über 60 Jahre alt.

Behandlung ohne Operation bedeutet fatalen Verlauf, mit Operation – auch in spezialisierten Zentren – überleben nur 50% aller Patienten, die das Krankenhaus lebend erreichen.

Diagnose

Vorgeschichte, klinische Untersuchung und Abdomenübersichtsaufnahme, falls die Zeit beim nicht schockierten Patienten zur Verfügung steht. Man tastet in der Regel eine ausgedehnte abdominelle Resistenz. Thorax-Übersichtsaufnahmen schließen ein thorako-abdominelles Aneurysma aus, Blutzucker und Serumamylase sollten untersucht werden. Bei ernsthaften Zweifeln an der Diagnose und stabilem Kreislaufzustand kann eine abdominelle Ultraschalluntersuchung die Diagnose erhärten.

Beachte: Das rupturierte Bauchaortenaneurysma ist eine der Ursachen des akuten Abdomens!

Atypisches Erscheinungsbild

Periphere arterielle Embolie, aorto-cavale Fistel mit schweren abdominellen Schmerzen und Kreislaufversagen, zunehmendes Nierenversagen und Ischämie der unteren Extremitäten, kompletter Aortenverschluß. Auch andere Ursachen des akuten Abdomens können vorgetäuscht werden.

Präoperative Behandlung

Beim schockierten Patienten besteht die Indikation zur sofortigen Notfalloperation. Alle Patienten müssen operiert werden. Infrarenale Bauchaortenaneurysmen sind selten inoperabel, die konservative Therapie von Aneurysmen ist kontraindiziert. Alter ist keine Kontraindikation zur Operation, die Angehörigen des Patienten sollten, besonders beim alten Menschen, darauf hingewiesen werden.

Ungünstige prognostische Faktoren

Alter über 80 Jahre, anhaltender Hypotension nach verzögerter Krankenhauseinweisung, Patienten mit stattgehabten Myokardinfarkten.

Operation

Schnellstmögliche Kontrolle des Blutverlustes, Muskelrelaxantien werden erst gegeben, wenn die Laparatomie beginnt. Blutungskontrolle entweder durch Abklemmen der Aorta oder Einlegen eines Ballonkatheters in die Aorta proximal des Aneurysmas, um Zeit zur Präparation zu gewinnen. Gelegentlich ist die transdiaphragmale Abklemmung der Aorta notwendig.

Gefäßprothese

Teflon-Prothesen (Strechy Goretex) oder primär dichte Dacron-Prothesen nach Heparinisierung (100 i.E. pro kg/Körpergewicht i.v.), falls primär dichte Prothesen nicht zur Verfügung stehen, Abdichten einer gestrickten Prothese im Patientenblut (pre-clotting), anschließend Heparinisierung. Nach der Fertigstellung der oberen Anastomose und Prüfung derselben wird die Leiste ausgedrückt (Kompression der A. femoralis communis und ihrer Aufzweigungen mit der geschlossenen Faust), um losgelöste Gerinnsel aus der Iliakastrombahn auszuschwemmen, bevor die untere Anastomose fertiggestellt wird. Der Aneurysmasack wird über dem Graft verschlossen (Graft-Inclusion-Technik).

Postoperative Behandlung

Sorgfältige Flüssigkeitsbilanzierung nach ZVD und/oder Swan-Ganz-Katheter in Abhängigkeit von der klinischen Situation. *Vermeidung von Gerinnungsstörungen,* Nachbeatmung nur, wenn unbedingt nötig, da die Entwöhnung von der postoperativen Ventilation sehr schwierig sein kann.

Komplikationen

- *Blutung*: Sie entsteht präoperativ aus der Aorta. Daher muß vor Eröffnen des Aneurysmasackes die Aorta proximal und distal des Aneurysmas abgeklemmt werden. Lumbalarterien werden umstochen. Größere venöse Blutungen können vermieden werden, indem das Aneurysma minimal, besser gar nicht an der V. cava und den Iliakalvenen präpariert wird.
- *Kapillare Mikroembolie* (Trash-Foot): Vermeidbar durch minimale Präparation, Embolektomie mit Fogarty-Katheter, sobald die Diagnose feststeht.
- *Nierenversagen* kann ausgelöst werden durch Hypovolämie. Die Patienten sollten präoperativ mit einem Dauerkatheter versorgt werden.

Die Behandlung des Schlaganfalls

Die Arteriosklerose der extrakraniellen Halsgefäße ist die häufigste Ursache der Hirnembolie (90 % der Patienten). Polyzytämie, Thrombozytose, Anämie, Herzfehler wie Vorhofmyxom, Aortenklappenprolaps und Takajasu-Arteriitis können belastende Faktoren sein.

Terminologie

- *Transitorische ischämische Attacke* (TIA), vorübergehender Verlust des Bewußtseins und/oder der motorischen Funktionen, dauert meist wenige Minuten, immer unter 24 Stunden.
- *Prolongiertes Reversibles Ischämisches Neurologisches Defizit* (PRIND) wie transitorische ischämische Attacke, aber länger als 24 Stunden.
- *Progressiver Schlaganfall*, zunehmendes neurologisches Defizit über Stunden bis Wochen.
- *Abgelaufener Schlaganfall*, der stabile Endzustand nach akutem oder progressivem Schlaganfall.

Diagnose

Der Patient ist meist ein männlicher Hypertoniker über 50 Jahre, der raucht und eine Claudicatio intermittens hat. Die klinische Symptomatik umfaßt transitorische ischämische Attacken mit Amaurosis fugax (vorübergehende Blindheit), vertebro-basiläre Attacken (Ataxie, Doppelbildsehen, Dropattacks = kurzzeitiger Bewußtseinsverlust) oder sogar der ausgeprägte Schlaganfall.

Symptome

- Motorisches Defizit: Karotisströmungsgeräusch auf der kontralateralen Seite.
- Amaurosis fugax: Karotisströmungsgeräusch auf der ipsilateralen Seite.
- Strömungsgeräusche der rechten Halsseite oder der ipsilateralen Supraklavikulargrube lassen den Verdacht auf Stenosen des Truncus brachiocephalicus, der A. subclavia oder Vertebralarterien aufkommen.

Untersuchen

- Dopplerultraschalluntersuchung der Karotisgefäße
- Digitale Subtraktionsangiographie, Kontrastmittel wird entweder intraarteriell oder intravenös injiziert.

Prognose der Patienten mit TIA

17 % der Patienten erleiden einen Schlaganfall innerhalb eines Jahres, 33 % innerhalb von 5 Jahren. Die Mortalitätsrate ist hoch: 40 % wegen Myokardinfarkt oder Schlaganfall innerhalb von 5 Jahren.

Behandlung: Konservativ oder operativ?

- *Allgemeine Behandlung*: Identifikation und Behandlung von Risikofaktoren wie Diabetes mellitus, Fettstoffwechselstörungen, Hypertension. Einstellung des Rauchens.
- *Medikamente*: Aspirin- und Sulfinpyraxol (Anturano®) sind besser als Plazebo, Senken die Inzidenz des Schlaganfalles besonders bei Männern. Antikoagulantientherapie kann wertvoll sein in den ersten Monaten nach TIA, ein exakter Nachweis fehlt.
- *Operativ*: Karotisendarteriektomie.
- *Indikation*: Transitorische ischämische Attacken, evtl. sich anbahnender Schlaganfall, vertebro-basiläre Erkrankungen, asymptomatische Karotisstenose.
- *Verlauf*: 12–25 % der Patienten entwickeln postoperativ bleibende neurologische Defizite. Die Endarteriektomie der A. carotis ist weit verbreitet, es ist jedoch noch nicht eindeutig bewiesen, daß das Schlaganfallrisiko ohne Operation größer ist als mit Karotisendarteriektomie.

Kompressionssyndrome der oberen Thoraxapertur

(Thoracic-Outlet-Kompression-Syndrom)

Kompressionssyndrome der oberen Thoraxapertur beinhalten ein großes Spektrum neurologischer, arterieller und venöser Fehlfunktionen, die durch die Kompression des Gefäßnervenbündels bei seinem Austritt aus dem Thoraxraum zur Versorgung der Arme ausgelöst werden. Die Engstelle wird von der ersten Rippe, der Klavikula und dem Musculus scalenus anterior gebildet.

Klinisches Erscheinungsbild

Venös: Die Kompression der V. axillaris führt zu einer Zyanose der Haut im Hand- und Armbereich. Es entstehen Ödeme durch behinderten venösen und lymphatischen Rückfluß.

Neurologisch: Schmerzen, Parästhesien, Schwäche und Taubheit der Hand und des Armes treten besonders im Versorgungsgebiet des N. ulnaris auf. Diese Symptome exazerbieren im Schlaf und beim Tragen schwerer Gegenstände. Die Symptome sind auch auslösbar durch Abduktion des Armes mit Drehung des Kopfes zur Gegenseite.

Arteriell: Die Kompression der A. axillaris bewirkt eine Abblassung oder intermittierende Zyanose der Hand und der Finger. Periphere Embolien verursachen Schmerz, Abblassung, Zyanose oder sogar Gangrän der Finger. Differentialdiagnose Chronischer Bandscheibenvorfall im Halsbereich, Karpaltunnelkompressionssyndrom.

Diagnose

Röntgenaufnahmen der Halswirbelsäule und der oberen Thoraxapertur. Dadurch können Halsrippen oder hervorstehende Querfortsätze des Wirbelkörpers C7 nachgewiesen werden. Durch Arteriographie wird eine Stenose der A. subclavia oder eine poststenotische Dilatation nachgewiesen.

Behandlung

Mildere Verlaufsformen Die Patienten sollten schweres Tragen und Heben vermeiden; Krankengymnastik in Form von Schultergürtelübungen. Bei Patienten mit neurologischen und Gefäßsymptomen muß die chirurgische Dekompression der oberen Thoraxapertur vorgenommen werden, dabei werden die Halsrippe und die 1. Rippe reseziert, gleichzeitig eine zervikale Sympathektomie durch den transaxillären Zugang vorgenommen. Falls eine Halsrippe nicht existiert, wird die Durchtrennung des M. scalenus anterior (Skalenotomie) vorgenommen und führt bei 70 % der Patienten zur Besserung.

Thrombangitis obliterans, vasospastische Erkrankungen

Thrombangitis obliterans (Morbus Winiwarter-Buerger): Befallen sind die kleinen Gefäße der Hände und Füße mit begleitender Thrombophlebitis und Raynaud-Phänomen. Meist sind junge Männer betroffen, immer Raucher.

Symptome Claudicatio der Füße, schwere Ischämie der Zehen bis zur Gangrän, Fehlen von Handgelenks- und Fußpulsen.

Diagnose Durch Arteriographie werden segmentale Verschlüsse mit dazwischengeschalteten normalen Gefäßsegmenten nachgewiesen. Andere Formen der Arteriitis müssen ausgeschlossen werden.

Behandlung Rauchverbot, Sympathektomie, gefäßrekonstruktive Maßnahmen, Amputation.

Prognose In der Regel schreitet die Krankheit nach Einstellung des Rauchens nicht weiter fort.

Raynaud-Syndrom

Es tritt bei gesunden Personen auf, die eine erhöhte Empfindlichkeit der Fingergefäße auf Kälte aufweisen. Meist sind junge Frauen betroffen. Der periphere Pulsstatus und die Anatomie der Fingergefäße sind normal.

Symptome Intermittierende Anfälle von Abblassen der Finger, gefolgt von Zyanose und reaktiver Hyperämie. Bei manchen Patienten kann der Vasospasmus zu einer Obliteration der Arterie führen bis hin zur trockenen Gangrän.

Differentialdiagnose Frostbeulen, Thoracic-Outlet-Syndrom.

Behandlung

Vermeidung der Kälteexposition, Rauchverbot, Versuch mit vasodilatativen Medikamenten Naftidrofuryloxalat (Dusodril®), Inositnikotinat (Ronicol®), zervikale Sympathektomie bei schwerer Symptomatik.

Rauynaud-Phänomen

Peripherer Vasospasmus als Folge einer organischen Krankheit. Es tritt besonders in Verbindung mit einer arteriellen Verschlußkrankheit, neurovaskulären Einklemmungssyndromen, Bindegewebskrankheiten wie systemischer Sklerose (Sklerodermie) und kombinierten Bindegewebserkrankungen auf. Das Phänomen kann durch verschiedene Stimuli wie Ergotamin, Betablocker, Schwermetalle, Kälte, Trauma, Hormone und emotionale Belastung ausgelöst werden. Raynaud selbst glaubte, daß das Phänomen durch eine sympathische Überaktivität ausgelöst würde; dieses wurde jedoch nie bewiesen. Neuere Untersuchungen lassen vermuten, daß Zusammenhänge zwischen einer erhöhten Blutviskosität, kombiniert mit der Interaktion von Thromboxan A (ein in den Thrombozyten produzierter Vasokonstriktor) sowie Prostacyclin PGI_2 (Vasodilatator aus dem Gefäßendothel) bestehen.

Behandlung

Konservativ:

- Rauchverbot, Vermeidung von Kälteexposition, Überprüfung der aktuellen Medikation des Patienten auf Wechselwirkungen, Behandlung der zugrunde liegenden Krankheit.
- Vasodilatatoren wie Dusodril, Ronicol, etc. (meist vom Hausarzt verschrieben).
- v. Dextran 40%-ig 500ml in 12 Stunden zur Hämodilution.
- Sympathikolytika auf Guanithidinbasis.
- Kortikosteroide und Therapieversuch mit Nifedipin (Adalat).
- Prostacyclin.

Chirurgisch:

- Zervikale Sympathektomie kann bei Raynaud-Phänomen notwendig sein, sofern nicht eine Kollagenkrankheit zugrunde liegt und eine medikamentöse Therapie wirkungslos bleibt.

Akrozyanose

Differentialdiagnose zum Raynaud-Phänomen: Sie befällt junge Frauen in Form von anhaltender, nicht paroxysmaler Zyanose der Hände und Füße. Betroffen sind hauptsächlich Unterarme und Waden, es kommt zu einer fleckigen Verfärbung ohne Schmerzen.

Behandlung Diagnose und Therapie der zugrunde liegenden Krankheit.

Posttraumatische vasomotorische Dystrophie (Sudeck-Phänomen)

Meist Folge einer Verletzung, besonders im Unterarmbereich. Mit Schmerzen, Kälteempfindlichkeit, chronischer Zyanose und Abkühlung des Armes. Eine Sudecksche Atrophie kann sich entwickeln (fleckige Osteoporose der Knochen im Hand- oder Fußbereich).

Thrombangitis obliterans, vasospastische Erkrankungen (Forts.)

Kausalgie

Kausalgie werden schwere, anhaltende, brennende Schmerzen genannt, die als Folge banaler Verletzungen in den oberen Extremitäten auftreten. Typisch sind Zyanose und Abkühlung der betroffenen Extremität.

Behandlung Sympathektomie.

6 Gefäßchirurgie

Thrombangitis obliterans, vasospastische Erkrankungen

Seltene Krankheiten der Arterien

Polyarteriitis nodosa

Eine primär nekrotisierende Vaskulitis, die wahrscheinlich durch zirkulierende Immunkomplexe ausgelöst wird.

Klinische Symptomatik Betroffen sind junge bis mittelalte Männer. Symptome können unklare Fieberschübe mit Krankheitsgefühl, Gewichtsverlust, abdominellen Schmerzen, Hautrötung, Gangrän der Finger und gastrointestinale Blutungen sein.

Pathologie Es tritt eine Obliteration und Nekrose der Arterien, Arteriolen und Kapillaren ein, die von der Entwicklung saccülärer Aneurysmen gefolgt ist. Meist sind Nieren, Herz, Leber und Muskeln betroffen. Die Beteiligung des Nervensystems führt zu Anfällen, Hemiparese oder Psychose.

Diagnose Biopsie des betroffenen Gewebes, meist der Muskulatur. Angiographie der Viszeralarterien. Die BSG ist erhöht, das Differentialblutbild zeigt eine Anämie, Eosinophilie und Leukozytose.

Behandlung Prednisolon und Cyclophosphamid (Endoxan).

Arteriitis der A. temporalis, occipitalis und ophthalmica

Sie sind durch lokalisierte Infiltrationen der Arterie mit nachfolgendem Gefäßverschluß charakterisiert.

Klinische Symptomatik Kopfschmerzen, Verdickung der Arterien; Blindheit, wenn die A. ophthalmica beteiligt ist. Oft bestehen subfebrile Temperaturen und Arthralgie; meist sind ältere Frauen betroffen.

Diagnose Diagnosesicherung durch Biopsie der Arterie mit Resektion, die gleichzeitig die Schmerzen lindert.

Behandlung Prednisolon.

Takayasu-Arteriopathie (pulseless disease)

Ist eine Arteriitis obliterans, die meist weibliche Patienten befällt und nahezu unweigerlich zum Tode in Folge zerebraler Ischämie führt.

Klinische Symptomatik Eines oder mehrere der aus dem Aortenbogen entspringenden Gefäße thrombosieren und führen zu zerebralen Symptomen oder Ischämie der oberen Extremitäten sowie Klaudikation bei Belastung (die Pulse der oberen Extremitäten fehlen).

Behandlung Endarteriektomie, Bypassanlage, Sympathektomie bewirken nur vorübergehende Besserung.

Zystische arterielle Degeneration

In der Externa der Arterien, meist der A. poplitea, kommt es zu ganglionähnlichen zystischen Läsionen, die mit klarer geleeartiger Flüssigkeit gefüllt sind.

Klinische Symptomatik Die Zysten komprimieren das Gefäß bei Beugung des Gelenkes und führen zu Claudicatio, besonders in Ruhe.

Diagnose Arteriografie

Therapie Dekompression, Ersatz des Arteriendefektes durch Vene oder Kunststoff-Patch.

Arterio-venöse Fisteln

Kurzschlußverbindungen zwischen Arterien und Venen können angeboren, dann meist multipel auftretend, oder Folge von Verletzungen sein. Sie werden auch chirurgisch angelegt, um einen Gefäßzugang für die Dialyse zu schaffen.

Angeborene Fisteln

Sie treten meist in den unteren Extremitäten auf, weiterhin im kleinen Becken bei Frauen und in den Viszeralgefäßen. Sie können völlig asymptomatisch sein oder Beschwerden und Schwellung im Bereich der Fistel auslösen. Die betroffene Extremität ist dicker und länger als die Gegenseite.

Klinische Untersuchung Ein pulsierender Tumor mit tastbarem Schwirren und konstantem Maschinengeräusch ist palpabel. Bei Kompression der zuführenden Arterie wird der Tumor geringer und die Pulsrate sinkt (Nikoladoni-Israel-Branham-Zeichen).

Komplikationen Schmerzen, zunehmende Schwellung, massive Blutung, Herzversagen mit großem Herzminutenvolumen (high output failure).

Behandlung Vollständige Exzision kleinerer Fisteln. Eine Arteriographie sollte durchgeführt werden, um die Gefäßversorgung größerer Fisteln zu dokumentieren, da diese sehr umfangreich sein kann. Die Blutzufuhr kann durch therapeutische Embolisation reduziert werden, die Fistel wird 24 Stunden danach exzidiert. Nachuntersuchung in Intervallen von 1–2 Jahren sollten durchgeführt werden.

Traumatische arterio-venöse Fisteln

Sie sind meist Folge von penetrierenden Verletzungen. Sie können iatrogen auftreten, z. B. nach Bandscheibenoperation. Wenn sie sich vergrößern, können Druckusuren benachbarter Knochen entstehen; es kommt zum Herzversagen mit großem Herzminutenvolumen.
Die **Behandlung** besteht in der frühzeitigen Diagnose, der Fisteldurchtrennung und Rekonstruktion der betroffenen Gefäße. Oft sind zahlreiche proximale und distale Ligaturen und Gefäßrekonstruktionen notwendig.

Gefäßzugänge zur Hämodialyse

Der Standardgefäßzugang für die Dialyse besteht in einer Anastomose zwischen A. radialis und V. cephalica (Cimino-Brescia-Shunt). Etwa 3 Wochen nach Anlage ist er ausgereift und kann punktiert werden. Der CB-Shunt hält im Gegensatz zu perkutanen Shunts relativ lange und hat eine niedrigere Infektionsrate als der früher gebräuchliche Scribner-Shunt oder der Shaldon-Shunt (perkutane Anlage eines doppellumigen Katheters über die V. jugularis, V. femoralis, V. subclavia). Andere Shuntzugänge sind Verbindungen der A. ulnaris und V. basilica, subkutane arterio-venöse Prothesen (meist PTFE (Gore-Tex®), seltener Dacron, V. saphena, Umbilicalvene).

Komplikationen der arterio-venösen Shunt-Fisteln Blutung, Ausbildung von Aneurysmen, Thrombosierung, Infektion, Riesenwuchs der Hand. Herzversagen wegen des hohen Shuntvolumens ist sehr selten.

Das Tibialis-Anterior-Kompartment-Syndrom

Es wird hervorgerufen durch Kompression der Nerven und Gefäße in der Tibialis-Anterior-Loge des Unterschenkels, die wegen seiner unelastischen Faszien besonders vulnerabel ist. Typisch sind Schmerzen im anterolateralen Kompartment, die in der akuten und chronischen Form auftreten. Das Geschlechtsverhältnis ist 9:1 zugunsten der Männer. Meist sind junge Männer betroffen.

Ätiologie

Es gibt 4 Ursachen:

- schwere oder ungewöhnliche körperliche Belastung (30 %)
- Trauma in Verbindung mit Weichteilverletzungen oder Frakturen der Tibia oder Fibula (20 %)
- Vaskuläre Ursachen in Verbindung mit Durchblutungsstörungen der A. iliaca oder A. femoralis, Zustand nach arterielle Bypassoperation, Winiwarter-Buerger-Krankheit, Periartheriitis nodosa (40 %)
- Varia: z. B. Operation einer Inguinalhernie, offene Herzchirurgie, intravenöse Infusionen, Nephrose, Eklampsie, externe Kompression (Strumpfbänder), lumbale Sympathektomie (10 %)

Pathogenese

Wahrscheinlich kommt es zur Druckerhöhung in der Tibialis-Anterior-Loge infolge Flüssigkeitsretention (Muskelarbeit) oder Ödem (lokaler Gewebsschaden, Trauma, Gefäßkrankheit). Druckerhöhung in der Tibialis-Anterior-Loge führt zur weiteren Ischämie und Gewebsnekrose. Funktionell ist die A. tibialis anterior eine Endarterie.

Klinische Symptome

Schmerzen im Tibialis-Anterior-Kompartment, mit oder ohne Abschwächung der Dorsalflexion des Fußes, Anästhesie im ersten Zehenstrahl infolge der Kompression des Nervus peronaeus.

Frühstadien und milde Verlaufsformen

Schmerzen, Spannungsgefühl, Schwellung des antero-lateralen Anteiles des Unterschenkels und des Fußes werden verstärkt durch aktive oder passive Dorsalflexion der Zehen oder des Fußgelenkes. Die Dorsalflexion ist abgeschwächt, Sensibilitätsverlust im ersten Strahl ist ein wichtiges Leitsymptom.

Spätstadien und schwere Verlaufsformen

Plötzlicher Beginn, oft mit kompletter Paralyse der Dorsalflexion und Fallfuß. Taubheitsgefühl im ersten Zehenstrahl mit Nekrose der Haut und des Muskels im Tibialis-Anterior-Kompartment.

Differentialdiagnose

Infektion, Phlebitis, Tendovaginitis, Osteomyelitis, Osgood-Schlatter-Syndrom (aseptische Nekrose der Tibiaapophyse), Ermüdungsbruch der Tibia.

Untersuchung

Die klinische Untersuchung ist meist eindeutig, bei chronischen Fällen können Arteriographie und Gewebsdruckmessung hilfreich sein.

Varikosis der Beinvenen

Die Venen des Beines sind elongiert, dilatiert, verschlungen, mit insuffizienten Venenklappen.

Venensystem des Beines

3 Gruppen:

- oberflächlich: System der V. saphena magna und parva und Seitenäste
- iefes Venensystem zwischen den Muskelschichten des Beines
- Perforansvenen: Sie verbinden das oberflächliche mit dem tiefen Venensystem.

Das Blut fließt vom oberflächlichen zum tiefen Venensystem über die Einmündung der Vena saphena in die V. femoralis (Crosse); über die Einmündung der V. saphena parva in die V. poplitea und über Perforansvenen, welche mit Klappen versehen sind.

Einteilung

- *Primäre Varikosis* – familiär auftretend, befällt das oberflächliche Venensystem und die Venae perforantes.

Exazerbation durch Schwangerschaft, Bindegewebsschwäche, Tumoren des Ovars und des kleinen Beckens, stehende Tätigkeit.

- *Sekundäre Varikosis* als Folge einer Thrombose der tiefen Venen (postthrombotisches Syndrom, siehe S.).

Komplikationen

Blutung, Thrombophlebitis, Thrombose, venöses Ekzem, Juckreiz, kosmetisch unschönes Aussehen. Selten bestehen Schmerzen.

Klinische Untersuchung

- Untersuchung des Allgemeinzustandes – Untersuchung des kardiovaskuläre Systems auf Herzschwäche, Beeinträchtigung des Respirationssystems (Emphysembronchitis), Palpation des Abdomens auf Tumoren – Lokalisierung der am meisten betroffenen Regionen durch den Patienten selbst – Untersuchung auf Ödeme, Pigmentation, Ulzeration (Stauungsulzera oberhalb des Innenknöchels), papierdünne Hautbereiche – Palpation der Venen im Verlauf vom Knöchel bis zur Leiste, Identifikation von Faszienlücken und insuffizienten Perforansvenen (Blow-Out-Phänomen).
- Valsalva-Preßversuch (Patient hustet) zur Überprüfung eines Rückstromes beim Hustenstoß bei insuffizienter Venenklappe in der Leiste und varikös veränderter Vena saphena magna.
- Perkussionstest: Perkussion der varikösen Vene und Beobachtung, wie weit nach distal die Pulsationswelle palpa-

bel ist. Diese wird im gesunden Gefäßsystem durch die Venenklappen unterbrochen.

- Trendelenburg-Brodie-Test zur Überprüfung der Funktion der Perforansvenen und der V.-saphena-Einmündung. In Rückenlage des Patienten Anheben des Beines, um die Venen zu entleeren; digitales Abpressen der V. saphena in der Leiste 5 cm unterhalb der Einmündung und medial der Arterie; der Patient steht auf, dabei wird die digitale Kompression der Vene aufrecht erhalten; wenn sich die Venen von kaudal aus füllen, besteht eine Perforansveneninsuffizienz.
- Lösen der Kompression: Wenn sich V. saphena magna schnell von kranial aus füllt, ist die Venenklappe in der Leiste insuffizient. Wenn keine weiteren insuffizienten Venenklappen bestehen, kann eine Crossektomie erwogen werden.
- Perthes-Test: Entleeren der Venen wie oben beschrieben. Anlage eines Tourniquet unterhalb des Kniegelenkes. Der Patient steht auf und stellt sich mehrfach auf seine Zehenspitzen, wenn sich die oberflächlichen Venen füllen, besteht eine Perforansveneninsuffizienz. Die Perforantes müssen ligiert werden.

Behandlung

- Stützstrümpfe, Gehtraining, Hochlagerung des Beine
- Sklerosierungsbehandlung; man beginnt mit der niedrigsten Dosierung des Sklerosierungsmittels, um eine tiefe Venenthrombose zu verhüten
- Ligatur, Venenexhairese, perkutane Stichinzision zur Zerstörung von insuffizienten Venen. Die Ligatur und Exhairese der V. saphena magna und parva werden meist mit einer Unterbindung der Perforansvenen und der Exhairese kosmetisch störender Venenkonvolute kombiniert.

Beachte: Wenn der Verdacht auf Erkrankungen des tiefen Venensystems vorliegt, muß vor einer Ligatur oder Exhairese eine Phlebographie durchgeführt werden.

Sklerosierungsbehandlung

Indikation

- gering ausgeprägte Varikose des Unterschenkels
- Restvarikos nach chirurgischer Behandlung

Kontraindikationen

- adipöse Beine, da die notwendige Kompressionsbehandlung technisch schwierig ist.
- Varizen oberhalb des Kniegelenkes
- akute Thrombophlebitis
- Thrombose des tiefen Venensystemes
- Schwangerschaft und Antikonzeptiva-Einnahme

Ausrüstung und Technik

- Sklerosierungsmittel Polidocanol (Äthoxysklerol®)
- Anlegen eines Kompressionsstrumpfes am Fuß.
- Bereitlegen von 2 Spritzen mit je 0,5 ml Sklerosierungsmittel, feinen Punktionsnadeln, Kompressen, Desinfektionsmitteln, sterilen Handschuhen
- der Patient wird flach gelagert
- Desinfektion der Haut
- Beginn der Sklerosierungstherapie kaudal, Punktion der Vene und Aspiration, um die intravenöse Lage sicherzustellen. Anheben des Beines auf 45°, bis die Vene sich entleert. Langsame Injektion des Sklerosierungsmittels und Kompression der Vene mit dem Finger. Fortsetzung der Kompression nach Verband mit dem Kompressionsstrumpf
- Sklerosierung der weiter kranial liegenden Vene in gleicher Weise

Postoperative Behandlung

- der Patient sollte täglich 3–5 km laufen
- in 2wöchentlichen Intervallen werden Restvarizen sklerosiert und die Kompressionsbehandlung fortgesetzt. In der Regel dauert die Behandlung 6–8 Wochen

Komplikationen

- Ulzeration wegen extravasaler Injektion des Sklerosierungsmittels
- Gangrän bei intraarterieller Injektion
- Hautirritation durch die Kompressionsbehandlung
- Thrombophlebitis und tiefe Venenthrombose
- Braunfärbung der Haut im Bereich der sklerosierten Vene

Das postthrombotische Syndrom

Es ist Folge einer tiefen Venenthrombose oder Thrombophlebitis der tiefen Venen.

Klinisches Erscheinungsbild

Man findet mindestens zwei der folgenden Symptome:
Ödem des Beines bis zum Knöchel, venöses Ulkus der Haut, Hyperpigmentation (Hämosiderinflecken durch extravasale Erythrozytenablagerung), venöses Stauungsekzem, Teleangiektasie und/oder Lipodermatosklerose, Schmerzen nach Anheben des Beines (venöse Claudicatio).

Erscheinungsformen

Proximal: Folge der Thrombose der Ilio-Femoralvenen. Die V. iliaca ist nicht adäquat rekanalisiert, die Unterschenkelmuskelpumpe arbeitet normal, daher kommt es zu einer Unterbrechung des venösen Abstromes aus dem Bein oberhalb des Lig. inguinale. Das Blut fließt durch zahlreiche Kollateralen im Oberschenkel, im Becken und im unteren Abdomen ab. Das Bein schwillt beim Laufen an und schmerzt.

Distal: Die Venenklappen der V. poplitea und der Femoralvenen sind durch tiefe Venenthrombose zerstört, so daß im Stehen oder Laufen eine Druckerhöhung im venösen System auftritt. Es kommt zu trophischen Störungen der Haut im Unterschenkel mit venösen Ulzera, Fibrose, Kontraktur des Bindegewebes mit Beteiligung der Achillessehne und der Fußmuskulatur.
Der proximale und distale Typ der Thrombose kann kombiniert sein.

Untersuchung

Ultraschalluntersuchung und Phlebographie weisen die Verschlüsse der tiefen Venen nach und zeigen insuffiziente Perforansvenen auf. Obwohl die Phlebographie ein Phlebitis hervorruft, ist sie für die Operation notwendig.

Behandlung

- *Senkung des hydrostatischen Staudruckes:* Elastische Strümpfe hoher Kompressionsklasse (Klasse II oder III), intermittierende Hochlagerung des Beines, Vermeiden von längerem Stehen.
- *Behandlung der Stauungsulzera:* Hochlagerung des Beines zur Ödemausschwemmung, Bettruhe in schweren Fällen, Reinigung des Ulkusgrundes mit Kochsalzlösung, Kompressionsverbände, welche wöchentlich gewechselt werden, Hautverpflanzung bei großen Ulzera, systemische Antibiotikatherapie nach Abstrich.
- *Behandlung der insuffizienten Perforansvenen*: Subfasziale Ligatur der Perforansvenen.

- *Rekonstruktion der obliterierten Venen*: Die Venenrekonstruktion mit Gefäßprothesen (Palma-Operation) oder die Angioplastie sind von unterschiedlichem Erfolg .

Prognose

Es handelt sich um ein chronische Leiden. Alle Operationen haben schlechte Langzeitergebnisse, so daß die Kompressionsverbände dauerhaft durchgeführt werden müssen.

Amputation

Indikation

- vitale Indikationen
- Wiederherstellung der Mobilität (mit einer Prothese)
- Beseitigung von Schmerzen

Vitale Indikation

- feuchte Gangrän, Mumifizierung, Ausbreitung der Infektion auf gesundes Gewebe mit systemischer Infektion (Blutvergiftung)
- ausgedehnte Gewebsnekrose nach akuter Thrombose, Embolie oder Trauma, wenn eine arterielle Rekonstruktion unmöglich ist
- Tumoren, Lähmung

Schmerzbekämpfung Ruheschmerzen, ischämische Ulzera venös und arteriell, Gangrän.

Herstellung der Mobilität Das Endziel einer Amputation ist, einen gesunden Stumpf zu erreichen, damit der Patient mit einer passenden Prothese ausgestattet werden kann. Leider erreichen nicht alle Patienten dieses Endziel.

Untersuchungen

Vor jeder Amputation wegen Ischämie muß eine Arteriographie durchgeführt werden, um alle Möglichkeiten der rekonstruktiven Gefäßchirurgie auszuschöpfen.

Präoperative Vorbereitung

Allgemein: Stabilisierung des Hämoglobinstatus, des Flüssigkeitshaushalts, der Elektrolytbilanz, Behandlung des Herzversagens oder der Arrhythmie, Lungen-Röntgenaufnahme, antibiotische Prophylaxe (Cephalosporine und Metronidazol als Mischinjektion, Penicillin bei feuchter Gangrän).

Lokal: Ideal ist die primäre Heilung der Amputationswunde. Die „Salami-Taktik" ist unerfreulich für Patient und Chirurg. Amputation unterhalb des Kniegelenkes erlauben eine einfachere Rehabilitation, heilen aber schlechter als Oberschenkelamputationen. Die Messung des Doppler-Verschlußdruckes kann bei der Entscheidung zur Unterschenkelamputation helfen. Die Haut im Amputationsbereich sollte sich warm anfühlen und bei Inzision bluten.

Amputationsformen

- *Digital:* Bei Raynaud-Krankheit, Morbus Winiwarter-Buerger usw. Amputation durch den Knochen im gesunden Gewebe (Grenzzonenamputation).
- *Strahlamputation:* Teile des Metatarsalknochens und die begleitenden Sehnen (auch im Zehenstrahl) werden am-

putiert Indiziert bei Diabetes mit Infektion der Sehnenscheide.
- *Transmetatarsal (Lisfranc),* wenn alle Zehen betroffen sind. Die Amputation wird mit einem langen Plantarlappen gedeckt.
- *Syme's,* wenn eine Infektion oder Gangrän des Vorfußes plantarseitig besteht. Der Fuß wird unter Belassung des Kalkaneus amputiert, dieser trägt das Gewicht. Die Haut im Bereich der Ferse muß gesund sein.
- *Unterhalb des Kniegelenkes.* Man kann entweder einen langen dorsalen Hautlappen oder gleichlange ventrale und dorsale Hautlappen belassen. Die Inzision über der Tibia wird 6–8 cm distal der Tuberositas tibiae vorgenommen.
- Suprakondylärer Oberschenkel. Es bleibt ein langer Oberschenkelstumpf, der die Rehabilitation schwierig macht. Das Femur wird oberhalb der Kondylen durchtrennt. Diese Amputation und die Kniegelenks-Exartikulation sind meist unbefriedigend für die prothetische Versorgung.
- *Oberschenkelamputation*: Der Knochen sollte 15 cm oberhalb des Kniegelenkes abgesetzt werden, er wird mit anterior-posterioren Hautlappen oder mit mypoplastischen Lappen gedeckt.

Postoperative Nachsorge

Schmerztherapie mit Opiaten, Physiotherapie zur Prophylaxe von Muskelatrophie und Kontrakturen. Der Patient wird mit einer vorläufigen Prothese frühmobilisiert, Gehübungen im Gehwagen.

Komplikationen

Stumpfschmerzen, Phantomschmerzen, Kausalgie. Behandlung mit Analgetika, Exzision von Neuromen, Blockade des Nervus Sympathicus und psychische Betreuung.

Kompliktionen der Gefäßchirurgie

Diese können intraoperativ, in der frühen postoperativen Phase oder spät-/postoperativ auftreten.

Intraoperative Komplikationen

Massenblutung Diese kann bei jeder Gefäßoperation auftreten, insbesondere, wenn die proximale und distale Anastomose der Prothese undicht ist. Weitere Blutungsquellen sind die Lumbalgefäße, die A. mesenterica inferior oder ihre Seitenäste. Manchmal resultiert eine Nachblutung aus einem atheromatösen Gefäß, welches durch die Gefäßklemme zerreißt. Dann kann eine vorübergehende Kontrolle der Blutung durch Einlegen eines Ballonkatheters erreicht werden. Größere venöse Blutungen entstehen aus der V. cava oder den Iliakalvenen bei der Präparation. Dies kann vermieden werden, indem die Venen nicht oder möglichst sparsam präpariert werden.

Abklemmschock (Declamping) Wenn die Aortenklemme gelöst wird, kommt es bei vielen Patienten zu einem Blutdruckabfall. Wichtig ist ein rechtzeitiger adäquater Flüssigkeitsersatz und Kontrolle des Säure-Basen-Haushaltes. Das langsame Lösen der Aortenklemme und gleichzeitiger Blutersatz durch den Anästhesisten können diese Komplikation verhindern.

Ureter-Verletzung Sie tritt bei der Operation eines Aortenaneurysmas auf, insbesondere eines inflammatorischen Aneurysmas, bei dem häufig der linke Ureter der Aneurysmawand adhärent ist.

Periphere kapillare Mikroembolie (Trash foot) Dies ist eine Ischämie der peripheren unteren Extremtität, meist der Großzehe, infolge Embolisation von atheromatösem Material in die Gefäßperipherie nach Lösen der distalen Klemme. Vermeidung durch kleinstmögliche Präparation des periaortalen Gewebes und ausreichende Endarteriektomie im Anastomosenbereich. Falls Mikorembolien auftreten, kann eine Embolektomie mit Fogarty-Katheter versucht werden, weiterhin Heparinisierung des Patienten, Gabe von Dextran 40 %, um die Schäden durch Embolisation in die Zehen so gering wie möglich zu halten.

Postoperative Komplikationen

Nachblutung Sie kann entstehen durch Dehiszenz im Anastomosenbereich und erfordert die Re-Exploration und Übernähung.

Hypothermie Sie tritt bei großen Bauchoperationen (Aortenersatz) auf und kann zu postoperativer Azidose und Arrhythmie führen. Patienten mit größeren chirurgischen Eingriffen an der Bauchaorta müssen in geeigneter Weise vor

Auskühlung geschützt werden (beheizter OP-Tisch, zusätzliche Decken, Silberfolie, angewärmtes Bett).

Periphere Embolie Wenn es zu einer peripheren Embolie kommt, muß eine operative Embolektomie vorgenommen werden.

Paralytischer Ileus (Siehe Seite 200).

Spätkomplikationen

Sepsis Sie droht immer bei Verwendung von körperfremdem Material. Wenn die Prothese infiziert ist, muß sie so bald wie möglich entfernt werden. Die Infektionsprophylaxe mit Antibiotika verhindert die Protheseninfektion.

Prothesenverschluß Abhängig von Lage und Art der Prothese. Ein Verschluß tritt in 5–50 % der Patienten über 55 Jahren auf. Ursachen sind späte Thrombose, Intimahyperplasie und Arteriosklerose.

Anastomosenaneurysma, falsches Aneurysma Dies kann durch eines Sepsis hervorgerufen werden. Es muß chirurgisch therapiert werden.

Tod durch kardio-vaskuläre Krankheiten Die Arteriosklerose ist eine Systemkrankheit. Patienten, die an den Gefäßen operiert werden, haben im Vergleich zur Normalpopulation ein höheres Risiko des Schlaganfalls oder des Myokardinfarktes. Nach Karotis-Operationen kann ein Schlaganfall verzögert auftreten.

Fisteln Besonderes fatal sind Fisteln zwischen Aorta und Dünndarm (aortoenterische Fistel). Sie führen zu massiver Haematemesis oder Melaena, meist infektbedingt.

Literatur

Heberer, G., van Dongen, R. J. A. M.: Gefäßchirurgie. Springer, Berlin, 1987.

7 Urologie

Urinuntersuchung

Eine Urinuntersuchung sollte bei jedem Patienten vorgenommen werden. Dazu gehört die visuelle und Geruchsprobe, gegebenenfalls muß das Urinvolumen pro Zeiteinheit (Stundenurin, 24-Stunden-Urin) dokumentiert und mit einer Normwerttabelle verglichen werden. Meist reichen Papierstreifen (Tauchtests), die ausreichend genau sind. Die Tauchteststreifen werden mit einem speziellen Indikatorfarbstoff getränkt, der für den spezifischen Test erforderlich ist. Wenn der Streifen die Farbe ändert, wird ein Vergleich zu Referenzfarben auf der Packung vorgenommen und so eine pH-, Protein- usw. Quantifizierung möglich gemacht.

Beispiele

- *pH:* Saurer Urin weist auf Harnsäuresteine hin. Alkalischer Urin kann Ausdruck einer Proteusinfektion sein.
- *Protein:* Der Indikatorfarbstoff ist Bromphenolblau, der in Gegenwart von Proteinen auf gelb umschlägt. Falls Protein nachgewiesen wird, muß 24-Stunden-Urin gesammelt werden und der Gesamtproteingehalt im Labor bestimmt werden. Wenn dieser höher als 150 mg pro 24 Std. ist, sind weitere Untersuchungen erforderlich.
- *Glukose:* Der Tauchtest (Clinistix) ist mit Glukoseoxydase imprägniert, bei welcher eine Farbänderung in Gegenwart von Glukose bis zu einer Minimalkonzentration von 5 mmol/l auftritt. Wenn bei Routineurinuntersuchungen Glukose nachgewiesen wird, sollte immer eine Blutglukosebestimmung durchgeführt werden. Gegebenenfalls muß ein Nüchternblutzucker zusätzlich bestimmt werden.
- *Blut:* Der Tauchtest basiert auf der Oxidation von Orthotoluidin durch die peroxydaseähnliche Aktivität von Hämoglobin. Der Test zeigt Hämoglobin, freie Erythrozyten usw. bis zu einer Konzentration von 10 pro Gesichtsfeld an. Falsch positive Werte können auftreten bei infiziertem Urin und Myoglobinurie; dann muß nach Zentrifugieren aus dem Urinsediment eine Bestimmung der Erythrozyten erfolgen.
- *Eiter:* Eiter kann bei größeren Mengen visuell nachgewiesen werden. Im Verdachtsfall wird ein Urintropfen auf einem Mikroskopdeckglas untersucht, dann können Eiterzellen nachgewiesen werden.
- *Zylinder:* Sie stammen aus den Nierentubuli. Der Urin wird zentrifugiert, ein Tropfen auf ein Mikroskopdeckglas gegeben und untersucht. Es gibt 2 Arten von Konkrementen: Granuläre, die aus roten oder weißen Blutkörperchen bestehen, und hyaline, die aus Protein bestehen.
- *Kristalle:* Sie haben charakteristische Formen, die auf ihre Konsistenz hinweisen, z. B. sind Kalziumoxalatkristalle diamantenähnlich, Zystin ist hexagonal.

- *Bakterien:* Bakterien können im Sediment (Zentrifugat) mikroskopisch nachgewiesen, gefärbt und identifiziert werden. Bei Verdacht auf Tuberkulose müssen 3 konsekutive Morgenurinproben ins Labor gesandt werden. Geeignet ist die Ziehl-Neelsen-Färbung.
- *Wurmeier:* Sie können mikroskopisch nachgewiesen werden.
- *Maligne Zellen:* Sie können im Urin nachgewiesen werden, jedoch muß auf die Untersuchung vorher hingewiesen werden: Der Sammelurin wird sofort mit Formalin fixiert, zentrifugiert und das Sediment fixiert und gefärbt. Im Zweifelsfalle ist eine Rückfrage beim Labor erforderlich.
- *Kulturen:* Die Proben müssen sofort eingesandt werden, um eine Überwucherung mit Kontaminationskeimen zu vermeiden. Lagerung im Kühlschrank, nicht bei Raumtemperatur, ist ausreichend. Der Urikulttest ist ausreichend genau. Dabei wird eine Plastikplatte, die mit einem Kulturmedium beschichtet ist, in den Urin getaucht, der Überschuß abgeschüttet und die Platte in einem sterilen Behälter für 24 Stunden im Brutschrank gelagert. Die Kolonien auf der Platte können mit einer Kontrollplatte zur Bestimmung der Bakterienzahl verglichen werden. Mehr als 10^5 Kolonien pro ml deuten auf eine Infektion hin.

Urinprobengewinnung

Urinproben werden aus der vollen Blase entnommen, meist dem Morgenurin (außer für die Zytologie). Es wird eine Mittelstrahlprobe gewonnen, indem die ersten 150–200 ml des Urins verworfen werden. Danach wird ein steriles Behältnis in den ununterbrochenen Harnstrahl gehalten. Bei Männern wird das Preputium zurückgeschoben und die Glans mit Kochsalzlösung gereinigt, bei Frauen sollte ein Tampon eingeführt werden, die Labien gespreizt und die periurethrale Region mit sterilem Kochsalz gereinigt werden. Katheterproben sind anfälliger für externe Kontamination und sollten nur gewonnen werden, wenn der Patient nicht kooperieren kann.

Zystitis

Frauen haben häufiger als Männer eine Blasenentzündung. Dies kann auf Trauma beruhen (nach Geschlechtsverkehr Flitterwochenzystitis) oder bakterieller Infektion. Wiederholte Schübe sollten Anlaß zur Untersuchung des Harntraktes sein. Eine Zystitis entsteht meist durch aszendierende Infektion.

Prädisponierende Faktoren:

Urinstase als Folge von

- Schwangerschaft
- Prostataobstruktionen
- Strikturen der Urethra oder des Meatus externus
- Blasendivertikel
- Verletzung der Spinalnerven
- Blasenstein, Fremdkörper, Tumoren
- Immunsuppression

Infektionserreger

Meist Escherichia coli, jedoch werden auch Proteus mirabilis, Pseudomonas, Klebsiella, Staphylokokkus und Streptokokkus häufig gefunden. Seltener ist der Tuberkel-Bazillus. Schistosoma haematobium ist in tropischen Ländern häufigste Ursache.

Klinische Symptome

- Schmerzhafte Miktion und Pollakisurie, gelegentlich findet man Eiter oder Blut im Urin.
- Abwehrspannung bei der Palpation des suprapubischen Bereiches oder bei rektaler Untersuchung.

Diagnose

- Mittelstrahlurinprobe und Mikroskopie. Man achte auf Eiterzellen oder Urikult $> 10^5$ pro mm^3. Dies beweist eine signifikante Infektion.
- Untersuchung auf Sensibilität gegen Antibiotika.

Behandlung

- Orale Analgesie
- Amoxycillin 250 mg 3mal tägl. oral, bis die Resistenzuntersuchung vorliegt
- Bei Therapieversagen oder wiederholten Infekten weitere Untersuchung

Indikation für Zystoskopie und/oder intravenöses Pyelogramm

- Hämaturie
- wiederholte Infekte

Pyelonephritis

Die Infektion des Nierenbeckens, der Nierenkelche und des Parenchyms kann hämatogen oder aszendierend auftreten. Die Pyelonephritis kann akut oder chronisch auftreten.

Prädisponierende Faktoren

Weibliches Geschlecht, Refluxureter (35 % der Patienten), Harntraktanomalien, Kindesalter, Schwangerschaft, wiederholter Geschlechtsverkehr (Flitterwochenzystitis und -pyeolonephritis), Menopause.

Infektionserreger

Coliforme, meist Streptococcus faecalis, Pseudomonas pyocyaneus, Proteus und Klebsiellen.

Symptomatik

Akut: Prodromi sind Kopfschmerzen und Krankheitsgefühl, hinzu kommen bei Krankheitsbeginn Schüttelfrost, Erbrechen, Schmerz im Rippenbogenrandbereich oder den Nierenlagern, schmerzhafte Miktion (häufig beschrieben als verbrühender oder brennender Schmerz). Bei Harnwegobstruktion kann sich eine Urämie entwickeln. In schweren Fällen abdominale Abwehrspannung und hochfebrile Temperaturen (über 40°C).

Diagnose

- Die Diagnose durch klinische Untersuchung kann schwierig sein. Intravenöses Urogramm zeigt eine reduzierte Ausscheidung auf der betroffenen Seite mit gelegentlichem, geringem Extravasat.
- Radio-Isotopen-Nephrographie zeigt eine ungleichmäßige Einlagerung auf der betroffenen Seite.
- Mittelstrahlurinuntersuchung (Mikrobiologie und Empfindlichkeit).

Behandlung

- Bettruhe und erhöhte Flüssigkeitszufuhr
- bei saurem Urin Alkalisierung mit Kaliumzitratmischung z. B. 10 ml oral 4mal tägl.
- Analgesie, bei schweren Schmerzen Narkotika wie Morphin
- Breitspektrumantibiotika, bis eine Resistenzbestimmung vorliegt (Amoxycillin 250 mg 3mal tägl. oral oder Co-Trimoxazol 2 Tbl. oral 2mal tägl.).

Chronische Pyelonephritis nach multiplen akuten Schüben oder primär chronisch. Sie führt infolge Urämie zum Tode.

Pathologie Geschlechtsverhältnis 3:1 zu Gunsten der Frauen. Der Befall ist asymmetrisch und erstreckt sich vorwiegend auf die Tubuli renales, welche zunehmend atrophieren.

Klinische Symptomatik Intermittierende Fieberschübe, zunehmende Anämie, Hypertension (40%), Rückenschmerzen, schmerzhafte Miktion, allgemeines Krankheitsgefühl.

Diagnose
- Mittelstrahluntersuchung: Häufig Pyurie. Leukozyten dominieren (die Zahl variiert). In der Bakteriologie meist E. coli, Streptokokkus faecalis, Proteus oder Pseudomonas.
- I. v. Urogramm: Schlechte Ausscheidung und Verschmälerung der Nierenrinde sind typische Zeichen.
- Zysto-Urethroskopie: Man findet eine chronische Urethritis, Trigonitis, Strikturen, Prostatahypertrophie, posteriore Urethraklappen. Die Katheterisierung der Ureteren dient der Gewinnung der Bakteriologie und Urinuntersuchung, auch seitengetrennte Konzentrationsfähigkeitsprüfung.
- Nierenfunktionstest: Plasmakreatinin, Harnstoff und Elektrolyte.

Therapieziele
- Beseitigung prädisponierender Faktoren, z.B. Beseitigung von Anomalien des Harntraktes.
- Beseitigung lokaler Infekte durch Gabe von Mandelsäure (α Hydroxiphenylessigsäure) in Form von Ammonium-Mandelsäure 3g 4mal tägl. oral und Ammonium Chlorid 2g 4mal tägl..
- Ausschaltung von Infektionsstreuherden.
- Bei einseitigem Befall und renalem Hypertonus kann die Nephrektomie kurativ sein, wenn die kontralaterale Niere einwandfrei funktioniert.
- Patienten mit fortgeschrittener bilateraler Krankheit können dialysepflichtig werden oder müssen zur Nierentransplantation angemeldet werden.

Hydronephrose

Infolge der Obstruktion des Urinabflusses dilatiert die Niere und das Nierenbecken. Gewöhnlich liegt kein Infekt vor. Der Befall kann einseitig oder beidseitig sein. Wenn der Ureter infolge eines peripheren Hindernisses dilatiert, liegt ein Hydroureter vor.

Ursache

- *Unilateral*: Abnorme oder aberrierende Gefäße, Konkremente, Fehlbildungen im Verlauf des Ureters im kleinen Becken, kongenitale Stenose, Entzündung, Ureterobstruktion durch Karzinome und retroperitoneale Fibrose.
- *Bilateral*: Gewöhnlich infolge der Ureterobstruktion durch kongenitale Klappen oder Urethratenose. Jede der oben genannten Ursachen kann bilateral auftreten. Schwangerschaft verursacht eine bilaterale Dilatation der Ureteren und des Nierenbeckens.

Pathologie

Die Auswirkungen der Obstruktion variieren, abhängig davon, ob sie intermittierend oder permanent vorliegt. Das Nierenbeckensystem dilatiert zunehmend und das Nierenparenchym wird überdehnt, bis es nur noch aus einem Randsaum besteht. Die Oberfläche der Niere nimmt ein lobuläres Aussehen an.

Abhängig von der Störung der Blutversorgung tritt eine ungleichmäßige Atrophie des Parenchyms auf, die Tubuli atrophieren, die Glomerula bleiben weitgehend erhalten.

Klinische Symptomatik

Der Beginn ist meist heimtückisch mit einseitigem oder beiderseitigem Lendenschmerz, der als dumpf empfunden wird, besonders nach erheblicher Flüssigkeitszufuhr. Gelegentlich kommt es zu Nierenkoliken mit Schwellung der Lenden, die nach Wasserlassen zurückgeht. Bei beidseitiger Hydronephrose infolge Obstruktion des peripheren Harntraktes kann es zu Zeichen der Urämie kommen. Tremor der Hände, Schluckauf, trockene, braune Zunge, Ammoniakfötor, Durst, Anorexie, zischende Exspiration deuten auf ein terminales Nierenversagen hin. Bei der klinischen Untersuchung kann man unilateral oder bilateral Tumoren tasten. Bei Nierenversagen sind die Nieren gelegentlich nicht palpierbar.

Untersuchung

- I.v. Urogramm: Im Frühstadium Nachweis einer Dilatation des Nierenbeckens mit Verplumpung der Nierenkelche und Dilatation und Erweiterung des Nierenbeckens.
- Ultraschall: Ein zystischer Tumor wird nachgewiesen, der nach percutaner Punktion kleiner werden kann.

Behandlung

Die Ursache muß beseitigt werden, indem die Ureteren dekomprimiert oder die kongenitalen Klappen reseziert werden. Dann kann eine hydronephrotische Niere rekonstruiert werden (siehe Pyoloplastik).

Nierensteine

Die Prävalenz beträgt 3,8%. Männer und Frauen sind gleichermaßen betroffen.

Typen

- Metabolische Ursachen: Exzessive Ausscheidung von Kalzium, Oxalat, Harnstoff und Zystin.
- Infektbedingt (25–30%): Durch harnstoffspaltende Organismen z.B. *Proteus mirabilis*, *E. coli*. 50–60% enthalten Kalzium und sind röntgenpositiv, im Gegensatz zu reinen Uratsteinen (5–15%) oder Zystinsteinen (2%). Jedoch muß das Kalzium nicht der ursprüngliche Bestandteil der Steine sein. Daher müssen extrahierte oder spontan ausgeschiedene Steine unbedingt untersucht werden, um Stoffwechselanomalien nachzuweisen.

Klinische Symptomatik

Typisch sind Nieren- oder Ureterkoliken. Der Schmerz strahlt von der betroffenen Niere bzw. Ureter in die Leiste ein, danach wird der Stein oder Teile desselben ausgeschieden. Weitere Symptome sind Hämaturie, wiederholte Harnwegsinfekte, abdominelle Schmerzen oder Peritonitis, Septikämie infolge der Pyonephrose.

Diagnose

- Nierenleeraufnahme (Nieren, Ureteren und Blase)
- i.v. Urogramm zur Lokalisierung des Steines
- Retrograde Pyelographie zum Nachweis eines obstruierenden Ureterkonkrementes

Behandlung

Singuläre Uretersteine: 80% der Steine werden spontan ausgeschieden, abhängig von Größe und Lage. Zur Abschätzung, ob ein Stein spontan ausgeschieden wird, dienen folgende Regeln:

- Konkrement < 4 mm im Durchmesser: gewöhnlich Spontanausscheidung
- 4–6 mm: 50% werden spontan ausgeschieden, bei Sitz im oberen Abschnitt des Ureters können sie zur Obstruktion führen
- > 6 mm, wahrscheinlich keine Spontanausscheidung, Operation erforderlich.

Nierenbeckensteine verursachen verschiedene Symptome. Sie sollten operativ entfernt werden, um einer fortschreitenden Zerstörung des Nierengewebes vorzubeugen. Die Operation ist bei Schmerzen, Obstruktion, wiederholten Infekten, Hämaturie und Einschränkung der Nierenfunktion indiziert. Komplexe Ausgußsteine sollten entfernt werden.

Operativer Zugang

Meist wird eine Flankeninzision vorgenommen.

Uretersteine

- Ureterolithotomie.

Nierenbeckensteine

- Pyelolithotomie bei Nierenbeckensteinen oder solitären Parenchymkonkrementen.
- Ausgedehnte Pyelolithotomie in Blutsperre, um komplexere Steine auch in den größeren Kelchsystemen entfernen zu können.
- Multiple Nephrolithotomie und ausgedehnte Pyelolithotomie bei Ausgußsteinen. Steinfragmente können aus den peripheren Abschnitten des Nierenparenchyms durch zahlreiche radiäre Inzisionen entfernt werden.

Neue Techniken

Sie verdrängen die offene Lithotomie in zunehmendem Maße.

- Perkutane Nephrolithotomie ist die Insertion eines Nephroskopes in die Niere durch einen vorher geschaffenen Kanal. Der Stein kann entfernt werden, auch die Ultraschallzertrümmerung und Absaugung nach Zerlegung in kleine Fragmente mit elektrohydraulischem Lithotrypter ist möglich.
- Starre Ureteroskopie wird bei Uretersteinen vorgenommen. Ein starres Ureteroskop wird über das dilatierte Ureterostium eingeführt, der Stein lokalisiert und entfernt.
- Extrakorporale Schockwellenlithotrypsie Unter dreidimensionaler Röntgendurchleuchtung wird durch eine Schockwelle der Stein fragmentiert, die Partikel werden auf natürlichem Wege ausgeschieden.

Rezidivrate

50 % der Patienten haben nach 5 Jahren erneut Steine.

Rezidivprophylaxe

- Prävention und Therapie von Harnwegsinfekten
- kalziumarme Diät (unter 700 mg). Vermeidung von Oxalat und Purinen, kleiehaltige Nahrung.
- erhöhte Flüssigkeitszufuhr: mehr als 2 Liter pro Tag.
- bei manchen Patienten kann Bendroflumethazid (Esberizid) oder Allopurinol (Zyloric) die Kalziumexkretion und Steinbildung drastisch reduzieren

Epididymitis, Orchitis

Die Entzündung des Nebenhodens und der Hoden kann akut oder chronisch auftreten.

Ursachen

- E. coli, Streptokokkus, Proteus, Gonokokkus
- nach Sondierung der Harnwege oder Prostataoperation
- assoziiert mit Mumps oder Bornholm Krankheit (Myalgia akuta epidemica durch Coxsackieviren)
- Tuberkulose, Brucellose

Klinische Symptomatik

Bei jungen Männern ist die Differentialdiagnose zwischen Epididymitis, Orchitis und Hodentorsion klinisch nahezu unmöglich. Schmerzen, Schwellung und Rötung der Hoden mit Skrotalödem und Schuppung der Haut. Der Rückgang der Schwellung kann sich über Monate hinziehen.

Untersuchung

- mit Mittelstrahlurin und Bakteriologie
- drei konsekutive Morgenurinuntersuchungen im Löwenstein-Jensen-Medium (auf Tuberkulose)

Behandlung

- Bettruhe
- Hochlagerung des Hodens, falls der Patient dieses als angenehm empfindet
- Analgesie
- Breitspektrumantibiotika, bis das Ergebnis der Urinkultur vorliegt (z.B. Tetrazyklin 500 mg 4mal tägl.)
- spezifische Antibiotikatherapie nach bakteriologischem Nachweis, z. B. Procain-Penicillin mit Probenecid bei Gonorrhoe 2,4 g i. m. als Einzeldosis. Die Häufigkeit penicillinresistenter Gonokokken nimmt rasant zu.

Die chronische Epididymitis/Orchitis wird in über 90 % der Fälle durch Tuberkulose ausgelöst. Die übrigen Patienten haben wiederholte Harnwegsinfekte oder eine Urethratriktur.

Behandlung

- Tuberkulose: Therapie des Infektes mit Tuberkulostatika. Falls innerhalb von 2 Monaten keine Besserung eintritt, Epididymo-Orchidektomie.
- Nicht-tuberkulöse Infektion: Spezifische Langzeitantibiotikatherapie. Epididymo-Orchidektomie, falls nach 2 Monaten keine Besserung eintritt.

Gutartige Prostatahypertrophie

Die meisten Männer über 40 Jahren haben eine benigne Prostatahyperplasie, nur 10 % von ihnen haben Beschwerden durch Obstruktion des Urinausflußtraktes. Die Größe der Drüse korreliert nicht mit dem Ausmaß der Obstruktion. Eine kleine Prostata kann eine Urinretention verursachen, während größere Drüsen nicht obstruierend wirken. Die Wahrscheinlichkeit der Obstruktion nimmt im höheren Alter zu.

Pathologie

Unter dem Einfluß von Androgenen bilden sich die drüsigen Elemente der Prostata zunehmend zurück, die adenomatöse Hyperplasie betrifft die submucösen Drüsen und die Seitenlappen der Prostata, welche die Urethra schlitzförmig komprimieren und die Restdrüse zu einer Pseudokapsel reduzieren. Der zirkuläre Muskel des Blasenhalses hypertrophiert. Die Drüse wird unförmig und verdrängt die Samenblasen. Ein hypertrophierter Mittellappen prolabiert in die Urethra.

Folgen

Urethra: Der Urethrakanal wird schlitzförmig komprimiert. Der Abschnitt oberhalb des Colliculus seminalis wird elongiert.

Blase: Es kommt zur muskulären Hypertrophie, um die Obstruktion zu überwinden, Urinstau, Harnwegsinfekte und Steine treten auf. Mit der Zeit wird der Blasenmuskel atonisch.

Ureteren und Nieren: Die Ureterostien dilatieren und erlauben einen Urinreflux und eine aufsteigende Pyelonephritis. Bei Fortschreiten der Obstruktion kommt es zur Ureterdilatation, Hydronephrose und Nierenparenchymschäden.

Klinische Symptomatik

Nykturie ist typisch. Die Patienten beklagen, daß sie häufiger Wasser lassen müssen. Der Beginn der Miktion ist verzögert und der Urinstrahl abgeschwächt. Es kommt zum akuten Harnverhalt. Bei zunehmender Blasenmuskelatonie nimmt das Restvolumen zu und es kommt zur chronischen Urinretention. Der Patient bemerkt unwillkürliches Harnträufeln beim Husten, Aufsetzen usw. Er kann den Urinfluß nicht unterdrücken und es kommt zum ständigen Harntröpfeln. Eine chronische Retention mit Überlaufblase liegt vor. Die Patienten haben eine Vorwölbung des unteren Abdomens und riechen stark nach abgestandenem Urin. Weitere Symptome sind Schmerzen infolge der Zystitis oder der chronischen Hydronephrose sowie Blutbeimengungen am

Anfang und Ende der Miktion wegen des Einrisses von Prostatavenen.

Klinische Untersuchung

Untersuchung des Urogenital-Traktes auf Vergrößerung der Nieren und Hinweise für eine Niereninsuffizienz (z. B. Urämie trockene Zunge usw.), Inspektion des unteren Abdomens, Palpation der Harnblase.
Differenzierung der akuten zur chronischen Harnretention
Bei der akuten Form bestehen Schmerzen und eine tastbare Harnblase. Nachweis einer Meatusstriktur? Normalbefund der Testes und der Nebenhoden? Durch rektale Untersuchung kann häufig eine mäßig vergrößerte Prostata nachgewiesen werden, die Schwere der Ausflußtraktobstruktion kann jedoch so nicht abgeschätzt werden, da die Größe der Drüse hierfür nicht maßgeblich ist. Die rektale Untersuchung dient vielmehr der Diagnose des Prostatakarzinoms. Dann ist die Drüse hart und zerklüftet. Bei Nachweis einer höckrigen Prostataoberfläche oder eines festen Knotens sollte die histologische Sicherung erfolgen, indem ein transurethrale Resektion vorgenommen wird, dadurch werden gleichzeitig die Miktionsbeschwerden des Patienten gebessert. Bei der routinemäßigen transrektalen Nadelbiopsie (Trucut-Nadel) besteht die Gefahr der Septikämie.

Untersuchungen

- Urinuntersuchung auf Mikroorganismen und pathologische Zellen
- Harnstoff und Elektrolyte, Hämoglobin
- intravenöse Urographie. Die Postmiktionsaufnahme weist eine verdickte Blasenwand mit einer deutlichen Trabekulierung sowie den erheblichen Restharn nach

Behandlung

Medikamente Prazosin-Hydrochlorid (Alpha-Rezeptoren-Blocker) kann durch Relaxieren der glatten Muskulatur des Blasenhalses eine vorübergehende Besserung erreichen (0,5 mg oral für 3–7 Tage, Nebenwirkung hypotensiver Kollaps. Erhaltungsdosis 2 mg 2mal tägl.).

Chirurgische Therapie Prostatektomie. Indikationen Prostatismus, d. h. die akute Harnretention nach Einmalkatheterismus und Entfernen des Katheters, chronische Harnretention und Hydronephrose, Komplikationen wie Steine, Blasendivertikel usw.

Varikozele

Dies ist eine Dilatation und variköse Veränderung der Testikularvenen, meist auf der linken Seite wegen des Rückstaus über die V. renalis. Die Obstruktion der Testikularvenen kann auch durch die Kompression der kreuzenden A. testicularis bedingt sein. Selten kann eine Testikularvenenobstruktion durch einen renalen Tumor bedingt sein, der die V. renalis ummauert.

Klinische Symptomatik

Varikozelen treten häufig intermittierend bei gesunden erwachsenen Männern auf. Meist bleiben sie symptomlos. Bei manchen Patienten treten Schmerzen durch Zug am Hoden auf. Er wird ziehend beschrieben und wird ausgelöst durch das Gewicht der Hoden, die am Samenstrang ziehen.

Untersuchung

Beim stehenden Patienten sind die dilatierten Venen gut sichtbar und das Skrotum hängt auf der betroffenen Seite tiefer. Im Liegen oder beim Anheben des Skrotum entleeren sich die Venen und die Beschwerden gehen zurück. Der Hoden der betroffenen Seite kann kleiner als der gegenseitige sein. Bei Vorliegen eines Nierentumors entleeren sich die Venen bei Anheben des Skrotum nicht.

Begleiterkrankungen

Die Varikozele geht oft mit Infertilität einher. Dies ist nicht selten das Kardinalsymptom.

Behandlung

- Unterstützung mit einem Suspensorium
- Unterbindung der V. testicularis oberhalb des Lig. inguinale
- Ligatur einzelner dilatierter Kremastervenen oder von Venen des Plexus pampiniformis

Komplikationen

- Hodeninfarkt
- Infektion

Prognose bei infertilen Patienten

Obwohl behauptet wird, daß nach Ligatur die Fertilität zurückkehrt, gibt es hierfür keine gesicherten statistischen Daten. Dennoch ist die Varikozelektomie ein verbreitetes Verfahren zur Behandlung der männlichen Infertilität, ähnlich wie Hormonkuren.

Paraphimose

Die retrahierte Vorhaut wird besonderes bei erigiertem Penis hinter der Glans eingeklemmt. Es kommt zur Glansgangrän, daher ist die Reposition dringlich. Beim Katherérisieren eines Mannes muß man sicherstellen, daß die Vorhaut sorgfältig vorgeschoben wird, es kann sonst eine Paraphimose entstehen.

Reposition

Blutig: Schlitzen des dorsalen Präputiums mit nachfolgender Zirkumzision oder unblutig durch Reposition der Paraphimose und spätere elektive Zirkumzision.

Methode

Durch Strecken des Penis und gleichzeitiges Ziehen an dem ödematösen, schlüpfrigen Präputium mit 2 Kompressen kann eine Dekompression der Glans erreicht werden. Die Reposition gelingt durch sanften Zug über den Konstriktionsring hinweg. Der Patient empfindet sofortige Erleichterung. Die Zirkumzision kann elektiv mit günstigem kosmetischem Ergebnis vorgenommen werden.

Beachte: Der Zug am Penis sollte bis zu 15 Minuten aufrecht erhalten werden.

Priapismus

Nach Geschlechtsverkehr oder anstrengendem Fahrradfahren kommt es bei gesunden Männern zur schmerzhaften Dauererektion des Penis. Eine häufigere Ursache ist die idiopathische Thrombose der Venen im Plexus prostaticus. Seltene Ursachen sind Gerinnungsstörungen und Sichelzellanämie. Die Corpora cavernosa sind ausschließlich betroffen, die Glans und das Corpus spongiosum bleiben weich.

Untersuchung

- sorgfältige Anamnese
- Differentialblutbild zum Ausschluß zu pathologischen Veränderungen

Behandlung

Nicht-operative Therapie: Spinalanästhesie, Ganglienblokker, Antikoagulantien, Kochsalzumschläge um die Corpora cavernosa mit Instillation von Noradrenalin sind erfolglos.

chirurgische Behandlung: Anlage eines Fensters zwischen der Glans und dem nicht geschwollenen Corpus spongiosum und den prall gefüllten Corpora cavernosa. Dies wird erreicht durch die Punktion der Corpora cavernosa durch die Glans mit Trucut-Biopsienadel oder feinem Messer. Falls kein Erfolg eintritt, kann eine chirurgische Anastomose zwischen dem Corpus spongiosum und cavernosum einer Seite angelegt werden. Auch die Anastomosierung der V. saphena mit den Corpora cavernosa jeder Seite ist beschrieben, falls eine unilaterale Anastomose erfolglos bleibt.

Komplikationen

Gewöhnlich resultiert eine Impotenz, die weniger wahrscheinlich ist, wenn der Patient innerhalb 24 Stunden nach Auftreten operiert werden kann. Bei bleibender Impotenz kann eine Penisprothese indiziert sein.

Induratio Penis-Plastica

Aus unbekannter Ursache kommt es zu einer gutartigen Verformung des Penis, die Unwohlsein, Schmerzen und ein Abweichen des Penis bei Erektion bedingt, die den Geschlechtsverkehr erschwert.

Klinische Symptomatik

Häufig bei Männern im 5. Lebensjahrzehnt. Die Patienten haben meist länger Beschwerden, bevor sie den Arzt aufsuchen. Man tastet eine Verhärtung am Penisschaft. Im natürlichen Verlauf kommt es zu einer langsamen Auflösung der Verhärtung über Monate und Jahre, das Mißempfinden wird geringer, die Deformität geht zurück.

Pathologie

Diskutiert wird eine peri-urethrische Entzündung, der eine Fibrose des Corpus cavernosum folgt. Die Exzision ist schwierig. Häufig liegt gleichzeitig eine Dupuytren Kontraktur vor.

Behandlung

Aufklärung des Patienten, daß er kein Karzinom hat. Die folgenden Therapieversuche sind beschrieben

- Mineralwasser (von Peyrone empfohlen), Steroide (systemisch und lokal), Bestrahlung der Plaques, Ultraschall, Kaliumparaaminobenzosäure (Potaba, ein Vitamin B-Präparat), Vitamin E, Exzision des Plaque mit plastischer Deckung des Defektes.
- Vitamin E 200 mg 3× tägl., Protaba 15 g tägl. in Einzeldosen und die chirurgische Exzision sind die verbreitetsten Therapieverfahren.

Komplikationen

Protaba hat erhebliche Nebenwirkungen (Diarrhoe, Fieber, Hitzewallungen, Erbrechen) und die Einnahme von 3 g Beuteln bzw. 50 mg Tabl. wird vom Patienten selten konsequent vorgenommen. Die Exzision führt zur Impotenz, es kann eine Prothese notwendig sein.

Behandlungserfolg

Wenn ein stabiler Zustand vorliegt, kann bei Behinderung des Coitus die Operation nach Nesbitt durchgeführt werden.

Nesbitt-Manöver: Nach Zirkumzision Ablösen der Haut bis zur Basis des Penis und Anlage eines Tourniquet, Einlegen eines Ballonkatheters in das Corpus cavernosum und Aufblasen desselben zur Erzielung einer künstlichen Erektion, um die Lokalisation und Ausdehung der Deformität zu erkennen. Aufrichtung des Penis durch Erweiterungsinzision (zirkulär, längsvernäht) auf der verkürzten Seite und Verkürzungsinszisionen (ovale Exzision mit Naht auf der längeren Seite, um den Penis aufzurichten). Hautnaht. Einlage eines dünnen Silikonkatheters und feste Bandage des Penis. Entfernung des Tourniquet, Entferung der Drainage, Bandage und des Katheters nach 36 Stunden.

Penisprothesen

Es gibt verschiedene Modelle: Biegsame Prothesen, Prothesen, die sich selbst aufrichten, Prothesen mit separatem Füllungsreservoir. Kosten und Fehlfunktionsraten steigen mit der Komplexität der Konstruktion.

Komplikationen

- Infektion: Entfernung der Prothese notwendig
- Erosion der Glans Penis: Entfernung der Prothese notwendig
- Versagen des Ventilmechanismus
- Kosten (Kostenübernahme durch Krankenkasse fraglich)

Prognose

Die Komplikationsrate liegt bei 50 % nach etwa 5 Jahren.

Urethrastriktur

Ursachen
Klappeninfektion, Tauma (inklusive iatrogene Traumen).

Symptome
Infektion, abgeschwächter Harnstrahl, Harnträufeln.

Spätfolgen
Blasensteine, Nierenversagen.

Diagnose
Aszendierende und deszendierende Urethrographie, Urothroskopie.

Behandlung
Strikturen können bis zu 20 Jahre nach der ursprünglichen Verletzung auftreten. Dies ist bei der Behandlung zu bedenken. Urethraklappen können durch Fogarty-Katheter oder Diathermie zerstört werden. Strikturen können dilatiert, inzidiert oder plastisch beseitigt werden.

Dilatation
Dilatation in 3monatigen bis jährlichen Abständen bis zu einer Stärke von 28 Ch. bei Männern, 32 Ch. bei Frauen.

Inzision
Die endoskopische Inzision kann durch Elektrokautern oder Urethrotom durchgeführt werden. Therapieversager entstehen durch inadäquate Resektion und durch Wiederauftreten der Striktur. Wiederholungseingriffe sind häufig.

Plastische Korrektur
Urethroplastik.

Komplikationen
Bei jeder Dilatation besteht die Gefahr der Bakterieneinschwemmung (30 %), der Nachblutung, der Via falsa und der Ausbildung einer Fistel.

Urethroplastik
Eine Neourethra wird auf verschiedene Weise geschaffen, abhängig von Lage, Länge und Alter der Striktur. Der Zugang erfolgt über die Ventralseite des Penis oder das Perineum. Komplexe posteriore Urethrastrikturen können am besten durch transpubischen Zugang operiert werden, dabei ist die Gefahr des Kontinenzverlustes und der Impotenz geringer. Die Operation kann in einer oder zwei Sitzungen erfolgen.

Operation nach Turner-Warwick Freilegung der Striktur und Implantation eines freien Hautlappens (meist Skrotum) oder eines gestielten Hautlappens mit sofortigem Wundverschluß.

Kurze Striktur der anterioren Urethra

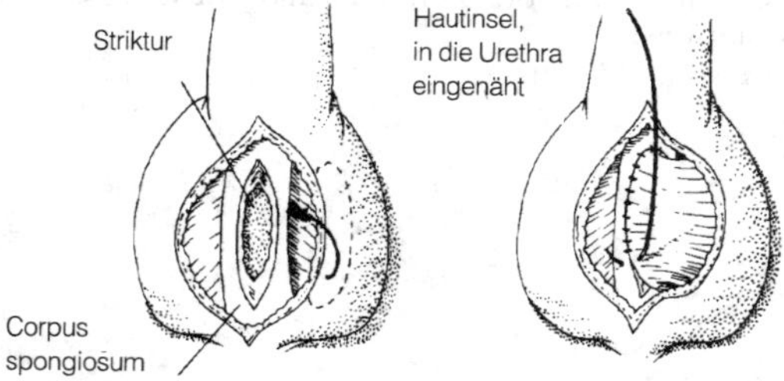

Kurze Striktur im Bulbus urethrae, einseitige Inselplastik

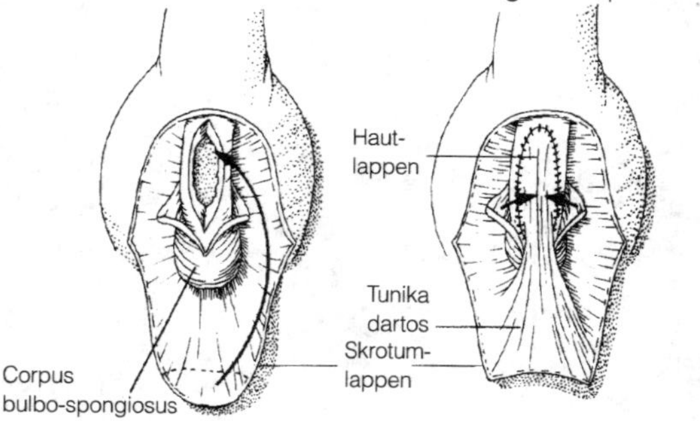

Zweizeitige Urethroplastik

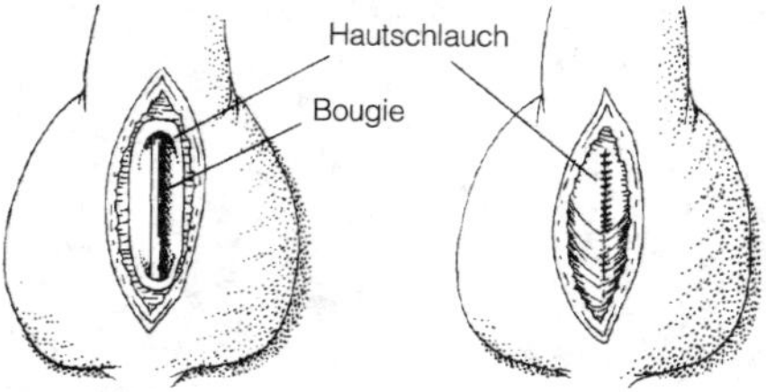

Zweizeitige Operation Die Striktur wird freigelegt und mit einem Hautlappen gedeckt. Später erfolgt der Verschluß durch weiteren Hautlappen oder Tubularisierung durch freies Hauttransplantat und Verschluß der Rinne. Zwischen den Eingriffen wird die Haut von Anhangsgebilden (Haaren) befreit und es wird sichergestellt, daß eine normalkalibrige Urethra vor Ende der Stenose vorliegt (prästenotischer Druck und poststenotische Turbulenzen können zu einem scheinbar normalen Urethrakaliber führen, welches später stenosiert). Die gewählte Technik muß sicher sein, die Kontinenz und Potenz erhalten und gute Langzeitergebnisse aufweisen.

Der Ureter

Ureterstriktur

Meist maligne Krankheiten, häufig iatrogen, nach Bestrahlung, entzündlich (Tbc, Endometriose), periuretere Fibrose, z. B. retroperitoneale Fibrose.
Oft bestehen keinerlei Symptome. Die Ureterstriktur wird zufällig gefunden. Gelegentlich erleidet der Patient wiederholte Infekte oder hat ein Steinleiden.

Untersuchung
- intravenöse Urographie zum Nachweis der Obstruktion und des dilatierten Ureters
- Ureterographie kann hilfreich sein

Behandlung
- Kurze Strikturen werden reseziert und End-zu-End-anastomosiert.
- Längere Strikturen erfordern die Interposition der Appendix oder eines Darmabschnittes. Eine weitere Technik besteht in der Mobilisierung des Ureters und Anastomosierung in den kontralateralen Ureter (Uretero-Ureterostomie).
- Das distale Ende des Ureters kann in die Blase reimplantiert werden nach Anlage eines Psoaszuges oder Boarilappens.
- Strikturen nach Bestrahlung müssen umfangreich exzidiert werden, weil die begleitende Arteriitis die Heilung behindert, so daß im Gesunden reziziert werden muß.
- Periureter-Fibrose erfordert die Freilegung des Ureters und Lateralisierung, häufig Ummantelung mit Omentum, um Rezidiven vorzubeugen.
- Maligne Strikturen werden durch Nephroureterektomie oder seltener durch Resektion und Ileuminterposition behandelt.

Ureterfisteln

Ursachen Chirurgische Eingriffe, Radiotherapie, penetrierende Verletzung, stumpfes Beckentrauma (selten).

Symptomatik Urinfisteln in die Vagina oder über abdominelle Drainagen etwa am 5. postoperativen Tag.

Untersuchung
- intravenöses Urogramm zum Leckage-Nachweis
- Ureterographie

Behandlung
Bei intraoperativer Verletzung sofortige Rekonstruktion nach Sondierung der Stümpfe.
Bei Spätfisteln gelingt manchmal die Einlage einer Ureterschiene und die problemlose Abheilung (selten nach Radiotherapie).

Falls der Ureter nicht geschient werden kann, wird eine perkutane Nephrostomie durchgeführt und nach Abklingen der Entzündung (nach 3 Monaten) die Reexploration vorgenommen. Korrekturmöglichkeiten wie oben beschrieben.

Die **Anastomose** sollte mit einfachem Catgut vorgenommen werden. Eine selbsthaltende Ureterschiene (Doppel-J) reduziert die Gefahr der Leckage und unterstützt die Heilung. Ein Ureterkatheter verbleibt für 5 Tage, die Schiene wird nach 6 Wochen entfernt, Kontrollurographie nach 3 Monaten.

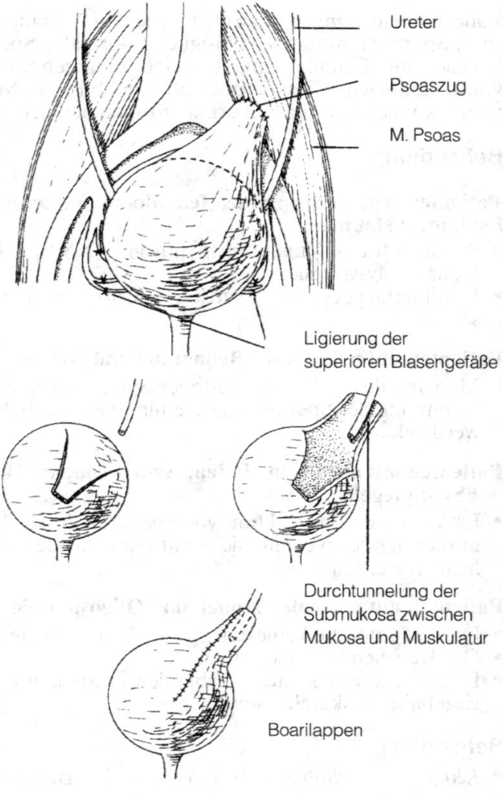

Männliche Infertilität

Untersuchungen

Anamnese: Frage nach Coitusproblemen (Ejakulatio precox, usw.). Bartwuchs, Mumps in der Anamnese, Hodenverletzung, allgemeiner Gesundheitszustand, Anamnese von Asthma, Darmerkrankungen, Mukoviszidose? Medikamente wie Salazopyrin, Nitrofurantoin, Mitosehemmer können eine Spermatogenese beeinflussen, Rauchen reduziert die Qualität der Spermien. Berufsanamnese: Arbeitet der Patient in heißer Umgebung?

Körperliche Untersuchung Haarwuchs (männlicher oder weiblicher Behaarungtyp), Größe und Konsistenz der Hoden, achte auf Hernien und Varikozelen, Form und Schnitt der Unterwäsche (Nylonslips, Boxershorts, usw.).

Laboruntersuchungen Spermaanalyse auf Volumenviskosität, Spermienmotilität, Häufigkeit anormaler Spermien. Das normale Ejakulat enthält 50–150 Millionen Spermien, von denen nach 1 Stunde noch 50 % mobil sind. Medikamente können anormale Spermienformen hervorrufen.

Behandlung

Patienten mit Azospermie, femininem Behaarungstyp, femininem Habitus

- Ausschluß des Klinefelter-Syndroms (XXY) oder der Gonadendysgenesie.
- Bestimmung des FSH, Testosteron, Chromosomenanalyse.

Patienten mit männlicher Behaarung und Habitus

- Messung des FSH: Ein niedriger Spiegel weist auf eine Hemmung der Spermatogenese hin, die nicht behandelt werden kann.

Patienten mit normalen Hoden, Azospermie und hohen FSH-Spiegeln

- Es kann eine Obstruktion vorliegen, die durch Anastomosierung des Nebenhodens mit dem Vas deferens behandelt werden kann.

Patienten mit normalen Hoden und Oligospermie

- Der Patient sollte keine einengende Unterwäsche tragen.
- Das Rauchen ist einzustellen.
- Eine Varikozele sollte unterbunden werden, obwohl die Ergebnisse diskutabel sind.

Behandlung

- *Klinefelter; Erhöhte FSH-Spiegel:* Keine Behandlungsmöglichkeiten.

- *Mäßige Oligospermie:* Wechsel der enganliegenden Unterwäsche, Rauchverbot.
- *Mittelgradige Oligospermie:* Unterbindung der Varikozele, Medikamente wie Clomiphen, Mesterolon (Antiöstrogene). Die Behandlung muß kontinuierlich erfolgen. Kontrolluntersuchung alle 3 Monate.
- *Schwere Oligospermie:* Bei Kinderwunsch beider Partner in vitro Befruchtung oder Gameten-Transfer in die Tuben.

Literatur

Altwein, J. E., Rübben, H.: Urologie. Enke, Stuttgart, 1991.
Mayor, G., Zingg, H. J.: Urologische Operationen. Thieme, Stuttgart, 1990.

Abdominale Hernien

Eine Hernie ist definiert als Protrusion von Därmen oder Teilen des Pertitonealinhaltes durch einen Defekt der Wand des Hohlraumes, in dem sie sich befinden. Der Vorfall tritt meist durch eine normale oder pathologische Öffnung in der Abdominalwand auf. Etwa 1 % aller Menschen haben zu irgend einer Zeit eine Hernie. Am häufigsten sind Inguinalhernien (70 %), Femoralhernien (20 %), Nabelhernien (10 %). Zusätzlich können Hernien im supraumbilikalen Bereich oder in der Linie Alba auftreten. Narbenhernien sind iatrogen und nach chirurgischen Inzisionen von besonderer Bedeutung. Es gibt viele seltene Formen der Hernie (Seite 350). Die Hiatushernie wird auf Seite 164 besprochen.

Ätiologie

Kongenital: Es liegt eine Schwäche der Bauchwand vor, die durch erhöhten intraabdominellen Druck verschlimmert wird, z. B. beim Husten, Pressen oder körperlicher Anstrengung z. B. Heben von schweren Lasten.

Erworbene Hernien: Diese treten meist im höheren Alter auf, wenn die Muskulatur geschwächt ist und eine Fettgewebsinfiltration vorliegt. Sie kann auch durch Muskelschwäche oder Fasziendefekt nach Appendektomie auftreten.

Anatomie: Abdominelle Hernien werden von einem Sack umgeben, gewöhnlich dem Peritoneum. Bei einer Gleithernie besteht die hintere Wand des Sackes aus dem Zökum auf der rechten Seite, und dem Sigmoid auf der linken Seite. Der Sack kann durch begleitendes Bindegewebe bedeckt sein oder unbedeckt und subkutan liegen. Der Hals des Sackes ist definiert als der Bereich der Durchtrittsstelle durch die Bauchwand. Der Bruchsackinhalt kann aus Darm (Enterozele) oder Omentum (Omentozele) oder beidem bestehen.

Einteilung

Reponierbarkeit: Ein Hernie ist reponierbar, wenn sie in die Bauchhöhle rückverlagert werden kann. Sie ist irreponibel, wenn dies nicht möglich ist. Falls die Reposition nicht gelingt, ist die Notfalloperation zur Vermeidung der Strangulation erforderlich.

Strangulation (Einklemmung): Strangulierte (eingeklemmte) Hernien müssen notfallmäßig operiert werden. Sie entstehen, wenn Darmabschnitte oder Omentum in einer irreponiblen Hernie ischämisch werden, weil die Blutzufuhr unterbrochen ist und eine Gangrän droht. Die Strangulation tritt meist im Hals des Bruchsackes auf, da in diesem Bereich die Einschnürung am stärksten ist. Gangrän und Perforation führen zum Austritt des Darminhaltes in die Peritonealhöhle und zur Peritonitis. Eine Sonderform der Strangulation tritt bei Femoralhernien auf, wenn nur ein Teil der Darmwand im Herniensack eingeschlossen wird: Richtersche Hernie.

Klinische Symptomatik

Plötzliches Auftreten von Schmerzen in der Hernie, die sich ausbreiten; Erbrechen. Die Patienten können beschreiben, daß eine früher reponible Hernie härter und größer geworden ist. Die klinische Untersuchung zeigt eine Abwehrspannung, eine irreponible Hernie hat keine Pulsation bei Hustenstoß.

Behandlung

Notfallmäßige Operation zur Vermeidung einer Gangränperforation und des Endotoxinschocks.

Leistenhernie

Die Hernia inguinalis ist der häufigste Bruch und tritt meist bei Männern auf, indem sie dem offenen Processus vaginalis folgt, der über eine variable Länge im Inguinalkanal verläuft und bis ins Skrotum reicht. Wenn Darm oder Omentum mit dem Bruchsack entlang dem Processus vaginalis vordringen, besteht eine *indirekte Hernie,* die bis zum oberen Pol der Hoden reichen kann. Der Bruchsack beinhaltet alle Teile des Samenstranges. Bei Frauen folgt die indirekte Hernie dem Lig. rotundum und erscheint in den Labien.

Die *direkte Hernie* ist meist erworben. Der Bruchsack dringt durch die Bauchwand, medial der inneren Pforte des Processus vaginalis und der Vasa epigastrica inferior. Sie ist abgesetzt vom Samenstrang und seinen Hüllen.

Gleithernie

Die hintere Wand des Bruchsackes enthält Peritoneum und Zökum bzw. Peritoneum und Sigma auf der linken Körperseite. Auch Teile der Blase können vorfallen.

Klinische Symptomatik

Einige Patienten haben keinerlei Symptome, andere beschreiben einen ziehenden Schmerz gegen Abend. Manchmal kann das Einsetzen der Schmerzen oder Schwellung einer bestimmten Tätigkeit (schweres Heben) zugeordnet werden. Anhaltende schwere Schmerzen weisen auf Strangulation hin.

Anhaltspunkte bei der Untersuchung von Hodenschwellungen

- Untersuchung des stehenden Patienten. Manchmal besteht keine Schwellung. Die indirekte Hernie erscheint am äußeren Ring des Leistenkanals und erstreckt sich bis ins Skrotum. Die direkte Hernie erscheint als diffuse Vorwölbung im medialen Abschnitt des Inguinalkanales.
- Der Patient hustet: Tritt jetzt eine Schwellung auf? Wenn ja, Differenzierung, ob direkt oder indirekt. Wird die Druckwelle fortgeleitet?
- Überprüfung der Bruchpforten. Untersuchung mit der rechten Hand für die linke Körperseite des Patienten am vor dem Untersucher stehenden Patienten. Der kleine Finger wird am Samenstrang entlang bis in den äußeren Leistenring vorgeschoben. Normalerweise ist er für den kleinen Finger durchgängig. Wenn eine fortgeleitete Druckwelle palpabel ist, liegt eine Hernie vor. Inguinal- und Femoralhernie müssen differenziert werden, die erstere liegt oberhalb und medial des Tuberculum Pubicum, welches ein wichtiger Orientierungspunkt bei der Untersuchung ist.

- Wenn eine Skrotalschwellung zwischen Daumen und Zeigefinger nach kranial abgegrenzt werden kann, liegt keine Verbindung zum Inguinalkanal vor, möglicherweise besteht eine Hydrozele.
- Ist die Schwellung wegdrückbar? Meist kann der Patient im Liegen die Hernie selbst in das Abdomen zurückdrücken. Hernien mit Obstruktion oder Strangulation sollten nicht reponiert werden.
- Besteht eine direkte oder indirekte Hernie? Dazu wird das Skrotum wie beschrieben invaginiert, wenn der Defekt in der Hinterwand des Inguinalkanales vorliegt, besteht eine direkte Hernie. Wenn der Patient hustet, schlägt der Druckstoß an die Fingerbeere (direkte Hernie) oder an die Fingerspitze (indirekte Hernie) an. Kann das Austreten der Hernie durch Druck auf die innere Öffnung des Leistenkanals zurückgehalten werden? (indirekte Hernie).
- Transillumination der Schwellung. Hydrozelen lassen sich meist durchleuchten.

Merke: Bei Kindern sind auch Inguinalhernien durchleuchtbar. Die Nadelaspiration sollte zur Differentialdiagnose von Skrotumschwellungen niemals durchgeführt werden.

Behandlung

Unkomplizierte Hernien werden elektiv operiert. Bei Kontraindikation zur Operation Anpassung eines Bruchbandes. Dieses sollte selten verordnet werden. Es muß dann aber gut angepaßt werden, um einen sicheren Sitz zu gewährleisten.

Strangulierte Hernien müssen notfallmäßig operiert werden, gegebenenfalls erfolgt die Resektion von Darmanteilen und die Rekonstruktion des Leistenkanals.
Der Patient sollte 10 Tage lang postoperativ nicht Auto fahren und etwa 2 Wochen lang nicht schwer heben.

Rezidivrate weniger als 1 % in 5 Jahren.

Nabelhernien und epigastrische Hernien

Nabelbrüche treten bei Kindern infolge des inkompletten Verschlusses des Nabels auf. Sie schließen sich spontan und müssen nur operiert werden, wenn sie nach dem 2. Lebensjahr persistieren. Die Operation kann durch eine zirkumferente subkutane Naht erfolgen. Bei ausgedehntem Bruchsack muß die Freilegung erfolgen.

Paraumbilikale Hernien sind erworben. Bei Kindern, meist Mädchen, liegt der Bruchsack supraumbilikal. Wenn er größer wird, hängt er nach unten und ist kosmetisch störend. Die Strangulation ist selten. Die Operation besteht in der Exzision des Bruchsackes mit einigen Nähten zum Verschluß des Defektes. Bei Erwachsenen tritt der Bruchsack durch die Linea alba oberhalb oder unterhalb des Nabels aus. Er kann sehr groß werden und bis ins kleine Becken herabhängen. Sein Inhalt besteht aus Omentum und Darmschlingen. Die Strangulation tritt in 20 % der Fälle auf, die Mortalität ist hoch.
Die Operation besteht in der Freilegung und Exzision des Bruchsackes mit plastischer Deckung des Defektes. Rezidive sind selten.

Epigastrische Hernien sind Herniationen von Fett durch die Linea alba. Sie treten in jedem Lebensalter auf und liegen zwischen Xiphoid und Nabel. Sie können Schmerzen und Komplikationen auslösen. Bei Patienten mit Dyspepsie sollte der Zufallsbefund einer epigastrischen Hernie nicht von der Untersuchung mittels Endoskopie oder Kontrastmittel abhalten. Ist die Operation indiziert, wird die Hernie freigelegt, das Fett exzidiert und der Defekt mit einigen Einzelnähten verschlossen.

Narbenbrüche

Sie können als Komplikation jeder abdominellen Inzision auftreten. Die häufigste Lokalisation ist unterhalb des Nabels in der Mittellinie. Prädisponierende Faktoren sind Übergewicht, Wundinfektion, Lungenerkrankungen, schlechte Wundheilung wegen Vitaminmangel, maligne Grunderkrankungen oder Kortisontherapie, postoperative Überdehnung der Narbe, Alter über 60 Jahren, Platzbauch, ungeeignetes Nahtmaterial und schlechte operative Technik: „Man beurteile einen Chirurgen erst, wenn man gesehen hat, wie er die Wunde verschließt".

Häufigkeit

Bei 10% aller Operationen treten Narbenhernien auf, bei 90% dieser Patienten hat eine Wundinfektion vorgelegen.

Klinische Symptomatik

Narbenhernien treten bis zu 5 Jahren nach der Operation auf. Wenn die Patienten sitzen oder husten, tritt eine Schwellung im Bereich der Narbe auf. Mit der Zeit wird die Hernie größer und durch die papierdünne Haut kann die Peristaltik des Darmes beobachtet werden. Die Strangulation ist selten, da der Hals des Bruchsackes weit ist. Wenn eine Obstruktion auftritt, ist sie meist durch intestinale Adhäsion bedingt.

Behandlung

- Bei kleinen Patienten oder Kontraindikationen zur Operation kann ein Korsett verordnet werden.
- Zur chirurgischen Korrektur sind verschiedene Methoden beschrieben Die meisten beinhalten die Exzision der alten Narbe und des Bruchsackes sowie die Freilegung der normalen Aponeurosen. Diese werden Seit-zu-Seit-angenähert überlappend oder durch Interposition eines Teflonnetzes bei großen Defekten gedeckt. Rezidivrate 10–20%.

Nachuntersuchung

Sie dient nur der Überprüfung, ob eine primäre Wundheilung vorliegt, die weiteren Nachuntersuchungen werden durch die Grundkrankheit notwendig.

Schenkelhernien

Beachte: Schenkelhernien neigen zur Obstruktion und Strangulation. Besonders bei übergewichtigen, alten Frauen müssen die Leisten untersucht werden, besonders nach Erbrechen. Die Femoralhernie liegt im am weitesten medialen Kompartment des Femoralkanales im oberen Abschnitt der Leiste. Sie tritt bei Frauen 4mal häufiger auf, ist insgesamt jedoch seltener als die Leistenhernie. Sie kann spontan auftreten oder nach Herniotomie auf der gleichen Seite. Meist ist sie schmerzlos und nicht reponibel.

Klinische Symptomatik

Die Hernie tritt unterhalb und lateral des Tuberculum pubicum auf (Gegensatz Inguinalhernie oberhalb und medial). Sie kann einen J-förmigen Verlauf folgen, der nach kranial und dorsal führt, so daß sie oberhalb des Lig. Inguinale liegt. Das Fehlen des Hustenstoßes über dem Inguinalring machen die Differenzierung der femoralen von der Inguinalhernie möglich.

Differentialdiagnose

Inguinalhernie, Lymphknoten, Varixknoten der V. saphena (dieser verschwindet im Liegen: Durch Husten kann ein tastbares Schwirren über der V. saphena distal des Canalis femoralis provoziert werden), Lipome, Psoasabszeß, Aneurysma der A. femoralis (Pulsieren).

Behandlung

Die chirurgische Behandlung ist bei allen Patienten angezeigt. Drei Zugänge werden beschrieben (Seite). Bei Strangulation ist eine Inzision über der Hernie und eine zusätzliche abdominelle Inzision erforderlich, meist kombiniert in einem hohen Längsschnitt.

Rezidivrate

ca. 1,5 %.

Seltene Hernien

Obturatorhernie

Der Bruchsack dringt durch den Canalis obturatorius. Verhältnis Männer:Frauen 1:6, Alter über 60 Jahre. Die Diagnose wird meist erst nach Strangulation gestellt.

Klinische Symptomatik Der Bruchsack ist selten palpabel, weil er vom M. pectineus bedeckt wird. Er kann sichtbar werden, wenn die Hüfte gebeugt, abduziert und nach außen rotiert wird. Bei Strangulation treten die Schmerzen an der Innenseite des Oberschenkels auf, sie strahlen bis ins Knie aus, dem Ramus genicularis des Obturatornerven folgend. Dieses Zeichen ist bei nichtstrangulierten Hernien selten. Die rektale oder vaginale Untersuchung sollte durchgeführt werden, wenn der Verdacht besteht, dann ist die Hernie als derbe Masse im Foramen obturatorium palpabel.

Behandlung Meist wird die Obturatorhernie anläßlich der Laparatomie wegen Dünndarmileus gefunden. Dann wird der Bruchsack identifiziert und durch Ausdehnen oder Inzision der Faszia obturatoria in Trendelenburg-Position verkleinert. Gegebenenfalls wird ein nekrotisches Darmsegment reseziert. Die Kontamination der Peritonealhöhle mit Bruchsackinhalt ist zu vermeiden. Der Bruchsack wird exzidiert, der Bruchsack wird zur Verhütung von Rezidiven durch das Lig. latum verschlossen.

Lumbalhernie (Lendenbrüche)

Die Herniation tritt meist durch das untere Lumbaldreieck, das durch die Crista iliaca, den M. obliquus ext. und den M. latissimus dorsi begrenzt ist. Narbenhernien treten nach Nephrektomie auf.

Diffentialdiagnose Tuberkulöser Abszeß (kalter Abszeß), Lipome

Behandlung Kleine Hernien sind leicht zu reponieren. Große Defekte müssen durch Patchprothese oder Faszienlappen gedeckt werden.

Interparietale Hernien

Der Bruchsack dringt durch die Schichten der Bauchwand. Es kommt zu einer intestinalen Obstruktion, der Bruchsack kann Verbindung mit einer femoralen oder inguinalen Hernie aufnehmen.

Behandlung Chirurgische Verkleinerung durch Resektion und Rekonstruktion.

Bruch der Linea semilunaris (Spieghel-Hernie)

Es liegt ein Variante der interparietalen Hernie vor. Der Bruchsack dringt in die Rektusscheide vor, unterhalb des Nabels in Höhe der Linea arcuata.

Behandlung Spaltung der Aponeurose des M. obliquus ext., Versorgung des Bruchsackes und seines Inhaltes. Rekonstruktion des Defektes im M. transversus, obliquus ext. und int.

Beckenbodenbrüche (Perineale Hernien)

Peritonealinhalt dringt durch den Beckenboden hindurch. Der Bruch kann spontan als Rektumprolaps oder postoperativ nach abdomino- perinealer Rektumamputation oder Beckenexenteration auftreten.

Behandlung Der Rektumprolaps ist therapiebedürftig. Sonst muß eine Laparotomie mit Bruchsackverkleinerung und Rekonstruktion des Beckenbodendefektes durch Patchprothese vorgenommen werden.

Innere Bauchbrüche

Sie entstehen meist iatrogen nach Belassen von Lücken im Mesenterium oder bei Verwachsungen. Seltene spontane Hernien treten im Foramen Winslowi und der paraduodenalen Grube auf. Sie sind Ursache einer intestinalen Obstruktion.
Zwerchfellhernien können angeboren sein: parasternal durch das Foramen Morgagni oder pleuroperitoneal (Bochdalek-Kanal),
erworbene Hernien als Hiatushernie durch den Hiatus oesophageus.
Traumatische Hernien entstehen durch stumpfes Bauchtrauma, Operationen, Schuß- oder Stichverletzungen. Sie treten häufig als Spätfolge auf. Regelmäßige Thorax-Röntgenuntersuchungen bei Traumapatienten sind daher erforderlich. Bei jeder Laparatomie sollte das Zwerchfell sorgfältig inspiziert werden.

Literatur

Schumpelick, V.: Hernien. Enke, Stuttgart, 1990.

8 Kinderchirurgie

Tumore

Tumore kommen häufig vor. Gedächtnisstütze für die Untersuchung: **S**hould **T**he **C**hildren **F**ind **L**umps. (Empfohlen von Mac Mahon, 1984).

Schlüsselpunkte bei der Untersuchung (aller Tumore)

S	T	C	F	L
site (Lokalisation)	Tenderness (Empfindlichkeit)	Colour (Farbe)	Fluctuation (Fluktuation)	Lymphatic (lymphatisch)
Size	Temperature	Contour	Filling – Emptying	Drainage
(Größe)	(Temperatur)	(Kontur)	(Füllung – Entleerung)	(Drainage)
Shape	Transillumination	Consistence	Flow-bruit	Lumps
(Form)	(Transillumination)	(Konsistenz)	(Strömungsgeräusch)	(Tumore)
Shift	Thrill	Cough impulse		Elsewhere
(Verschieblichkeit)	(Schwirren)	(Hustenstoß)		(anderswo)

Zusätzliche Punkte

Obwohl der Sitz des Tumors wichtig ist, sollten zusätzliche Faktoren festgestellt werden. Dieses schließt eine genaue Feststellung der Anamnesedauer und klinische Zeichen ein und kann zusätzliche Untersuchungen, wie Röntgen, benötigen. Klinisch ist es öfters möglich zu unterscheiden, ob ein Tumor tief oder oberflächlich sitzt, ob er subkutan, subfaszial, intramuskulär oder intraabdominell liegt. Die Lokalisation abdominaler Tumore kann häufig durch Körperbewegungen festgestellt werden, z.B. ist der Tumor fixiert, wenn der Patient sich hinsetzt (der Tumor liegt an der Bauchwand) oder bewegt sich mit der Atmung oder Husten (häufig intraabdominell)? Man muß feststellen, ob der Tumor die normalen Funktionen beeinträchtigt, z.B. Schlukken, Sprechen, Appetit, Stuhlgang.

Häufiger Sitz von Tumoren bei Kindern

Die häufigsten und wichtigsten Tumore findet man am Hals und am Abdomen.

Halstumore können lateral oder medial liegen.

Lateral
- Lymphknoten
- bronchiogene Fisteln und Zysten
- zystisches Hygrom
- Tumor am Sternocleidomastoideus

- Hämangiom
- Lymphangiom
- submandibuläre Drüse
- Parotis
- Neoplasie

Medial
- Lymphknoten
- submentale Knoten
- Thyreoglossuszyste
- Struma
- Dermoidzyste

Abdominale Tumore

Im rechten Oberbauch:
- Leber (Gallengangsatresie)
- Metastasen
- portale Hypertension
- Choledochuszyste
- Pylorustumor (Pylorusstenose)
- solide Tumore (Nephroblastom, Neuroblastom, Non-Hodgkin Lymphom, Hepatoblastom)

Im linken Oberbauch:
- Milz
- solider Tumor

Im Unterbauch oder Becken:
- Beckenrhabdomyosarkom
- Ovartumor
- Invagination (walzenförmig, Konkavität gegenüber dem Nabel)

Literatur

MacMahon, R. A.: An approach to lumps and swellings: Swellings in the Neck. In An Aid to Paediatric Surgery, 17–21. Churchill Livingstone 1984, Edinburgh.

Das Kind mit einem großen Kopf

Beim Verdacht, daß der Kopf schnell an Größe zunimmt oder asymmetrisch wächst, muß man regelmäßig Umfangmessungen durchführen und Perzentilvariationen mit der normalen Kopfwachstumskurve des Säuglings vergleichen.

Ursachen eines großen Kopfes

- *Hydrozephalus* ist die häufigste
- *Kraniostenose* durch zu frühen oder abnormen Verschluß der Schädelnähte führt zu abnormer Form.

Hydrozephalus

Bei dieser Erkrankung gibt es einen Verlust des Gleichgewichts zwischen Bildung und Absorption von Liquor, der zu erhöhtem Druck in dem Ventrikelsystem mit progressiver Dilatation führt.

Klinische Zeichen

- Abnorme Vergrößerung des Kopfes. Das früheste Zeichen.
- Crack-Pot (Klopfschall) Zeichen bei der Perkussion (MacEwens-Zeichen): der erhöhte intrakranielle Druck führt zur Verbreiterung der vorderen Fontanelle, klaffenden Schädelnähten und dünnen Schädelknochen. Alles führt zu einer hohen Tonalität bei der Perkussion.
- Stirnbetonung und vermehrte Venenzeichnung der Kopfhaut
- Augen nach unten gerichtet – Zeichen der „untergehenden Sonne"
- Diffuse Transillumination des Schädels, Zeichen einer allgemeinen Vergrößerung. Lokale Betonung kann Zysten oder subdurale Ergüsse zeigen.

Wenn der Hydrozephalus nach Nahtverschluß erscheint, kann sich der Schädelumfang nicht viel verändern, aber es entwickeln sich schnell Zeichen eines erhöhten Drucks, der bei älteren Kindern zu Kopfschmerzen, Erbrechen und Papillenödem führt. Langsam zunehmender Hydrozephalus kann zur Verzögerung der mentalen Entwicklung führen.

Ursachen

Die Disproportion zwischen Produktion und Absorption des Liquors cerebrospinalis kann durch vermehrte Bildung von Liquor, durch Obstruktion entlang der Liquorwege oder durch verminderte Absorption des Liquors in die Venen entstehen. Die häufigste Ursache ist eine verminderte Absorption bei einer kongenitalen oder erworbenen Verlegung der Liquorwege. Die drei häufigsten kongenitalen Ursachen sind: Stenose des Aquaeductus Sylvii, Stenose oder Okklusion der Foramina Luschkae und Magendii und basale Arachnoidalverwachsungen um die Foramina des 4. Ventrikels, einschließlich der Arnold-Chiari-Mißbildung. Die erworbenen Ursachen sind Meningitis, Trauma und intrauterine Infektionen (Röteln, Toxoplasmose, Herpes, kongenitaler Lues und Zytomegalievirus). Tumore, besonders der hinteren Schädelgrube und der Pinealgegend, machen 3–5 % der Fälle aus.

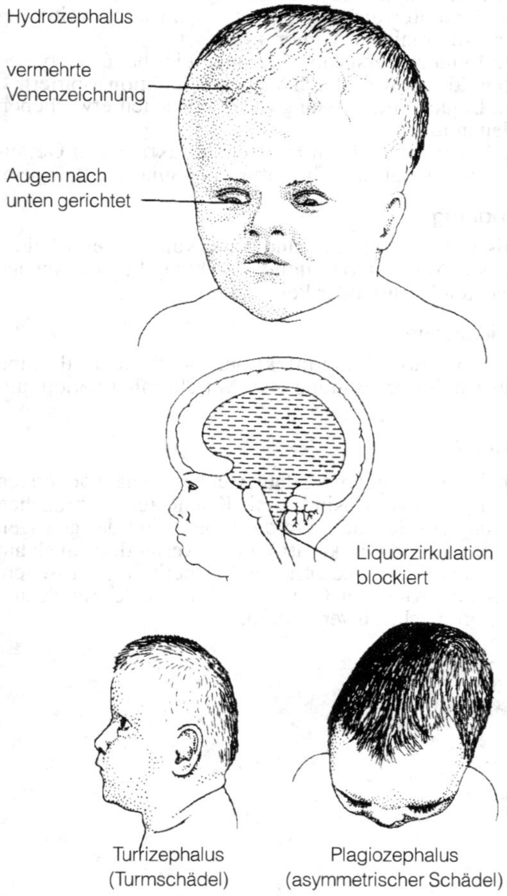

Das Kind mit einem großen Kopf (Forts.)

Formen

- *Kommunizierend*: Die Ventrikel kommunizieren mit den subarachnoidalen Raum. Deshalb sind Ventrikel, basale Zisterne und Hirnwindungen erweitert.
- *Nicht kommunizierend*: Die Obstruktion liegt im Ventrikelsystem und führt nur zur Ventrikelerweiterung.

Untersuchungen

- Die konventionelle Röntgenaufnahme zeigt Erweiterung der Schädelnähte und Verdünnung der Kalotte.
- Das Computertomogramm zeigt Ventrikelerweiterung oder intrakraniellen Tumor oder Zyste.
- Eine Liquoruntersuchung ist angezeigt bei erworbenen Fällen. Liquor wird durch Ventrikelpunktion aspiriert.
- Eine Liquordruckmessung ist in möglichen erworbenen Fällen indiziert.
- Die Angiographie kann Hilfe bei intrakraniellen Geräuschen oder möglicher Thrombose des Sinus sagittalis sein.

Behandlung

Spezifisch bei Infektionen und Tuberkulose. Ventrikuloatrialer oder ventrikuloperitonealer Shunt (Liquordrainage zum rechten Vorhof oder Peritoneum).

Komplikationen

Shuntobstruktion, Shuntinfektion, plötzliche Entlastung kann zu subduraler Blutung oder Mittelhirnherniation führen.

Prognose

75 % haben einen guten Verlauf, wenn innerhalb der ersten 10 Wochen operiert. Kinder mit Kraniostenose brauchen Entlastung des Schädels, um die Progression der geistigen Retardierung und Optikusatrophie zu verhindern, auch um ein zunehmendes inakzeptables kosmetisches Aussehen, welches diese Kinder zu Opfern von Spott in der Schule und beim Sport macht, zu verhindern.

8 Kinderchirurgie

Das Kind mit einem großen Kopf

Infektionen im Kindesalter

Die Infektion wird durch Mikroorganismen verursacht und kann lokalisiert oder generalisiert sein.

Formen

Lokalisiert: Die Umgebung ist warm, geschwollen und empfindlich. Funktionseinschränkung häufig, z. B. Schlaffheit, wenn eine Extremität betroffen ist.

Generalisiert: Unwohlsein, Appetitlosigkeit, Schwitzen, Schüttelfrost, Schweregefühl, Durst, Tachykardie, Fieber mit feucht-warmer Haut. Hypotension und Oligurie. Kann zu Fieberkrämpfen führen oder als Anfall auftreten.

Diagnose

Anamnese, klinische Untersuchungen, um Ausbruch, Art und Sitz der Infektion festzustellen. Rachenabstrich, wenn indiziert. Eiter- und Urinuntersuchung auf Bakterien (Kultur) und Resistenz. Blutabnahme für Leukozytenuntersuchung und Harnstoff. Ist Röntgen indiziert, z. B. bei Thoraxinfektionen, bei Verdacht auf Osteomyelitis? (Knochenszintigraphie ist aussagekräftiger, aber nicht immer unmittelbar möglich).

Schnelle Behandlung bei spezifischen Infektionen

- *Eingewachsene Zehennägel*: Behandlung primär durch Keilexzision. Definitive Behandlung später, wenn notwendig.
- *Perianaler Abszeß*: kreuzförmiger Hautschnitt und Drainage des Eiters. Risiko von Fistelbildung. Nachuntersuchung des Patienten.
- *Adenitis*: häufig in jedem Alter und in vielen Lokalisationen, z. B. Hals, Achselhöhle, Leiste, Mesenterium und Retroperitoneum. Hilfe vom Labor zum Ausschluß von Infektionen durch Bakterien, Protozoen, Zoonose, Tuberkulose, virale oder Pilzinfektionen.
- *Akute Osteomyelitis*: siehe Seite 510.

Peritonitis (siehe Seite 378)

Postoperative Sepsis

Diese reicht von Wundinfektionen, die durch Drainage behandelt werden können, bis Sepsis, die postoperativ durch Infektion durch gramnegativ Keime bei Instrumentation, Immunschwäche, bösartige Erkrankung oder resistente Erreger verursacht werden. Das Kind befindet sich durch assoziierte Endotoxinfreiseitzung im Schock. Disseminierte intravasale Gerinnung ist eine Komplikation, deren Mortalität hoch ist.

Behandlung

Diese beinhaltet Beatmung, Volumensubstitution, Kreislaufunterstützung mit Inotropen, z. B. Dopamin 10 g/kg/min, Antibiotika oder Steroide und spezifische Chirurgie (wenn indiziert).

Das Kind mit einem Naevus

Elterliche Sorgen um die kosmetischen Aspekte eines Naevus sind häufig die Ursachen für die Vorstellung beim Hausarzt oder im Krankenhaus. Schwere Komplikationen sind selten, können aber bei ausgedehnten Läsionen vorkommen. Im Kindesalter ist die Malignisierung der Pigmentnaevi praktisch unbekannt. Naevi können vaskulär oder pigmentiert sein.

Vaskuläre Naevi

Hämangiome sind die häufigsten, gewöhnlich in der Haut oder Schleimhaut. Sie entstehen durch eine hamartomatöse Mißbildung der Blutgefäße. Einige können arteriovenöse Verbindungen enthalten. Wenn groß genug, können diese zu pathologischen Shunts mit Herzvergrößerung und Herzinsuffizienz führen.
Hämangiome werden nach den Gefäßen, die prädominieren, beschrieben, z. B. arteriell, venös, kapillär oder Kombinationsnaevus.

Arterielle Angiome (selten): Gelegentlich an der Kopfhaut. Die Therapie ist die komplette Ligatur, wenn möglich.

Kapilläre Angiome

- *plano-tuberöse Hämangiome (Strawberry-Naevus).* Sie befallen die Haut, werden oft bei der Geburt nicht bemerkt und wachsen nach der 1. bis 2. Lebenswoche bis zum 3.–4. Lebensmonat. Die Rückbildung beginnt gewöhnlich während des 2. Lebensjahres; die meisten bilden sich im Alter von 5–6 Jahren zurück.
  Therapie: Konservativ, bis die Rückbildung einsetzt. Die Chirurgie ist notwendig bei Komplikationen wie Verdrängung vitaler Organe oder wiederholten Blutungen.
- *Portweinnaevus* (Lachsfarbenfleck, Naevus flammeus, je nach Farbe). Diese Angiome ändern sich wenig während des Lebens; sie können kosmetische Probleme am Gesicht verursachen.

Therapie: Chirurgische Entfernung, wenn möglich mit Hautverpflanzung. Großflächige Läsionen werden am besten mit Kosmetika verdeckt.

Venöse Angiome: Diese bestehen aus blutgefüllten Aussackungen, häufig ausgedehnt, submukös, subkutan oder intramuskulär. Die Exzision ist meist nicht möglich.

Gemischte Naevi: Können eine Extremität oder große Körperareale befallen. Die Chirurgie ist bei schnellem Wachstum oder Herzversagen indiziert.

Pigmentnaevi

Übergangsanevus (Junktionsnaevus): Besteht aus vermehrten Melanozyten in der Übergangszone der Haut. Er ist schwarz oder braun, flach und tritt häufig auf. Im Kindesalter ist das Entartungsrisiko extrem niedrig, aber nach der Pubertät kann sich eine maligne Entartung zum Melanom entwickeln.

Dermoepidermaler Naevus (Compoundnaevus): Bei dieser Läsion tropfen die Naevuszellen von der Übergangszone in die Dermis ab und die Läsionen werden tastbar. In späteren Lebensjahren bildet sich die Übergangsaktivität zurück und die Läsion wird intradermal. Die Exzision der Pigmentnaevi ist nur aus kosmetischen Gründe indiziert.

Das Kind mit einem Mediastinaltumor

Die Erscheinungssymptomatik kann durch Kompression lebenswichtiger Strukturen verursacht werden. Einige Mediastinaltumore sind asymptomatisch und werden als Zufallsbefund bei einer Röntgenaufnahme des Thorax entdeckt. Obwohl die Untersuchungen wichtig sind, wird die endgültige Diagnose oft erst bei der Freilegung gestellt.

Klinische Zeichen

Manche Patienten sind asymptomatisch. Zeichen von Infekt der Luftwege mit Husten, Stridor und Dyspnoe sind häufig vorhanden. Gesichtsödem und Verdickung der Venen am Hals und an den oberen Extremitäten durch Kompression der Vena cava superior. Der Befall der Wirbelsäule und der Ganglien des Grenzstranges kann zu neurologischen Symptomen wie zunehmender Paraplegie führen. Hornersches Syndrom, Myoklonien, Ataxie und abnorme Augenbewegungen („dancing eyes"). Die Patienten mit Neuroblastom können auch gastrointestinale Symptomatik zeigen, besonders Diarrhoe, was auf eine mögliche ektopische, hormonelle Ausscheidung durch den Tumor denken läßt. Eine symptomatische Erweiterung der Harnwege ist auch beschrieben worden.

Untersuchungen

- *Röntgenaufnahme des Thorax* (seitlich und AP): Blutbild, BKS, Urin, Elektrolyte
- *CT*: Knochenszintigraphie auf Metastasen oder Leukämische Infiltrate
- *Knochenmarksuntersuchung* (Lymphome, metastasierende Neuroblastome)
- *Urinuntersuchung* auf 3-methoxy-4-hydroxy-Mandelsäure (3 MHMS) oder VMS in der 24 Stunden Urinprobe (Tumore des Neuralrohrs).
- *Gastrographinschluck*, um die Stelle der Kompression festzustellen
- *Öseophagoskopie*
- *Bronchoskopie*
- *Myelographie*, wenn indiziert.

Lokalisationen, Formen und Behandlung

Es gibt 3 mediastinale Kompartimente. Die gewöhnlichsten Lokalisationen von jeder Form sind in der Tabelle aufgeführt.

Lokalisation	Läsion	Therapie
Vorderes Mediastinum	Teratom und Thymom	Chirurgie, Chemoradiotherapie
Mittleres Mediastinum	bronchogene Zyste, Ösophagusduplikatur	Chirurgie, offene Biopsie und kombinierte Chemoradiotherapie.
Hinteres Mediastinum	Neuroblastom, Ganglioneuroblastom („Dumbell“ oder Hanteltumor in der Röntgenaufnahme des Thorax)	Chirurgische Exzision und Bestrahlungstherapie (Überlebensrate ist umgekehrt proportional zum Alter. Kinder unter 2 Jahren bei der Diagnose haben eine bessere Prognose. 70 % Überlebensrate.)

Literatur

McLatchie, G.R. und Young, D. (1980). Presenting features of thoracic neuroblastoma. Archieves of Disease in Childhood, 5, 958–62.

Ösophagusatresie

Es handelt sich um eine kongenitale Anomalie mit einer vollständigen Unterbrechung des Ösophaguslumens. Der häufigste Typ ist ein blind endender Ösophagussack mit einer tracheoösophagealen Fistel zum unteren Sack. Andere Formen sind auch möglich (Klassifikation nach Vogt).

Andere Mißbildungen

Angeborene Herz-, Darm- (Atresien, anorektale Mißbildungen) und Skelettmißbildungen (Hemivertebra, Radiusaplasie) sind öfters vorhanden und müssen ausgeschlossen werden. Es gibt eine häufige Assoziation mit Hydramnion: Alle Neugeborenen mit solcher Anamnese sollten auf Ösophagusatresie untersucht werden, am besten mit einer feinen Gummisonde, die in die Speiseröhre geschoben wird, um die Durchgängigkeit zu überprüfen (siehe unten).

Klinische Zeichen

Erbrechen bei jeder Nahrungsaufnahme, kontinuierlicher Speichelfluß, Erstickungs- und Zyanoseanfälle (besonders beim Füttern) Reflux von Schaum und Schleim. Der Reflux von Magensaft oder Speichel- oder Milchaspiration aus dem oberen Blindsack kann eine Aspirationspneumonie verursachen.

Diagnose

Die Diagnose darf nicht übersehen werden. Eine weiche Gummisonde Nr. 10 (Charrière) soll durch den Mund in den Ösophagus geschoben werden. Bei der Atresie kann man diese nicht mehr als 10–12 cm von der Zahnleiste einschieben.

Untersuchungen

Obwohl die Diagnose durch die Unmöglichkeit, eine Sonde zu passieren, fast sicher ist, soll man Thorax- und Abdomenröntgenaufnahmen anfertigen, um das Vorhandensein einer tracheoösophagealen Fistel (Luft im Magen und Dünndarm) und den Zustand von Herz und Lungen festzustellen.

Therapie

Der Patient soll infundiert und die chirurgische Versorgung wenn möglich innerhalb von 12 Stunden nach der Diagnose durchgeführt werden. Pflege des Patienten in Bauchlage mit Absaugen des oberen Blindsacks. Erhaltung der Körpertemperatur vor und während der Operation. Die komplette Beseitigung der Mißbildung erfolgt durch eine End-zu-End-Anastomose über eine Thorakotomie rechts in Höhe der 5. Rippe. Die Azygosvene wird doppelligiert, durchtrennt und die Pleura mediastinalis eröffnet. Der proximal dilatierte Blindsack wird mobilisiert und eine End-zu-End-Anastomose durchgeführt.

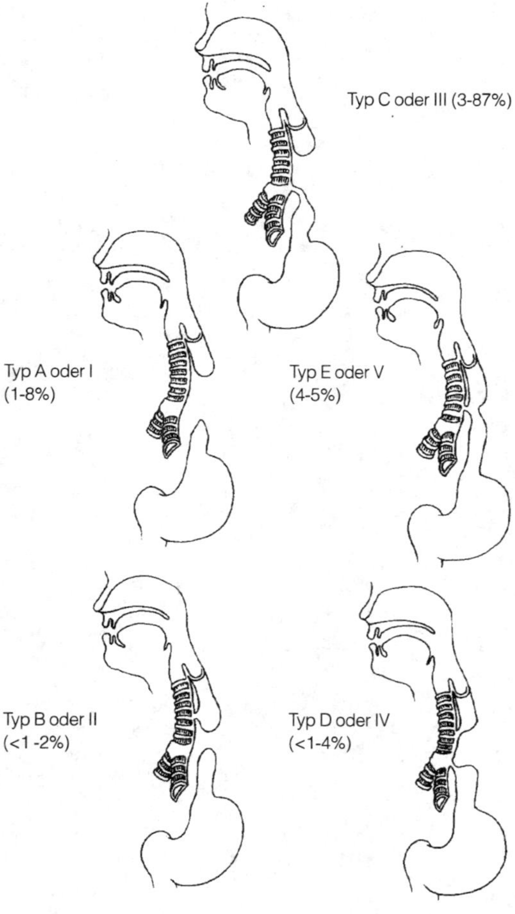
Typ C oder III (3-87%)
Typ A oder I
(1-8%)
Typ E oder V
(4-5%)
Typ B oder II
(<1 -2%)
Typ D oder IV
(<1-4%)

Ösophagusatresie (Forts.)

Komplikationen

Insuffizienz und Infektion. Die postoperative Behandlung dieser Neugeborenen braucht spezialisierte Pflege, so daß diese Kinder in Spezialkliniken verlegt werden sollen.

Prognose

Über 90 % Überlebenschance.

Erbrechen im Neugeborenenalter

Erbrechen ist das häufigste Symptom im Kindesalter, besonders in der Neugeborenenperiode. Das Erbrechen ist als Zeichen signifikant, wenn es gallig, blutig gefärbt, schwallartig, rezidivierend oder mit Gewichtsabnahme assoziiert ist.

Ursachen

- Neugeborenenileus
- Sphinkterdysfunktionen
  - gastroösophagealer Reflux
  - kongenitale hypertrophische Pylorusstenose (siehe Seite 380)

Merke: Im Neugeborenenalter deutet das gallige Erbrechen auf Darmverschluß hin. Diese Ursache muß bestätigt oder ausgeschlossen werden. Neugeborenenileus kann verursacht werden durch:

- Lumenprobleme, z.B. Mekoniumileus, Mekoniumpropfsyndrom
- Stenose oder Atresie der Darmwand
- äußere Kompression, z.B. peritoneale Briden
- neurogene Ursachen, z.B. Morbus Hirschsprung

Folgen des Erbrechens

Häufig bestehen die Symptome für einige Wochen. Dieses führt zur Muskelhypertrophie der Darmwand oberhalb der Obstruktion, mit Erweiterung des Darms proximal dieser Obstruktion. Distal davon ist der Darm leer.

- Exsikkose: entsteht durch Flüssigkeits- und Elektrolytverlust.
- Metabolische Azidose, bzw. Alkalose: entstehen durch Entgleisungen im Säure-Basen-Haushalt.
- Atemschwierigkeiten: entstehen durch Spannung des Zwerchfells durch die Darmüberblähung.
- Darmperforation: kann durch diese Überblähung entstehen.

Klinische Untersuchung

Allgemein: Temperatur, Haut der Extremitäten, peripherer Kreislauf, Fontanellenzustand (Einsenkung = Exsikkose), Volumen und Häufigkeit des Erbrechens können das Ausmaß der Exsikkose und metabolischen Entgleisung anzeigen.

Abdomen: Man suche Auftreibung, sichtbare Darmperistaltik, tastbaren Tumor, Darmschlingen.

Untersuche Nabel, Skrotum (eine Hernie darf nicht übersehen werden, sie wird oft als Ursache für Erbrechen vergessen) und Rektum mit dem kleinen Finger. Ist Mekonium vorhanden? Ist das Rektum leer? Ist eine Analatresie vorhanden?

Untersuchungen

- Urin, Elektrolyte, Blutbild, Blutgasanalyse
- Abstriche zum Ausschluß einer möglichen Infektion (Ausschluß neonataler Infektion und adrenogenitales Syndrom).
- Röntgenaufnahmen im Hängen
- Kontrastmitteluntersuchungen, wenn indiziert.

Therapie

Hängt von der Diagnose ab. Laparotomie öfters indiziert.

Ikterus bei Neugeborenen

Neugeborene entwickeln häufig in den ersten 2–5 Lebenstagen einen „physiologischen" Ikterus, der 7–14 Tage anhält. Dieser wird durch Hämolyse der fetalen roten Blutkörperchen verursacht. Dadurch entsteht indirektes Bilirubin, das aber durch die unreife Leber nicht ausgeschieden wird.

Ikterusursachen

Traditionell unterscheidet man zwischen internistischen und chirurgischen Ursachen.

Internistische Ursachen (prehepatischer, hepatischer Ikterus)

- Hämolytische Erkrankung: Rhesus oder AB0-lnkompatibilität. Die Stühle haben normale Farbe.
- Infektion: Sepsis, Hepatitis neonatorum, kongenitale Syphillis, Toxoplasmose.
- Galaktosämie
- Gallentransportstörungen

Chirurgische Ursachen (posthepatischer Ikterus)

- Gallengangsatresie
- Choledochuszyste

Merke: Die hämolytischen Erkrankungen, Infektionen und Galaktosämie können durch geeignete Untersuchungen identifiziert werden. Die Differenzierung zwischen neonataler Hepatitis und extrahepatischer Gallengangsatresie kann schwierig sein, da Alter bei Beginn und Verlauf der beiden Erkrankungen am Anfang sehr ähnlich sein können.

Hier werden nur chirurgische Ursachen berücksichtigt.

Gallengangsatresie

Klinische Zeichen: Der Ikterus kann nach den ersten Lebenstagen oder mehrere Wochen später erscheinen. Er kann fluktuieren, ist aber nicht progredient. Die Stühle sind grau-weißlich gefärbt und sehen normal aus. Der Säugling ist in gutem Allgemeinzustand, entwickelt aber Hepatosplenomegalie und Aszites. Der Tod wird innerhalb von 2 Jahren durch Leberinsuffizienz verursacht.

Untersuchungen: Die Differentialdiagnose zwischen Hepatitis und Atresie wird vollzogen. Als Kompromiß gilt, daß jeder Ikterus, der mehr als 4 Wochen dauert, durch Leberbiopsie untersucht werden soll, um evtl. Veränderungen wie Hepatitis oder interhepatische Gallengangsatresie festzustellen. Eine Probelaparotomie, offene Leberbiopsie und intraoperatives Cholangiogramm müssen durchgeführt werden, wenn die Biopsie nicht weiterhilft. Wenn bei normalen Gallengängen ein freier Fluß ins Duodenum erfolgt, wird der Ikterus wahrscheinlich durch Heptatitis verursacht.

Atresieformen

- Extrahepatisch
  - Korrigierbar: kurzstreckige extrahepatische duktale Stenose.
  - Nicht korrigierbar: langstreckige extrahepatische duktale Stenose, von der Leberpforte bis zum Duodenum.
- Intrahepatisch

Therapie

- *Korrigierbare Formen* werden durch Choledochojejunostomie, (Roux-Y-Anastomose) behandelt. Das durchtrennte Jejunum wird, die Atresiestelle überbrückend, an das proximale, durchgängige duktale System angenäht. Die Darmkontinuität wird durch eine Roux-Y-Anastomose wiederhergestellt.
- *Unkorrigierbare Formen* können durch hepatische Portoenterostomie behandelt werden; dabei werden die extrahepatischen atretischen Gänge exzidiert, um die offenen Gänge der Leberpforte anzufrischen. Es wird eine jejunale Roux-Y-Anastomose durchgeführt.

Prognose: Gut bei korrigierbaren Formen. 20 % Überlebenschancen bei den unkorrigierbaren Formen.

Choledochuszyste

Lokalisierte Erweiterungsareale der Gallengänge können intra- oder extrahepatisch auftreten. Sie kommen häufiger bei weiblichen Säuglingen vor und sind eine Ursache von biliärer Obstruktion. Sie können seltener im späteren Lebensalter erscheinen und dann prämaligne sein. Die Ursache ist unbekannt. Die Diagnose wird durch Sonographie gestellt. Die Therapie ist eine Resektion mit Roux-Y-Choledocho-Jejuno-Anastomose.

Seltene Ursachen von Ikterus

Das Syndrom der eingedickten Galle ist mit der hämolytischen Erkrankung assoziiert. Die Gallengänge müssen durch die Gallenblase mit Kochsalzlösung gespült werden.

Ileus im Neugeborenen- und Kindesalter

Klinische Zeichen

Erbrechen, Bauchschmerzen, Obstipation; abdominale Distension (bei tiefen Dünndarm- und Dickdarmläsionen).

Ursachen

Ösophagusatresie: Die häufigste Form ist ein blind endender Ösophagussack mit einer tracheoösophagealen Fistel im unteren Ösophagus (s. Seite 367).

Magen: Kongenitale hypertrophische Pylorusstenose (s. Seite 380).

Duodenum: Atresie, Stenose, duodenale Septen, Malrotation mit Bändern oder Volvulus und Pankreas anulare. Das Erbrechen tritt früh in großen Mengen auf und führt zur Exsikkose und Elektrolytentgleisung. Keine abdominale Auftreibung. Obstipation ist vorhanden, aber nicht übermäßig. Die Therapie besteht in der Infusionstherapie und anschließender Operation.

Jejunum und Ileum: Atresie, Stenose und Septen sind selten. Man untersuche die Leiste: *inkarzerierte Leistenhernien* sind häufig. *Mekoniumileus* tritt in 10–15 % der Säuglingen mit zystischer Fibrose auf. Das Mekonium ist im distalen Ileum zäh, mit einer Masse weichen Mekoniums oberhalb davon; zusätzlich gibt es einen distendierten proximalen Dünndarm mit Flüssigkeit-/Luftspiegelbildung. *Mekoniumperitonitis* entsteht durch Darmperforation in Utero oder postnatal. Es besteht eine abdominale Auftreibung und Erbrechen. Die Therapie dieser Art Obstruktion ist operativ. Briden oder Hernien werden durch Laparotomie behandelt. Die Atresie wird durch eine End-zu-End-Anastomose beseitigt. Der Mekoniumileus kann mit Gastrographin als Einlauf oder Laparotomie und Ileostomie behandelt werden. Die chemische Peritonitis durch das ausgetretene Mekonium wird durch peritoneale Spülung und Verschluß der Perforationsstelle oder Resektion des erkrankten Darms mit Anastomose behandelt. *Duplikaturen* können überall im Gastrointestinaltrakt auftreten. Sie können kurze, geschlossene Zysten oder lange, kommunizierende Segmente bilden. Durch Verdrängung oder Volvulus können sie Obstruktionen verursachen, sie können auch bluten oder rupturieren. Die Therapie ist die operative Resektion.

Colon: *Morbus Hirschsprung* ist die häufigste Ursache des Ileus bei Neugeborenen. Die funktionelle Obstruktion wird durch ein aganglionäres Segment verursacht, das die Peristaltik nicht weiterleiten kann (Seite 384).

Untersuchungen

- Elektrolyte- und Säure-basen-Haushalt mit Ausgleich der Defizite
- Abdomenröntgen im Hängen („double-bubble", Doppelblase bei duodenaler Obstruktion, Flüssigkeitsspiegel, Überblähung), Thoraxröntgenaufnahme
- Passage einer stumpfen Magensonde (verhindert bei Ösophagusatresie)

Ileus im Kindesalter

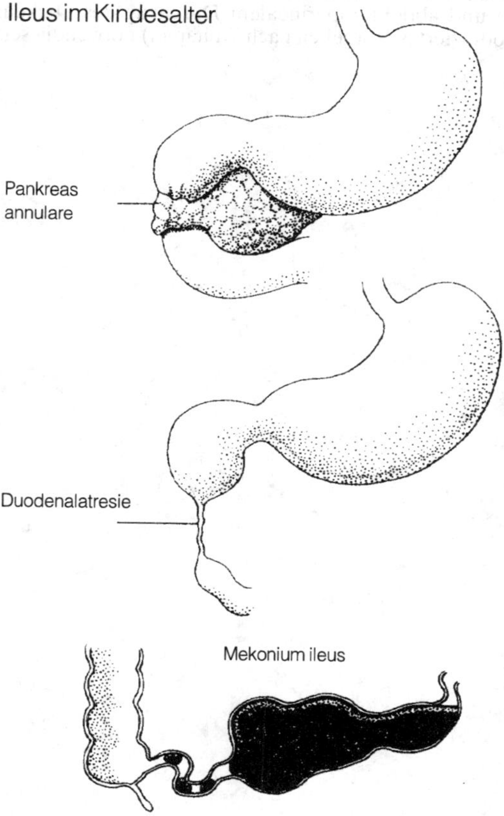

Ileus im Neugeborenen- und Kindesalter (Forts.)

- Bariumuntersuchungen, um Malrotation oder Stenosen auszuschließen
- Rektumbiopsie

Bei jedem Verdacht auf Ileus ist eine komplette klinische Untersuchung obligatorisch. Nicht vergessen nach Hernien zu suchen.

Anorektale Mißbildungen

Wenn nicht erkannt, können diese zu den Symptomen und Zeichen von Dickdarmileus führen. Fistelbildungen sind häufig. Die Therapie hängt von der Höhe der Läsion ab und es kann von einer einfachen Dilatation bis zu einer Kolostomie und abdominoperinealem Durchzug des Dickdarms (modifiziertes Vorgehen nach Duhamel) notwendig sein.

Akutes Abdomen im Kindesalter

Es gibt 3 Kardinalsymptome: Bauchschmerzen, Erbrechen, Durchfall.

Schmerzen

Wenn die Bauchschmerzen länger als 3 Stunden dauern, sollten sie als Zeichen von ernsthafter intraabdomineller Problematik angesehen werden, bis das Gegenteil bewiesen wird.

Erbrechen

Besonders, wenn andauernd oder schmerzfrei, sollte es den Verdacht auf Dünndarmileus erwecken. Schmerzfreies Erbrechen kann eine hohe Dünndarmobstruktion bedeuten, die nicht durch abdominale Auftreibung begleitet wird.

Durchfall

Wenn er länger als 24 Stunden anhält, sollte er als signifikant angesehen werden. Appendizitis und Invagination müssen ausgeschlossen werden, bevor man die Diagnose Gastroenteritis stellt.

Häufige Ursachen

Akute Appendizitis, Invagination, Ileus, Lymphadenitis mesenterialis, inkarzerierte Leistenhernie.

Therapie

- Feststellung, ob Schmerz, Erbrechen und Durchfall noch präsent sind, zunehmen oder abnehmen. Wenn diese Symptome persistieren, muß die Untersuchung weitergeführt werden, bis eine Ursache gefunden wird.
- Die klinische Untersuchung des Abdomens kann eine lokalisierte oder diffuse Empfindlichkeit zeigen. Wenn diese durch lokalisierte, reflektorische abdominale Abwehrspannung begleitet wird, ist sie eines der zuverlässigsten Zeichen der Bauchfellentzündung. Um die mögliche Ursache herauszustellen, sollte man der Häufigkeit nach vorgehen, z.B. lokalisierte Zeichen von peritonealem Reiz im rechten Unterbauch bedeuten möglicherweise akute Appendizitis. Bei Invagination oder anderen Formen von Ileus kann eine lokalisierte Abwehrspannung oberhalb der Obstruktion eine drohende Perforation, Gangrän oder sekundäre Peritonitis bedeuten.
- Wenn ein Tumor tastbar ist, soll man Stuhlmassen ausschließen, aber nicht vergessen, daß der häufigste Tumor im rechten Unterbauch im Kindesalter der appendikuläre Abszeß ist. Ein walzenförmiger Tumor kann eine Invagination sein. . Meistens kommen sie bei Kindern unter 1 Jahr vor.

- Diffuse Abwehrspannung deutet auf diffuse Peritonitis hin. Massive abdominale Auftreibung und sichtbare Peristaltik deuten auf einen fortgeschrittenen Ileus. Dieses sind Spätzeichen; die Diagnose sollte früher gestellt werden.
- Untersuchung von Thorax, Ohren, Rachen, Hals, Haut. Viele Erkrankungen treten mit Bauchschmerzen auf. Apleysche Regel: „Je mehr der Schmerz vom Nabel entfernt ist, desto signifikanter ist er."
- Rektale Untersuchung: Bei Gelegenheit kann man die Spitze einer Invagination oder die tiefe Druckempfindlichkeit einer Beckenappendizitis tasten. Die bimanuelle Untersuchung in Rückenlage kann zur Feststellung ovarialer Tumore beim Mädchen helfen.

Merke

Bei Kindern mit Bauchschmerzen ermöglicht die wiederholte Beobachtung und Untersuchung, eine Verlaufsform zu identifizieren. Wenn Unsicherheiten bezüglich der Diagnose bestehen, ist es besser hineinzuschauen und sehen als abzuwarten und zu sehen.

Kongenitale hypertrophische Pylorusstenose im Säuglingsalter

Es besteht eine Hypertrophie des pylorischen Sphinkters, die zur pylorischen Obstruktion mit darauffolgendem Erbrechen im Schwall und Exsikkose führt. 3 von 1000 Kindern sind betroffen.

Klinische Zeichen

Das Kind ist häufig ein Erstgeborener Knabe im Alter von 3–6 Wochen. Nach anfänglicher, unauffälliger Neugeborenenperiode erscheinen folgende Zeichen:

- gußartiges Erbrechen
- ein tastbarer „Tumor" mit sichtbarer Peristaltik
- intermittierende Auftreibung im Oberbauch
- Der Säugling ist hungrig, erscheint vorerst wach und kann direkt nach dem Erbrechen trinken, nur um wieder zu erbrechen.

Komplikationen

Exsikkose, Gewichtsabnahme, Alkalose (durch Erbrechen von Salzsäure), Obstipation.

Diagnose

„Tumor" am Pylorus, am besten mit einer warmen Hand von der linken Seite des Säuglings her unterhalb der Leber und während eines Probetrunks tastbar. Andere Zeichen sind sichtbare Peristaltik und schwallartiges, farbloses (nicht galliges) Erbrechen.

Therapie

- Korrektur der Exsikkose durch i. v.-Elektrolytlösungen
- Pyloromyotomie nach Ramstedt (Laparotomie und Querdurchtrennung des Pylorus, so daß die *intakte* Schleimhaut sich vorwölben kann).

Invagination im Kindesalter

Bei dieser besonderen Variante der normalen Peristaltik „teleskopiert“ ein Segment des Darms und wird durch ihr distales Segment umhüllt.

Inzidenz

0,3 % der Aufnahmen in Kinderkrankenhäusern; meist zwischen dem 6. und 9. Lebensmonat; 5 Knaben zu 1 Mädchen.

Ätiologie

Bei Säuglingen kann die Invagination durch Schwellung oder Entzündung der Peyerschen Plaques im unteren Ileum entstehen. Diese werden durch diätetische Veränderungen mit Veränderungen der Darmflora oder durch Infektionen der oberen Atemwege verursacht. Bei älteren Kindern kann eine Anomalie des Darms bestehen, die zum auslösenden Faktor wird, z. B. Polyp, Meckelsches Divertikel, Zyste.

Pathologie

Das äußere Rohr ist das *Intussuszipiens*, das innere und mittlere Rohr das *Intussuszeptum*.
Die ileokolische Invagination ist die häufigste, aber ileo-ileal und colo-colische können vorkommen. Die Gefäßversorgung des invaginierten Darms kann beschädigt werden, was zu dem sogenannten „Himbeergelee“-Stuhl und später zur Inkarzeration in fortgeschrittenen Fällen führt.

Klinische Zeichen

Plötzlich beginnender, kolikartiger Bauchschmerz. Das Kind kann die Beine anziehen und erbricht danach. Die Schmerzattacken dauern einige Minuten, aber rezidivieren alle 10–15 Minuten mit zunehmender Intensität. Das Kind ist blaß und lustlos. Beim Vollbild können „himbeergeleeartige“ Stühle entleert werden.

Abdominale Untersuchung

Typisch ist eine walzenförmige Tumoration auf der rechten oder linken Abdominalseite mit Konkavität zum Nabel. Es kann sich bei der Palpation verhärten.

Rektale Untersuchung

Blutgefärbter Schleim am Finger, die Spitze des Invaginats kann getastet werden oder selten aus dem Anus prolabieren.

Verlauf

Unbehandelt wird der Schmerz anhalten. Nach 24–36 Stunden gibt es abdominale Auftreibung und schweres Erbrechen. Der Tod ereignet sich durch Peritonitis bei Gangrän des Darmsegmentes.

Diagnose

- Die Nativaufnahme des Abdomens kann Aussparung des Zökums zeigen.
- Ein Barium- oder Gastrographineinlauf ist die diagnostische Untersuchung.

Therapie

- Während der ersten 24 Stunden: hydrostatische Reposition mit Barium oder Gastrographineinlauf.
- Nach 24 Stunden (oder fehlgeschlagener Reposition): Laparotomie mit Reposition oder Resektion und End-zu-End-Anastomose, wenn die Darmlebensfähigkeit zweifelhaft ist.

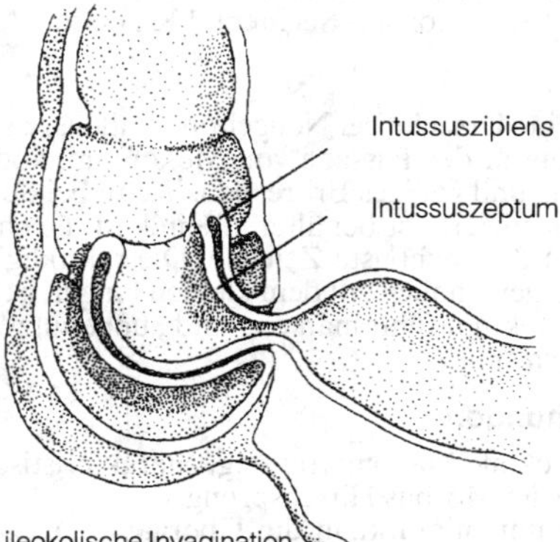

ileokolische Invagination

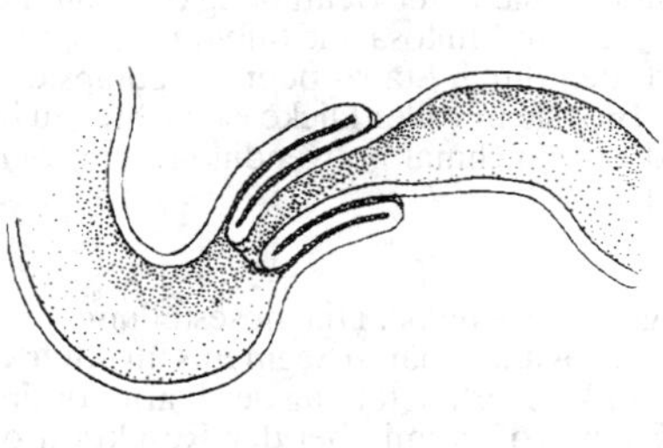

ileo-ileale Invagination

Morbus Hirschsprung

Bei dieser vererblichen Erkrankung sind die parasympathisch Ganglienzellen der Dickdarmwand auf eine verschieden lange Distanz kranial des Anus nicht vorhanden. Wenn die peristaltische Welle der Defäkation das aganglionische Segment erreicht, stoppt sie. Als Folge davon erweitert und hypertrophiert der proximale Darm. Das aganglionische Segment bleibt kontrahiert. Bei den meisten Patienten, gewöhnlich Knaben, ist ein kurzes Segment des Sigmas, Rektums oder Analkanals betroffen – „kurzes" Segment. Seltener kann das betroffene Segment bis zum Kolon ascendens und höher reichen – „langes" Segment (siehe unten).

Inzidenz

1 Fall auf 5000 Lebendgeborene.

Formen

- „Kurzes" aganglionäres Segment im Sigma, Rektum oder Analkanal: 5 Knaben zu 1 Mädchen.
- „Langes" aganglionäres Segment: 1 Knabe zu 1 Mädchen.

Diagnose

Dieses ist eine Ursache der Neugeborenenileus. Es gibt eine Verzögerung in der Passage von Mekonium, abdominale Auftreibung und galliges Erbrechen. Wenn bei der Geburt nicht diagnostiziert, ist bei älteren Kindern die chronische Obstipation das wichtigste Zeichen. Die rektodigitale Untersuchung, gewöhnlich mit dem kleinen Finger, ist nützlich. Anus und Rektum fühlt man eng und „unbenutzt", wie sie es tatsächlich sind.

Untersuchungen

- Die anorektale Manometrie zeigt charakteristische Anomalien beim Morbus Hirschsprung.
- Der Bariumeinlauf kann die Übergangszone zwischen dem enggestellten aganglionäre Segment (das auch ein normales Aussehen haben kann) und dem erweiterten proximalen Kolon aufzeigen.
- Die Rektumbiopsie unter Betäubung erbringt die definitive Diagnose. Nur Mukosa und Submukosa sind notwendig und werden durch Stanz- oder Saugbiopsie entnommen. Eine Biopsie in voller Dicke ist leichter zu interpretieren und ist manchmal notwendig (1,5 cm, wenn exzidiert wird).

Therapie

- Entlastungskolostomie bei Diagnosestellung.
- Resektion des aganglionären Segments im Alter von 6–20 Monaten mit Wiederherstellung der Darmkontinutität.
- Verschluß der Kolostomie bei der Resektion oder 2–3 Wochen später.

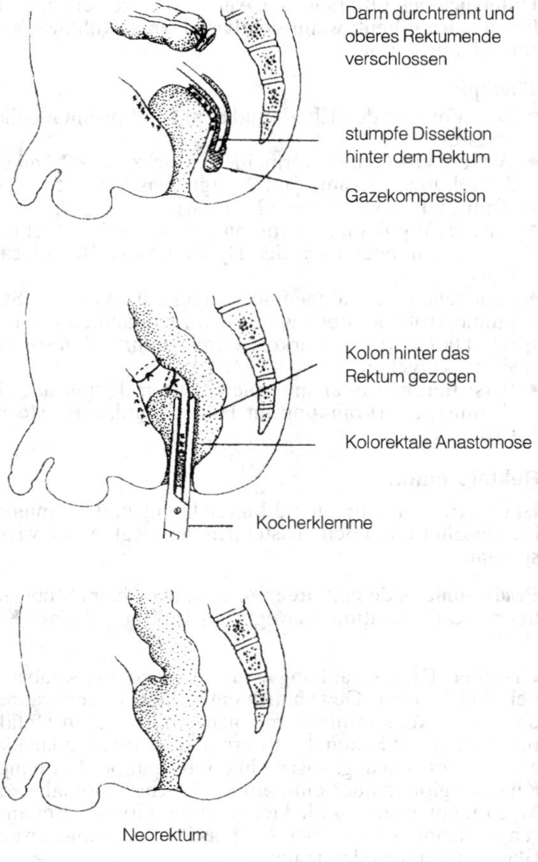
Darm durchtrennt und oberes Rektumende verschlossen
stumpfe Dissektion hinter dem Rektum
Gazekompression
Kolon hinter das Rektum gezogen
Kolorektale Anastomose
Kocherklemme
Neorektum

Analfissur, Prolaps und Polypen bei Kindern

Analfissur

Entsteht fast ausschließlich bei Säuglingen und Kleinkindern. Bei Entleerung von hartem Stuhl wird die überdehnte Schleimhaut verletzt. Danach folgen Episoden von schmerzhafter Defäkation mit Blutauflagerungen auf dem Stuhl. Die Schmerzen führen zum Schreien während der Defäkation oder können weitere Entleerungen verhindern. Die resultierende Obstipation führt diesen Prozeß zur Wiederholung.

Untersuchung: Öfters ist am Anus wenig zu sehen, da die Fissur schnell heilt; wenn sichtbar, dann gewöhnlich anterior oder posterior.

Therapie

- Den Vorgang den Eltern und dem Kind (wenn möglich) erklären.
- Weitere Obstipation vermeiden (Milchzucker 2,5 ml oral 2 × tgl. unter 1 Jahr, 5 ml 2 × tgl. zwischen 1–5 Jahren, 10 ml 2 × tgl. zwischen 6–12 Jahren).
- Lokale Applikationen von anästhesierendem Gel oder Creme vor oder nach der Defäkation (z. B. Lidocain-Gel).
- Analdehnungen können notwendig sein, wenn die Symptome, trotz der oben genannten Maßnahmen persistieren. Dieses wird in Narkose durchgeführt. Man soll vorsichtig vorgehen.
- Persistierende oder multiple Fissuren deuten auf eine chronische Erkrankung im Hintergrund, z. B. Morbus Crohn, Tbc.

Rektalprolaps

Ist bei Kleinkindern unter 2 Jahren häufig und alarmierend für die Eltern. Bei den meisten Kindern legt er sich wieder spontan.

Prädisponierende Faktoren: Verletzungen beim Stuhlgang, übereilte Defäkation, bewegliches Rektum, dünner Körperbau.

Ursachen: Die Erkrankung kommt häufiger bei Knaben als bei Mädchen vor. Gewöhnlich entwickelt sie sich während des Sauberkeitstrainings, möglicherweise wegen Defäkationszwang von Seiten der Eltern. Dieses führt zu langdauernder Anstrengung, sogar ohne Obstipation. Bei einigen Kindern gibt es aber eine offensichtliche Anomalie, z. B. Myelomeningozele, Zöliakie, zystische Fibrose. Bei anderen erscheint es nach einer Anoplastik, Operationen wegen Blasenextrophie oder Trauma.

Formen

- Mukosaprolaps: Protrussion oder Prolaps der Schleimhaut.
- Inkompletter Prolaps: die vordere Rektumwand prolabiert.
- Kompletter Prolaps: alle Wandschichten des Rektums protruieren durch den Anus.

Klinische Zeichen: Bei den meisten Kindern tritt der Prolaps schmerzlos bei der Defäkation auf und geht spontan zurück, aber manchmal muß er manuell reponiert werden. Wenn die Schleimhaut prolabiert ist, kann sie ulzerieren und bluten.

Therapie

- Meistens bildet er sich spontan zurück, wenn die Obstipation beseitigt ist.
- Persistierender Prolaps – submuköse Injektion von 5% Phenol in Mandelöl.
- Lineare Kauterisation der Schleimhaut.
- Retrorektale Injektion von Kochsalzlösung um Fibrose zu induzieren.
- Resektion des Sigmas mit Rektopexie über einen transsakralen Zugang.

Polypen

Verursacht durch Prolaps oder rektale Blutung.

Behandlung

- Proktoskopie in Vollnarkose, Identifizierung des Polypen und Resektion am Stiel mit Diathermie.
- Höhere Polypen können durch Koloskopie oder Laparotomie entfernt werden.

Adenomatöse Polyposis wird selten bei Kindern gesehen. Die Erkrankung ist familiär und die Polypen sind prämaligne. Man muß daran denken, wenn 3 oder mehr Polypen vorhanden sind. Ein Bariumkontrasteinlauf sollte erfolgen.

Literatur

Freeman, N.V. (1984). Rectal prolapse in children. Journal of the Royal Society of Medicine, 77, (Supplement 3), 9–12.

Height, D.W., Hertzler, J.H., Phillipart, A.E. und Benson, C.D. (1982). Linear cauterisation for the treatment of rectal prolapse in infants and children. Surgery, Gynaecology, and Obstetrics, 154, 400–2.

Maligne abdominale Tumore im Kindesalter

Die häufigsten sind das abdominale Neuroblastom und das Nephroblastom.

Abdominales Neuroblastom

Dieser Tumor entsteht aus der fetalen Neuralleiste. Die häufigste Lokalisation ist die Nebenniere, aber es kann auch im Mediastinum oder an der hinteren Abdominalwand lokalisiert sein. Über 65 % der Fälle manifestieren sich als abdominaler Tumor bei Kindern unter 2 Jahren.

Diagnose: Aufgrund der Klinik, Nativröntgenaufnahme (die eine Verkalkung zeigen kann). Das i. v.-Urogramm zeigt öfter eine verdrängte Niere. 24-Stunden-Urin auf HMA oder HVA, die öfter sehr erhöht sind. Die Sonographie ist wichtig für die Unterscheidung zwischen soliden und zystischen Läsionen. Das CT gibt detaillierte Auskunft über Größe, Lokalisation und Ausstrahlung. Es kann auch für eine Beurteilung der Therapiewirkung benutzt werden.

Pathologie: Frühe Metastasen ins Knochenmark, Schädel, lange Röhrenknochen, Leber und Neuralkanal sind typisch. Dieses kann zu verschiedenen Erstmanifestationen wie Halslymphknoten, Paraplegie, Proptosis, Schmerzen am Oberschenkel, Gedeihstörungen, Diarrhoe usw. führen.

Prognose: Abhängig von Erscheinungsalter und Lokalisation.

- Neugeborene: Überlebensrate 60–70 %
- unter 1 Jahr: 60–70 %
- 1–2 Jahre: 20–30 %
- über 2 Jahre: 15–20 %

Kinder mit abdominalen Neuroblastomen haben eine schlechtere Prognose als solche mit thorakalen Neuroblastomen.

Therapie: Chemotherapie, Ganzkörperbestrahlung, autologe Knochenmarkstransplantation, hochdosierte Methotrexate werden in verschiedenen Kombinationen benutzt. Cisplatin in Kombination verbessert die Antwort bei fortgeschrittener Erkrankung.

Nephroblastom (Wilms-Tumor)

Der Inzidenzgipfel liegt um das 2. Lebensjahr. 60 % der Kinder manifestieren mit einem abdominalen Tumor. 30 % haben Bauchschmerzen als Hauptsymptom oder zusammen mit dem Tumor oder Übelkeit und Erbrechen. 20 % haben Hämaturie.

Assoziierte Erkrankungen: Urogenitale Mißbildungen, Aniridie. Eine genetische Basis besteht möglicherweise, da chromosomale Anomalien beobachtet wurden.

Diagnose wird durch i. v.-Urographie, die eine Verformung des Kelchsystems zeigt, gestellt.

Prognose: Fast 90 % der Kinder werden durch die gewöhnliche Therapie geheilt.

Behandlung

- Chirurgische Resektion und Staging sind wesentlich (Stadium I = beschränkt auf die Nierenkapsel, Stadium II = Eindringen in die Nierenvene, Stadium III = Tumor in den regionären Lymphknoten, Stadium IV = Fernmetastasen).
- Chemotherapie/Strahlentherapie in verschiedenen Schemata. Unter den aktiven Chemotherapeutika befinden sich Kombinationen von Aktinomycin D, Vincristin und Adriamycin. Diese Medikamente können als Radiomimetika wirken. Deshalb kann die gleichzeitige Radiotherapie die Toxizität verstärken.

Literatur

Shafford, E.A., Rogers, D.W. und Pritchard, J. (1984). Advanced neuroblastome – improved response using a multi-agent regimen (OPEC) including cis-platinum and VM-26. Journal of Clinical Oncology, 2, 742–8.

Thomas, P.R.M., Lec, J.Y. und Fineberg, B.B. (1984). An analysis of neuroblastoma at a single institution. Cancer, 53, 2079–82.

Das Kind mit einem abdominalen Tumor

Die Länge der Anamnese und die spezifischen Symptome müssen festgestellt werden. Eine komplette körperliche Untersuchung einschließlich digitaler Untersuchung des Rektums soll durchgeführt werden. Beachte die Lokalisation, Größe und Konsistenz des Tumors. Gibt es eine assoziierte Hepatomegalie oder Splenomegalie? Gibt es eine evidente Kompression, Aszites oder portale Hypertension? Man versuche die mögliche Pathologie im Einklang mit dem Kindesalter und Zeitdauer der Symptome zu identifizieren.

Gewöhnliche benigne abdominale Resistenzen sind die *Leber,* (tastbar unter dem rechten Rippenbogenrand bis zum Alter von 4 Jahren), tastbarer *Stuhl* im Kolon, die *volle Harnblase* und die *Hydronephrose*.

Bösartige Tumore sind häufig das abdominale Neuroblastom, das Nephroblastom oder die Lebermetastasen. Weniger häufig sind das retroperitoneale Sarkom und das Teratom. Der Tumor ist gewöhnlich die Erstmanifestation; er wird häufig zuerst durch die Mutter getastet, wenn sie das Kind badet.

Untersuchungen

- Minimales Tasten des Tumors um eine Streuung von Metastasen in die Lymph- oder Blutbahn zu vermeiden.
- Manche Tumore setzen Metabolite frei, deren Abbauprodukte im Urin festgestellt werden können. Eine 24-Stunden-Urin-Sammlung sowie eine Urinuntersuchung auf Blut sollte deshalb durchgeführt werden. Diese Metabolite (Markers) können auch benutzt werden, um das Ansprechen auf die Therapie zu messen.
- Röntgen: Nativabdominalaufnahme, i.v.-Pyelogramm, CT (um Größe, Lokalisation und mögliche Ausbreitung zu identifizieren).
- Ultrasonographie: ist nicht invasiv und wertvoll in der Unterscheidung zwischen soliden und zystischen Läsionen und in der Beurteilung der Vena cava (Befall?).
- Komplette Blutuntersuchung: Sie wird die meisten Leukämien diagnostizieren und die mit Metastasen assoziierten Veränderungen zeigen, aber spezifische Veränderungen werden gewöhnlich bei soliden Tumoren nicht gesehen.
- Andere Untersuchungen, z.B. Skelettuntersuchungen, Biopsie, Knochenmarkuntersuchung, Röntgenthorax, je nach Befund der obigen Untersuchungen.

Blasenextrophie und Epispadie

Die Blasenextrophie ist häufiger bei Knaben als bei Mädchen und ist Teil eines pathologisch-anatomischen Komplexes, bei dem die Blase die Vorderwand einer ventralen Hernie bildet, gewöhnlich mit Rektalprolaps kombiniert und wegen des Auseinanderweichens der Pubischen Symphyse mit einem watschelnden Gang.

Inzidenz

1 auf 10000 bis 15000 Lebendgeborenen. 3 Knaben zu 1 Mädchen.

Mißbildungen bei Knaben

Epispadie, Defekte der Corpora cavernosa, Lücke in der Rektusmuskulatur durch Blasenschleimhaut bedeckt, offenes Verumontanum, Leistenhernien, Kryptorchismus.

Mißbildungen bei Mädchen

Septierte oder Doppelvagina, Klitorisspalte, Analöffnung nach vorne verlagert, Rektumprolaps, Bauchwandhernie.

Bei beiden Geschlechtern zeigt die Erkrankung verschiedene Schweregrade, aber die Abnormitäten der oberen Harnwege sind häufig und die Harninkontinenz ist ein charakteristisches Merkmal.

Behandlungsziele

- Den offensichtlichen Defekt therapieren
- Die assoziierten Mißbildungen behandeln
- Den Schaden des oberen Harntraktes durch retrograden Druck vermeiden
- Harnkontinenz erreichen (öfters ein unmögliches Ziel)

Behandlung

Die wenig schweren Mißbildungen können einfach eine Korrektur der Epispadie und des Blasenhalses benötigen.

Die schwersten Mißbildungen benötigen Harnableitung mit schrittweiser Rekonstruktion der zahlreichen Defekte.

Epispadie

Bei dieser Erkrankung liegt die Ureteröffnung auf der dorsalen Oberfläche des Penis, der kurz und dorsal angewinkelt ist. Es gibt gewöhnlich kombinierte Blasensphinkter-Anomalien.

Therapie

Beinhaltet die Uretroplastie und Verfahren um die Behandlung der Harninkontinenz mit Harnableitung und anschließender Korrektur des Blasenhalses (wie bei der Blasenextrophie).

Hypospadie

Diese kongenitale Erkrankung des Penis kommt bei 1 auf 3 000 männlichen Lebendgeborenen vor. Der Urethralmeatus reicht nicht bis zur Glans penis und mündet häufig in das koronäre oder subglanduläre Gebiet. Weniger häufig liegt er in Penismitte, selten penoskrotal oder perianal.

Pathologische Anatomie

Es gibt ein Fehlen von Corpus spongiosum zwischen Glans penis und der abnorm verlagerten urethralen Mündung. Es wird durch eine Schicht fibröses Gewebe (Chorda) ersetzt, von der Glansbasis zur Urethralöffnung verlaufend. Diese Chorda verursacht die Anwinkelung der Glans zur Schaft, so daß die Glans spatelförmig erscheint mit einer vermehrten ventralen Verkrümmung. Das Präputium fehlt ventral.

Klinische Zeichen

- Ventrale Verkrümmung des Penis. Kosmetisch nicht zulässig.
- Urin wird bei der Miktion zwischen die Beine gespritzt oder tropft entlang des Penisschafts zurück. Ältere Kinder hocken, um zu urinieren.
- Wenn keine Korrektur erfolgt, könnte die Chorda den Geschlechtsverkehr behindern.
- Kombinierte Harntraktsanomalien sind öfter vorhanden und sollten gesucht werden.

Behandlungsziele

- Wiederherstellung einer Urethra von adäquater Länge und Kaliber, um eine normale Miktion zu erlauben.
- Wiederherstellung eines normal aussehenden Penis vor dem Schulalter.
- Ermöglichung eines normalen Geschlechtsverkehrs.

Therapie

Glanduläre Hypospadie: Die Meatusplastik ist oft eine adäquate Behandlung und kann auch unumgänglich sein.

Koronäre Hypospadie: In einem einzigen Verfahren wird eine neue Urethra aus lokalen Lappen gebildet.

Proximale Formen von Hypospadie: Diese Formen benötigen gewöhnlich eine zweizeitige Prozedur. Bei der ersten Operation wird die Chorda entfernt und neue Haut in den Defekt verlagert, um eine Aufrichtung des Penis zu ermöglichen. Bei der zweiten Operation wird die neue distale Urethra aus der Vorhaut gebildet, gewöhnlich etwa 6 Monate später.

Es gibt über 100 beschriebene Verfahren. Das Ideal ist auf jeden Fall die Korrektur zu vervollständigen, bevor das Kind eingeschult wird.

Komplikationen

Die urethrale Fistel kommt in weniger als 10 % der Fälle vor; weitere chirurgische Maßnahmen sind dann aber notwendig.

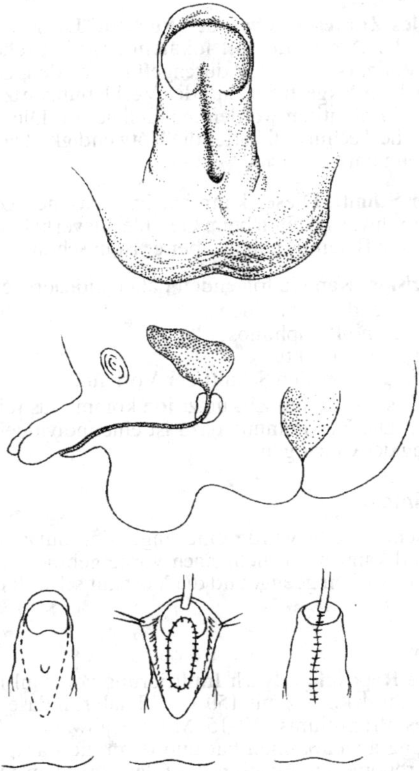

Urethralplastik nach Crabtree für urethrale Neubildung

Präputiale Erkrankungen

(siehe auch Seite 326)

Phimose

Diese ist eine Stenose der präputialen Öffnung. Dadurch kann der Raum zwischen Vorhaut und Glans nicht gesäubert werden. Die Ansammlung von Smegma und die Urinretention durch die verhinderte Miktion führen zu rezidivierenden Balanitiden, welche wiederum Fibrose und Vernarbung verursachen. Beim Erwachsenen kann der Geschlechtsverkehr schwierig oder schmerzhaft sein und zur Paraphimose führen.

Behandlung

Manuelles Zurückschieben der Vorhaut. Diese Prozedur kann in der Ambulanz mit lokalem anästhetischem Gel oder in Vollnarkose im OP durchgeführt werden. Die Vorhaut wird zurückgestreift und die Verklebungen zwischen Glans und Präputium werden manuell gelöst. Dies ist eine erfolgreiche Technik, die öfter die Notwendigkeit einer Zirkumzision unnötig macht.

Dorsaler Schnitt. Dieser kann bei Erwachsenen genügen, wenn sie Schwierigkeiten beim Geschlechtsverkehr oder rezidivierende Balanitis haben, aber er ist unschön.

Zirkumzision. Kann in folgenden Fällen indiziert sein:
- rezidivierende Balanitiden
- Phimose und Paraphimose
- Hypospadiekorrektur
- nach einem dorsalen Schnitt der Vorhaut.

Die häufigste Bitte um Zirkumzision kommt aus religiösen Gründen. Die Zustimmung dazu ist eine individuelle Entscheidung des Chirurgen.

Paraphimose

Bei diesem Leiden wurde eine enge Vorhaut zurückgestreift und kann nicht mehr nach vorne gebracht werden. Die Glans wird eingeengt und die Vorhaut schwillt ödematös an.

Therapie

Manuelle Reposition. Nach Infiltrierung von 1 ml isotonischer Kochsalzlösung mit 150 I. U. Hialuronidase in jede Seite des Präputiums, 10–15 Minute abwarten, bis die Schwellung abgenommen hat und dann die Paraphimose manuell reponieren: Fixieren der Glans mit dem Daumen und Ziehen des Präputiums nach vorne mit dem Zeige- und Mittelfinger von jeder Hand.

Dorsaler Schnitt. Bei dieser Technik wird der enge Ring gespalten, um die Reposition zu ermöglichen. Die Zirkumzision wird öfter zu einem späteren Zeitpunkt durchgeführt, wenn das Ödem verschwunden ist.

Hämaturie bei Kindern

Vorhandensein von Blut im Urin bestätigen (Stix-Test). Urinprobe zentrifugieren und rote Blutkörperchen zählen.

Anamnese

Fragen über Halsschmerzen oder Streptokokkeninfektion in der letzten Zeit (Glomerulonephritis?). Fieber, Dysurie, häufige Miktionen, Unwohlsein lassen auf Infektion schließen. Fragen über Verletzungen, Übungen (Hämoglobinurie) und Familie.

Ursachen

Diagnose offensichtlich

- *Tastbarer Nierentumor*: Neubildungen?
- *Blutgerinnungsstörungen*: Gerinnung, Blutungszeit
- *Glomerulonephritis*
- *Harnwegsinfekt*: Unwohlsein, Dysurie, Bauchschmerzen, positiver Mittelstrahlurin
- *Meatusgeschwür*: der Patient schreit bei Miktionsschmerzen

Diagnose nach Untersuchung offensichtlich

- *Röntgennativaufnahme*: Harnsteine
- *intravenöses Pyelogramm*: Nieren- oder Ureteranomalien
- *retrogrades Pyelogramm*: Neoplasien der Harnwege

MCU (Miktionszystourethrogramm): vesikouretaler Reflux, Blasendivertikel, urethrale Polypen

- *Endoskopie*: Divertikel, Neubildungen, Gefäßerkrankungen
- *Ultraschall*: Nierenzyste, Hydronephrose, Hydroureter
- *CT*: Neubildungen (Lokalisation und Ausbreitung)
- *Arteriographie*: Tumorgefäßversorgung, Gefäßmißbildungen

Klinische Untersuchung

Die Geschlechtsorgane, Abdomen, Lenden, Rachen und Ohren untersuchen.

Weitere Untersuchungen

- *Urin*: Mittelstrahlurin – oder Katheterurinprobe. Untersuchung auf Granulozyten oder Proteinurie veranlassen. Sterile Pyurie kombiniert mit Hämaturie läßt an eine atypische Infektion denken, möglicherweise Tuberkulose
- *Röntgen*: Nativaufnahme, i. v.-P.; MCU, Ultraschall, CT, Aortographie, wenn indiziert
- *Endoskopie*: Zystoskopie, Urethroskopie
- *Nierenbiopsie*

Das Kind mit Einnässen

Einnässen wird als der Abgang von Urin zu anderen Zeiten als die willkürliche Miktion definiert. Die häufigste Ursache ist die unfreiwillige Miktion im Bett während der Nacht oder mit unterschiedlicher Häufigkeit während des Tages (unfreiwillige Miktion = Enuresis).

Ursachen des Einnässens

Funktionell
- Enurese (häufigste)

Organisch
- *Neurogen*: Myelomeningozele, Sakrumagenesie, Anomalien, Infektion, Tumor und Trauma der Wirbelsäule
- *Harnwegsinfekt*: Pyelonephritis, Zystitis, Urethritis
- *Strukturelle Anomalien*: Urethralklappen, Urethradivertikel, Phimose, Blasenextrophie, Ureterektopie, Epispadie

Anamnese

Organische Ursachen sind ungewöhnlich, sollten aber ausgeschlossen werden, bevor man die Diagnose einer Enurese stellt. Das Muster des Einnässens kann wie in der Tabelle identifiziert werden.

Organische Ursachen
- Neurogen und Sphinktertrauma
  - nicht beherrschbares Einnässen (Tag und Nacht)
  - Ausdrückbare Blase (normale Blasen sind es nicht)
- Harnwegsinfektion
  - Einnäßepisode, inzwischen Kontrolle.
  - Ansprechen auf Antibiotika.

Strukturelle Anomalien:
- Ektopischer Ureter – ständig naß, aber entleert auch normal Urin (nur Mädchen)
- Klappen, Divertikel – Strahl ist dünn oder langsam, durch Anstrengungen möglich. – Träufeln und Infektionen können vorkommen
- Phimose – Stenose des Präputiums führt zu seiner Aufblähung bei der Miktion mit Nachträufeln, bis es leer ist

Das funktionelle Einnässen erzeugt ein extrem variables Krankheitsbild mit unvorhersehbarem unregelmäßigem Einnässen, aber es gibt häufig Perioden von normaler oder fast normaler Miktion.

Untersuchungen

Ausschluß offensichtlicher Anomalien (siehe oben). Durchführen einer intravenösen Pyelographie, MCU und Endoskopie, um eine latente organische Ursache zu identifizieren. Untersuchung des Urins auf Zeichen von Infektion, Eiweiß, Zucker.

Behandlung

Organische Ursachen: Spezifische Antibiotikatherapie, chirurgischer Eingriff, wenn indiziert.

Funktionelle Ursachen:

- Dem Patienten versichern, daß eine spontane Heilung zu erwarten ist.
- Harnblasenerweiterungstraining für Tagesenurese mit verzögerter Miktion.
- Klingelhose für Nachtenurese. Wenn das Kind einnäßt, wird es durch eine Klingel geweckt, dann steht es auf und läßt Urin ab. Öfters wacht der Rest der Familie auf, während das Kind weiterschläft. Man versuche dies nur bis zu 6 Wochen lang. Lohnt sich bei Kindern über 6 Jahren.

Das Kind mit einem leeren Skrotum

Die Mutter des Kindes gibt oft an, ob die Hoden im Skrotum vorhanden sind. Nicht deszendierte Hoden gehören zu 2 Formen: retraktile (Pendelhoden) oder maldeszendierte Hoden.

Pendelhoden

Präpuberale Knaben können Pendelhoden haben. Diese können vom Skrotum in den oberflächlichen Leistenring durch Kontraktur des Kremastermuskels hochgebracht werden: Prüfen durch Streichen der Innenseite des Oberschenkels während der Untersuchung. Der Hoden der selben Seite wird in die Leiste hochgezogen.

Klinische Untersuchung: Ein Pendelhoden kann durch festen Druck entlang des Leistenkanals ins untere Skrotum heruntergebracht werden. Das Kind muß warm und entspannt sein. Die Prozedur wird durch Auftragen von Babyöl oder Puder auf die Haut erleichtert. Wenn er nicht heruntergebracht werden kann, ist der Hoden maldeszendiert.

Maldescensus testis

Kommt bei 2 % der Knaben vor. Die Anomalie kann einseitig (häufiger) oder beidseitig sein; der rechte Hoden ist häufiger betroffen. Skrotum, oberflächlicher Leistenring, Leistenkanal, proximaler Oberschenkel, Perineum und Abdomen untersuchen. Wenn der Hoden nicht getastet werden kann, ist er möglicherweise nicht vorhanden. Das CT ist nützlich, um intraabdominale Hoden zu entdecken. Der maldeszendierte Hoden kann in der normalen Deszensusbahn stehengeblieben oder ektopisch sein.

Stehengeblieben: Der Hoden ist öfter klein und abnorm mit einem kurzen Samenstrang. Öfter ist eine assozierte Leistenhernie vorhanden. Meist werden sie in der Nähe des Tuberculum pubis gestastet, einige im Inguinalkanal. Selten ist der Hoden im Abdomen.

Ektopisch: Der Hoden ist öfter normal mit einem normalen Samenstrang, aber ist während des Deszensus aus der normalen Bahn entgleist. Die meisten liegen auf dem oberflächlichen Leistenring, aber wenn er nicht tastbar ist, sollte man an anderen Stellen suchen (siehe oben).

Komplikationen

Trauma, Torsion und Tumore sind häufiger bei nicht deszendierten Hoden. Als Folge eines Traumas kann eine testikuläre Atrophie vorkommen. Infertilität entsteht in beidseitigen Fällen.

Therapie

Die Orchidopexie verhindert das Komplikationsrisiko und kann die Fertilität wiederherstellen.

Hodentorsion

Diese ist eine Verdrehung des Hodens mit darauffolgender Behinderung der Blutversorgung. Kommt nicht bei einem normal, total deszendiertem Hoden vor; häufig liegt eine Anomalie vor, wie Hodenumdrehung, hoher Ansatz der Tunica vaginalis mit horizontaler Lage oder Trennung des Hodens vom Nebenhoden. Kann intravaginal (häufiger) oder extravaginal sein.

Klinische Merkmale

Die höchste Inzidenz liegt zwischen dem 10. und 25. Lebensjahr, mit dem Säuglingsalter als nächstem Häufigkeitsgipfel.

Beim älteren Knaben gibt es meist plötzliche starke Schmerzen in der Leiste oder unterhalb, zusammen mit Erbrechen. Der Beginn kann schweren Anstrengungen, Heben oder Radfahren, usw. folgen. Es ist deshalb obligatorisch, daß die Hoden bei jungen Knaben mit Bauchschmerzen untersucht werden. Die neonatale Torsion ist leicht zu übersehen, aber es ist verdächtig, wenn das Skrotum angeschwollen oder bläulich aussieht. Ein adäquates Vorgehen (operativer Revision) wird eine nachfolgende Atrophie des befallenen Hodens vermeiden und kann auch die spätere Fertilität beeinflussen (siehe unten).

Differentialdiagnose

- Akute Orchidoepididymitis (Ausschluß von Mumps und Urethritis)
- Torsion eines Hoden- oder Epididymusanhängsels
- idiopathisches Skrotalödem.

Therapie

Bei Verdacht oder Diagnose einer Torsion ist die dringende Revision des Skrotums über eine Querinzision indiziert. Die Torsion soll identifiziert und behoben werden. Der betroffene Hoden muß ans Skrotum fixiert werden. Dies geschieht durch Verankerung des unteren und oberen Pols mit feinen Nylonnähten durch die Tunica. Da die Torsion auf der anderen Seite auch vorkommen kann, sollte man den kontralateralen Hoden in gleicher Weise fixieren.

Ein offensichtlich infarzierter Hoden muß entfernt werden. Wenn Zweifel über die Lebensfähigkeit bestehen, sollte man den detorquierten Hoden in einer feuchten warmen Kompresse einwickeln, während die andere Seite fixiert wird.

Scheint es danach Hoffnung auf Erholung zu geben, soll man den Hoden fixieren. Postoperativ sorgfältige Beobachtung des Patienten auf Entzündungs- oder Infektionszeichen. Ambulante Verlaufskontrollen des Hodens. Wenn ein nicht lebensfähiger Hoden im Skrotum belassen wird, kann es zur Bildung von testikulären Antikörpern und Infertilität führen. Wenn ein atrophischer Hoden entfernt werden muß, sollte dem Patienten die Möglichkeit einer Prothese gegeben werden. Der Verlust kann sich auf Sexualität und Körperbild auswirken (vergleiche Mastektomie bei Frauen).

Hydrozele im Säuglingsalter

Eine Hydrozele ist ein flüssigkeitsgefüllter Sack, der vor dem Hoden liegt. Sie entsteht durch einen offenen Prozessus vaginalis, der mit der Abdominalhöhle kommuniziert. Die Hydrozelen sind häufig bei Neugeborenen und neigen zur spontanen Rückbildung. Wenn nicht, kann eine kombinierte Leistenhernie vorliegen.

Klinische Merkmale

Die Schwellung
- kann nach oben begrenzt werden
- transilluminiert
- ist morgens öfter klein und vergrößert sich gegen Abend; dann klagt Kind über ziehende Schmerzen.

Behandlung

Die meisten verschwinden bis das Kind 1 Jahr alt ist. Wenn eine Hydrozele persistiert oder erst im Alter von 2 Jahren erscheint, ist die chirurgische Behandlung meistens notwendig. Diese ist ein Verfahren, ähnlich der Herniotomie mit Resektion der Außenschicht der Tunica vaginalis.

Leistenhernie bei Kindern

Leistenhernien kommen häufig vor. Der offene Prozessus vaginalis ermöglicht den Austritt von intraabdominalen und pelvischen Eingeweiden in den Sack. Meist kommen sie bei Knaben vor, sind indirekt, und der Sack beinhaltet häufig Dünndarm oder Netz. 10 % kommen bei Mädchen vor; sie können beidseitig sein. Der Sack enthält dann öfter ein Ovar, das gefährdet sein kann.

Anamnese

Die Eltern berichten über eine Schwellung in der Leiste, die „kommt und geht". Man soll genau feststellen, was sie meinen. Wo ist die Schwellung? Wird sie während des Tages größer? Nimmt sie mit Husten oder Anstrengung zu? Verschwindet sie mit leichtem Druck oder beim Liegen?

Klinische Untersuchung

Das ältere Kind kann im Stehen untersucht werden, wenn die Schwellung zu sehen und zu tasten ist. Wenn die Schwellung ins Skrotum deszendiert, ist es nicht möglich, sie nach oben zu begrenzen (siehe Hydrozele). Bei Säuglingen und Kleinkindern reicht die Anamnese allein, auch kann der Samenstrang der betroffenen Seite verdickt sein (ein positiver Befund). Bei jedem Kind mit Bauchschmerzen und Erbrechen soll an eine Hernie gedacht werden, mit Untersuchung von Abdomen, Leiste, Skrotum oder Labien.

Differentialdiagnose

Hydrozele, Kryptorchismus, direkte Hernie oder Schenkelhernie (ungewöhnlich), inguinale Lymphknoten.

Komplikationen

- *Einklemmung*: der Darm bleibt stecken und die Hernie reponiert nicht.
- *Inkarzeration*: Die Blutversorgung ist unterbrochen. Der inkarzerierte Darm wird gangränös und kann perforieren. Die Inkarzeration ist in den ersten 6 Monaten häufig.
- *Hodeninfarzierung*: Durch Beschädigung der Blutversorgung. Ein nicht lebensfähiger oder nachfolgend atrophischer Hoden sollte entfernt werden.
- *Peritonitis*: kann einer Reposition *en bloc* oder einer inkarzerierten Hernie folgen. Beim Versuch eine Hernie manuell zu reponieren, muß man sich versichern, daß Hoden und Samenstrang hinterher zu tasten sind. Keine Repositionsversuche bei einer Anamnese von irreponibler Schwellung an der Leiste seit mehreren Stunden.

Behandlung

Elektiv

- Herniotomie des Bruchsacks am inneren Leistenbruch (Sackentfernung).

Notfallmäßig

- Eine irreponible Hernie kann spontan reponieren, wenn das Kind sediert und das Bettende hochgestellt wird. Bei Erfolg kann die Leistenherniotomie elektiv nach einigen Tagen durchgeführt werden. Wenn sie innerhalb einiger Stunden erfolglos bleibt, ist die chirurgische Therapie am Aufnahmetag notwendig.
- Bei inkarzerierter oder bei Verdacht auf inkarzerierter Leistenhernie sollte man so bald wie möglich nach entsprechender Vorbereitung operieren.

Merke: Fast 1/3 der Säuglinge unter 10 Monaten mit einer Leistenhernie bekommen eine Inkarzeration.

Das hinkende Kind

Der Gang ist eine Art von Gehen oder Laufen, das im Normalfall rhythmische Bewegungen des Körpers einschließt. Hinken bedeutet unregelmäßiger Schritt – eine Anomalie des Gangs. Die häufigsten orthopädischen Ursachen von Hinken sind Hüftreiz und Morbus Perthes (5–10jährige); Epiphysiolyse des Femurkopfes (10–15jährige) ist weniger häufig. Kongenitale Hüftluxation sollte bei der Geburt erkannt werden. Man denke daran, wenn man mit einem hinkenden Kind konfrontiert wird.

Anamnese

Man frage spezifisch, wie lange das Kind schon hinkt, ob der Zustand schlechter wird und ob es Schmerzen gibt. Einzelheiten über schwierige Geburt, Geburtsverletzung oder Frühgeburt können auf eine zerebrale Ursache deuten.

Klinische Untersuchung

Das Kind soll in Unterwäsche untersucht werden. Der Gang soll beobachtet werden. Das *Muster* des Gangs muß erkannt werden. Das Kind soll aufgefordert werden, abwechselnd auf beiden Beinen zu hüpfen. Wenn dieses leicht ist, ist das Hinken wenig bedeutend. Die *Wirbelsäulenbeweglichkeit* soll beobachtet werden, das Kind soll aufgefordert werden, seine Zehen zu berühren, sich von Seite zu Seite zu beugen usw. Die *Beinlänge* soll von der Spina iliaca anterior superior bis zum Außenknöchel gemessen werden. Sind beide gleich? Die *Hüften* sollen auf *Instabilität* geprüft werden: Das Kind soll aufgefordert werden, auf einem Bein zu stehen. Normalerweise wird die gegenüberliegende Gesäßhälfte etwas gehoben; wenn diese absinkt, bedeutet es eine Instabilität der gewichtstragenden Hüfte: *Trendelenburgsches Zeichen. Gesäßschwund* suchen. Dieser bedeutet Verletzung des Hüftgelenkes oder des Nervs. Die *Muskelkraft* der betroffenen Seite soll geprüft und mit der anderen Seite verglichen werden. Ein Oberschenkel soll zum Abdomen gebeugt werden. Bleibt die andere Hüfte flach auf der Liege und kann es flach gedrückt werden? Wenn nicht, ist eine fixierte Flexionsdeformität vorhanden (Thomastest).

Häufige Ganganomalien

Neurologisch (Geburtstrauma, Frühgeburt): Die betroffenen Kinder können *spastisch* mit einem Gang auf Zehenspitzen und Scherenphänomen (die Beine kreuzen sich beim Gehen) erscheinen oder *ataktisch* mit Gleichgewichtsverlust und schlechter Koordination – stampfender Gang – auftreten.

Trauma, Infektion, Überbeanspruchung, Rißfraktur der Tibia oder Fibula, Osteomyelitis, septische Arthritis, Reizhüfte?, Osteochonthritis? Das Kind versucht, das betroffene

Glied oder Gelenk durch einen *antalgischen* oder *hüpfenden Gang* zu schonen.

Hüftinstabilität (Morbus Perthes, kongenitale Luxation): Der Gang ist watschelnd, mit erheblichen seitlichen Bewegungen der Wirbelsäule und Gesäß.

Beinlängenasymmetrie: Das Becken ist beim Stehen schräg und das längste Bein wird beim Gehen am Knie gebeugt.

Neurose/psychiatrische Erkrankung: Ein grotesker Gang kann mit einer psychiatrischen Erkrankung oder Hysterie zusammenhängen. Ein eindeutiges Gangmuster kann nicht erkannt werden. Man sollte immer organische Erkrankungen ausschließen, bevor man diese Diagnose stellt.

Untersuchungen

- Röntgen (alle Gelenke des betroffenen Gliedes, wenn notwendig)
- Blutbild, Blutkultur (bei Verdacht auf Infektion)
- Punktion des befallenen Gelenkes. Mikroskopie und Kultur der Flüssigkeit.

Behandlung

Gezielt auf spezifische Ursachen (siehe folgende Seiten)

Das Kind mit einer Fraktur

Verstauchungen sind ungewöhnlich bei Kindern. Bei Schmerzen, lokaler Empfindlichkeit, Schwellung begleitet durch Funktionsverlust (Pseudoparese bei Kleinkindern), soll man immer zuerst eine Fraktur ausschließen. Deformität, Knochenreiben oder abnorme Beweglichkeit sind absolute Indikationen für eine Röntgenuntersuchung.

Nervenverletzungen können mit Frakturen kombiniert sein, besonders am Ellenbogen. Die Prognose ist gut, wenn die Verletzung früh erkannt wird. Daher sollte die distale Nervenfunktion (Motorik und Sensibilität) geprüft werden. Arterielle Ischämie sollte durch Tasten des Pulses am verletzten Glied ausgeschlossen werden. Diese ist eine bekannte Komplikation von suprakondylären Humerusfrakturen, kann aber auch in anderen Lokalisationen vorkommen. Die Beschädigung der Hauptarterie ruft einen Spasmus hervor, gefolgt von Ischämie und Nekrose, besonders der Beugemuskulatur des Unterarms. Dieses führt zur Kontraktur (Volkmannsche ischämische Kontraktur). Etwa 12 Stunden verstreichen, ehe die Veränderungen irreversibel werden.

Röntgen

- Sicherstellen, daß Röntgenaufnahmen in mindestens 2 Ebenen durchgeführt werden. Die benachbarten Gelenke sollen eingeschlossen werden. Die Gegenseite zum Vergleich röntgen.
- Man soll die Lokalisation der Epiphysen und die normale Reifung des kindlichen Skeletts, besonders am Ellenbogen, kennen.
- Suche Grünholzfrakturen, die leicht übersehen werden. Der Knochen reißt oder frakturiert auf der Gegenseite der deformierenden Kraft, wie Grünholz (Versuche, den jungen Zweig einer Weide zu beugen). Versichern Sie sich, daß die Gelenke oberhalb und unterhalb der Fraktur intakt sind (z. B. Monteggia-Fraktur).
- Suche für die 3 „C"s der Fraktur: **C**omminuted (mehrere Fragmente), **C**ompound (kompliziert), **C**omplex (offen, mit Weichteilverletzung assoziiert).

Reposition

Die Wiederherstellung der Ausrichtung ist das Ziel. Die Verdrehungsdeformität sollte vermieden werden, aber ein minimaler Achsenknick ist erlaubt, weil der Knochen remodelliert. Die Reposition sollte in Vollnarkose durchgeführt werden und besteht aus einem oder mehreren folgender Maßnahmen: Zug, Manipulation oder offene Reposition.

Ruhigstellung und Retention der reponierten Fraktur kann durch externe Fixation in Form von kontinuierlichem Zug, Gipsverband oder Gipsschiene erzielt werden. Die interne Fixation kann bei bestimmten Frakturen indiziert sein (z. B.

die 3 „C"s, Radiusköpfchen-, Schenkelhalsfrakturen). Die Methoden schließen Drähte, Platten, Schrauben oder intramedulläre Nägel ein.

Nachbehandlung und Rehabilitation

- Untersuchung der Extremität nach der Gipsapplikation um die normale Finger- bzw. Zehenbeweglichkeit zu sichern. Der Gips soll gespalten werden, wenn übermäßige Schwellung um die Fraktur erwartet wird. Wenn das Kind entlassen wird, soll man den Eltern eine Liste von Anweisungen mitgeben. Sie sollten über starke Schwellung, blaue Verfärbung, starke Schmerzen, Lähmungen oder Taubheit der Finger berichten. Die Extremität soll am nächsten Tag im Krankenhaus untersucht werden.
- Wenn es Schmerzen gibt, ist der Gips zu eng oder verursacht einen lokalisierten Druck. Entweder Spalten oder ein Fenster schneiden um diese Areale zu untersuchen. In Fällen von schweren Schmerzen an arterielle Ischämie denken.
- Röntgenuntersuchung bei Verdacht auf schlechte Reposition und auch etwa 1 Woche nach der Verletzung, um die Stellung zu kontrollieren. Nachreposition oder Gipskeilung können notwendig sein.
- Die Pseudoarthrose ist bei Kindern selten. Krankengymnastik ist gewöhnlich nicht notwendig. Die meisten Patienten normalisieren sich.

Kongenitale Hüftluxation

Dieses schwere Leiden kann ein instabiles Hüftgelenk mit spontaner Dislokation verursachen. Kommt bei ungefähr 12 auf 1 000 Lebendgeburten vor, und kann bei der Geburt diagnostiziert werden. Bei 1 von 4 Fällen gibt es eine beidseitige Luxation. Die Frühdiagnose betont die Wichtigkeit des Neugeborenenscreenings; wenn erkannt und behandelt, werden die meisten Hüften sich normal entwickeln.

Ätiologie

Vererbung: Die Erkrankung kommt häufiger bei Mädchen als bei Knaben vor (4:1), und es gibt eine höhere Inzidenz bei den Töchtern von Müttern, die dieses Leiden hatten. Es kann mit transplazentärer Übertragung von mütterlichem Relaxin zusammenhängen, die zur Gelenkschlaffheit in der weiblichen fetalen Pelvis führt.

Steißlage: Diese Lage *in Utero* während der letzten Schwangerschaftsmonaten und bei der Entbindung kann zur Luxation führen.

Klinische Merkmale

Die Gesäßhälften sind asymmetrisch, die Perinealspalte ist abnorm und die betroffene Seite hat, verglichen mit der anderen, eine schlechte Beweglichkeit. Bei älteren Kindern wird ein Hinken offensichtlich.

Frühdiagnose

Sollte in den ersten Lebenstagen geschehen, da dann die Behandlung fast immer erfolgreich ist.

Ortolani-Zeichen: Das nackte Kind liegt mit dem Rücken auf der Liege. Knie und Hüfte sind gebeugt, die Daumen liegen über den Hüftgelenken. Wenn die Hüften abduziert werden, gibt es einen tastbaren Ruck nach vorne. Dieses ist ein positives Zeichen.

Röntgen des Beckens: Zeigt einen kleinen Hüftkopf außerhalb der Perkinschen Linien.

Spätdiagnose

Solche Kinder kommen, wenn ein *verspäteter* oder *abnormer Gang* auftritt. Die beidseitige Luxation führt zu einem charakteristischen Watschelgang.

Typische Merkmale

- Kurzes Bein an der betroffenen Seite, asymmetrische Abduktorenfalten, eingeschränkte Abduktion, besonders bei der Beugung. Positives Tendelenburgsches Zeichen.

- Das Röntgen zeigt einen kleinen Hüftkern auf der betroffenen Seite. Das Azetabulum ist flach und der Femurkopf ist nach außen und oben verschoben.

Ortolani Test

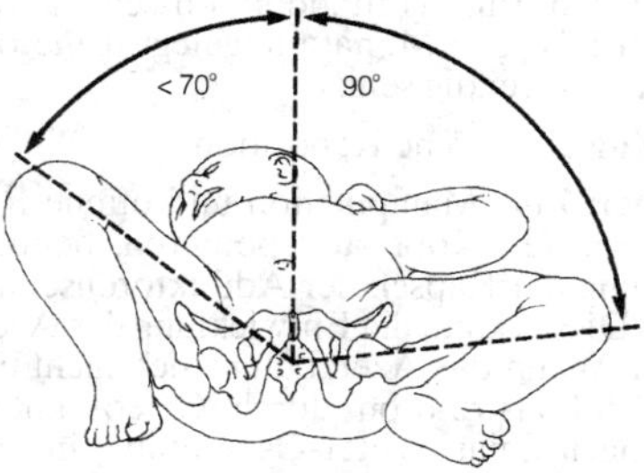

Normalerweise sollte jede Hüfte bis 90° abduziert werden. Abduktion unter 70° ist abnorm.

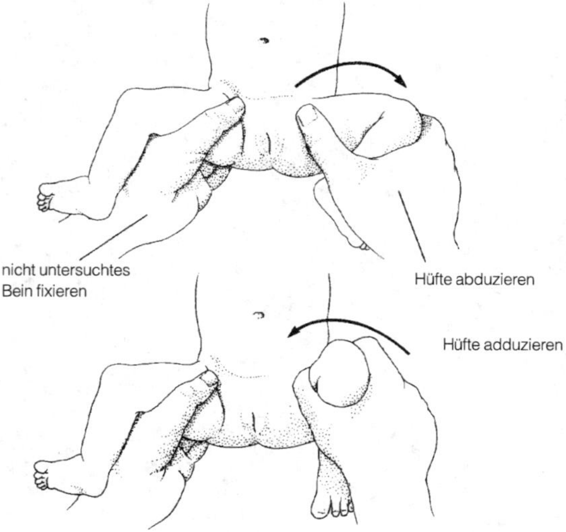

ein ‚Schnappen' bei Abduktion und Adduktion bestätigt die kongenitale Hüftluxation

Kongenitale Hüftluxation (Forts.)

Behandlung

Säuglinge: Einrenkung der Luxation und Halten der Reposition mit einem Gipsverband, der alle 6 Wochen kontrolliert und alle 3 Monate gewechselt wird. Die Röntgenkontrolle mit 6monatigen Intervallen zeigt die Remodellierung des Azetabulums. Die Beine können schrittweise in eine geringere Abduktionsstellung gebracht werden.

6–12 Monate: Ein Zug kann notwendig sein, um eine Reposition zu erzielen. Eine Hüftadduktionsschiene oder einen Spicagips wird für 3–6 Monate angelegt. Eine offene Reduktion kann notwendig sein.

1–2 Jahre: Zug und offene Reposition.

Ältere Kinder: Zug, Manipulation und offene Reposition. Die Versuche, den Kopf zu reponieren, benötigen eine Durchtrennung der Kapsel, der Adduktorensehne und der Psoassehne. Dieses kann die Entwicklung des Azetabulums ermöglichen. Wenn das Azetabulum sich nicht entwickelt, kann eine Rekonstruktion durch Osteotomietechniken (Operation nach Chiari, Salter-Osteotomie) indiziert sein.

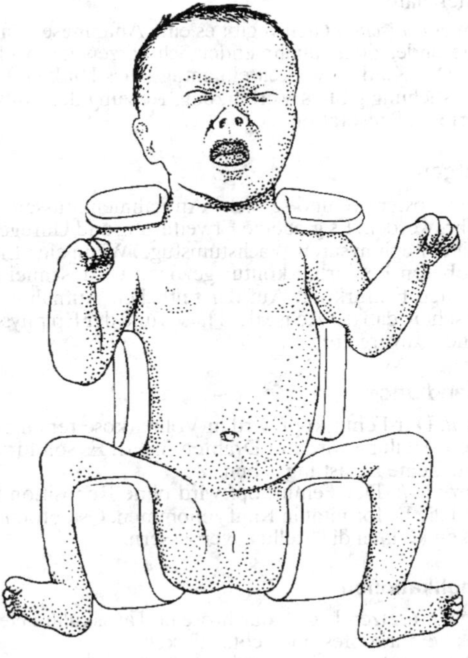

Gipsverband

Hüftkopfepiphysenlösung

Dieses häufige Leiden kommt oft bei jugendlichen Knaben vor, die überdurchschnittliche Körperlänge, Adipositas und kleine äußere Genitale haben. Es kann auch bei 10–15jährigen, großen und schlanken Knaben oder Mädchen vorkommen.

Formen

Akut oder chronisch.

Klinische Merkmale

Die Epiphyse gleitet nach unten und hinten. Das Bein wird außen rotiert. Es gibt oft eine kombinierte Synovitis.

Beim *akuten Gleiten* sind die Zeichen ähnlich wie bei einer Fraktur vom Schenkelhals. Das Kind kann nicht gehen, das Bein ist nach außen rotiert. Es können akute Leisten- bis Knieschmerzen auftreten und die passive Beweglichkeit ist schmerzhaft.

Beim *chronischen Gleiten* gibt es eine Anamnese von intermittierenden oder zunehmenden Schmerzen über viele Monate. Das Kind entwickelt ein antagisches Hinken. Bei der Untersuchung gibt es Verkürzung, Reizung der Hüfte und fixierte Außenrotation.

Röntgen

Anteroposteriore und seitliche Aufnahmen müssen durchgeführt werden. Es gibt eine Erweiterung und Unregelmäßigkeit der epiphysären Wachstumsfuge. Wenn eine Linie an der oberen Femurhalskontur gezogen wird, schneidet sie nicht den Femurkopf. Auf der seitlichen Aufnahme kann man sehen, daß die Achse des Halses und der Epiphyse voneinander divergieren.

Behandlung

- *akut*: Der Femurkopf wird in Vollnarkose reponiert und diese Stellung wird mit Drähten fixiert. Es soll für 3 Monate keine Belastung geben.
- *chronisch*: Der Femurkopf wird ohne Reposition fixiert und die Deformität in Kauf genommen. Osteotomietechniken können die Stellung verbessern.

Komplikationen

- Früh einsetzende Osteoarthrose und avaskuläre Nekrose des Femurkopfes sind echte Risiken.
- Abgerutschte, rechte proximale Femurepiphyse
- abgerutschte, rechte obere Femurepiphyse (Coxa vara der Adoleszenz).

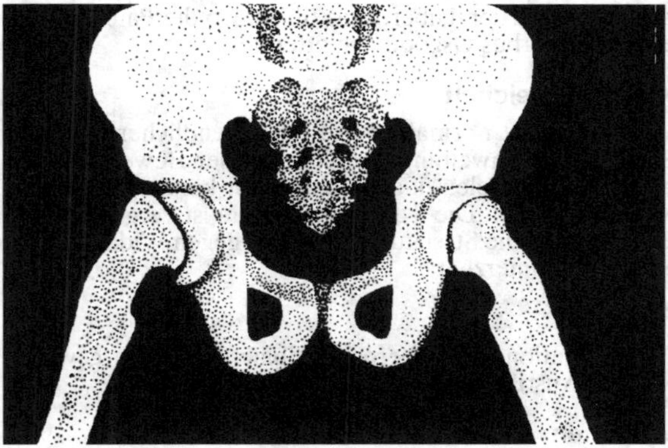

abgerutschte, rechte proximale Femurepiphyse

Die Osteochondritiden

Diese Leiden führen zur avaskulären Nekrose des Epiphysenknochens, ähnlich wie Morbus Perthes, sind aber seltener. Im allgemeinen sind sie eher unproblematisch als schwer. Sie sind normalerweise selbst limitierend.

Merkmale

Die meisten führen zu Schmerzen und Muskelspannungen. Röntgenologische Veränderungen entstehen in der betroffenen Epiphyse mit Dichteänderung und Fragmentation verschiedenen Grades. Die Heilung führt zu sichtbarer Wiederherstellung im Röntgenbild, obwohl die Form verändert werden kann.

Häufig betroffene Epiphysen sind:

- Condylus lateralis des Humerus (Hegemann)
- Os Lunatum der Hand (Kienböck)
- Caput des Radius (Panner)
- Metatarsalköpchen (Köhler II)
- Os Naviculare des Fußes (Köhler I)
- Patella (Büdinger)
- Epiphysenplatte der Wirbelkörper (Scheuermann)
- Wirbelkörper (Calvé)
- Femurkopfepiphyse (Perthes).

Traktionsapophysitis

Eine Apophyse ist eine Zugepiphyse, die einen partiellen Ausriß mit avaskulären Veränderungen, gefolgt von Reparationsvorgängen, durchmachen kann. Diese Veränderungen können das Ergebnis eines Traumas, Überbeanspruchung oder schnellen Wachstums sein. Die häufigste betrifft die Apophyse der Tuberositas tibiae, wo die Patellarsehne einsetzt (Morbus Osgood-Schlatter).

Klinische Zeichen

Der Patient ist normalerweise ein Jugendlicher, der über Schmerzen, Schwellung am Knie bei der Bewegung, z. B. beim Fußballspielen, klagt. Schmerzen können auch beim Knien auftreten. Die Tuberositas tibiae ist vergrößert und empfindlich. Die Streckung des Knies gegen Widerstand ist ebenfalls schmerzhaft.

Röntgen

Fragmentation der Tuberositas tibiae mit einem gewissen Maß an Ausriß aus der Wachstumsplatte.

Vorgehen

Dem Patienten und den Eltern das Leiden erklären. Über die selbstlimitierende Natur der Erkrankung informieren und versichern, daß normalerweise die vollständige Aktivität wieder erreicht werden kann.

Behandlung

- Einschränkung der körperlichen Aktivität, besonders Treten, Springen, Laufen
- In schweren Fällen können die Symptome durch Ruhigstellung der Extremitäten für 8 Wochen in einem Streckgips gemildert werden.

Andere Ursachen von Apophysitis

Morbus Sever an der Fersenbeinapophyse. Das betroffene Kind ist normalerweise ein Junge mit Schmerzen am Ansatz der Achillessehne. Die Behandlung ist die Einschränkung der Aktivität und Einsetzen einer Absatzerhöhung im Schuhwerk.

Morbus Perthes

Dies ist eine Form der juvenilen Osteochondritis der proximalen Femurepiphyse. Die Veränderungen sollen durch eine oder mehrere Ischämieepisoden des Femurkopfes hervorgerufen werden, die zur avaskulären Nekrose führen. Die Ursache ist unbekannt, aber die epiphysären Veränderungen können zu einer permanenten Deformität und Osteoarthrose im Erwachsenenalter führen. Kinder zwischen 3 und 12 Jahren sind betroffen, die Knaben 4mal öfter als die Mädchen. In etwa 15 % der Fälle ist die Erkrankung beidseitig.

Klinische Zeichen

Das Auftreten ist verschieden, aber Schmerzen und Hinken sind häufig. Der Schmerz kann in der Leiste lokalisiert sein oder zum Oberschenkel oder Knie ausstrahlen und durch Aktivität verschlimmert werden. Das Kind ist ansonsten gesund.

Klinische Untersuchung

Blutsenkung und Leukozyten sind normal. Es kann Empfindlichkeit an der Hüfte, Atrophie am Gesäß oder Oberschenkel, eine Einschränkung der Bewegungen, besonders der Abduktion und Innenrotation geben. Das Tendelenburgsche Zeichen ist in fortgeschrittenen Fällen positiv.

Röntgenzeichen

Frühzeichen sind eine Verbreiterung des Gelenkspaltes und Kapselschwellung. Wenn eine avaskuläre Nekrose entsteht, sieht die Epiphyse verdichtet aus. Dieses wird von der Fragmentation gefolgt, wenn Vakuolen und Pseudozysten in der Epiphyse und im verbreiterten Femurhals erscheinen. Der Femurkopf zerfällt, wenn die Belastung fortgesetzt wird und es gibt eine Verminderung des Kopf-Hals-Winkels. Obwohl Wiederaufbau und Regeneration während der nächsten 3 Jahre folgen, ist die Deformität eine bleibende.

Einteilung

Man kennt 4 Kategorien (Catterall, 1971):

- *Gruppe I*: Nur der vordere Teil der Epiphyse ist betroffen. Es gibt keinen Zerfall und kein Sequester.
- *Gruppe II*: Das betroffene Areal mit Sequesterbildung ist größer (unter 50 %). Trotzdem bleibt der Kopf rund, und es gibt eine vollständige Heilung.
- *Gruppe III*: Nur ein kleiner Teil (unter 25 %) der Epiphyse ist nicht betroffen. Das zentral plazierte Sequester zerfällt, mit normalen medialen und lateralen Segmenten. Der Hals ist verbreitert und es gibt umfangreiche metaphysäre Veränderungen.

- *Gruppe IV*: Die ganze Epiphyse wird sequestriert. Vollständiger Zerfall und umfangreiche metaphysäre Veränderung. Diese Gruppe hat die schlechteste Prognose.

Behandlung

An dieses Leiden bei 3–12jährigen denken. Röntgen und Knochenszintigraphie sollen durchgeführt werden.

- *Gruppe I*: Absaugen oder Entlastung der Gelenkkapsel und Einschränkung der Belastung während der aktiven Phase sind notwendig. Eine Entlastungsschiene oder Krükken können für ältere Kinder verschrieben werden. Meist gute Prognose.

Tendelenburg-Zeichen

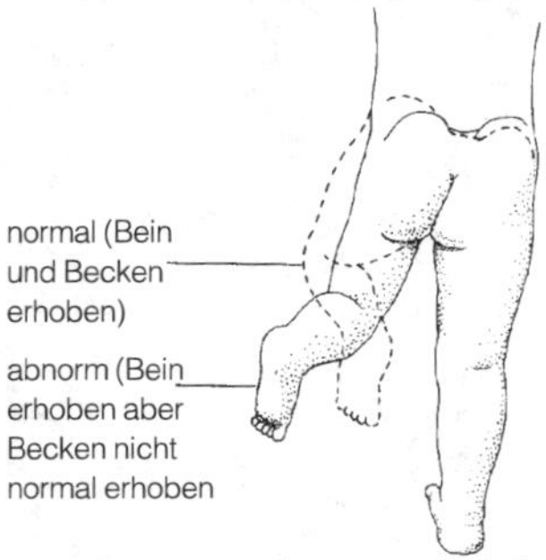

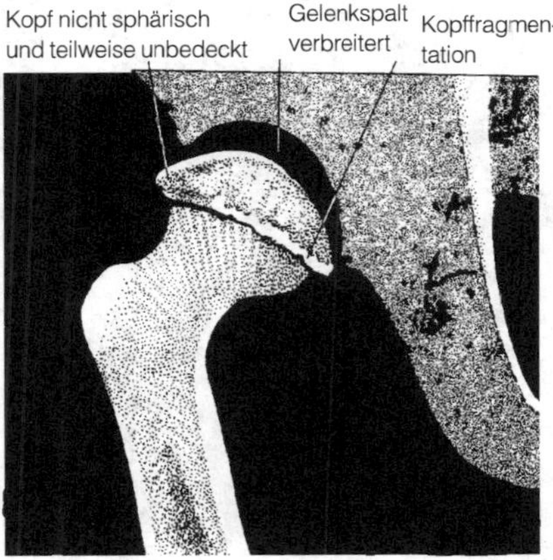

Morbus Perthes (Forts.)

- *Gruppe II und III*: Die Patienten sollen die Aktivität einschränken und benötigen Bettruhe mit abduzierter Hüfte, so daß der Kopf im Azetabulum reteniert wird, bis die Wiedereinrichtung einsetzt. Ältere Kinder (über 6 Jahre) können sich mit Krücken bewegen. Wenn die Erkrankung fortschreitet, ist die Operation indiziert, um den Kopf im Azetabulum zu erhalten. 75 % der Gruppe II, aber nur 25 % der Gruppe III haben eine gute Prognose.
- *Gruppe IV*: Die Patienten haben eine fortgeschrittene Erkrankung mit schlechten Behandlungsergebnissen. Die Bemühungen sind gegen die Osteoarthrosesymptomatik gerichtet.

Literatur

Caterall, A. (1971). The natural history of Perthe's disease. Journal of Bone and Joint Surgery, 53B, 37–53.

Spina bifida

Bei dieser kongenitalen Erkrankung gibt es einen Defekt der Wirbelbögen mit oder ohne Mißbildungen des Rückenmarks und seinen Hüllen. Viele Kinder werden tot geboren. 50% sterben im 1. Lebensjahr.

Inzidenz

1 auf 1000 Lebendgeborene.

Ätiologie

Unbekannte genetische Faktoren und Umweltfaktoren sind beteiligt. Das Risiko ist erhöht bei:

- zukünftigen Geschwistern eines betroffenen Kindes
- Kindern eines betroffenen Elternteils
- Konsanguinität
- im Frühjahr geborenen Kindern

Pränatale Diagnose

Bestimmung der Alpha-Feto-Proteine im Blut der Schwangeren – zeigt, ob eine Amniozentese durchgeführt werden soll. Frauen mit positiven Tests wünschen evtl. einen Abbruch der Schwangerschaft.

Spina bifida cystica

Das Kind wird mit einer zystischen Schwellung im Rücken geboren, die eine Meningozele (weniger als 5%) oder Myelomeningozele (mehr als 95%) sein kann. Etwa 60% der Myelomeningozelen kommen im lumbosakralen Bereich vor.

Meningozele: Ist ein einfacher meningealer Sack, der Liquor und nur gelegentlich Nervengewebe beinhaltet. Der Sack wird durch Haut bedeckt, die normalerweise intakt, aber auch ulzeriert sein kann. Es kann ein leichter Hydrozephalus entstehen. Der Tod in dieser Gruppe ist selten. Der Sack wird um den 3. Lebensmonat entfernt und verschlossen.

Myelomeningozele: Kann offen (Myelozele, Rachischisis), mit einem offenen Rückenmark oder geschlossen sein, mit einer zystischen Schwellung mit Liquor und dysplastischem Nervengewebe in der Mittellinie. Neurologische Zeichen sind immer vorhanden. Andere Mißbildungen: Hydrozephalus (80% der Fälle), Harntraktmißbildungen (50%), orthopädische Mißbildungen (60%) sind oft kombiniert.

Klinische Zeichen

- *Sack in der Mittellinie*: unterschiedlich groß, gewöhnlich lumbo-sakral
- *Motorische Ausfälle*: schlaffe Lähmung des Typs der unteren Motoneurone, je nach Höhe der Läsion. Gemischte untere und obere Motoneuronläsionen kommen auch vor

- *Sensibilitätsausfall*: kann evtl. mit motorischem Ausfall nicht korrelieren, prädisponiert aber zu Druckgeschwüren der Füße, Steißgegend und Perineum, verschlimmert durch fäkale oder Harninkontinenz.
- *Neurogene Blase*: Die sphinkteren und efferenten Bahnen von S_{2-4} sind fast immer betroffen. Es gibt verschiedene Grade von Blasendysfunktion. Training ist unmöglich. Wenn die Blase gelähmt ist, kann sie durch manuellen Druck entleert werden; wenn die Blase unkoordiniert ist mit einem externen Sphinkter, der nicht relaxiert, kann der retrograde Druck zu chronischer Niereninsuffizienz führen.
- *Darmdysfunktion*: Fäkale Inkontinenz, Rektumprolaps und fäkale Impaktion sind Merkmale der Myelomeningozele.

Behandlungsziel

in Kind, das gehen kann, trocken ist und die Schule besucht. Ungefähr die Hälfte der erkrankten Kinder erreichen dieses Ziel.

Kontraindikationen zur Behandlung

Auf chirurgische Maßnahmen wird oft bei Kindern mit schweren assoziierten Mißbildungen und Komplikationen, wie schwere Infektionen, verzichtet, obwohl dieses Vorgehen ethisch schwer zu rechtfertigen ist.

Chirurgische Behandlung

Das Kind sollte in ein pädiatrisches Zentrum verlegt werden, sobald die Diagnose gestellt wird. Der Sack wird innerhalb von 24 Stunden repariert, der Eingriff kann aber zurückgestellt werden, wenn Haut den Defekt bedeckt.

Weiterbehandlung

Diese ist multidisziplinär, schließt die Hydrozephalustherapie, Blasentraining, Behandlung der Stuhlinkontinenz, psychologische Unterstützungstherapie und geeignete Berufswahl ein.

Spina bifida occulta

Betrifft 10% der Erwachsenen. Häufige Lokalisationen sind der 5. Lumbal- und 1. Sakralwirbelkörper. Obwohl die Wirbelbögen mißgebildet sind, gibt es Hautbedeckung und keinen neuralen Sack. Bei den meisten Menschen ist es ein Zufallsbefund beim Röntgen. Ein kleiner Teil entwickelt neurologische Zeichen während der Pubertät. Die Lokalisation des Bogendefektes kann sich in der Haut als eine Einziehung oder als ein behaarter Fleck zeigen.

9 Plastische Chirurgie

9 Plastische Chirurgie

Kosmetischer Hautverschluß

Die Aufklärung des Patienten hat unbedingt zu beinhalten, daß jede Inzision eine Narbe hinterlassen kann, besonders wenn an exponierten Körperteilen wie dem Gesicht operiert wird. Selbstverständlich wird sich der Operateur bemühen, die Narbe so unauffällig wie möglich zu gestalten.

Verschluß von Hautinzisionen

Hautinzsionen können mit Nähten, Hautklammern oder Klebebändern (Steri-Strip) verschlossen werden. Mit fortschreitender Wundheilung können diese entfernt werden, sobald die Belastbarkeit der heilenden Wunde ausreichend ist, um den Wundverschluß zu gewährleisten.

Techniken zur Vermeidung von Narben

- Bei kosmetischem Wundverschluß sollten Fäden innerhalb von 7 Tagen entfernt werden (besonders in Gesicht und Brust). Einige Nähte müssen länger belassen werden, bis zu 14 Tagen, diese hinterlassen dann dauerhafte Narben auf der Haut.
- Die Haut sollte nicht unter Spannung stehen. Die Nähte sollen die Hautränder nur annähern.
- Subkutane Nähte in Längsrichtung erlauben die Reduktion der Spannung auf der Hautnaht.
- Die Ränder der Inzision sollen ausgekrempelt werden. Mit fortschreitender Wundheilung flacht die Naht ab. Eingerollte Hautränder rufen eine narbige Vertiefung hervor.
- Hohlräume in einer Wunde müssen entweder durch versenkte Nähte oder eine Drainage vermieden werden. Absorbierbares Nahtmaterial bei versenkten Nähten infiziert sich häufiger als nichtabsorbierbare Fäden.
- Narben enstehen häufig im Sternum- und Stammbereich. Darauf muß der Patient hingewiesen werden. Glücklicherweise heilen Gesicht, Augenlider und Schleimhäute problemlos ohne exzessive Narbenbildung, vorausgesetzt, die Grundprinzipien werden beachtet.

Literatur

Nockemann, P. F.: Die chirurgische Naht. Thieme, Stuttgart, 1992.

Lippen- und Gaumenspalten

Sie stellen die häufigste angeborene Fehlbildung des Kopfes und Halses dar, mit einer Inzidenz zwischen 1:500 (Lippenspalte) und 1:1 000 (Gaumenspalte) bei lebendgeborenen Kindern. Wenn 1 Kind betroffen ist, steigt das Risiko für die nachfolgenden Geschwister. Wenn die Eltern auch betroffen sind, ist das Risiko gegenüber der Normalpopulation verdreifacht. Assoziierte Fehlbilungen sind Zungenbändchen, Retroposition der Mandibula und Zysten im Mittelohr.

Risikofaktoren

Medikamente wie Mitosehemmer, Phenytoin, wenn sie in der Schwangerschaft eingenommen wurden.

Einteilung

Lippenspalte: Sie kann einseitig und unvollständig oder beiderseitig und vollständig auftreten. Wenn der Alveolus beteiligt ist, liegt die Spalte median.

Gaumenspalte
- Einseitige Fehlbildungen betreffen den weichen Gaumen und das hintere Drittel des harten Gaumens.
- Beiderseitige Spalten betreffen den weichen und harten Gaumen.
- Beachte die submuköse Spalte, bei welcher der Gaumen intakt erscheint. Die oro-nasale Verbindung fällt bei der Phonation auf.

Diagnose

Inspektion der Lippen und des Gaumens bei der Geburt.

Behandlung

Die Eltern müssen über den Defekt, seine Behandlung und die Resultate aufgeklärt werden.

Ernährung
- Gaumen intakt: Saugen und Schlucken unproblematisch.
- Gaumenspalte: Saugen unmöglich, Schlucken normal. Diese Säuglinge können gefüttert werden, indem die Milch über den Zungengrund in den Pharynx durch Löffelpipette oder Spritzflasche gedrückt wird. Die Spritzflasche hat einen spatelförmigen Fütterungsauslaß, der die Fütterung des Säuglings ermöglicht.

Ziele der Chirurgie

- Konstruktion einer intakten Lippe, der Zahnreihe und des Gaumens.
- Korrektur der kosmetischen Fehlbildung.
- Ausbilung einer normalen Sprache und Zahnentwicklung.

Präoperative Vorbereitung

Zahnregulierende Maßnahmen zur Schaffung eines Zahnbettes können bei Kindern mit beidseitiger kompletter Lippen- und Gaumenspalte notwendig sein.

- *Lippenspalte:* Die Kinder sollten über 4,5 kg schwer, älter als 10 Wochen sein und einen Hämoglobin von 10 g % haben. Dann können Lippen, Nase und vorderer Gaumen in einer Sitzung operiert werden.
- *Gaumenspalten* werden im 6–12 Lebensmonat operiert.
- *Sekundäreingriffe:* Diese können notwendig sein, um das Aussehen von Nase und Lippe zu verbessern und die Phonation zu optimieren (Pharyngoplastik: Verlängerung des Gaumens).

Prognose

Eins von fünf Kindern benötigt eine Sprachtherapie im Vorschulalter. Weitere kosmetische Operationen können im Erwachsenenalter notwendig sein, wenn noch schwere Defekte bestehen.

Weitere Auskünfte gibt die Deutsche Gesellschaft für plastische und Wiederherstellungschirurgie e. V., Präsident Prof. Dr. Zilch, Krankenhaus Goslar, Kösliner Str. 12, 3380 Goslar.

Literatur

Konz, B., Burg, G.: Dermatochirurgie in Klinik und Praxis. Springer, Berlin, 1977.

Verletzungen und Frakturen der Hand

Aufnahme einer sorgfältigen Anamnese, dann Inspektion, Palpation und Bewegungsprüfung der betroffenen und benachbarten Gliedmaßen, speziell Überprüfung der Muskel- und Nervenfunktion usw.. Hautwunden können trivial aussehen, es können jedoch tiefere Strukturen verletzt sein, die bei inadäquater Untersuchung übersehen werden.

Vorgeschichte

Wann? Wo? Wie? Akute Verletzung, chronischer Zustand, Berufs- oder Freizeitunfall?

Inspektion

Entspricht die verletzte Hand im Aussehen der unverletzten Hand? Wo ist die Verletzung? Welche Strukturen liegen unter der Verletzung? Spezielle Beachtung der Nerven, Venen und Gefäße, ist die Hand, der Finger durchblutet? Fehlt Haut?

Palpation

Puls der A. ulnaris und radialis, ist der Finger/die Hand kalt, ist die Nadelsensibilität distal der Verletzung vorhanden?

Beweglichkeit

Überprüfung der Integrität der Flexorensehen: Überprüfung der oberflächlichen und tiefen Sehen. Ist das Ausmaß der Gelenkbeweglichkeit normal?

Frakturen

Minimale oder nicht dislozierte stabile Frakturen: Ruhigstellung für einige Tage, Therapie der Schwellung durch Hochlegen (auf ein Kissen) über Nacht, Frühmobilisation.

Instabile Frakturen: Die meisten Frakturen heilen mit Reposition und Drahtspickung, das Metacarpophalangeal-Gelenk wird gebeugt, die Interphalangealgelenke in Extension fixiert. Zur Anwendung kommen Spickdrähte, Zugpflaster und Schienung durch den Nachbarfinger. Überprüfung der Fingerspitzen auf Malrotation. Manche instabile Frakturen müssen intern fixiert werden.

Verletzungen der Beugesehnen

Die oberflächliche und tiefe Beugesehne können zusammen oder einzeln verletzt werden. Beide werden durch chirurgische Intervention unmittelbar nach der Verletzung versorgt. In Blutsperre werden durch ausreichend große Inzision die Enden angenähert. Die Sehnenscheide der Flexoren wird gleichzeitig versorgt. Postoperativ erfolgt die dynamische Therapie. Die Finger werden mit Gummibändern am Handgelenk fixiert, so daß eine Extension möglich ist. Nach 6 Wochen wird die aktive Rehabilitation eingeleitet.

Nervenverletzungen

Die primäre chirurgische Therapie ermöglicht die besten Resultate. Das Alter des Patienten ist für die Prognose wichtig: je jünger der Patient, desto besser das Resultat. Die Nervennaht erfolgt spannungsfrei mit dem Operationsmikroskop. Immobilisierung für 4 Wochen, anschließend Behandlung für mehrere Monate.

Komplikationen

Neurome: Diese sind Knoten aus Nervengewebe, welche am proximalen Ende des verletzten Nerven entstehen, wenn dieser keinen Anschluß an die distale Nervenscheide gefunden hat. Die Symptome sind unterschiedlich, meist lokalisierte Schmerzen oder generalisierte Versteifung mit Schwellung, trophische Hautveränderungen, Hypersensitivität. Die Behandlung umfaßt Rehabilitation, elektrische Stimulation und Sympatikusblockade. Die Chirurgie ist meist nicht erfolgreich.

Handverletzungen

Wundödeme sind zu vermeiden, die Schwellung der Hand muß behandelt werden und Frühmobilisation sollte angestrebt werden.

Fremdkörper

Häufige Verletzung, meist als akute oder chronische Infektion apperent. Zwei Arten von Fremdkörpern werden unterschieden, irritierende und nichtirritierende.

Behandlung

Nichtirritierende Fremdkörper sollten beobachtet werden: z.B. abgebrochene Nadeln, Glas, Stahl usw.. Das Objekt wird durch fibröses Gewebe eingekapselt: Wenn die fibröse Kapsel klein ist und keine Beschwerden bereitet, kann sie belassen werden, sonst ist die Exzision erforderlich.

Irritierende Fremdkörper, besonders Holzsplitter und Dornen müssen entfernt werden, um eine Abszeßbildung zu vermeiden. Wenn der Fremdkörper röntgendicht ist, sollten Röntgenaufnahmen in 2 Ebenen durchgeführt werden. Dazu ist die Markierung der Haut hilfreich. Die Exploration erfolgt unter Operationsbedingungen in Blutleere.

Nagelverletzungen

Subunguales Hämatom: Häufig und schmerzhaft, das Hämatom wird durch Trepanation des Nagels mit einer erhitzten Büroklammer oder einer Kanüle entlastet.

Ablösung des Nagels: Wenn das Nagelbett nicht verletzt ist, wächst der Nagel normal nach. Adhäsionen können vermieden werden, indem der abgelöste Nagel sorgfältig in sein Bett reponiert wird. Er dient als Verband. Trümmerverletzungen sollten sorgfältig approximiert werden, bei Gewebeverlust müssen Hautübertragungen vorgenommen werden. Spätdeformitäten nach Verletzungen sind in der Behandlung schwierig. Am besten wird der Nagel mit seinem Bett entfernt und ein künstlicher Nagel aufgelegt.

Fingerbeerenverletzungen

Diese können in Zerreißung, Amputation und Quetschung bestehen. Primäre Nähte sind zu vermeiden, besser sind Steri-Strips.

Überprüfung von Hautverlust und Durchblutung. Liegt der Knochen frei? Konservative Behandlung bei *Kindern*, außer bei schwersten Verletzungen, Adaptation durch längsverlaufende Steri-Strips und Versorung der Fingerspitze. Bei Erwachsenen wird nach der Art der Verletzung gehandelt, Hautverpflangzung oder lokale Schwenklappen können die Fingerlänge erhalten. Bei manchen Patienten ist es ratsam, den Heilungsverlauf durch Amputation des Endgliedes zu beschleunigen.

Gelenkverletzungen

Die Patienten stellen sich mit schmerzhaft geschwollenen Fingergelenken vor. Frakturen müssen ausgeschlossen werden, Dislokationen werden reponiert. Die offene Reposition ist bei Ruptur des Ligamentum kollaterale oder Abriß der volaren Gelenkkapsel indiziert. Frühe Mobilisation beugt der posttraumatischen Versteifung vor.

Hammerfinger

Diese Deformität folgt einem Abriß der Extensorsehne im Endglied mit oder ohne Knochenbeteiligung. Falls keine Fraktur vorliegt, wird die Verletzung für 6 Wochen durch Spickdraht ruhiggestellt. Die offene Reposition ist indiziert, wenn große Knochenfragmente vorliegen.

Infektionen der Hand

Paronychie (Umlauf)

Infektion wird gewöhnlich durch Staphylokokkus aureus hervorgerufen. Auch die chronische Candidainfektion wird beschrieben. Dann sind Abstriche erforderlich, da die Therapie unterschiedlich ist.

Erscheinungsbild: Eiter erscheint um den Nagel herum zwischen Haut und Nagelmatrix.

Behandlung

- *Akut:* Chirurgische Drainage und Elevation der Hand, bakteriologischer Abstrich.
- *Chronisch:* Mikroskopische Untersuchung des Abstriches. Lokale spezifische antifungale Behandlung durch Clotrimazol (Canesten), Mikronazol (Daktar), Ekonazol (Pevaryl), Benzoesäurebäder, Amphotericin und Nystatin. Falls erfolglos, sind systemische Therapie oder Nagelinzision notwendig.

Fingerkuppenpanaritium

Erscheinungsbild Das Panaritium ist äußerst schmerzhaft und kann eine Thrombose der distalen Fingergefäße zur Folge haben, dann kann die ischämische Nekrose des Fingers entstehen.

Behandlung Chirurgische Drainage des Eiters ist gewöhnlich ausreichend.

Weichteilinfektionen

Am häufigsten befallen sind die Hohlhand, Thenar und Hypothenar. Häufigster Keim ist Staphylokokkus aureus.

Erscheinungsbild Geschwollene, gebeugte Finger, Schmerzen und Schwellung über dem infizierten Bereich.

Behandlung Chirurgische Drainage, geeignete Antibiotikatherapie z. B. Flucloxacillin 250–500 mg alle 6 Stunden.

Bißverletzungen (durch Mensch und Tiere)

Bißverletzungen durch Menschen sind gewöhnlich Folge von Schlägereien. Häufig entsteht eine unerfreuliche Mischinfektion. Unfallmechanismus ist meist ein Schlag in das Gesicht des Gegners, wobei dieser in den Handrücken des Aggressors beißt. Es kommt zu einer Rißwunde des Handrückens. Tierbisse (meist durch Hunde) entstehen durch Abwehrbewegungen und sind daher erheblich umfangreicher.

Erscheinungsbild Es entstehen Bißspuren auf der Hand, Hundebisse sind häufig ausgedehnte Verletzungen.

Behandlungen

- Alle Bißverletzungen mit Hautdurchtrennung sollten untersucht werden, Zahnfragmente und Fremdkörper müssen entfernt werden.
- Bakteriologische Abstriche auf aerobe und anaerobe Keime müssen abgenommen werden.
- Ausreichende Wundexzision ist erforderlich, die primäre Wundnaht sollte vermieden werden.
- Ausreichende Antibiotika-Therapie und Tetanusprophylaxe. Tollwutprophylaxe wenn notwendig.
- Ruhigstellung und Elevation der Hand postoperativ.
- Sekundäre Wundversorgung der verletzten Strukturen unter antibiotischer Behandlung gegen Straphylokokken und Anaerobier.

Dupuytren-Kontraktur

Diese genetisch bedingte Krankheit betrifft die Hohlhand und die Plantarfaszie (M. Ledderhose). Sie ist charakterisiert durch die Ausbildung von Knoten und Kontrakturen. Man vermutet ein Ausgehen von der keltischen Rasse. Die Krankheit hat sich mittlerweile weltweit ausgebreitet.

Vorkommen

Die Dupuytren-Kontraktur tritt meist bei Männern über 65 Jahren auf (in Schottland haben 25 % der Männer über 65 Jahren eine Kontraktur).

Klinisches Erscheinungsbild

Die klassische Knotenbildung der Hohlhandfaszie wird durch eine Kontraktur begleitet, die Beugedeformitäten des Metacarpophalangialgelenkes hervorruft und auf die proximalen Interphalangialgelenke übergreift. Der kleine Finger ist meist betroffen, danach der Ringfinger. Die Krankheit ist schmerzlos, die betroffenen Finger können jedoch beim Ankleiden usw. stören. Die Kontraktur der Plantarfaszie ist wesentlich seltener.

Behandlung

Wenn der Patient seine Hand nicht mehr flach auf den Tisch legen kann, ist die Operation angezeigt. Das Metakarpophalangealgelenk kann meist ausreichend mobilisiert werden, die proximalen Interphalangealgelenke erreichen jedoch ihre volle Beweglichkeit nicht mehr.

Vier Methoden sind beschrieben:

- *Fasziotomie:* Geschlossene oder offene Durchtrennung der Faszienbänder, sinnvoll bei gebrechlichen alten Patienten.
- *Fasziektomie:* Limitierte Exzision der Faszienbänder und ihrer Ausläufer in die Finger. Die Wunde kann offen gelassen werden oder mit Nähten oder Hautverpflanzung gedeckt werden.
- *Technik der offenen Hohlhand (Mc Cash):* Durch eine transverse Inzision wird die Faszie exzidiert und die Hand in Extension der Finger fixiert, die Wunde offen gelassen. Diese heilt in 4–6 Wochen.
- *Fasziektomie und Hautverpflanzung:* Diese ist bei Rezidivkrankheiten oder bei Patienten angezeigt, bei denen ein Rezidiv erwartet wird. Der Hautdefekt wird mit einem Vollhautlappen gedeckt. Unter diesem ist das Rezidiv selten.

Prognose

50 % der Patienten haben nach 5 Jahren erneut Rezidive.

Komplikation des Eingriffs

20 % der Patienten entwickeln Komplikationen: Meist Infektionen, Hämatome und Hautnekrosen, seltener Verletzungen der Fingernerven oder den Verlust des Fingers.

10 Endokrine Chirurgie

Multiple endokrine Neoplasie

Die multiple endokrine Neoplasie (MEN) ist ein autosomal-dominant vererbtes Leiden. Die beteiligten Zellen werden, unabhängig von ihrem Sitz, APUD-Zellen genannt (Amine Precursor Uptake Decarboxylase Cells); sie sind neuro-ektodermalen Ursprungs. Bei Patienten mit endokrinen Syndromen sollte immer an diese Erkrankung gedacht werden. Die APUD-Zellen werden auch für die Sekretion ektoper Hormone bestimmter Tumoren verantwortlich gemacht, z.B. ACTH oder Serotonin durch Bronchialkarzinome. Es ist eine seltene Erkrankung. Drei Hauptgruppen werden beschrieben:

MEN I

Auftreten von Tumoren oder Hyperplasien der Nebenschilddrüsen, der Inselzellen, des Pankreas, der Hypophyse, der Schilddrüse oder der Nebennierenrinde in unterschiedlichem Ausmaß. Die Patienten zeigen häufig peptische Ulzera. Daneben treten auf: Hypoglykämie, Hyperkalzämie, Nephrokalzinose, Beschwerden, die auf eine Hypophysenstörung hinweisen, wie Kopfschmerzen, Gesichtsfeldausfälle oder sekundäre Amenorrhoe und multiple „Lipome" der Haut. Seltener zeigen sich Akromegalie, Cushing-Syndrom, kalte Schilddrüsenadenome, Hyperthyreose, Hepatomegalie (aufgrund von Lebermetastasen).

Die **Diagnose** erfolgt bei exzessiv erhöhtem Gastrin- oder Parathormonspiegel durch den Nachweis endokrin aktiver Tumoren mehrerer Organe. Auch bei familiärer Häufung endokriner Tumoren oder einer Ulkuskrankheit ist an die Möglichkeit einer MEN zu denken. Daher bei derartigen Fällen sorgfältige Familien- und Eigenanamnese erheben. Zunächst soll die symptomführende Erkrankung diagnostisch gesichert werden, anschließend mögliche Begleiterkrankungen mit Hilfe entsprechender Laboruntersuchungen und bildgebender Verfahren sichern bzw. ausschließen.

Die **Therapie** der MEN-Syndrome entspricht der chirurgischen Therapie der einzelnen endokrinen Tumoren. Zunächst wird der Tumor behandelt, dessen klinische Manifestation im Vordergrund steht.

MEN II

Gleichzeitiges Auftreten von medullärem Schilddrüsenkarzinom, Phäochromozytom und Nebenschilddrüsenhyperplasie. Zwei Untergruppen werden beobachet:

MEN II a: Prädominanz des medullären Schilddrüsenkarzinoms. Bei 30% der Patienten besteht zusätzlich ein Phäochromozytom und/oder eine Nebenschilddrüsenhyperplasie.

MEN IIb: Prädominanz des medullären Karzinoms und des Phäochromozytoms, zusätzlich multiple Haut-Schleimhaut-Neurome. Die Neurome betreffen hauptsächlich die konjunktivale, labiale und bukkale Mukosa, Zunge, Larynx, Gastrointestinaltrakt. Weiterhin finden sich klinisch wulstige Lippen, eine Weichteilprognathie und ein dem Marfansyndrom ähnlicher Habitus.

Die **Diagnose** erfolgt neben der Klinik über einen Serum-Kalzitonin-Immunoassay (Kalzitonin ist der wichtigste Tumormarker des medullären Schilddrüsenkarzinoms). Gelegentlich sind zur Diagnosesicherung stimulierte Plasmaspiegel nach Kalzium-Pentagastrin-Infusion nützlich. Ein Phäochromozytom muß ausgeschlossen werden (siehe S.).

Die **Therapie** des medullären Schilddrüsenkarzinoms erfolgt durch totale Thyreoidektomie. Zur Beurteilung der Vollständigkeit der chirurgischen Tumorexstirpation dienen Serum-Kalzitonin-Spiegel. Phäochromozytome sind in der Regel benigne und werden operativ entfernt.

Karzinoid

Die klinischen Symptome gründen sich auf eine exzessive Serotoninsekretion. Häufigster Sitz: Appendix und Dünndarm (selten: Bronchialsystem, Pankreas, Ovar, Hoden).

Symptome treten erst im fortgeschrittenen Stadium bei Lebermetastasen auf. Charakteristisch sind intermittierend auftretender Flush, Diarrhoe und Bronchospasmen (Asthmasymptomatik). Gelegentlich kann es zu Blutdruckschwankungen, Herzklappenläsionen, peripheren Ödemen und Haut-Teleangiektasien kommen.

Die **Diagnose** erfolgt über eine erhöhte Ausscheidung von 5-Hydroxyindolessigsäure, einem Serotoninmetaboliten, im Urin. Die Lokalisationsdiagnostik kann schwierig sein. Karzinoide, die zum APUD-System gehören, reichern MIBP (Meta-Jod-Benzyl-Guanidin) an und lassen sich daher szintigraphisch mit der entsprechend markierten Substanz darstellen.

Therapie: Exstirpation des Tumors im Dünndarm, Mesenterium sowie der Lebermetastasen.

Asymptomatische Karzinoide: Häufigste Form ist ein Appendixtumor (findet sich in etwa 0,25 % aller Appendektomiepräparate). Können auch im Dünndarm und gelegentlich im Dickdarm auftreten. Eine Metastasierung tritt erst bei einem Tumordurchmesser von über 2 cm auf. In allen anderen Fällen ist die einfache Appendektomie bzw. Tumorexstirpation ausreichend.

Hypophysenvorderlappenstörungen

Der Hypophysenvorderlappen entwickelt sich aus dem Epithel der Rathkeschen Tasche, Teil des embryonalen Pharynx. Durch ein Portalvenensystem ist er mit dem Hypothalamus verbunden, was den Transfer von hormonalen Botensubstanzen aus dem Hypothalamus zur Stimulation oder Inhibition des endokrinen Hypophysengewebes erlaubt.

Hypothalamische Botensubstanzen

TSH-releasing factor, LH, FSH-releasing factor, Prolactin inhibiting factor, HGH-releasing und -inhibiting factor.

Hypophysenvorderlappenhormone

ACTH (Adrenokortikotropes Hormon), TSH (Thyreotropes Hormon), FSH (Follikel-stimulierendes Hormon), ICSH (Interstitial Cell Stimulation Hormone), HGH (Human Growth Hormone), Prolaktin.

Störungen des Hypophsenvorderlappens

Beruhen meist auf Adenomen als Ergebnis einer hypothalamischen Überstimulation. Bei Größenzunahme komprimierten sie das Chiasma opticum, was zu Sehstörungen führt. Spontane Einblutungen in ein Adenom führen oft zu einer Unterfunktion des Hypophysenvorderlappens.

Die **Diagnose** erfolgt durch Schädel-Röntgenaufnahmen und CT. Drei Syndrome sind chirurgisch behandelbar:

Akromegalie

Entsteht durch exzessive HGH-Sekretion eosinophiler Adenome.

Auswirkungen: Vor dem Epiphysenfugenverschluß kommt es durch proportionales Knochenwachstum zum Riesenwuchs. Nach dem Schluß der Epiphysenfugen tritt ein überschießendes periostales Wachstum, Verdickung der Kortikalis, Protrusion des Kiefers und aller Akren auf (Goliath soll an Akromegalie gelitten haben. David konnte ihm so nahe kommen, weil der Riese durch die Größenzunahme der seitlichen Orbitae und durch die Chiasmastörung ein stark eingeschränktes Sehvermögen hatte). Die Weichteile sind hypertrophiert. Hände und Füße sind groß und verplumpt. Die Haut ist verdickt, zeigt oft Akne und Störungen des Haarwuchses (Hypertrichose). Bei 20 % der Patienten besteht eine Myasthenie, Glykosurie, Bluthochdruck und bei weiblichen Patienten Galaktorrhoe.

Diagnose: Charakteristisches Erscheinungsbild. Röntgenaufnahmen des Schädels zeigen verdickte frontale Sinus und eine Auftreibung der Sella turcietwa Der HGH-Spiegel liegt über 10 ng/ml.

Therapie: Die Behandlung besteht in der neurochirurgischen Tumorentfernung. Eine radioaktive (transnasale) Spickung verursacht eine Strahlenfibrose des Adenoms mit resultierender Reduktion der HGH-Sekretion.

Morbus Cushing

Entsteht durch exzessive ACTH-Sekretion eines basophilen Adenoms.

Klinisches Bild: Mondgesicht, Striae, Stammfettsucht, Stiernacken, Osteoporose, Adynamie, Muskelatrophie, Akne, schlechte Wundheilungstendenz, Hypertonie, Nierensteine, psychiatrische Krankheitsbilder.

Diagnose: Charakteristisches Erscheinungsbild. Erhöhter Plasma-Kortisol-Spiegel (mit fehlendem Abfall gegen Abend). Cortison-Hemmtest: Durch Zufuhr eines synthetischen Kortikoids (z. B. Dexamethason) wird normalerweise die ACTH-Ausschüttung supprimiert, d. h., die Plasma-Kortisol-Spiegel morgens unterschreiten 5 ng/100 ml. Diese Suppression ist beim M. Cushing deutlich geringer ausgeprägt. Zusätzlich Plasma-ACTH-Bestimmung, Schädelröntgen und -CT.

Die **Therapie** besteht in einer neurochirurgischen Exstirpation des Adenoms.

Hyperprolaktinämie

Verursacht Galaktorrhoe und Amenorrhoe. Entsteht in der Regel durch chromophobe Hypophysenadenome (Forbes-Albright-Syndrom), tritt gelegentlich nach einer Schwangerschaft auf mit persistierender Laktation, Amenorrhoe und schizophrenieartiger Symptomatologie (Chiari-Frommel-Syndrom).

Diagnose: Die basalen Spiegel des Serum-Prolaktin sind erhöht. Der normale Anstieg auf Gabe von TRH und Metoclopramid ist vermindert. Schädelröntgen und -CT.

Die **Therapie** erfolgt durch neurochirurgische Exstirpation bei kleineren Tumoren, ansonsten mit Prolaktinhemmern (z. B. Pravidel).

Hyperthyreose

Es besteht eine Überproduktion von T_3 und T_4, die für die klinischen Zeichen verantwortlich sind.

Arten	Pathophysiologie
M. Basedow (etwa 75 %)	Organspezifische Autoimmunerkrankung, wobei Autoantikörper an den TSH-Rezeptor der Schilddrüse gebunden werden und die Bildung von CAMP und Schilddrüsenhormonen stimulieren.
Multiodöse hyperthreote Struma (etwa 20–25 %)	Mehrere Knoten einer euthyreoten Sturma werden autonom (funktionieren unabhängig von der TSH-Stimulation)
Autonomes (toxisches) Adenom (etwa 1 %)	Isolierter Hyperfunktionsknoten

Klinisches Bild

Verhältnis Frauen:Männer = 8:1. Altersgipfel 30–50 Jahre. Es besteht eine Wärmeintoleranz, vermehrtes Schwitzen, Appetitsteigerung, Gewichtsabnahme, erhöhte Stuhlfrequenz bis zu Diarrhoen, Oligomenorrhoe, Tremor, Affektlabilität sowie Nervosität.
Bei schweren Hyperthyreosen treten vermehrt neurotische Reaktionsweisen bis hin zu schizophrenen Symptomen auf, Rückgang des Appetits, starke Gewichtsabnahme, Adynamie, Muskelatrophie bis zur Kachexie, Dauertachykardie bis hin zur absoluten Tachyarrhythmie mit Vorhofflimmern. Charakteristisch: feinschlägiger Fingerspitzen- und Zungentremor, rastlose Motorik, warme und feuchte Haut im Bereich der Hände, erhöhte Körpertemperatur (+37,5°C). In 50 % Zeichen der endokrinen Ophthalmopathie (Exophthalmus, weite Lidspalte, Zurückbleiben des Oberlides beim Blick nach unten). Gelegentlich palpierbares Schwirren über der Schilddrüse (manchmal besser zu auskultieren) sowie prätibiale Myxödeme.

Diagnose

- typisches klinisches Erscheinungsbild
- T_3 und T_4 erhöht bei niedrigem TSH, negativem TRH-Test
- Thyreoglobulin- und mikrosomale Antikörper
- die Schilddrüsenszintigraphie zeigt „heiße“ toxische Knoten in einer normalen oder supprimierten Drüse.

Therapie

Thyreostatika: z. B. Carbimazol anfangs täglich 30–60 mg oral bis zur Euthyreose. Dann Reduktion bis zur Erhaltungsdosis von 5–15 mg tägl. Nicht selten kommt es hierunter zu einer Hypothyreose, was besonders bei Schwangeren wegen der Gefahr einer fetalen Struma verhindert werden muß. *Prognose:* In 70 % Rezidiv innerhalb von zwei Jahren.

Radiojod-Therapie: Nur bei Patienten über 40 Jahre, die keine wesentliche Struma mit Kompressionseffekten auf Trachea oder Ösophagus aufweisen oder bei alten Patienten mit deutlich erhöhtem Operationsrisiko. *Prognose:* 80 % werden nach 10–15 Jahren hypothyreot. Lebenslange Kontrolluntersuchungen erforderlich!

Operation: Therapie der Wahl bei jüngeren Patienten, bei großen Strumen mit Kompressionssymptomen, bei großen autonomen Adenomen, bei multinodulärer Form (da bis zu 2 % Karzinome), bei Gravidität, bei Versagen der thyreostatischen Therapie.
Präoperative Behandlung mit β-Blocker (z. B. Propanolol 10–30 mg 3× tägl.), um die erhöhte sympathische Aktivität aufzuheben und Thyreostatika wie oben.

Operationsverfahren

Bei M. Basedow und multinodöser hyperthyreoter Struma erfolgt eine beidseitige subtotale Lappenresektion (beidseits etwa 4 g Schilddrüsengewebe belassen). Bei toxischem Adenom subtotale Lappenresektion der befallenen Seite. In etwa 90 % läßt sich durch die chirurgische Behandlung die Heilung erreichen (davon in 16 % Euthyreose, in 74 % Hypothyreose, die durch lebenslange Medikation gut einstellbar ist). In 10 % kommt es postoperativ zur erneuten Hyperthyreose, dann Radiojod-Therapie (siehe auch Seite 942).

Hyperparathyreoidismus

Wird durch erhöhte Parathormonsekretion der überfunktionierenden Epithelkörperchen verursacht.

Primärer Hyperparathyreoidismus

Überproduktion von Parathormon durch Adenome (etwa 90 %), diffuser Hyperplasie (etwa 10 %) oder Karzinom (etwa 1 %), inadäquat dem Serumkalziumspiegel. In der Regel Hyperkalzämie. Bei Frauen 800mal häufiger. Tritt zwischen 20 und 60 Jahren auf.

Klinisches Bild: Entspricht den Auswirkungen der Hyperkalzämie. Oft wird eine asymptomatische Hyperkalzämie bei Routine-Laboruntersuchungen entdeckt. Etwa 70 % der Patienten erkranken an Nephrolithiasis, etwa 25 % an ossären Manifestationen (Osteodystrophia fibrosa cystica, Osteoklastome, periostale Knochenbildung, Osteolysen, Chondrokalzinose), etwa 20 % an peptischen Ulzera ventriculi oder duodeni, etwa 7 % an Pankreatitiden. Daneben treten häufiger Hyperkalzämiesymptome auf wie Müdigkeit, Antriebslosigkeit, Depression, muskuläre Hypotonie, Myalgie.

Risikofaktoren: Hyperthyreose, Strahlentherapie im Halsbereich.

Assoziierte Erkrankungen: Pankreasinselzelltumoren und Hypophysenvorderlappenadenome (MEN I); medulläres Schilddrüsenkarzinom und Phäochromozytom (MEN II a); Duodenalulzera; Pankreatitis; Bluthochdruck.

Untersuchungen: Die klinische Untersuchung ergibt meist einen negativen Befund außer bei Patienten mit erheblicher ossärer Beteiligung oder bei symptomatischen Nierensteinen.

Laboruntersuchungen

- Serumkalzium erhöht, Serumphosphat erniedrigt. Blutentnahme ohne Staubinde beim nüchternen Patienten
- erhöhte Kalziumausscheidung im 24-Stunden-Urin
- erhöhte alkalische Phosphatase bei ossärer Beteiligung
- erhöhter Serum-PTH-Spiegel

Weiter: Röntgenuntersuchungen von Thorax, Schädel, Becken, Hände

Therapie: Parathyreoidektomie

Präoperative Lokalisationsdiagnostik:

- PTH-Bestimmung im selektiv entnommenen Venenblut
- Ultraschall Hals
- CT Hals (besonders bei mediastinaler Lokalisation hilfreich)
- Thallium-Technetium-Sequenz-Szintigraphie
- NMR

- Eine unmittelbar präoperative Lokalisationsdiagnostik erfolgt mit Methylenblau: 30–60 Minuten vor der Operation 5 mg/kg Körpergewicht in 500 ml NaCl i. v. Adenome und hyperplastische Drüsen färben sich tief blau-violett, normales Drüsengewebe nimmt keine oder nur eine sehr schwache schieferblaue Farbe an.

Intraoperativ müssen unbedingt alle 4 Nebenschilddrüsen freigelegt, inspiziert, gegebenenfalls biopsiert und alle Adenome entfernt werden. Dennoch werden etwa 10 % übersehen. Zur Prophylaxe einer eventuellen postoperativen Tetanie Gabe von Kalzium und Vitamin D (z. B. AT 10).

Sekundärer Hyperparathyreoidismus

Entsteht durch chronische Hypokalzämie bei Niereninsuffizienz, selten bei Malabsorptionssyndrom, Steatorrhoe, Osteomalazie, Rachitis. Alle vier Nebenschilddrüsen sind reaktiv (sekundär) hyperplastisch. Niedrige Kalziumspiegel werden mit oraler Kalziumgabe behandelt. Erhöhte Plasmaphosphatspiegel können durch orale Gabe von Aluminiumhydroxid reduziert werden.

Tertiärer Hyperparathyreoidismus

Entsteht durch Autonomwerden eines sekundären Hyperparathyreoidismus. Histologisch entwickelt sich eine knotige Hyperplasie der Nebenschilddrüsen. Die Behandlung erfolgt wie beim primären Hyperparathyreoidismus.

Myasthenia gravis

Die Erkrankung befällt einen von 30000 Erwachsenen. Es besteht eine chronische Schwäche, Ermüdbarkeit und Lähmung der Willkürmuskulatur durch den Verlust der neuromuskulären Transmission an der Endplatte durch Blockade der Acetylcholinrezeptoren.

Assoziierte Erkrankungen

Hyperthyreose, Hashimoto-Thyreoiditis, rheumatoide Arthritis, systemischer Lupus erythematodes, Bronchialkarzinom, Thymitis, Thymustumor oder hyperplastische Thymus-Lymphfollikel.

Klinisches Bild

Schwäche der Augenmuskulatur mit Akkommodationsschwäche (Diplopie), Ptosis und Strabismus. Als nächstes wird die Muskulatur für den Schluckakt, die des Nackens und später die der oberen Extremitäten und die Interkostalmuskulatur befallen. Die Erkrankung, die vorzugsweise jüngere Patienten (Frauen:Männer = 4,5:1) betrifft, verläuft chronisch progressiv. Falls keine Spontanremission auftritt, sterben unbehandelte Patienten an Atemlähmung.
Myasthenische Schübe und damit eine Verschlimmerung können durch interkurrente Infekte, Streß, Hyper- oder Hypothyreose, Menstruation, intensive Sonnenbestrahlung oder Medikamente eingeleitet werden. Eine Schwangerschaft kann zu einer vorübergehenden Remission mit nachfolgender Exazerbation führen.

Diagnose

- Klinisch durch Nachweis des charakteristischen Nachlassens der Muskelkraft bis hin zur völligen Lähmung beim Wiederholen einfacher Bewegungen (mehrfacher Faustschluß, wiederholtes Öffnen und Schließen der Augenlider)
- Nachweis typischer EMG-Veränderungen bei mehrfach wiederholten willentlichen Bewegungen der Muskulatur oder Elektrostimulation eines Muskels. Die Veränderungen können durch Gabe von Cholinesterase-Inhibitoren (z. B. Neostigmin) aufgehoben werden.
- Tensilon-Test: 10 mg i. m. oder 2 mg i. v., nach 30 Sekunden 8 mg i. v.. Kommt es innerhalb von Sekunden für wenige Minuten zu einer deutlichen Besserung der Kraftleistung, ist die Diagnose bestätigt.
- Häufig immunserologischer Nachweis von muskulären Antikörpern und Auto-Antikörpern gegen Acetylcholin-Rezeptoren.

Therapie

Medikamentös: Cholinesterasehemmer wie Neostigmin (z. B. Prostigmin) 15 mg, 4 × täglich bis maximal 180 mg, so daß die Patienten essen können. Nebenwirkungen: Diarrhoe, Erbrechen, abdominelle Spasmen. Pyridostigmin (z. B. Mestinon, bis max. 1,2 g täglich oral) verursacht weniger Diarrhoen und Erbrechen, wirkt bei bulbärer Myasthenie oft besser. Bestimmte Medikamente sind wegen ihrer verschlimmernden Wirkung zu vermeiden: Äther, Chinin, Succinylchlorid, Caurare, Morphin, Sedativa, Laxantien, Antibiotika wie Streptomycin, Neomycin, Colistin, Sulfonamide und Tetrazykline.

Chirurgisch: Thymektomie (ist auch ohne Nachweis eines Thymoms indiziert, da in 60 % der Fälle von Myasthenia gravis eine Hyperplasie vorliegt). Die besten Ergebnisse zeigen sich bei Frauen mit kurzer Anamnese, die auf eine entsprechende medikamentöse Behandlung nicht ansprechen.

Cushing-Syndrom

Entsteht durch chronische Überproduktion von Glukokortikoiden.

Ursachen

- Nebennierenrinden-Adenom (oder -Karzinom) = primärer oder adrenaler Cushing (20–30 %)
- Bilaterale Rindenhyperplasie durch ACTH-Überproduktion basophiler oder chromophober Hypophysen-Adenome = M. Cushing (etwa 70 %)
- Ektope ACTH-Produktion durch paraneoplastische Syndrome, z. B. bei kleinzelligem Bronchial-, Schilddrüsen-, Leber-, Mamma- oder Inselzellkarzinom
- Iatrogener Cushing durch langdauernde Kortikoid- oder ACTH-Medikation

Klinisches Bild

Prävalenz des weiblichen Geschlechts im Verhältnis 4:1. Stammfettsucht, Vollmondgesicht, Striae rubrae, Myasthenie, Akne, Osteoporose, Hypertonie, Wasserretention, Hirsutismus, Infektanfälligkeit, Adynamie, Amenorrhoe. Bei Männern Libido- und Potenzverlust, Gynäkomastie.

Untersuchungen

- Plasmakortisol erhöht (keine zirkadianen Schwankungen, fehlender Abfall gegen Abend)
- Dexamethason-Hemmtest: normalerweise wird die ACTH-Produktion durch die Gabe supprimiert. 0,5 mg Dexamethason i. m. 6stündlich für 48 Stunden. Urin- und Plasmakortisol werden am 2. und 3. Tag gemessen. Normwerte: < 170 nmol/24 Stunden und < 170 nmol/l. Beim Cushing-Syndrom fehlt die Suppression und die Werte bleiben hoch.
- Eine insulininduzierte Hypoglykämie führt nicht zu einem Anstieg des Plasmakortisols
- ACTH im Plasma ist bei Nebennierenrindentumoren nicht nachweisbar.
- Beim M. Cushing ACTH-Erhöhung im Plasma. Es kommt zu einer Dexamethason-Suppression der Kortisolausscheidung im Urin.
- Röntgen Schädel (Sella); CT Schädel; CT Nebennieren, Oberbauch; Sonographie Nebennieren; Urogramm; eventuell NMR Nebennieren und Szintigraphie mit ^{131}J-Cholesterin; Röntgen Thorax (zum Ausschluß eines Bronchialkarzinoms).

Therapie

NMR-Tumor: Unilaterale totale Adrenalektomie, Postoperative Kortisongabe, langsam abnehmend, bis die verbleibende Nebenniere die volle Funktion übernimmt.

NNR-Hyperplasie: Findet sich keine zentrale Störung im Regelkreis oder war die neurochirurgische Intervention des Hypophysenadenoms erfolglos, besteht die Indikation zur Entfernung des Erfolgsorganes durch bilaterale totale Adrenalektomie. Dies erfordert die lebenslange Substitutionstherapie mit Steroiden.

Inoperable Nebennierenrindenkarzinome werden kombiniert zytostatisch und radiotherapeutisch angegangen. Dies gilt auch für die paraneoplastischen Cushing-Syndrome, wenn der Primärtumor nicht beeinflußbar ist.

Prognose

Unbehandelt führt die Erkrankung innerhalb von etwa 5 Jahren zum Tod. Bei benignen Erkrankungen ist die Prognose gut, beim Karzinom sehr schlecht.

Hyperaldosteronismus

Primärer Hyperaldosteronismus

Der primäre Hyperaldosteronismus (Conn-Syndrom) entsteht meist durch ein solitäres, unilaterales Adenom der Nebennierenrinde (70–80 %). Weitere Ursachen sind eine bilaterale diffuse Hyperplasie und in etwa 1 % ein Karzinom.

Klinisches Bild: Betroffen sind meist Frauen mittleren Alters. Hypokaliämische Hypertonie, Natriumtetention, Alkalose als Ergebnis der gesteigerten Aldosteronproduktion, die unabhängig vom Renin-Angiotensin-System ist, Hypernatriämie, Müdigkeit, Muskelschwäche, Parästhesien, Polyurie und Polydypsie.

Diagnose

- Hypokaliämie (wiederholte Venenblutentnahme ohne vorherige Stauung)
- erhöhtes Plasmaaldosteron (RIA) (Falsche Werte durch Diuretika oder orale Kontrazeptive möglich!)
- Blutdrucksenkung durch Spironolacton (= Aldosteron-Antagonist)
- Renin-Aktivität (RIA) im Plasma erniedrigt
- seitengetrennte Renin-Aldosteron-Bestimmung im selektiven NNR-Venenblut
- Sonographie, CT oder NMR der Nebennieren, Urogramm

Therapie

Unilaterale Adrenalektomie (bei diffuser Hyperplasie bilateral); Präoperativ Spironolacton (Adactone) 3 × 100 mg für 4 Wochen, Kalium-Substitution.

Sekundärer Hyperaldosteronismus

Entsteht durch eine überschießende Reninproduktion, was wiederum die Zona glomerulosa der Nebennierenrinde zur gesteigerten Aldosteronproduktion anregt. Ursache ist meist eine Nierenarterienstenose, seltener auch Herzerkrankungen, Leberzirrhose, maligne Hypertonie und Diuretika-Überdosierung. Die Therapie richtet sich nach der zugrunde liegenden Erkrankung.

Phäochromozytom

Es handelt sich um einen benignen, Katecholamin-produzierenden Tumor der chromaffinen Zellen des Nebennierenmarks (etwa 90%) oder der Paraganglien (10%). Es werden große Mengen Dopamin, Adrenalin und Noradrenalin produziert, von den Paraganglien nur Noradrenalin. Die Tumoren können multipel auftreten.

Assoziierte Erkrankungen

MEN I oder häufiger MEN II a in Verbindung mit medullärem Schilddrüsenkarzinom und/oder Hyperparathyreoidismus, MEN II b mit multiplen Haut-Schleimhaut-Neuromen (siehe S.), Karzinoid, Hypernephrom, multiple hepatische Hamartome, hepatische Hämangiome, Neuroblastome, Meningeome, Down-Syndrom und Akromegalie. Eine erhöhte Koinzidenz zwischen Phäochromozytom und dem Auftreten von Cholezystolithiasis sowie von Nierenarterienstenosen ist beobachtet worden.

Klinisches Bild

Charakteristisch sind arterielle Hypertonie (bei der paroxysmalen Form als intermittierend auftretende hypertensive Krisen mit Blutdruck bis 300–400 mm Hg), Tachykardie, Kopfschmerz, Schweißausbrüche, Gesichtsblässe, häufig Übelkeit und Erbrechen. Das Krankheitsbild kann persistierend oder paroxysmal in Erscheinung treten. Im Anfall auch Herzpalpitationen, Angst, Zittern, Angina pectoris, Oberbauchschmerzen (Papillen- oder Pylorospasmus).

Untersuchungen

- Bestimmung der exzessiven Katecholaminausschüttung im Plasma und im 24-Stunden-Urin (Antidepressiva, Sedativa, Breitbandantibiotika, Clonidin, Methyldopa und Reserpin ergeben falsch positive Werte!).
- Provokationstest mit Glukagon-Freisetzung von Katecholaminen aus dem Tumor. 0,5–1,0 mg i. v., RR-Anstieg von 60/40 mmHg innerhalb von 2–3 Minuten entspricht positivem Testergebnis.
- Lysetest mit Regitin: Blockade der -Rezeptoren inaktiviert zirkulierende Katecholamine. 5 mg i. v., RR-Abfall von mindestens 40/25 mmHg gilt als positiver Test.
- Lokalisation des Tumors mit Ultraschall, CT, NMR, Szintigraphie.

Therapie

Chirurgische Tumorresektion. Präoperativ für 2–3 Wochen α-Rezeptoren-Blocker (z.B. Dibenzyran 10–20 mg 3–4 × täglich). Exaktes intra- und postoperatives Monitoring, um exzessive Blutdruckanstiege durch rasch wirkende α-Blokker wie Phentolamin (Regitin) abfangen zu können. Beide

Nebennieren müssen intraoperativ dargestellt werden! Auf Hypovolämie achten. Nach Entfernung sollte der systolische Blutdruck nicht unter 120 mm Hg abfallen (gegebenenfalls Katecholamine, z. B. Dopamin, oder pressorische Substanzen wie Arterenol geben). Postoperativ viertelstündliche RR-Kontrollen für mindestens 48 Stunden!
Die Therapie des akuten Anfalls beim Phäochromozytom mit exzessivem RR-Anstieg, Herzpalpitation, akuten Rhythmusstörungen usw. erfolgt durch Gabe von Phentolamin, Propanolol, Volumen und Sedativa.

Prognose

Bei rechtzeitiger Diagnosestellung und erfolgreicher Tumorresektion ist die Prognose gut, besonders bei jugendlichen Patienten mit der paroxysmalen Form. Oft wird das Leiden aber nicht erkannt, vor allem bei der persistierenden Hypertonieform. Bei bisher nicht bekannter Erkrankung kann es, insbesonders nach Traumen oder operativen Eingriffen, im Rahmen eines akuten Anfalls zum plötzlichen Tod kommen.

Literatur

Hornbostel, H., Kaufmann, W., Siegenthaler, W.: Innere Medizin in Praxis und Klinik. Thieme, Stuttgart, 1992.
Durst, J., Rohen, J. W.: Bauchchirurgie. Schattauer, Stuttgart, 1990.
Junginger, Th., Beyer, J.: Diagnostische und operative Strategien bei endokrinen Erkrankungen. pmi-Verlag, Frankfurt, 1990.

11 Orthopädische Chirurgie

11 Orthopädische Chirurgie

Die Gelenkuntersuchung

Entwickeln Sie ein geordnetes Untersuchungsschema, um alle wichtigen Befunde zu erfassen.

Anamnese

Fragen Sie den Patienten nach seinen Beschwerden. Kann er gezielte Angaben machen? Gibt er unbestimmte Mißempfindungen an? Kann er das betreffende Gelenk aktiv bewegen?

Inspektion

Betrachten Sie das betroffene Gelenk genau. Ist es angeschwollen? Sind Hautveränderungen erkennbar? Liegt eine offensichtliche Deformität vor? Vergleichen Sie stets mit der Gegenseite. Besteht eine Muskelminderung, eine begrenzte Weichteilschwellung oder sieht das Gelenk völlig normal aus?

Palpation

Immer im Seitenvergleich. Untersuchen Sie zuerst die gesunde Seite, dann das verletzte Gelenk. Ist die Haut normal oder kühl, feucht usw.? Besteht eine normale Tastempfindung? Schauen Sie, ob der Patient bei der Untersuchung das Gesicht verzieht. Besteht eine gesteigerte Berührungsempfindlickeit? Wenn ja, wo ist sie lokalisiert? Die Diagnose kann oft sofort gestellt werden. Besteht eine Flüssigkeitsansammlung oder ein Gelenkerguß? Prüfen Sie auf Fluktuation, indem die untersuchenden Finger abwechselnd die Haut auf beiden Seiten des Gelenkes komprimieren. Ist eine abnorme Beweglichkeit bei forcierter Dehnung des Bandapparates feststellbar?

Bewegungsprüfung

Prüfen Sie die aktive und passive Gelenkbeweglichkeit. Fordern Sie den Patienten auf, das Gelenk aktiv zu bewegen. Stellen Sie fest, ob der Bewegungsablauf normal erscheint oder ob Probleme beim Bewegen, Mißempfindungen oder Schmerzen erkennbar sind. Wie ist das Bewegungsausmaß? Die passive Bewegungsprüfung wird vom Untersucher vorgenommen. Bewegen Sie das Gelenk zunächst entsprechend seinem anatomisch vorgegebenen Umfang. Besteht eine uneingeschränkte Beweglichkeit? Werden Schmerzen geäußert? Notieren Sie den Bewegungsumfang und vergleichen Sie ihn mit der Gegenseite. Danach bewegen Sie das Gelenk über seinen anatomischen Bewegungsumfang hinaus, um die gelenkführenden Bänder zu dehnen. Gehen Sie dabei behutsam vor. Besteht eine überdurchschnittliche oder abnorme Beweglichkeit? Werden dabei Schmerzempfindungen angegeben? Überprüfen Sie die Muskelkraft. Gehen Sie stets nach demselben Schema vor. Seien Sie sich stets bewußt, was zu tun Sie beabsichtigen. Heben Sie die betreffende Extremität an und fordern Sie den Patienten auf, diese Position beizubehalten, zum einen ohne und zum anderen gegen Ihren Widerstand. Wenden Sie diese Vorgehensweise auf verschiedene Muskelgruppen an. Untersuchen Sie zunächst die gesunde Seite und vergleichen Sie das Ergebnis dann mit der Gegenseite. Fordern Sie nun den Patienten zur Durchführung bestimmter Aktivitäten auf, wie Gehen, Hüpfen, Einbeinstand für die unteren Extremitäten und das Greifen nach Gegenständen, das Heben von Gewichten usw. für die oberen Extremitäten. Stellen Sie fest, wie gut jede Aufgabe erfüllt wird und entscheiden Sie, ob die Funktion normal oder abnormal ist.

Die Untersuchung von Rumpf und Extremitäten

Entwickeln Sie ein Untersuchungsschema. Vergleichen Sie den einen Arm mit dem anderen und das eine Bein mit dem anderen Bein. Halten Sie fest, ob der Patient „Rechts- oder Linkshänder" ist.
Untersuchen Sie der Reihenfolge nach: Muskeln und Gelenke, Kraft, Reflexe, Sensorik.

Muskeln und Gelenke

Achten Sie auf Deformitäten, Asymmetrien (oft infolge einer Muskelminderung), Muskelzuckungen (Faszikulieren). Bewegen Sie jedes Gelenk gemäß seinem vollen aktiven und passiven Bewegungsumfang. Erkennen Sie, wie sich ein Muskel normalerweise anfühlt und wie das Gefühl ist, wenn eine Muskelschwäche, ein erhöhter Muskeltonus oder ein Muskelspasmus vorliegt. Ist der Muskeltonus während des gesamten Bewegungsablaufs konstant? Besteht eine Rigidität (dauernder Widerstand während der Bewegung) oder eine Spastik (nur anfänglich?). Ist die Beweglichkeit eingeschränkt als Folge einer Gelenkerkrankung oder als Folge einer Muskelkontraktur? Sind unwillkürliche Bewegungen wie Muskelzuckungen oder Tremor erkennbar? Sind diese regelmäßig oder verändern sie sich bei der Anspannung oder Entspannung der betreffenden Extremität?

Kraft

Prüfen Sie die Fähigkeit des Patienten, aktive Bewegungen frei und gegen Widerstand auszuführen. Prüfen Sie einzelne Muskelgruppen, die Integrität der Innervation und des korrespondierenden spinalen Segmentes wie z.B. M. biceps brachii und M. brachialis, N. musculocutaneus, C_6.

Koordination

Fordern Sie den Patienten auf, mit dem Zeigefinger seine Nasenspitze zu berühren, zuerst mit offenen und dann mit geschlossenen Augen. Lassen Sie ihn die Ferse am Schienbein der Gegenseite abwärts zum Fuß führen, dann abwechselnd so rasch wie möglich die Unterarme pronieren und supinieren. Achten Sie darauf, ob diese Bewegungen gleichmäßig oder überschießend erfolgen. Koordinationsstörungen können allgemein auftreten z.B. bei Erkrankungen des Nervengewebes oder lokalisiert z.B. bei Verletzungen.

Reflexe

Prüfen Sie die folgenden Muskeleigenreflexe unter Verwendung eines Reflexhammers:
Obere Extremitäten:
- Bizepssehnenreflex (M. biceps brachii, C_6)

- Trizepssehnenreflex (M. triceps brachii, C_7)
- Radiusperiostreflex (M. brachioradialis, C_6)

Untere Extremitäten:

- Patellarsehnenreflex (M. quadriceps femoris, L_3, L_4)
- Achillessehnenreflex (M. triceps surae, S_1)

Plantare Reflexerfolge sind normalerweise Flexionsbewegungen. Streckbewegungen sind pathologisch (Babinski-Zeichen).

Bewerten Sie den Reflexstatus mit 0 (nicht vorhanden), 1 (vermindert), 2 (normal), 3 (gesteigert), 4 (klonisch).

Sensibilität

Prüfen Sie:

- die Schmerzempfindung (Nadelstichprobe), die Berührungs- und die Temperaturempfindung. Dokumentieren Sie Abweichungen von der normalen Sensibilität.
- die Vibrationsempfindung (Aufsetzen einer Stimmgabel auf markante Knochenvorsprünge)
- die Propriozeption: der Patient schließt die Augen. Bewegen Sie verschiedene Gelenke auf und ab sowie zurück in ihre Neutralposition. Fragen Sie den Patienten nach der jeweiligen Stellung.
- die Tiefensensibilität: ein Druck auf die Achillessehne ist normalerweise schmerzhaft.

Die Frakturheilung

Man unterscheidet 3 Stadien der Frakturheilung:
- Frakturhämatom und Granulationsgewebe
- Kallusbildung
- Ossifikation

Bei Knochenbrüchen sammelt sich zwischen den Fragmenten eine unterschiedlich große Menge an Hämatom an, das sich in den umliegenden Weichteilen ausbreitet. Die Größe des Hämatoms hängt von der Stärke des Traumas ab, das die Fraktur verursacht. Die Blutung kann noch 12–36 Stunden andauern, was zu Komplikationen hinsichtlich des Blutdrucks führen kann.

In das Hämatom wandern dann Kapillargefäße und Fibroblasten ein und bilden ein Granulationsgewebe. Osteoblasten vom abgescherten Periost der Frakturstelle proliferieren in dieses Gewebe, um Kallus zu bilden.

Dieser wird anschließend partiell kalzifiziert unter Bildung von sogenannten „Faserknochen". Das Ausmaß der Kallusbildung wird von lokalen Faktoren bestimmt wie Frakturtyp, Abstand der Fragmente, Beweglichkeit der Bruchenden und der Menge des Frakturhämatoms. Neue Blutgefäße sprießen in das Kallusgewebe ein und führen zu Verkalkung und nachfolgender Verknöcherung (Ossifikation) als Ergebnis der Osteoblastenaktivität. Das erste, radiologisch faßbare Zeichen der Frakturheilung zeigt sich mit dem Auftreten von Verkalkungen, was gewöhnlich 3–4 Wochen dauert. Es folgt dann eine Konsolidierungsphase und die Bildung von Lamellenknochen. Die letzten Stadien umfassen die Remodellierung des Knochens in seine ursprüngliche Gestalt. Die Weichteilschwellung um die Frakturstelle bildet sich zurück und Knochentrabekel, die den Frakturbereich kreuzen, sind im Röntgenbild erkennbar. Die Neugestaltung des Knochens ist bei Kindern und Jugendlichen besonders ausgeprägt zu beobachten.

Störungen der Frakturheilung können auftreten bei:

- Diastase der Fragmente
- Interposition von Periost in den Frakturspalt
- Inadäquate Ruhigstellung der Fraktur
- Störungen der Verknöcherung, wie z. B. bei Osteomalazie, Osteoporose, Knochenmetastasen
- spezieller Lokalisation der Fraktur wie z. B. Schenkelhals, distales Tibiadrittel, Kahnbein, mittleres Humerusdrittel. Pseudarthrosen und verzögerte Knochenbruchheilung sind in diesen Skelettbereichen häufig festzustellen.

Verzögerte Knochenbruchheilung Bei Unruhe im Frakturbereich besteht die Tendenz, daß statt Knochen Knorpel gebildet wird. Bei ausreichender Blutversorgung ist mit einer

Ausheilung der Fraktur dann zu rechnen, wenn eine gute Fixation der Fragmente erzielt wurde.

Pseudarthrose Damit ist zu rechnen, wenn der Frakturbereich eine schlechte Blutversorgung aufweist, wie z.B. Schenkelhalsfrakturen, Taille des Kahnbeins. Die Heilung erfolgt dann unter Bildung von Bindegewebe. Zudem ist mit Knochennekrosen zu rechnen.

Die Fixation von Frakturen

Man unterscheidet 3 Verfahren: interne Fixation, externe Fixation und äußere Schienung durch Stützverbände oder Extensionen.

Interne Fixation

Indikationen

- Intraartikuläre Frakturen. Arthrotische Gelenkveränderungen treten häufig dann auf, wenn keine anatomische Reposition erzielt werden konnte. Bei Frakturen des Sprung-, Knie- und Ellbogengelenkes wird normalerweise eine Reposition und Fixation in anatomischer Stellung angestrebt.
- Rekonstruktion von Blutgefäßen und Nerven. Eine Frakturstabilisierung ist hier wesentlich, um bei der chirurgischen Behandlung neurovaskulärer Schäden gute Resultate zu erzielen.
- Bei Patienten mit multiplen Frakturen, um die pflegerische Versorgung und die Mobilisierung zu erleichtern
- Ältere Patienten mit z. B. Schenkelhalsfrakturen tolerieren eine längere Ruhigstellung schlecht.
- Frakturen der langen Röhrenknochen wie z. B. Radius- und Ulnaschaftfrakturen bei Erwachsenen, Femurschaft. Hier wird die anatomische Reposition und eine frühzeitige Mobilisierung zur Verkürzung des stationären Klinikaufenthaltes angestrebt.
- Versagen der konservativen Therapie
- Pathologische Frakturen

Methoden: Platten und Schrauben, Marknägel, Cerclagen, Kirschnerdrähte.

Komplikationen: Osteomyelitis, Nerven- und Gefäßverletzungen, Implantatbrüche, Fraktur im Bereich eines Schraubenloches nach der Metallentfernung.

Externe Fixation

Hauptindikation sind offene Frakturen, speziell der Tibia. Weichteildefekte können mit Hauttransplantaten, Schwenklappen, Cross-leg-Lappen und freien mikrovaskulären Lappen gedeckt werden. Nach Heilung des Hautdefektes kann die Gliedmaße dann in einem Gips- oder Kunststoffverband ruhiggestellt werden.

Merke: Die externe Fixation hat sich vor allem bewährt bei Beckenringbrüchen mit Verletzung der Urogenitalorgane und bei der Versorgung von instabilen HWS-Frakturen.

Komplikationen: Knocheninfekte an den Eintrittsstellen der transossären Metallstifte; Drucknekrosen der Haut, wenn die Metallvorrichtung zu dicht an der Hautoberfläche angebracht wurde.

Stützverbände

Diese Methode hat den Vorteil, eine frühzeitige Frakturheilung zu bewirken, während die angrenzenden Gelenke der betroffenen Gliedmaße mobil gehalten werden. Eine Muskelverkürzung wird so verhindert. Frakturen, die im allgemeinen so behandelt werden, sind geschlossene Tibia- und Femurschaftfrakturen. Der Patient mit einer Tibiafraktur wird wird zunächst für etwa 2 Wochen im Gipsverband immobilisiert, bis die Weichteilschwellung abgeklungen ist. Die Weiterbehandlung erfolgt dann mit einem funktionellen Stützverband oder mit einem Sarmiento-Gips. Die meisten unkomplizierten Frakturen heilen so innerhalb von 3 Monaten.
Patienten mit Femurschaftfrakturen können einen Monat lang mit einer Extension bahandelt werden, um die Fraktur achsen- und längengerecht auszurichten. Danach kann ein Hülsenverband angelegt und die Belastung stufenweise gesteigert werden, bis die vollständige Mobilität des Patienten erreicht ist.

Merke: Diese Behandlungstechnik ist anwendbar bei Frakturen des distalen und mittleren Femurschaftes. Frakturen des proximalen Schaftdrittels erfordern eine Abstützung im Hüftbereich, um Varusdeformitäten zu vermeiden.
Bestimmte Frakturen der oberen Extremität (Ulna, Humerus) erlauben ebenfalls eine Behandlung mit funktionellen Stützverbänden.

Literatur

Weller, S.: Grenzen der konservativen und operativen Frakturbehandlung. Unfallheilk. 87, 1966, 138.
Müller, M. E., Allgöwer, M., Schneider, R., Willenegger, H.:Manual der Osteosynthese. Springer, Berlin, Heidelberg, New York, 1977.

Die Röntgenuntersuchung des Skeletts

Wichtigste Untersuchungsmethode zur Diagnostik von Erkrankungen und Verletzungen des Knochensystems.

Röntgenbefunde

Systemerkrankungen

- Die *Osteoporose* ist die häufigste Stoffwechselerkrankung des Skelettsystems. Betroffen sind vor allem Frauen im mittleren und höheren Lebensalter, die damit für Frakturen des distalen Radius, des Schenkelhalses und der Wirbelkörper prädisponiert sind. Eine Folge der Erkrankung ist die lokalisierte Osteoporose. Die Kortikales sind dünn und weisen eine verminderte Trabekelstruktur auf. Der Knochen erscheint normal, ist aber in seiner Masse reduziert.
- *Osteomalazie.* Die Mineralisation des Osteoids ist vermindert. Die Trabekel erscheinen unscharf. Man erkennt symmetrische quer und schräg verlaufende Cortikalisdefekte (Loosersche Umbauzonen, Pseudofrakturen). Bei Kindern sind die Veränderungen vor allem in den Metaphysen ausgeprägt (Rachitis).
- *Hyperparathyreoidismus.* Die Knochenresorption ist gesteigert. Typisch sind subperiostale Aufhellungen am Handskelett sowie eine generalisierte kortikale Streifenzeichnung. Veranlassen Sie eine Bestimmung des Parathormons sowie eine Beckenkammbiopsie.
- *Diffuse gesteigerte Knochendichte.* Denken Sie an Neoplasmen, Fluorose, Sarkoidose, urämische Osteodystrophie, Knochendysplasien(Osteopetrose = M. Albers-Schönberg).

Knochenmißbildungen

- *Entwicklungsbedingte Mißbildungen* wie z.B. Osteochondrodysplasien. Die Veränderungen bestehen oft von Geburt an. Suchen Sie nach Abnormitäten der Augen, der Ohren, des Herzens. Führen Sie biochemische und genetische Untersuchungen durch.
- *Lokalisierte Abnormitäten* können bei kongenitalen Störungen wie z.B. bei der Enchondromatose (M. Ollier), der fibrösen Dysplasie, der Neurofibromatose oder bei erworbenen Störungen wie z.B. beim M. Paget auftreten.

Solitäre Läsionen (verursacht durch Sepsis, primäre Tumoren und Metastasen). Lokalisation und Lebensalter sind wichtig, z.B. kann eine epiphysennahe Läsion bei einem Kind auf ein Chondroblastom hindeuten. Eine gelenknahe Veränderung beim Jugendlichen kann ein Riesenzelltumor sein, beim älteren Patienten eher eine Metastase.

Richtlinien zur Bewertung von Röntgenaufnahmen des Skeletts

- Notieren Sie Vorgeschichte, Herkunft, Beruf, frühere Erkrankungen, Geschlecht, Alter und aktuelle Laborparameter des Patienten.
- Beschreiben Sie auf dem Anforderungsformular klar den Körperbezirk, der geröntgt werden soll.
- Verlangen Sie stets Röntgenaufnahmen in 2 Ebenen.
- Betrachten Sie die Bilder an einem Schaukasten. Achten Sie auf eine helle Beleuchtung und gebrauchen Sie eine Lupe für feinere Details.
- Stellen Sie die Art der Läsion fest. Ist sie destruktiv oder sklerotisch?
- Suchen Sie nach kortikalen und medullären Veränderungen, periostalen Reaktionen, Deformitäten, Weichteilschwellungen und Frakturen.
- Ergänzen Sie, falls notwendig, radiologische Befunde durch biochemische Untersuchungen, Knochenscintigraphie und Knochenbiopsien.

Literatur

Cocchi, U., Thurn, P., Bücheler, E.: Einführung in die Röntgendiagnostik, Stuttgart, Thieme, 1992

Arthrosis deformans

Es handelt sich hierbei um die Entstehung sekundärer Gelenkveränderungen als Folge einer Knorpelschädigung. Der Prozeß wird nur durch das Gelenk selbst begrenzt. Es erfolgt keine systemische Ausbreitung. Es können zentrale und periphere synovialisierte Gelenke betroffen sein. Es ist die häufigste Skeletterkrankung überhaupt.

Typen

Die **primäre Arthrose** erfaßt vorwiegend die folgenden Gelenke: distale Interphalangealgelenke, das erste Karpometakarpalgelenk, Hüft- und Kniegelenke sowie die kleinen Wirbelgelenke. Frauen sind häufiger betroffen. Erbliche Faktoren können beteiligt sein.

Die **sekundäre Arthrose** befällt in erster Linie bereits vorgeschädigte Gelenke und findet sich meist bei statisch belasteten Gelenken . Beide Geschlechter sind gleich häufig betroffen. Lokale Ursachen sind Frakturen, kongenitale oder erworbene Deformitäten, Gelenkverletzungen, diabetische Angioneuropathie und avaskuläre Knochennekrosen.

Klinische Befunde

Schmerzen, Versteifung, Deformität. Die meisten Patienten klagen über zunehmende Schmerzen und Einsteifung des betroffenen Gelenkes mit stetiger Verschlimmerung der Beschwerden im Verlauf des Tages. Oft wachen sie nachts auf infolge Schmerzen in den großen Gelenken. Die primäre generalisierte Arthrose kann akut exazerbieren. Die befallenen Gelenke sind dann überwärmt und schmerzen, die BSG ist beschleunigt. Suchen Sie nach Heberdenschen Knötchen an den distalen Interphalangealgelenken und nach Bouchardschen Knötchen an den proximalen Interphalangealgelenken.

Röntgenbefunde

Man erkennt Konturveränderungen des Gelenkes, subchondrale Sklerosierungen und Knochenzysten (vor allem an den Hüftgelenken). An den Gelenkrändern bilden sich Osteophyten. Oftmals korreliert der klinische Befund nicht mit der Schwere der radiologischen Veränderungen.

Therapie

Schmerzlinderung, Verbesserung der Beweglichkeit, Korrektur von Deformitäten.

Konservative Therapie

- Schmerzlinderung und eine Verbesserung der Gelenkbeweglichkeit werden durch die Verordnung von nicht-steroidalen Antiphlogistika erzielt. Besonders bei älteren

Patienten sind dabei gastrointestinale Nebenwirkungen zu beachten.
- Wärmeapplikation in Form von Infrarotbestrahlungen und Wärmepackungen kann vorteilhaft sein. Kurzwellen haben eine größere Eindringtiefe.
- Ergänzende Maßnahmen umfassen Gewichtsreduktion, Verordnung von Gehstützen, evtl. Absatzerhöhungen, Liftstühle (um das Aufstehen zu erleichtern), häusliche Hilfsmittel wie z.B. Treppenlift, gymnastische Übungen zur Muskeldehnung.

Eine **chirurgische Therapie** ist zur Schmerzlinderung und Verbesserung der Gelenkfunktion indiziert. Das therapeutische Spektrum umfaßt Osteotomien, Exartikulationen, Arthrodesen und endoprothetischen Gelenkersatz.

Frakturen und Luxationen von Mittelhandknochen und Fingern

Daumen

Ursachen: Schlag auf das Daumenendglied; gewaltsame Opposition des Daumens.

Frakturtypen: Querbrüche an der Basis des 1. Mittelhandknochens

Therapie: Reposition unter Zug. Anlage einer Gipsschiene unter Aussparung des Endgliedes für 4 Wochen.

Bennettsche Luxationsfraktur: Schrägfraktur an der Basis des Metakarpale I mit Beteiligung der Gelenkfläche. Ein kleines Fragment verbleibt in seiner ursprünglichen Position, während der restliche Teil des metakarpalen Schaftes nach proximal subluxiert.

Therapie: Die Reposition der Fraktur unter Zug am Daumen ist einfach, aber das Repositionsergebnis ist schwer zu halten. Als Methoden kommen in Frage: die Anlage eines Gipsverbandes mit einem gesonderten Polster über der Fraktur oder die Anlage einer Extension unter Abduktion des Daumens im Gipsverband. Zeigt sich im Röntgenbild weiterhin eine Dislokation, ist die operative Versorgung mit einer inneren Fixation indiziert (oft primär die Methode der Wahl). Ruhigstellung für 3 Wochen.
Andere Verrenkungen behandelt man durch Reposition und Schienung an den benachbarten Finger für 3 Wochen.

Mittelhandfrakturen

Ursache. Meist beim Faustschlag gegen einen Widerstand.

Röntgen. Frakturen des Mittelhandköpfchens weisen häufig eine Achsenknickung nach ventral auf. Querfrakturen des Schaftes sind oft disloziert oder abgewinkelt. Bei Spiralfrakturen können sich die Fragmente überlagern, die Achsenausrichtung ist aber meist ausreichend gut.

Therapie
- Einzelfrakturen: Schienung des verletzten Fingers an den benachbarten. Anlage einer dorsalen Unterarmgipsschiene. Frühzeitige aktive Mobilisierung.
- Mehrfachfrakturen: Reposition und interne Fixation. Hochlagerung der Hand. Aktive krankengymnastische Übungstherapie.

Finger

Endglieder

Ursache: Quetschverletzungen.

Inspektion: oft besteht eine offene Fraktur.

Therapie: Wundtoilette, primären Wundverschluß vermeiden, Druckverband anlegen. Nach 48 Stunden Verbandswechsel zur Inspektion der Wundverhältnisse. Tetanusimpfung und Verordnung eines Breitspektrumantibiotikums bei Bedarf.

Strecksehnenabriß. Verletzung der Strecksehne am Fingerendglied mit oder ohne Knochenausriß.

Ursache: gewaltsame Beugung des Endgliedes. Oft als Sportverletzung.

Befund: der Patient kann das Endgelenk nicht aktiv strekken.

Röntgen: evtl. ist ein Knochenfragment erkennbar.

Therapie: Naht des Fragmentes an seinen Ursprungsort. Falls kein Knochenteil vorliegt, Anlage einer sogenannten „Stackschen Schiene“ für 6 Wochen.

Grund- und Mittelglieder

Hier bestehen oft instabile Frakturen.

Ursache: Direkttrauma, Torsionsverletzungen.

Therapie

- Stabile Frakturen: Schienung des verletzten Fingers an den benachbarten für 4 Wochen. Frühzeitige aktive Mobilisierung.
- Instabile Frakturen: interne Fixation mit gekreuzten Kirschnerdrähten.

Korrekte Ruhigstellung der Hand zur Vermeidung einer posttraumatischen Einsteifung

Die Interphalangealgelenke werden in Extensions- und die Metakarpophalangealgelenke in Flexionsstellung ruhiggestellt.

Verletzungen der Handwurzelknochen

Kahnbeinfraktur

Berichtet der Patient über eine gewaltsame Dorsalflexion des Handgelenkes?

Untersuchung

- Das Handgelenk erscheint oft unauffällig. Typisch ist eine druckschmerzhafte Schwellung in der sogenannten „Tabatière" sowie an der Palmarseite des Kahnbeins.
- Sorgfältige Untersuchung von Hand und Arm zum Ausschluß von weiteren Verletzungen.
- Vergleich der Handgelenksbeweglichkeit. Auf der verletzten Seite ist sie erhalten, aber eingeschränkt.

Röntgen: Aufnahmen a. p., seitlich und schräg (Kahnbeinserie). Frakturen des proximalen und mittleren Kahnbeins sind eher auf den Schrägaufnahmen erkennbar. Ist keine eindeutige Fraktur erkennbar und besteht aber aufgrund der Vorgeschichte dennoch ein dringender Frakturverdacht, so sollten in 2–3 Wochen nochmals Kontrollaufnahmen angefertigt werden. Zwischenzeitlich sollte der Patient so behandelt werden, als ob eine Fraktur bestünde.

Therapie: Anlage eines Gipsverbandes, der unterhalb des Ellbogens beginnt und bis zu den Fingerknöcheln reicht unter Einschluß des Daumengrundgliedes. Das Handgelenk sollte dorsalflektiert sein. Die Haltung der Hand ist so, als ob sie ein Glas hielte. Gipsabnahme und Nachuntersuchung nach 8 Wochen. Bestehen dann immer noch Beschwerden, sollte die Ruhigstellung um 4 Wochen verlängert werden. Aktive Bewegungen des Ellbogen- und Schultergelenkes sollten von Anfang an ausgeführt werden.

Komplikationen

- Pseudarthrose: operative Therapie mit einem Knochenspan und Verschraubung (Matti-Russe-Plastik)
- Sekundäre Arthrose

Andere Handwurzelknochen

Diese sind in weniger als 10% bei Handgelenksfrakturen beteiligt. Am häufigsten betroffen sind:

Os triquetrum: eine seitliche Röntgenaufnahme zeigt das Fragment über der Dorsalseite des Handgelenks. Anlage einer volaren Unterarmgipsschiene für 3 Wochen.

Os hamatum: evtl. Abriß des Hakens. Vorkommen bei Schlägersportarten wie Hockey und Golf. Häufig Pseudarthrose als Quelle persistierender Beschwerden. Behandlung durch Resektion des Hakens.

Luxationen

Perilunär oder lunär

- Bei der perilunären Luxation verbleibt das Os lunatum in seiner ursprünglichen Position und die übrige Handwurzel luxiert dorsalwärts.
- Rückt die Handwurzel dann in ihre ursprüngliche Lage (was häufig geschieht), so kann das Mondbein palmarwärts luxieren, was zu einer akuten Kompression des N. medianus führt.

Therapie: Allgemeinnarkose. Dorsalflexion des Handgelenkes, Zug an der Hand und Druck auf das Mondbein.

Transscaphoideo-perilunäre Luxation

Selten. Meist offene Reposition und interne Fixation erforderlich.

Karpometakarpale Luxationsfraktur

Auf seitlichen Röntgenaufnahmen erkennbar. Klinisch besteht ein Druckschmerz über der Basis des verletzten Mittelhandknochens. Reposition und Transfixation des Gelenkes mit einem Kirschnerdraht.

Verletzungen des Handgelenkes (distaler Radius/distale Ulna)

Ermitteln Sie den Unfallmechanismus. Schließen Sie eine Kahnbeinfraktur aus, die beim Sturz auf die ausgestreckte, dorsalflektierte Hand entsteht. Denken Sie an mögliche andere Verletzungen, falls ein Direkttrauma an der Radial- oder Ulnarseite des Handgelenks vorliegt.

Verletzungstypen

Frakturen

- distaler Radius (Colles-, Smith-Fraktur)
- Radiusepiphysenlösung
- Processus styloideus radiae/ulnae
- Os naviculare
- andere Handwurzelknochen

Luxationen

- perilunär
- lunär
- transscaphoideo-perilunär
- karpometakarpal
- Luxationsfraktur

Distaler Radius

Colles-Fraktur (Extensionsfraktur) Häufig bei Frauen im mittleren Lebensalter nach Sturz auf die gestreckte Hand.

Inspektion: „Gabeldeformität". Handgelenksbeweglichkeit in allen Ebenen schmerzhaft eingeschränkt.

Röntgen: Querverlaufende (meist eingestauchte) Fraktur des distalen Radius mit dorso-radialer Dislokation. Evtl. zusätzlicher Abriß des Processus styloideus ulnae.

Therapie

- *Nicht dislozierte Fraktur:* Gipsverband mit leicht dorsalflektiertem Handgelenk für 3 Wochen.
- *Dislozierte Fraktur:* Allgemeinnarkose. Reposition der Fraktur unter Zug und Dorsalflexion. Danach kräftige Beugung und Pronation des Handgelenkes. Danach anhaltender Druck auf das reponierte distale Fragment. Anlage eines Gipsverbandes unter Flexion, Pronation und Ulnardeviation des Handgelenks. Röntgenkontrollaufnahmen nach erfolgter Reposition und nach einer Woche. Gipsabnahme nach 6–8 Wochen.

Smith-Fraktur (Flexionsfraktur; umgekehrte Colles-Fraktur) Die Deformität ist invers zur Colles-Fraktur.

Röntgen: Die Fraktur ist meist eingestaucht. Das distale Fragment ist nach volar und radial disloziert.

Therapie: Allgemeinnarkose. Umgekehrtes Repositionsmanöver wie bei der *Colles-Fraktur.* Anlage eines Oberarmgipsverbandes unter Dorsalflexion und starker Supination des Handgelenkes für 6–8 Wochen.

Radiusepiphysenlösung (juvenile Colles-Fraktur) Die Deformität ist ähnlich wie bei einer Colles-Fraktur.
Therapie: Repositionstechnik wie bei der Colles-Fraktur. Dabei sollte man lieber eine leichte Dislokation tolerieren als eine gewaltsame Schädigung der Wachstumszone zu verursachen. Bei Verletzung der Wachstumsfuge kann ein unterschiedliches Längenwachstum von Radius und Ulna resultieren und eine partielle Resektion der Ulna erforderlich machen.

Styloidfrakturen Reposition meist nicht notwendig. Anlage einer dorsalen Unterarmgipsschiene bei leichter Dorsalflexion des Handgelenks für 3–4 Wochen.

Komplikationen

- Eine ausbleibende knöcherne Heilung kann zu beständigen Schmerzen am Handgelenk führen. Linderung durch Resektion des distalen Ulnaendes.
- Spätruptur der Sehne des M. extensor pollicis longus. Eine Sehnennaht oder eine Sehnenplastik ist hierbei indiziert.
- Häufig tritt eine posttraumatische Gelenksteife auf, die durch eine gute Physiotherapie vermeidbar ist. Bei der Sudeckschen Dystrophie weisen die Handwurzelknochen röntgenologisch eine fleckige Entkalkung auf. Über Monate verbleibt eine Bewegungseinschränkung.

Unterarmfrakturen (Radius/Ulna)

Ursachen

- Indirekte Gewalteinwirkung beim Sturz auf die ausgestreckte Hand mit oder ohne Drehung des Unterarms.
- Ein Direkttrauma führt meist zur Fraktur nur eines Unterarmknochens.

Typen

- Grünholzfrakturen mit Achsenknickung (bei Kindern)
- Quer- oder Schrägfrakturen (bei Erwachsenen)

Kombinationsverletzungen

Die Fraktur eines Knochens kann mit einer Luxation des anderen verknüpft sein.

Inspektion

Es besteht eine ersichtliche Deformität. Der Patient kann seinen Unterarm nicht bewegen. Besteht eine auffällige Verkürzung des Unterarms? Dies kann auf eine Luxation hinweisen. Ist die Fraktur offen?

Röntgen

Beschreiben Sie die Frakturen, die meist auf derselben Höhe liegen. Überprüfen Sie Ellbogen und Hand auf mögliche Luxationen.

Therapie

Radius und Ulna

- Grünholzfrakturen sind gewöhnlich leicht zu korrigieren, indem man einen kräftigen Druck ausübt.
- Komplette Frakturen werden reponiert, indem zunächst der Rotationsfehler korrigiert, danach Zug ausgeübt und anschließend die Fraktur wieder anatomiegerecht eingestellt wird. Bei rechtwinkliger Stellung des Ellbogengelenks erfolgt dann die Anlage eines Oberarmgipses. Bei Erwachsenen muß die Reposition anatomisch exakt sein, bei Kindern kann eine leichte Überlappung der Fragmente toleriert werden. Nach Aushärtung wird der Gipsverband gespalten und der Arm wird hochgelagert. Die Ausheilung erfordert 6–12 Wochen. Nach 3 Wochen kann ein funktioneller Stützverband angelegt werden.
- Bei Mißerfolg der Reposition sollte offen reponiert und das Ergebnis durch eine Platten- und Schraubenosteosynthese gesichert werden.
- Offene Frakturen: Wundexzision. Danach konservative Therapie mit einem Gipsverband oder operativ mit Plattenosteosynthese, wenn nur eine geringe Kontamination der Wunde vorliegt. Tetanusprophylaxe und Antibiose mit einem Breitspektrumantibiotikum, das gegen Staphylococcus aureus wirksam ist (z. B. Flucloxacillin i. v. mit

Narkosebeginn und danach oral 6stündlich bis zum 2. postoperativen Tag).

Fraktur einzelner Knochen

- Geringe Dislokation: Oberarmgipsverband. Weitere Behandlung so, als ob beide Knochen frakturiert wären.
- Eine offene Reposition wird von vielen Chirurgen favorisiert, da ein hohes Pseudarthroserisiko besteht, wenn sich die Knochenenden nicht berühren.

Komplikationen

Ischämie, ausbleibende Knochenbruchheilung, Pseudarthrose, Gelenksteife infolge der Immobilisierung.

Luxationsfrakturen

Monteggia-Fraktur

- Fraktur des proximalen Ulnadrittels
- Luxation des Radiusköpfchens

Therapie: Geschlossene Reposition bei Kindern, offene Reposition bei Erwachsenen. Oberarmgipsverband, dabei Unterarm supiniert und Rechtwinkelstellung des Ellbogengelenks.

Galeazzi-Fraktur

- Fraktur des distalen Radiusdrittels
- Luxation im distalen Radioulnargelenk

Therapie

- geschlossene Reposition und Oberarmgipsverband für 3 Monate
- bessere Resultate werden durch offene Reposition und Plattenosteosynthese des Radius erzielt.

Frakturen im Bereich des Ellbogens bei Kindern

Ursachen

Denken Sie an Epiphysenverletzungen und an Frakturen. Ursache ist meist ein Sturz auf die ausgestreckte Hand.

Suprakondyläre Frakturen

Typen: Grünholzfrakturen; Schrägfrakturen mit Dislokation nach hinten (häufig); Schrägfrakturen mit Dislokation nach vorn (eher selten).

Inspektion: Das Kind hält den Unterarm fest.

Palpation: Überprüfung des Radialispulses vor und nach Reposition der Fraktur. Kontrolle der Handfunktion auf eventuelle Nervenschäden.

Röntgen: Im Zweifelsfall Vergleichsaufnahmen beider Seiten.

Therapie

- *Dorsale Dislokation:* Allgemeinnarkose. Bei leicht gebeugtem Ellbogengelenk etwa eine Minute lang einen kräftigen Zug ausüben, dann mit dem Daumen das distale Fragment zurückdrücken. Korrektur noch bestehender Achsen- oder Rotationsfehlstellungen. Unter anhaltendem Daumendruck auf den distalen Humerus wird das Ellbogengelenk bis 60° gebeugt. Puls überprüfen. Bei fortgesetzter Beugestellung wird dann eine Oberarmgipsschiene sowie eine Armschlinge angelegt. Frakturheilung in etwa 3 Wochen.
- *Vordere Dislokation:* Umgekehrte Vorgehensweise wie oben. Anlage einer Oberarmgipsschiene.

Probleme

- *Der Radialispuls ist bei der Reposition nicht mehr tastbar:* Verminderung der Beugung des Ellbogengelenks. Danach wieder Puls tasten. Besteht weiterhin kein palpabler Puls, so wird unter Bettruhe ein vertikaler Dauerzug an dem verletzten Arm eingerichtet.
- *Fehlgeschlagene Reposition:* vertikaler Dauerzug am Arm bis zum Rückgang der Weichteilschwellung. Oftmals ist dabei die Anlage einer Drahtextension am Olekranon erforderlich. Die Fraktur kann sich dann in der Folgezeit spontan reponieren, oder es muß ein nochmaliges Repositionsmanöver erfolgen.

Komplikationen

- *Ischämie von Unterarm und Hand* infolge einer partiellen oder kompletten Obstruktion der A. cubitalis. Daher sollte eine regelmäßige Überprüfung des Radialispulses erfolgen. Wird die Durchblutungsstörung nicht erkannt, so kann sich eine Volkmannsche Kontraktur entwickeln.

- *Cubitus valgus:* evtl. Indikation zu einer Korrekturosteotomie.
- *Nervenverletzung:* N. medianus, N. ulnaris oder N. radialis können durch die Knochenfragmente oder durch eine zunehmende Weichteilschwellung geschädigt werden. Daher muß die Nervenfunktion im Handbereich überprüft werden.

Epiphysenfraktur des Condylus lateralis

Inspektion und Palpation: Druckschmerzhafte Schwellung an der Lateralseitedes Ellbogens.

Röntgen: Geringe oder erhebliche Dislokation des Fragments.

Therapie: Offene Reposition, um eine Wachstumsdeformität und eine Irritation des N. ulnaris zu verhindern. Bei Rechtwinkelstellung des Ellbogengelenkes Anlage einer dorsalen Oberarmgipsschiene.

Frakturen des Radiushalses

Therapie: Tolerabel ist eine Kippung bis zu 15°. Zunächst geschlossener Repositionsversuch. Bei Mißerfolg ist eine offene Reposition indiziert. Anlage einer dorsalen Oberarmgipsschiene mit Rechtwinkelstellung des Ellbogens.

Ellbogenfrakturen bei Erwachsenen

Distale Humerusfrakturen

Ursache: Direkttrauma auf die Ellbogenspitze. Das Olekranon wird dabei proximalwärts verlagert.

Typen: Fraktur des Condylus medialis, interkondyläre Fraktur. Die Fragmente sind häufig disloziert oder es besteht eine Trümmerfraktur.

Inspektion: Schwellung des Ellbogengelenkes. Schmerzhaft eingeschränkte Gelenkbeweglichkeit.

Röntgen: Y- oder T-Fraktur oder Fraktur des Condylus medialis.

Therapie

- *Medialer Condylus:* Offene Reposition und Schraubenfixation. Gipsverband für 5–6 Wochen.
- *Interkondylär:*
  - interne Fixation (einfache Frakturen)
  - achsengerechte Einstellung der Fraktur. Anlage eines Oberarmgipses mit einer Armschlinge (Trümmerfrakturen).

Capitulum humeri

Ursache: Sturz auf die ausgestreckte Hand bei gestrecktem Ellbogengelenk.

Inspektion: Die Fossa cubitalis erscheint ausgefüllt.

Röntgen: Im Seitenbild liegt das abgescherte Capitulum außerhalb einer Verbindungslinie zum Radiusköpfchen. Es befindet sich an der Vorderseite des distalen Humerusendes. Zugleich kann eine Fraktur des Radiusköpfchens bestehen.

Therapie

- *Kleines Fragment:* Exzision.
- *Großes Fragment:*
  - zunächst Versuch einer geschlossenen Reposition und Oberarmgipsverband
  - bei Mißerfolg offene Reposition und Fixation.

Olekranon

Ursache: Direkttrauma (Splitterbruch), Sturz auf die Hand. Frakturierung des Olekranons durch Wirkung des M. triceps.

Typen: Disloziert, nicht disloziert, Stückfraktur.

Inspektion: Schwellung und Krepitation an der Streckseite des Ellbogens. Schmerzen bei der Streckung des Gelenkes.

Röntgen: Der Frakturtyp ist in der Regel eindeutig feststellbar.

Therapie

- *Nicht disloziert:* Ruhigstellung im Schienenverband.
- *Disloziert:* Interne Fixation bei erheblicher Verschiebung der Fragmente.
- *Stückfraktur:* Ruhigstellung im Schienenverband. Behandlung wie eine Hämatomschwellung. Nach Abklingen der Schmerzen frühzeitige aktive Bewegungsübungen.

Radiusköpfchen

Ursache: Abhängig von der Unterarmdrehung führt ein Sturz auf die ausgestreckte Hand zu einer verschieden starken Stauchung des Radiusköpfens gegen das Capitulum humeri.

Typen: Meißelfraktur, Randbrüche, Radiushalsfraktur (meist bei Kindern), Trümmerfraktur.

Inspektion: Meist besteht nur eine geringe Weichteilschwellung. Unterarmdrehbewegungen sind schmerzhaft.

Palpation: Druckschmerz über dem Radiusköpfchen.

Röntgen: Nachweis einer Meißelfraktur, einer Radiushalsfraktur mit Kippung, einer Randfraktur mit Dislokation des Fragmentes.

Therapie

• Meißelfraktur • Unverschobener Randbruch	Geschlossene Reposition. Oberarmgips für 3 Wochen; danach aktive Bewegungsübungen. Die Unterarmdrehung bleibt für längere Zeit eingeschränkt.
• Radiushals (Kinder):	geschlossene Reposition
• Dislozierte	Frakturen/Trümmerbrüche: Resektion des Radiusköpfchen mit/ohne prothetischem Ersatz.

Komplikationen bei Ellbogenfrakturen

Gelenksteife, sekundäre Arthrose, N. ulnaris-Syndrom.

Luxationen und Luxationsfrakturen im Ellbogenbereich

Ursache

Hintere Luxation als Folge einer gewaltsamen Überstrekkung des Gelenkes beim Sturz auf die ausgestreckte Hand.

Vordere Luxation als Folge einer direkten Gewalteinwirkung auf die Rückseite des Unterarms (z. B. Anprallverletzung bei Autofahrern, die den Ellbogen beim Fahren auf den Rahmen des Seitenfensters legen).

Begleitverletzungen

Frakturen des Processus coronoideus, des Radiusköpfchens, des Olekranons, des Epicondylus medialis sowie Trümmerfrakturen (bei Anpralltrauma). Ausschluß durch entsprechende Röntgendiagnostik.

Therapie

- Allgemeinnarkose. Zug am Unterarm und zunehmende Beugung des Gelenkes, während die Daumen das Olekranon nach vorn drücken.
- Gespaltener Oberarmgipsverband oder Oberarmgipsschiene mit Armschlinge unter rechtwinkliger Beugung des Ellbogengelenkes.
- Zusätzliche Frakturen werden entweder konservativ oder mit offener Reposition und Fixation therapiert. Die Behandlungsstrategie ist dabei abhängig von Ort, Dislokation und Größe der Fragmente.

Komplikationen

- Gefäßverletzung: stets Radialispuls überprüfen.
- Irritation des N. ulnaris oder N. medianus
- Myositis ossificans. Passive Bewegungungsübungen sollten unterbleiben. Zeigen sich im Röntgenbild Verkalkungen, so sollte das Ellbogengelenk in einem Schienenverband ruhiggestellt werden. Zur Beobachtung des weiteren Verlaufs sind regelmäßige Röntgenkontrollaufnahmen angezeigt.
- Versäumte Reposition. Falls die Luxation primär nicht erkannt wurde, erscheint ein nachträglicher Repositionsversuch noch bis 6 Wochen nach dem Unfallereignis sinnvoll. Ist keine vollständige Reposition mehr möglich, sollte das Ellbogengelenk in größtmögliche Flexion gebracht werden, um somit noch einen ordentlichen Bewegungsumfang zu erhalten.

Frakturen des Schultergürtels

Clavicula

Ursache: Sturz auf die ausgestreckte Hand oder auf die Schulter.

Lokalisation: meist im Bereich des mittleren Drittels. Frakturen im lateralen Drittel sind oft kombiniert mit Frakturen des Processus coracoideus oder einer Ruptur des Lig. coracoclaviculare.

Inspektion: Das mediale Fragment wird unter der Wirkung des C. sternocleidomastoideus nach oben gezogen, das laterale Fragment senkt sich unter dem Eigengewicht des Armes ab.

Therapie

- Mittleres Drittel: Rucksackverband, der regelmäßig nachgezogen wird, für 3 Wochen.
- Laterales Drittel: breite Armschlinge.
- Bandruptur: operative Versorgung.

Komplikationen: verzögerte Knochenbruchheilung, Pseudarthrose (Plattenosteosynthese), Deformität, Gefäß-Nerven-Verletzung, neurovaskuläre Kompression (costo-claviculäres Syndrom), Pneumothorax durch Knochenanspießung der Pleura.

Scapula

Ursache: Direkttrauma.

Typen: meist Stückfrakturen.

Begleitverletzungen: Rippenfrakturen.

Therapie: breite Armschlinge (z. B. Desaultverband). Frühzeitige Mobilisierung zur Vermeidung einer posttraumatischen Gelenksteife.

Proximale Humerusfrakturen

Ursache: meist indirekte Gewalteinwirkung infolge Sturz auf die ausgestreckte Hand.

Typen: die Varianten reichen von minimaler Dislokation im Bereich des Collum anatomicum und chirurgicum, Abrissen des Tuberculum majus et minus bis hin zu Luxationsfrakturen und Läsionen der Gelenkflächen.

Therapie

- Geringe Dislokation im Bereich des Collum anatomicum: Armschlinge. Frühzeitige Übungstherapie. Bei Ausbildung einer avaskulären Nekrose ist ein prothetischer Ersatz des Humeruskopfes zu erwägen.
- Collum chirurgicum: Interne Fixation.

- Tuberkulumabrisse: Interne Fixation, gegebenenfalls Rekonstruktion der Rotatorenmanschette, Kopfprothese (bei unterbrochener Blutversorgung).
- Luxationsfrakturen: geschlossene Reposition oder interne Fixation. Dabei ist auf eine mögliche Schädigung des Plexus brachialis zu achten.

Humerusschaft

Ursache: direktes und indirektes Trauma (vor allem bei Verkehrsunfällen). Schräg-, Spiral-, Quer- oder Trümmerfrakturen.

Therapie

- Meist konservativ unter Verwendung eines Hängegipses, d.h. Anlage eines Oberarmgipsverbandes und einer Armschlinge um das Handgelenk. Das Eigengewicht des Gipsverbandes bewirkt die Reposition. Heilungsdauer etwa 6 Wochen.
- Eine interne Fixation ist selten indiziert. Sie wird notwendig bei Nerven- oder Gefäßverletzungen, pathologischen Frakturen und Pseudarthrosen.

Kinder

Frakturlokalisation meist am Collum chirurgicum oder im Bereich der proximalen Epiphysenfuge.

Therapie

- Grünholzfraktur am Collum chirurgicum: Armschlinge
- Epiphysenfrakturen: geschlossene Reposition. Eine offene Reposition ist nur selten notwendig.

Luxationen der Schulterregion

Sternoclaviculargelenk

Inspektion: Ersichtliche Deformität am medialen Claviculapol. Selten retrosternale Luxation mit nachfolgender Trachealkompression.

Therapie

- Reposition durch Zug der Schultern nach hinten. Rucksackverband.
- Bei einer retrosternalen Luxation ist die sofortige Reposition in Allgemeinnarkose indiziert. Bisweilen ist auch eine offene Reposition erforderlich.

Acromioclaviculargelenk

Subluxation (Ruptur der Gelenkkapsel, des Lig. acromioclaviculare und Abriß der Muskelursprünge) oder Luxation (Ruptur des Lig. coraco-claviculare).

Inspektion

- Subluxation: Die Clavicula ist mobil und kranialwärts beweglich.
- Komplette Luxation: Acromion und Clavicula sind völlig getrennt.

Therapie: Deformität belassen. Armschlinge. Die Schulterfunktion bleibt für gewöhnlich gut. Unter Umständen auch offene Reposition und Bandnaht.

Schultergelenk (Vordere Luxation)

Ursache: Sturz auf die ausgestreckte Hand. Ruptur der Gelenkkapsel, Abriß des Labrum glenoidale oder Infraktion des postero-lateralen Humeruskopfsegmentes.

Inspektion: Der Patient hält seinen Arm in Abduktionsstellung. Der M. deltoideus sieht abgeflacht oder eingedellt aus. Der Arm erscheint relativ zu lang. Die Schultergelenksbeweglichkeit ist aufgehoben.

Röntgen: Der Humeruskopf liegt unter dem Labrum glenoidale. Ausschluß einer zusätzlichen subcapitalen Humerusfraktur.

Therapie

- *Reposition nach Kocher:* Unter Zug Ellbogengelenk beugen, Oberarm auswärtsrotieren, adduzieren und dann einwärtsrotieren.
- *Reposition nach Hippokrates:* Fuß in die gepolsterte Axilla stemmen, am Arm ziehen und den Oberarmkopf in seine antomische Position hebeln. Frühzeitige Übungstherapie. Dabei Außenrotation und Abduktion vermeiden.

Merke: Jedes dieser Verfahren kann zu neurovaskulären Schäden führen, wenn eine subcapitale Humerusfraktur besteht. Die offene Reposition ist in diesem Fall sicherer.

Kontrolle des Repositionsergebnisses und Frakturausschluß durch Röntgendokumentation. Überprüfung der Abduktion (N. axillaris) zum Ausschluß einer neurovaskulären Verletzung.

Komplikationen: Muskelrisse, Läsion der umliegenden Nerven, Begleitfrakturen von Humerus, Tuberculum majus et minus, rezidivierende Luxation.

Schultergelenk (Hintere Luxation)

Ursache: Gewaltsame Innenrotation, Schlag gegen die Vorderseite der Schulter.

Inspektion: Prominenter Processus coracoideus. Abflachung der Schulterkontur. Der Arm wird in Innenrotation gehalten.

Palpation: Der Oberarmkopf steht nach hinten.

Röntgen: Besteht ein Verdacht von seiten der a.-p.-Aufnahme, sollte eine zusätzliche transthorakale Aufnahme angefertigt werden.

Therapie: Allgemeinnarkose. Zug am Arm und Außenrotation. Dabei den Oberarmkopf nach ventral drücken. Frühzeitige Übungstherapie unter Vermeidung der Innenrotation.

Komplikationen
- Bei mißlungener Reposition sollte bei jüngeren Patienten eine offene Reposition durchgeführt werden.
- Rezidivierende Luxation.

Schultergelenk (Rezidivierende Luxation)

Ursachen: Meist heilt eine Ruptur der Gelenkkapsel von selbst aus. Falls die Luxation jedoch mit einer Verletzung des Labrum glenoidale oder des Humeruskopfes einherging, ist die Chance einer Ausheilung geringer. Auch eine nicht fachgerecht ausgeführte Reposition kann ursächlich eine Rolle spielen.

Symptomatik: Spontane Luxation bei Bewegungen des Armes, vor allem bei Elevation und Abduktion.

Therapie: Operative Stabilisierung des Schultergelenkes durch Refixation des Labrum glenoidale und Raffung des M. subscapularis. Der Processus coracoideus wird an den Scapulahals geschraubt. Ruhigstellung des Armes für 5 Wochen, danach Einleitung einer krankengymnastischen Übungstherapie.

Frakturen von Rippen und Sternum

Verletzung	Ursache	Kommentar
Fraktur einzelner Rippen	Direkttrauma (z. B. Sturz gegen ein Möbelstück)	Nachweis im Röntgenbild. Therapie mit oralen Analgetika, Lokalanästhesie der Schmerzregion (nicht wirksam in einem Hämatom) oder Interkostalblockade.
Untere 2–3 Rippen	z. B. infolge einer heftigen Hustenattacke	Nachweis im Röntgenbild. Ursache des Hustens eruieren. Adäquate Schmerztherapie.
Sternumfraktur Sternumluxation	Hyperflexion des Halses führt zum An schlag des Kinns gegen das Brustbein, was zur Fraktur oder Luxation führen kann.	Ausschluß von ernsten Begleitverletzungen wie HWS- und BWS-Frakturen/-luxationen. Konservative Behandlung der Sternumverletzung, wenn keine Dislokation besteht; ansonsten ist evtl. eine Verdrahtung indiziert.
Instabiler Thorax	Quetschverletzungen, Verkehrsunfälle	Frakturen der vorderen und hinteren Rippenregion führen zu einem instabilen Thoraxsegment. Beim Lenkradanprall können Sternumfrakturen und -luxationen sowie vordere Rippenbrüche entstehen. Die Opfer entwickeln eine Ateminsuffizienz mit paradoxer Atemmechanik: der betreffende Thoraxanteil wird bei der Inspiration eingezogen und bei der Exspiration hinausgedrückt. Dies führt zur Hypoxie.

- Begleitverletzungen umfassen Herz- und Lungenkontusionen. Ein entsprechender Verdacht ergibt sich vor allem bei einer Fraktur der 1. Rippe (= Hinweis auf ein schweres Trauma).
- Eine Herzbeuteltamponade kann bei Verdacht durch eine Perikardpunktion verifiziert werden. Der ursächliche Einriß des rechten Vorhofs (eine häufige Verletzung) muß dann durch eine notfallmäßige Thorakotomie versorgt werden.
- Eine Herzkontusion ist schwierig zu diagnostzieren. Verdächtig sind Abnormitäten der ST-Strecke und der Q-Zacke im EKG. Kardiale Arrythmien bei Unfallpatienten bilden ein weiteres Verdachtsmoment. Die Behandlung ist ähnlich wie bei Herzinfarktpatienten.
- Lungenkontusionen führen zu Parenchymverdichtungen. Falls diese sehr ausgedehnt sind, kann eine Thorakotomie notwendig werden. Zur Prävention und Therapie ei-

ner Sekundärinfektion sollte eine antibiotische Abdekkung erfolgen (z. B. Flucloxacillin oral alle 6 Stunden oder Ampicillin 250 mg bis 1000 mg alle 6 Stunden, beide jeweils für 6–7 Tage).

- Ein traumatisch bedingter Pneumo- oder Hämatothorax ist auf der Thoraxübersichtsaufnahme zu erkennen und sollte frühzeitig durch Anlage einer Thoraxdrainage behandelt werden. Für gewöhnlich ist die Lunge nach 48 Stunden wieder ausgedehnt und die Drainage kann entfernt werden. Bei anhaltender Blutung ist eine Thorakotomie indiziert.
- Ein Spannungspneumothorax bildet sich aus, wenn aus den Lungen entweichende Luft den Pleuraspalt nicht verlassen kann oder wenn Luft über eine äußere Wunde angesaugt wird. Der Patient entwickelt eine zunehmende Ateminsuffizienz mit hypersonorem Klopfschall über der betroffenen Seite. Behandlung durch Einstich einer weitlumigen Kanüle (Luft entweicht zischend) und Einlage einer Thoraxdrainage. Offene Thoraxverletzungen werden steril abgedeckt.

Behandlung von Patienten mit instabilem Thorax

- Tracheotomie und PEEP-Beatmung bis der Thorax wieder stabil ist (10–20 Tage)
- Behandlung von Begleitverletzungen (s. o.)
- Ausreichende Analgesie durch Interkostalblockade und fraktionierte Gabe von Morphin i. v.
- Auf die Ausbildung eines ARDS (adult respiratory distress syndrome) achten (vgl. auch Kapitel 21, ARDS).

Beckenfrakturen

Typischerweise sind 2 Patientengruppen betroffen: Über 60jährige bei häuslichen Stürzen und unter 60jährige bei Verkehrsunfällen. Die Mortalität schwankt dabei zwischen 5 und 20 %. Röntgenaufnahmen des Beckens sollten daher sehr sorgfältig betrachtet werden.

Verletzungstypen

Abrißfrakturen: Außerhalb des Beckenings gelegen. Meist durch übermäßige Zugkräfte verursacht. Bettruhe und eine adäquate Schmerztherapie sind ausreichend, sofern keine ausgeprägte Dislokation besteht.

Einfache Beckenringfrakturen: Prüfen Sie stets, ob die Iliosakralgelenke unversehrt sind.

Therapie: Frakturen des Os ilium oder des Os pubis werden mit Bettruhe und Analgetika behandelt. Bei Schmerzfreiheit dann schrittweise Mobilisierung. Acetabulumfrakturen können eine Extensionsbehandlung sowie eine osteosynthetische Therapie erfordern, wenn das Hüftgelenk zentral luxiert ist.

Beckenringsprengung: Infolge Frakturen oder Bandsprengungen an 2 Stellen. Der Beckenring ist instabil. Der Patient leidet an Schmerzen, kann nicht mehr stehen, hat evtl. einen Harnverhalt und kann im Schock sein.

Therapie

- Schockbehandlung. 40 % der Patienten benötigen Bluttransfusionen.
- Ausschluß von Verletzungen der Blase und der Urethra. Spontanmiktion? Ja. Ganz sicher? Dann ist es gut. Kann der Patient nicht urinieren und ist die Harnblase tastbar gefüllt, sollte ein suprapubischer Blasenkatheder zur Messung der Urinausscheidung angelegt werden. Danach Anfertigung eines Urogramms (Nachweis von Abnormitäten der Harnblase) oder einer retrograden Urethrographie (Nachweis einer Harnröhrenruptur). Eine intraperitoneale Blasenruptur wird unter Anlage eines suprapubischen Blasenkatheders übernäht. Bei einer extraperitonealen Ruptur erfolgt eine suprapubische Zystotomie und die Drainage des retropubischen Raums. Verletzungen der Urethra erfordern die Einlage eines perforierten Blasenkatheders zur Drainage und inneren Schienung (vgl. S. 546).
- Reposition der Fraktur mit einer Beckenschlaufe (Raufuß-Schwebe) oder, falls eine gravierende Beckenringruptur besteht, offene Reposition und Plattenosteosynthese. Bettruhe erfofrderlich für 6–8 Wochen. Beiastung nicht vor 10–12 Wochen.

Komplikationen

- Blutungsschock
- Urogenitalverletzung
- tiefe Beinvenenthrombose
- paralytischer Ileus
- Verheilung in Fehlstellung kann zu Problemen bei der Schwangerschaft führen
- späte sekundäre Arthrose

Schenkelhalsfrakturen

Dieser Frakturtyp kommt bei älteren Leuten sehr häufig vor. Frakturen des Schenkelhalses entstehen hier bereits bei Bagatelltraumen und infolge mutipler Streßfrakturen, gestörter Knochenarchitektur und osteoporotischer Veränderungen. Bei jüngeren Leuten liegt im allgemeinen ein schweres Trauma vor.

Einteilung

- *Intrakapsulär:* subkapital, transzervikal.
- *Extrakapsulär:* basal, pertrochantär.

Vorgeschichte

Der Patient ist meist eine ältere Frau, die über ein Bagatelltrauma berichtet, wie z. B. „Ich rutschte auf dem Teppich aus und konnte dann nicht mehr aufstehen". Schmerzen können aber auch spontan auftreten.

Untersuchung

- Inspektion: Verkürzung, Adduktion und Außenrotation des verletzten Beines als Folge der Einwirkung des M. psoas auf das distale Fragment.
- Palpation: Druckschmerz am Hüftgelenk.
- Bewegungsprüfung: Schmerzhafte Einschränkung der Gelenkbeweglichkeit. Eine Belastung des verletzten Beines ist nicht möglich.

Röntgen

A. p. und seitliche Aufnahmen. Die Fraktur ist in der Regel eindeutig erkennbar. Falls bei klinischem Verdacht Zweifel hinsichtlich des Röntgenbefundes bestehen, sollte eine Ultraschalluntersuchung des Hüftgelenkes erfolgen. Dabei kann ein Hämatom nachweisbar sein. Manchmal sind Röntgenkontrollaufnahmen im Verlauf von 2–3 Wochen notwendig, um eine Fraktur zu bestätigen.

Behandlungsziel

Stabilisierung der Fraktur und frühzeitige Mobilisierung des Patienten.

Therapie

- Schmerzlinderung durch Anlage einer Drahtextension und Analgetikagabe.
- Flankierende Maßnahmen wie z. B. Ausgleich einer Exsikkose, Unterkühlung usw.
- Thoraxübersichtsaufnahme, EKG, Laborchemie. Je nach Befund Behandlung einer manifesten Herzinsuffizienz oder anderer Begleiterkrankungen.
- Operative Therapie.

	Intrakapsuläre Frakturen	Extrakapsuläre Frakturen
Risiken	– avaskuläre Hüftkopfnekrose – Pseudarthrose – längere Bettruhe bei alten Patienten	– längere Bettruhe bei alten Patienten
Fixation		
– Nicht dislozierte Frakturen:	*Fixation mit:* – Hüftschraube und 2-Loch-Platte – AO-Zugschrauben	– stabile Frakturen: dynamische Hüftschraube und Platte
– Dislozierte/instabile Frakturen:	*Junger Patient* – geschlossene Reposition und interne Fixation – Überprüfung der Blutversorgung des Hüftkopfes nach 6 Wochen mit Tc-Scintigramm – Hüftgelenkstotalendoprothese bei avaskulärer Hüftkopfnekrose	*Junger Patient* Bettruhe und Drahtextension
	Älterer Patient – Hüftkopfersatz – Primäre Totalendoprothese	Instabile Frakturen (Schrägfraktur, subtrochantäre Fraktur) erfordern u. U. eine valgisierende oder varisierende Umstellungsosteotomie mit einer AO-Winkelplatte oder einem Y-Küntschernagel

Prognose

Bei jüngeren Patienten geringes Behandlungsrisiko; bei älteren hohe Mortalität innerhalb eines Jahres durch interkurrente Erkrankungen wie tiefe Beinvenenthrombose, Bronchopneumonie und Herzinsuffizienz.

Femurschaftfrakturen

Häufig bei jungen Leuten infolge eines schweren Traumas bei Verkehrsunfällen.

Erstuntersuchung

Feststellung von Begleitverletzungen:

- Schädel, Thorax, Abdomen
- Hüftluxation am verletzten Bein, Tibiafraktur, Fraktur oder Luxation im Bereich des Kniegelenkes
- Weichteilverletzungen: Haut und Muskulatur, Verletzung der femorealen oder poplitealen Blutgefäße
- Verletzung des N. ischiadicus

Erstversorgung und Untersuchungen

- Volumensubstitution (Plasmaexpander)
- Blutbild, Gerinnungsstatus, Elektrolyte, Urinstatus. Blutgruppenbestimmung mit/ohne Kreuzprobe (mindestens 6 Blutkonserven bereitstellen)
- Einrichtung des verletzten Beines. Schienung an das benachbarte Bein oder Verwendung einer Lagerungsschiene
- Besteht eine offene Fraktur? Tetanusschutz überprüfen.
- Prophylaktische Antibiose mit z. B. Flucloxacillin und Benzylpenicillin i. v.

Weiteres Vorgehen

Abhängig vom Alter des Patienten, vom Frakturtyp und von Begleitverletzungen.

Konservative Therapie

- Wundexzision und -reinigung
- Kleinere Wunden primär verschließen, große Defekte offenlassen.
- Anlage einer Tibiakopfdrahtextension
- Extension unter leichter Beugung des Kniegelenkes. Einstellung der Fraktur so, daß die Fragmente in Kontakt stehen.

Merke: Frakturen bei Kindern heilen rasch. Bei Kleinkindern unter 18 Monaten Anwendung einer „Overhead-Extension“. Bei Kindern unter 6 Jahren kann eine Thomasschiene verwendet werden. Bei älteren Kindern Anlage einer Drahtextension, wenn eine Verkürzung um mehr als 2 cm besteht. Dabei sorgfältig auf eine Achsenknickung achten. Erwachsene können nach 6–8 Wochen mit einem Gips- oder Kunststofftutor mobilisiert werden.

Operative Therapie

Externe Fixation bei geschlossenen Frakturen mit Weichteildefekten. Einbohren von Metallstiften oberhalb und un-

terhalb der Frakturzone. Reposition und Retention unter Anlage eines Fixateur externe.
Interne Fixation durch Marknagelung. Der Patient wird zunächst unter Anwendung einer Drahtextension stabilisiert und dann elektiv operiert, sofern keine Mehrfachverletzungen vorliegen, die eine Marknagelung als Teil der Notfallversorgung erfordern. Der Eingriff kann geschlossen oder offen erfolgen. Mit geführten Bewegungen kann 48 Stunden postoperativ begonnen werden. Mit der Belastung wird angefangen, sobald der Zustand des Patienten es erlaubt. Die Rate an Pseudarthrosen (0,3 %) und Infektionen (0,7 %) ist gering.

Komplikationen

- ARDS infolge Fettembolie
- Tiefe Beinvenenthrombose und Lungenembolie
- Infektion
  - Wundexzision und prophylaktische Antibiose beugen einer Gasbrandinfektion vor.
  - Tetanusprophylaxe
- Dekubitalulzera: Frühe Mobilisierung anstreben. Den Patienten regelmäßig umlagern.

Tibiaschaftfrakturen

Sie bilden die häufigsten Frakturen langer Röhrenknochen. Tibiaschaftfrakturen ereignen sich bei Verkehrsunfällen, beim Sport (vor allem beim Reit- und Skisport) und bei Arbeitsunfällen (Abstürze usw.). Querfrakturen entstehen bei direkten, Schräg- oder Spiralfrakturen bei indirekten Traumen. 20% der Patienten entwickeln eine Pseudarthrose, 10% eine Infektion.

Die operative Versorgung sollte unter antibiotischem Schutz erfolgen (z.B. Flucloxacillin 500 mg i.v. zu OP-Beginn und dann 6stündlich für weitere 2 Tage). Nach Darstellung der Frakturzone durch eine Längsinzision an der lateralen Tibiavorderkante erfolgt die Reposition und osteosynthetische Versorgung der Fraktur mit einer dynamischen Kompressionsplatte. Bei Knochendefekten kann eine primäre Spongiosaplastik indiziert sein. Spannungsfreier Wundverschluß nach sorgfältiger Blutstillung und Einlage einer Wunddrainage. Lagerung des Beines auf eine Schiene.

Einteilung

- *Geschlossen*
- *Offen:* Wundtoilette bei kleineren Hautläsionen. Bei größeren Weichteildefekten und begleitenden Gefäßverletzungenbesteht die Notwendigkeit einer Wundexzision, einer Rekonstruktion verletzter Weichteile und nachfolgendem sekundärem Wundverschluß mit externer Fixation der Fraktur.

Therapieverfahren

Die **geschlossene Reposition** in Allgemeinnarkose ist die gebräuchlichste Methode. Das Bein des Patienten hängt über das Ende des OP-Tisches, das Sprunggelenk ist rechtwinklig gebeugt ohne Verbiegung der Frakturzone. Anlage einer Oberschenkelgipsschiene unter Beugung des Kniegelenkes um 5. Röntgenkontrolle der Frakturstellung, solange der Patient noch in Narkose ist. Mehrfache Röntgenkontrolluntersuchungen in den folgenden 3 Wochen, um das Repositionsergebnis zu überprüfen.

Die primäre Anlage einer Fersenbeindrahtextension für bestimmte Zeit führt zum Abklingen der Weichteilschwellung vor Anlage eines Gipsverbandes. Nach etwa einem Monat kann ein funktioneller Stützverband oder ein Sarmiento-Gips angepaßt werden. Damit sind Bewegungsübungen im Knie- und Sprunggelenk möglich, ohne die Kontrolle über die Fraktur zu verlieren.

Die knöcherne Konsolidierung dauert 12–16 Wochen. Im allgemeinen werden mit der geschlossenen Reposition, auch bei relativ unerfahrenen Chirurgen, gute Ergebnisse erzielt, jedoch wird eine anatomiegerechte Reposition nur selten erreicht. Einsteifungen im Knie- und Sprunggelenk können durch die Anwendung von funktionellen Verbänden verhindert werden.

Interne Fixation erlaubt eine anatomiegerechte Einstellung der Fraktur mit frühzeitiger Mobilisierung.

Postoperative Nachsorge
- Inspektion der Wunde auf Hämatombildung nach 48 Stunden
- Beginn mit Bewegungen im Kniegelenk nach 2 Tagen
- Teilbelastung mit Unterarmgehstützen nach 8 Tagen (20 kg)
- Entlassung nach 10–14 Tagen
- Wiedervorstellung und Röntgenkontrolle nach 6 Wochen. Bei fehlender Kallusbildung (d. h. keine Bewegung im Frakturbereich) kann die Belastung gesteigert werden. Falls eine Kallusbildung erkennbar ist, sollte die Belastung reduziert werden.
- Die meisten Patienten gehen nach 3 Monaten frei, ohne Hilfsmittel. Metallentfernung nach 18 Monaten.

Externe Fixation ist bei ausgedehnten Weichteil- und Knochendefekten indiziert. Einbohren von Metallstiften auf beiden Seiten der Fraktur und Montage eines äußeren Spanners. Damit ergibt sich bei stabilisierter Fraktur eine gute Behandlungsmöglichkeit des Weichteilschadens. Es empfiehlt sich ein unilateraler Fixateur, der nur im Knochen verankert wird.

Komplikationen
- Verzögerte Knochenbruchheilung
- eine Pseudarthrose liegt vor, wenn die Fraktur nach 9 Monaten noch nicht fest ist.
- Infektion

Sprunggelenksfrakturen

Denken Sie hier auch an Mitverletzungen des Bandapparates. Gewalteinwirkungen mit Außenrotation, Abduktion, Adduktion und Stauchung können zu Ein- und Mehrfachfrakturen der Malleolen mit Bandläsion und Luxation führen. Der Patient sollte daher stets sorgfältig untersucht werden. Röntgenbilder sollten dabei eher Zusatzinformationen liefern.

Diagnose

- Rekonstruktion des Unfallmechanismus
- Untersuchung der Knochen und Bänder von Sprunggelenk, Tibia, Fibula sowie der tibio-fibularen Syndesmose
- Differenzierung von isolierten Bandverletzungen und solchen mit Knochenbeteiligung. Die Ferse kräftig nach vorn bewegen. Lockerungszeichen weisen auf eine Überdehnung des Lig. fibulo-talare anterius hin (vorderes Schubladenzeichen). Ein lokaler Druckschmerz spricht für eine kombinierte Knochen-Band-Läsion.

Röntgen

- A. p. – und seitliche Aufnahmen unter 10-Innenrotation des Fußes. Achten Sie auf die Lokalisation der Frakturen sowie auf einen Talusvorschub oder eine Taluskippung.
- Die Arthrographie zeigt bei Bandrupturen einen Austritt des Kontrastmittels in die Peroneusloge.
- Sogenannte „gehaltene Aufnahmen" sind nur selten erforderlich.

Therapie

Konservativ: Die Behandlung von Bandverletzungen kann mit oralen nicht-steroidalen Antiphlogistika, Tapeverbänden oder Gipsverbänden erfolgen. Bei Belastungsschmerzen Verordnung von Unterarmgehstützen. Später krankengymnastische Übungstherapie.
Einige Frakturen können erfolgreich eingerichtet werden. Wichtig ist dabei die Korrektur von Rotationsfehlern und von Verkürzungen der Fibula. Bei der Einrichtung ist der Unfallmechanismus umgekehrt nachzuvollziehen. Ruhigstellung der Fraktur im Unterschenkelgipsverband entweder mit Supinations- oder Pronationsstellung des Fußes.

Operativ: Eine offene Reposition ist grundsätzlich bei Mißlingen der konservativen Vorgehensweise indiziert. Zunehmend stellt sie aber die Methode der 1. Wahl dar. Ziel ist die Wiederherstellung der Knöchelgabel, ein stabiles Repositionsergebnis, eine frühzeitige Mobilisierung und eine Ausheilung in perfekter Stellung. Erforderlich sind dazu Schrauben, Platten und – bei kleinen Fragmenten – Drahtcerclagen. Die Wunde wird drainiert und das Sprunggelenk wird in einer Gipsschiene ruhiggestellt. Nach 24 Stunden

Entfernung der Schiene und Beginn mit aktiven Bewegungsübungen. Wenn die volle Gelenkbeweglichkeit wieder erreicht ist, wird für 6 Wochen ein Unterschenkelgehverband angelegt. Metallentfernung nach einem Jahr.

Frakturen von Fußwurzel und Fuß

Talus

Ursache: Sturz aus großer Höhe, Verkehrsunfälle. Auf Begleitverletzungen achten.

Lokalisation: Taluskopf, -hals, -körper, Processus posterior tali

Symptomatik: Schwellung, Deformität und Bewegungseinschränkung des Fußes. Puls der A. dorsalis pedis überprüfen.

Röntgen: a. p., seitlich und schräg.

Therapie
- *Nicht dislozierte Frakturen:* Nach Abklingen der Weichteilschwellung Anlage eines gespaltenen Unterschenkelgipses für 8 Wochen.
- *Dislozierte Frakturen:* Geschlossener Repositionsversuch mit forcierter Plantarflexion. Bei Mißerfolg offene Reposition.

Komplikationen: Hautnekrosen. Avaskuläre Nekrose.

Kalkaneus

Ursache: Sturz aus großer Höhe. Ausschluß einer zusätzlichen Wirbelverletzung.

Typen: Randbrüche, Spaltbrüche, Trümmerfrakturen.

Symptomatik: Schmerzhafte Schwellung der Ferse. Evtl. Hämatomverfärbung der Fußsohle.

Röntgen: seitliche und axiale Aufnahmen

Therapie
- Randbrüche: Besteht keine wesentliche Dislokation, genügt die Behandlung mit einem elastischen Verband. Bei erheblicher Dislokation geschlossene Reposition oder Schraubenfixation (bei großen Fragmenten).
- Spalt- und trümmerfrakturen: In der Regel Behandlung mit Bettruhe unter Hochlagerung des verletzten Fußes bis zur Abschwellung. Nach 2–3 Tagen Mobilisierung unter Teilbelastung mit Unterarmgehstützen, wobei immer wieder Ruhephasen mit Hochlagerung des Beines eingelegt werden sollten, um erneute Weichteilschwellungen zu vermeiden. Die meisten Patienten benötigen eine Behandlungsdauer von 3 Monaten. Selbst nach dieser Zeit werden oftmals noch Schmerzen und Bewegungseinschränkungen angegeben.

Frakturen und Luxationen der Fußwurzel

Besteht keine Dislokation, so genügt die Behandlung mit einem Unterschenkelgehverband oder mit einer elastischen

Bandage. Dislozierte Frakturen und tarsometatarsale Luxationen werden reponiert und nachfolgend für 6–8 Wochen im Gipsverband ruhiggestellt.

Mittelfußknochen und Zehen

Ursachen: Quetsch- und Torsionsverletzungen (z.B. ein Auto fährt über den Fuß). Streßfrakturen.

Lokalisation: Basis des 1. Mittelfußknochens, subkapitale Mittelfußbrüche, quere Schaftfrakturen, Abrißfrakturen an der Basis des 5. Mittelfußknochens.

Tarsometatarsale Luxationsfrakturen: Frakturen oder Luxationsfrakturen an der Basis des 1. Mittelfußknochens und tarsometatarsale Luxationsfrakturen sind ernste Verletzungen, die eine Unterbrechung der Blutversorgung des Fußes zur Folge haben können.

Therapie: Stellen Sie die Art der Verletzung fest. Prüfen Sie die Blutversorgung und reponieren Sie Luxationsfrakturen sofort (s. o.). Anlage einer Gipsschiene und Hochlagerung des Fußes. Gipsabnahme nach 3 Wochen, Übungsbehandlung und Belastung nach 6 Wochen.

Übrige Frakturen: Nach Abklingen der Schmerzen und der Weichteilschwellung kann normales Schuhwerk verwendet werden. Bei erheblichen Schmerzen Anlage eines Gipsverbandes oder einer elastischen Bandage für 3 Wochen.

Streßfrakturen: Schonung und elastische Bandage. Weiterhin normales Gehen.

Zehen

- *Proximal:* Reposition, falls eine Achsenabweichung besteht.
- *Mitte:* Zehe strecken und an die Nachbarzehe schienen.
- *Distal:* Bei ernsten Verletzungen Hochlagerung des Fußes. Hämatomentlastung durch Nageltrepanation.

Röntgenuntersuchung bei Verletzungen der Wirbelsäule

Röntgenaufnahmen der Wirbelsäule sollten angefertigt werden, wenn ein Unfallpatient über diesbezügliche Schmerzen klagt. Denken Sie z. B. bei folgenden Verletzungen an eine mögliche Beteiligung der Wirbelsäule:

- Fersenbeinfrakturen beidseits: Kompressionsfrakturen der BWS oder LWS.
- Gesichtsschädelfrakturen: HWS-Verletzungen.
- Schädelverletzungen: HWS-Trauma, speziell C_1- und C_2-Frakturen. Achten Sie auf diese Verletzungen beim Betrachten der Schädelaufnahmen.
- Sternumluxation: BWS-Verletzung.
- Ankylosierende Spondylitis (M. Bechterew): multiple Frakturen der HWS und BWS.

Hinweise zur Beurteilung von Röntgenbildern nach Wirbelsäulentrauma

- Stellen Sie sich ein normales Bild der Wirbelsäule vor. Wenn Sie das Gefühl haben, bei einem Röntgenbild „stimmt etwas nicht", dann ist dies auch häufig der Fall. Betrachten Sie vor allem die Massae laterales der Halswirbelkörper. Diese sollten symmetrisch abgebildet sein. Falls nicht, fordern Sie Schicht- oder Schrägaufnahmen an, um die Facetten einzusehen.
- Achten Sie auf „leere" Wirbel. Dies kann ein Hinweis auf die Läsion von Dornfortsätzen sein.
- Achten Sie auf Positionen von C_1 und C_2. Die Massae laterales von C_1 sollten die lateralen Ränder von C_2 nicht überlappen. Falls zwischen der Ventralseite des Dens axis und der Dorsalseite des Arcus anterior von C_1 ein Abstand von mehr als 3 mm besteht, kann eine Instabilität vorliegen.
- Überprüfen Sie die Querfortsätze (Processus transversus). Sie sind bei Frakturen disloziert.
- Überprüfen Sie die paravertebralen Weichteile. Ein retropharyngealer Raum von mehr als 3 mm weist auf ein Hämatom hin. Die paravertebrale Pleura der linken Seite sollte parallel zur Aorta verlaufen. Falls nicht, ergibt sich der Verdacht auf ein Hämatom.
- Besteht eine offensichtliche Verletzung der Wirbelsäule, so stellen Sie sicher, daß zusätzliche Weichteilverletzungen, wie z. B. im Thorax-, Abdominal- oder Retroperitonealraum sowie mögliche Rückenmarksverletzungen ausgeschlossen oder präventiv versorgt sind, bevor weitere radiologische Untersuchungen durchgeführt werden.

Hinweise auf Instabilitäten der Wirbelsäule

- Komplette Luxation oder Verschiebung eines Wirbels
- Frakturen bei starrer Wirbelsäule (M. Bechterew)

- Hinweise auf eine pathologische Wirbelbeweglichkeit: Achsenabweichung, Abrißfrakturen, Weichteilschwellung vor den Wirbeln.

Literatur

Wicke, L.: Atlas der Röntgenanatomie, Urban & Schwarzenberg, München, 1980.

Verletzungen der Wirbelsäule

Stellen Sie möglichst genau fest, ob die Verletzung stabil oder instabil ist. Patienten mit instabilen Frakturen müssen keine Lähmung aufweisen, können aber durch unsachgemäße Behandlung gelähmt werden. Jede Kopfbewegung kann das Lumen des Spinalkanals einengen.

Struktur der Wirbelsäule

Es ist hilfreich, sich die Wirbelsäule aus 3 Säulen bestehend vorzustellen: eine *vordere*, die aus den Wirbelkörpern, den Bandscheiben und den longitudinalen Bändern besteht, eine *intermediäre*, die die kleinen Wirbelgelenke und die zugehörigen Bänder umfaßt, und eine *hintere*, die aus den Dornfortsätzen und den interspinalen Ligamenten besteht. Liegt eine „3-Säulen-Verletzung" vor, ist eine extreme Instabilität anzunehmen. Ist nur eine „Säule" betroffen, wie z.B. bei einer Kompressionsfraktur, bleibt die Wirbelsäule stabil.

Stabile Verletzungen	Instabile Verletzungen
Querfortsatzfrakturen Isolierte Dornfortsatzbrüche Kompressionsfrakturen	Luxationsfrakturen der BWS und LWS Frakturen bei starrer Wirbelsäule (z.B. M. Bechterew) Berstungsfrakturen (Sturz aus großer Höhe) HWS-Luxationsfrakturen Frakturen von Atlas und Axis
Behandlungsprinzipien: – Schmerztherapie – Bettruhe	 – schonender Transport zur Vermeidung einer Para- oder Tetraplegie (s. u.) – Reposition von Luxationen – Repositionsergebnis durch Zug oder interne Fixation sichern – spezielle pflegerische Maßnahmen bei einer bestehenden Para- oder Tetraplegie, um Komplikationen wie Dekubitus, Pneumonie oder Harnwegsinfekte vorzubeugen.

Spinaler Schock

Muskelkraft, Gefühl und Reflexe unterhalb der Rückenmarksläsion fehlen. Eine Restitution ist, falls sie erfolgt, innerhalb von 24 Stunden zu erwarten. Bei Funktionsstörungen, die länger als 48 Stunden anhalten, ist die Prognose schlecht. Selbst bei einer irreversiblen Schädigung des Rückenmarks kehren die perianalen und bulbocavernösen Reflexe nach einigen Tagen wieder zurück. Die Achillessehnenreflexe erscheinen nach Wochen wieder, die Rückkehr der Patellarsehnenreflexe kann Monate dauern.

Partielle Ausfälle

- *Spinalis-anterior-Syndrom:* Ausfall der Motorik bei erhaltener Sensibilität
- *Spinalis-posterior-Syndrom:* Sensibilitätsverlust bei erhaltener Motorik
- *Brown-Sequard-Syndrom:* Halbseitige Rückenmarksschädigung. Auf der Seite der Läsion Paralyse und Anästhesie, auf der Gegenseite gestörte Schmerz- und Temperaturempfindung einige Segmente unterhalb der Läsion.
- *Zentrale Rückenmarksschädigung:* Gewaltsame Überstreckung des Halses. Radiologisch ist oft keine Fraktur erkennbar. Ursächlich ist eine Gefäßverletzung anzunehmen. Inkomplette Tetraparese, wobei die oberen Extremitäten mehr als die unteren betroffen sind.

Die **Prognose** partieller Läsionen ist verständlicherweise gut.

Notfallmäßige Versorgung

HWS: Stabilisierung der Verletzung, d.h. Unterstützung von Kopf und Hals mit Polstern oder durch Anlage einer Halskrawatte (Schanzsche Krawatte).
Flexions- und Rotationsbewegungen vermeiden (nur nach ärztlicher Anordnung).
Längszug mit neutraler Kopfstellung empfehlenswert.

BWS/LWS: Spezielle Lagerung zum Transport. Anweisung der Hilfspersonen zum gleichmäßigen Anheben des Verletzten. Falls erforderlich, sollte der Patient wie ein Baumstamm bewegt werden.
Die Erhebung eines kompletten neurologischen Status sowie entsprechende radiologische Untersuchungen erfolgen in der Klinik. Eine Rückenmarksverletzung sollte nicht durch unsachgemäße Bergung des Verletzten verschlimmert werden.

Literatur

Kessel, F. K., Guttmann, L., Maurer, G.: Neurotraumatologie, Bd. 2, Urban & Schwarzenberg, München, 1971.

Akute hämatogene Osteomyelitis

Es handelt sich um eine Knochenerkrankung im Wachstumsalter. Sie kommt gehäuft bei Kindern und Kleinkindern vor. Bei Erwachsenen ist sie eher selten, sofern nicht ein Immundefekt oder ein Diabetes mellitus besteht. Häufigster Erreger ist *Staphylococcus aureus*; daneben auch *Streptokokken, Haemophilus influenzae,* Brucellen, Tuberkelbakterien, Spirochäten und Pilze. Bei Kindern und Erwachsenen, die an Sichelzellanämie leiden, sind häufig Salmonellen anzutreffen. Entsprechend der Pathologie dieser Erkrankung werden vermutlich aus infarzierten Darmabschnitten die Erreger hämatogen gestreut und siedeln sich dann in Knocheninfarkten an.

Symptomatik

Der Patient ist jung und weist in seiner Vorgeschichte bisweilen ein Trauma oder eine Haut- oder Atemwegsinfektion auf. Nach einigen Tagen entwickelt er Fieber und Krankheitsgefühl, gefolgt von Schmerzen, Rötung und Schwellung der erkrankten Körperregion. Meist wurde bereits mit einer Therapie begonnen, und das erkrankte Kind erscheint mit der Angabe, es sei eben ein wenig „bläßlich" und habe ein „Hinkebeinchen" (Pseudoparalyse).

Bei Neugeborenen sind 2 Verlaufsformen bekannt: eine lebensbedrohliche Septikämie, in deren Verlauf es zur manifesten Infektion eines Röhrenknochens kommt, und eine mehr benigne Form mit schleichender Symptomatik, aber ausgedehnten Knochenveränderungen, die oft multipel auftreten.

Pathologie

Die Erreger siedeln sich in den Metaphysen nahe den Wachstumszonen an. Zunächst entsteht eine Hyperämie, gefolgt von der Ausbildung einer phlegmonösen Entzündung der Markhöhle. Danach entstehen infektbedingte Thrombosen, die wiederum Knocheninfarkte und -nekrosen zur Folge haben (Knochensequester). Nach etwa 10 Tagen sind Reparaturvorgänge zu beobachten. Reaktiv wird neuer subperiostaler Knochen gebildet mit Lücken, die einen spontanen Übertritt von Eiter und Anteilen des Knochensequesters erlauben. Zum Teil werden nekrotische Knochenanteile auch resorbiert.

Röntgen

- Übersichtsaufnahmen lassen in den ersten 10 Tagen keine Auffälligkeiten erkennen.
- Die Durchführung eines Perfusions-Knochenszintigramms mit Technetium-99m erlaubt die Diagnose bereits in einem frühen Krankheitsstadium.
- Weitere szintigraphische Methoden, z. B. mit Gallium-67 und Indium-111, liefern gute Ergebnisse, sind aber nicht generell verfügbar.

- Schichtaufnahmen und CT können das Ausmaß von Sequestrierung und Hohlraumbildung dokumentieren.

Röntgenbefunde

- Weichteilschwellung als Frühsymptom
- fleckige Entkalkungen bilden sich in den Metaphysen nach etwa 10 Tagen aus.
- periostale Knochenneubildung
- subperiostale Knochenneubildung nach etwa 3 Wochen erkennbar
- Sequester erscheinen röntgendichter als das umliegende, eher osteoporotische Knochengewebe
- mit fortschreitender Ausheilung bildet sich wieder eine normale Knochendichte aus.

Laboruntersuchungen

Leukozytose, Linksverschiebung und BSG-Beschleunigung. Blutkulturen zum Erregernachweis. Bakterienkulturen mit Punktaten aus Gelenkempyemen.

Therapie

- Inzision zur Schmerzlinderung
- Antibiotische Therapie für 3–6 Wochen. Verordnung von z. B. Flucloxacillin-Saft (150 mg/5 ml) – bei Kindern unter 2 Jahren 2, 5 ml oral 6stündlich, bei 2- bis 10jährigen 5 ml oral 6stündlich; zusätzlich Fusidinsäure 5 ml tägl. bei 1- bis 5jährigen und 10 ml 12stündlich bei über 5jährigen. Bei schweren Krankheitsbildern und bei Erwachsenen sollten die Antibiotika parenteral verabreicht werden. Bei Infektionen mit H. influenzae Verwendung von Ampicillin oder Co-Trimoxazol.
- Drainage: nicht immer notwendig, vor allem dann nicht, wenn mit einer frühzeitigen antibiotischen Therapie begonnen wurde. Indiziert bei anhaltendem Fieber oder bei Ausbildung eines subperiostalen Abszesses (darüber Begleitödem).

Komplikationen

Chronische Osteomyelitis, metastatische Infektionsherde, Septikämie. Gelenkeinbruch mit Empyembildung, Störung des Längenwachstums durch Schädigung der Epiphysenfuge.

Literatur

Feer, E., Joppich, G., Schulte, F. J.: Lehrbuch der Kinderheilkunde. Gustav Fischer Verlag, Stuttgart, 1980.

Chronische Osteomyelitis

Sie kann auf eine akute hämatogene Osteomyelitis folgen. Häufiger ist sie aber sekundär nach der chirurgischen Versorgung offener Frakturen anzutreffen. Eine Osteomyelitis kann auch einen primär chronischen Verlauf nehmen.

Sekundär nach akuter hämatogener Osteomyelitis

Ein derartiger Verlauf sollte durch die frühzeitige und adäquate Behandlung einer akuten hämatogenen Osteomyelitis verhindert werden.

Symptomatik: Fistelbildung infolge persistierender Sequester oder resistenter Bakterienstämme.

Therapie: Konservativ. Nur trockene Verbandswechsel. Evtl. ergibt sich die Indikation für eine Sequestrotomie mit Einlage von Septopal-Ketten oder für eine komplette Resektion des erkrankten Knochengewebes unter antibiotischem Schutz.

Akute Rezidive mit spontaner Rückbildung können noch nach Jahren auftreten. Die meisten Patienten sind nicht behandlungsbedürftig, sofern sich nicht ein Abszeß ausbildet, der dann drainiert werden muß. Rezidive mit Resorptionshöhlen und persistierender gangränöser Entzündung können eine Amputation bedingen. Die Anlage einer geschlossenen Spül-Saug-Drainage nach Exzision der Knochennekrosen und der erkrankten Weichteile kann sinnvoll sein, um den sanierten Bezirk weiterhin zu bereinigen. Die Spülflüssigkeit kann dabei mit einem Antibiotikum versehen werden. Als Nachteil gilt die frühzeitige Verstopfung des Systems (oft schon nach Tagen). Septopalketten können ebenfalls in den Wundbereich eingelegt werden, um eine kontinuierliche lokale Antibiose zu erzielen.

Sekundär posttraumatisch

Diese Komplikation sollte vermieden werden, indem Patienten mit offenen Frakturen unverzüglich operativ behandelt werden. Nekrektomie, Reinigung der Fragmentenden und Antibiose, z. B. mit Benzylpenicillin 300–600 mg i. v. alle 6 Stunden für 5–10 Tage. Zudem z. B. Cefuroxim 750 mg i. v. alle 6–8 Stunden. Falls sich dennoch eine chronische Infektion entwickelt, sollten die o. g. Behandlungsmaßnahmen erfolgen. Hinzu kommt, daß eine Stabilisierung der Fraktur erreicht werden muß, wozu in der Regel ein Fixateur externe verwendet wird.

Sekundär nach endoprothetischem Gelenkersatz

Vermeidung durch strenge Asepsis und geeignete Antibiotikaprophylaxe (vgl. S. 122). Bei Infektion kann der Ausbau der Endoprothese notwendig werden. Später ist dann die

Reimplantation oder eine andere Form der Arthroplastik zu erwägen.

Exogene chronische Osteomyelitis

Brodie-Abszeß: Ausbildung für gewöhnlich nahe der Metaphysen der langen Röhrenknochen. Erreger werden abgekapselt, was zur Bildung von Hohlräumen mit umrissenen sklerosierten Grenzzonen führt.

Therapie
Operativ mit Drainage und Exzision der Abszeßwand. Prophylaktische Antibiose.

Knochentuberkulose verläuft meist klinisch blande, kann aber auch mit Schmerzen, Weichteilschwellung und Gelenkerguß einhergehen. Entwicklung einer Muskelatrophie. Die spontane Entleerung eines kalten Abszesses kann eine Fistelbildung nach sich ziehen. Bei der Wirbeltuberkulose kann es durch die Knochenzerstörung zum Zusammenbruch von Wirbelkörpern mit nachfolgender Paraplegie kommen (Pottsche Paraplegie – infolge Druckschädigung des Rückenmarks durch einen Abszeß oder einen zerstörten Wirbel). Dies ist die gravierendste Komplikation, die aber nur noch selten zu sehen ist.

Therapie
Bettruhe, Extensionsbehandlung zur Kontrolle deformierender Prozesse und Exzision von Knochennekrosen. Auch die Arthrodese großer Gelenke kann indiziert sein. Medikamentöse Therapie mit Tuberkulostatika.

Syphilitische Osteomyelitis ist selten geworden. Im Tertiärstadium der Erkrankung können eine diffuse Periostitis (mit Säbeldeformität der Tibia) oder lokalisierte Gummata auftreten, letztere mit Sequestern, Fistelbildung und pathologischen Frakturen. Bei Kindern mit kongenitaler Lues ist ein Befall der Epi- und Metaphysen typisch. Röntgenologisch sind dabei Sklerosierungsherde nahe der Wachstumszone erkennbar, die sich gegen Zonen mit verminderter Knochendichte abgrenzen lassen. Bei Erwachsenen finden sich periostale Auftreibungen mit ausgestanzten Bezirken.

Therapie
- Diagnose durch serologische Untersuchungen
- Ruhigstellung zur Schmerzlinderung und Prävention von Frakturen
- Spezifische antibiotische Therapie

Mykotische Infektionen führen zur Ausbildung von Knochengranulomen, Nekrosen und Eiterherden. Befallen sind vor allem die Enden der langen Röhrenknochen sowie die Wirbelkörper.

Ursache

Primäre Lungeninfektion mit Coccidiomycose, Cryptococcose, Blastomycose und Histoplasmose.

Therapie

- Amphotericin B
- Chirurgische Exzision

Literatur

Koslowski, L., Irmer, W., Bushe, K. A.: Lehrbuch der Chirurgie. Schattauer Verlag, Stuttgart, o. J.

Periphere Nervenverletzungen

Jedes Jahr erleiden zahlreiche Menschen Verletzungen peripherer Nerven. Die meisten benötigen irgendeine Art chirurgischer Behandlung.

Pathophysiologie

Neuropraxie: Der Nerv wurde gezerrt, blieb aber anatomisch unversehrt. Komplette Restitution innerhalb von Tagen oder Wochen. Keine axonale Degeneration.

Axonotmesis: Das Axon wurde unterbrochen, die Nervenhüllen blieben jedoch intakt. Distal kommt es zur Wallerschen Degeneration, gefolgt von Regenerationsvorgängen nach einer Latenzzeit von etwa 10 Tagen. Diese verlaufen entlang der Nervenscheide mit einer Geschwindigkeit von 1 mm tägl. Diese Verletzungsart findet sich beispielsweise bei geschlossenen Frakturen, Luxationen und bei Quetschungen.

Neurotmesis: Der Nerv wurde komplett durchtrennt oder irreversibel geschädigt. Häufige Ursachen sind offene Wunden, Überdehnung, Ischämie und Spritzenlähmungen. Wenn möglich, sollte hier eine operative Revision erfolgen. Die Prognose ist schlecht, wenn die Nervenenden nicht so angenähert werden können, daß eine axonale Regeneration zum richtigen Erfolgsorgan eintritt.

Diagnose

- Frage nach dem Unfallmechanismus. Besteht eine offene Wunde, eine Fraktur, ein vorheriger chirurgischer Eingriff oder eine längerfristige Immobilisierung, z. B. „Samstagnacht-Lähmung", (s. u.).
- Sorgfältige Untersuchung. Kenntnis der normalen Anatomie und Funktion der einzelnen Nerven. Nadelstichprobe. Vergleich der gesunden mit der kranken Seite.
- Ist die Haut denerviert, erscheint sie transparent und trocken. Sie fältelt sich nicht, wenn sie mit Wasser benetzt wird.
- Bei Nervenläsionen an den oberen Extremitäten bestehen charakteristische klinische Symptome.

Therapie

Geschlossene Verletzungen

- Bei Verletzungen mit erhaltener Nervenkontinuität kann eine spontane Restitution abgewartet werden. Eine Exploration ist nicht erforderlich.
- Druckschäden erfordern eine Entlastung, so z. B. bei äußerem Druck durch einen Gipsverband oder bei innerem Druck durch ein Karpaltunnelsyndrom.

Offene Verletzungen

- Primärversorgung (Nervennaht) innerhalb der ersten 24 Stunden wäre ideal. Voraussetzung ist jedoch ein nicht kontaminiertes Operationsfeld, eine adäquate Hautdekkung sowie ein geeignetes chirurgisches Instrumentarium.
- Sekundärversorgung erfolgt nach 7 Tagen. Die Neurome an den Nervenenden werden reseziert, und die verbliebene Lücke wird mit einem Nerventransplantat überbrückt (meist unter Verwendung des N. suralis).

Spezielle Nervenläsionen

N. medianus

Ursachen

Verletzungen am Ellbogen oder am Handgelenk (proximale oder distale Läsion).

Symptomatik

- *Proximale Läsion* (Ellbogen): Lähmung der Pronatoren des Unterarms und der Handgelenksbeuger, mit Ausnahme des M. flexor carpi ulnaris und der vom N. ulnaris versorgten Anteile des M. flexor digitorum profundus. Muskelatrophie am Unterarm und gestreckter Zeigefinger (Schwurhand).
- *Distale Läsion* (Handgelenk): Lähmung des M. opponens pollicis. Der Daumenballen ist atrophisch. Sensible Ausfälle an der Volarseite der Finger 1–3.

N. ulnaris

Ursachen

Verletzungen am Ellbogen oder am Handgelenk.

Proximal

Lähmung des M. flexor ulnaris und der vom N. ulnaris versorgten Anteile des M. flexor digitorum profundus. Überstreckung des Klein- und Ringfingers in den Grundgelenken. Lähmung der kleinen Handmuskeln mit Ausnahme der radialen 2 Mm. lumbricales und der Thenarmuskeln.

Distal

Lähmung des M. abductor digit. V und des M. flexor digit. V. „Krallenhand“ und Atrophie des Spatium interosseum I und des Hypothenar. Sensible Ausfälle an der ulnaren Handkante. Beim Versuch, ein Blatt Papier zwischen Daumen und Zeigefinger zu halten, wird der Daumen im Endgelenk gebeugt (Fromentsches Zeichen).

N. radialis

Ursachen
Frakturen und Luxationen im Bereich von Humerus und Ellbogen. „Krückenlähmung" (durch Druck in die Achselhöhle), „Samstagnacht-Lähmung" (Druck des Nerven gegen den Humerus, besonders im tiefen Schlaf oder Alkoholrausch, wenn der Arm längere Zeit über eine Stuhllehne hängt).

Symptomatik
„Fallhand". Lähmung des M. triceps und des M. brachioradialis bei proximaler Läsion. Sensible Ausfälle an der Radialseite des Unterarms und an der Dorsalseite der ersten beiden Finger.

Kombinationsschäden von N. ulnaris und N. medianus am Handgelenk

Ursachen
Schnittwunden, Quetschungen.

Symptome
„Krallenhand", Abflachung der radialen Handkante.

Verletzungen des Plexus brachialis

Plexusverletzungen entstehen meist bei der Geburt oder im Erwachsenenalter. Fast immer findet sich ein Trauma in der Vorgeschichte der Patienten.

Geburtsverletzungen können sich bei schwierigen Entbindungen ereignen und werden durch Zerrungen des Nervengeflechts verursacht (z. B. Steißgeburt).

Typen

- Erb-Duchenne (obere Plexuslähmung) betrifft C_5 und C_6. Der Arm hängt schlaff herab, der Unterarm ist proniert und das Handgelenk gebeugt („Kellner-Trinkgeld-Stellung").
- Klumpke (untere Plexuslähmung) betrifft C_8 und Th_1. „Krallenhand" infolge einer Parese der kleinen Handmuskeln, evtl. Horner-Syndrom bei einer Mitverletzung des Sympathikus.

Therapie

Krankengymnastik. Wenn die spontane Restutition schlecht ist, kann die Funktion durch einen Sehnentransfer vom M. triceps auf den M. biceps und von der Handgelenksbeugemuskulatur auf die -streckmuskulatur verbessert werden.

Prognose

Meist erfolgt eine spontane Rückbildung der Lähmung.

Bei Erwachsenen sind Plexusverletzungen stets traumatisch bedingt. Man unterscheidet dabei zwischen offenen (z. B. Schußverletzungen) und geschlossenen (z. B. Sturz, Zerrung bei Motorradunfällen durch forcierte Abduktion des Armes) Verletzungen. Die Läsion kann die Nervenwurzel, die Faszikel oder die Nervenäste betreffen.

Merke: Auf Begleitverletzungen achten, z. B. Schädel, Hals, Abdomen. Gefäßverletzungen können sich in Höhe der Verletzung oder bei Zerrungen auch proximal davon ereignen.

Therapie

- Schmerzlinderung. Behandlung von Begleitverletzungen. Geeignete Lagerung des betroffenen Armes.
- Bestehen Hinweise auf eine Gefäßläsion oder liegt eine offene Verletzung vor?
- Nach Möglichkeit primäre operative Revision. Ansonsten kann zu einem späteren Zeitpunkt eine mikrochirurgische Nerventransplantation durchgeführt werden.
- Bei geschlossenen Verletzungen genaue Lokalisation der Verletzung. Röntgenuntersuchung zum Ausschluß von Verletzungen im Halsbereich oder im Bereich der oberen Extremität. Mit einer zervikalen Myelographie können

Wurzelausrisse erkannt werden (traumatische Meningozele). Weitere Untersuchungen umfassen die Bestimmung der Nervenleitgeschwindigkeit und die Prüfung axonaler Reflexe (Bei intaktem spinalem Reflexbogen bildet sich nach intrakutaner Injektion von Histamin eine Schwellung und Rötung aus. Ein positiver Histamintest weist auf eine präganglionäre Schädigung hin. Ist der axonale Reflexbogen unterbrochen, besteht eine Läsion distal des Hinterwurzelganglions, wo die sensorischen Zellen liegen, und ist somit postganglionär.).

Prognose

- Die Restitution erfolgt langsam und meist unbefriedigend. Schlechte prognostische Zeichen bei kompletten Lähmungen sind Schmerzen, Horner-Syndrom und der Nachweis von zervikalen Meningozelen als Hinweis auf vollständige Wurzelausrisse.
- Sehnentransfer und Schultergelenksarthrodese können zu funktionellen Verbesserungen führen.
- Bisweilen sine Amputation und prothetischer Ersatz nicht zu vermeiden.

Ganglion

Ein Ganglion ist eine degenerativ bedingte zystische Schwellung, die von einem benachbarten Gelenk oder von einer Sehnenscheide ausgeht. Es enthält eine klare, visköse Flüssigkeit.

Lokalisation

- am Handrücken, ausgehend vom scapho-lunaren oder vom mittleren Karpalgelenk.
- an der radio-volaren Seite des Handgelenks steht es in Verbindung mit dem radio-karpalen oder radio-lunaren Gelenk.
- am Fingergrundglied entspringt es der Beugesehnenscheide.
- über der Dorsalseite eines Fingergelenks.
- am Fuß und gelegentlich im Bereich des Kniegelenks.

Symptomatik

Schmerzen, Einschränkung der Gelenkfunktion in unterschiedlichem Ausmaß. Der Patient empfindet es auch als kosmetisch störend. Die positive Diaphanie ist ein nützlicher Test. Ein Punktion, die oft mehrmals wiederholt werden muß, sowie die Injektion von Cortison, ist bei mehr als 60 % der Patienten eine zugleich diagnostische als auch therapeutische Methode.

Spontanverlauf und Therapie

50 % der Ganglien bilden sich spontan zurück. Gewaltsam bewirkte Rupturen sind mit einer hohen Rate an Rezidiven belastet. Die Exzision stellt die erfolgreichste Behandlungsmethode dar. Der Patient sollte aber darauf hingewiesen werden, daß auch nach einer Exzision ein Rezidiv auftreten kann.

Exzision

- Ausführung in Vollnarkose oder Regionalanästhesie.
- Blutsperre oder Blutleere.
- Die Hautinzision sollte lang genug sein, um den Ursprung des Ganglions von einem Gelenk oder einer Sehnenscheide klar zu identifizieren.
- Kann der Ursprung dargestellt werden, so wird er ligiert und nachfolgend das Ganglion exstirpiert. Ist dies nicht möglich, sollte versucht werden, den Teil der Gelenkkapsel, von dem es ausgeht, zu präparieren und zu excidieren.

Literatur

Nigst, H., Buck-Gramcko, D., Millesi, H.: Handchirurgie. Springer, Berlin, o. J.

Knochentumoren

Am häufigsten sind Knochenmetastasen von Mamma- und Prostatakarzinomen. Schilddrüsen- und Nierenmalignome metastasieren ebenfalls vorwiegend in das Knochensystem. Primäre Knochentumoren sind selten. Ihre Bedeutung liegt darin, daß sie meist bei jungen Leuten auftreten, eine schlechte Prognose haben und daß ihre Behandlung oftmals verstümmelnde operative Eingriffe erfordert.

Gutartige Tumoren

Sie sollten bei Beschwerden exzidiert oder kürettiert werden. Die verbleibenden Hohlräume können dann mit Knochenchips vom Patienten aufgefüllt werden.

Beispiele

Das *Osteoid-Osteom* kommt vorwiegend bei jungen, männlichen Patienten vor. Es verursacht lokalisierte Schmerzen in den langen Röhrenknochen, die gut auf Aspirin ansprechen. Radiologisch erscheint es als eine Osteolyse, die von einem Sklerosesaum umgeben ist.

Das *Chondrom* besteht aus hyalinem Knorpel und entwikkelt sich meist in den Phalangen, den Mittelhand- oder den Mittelfußknochen. Man unterscheidet En- und Ekchondrome, je nachdem, ob sie im Markraum oder an der Knochenoberfläche gelegen sind. Enchondrome können verkalken und Exostosen bilden. Multiple Enchondrome treten im Rahmen einer dominanten Erbkrankheit auf. Eine Chondromatose ohne Exostosen ist als M. Ollier bekannt.

Das *nicht ossifizierende Fibrom* ist ein Bindegewebstumor, der radiologisch als ovaler Kortikalisdefekt erscheint. Möglicherweise ist es gar kein Knochentumor sondern eine Entwicklungsstörung.

Maligne Tumoren

Untersuchungen

Radiologie: Pathognomonisch sind unregelmäßig begrenzte Osteolysen und die Zerstörung des Periostes mit lokaler Invasion. Das Knochenszintigramm mit 99m-Technetium ist für den Nachweis von Knochenmetastasen bedeutsam, bevor diese röntgenologisch zu erkennen sind. Die Angiographie zeigt die Vaskularisation des Tumorgewebes und seine Verbindung zum normalen Gefäßsystem. Das CT kann Details über die Beziehungen des Tumors zum umliegenden Gewebe vermitteln und damit die präoperative und strahlentherapeutische Therapieplanung erleichtern.

Biopsie: Eine offene Biopsie ist Voraussetzung für eine adäquate Therapie. Eine geschlossene oder Nadelbiopsie ist weniger zuverlässig, da sie zu wenig Untersuchungsmaterial liefert. Es verbleibt jedoch eine kleine Narbe. Die Methode ist vor allem bei Wirbeltumoren gebräuchlich, wobei die Biopsie unter Röntgendurchleuchtung erfolgt.

Das **Osteosarkom** kommt in den Röhrenknochen junger Leute (10–30 Jahre) oder bei vorbestehendem M. Paget vor. Die radiologischen Symptome umfassen Knochendestruktion, Invasion des Weichteilgewebes, kreisförmige Spiculae („Sonnenstrahlen") und periostale Abhebungen mit subperiostaler Knochenneubildung. Die Ausbreitung erfolgt hämatogen in die Lungen. Die klinische Symptomatik besteht in Knochenschmerzen, vor allem im Bereich des Kniegelenks, was als Osteomyelitis fehlgedeutet werden kann.
Die *Behandlung* besteht in der Amputation des Knochens proximal vom Tumor und adjuvanter Chemotherapie. Solitärmetastasen werden reseziert.
Prognose: 15 % der Patienten überleben 5 Jahre.

Das **Chondrosarkom** kommt bei älteren Leuten vor, meist in platten Knochen wie z. B. Rippen, Os ilium. Es entsteht meist *de novo*, kann aber auch aus vorbestehenden Chondromen erwachsen. Die Metastasierung erfolgt hämatogen in die Lungen, häufiger ist jedoch ein lokal invasives Wachstum. Der Tumor wächst langsam.
Die *Behandlung* erfolgt durch großzügige Exzision oder Amputation. Die verbleibenden Gewebsdefekte können prothetisch und/oder durch myokutane Lappenplastiken verschlossen werden.

Das **Osteoklastom** (Riesenzelltumor) tritt selten vor dem 20. Lebensjahr auf. Es findet sich an den Enden der langen Röhrenknochen, verursacht Osteolysen und kann sich als pathologische Fraktur manifestieren.
Die *Behandlung* erfolgt durch lokale Exzision, Rezidive sind jedoch häufig. Etwa 15 % metastasieren in die Lungen.

Das **Ewing-Sarkom** entwickelt sich im Markraum. Es befällt Kinder und Jugendliche und manifestiert sich als entzündliche Schwellung mit Fieberschüben, so daß differentialdiagnostisch eine Osteomyelitis auszuschließen ist. Es bildet kein Knochengewebe und metastasiert hämatogen rasch in die Lungen, die Leber und das Knochensystem.
Behandlung: Radio- und Chemotherapie.
Prognose: 35 % der Patienten überleben 5 Jahre.

Weitere primäre Knochentumoren sind das **Fibrosarkom** und das **Synovialzellsarkom**.

Literatur

Adler, C. P., Klümper, A.: Röntgenologische und pathologisch-anatomische Aspekte von Knochentumoren. Radiologe 17, 1977, 355.

Lumbo-sakrales Schmerzsyndrom („low back pain“)

Die meisten Patienten mit Schmerzen im Lumbosakralbereich weisen limitierte Gefügestörungen traumatischen oder degenerativen Ursprungs auf. Die Diagnostik umfaßt eine genaue Erhebung der Vorgeschichte sowie die klinische Untersuchung.

Häufige Ursachen des Schmerzsyndroms

- Lumbaler Bandscheibenprolaps
- Spondylolyse (Spaltbildung im Wirbelbogen, oft infolge einer Streßfraktur)
- Spndylolisthesis (Spondylolyse mit einer zusätzlichen Bandscheibenläsion führt zur Instabilität und zum Gleiten eines Wirbelkörpers nach vorn über den daruntergelegenen Wirbel)
- Coccygodynie: Schmerzen am Steißbein infolge eines lumbo-sakralen Bandscheibenschadens.
- Metabolische Knochenerkrankung: Osteomalacie, Osteoporose.
- Entzündung: Spondylitis ankylosans (M. Bechterew).
- Infektion: Tuberkulose, Staphylokokken.
- Neoplasma: Osteoid-Osteom, Metastasen, multiples Myelom.

Pathologie

Die Schwere der klinischen Symptomatik nimmt in folgender Reihenfolge zu: artikulär (Wirbelgelnke und benachbarte Strukturen) < dural (Zerrung der Dura) < nerval (Wurzelkompression).

Artikulär: Aus der Vorgeschichte ergibt sich, ob die Schmerzen intermittierend (machanisch bedingt) oder permanent (z.B. bei Malignomen, Infektionen usw.) auftreten und ob sie von der Körperhaltung abhängig sind.

- Lokale Muskelveränderungen feststellen. Der Schmerz bei einer Muskelläsion verschlimmert sich bei isometrischer Anspannung des Muskels oder bei Muskelarbeit gegen Widerstand.
- Schmerzen, die vom Bandapparat rühren, sind häufig vorhanden. Sie können signifikant sein, wenn sie das einzige Symptom darstellen.
- Gelenkschmerzen treten bei extremen Bewegungsausschlägen auf. Die pathologischen Veränderungen bei Arthrose oder bei der Spondylitis ankylosans führen bereits frühzeitig zur symmetrischen Einschränkung der Seitwärtsneigung der Wirbelsäule. Besteht eine innere Gefügestörung von Wirbelgelenken, so ist die Bewegungseinschränkung gewöhnlich asymmetrisch.

Dural: Der Schmerz ist diffus, strahlt aber nicht aus. Er kann sich auch auf ein anderes, vom Ort der Läsion entferntes Rumpfsegment projizieren.

Testverfahren:

- *Lasèguesches Zeichen:* beim Anheben des im Knie gestreckten Beins werden Schmerzen an der Beugeseite angegeben (L_5, S_1).
- *Dehnungsschmerz des N. femoralis:* Beugung des Kniegelenks, wobei der Patient auf dem Bauch liegt (L_4, L_5).

Die beiden Testverfahren können angewandt werden, um einen Schmerz zu provozieren, den der Patient kennt.

Nerval: Häufigste Ursache ist ein lumbaler Bandscheibenprolaps. Der Schmerz ist klar definiert und entspricht der Anatomie der betroffenen Nervenwurzel oder des zugehörigen Dermatoms.

- L_5 und S_1 sind am häufigsten betroffen. Schmerzen bestehen an der dorsalen Hüftregion, an der Oberschenkelbeugeseite und am lateralen Fuß.
- L_4 betrifft die seitliche Hüftregion und die Oberschenkelstreckseite.
- L_3 betrifft das Kniegelenk sowie die Ventralseite der Hüftregion.
- Schmerzen werden manchmal auch durch Husten oder Bücken ausgelöst. Zudem können Sensibilitätsstörungen auftreten.
- Das früheste und beständigste neurologische Symptom ist der Verlust eines Muskeleigenreflexes, wie z, B. S_1 – Achillesehnenreflex, L_{3-4} – Patellarsehnenreflex, L_5 – Tibialis-posterior-Reflex.

Ursachen

Lumbaler Diskusprolaps, Spinalstenose (verminderter Durchmesser des Spinalkanals), Cauda-Syndrom (die Kompression der Cauda equina kann zum irreversiblen Verlust der Blasenfunktion führen. Lähmungserscheinungen können an den Füßen und am Gesäß auftreten, entsprechend den Wurzeln S_1 und S_2. Sensibilitätsstörungen an den Lateralseiten der Beine und am Perineum, sog. „Reithosenanästhesie").

Untersuchungen

Vorgeschichte, klinische Untersuchung, Röntgenuntersuchung der Wirbelsäule, Myelographie, CT.

Lumbo-sakrales Schmerzsyndrom („low back pain") (Forts.)

Therapie

Konservativ

- Bettruhe, Analgetika, Streckbehandlung, Chirotherapie, Gewichtsreduktion, Stützkorsett. Bewegungsübungen (Schwimmen, Laufen), Krankengymnastik, Psychotherapie.

Operativ

- Entfernung einer prolabierten Bandscheibe (durch Fensterung oder durch mikrochirurgische Diskektomie).
- Chemonukleolyse (Auflösung der prolabierten Bandscheibe)
- Dekompression der Nervenwurzel („neurogene Claudicatio").
- spinale Dekompression (Laminektomie bei Spinalstenose und spinalen Metastasen).
- Wirbelfusion (Spondylolisthesis).

Literatur

Grote, W.: Neurochirurgie. Thieme, Stuttgart, 1975.

M. Paget (Ostitis deformans)

Diese Erkrankung unbekannter Ätiologie tritt mit zunehmendem Alter vermehrt auf. Obwohl jeder Knochen befallen sein kann, sind jedoch meist Becken, Femur, Tibia und Schädel betroffen. Die Knochen erweichen, werden dabei aber immer dicker und neigen zu pathologischen Frakturen.

Klinische Symptomatik

Eine zunehmende Knochenverdickung kann das einzige Symptom sein. Der Patient klagt möglicherweise, daß ihm der Hut nicht mehr paßt und der Schädel kann „verbeult" oder „kuppelförmig" erscheinen. Hautnah gelegene Knochen wie die Schlüsselbeine oder das Schienbein können ebenfalls charakteristische

Veränderungen aufweisen: die Klavikel nehmen an Größe zu und erscheinen deformiert, die Schienbeine verbiegen sich („Säbelscheidentibia"). Andere Patienten klagen über dumpfe, umschriebene Schmerzen, vor allem an den belasteten Knochen.

Untersuchungen

- Serumkalzium und -phosphat sind im Normbereich.
- Die alkalische Phosphatase ist hoch entsprechend der gesteigerten Osteoblastenaktivität.
- Hohe Urinkonzentration an Hydroxyprolin. Dies spiegelt einen gesteigerten Knochenumsatz wider.
- Im Knochenszintigramm ist eine vermehrte Isotopenaufnahme nachweisbar.
- Das Röntgenbild zeigt zugleich eine Sklerose und eine Osteoporose. Die Kortikalis ist verdickt und die Knochen sind deformiert. Typisch sind auch pathologische Frakturen. Die normale Knochenarchitektur ist zerstört.

Komplikationen

- Pathologische Frakturen
- In 5 % der Fälle Entwicklung eines Osteosarkoms.
- Die gesteigerte Vaskularisierung des Paget-Knochens, der damit funktionell wie eine AV-Fistel wirkt, kann zur Herzinsuffizienz führen.
- Schwerhörigkeit infolge einer Einengung der Durchtrittsöffnungen der Hörnerven bei Schädelbefall.
- „Facies leontina" (Löwengesicht) infolge der Verdickung der Knochen des Gesichtsschädels (eher selten).
- Sekundäre Arthrose von Gelenken, die in der Nähe von deformierten Knochen gelegen sind. Die Inzidenz für arthrotische Veränderungen scheint aber bei Patienten mit M. Paget nicht überdurchschnittlich hoch zu sein.
- Paraplegie infolge eines Wirbelbefalls findet sich selten.

Therapie

Kalzitonin bewirkt eine Schmerzlinderung und kann auch neurologische Komplikationen mildern wie z. B. Schwerhörigkeit infolge einer Beteiligung des Mittelohrs. Bei der Verwendung von Schweine-Kalzitonin können sich Antikörper bilden, daher ist das weniger immunogene Lachs-Kalzitonin für eine Langzeittherapie besser geeignet.
Dosierung: 80–160 U 3mal pro Woche s.c. oder i.m. Anhand der Urinausscheidung von Hydroxyprolin kann der Therapieeffekt beurteilt werden.
Nebenwirkungen: Übelkeit, Erbrechen, Sensibilitätsstörungen, lokale Reaktion an den Injektionsstellen.

Erkrankungen der Großzehe

Hallux valgus

Typisches Erscheinungsbild ist die Prominenz des 1. Mittelfußköpfchens und die laterale Deviation der Großzehe durch Zug der Extensoren. Mit der Zeit bildet sich ein schützender Schleimbeutel über dem Mittelfußköpfchen aus und die Großzehe nähert sich an oder überlappt gar ihre seitlichen Nachbarn.

Ursachen

- Angeboren, oft familiär, ähnlich einem Metatarsus primus varus (der 1. Mittelfußknochen steht medialwärts und ist rotiert).
- Erworben bei Übergewichtigen mit Ausbildung eines Spreizfußes.

Symptome

Selbst eine erhebliche Hallux-valgus-Deformität kann symptomlos sein und der Patient beklagt lediglich die Deformität und die Verbreiterung des Vorfußes. Schmerzen treten gewöhnlich bei einer Entzündung des Schleimbeutels, bei der Ausbildung einer Hammerzehe oder in den Mittelfußköpfchen als Folge der Spreizfußdeformität auf.

Therapie

Konservativ

- Korrektes Schuhwerk. Schutzverband über dem Schleimbeutel.
- Fußgymnastik oder Einlagen bei Metatarsalgien.

Operativ

- Operation nach Keller-Brandes: Exzisionsarthroplastik. Eindrittelresektion der Großzehengrundphalanx und Revision des Mittelfußknochens.
- Einfache Bursektomie und Abtragung des prominenten Knochens an der Medialseite des 1. Mittelfußköpfchens.
- Verschiedene Osteotomieverfahren, die vorwiegend bei jüngeren Patienten (unter 50 Jahren) angewandt werden.

Hallux rigidus

Die Großzehe ist gerade (nicht leicht valgisiert wie normal). Schwielenbildung an der Dorsalseite des Großzehengrundgelenks, das eine verminderte Dorsal- und Plantarflexion aufweist.

Ursachen

- Angeboren infolge eines zu kurzen 1. Mittelfußknochens.
- Erworben als Folge einer wiederholten Traumatisierung des Großzehengrundgelenks.

Symptome

Schmerzen vor allem beim Gehen. Meist beidseitiges Auftreten der Deformität.

Röntgen

Arthrotische Veränderungen am Großzehengrundgelenk.

Therapie

Heranwachsende und junge Patienten

- Spezielle Einlagen zur Schmerzlinderung. Bei persistierenden Beschwerden ist eine Osteotomie zu erwägen.

Ältere Patienten

- Einlagen bis ein geeigneter orthopädischer Schuh angefertigt ist.
- Arthroplastik nach Keller-Brandes.
- Arthrodese

Arthroplastik

Sammelbezeichnung für chirurgische Gelenkeingriffe, die eine Schmerzlinderung, Verbesserung der Gelenkbeweglichkeit und Gelenkstabilisierung zum Ziel haben.

Methoden

- Resektion
- Interposition
- Partieller oder kompletter Ersatz einer oder beider Gelenkflächen. Dies wurde ermöglicht durch Fortschritte in der Biotechnologie und die Entwicklung von inerten Metallegierungen und Kunststoffkomponenten zur Gelenkprothetik, die paßgerecht gestaltet wurden (für gewöhnlich ersetzt dabei ein Kunststoffteil die konkave und das Metall die konvexe Gelenkfläche). Beide Komponenten können poliert und sterilisiert werden.

Beispiel: Totale Hüftgelenksendoprothese

Indikationen

- Arthrose und rheumatoide Arthritis, wenn Schmerzen und Gelenksteife den Schlaf, die Arbeit und die üblichen Verrichtungen des täglichen Lebens stark beeinträchtigen.
- Befall mehrerer Gelenke.
- Avaskuläre, deformierende Hüftkopfnekrose (bei älteren Patienten).

Infektionsverhütung: Ultrareine Klimasysteme und prophylaktische Antibiose vor und nach der Operation haben die allgemeine Infektionsrate auf weniger als 2 % dezimiert.

Ultrareine Klimaanlagen und spezielle OP-Kleidung: Die Luft in konventionellen OP-Sälen wird so gefiltert, daß etwa 20mal/h ein Luftaustausch erfolgt. Durch Anwendung eines unidirektionalen Laminar-Flow-Systems kann pro Stunde ein mehr als 300facher Luftaustausch erzielt werden. Dieses Verfahren sowie der Gebrauch spezieller OP-Kleidung, die eine physikalische Barriere zwischen Chirurg und Patient errichtet (und damit auch gegenüber den Bakterien), bewirkt eine deutlich verminderte Infektionsrate bei der Gelenkendoprothetik.

Prophylaktische Antibiose: Systemisch oder lokal, letzteres durch Vermischung mit dem Knochenzement oder durch Infiltration des Wundbereichs. Breitspektrumantibiotika, wie z. B. Cephalosporine, werden zu OP-Beginn und 6 und 12 Stunden postoperativ verabreicht. Alternativ können Flucloxacillin oder Ampicillin verwendet werden, die zusammen mit der Prämedikation gegeben und über 14 Tage postoperativ täglich oral verordnet werden. Lokal wirksame Antibiotika, wie Penicilline und Chloramphenicol, in die Wunde instilliert, tragen ebenfalls zu einer Verminderung von Wundinfekten bei; ihre Vermischung mit Knochenzement bleibt jedoch unbestritten die Methode der Wahl.

Operationstechnik: Darstellung des proximalen Femurs und des Acetabulums. Resektion des Hüftkopfes. Am Femur wird der Markraum ausgehöhlt und das Acetabulum wird ausgefräst, bis die neue Hüftpfanne eingepaßt werden kann. Danach werden Pfannen- und Femurprothese eingepaßt und mit Knochenzement verankert. Reposition des Gelenkes und Prüfung der Stabilität. Schichtweiser Wundverschluß.

Komplikationen

Intraoperativ

- Verletzung des N. ischiadicus bei mangelhafter Operationstechnik.
- Ungenaue Positionierung der Hüftpfanne kann zu Luxation oder Fraktur des Femurschaftes führen.
- Absorption von Monomeren des Knochenzements kann einen Kreislaufkollaps oder einen Herzstillstand bewirken.

Postoperativ

- Tiefe Beinvenenthrombose.
- Infektion
  - Frühinfekt, innerhalb von 3 Monaten (vgl. Prophylaxe).
  - Spätinfekt, infolge einer sonstigen hämatogen verschleppten Infektion. Patienten mit Endoprothesen sollten vor Problemeingriffen (Zahnarzt, Operationen am Urogenitalsystem, an der Galle, am Magen und Ösophagus sowie am Kolon) eine Antibiotikaprophylaxe erhalten.

Spät postoperativ: Lockerung, periartikuläre Verkalkungen.

Langzeiteffekte: Absorption von Metallteilchen (?).

Literatur

Cotta, H., Schulitz, K.-P.:Der totale Hüftgelenkersatz. Thieme, Stuttgart, o.J.

12 Trauma

12 Trauma

Gefäßverletzungen

90% resultieren aus Durchspießungsverletzung. Die Häufigkeit von Gefäßverletzungen durch stumpfes Trauma ist vergleichbar mit der von Verkehrsunfällen oder Knochenbrüchen. Sicherheitsgurtverletzungen können kreisförmige Einrisse in der Aortenintima verursachen. Iatrogene Ursachen liegen in zu engen Gipshülsen und in versehentlichen intraarteriellen Injektionen von Medikamenten, z. B. von Krampfaderverödungsmitteln. Rasche Diagnose und unverzügliche adäquate Behandlung können lebensrettend sein.

Verletzungstypen

Einstiche, Quetschungen, Zerreißungen oder Zerschneidungen.

Einstiche und **Zerschneidungen** führen gewöhnlich zu Blutungen. **Quetschungen** können zum Gefäßverschluß durch Aufrollen von Intimateilen (Gefäßwandteilen) führen. **Zerreißungen** können ohne Blutverlust infolge von Gefäßretraktion und somit intraluminarem Verschluß verlaufen.

Beurteilung des Patienten

Auf eine peinlichst genaue Untersuchung des Patienten ist besonderes Augenmerk zu legen. Der Status der körperfernen Kreislaufsituation muß erhoben und aufrechterhalten werden – körperferne Pulse, Temperatur, Hautfarbe, Kapillardurchblutung und Venenfüllung. Achten Sie auf fehlende körper ferne Pulse oder pulsierende Blutergüsse. Bei akuten Schwellungen ist die Doppler-Untersuchung hilfreich; diese kann falsch positiv ausfallen: Bei Patienten im Schock wiederholt man die Untersuchung nach Wiederbelebungsmaßnahmen (Reanimation). Bestehen Anzeichen einer sich verschlechternden Kreislaufsituation, lassen Sie sofort eine Arteriographie (Röntgenkontrastmittel-Gefäßuntersuchung) durchführen.

Grundsätze des raschen Handelns

- Stillung der Blutung durch direkte Kompression
- Schockbekämpfung durch Wiederbelebungsmaßnahmen (siehe S. 146 „Schock“)
- Beobachtung der körperfernen Durchblutung – Blutarmut – Röntgenkontrastmittel-Gefäßuntersuchung (Arteriographie), wenn nicht offensichtlich ein Knochenbruch vorliegt
- Orientierende Untersuchung der Einstichwunde. Zur Sicherheitskontrolle erfordert dies die sachverständige Freilegung des Gefäßes körpernah und körperfern der Einstichstelle.
- Vermeidung von Verlagerungen des Patienten nach Knochenbrüchen

Komplikationen nach Gefäßverletzungen

Frühe
- Blutung
- Thrombose
- falsches Aneurysma

Späte
- zweizeitige Blutung
- arteriovenöse Fisteln
- falsches Aneurysma
- Gefäßinsuffizienzen
- ischämische Muskelkontrakturen (Muskelverkürzungen)

Indikationen zur Operation

Anzeichen von Gefäßinsuffizienzen; unstillbare Blutungen, sich vergrößernde Blutergüsse, Gefäßzerreißungen.

Operationsmethoden

- Einstiche und saubere Zerreißung: primäre Naht
- Ausgedehnte Zerreißungen und Intimaläppchen: Herausschneiden und Rekonstruktion mit Venenflicken oder Herausschneiden und primäre Gefäßnaht (Anastomose).
- Innerhalb des Gefäßes liegende Blutergüsse, Gefäßwandzerreißungen, Intimazerreißungen: Herausschneiden und Dazwischensetzen eines Transplantates

Beachte: Versorgen Sie den verletzungsfernen Gefäßabschnitt mit Heparin. Eine Transplantationsinterposition wird notwendig zur Erzielung einer spannungsfreien Gefäßnaht bei Anastomosen oder Stenosen (Verengungen) oder bei ausgedehnter lokaler Verschmutzung.

Bauchverletzungen

Ursachen

- *stumpfe Verletzungen:* Verkehrsunfälle, Verletzungen in Industriebetrieben, Sportunfälle
- *Stichverletzungen:* Durchspießungsverletzungen, Pfählungsverletzungen

Beachte: Wiederbelebungsmaßnahmen müssen möglicherweise während der Untersuchung durchgeführt werden.

Anamnese

Verletzungsadäquate Krafteinwirkungen? Forschen Sie nach in die Schulter ausstrahlenden Schmerzen, Flankenschmerzen; fragen Sie nach dem Unfallhergang (Stellung des Verletzten zum Unfallzeitpunkt usw.)

Beurteilung des Patienten

Ist der Patient im Schock? Finden sich irgendwo Quetschungen, die von erhöhtem Druck herrühren? Messen und notieren Sie den Bauchumfang für zukünftige Messungen; notieren Sie Schwellungen und lokalisierte Abwehrspannungen. Prüfen Sie, ob ein Beckenkompressionsschmerz vorliegt; untersuchen Sie den Patienten rektal und beobachten Sie, ob sich Blut am untersuchenden Finger zeigt; lassen Sie den Patienten urinieren; denken Sie an Harnröhrenverletzungen. Liegen sonst noch irgendwo andere Verletzungen vor – z. B. Kopf, Rippen, Wirbelsäule, usw.?

Untersuchungen

- Röntgenaufnahmen des Brustkorbs (möglichst in aufrechter Position): Achten Sie auf Zwerchfellverletzungen, milznahe Rippenbrüche und auf eine Luftsichel unter dem Zwerchfell, die z. B. von zerstörten Eingeweiden herrühren kann.
- Röntgenaufnahmen des Bauchraumes in stehender Position und in Rückenlage: Achten Sie auf Milz- und Nierenschatten, die Position der Magenluftblase und evtl. deren unübliche Position, den Psoas-Schatten – ist er beim Bluterguß „verwaschen"? Achten Sie auf Beckenbrüche.
- Peritoneal-Lavage ist eine sichere Methode zum Nachweis von Blutungen im Bauchraum.
- Ausscheidungsurogramm, Röntgenkontrastaufnahmen, Gefäßkontrastdarstellungen (Arteriographie) und Computertomographie sind gegebenenfalls indiziert.

Indikationen zur operativen Eröffnung des Bauchraumes

- Verstümmelung
- Schußverletzungen (90 % verursachen Verletzungen im Bauchraum)

- Erhebliche Blutmengen bei der Peritoneal-Lavage.
- Ausgedehnte Abschürfungen oder in die Schulter ausstrahlender Schmerz
- Fortbestehender Schock trotz Wiederbelebungsmaßnahmen (Reanimation)
- Freie Luft unter dem Zwerchfell
- Fortschreitende Peritonitis

Eröffnen des Bauchraumes

Mediale oder *paramediale Schnittführung* in einiger Entfernung jeglicher Stichverletzung; untersuchen Sie jedes Organ der Reihe nach (siehe Eröffnen des Bauchraums S. 810); notieren Sie, was Sie finden! Denken Sie daran, daß oft Verletzungen von mehr als einem Organ vorliegen. Wenn das Bauchfell (Peritoneum) eröffnet ist, können Sie auf ausgedehnte Blutungen stoßen. Denken Sie daran, Blutkonserven bereitzuhalten; entfernen Sie zuerst Blutkoagel. Wenn es stark blutet, stillen Sie die Blutung mit Bauchtüchern; entfernen Sie diese langsam und kontrollieren und stillen Sie dann die Blutungen der Reihe nach.

Behandlungsstrategie bei den einzelnen Organverletzungen

Milz Wenn sie verletzt ist, sollte man sie entfernen; bei geringfügigen Verletzungen versucht man sie zu erhalten (Klebung mit Fibrin und Kollagenvlies); Milzentfernung oder Umhüllung des Organs mit einem Gewebenetz aus Vicryl.

Leber Drainage von kleineren Verletzungen mit nahegelegenen Saugdrainagen oder weichen Drains (z. B. Jackson-Drainagen), die man durch die Bauchdecke immer unterhalb der Verletzung ausleitet, um einen kontinuierlichen Abfluß zu gewährleisten. Schwerere Verletzungen sollten exploriert (untersucht) werden; gegebenenfalls Blutstillung durch Naht oder Ligatur, dann erst sollte in jedem Fall eine Drainage erfolgen. Wenn dies nicht zum Erfolg führt, ist eine sogenannte Netzplombe (Omentium majus) zu empfehlen, die zur Deckung der Verletzung benutzt werden kann, und deren Enden mit Catgut vernäht werden. Wenn keine dieser Methoden anwendbar ist, muß eine Lappen- oder Segmententfernung durchgeführt werden. Eine zeitlich begrenzte Blutungsminderung kann durch das Abklemmen des Ligaments (Pringle-Manöver) erreicht werden. Falls eine Blutung durch eine intrahepatische Venenverletzung verursacht wird, kann eine Inspektion der V.cava inferior ober- und unterhalb der Leber die Identifikation der blutenden Vene erleichtern.

Niere Wenn sie zerstört ist, führen Sie eine Nephrektomie durch; prüfen Sie vorher mit Hilfe eines i.-v.-Urogramms, ob die Funktion der anderen Niere gewährleistet ist; versuchen Sie, möglichst die Niere wiederherzustellen oder nur ein Teil der Niere zu entfernen.

Darm Verschließen Sie kleinere Darmverletzungen mit Einzelknopfnähten. Bei Mitverletzungen des Mesenteriums versuchen Sie, den Defekt zu reparieren, und resizieren Sie den z. B. minderdurchbluteten Darmabschnitt. Danach erfolgt möglichst eine End-zu-End-Darmnaht (Anastomose). Mobilisieren Sie den Zwölffingerdarm, falls Sie dort eine Verletzung erwarten. Perforationen sind im extraperitonealen Teil leicht zu übersehen. Legen Sie eine Jejunostomie als Ernährungsmöglichkeit an, falls die extraperitoneale Darmverletzung saniert wird. Bei Zökumverletzungen besteht die Möglichkeit, die Verletzung in eine Zökostomie umzuwandeln. In anderen Fällen wird der verletzte Darmteil verlagert und ein doppelläufiger Anus praeter naturalis angelegt. Bevorzugen Sie die Resektion bei ausgedehnten Darmverletzungen; legen Sie in jedem Fall einen Anus praeter naturalis an, wenn Sie Zweifel an der Anastomosensicherheit (-dichtigkeit) hegen.

Magen Verschließen Sie Verletzungen mit Vicryl oder PDS-Naht; legen Sie eine Magensonde.

Bauchspeicheldrüse Entfernen Sie den verletzten Pankreasschwanz und drainieren Sie ausreichend das Resektionsgebiet; Whipplesche OP wird bei Pankreaskopfverletzungen durchgeführt (Pankreaskopf- und Zwölffingerdarmentfernung).

Literatur

Bewes, P. C.: Open and closed abdominal injuries. Br J Hosp Med, 29, 1983, 402–10.

Blumgart, L. H.: Hepatic resection. In Taylor, S. (Ed.): Recent advances in surgery, 10. Churchill Livingstone, Edinburgh 1980, 1–26

Odling-Smee, W.: Abdominal injuries. Surgery, 1, 1984, 348–53.

Brustkorbverletzungen

25% der Brustkorbverletzungen mit tödlichem Ausgang sind auf direkte Verletzungen zurückzuführen. 50% der Patienten, die an multiplen Verletzungen versterben, haben zusätzlich eine nicht unerhebliche Brustkorbverletzung. Offene Verletzungen werden von Messerstichen oder Schußwaffen verursacht, geschlossene Verletzungen werden häufig nach stumpfer Direktverletzung, Aufprallverletzung und Sprengstoffexplosionen gesehen. Straßenverkehrsunfälle liegen in der Häufigkeit an erster Stelle.

Offene Verletzungen

Komplikationen sind
- Pneumothorax („falsche Lungenluft“)
- Hämothorax (Blut in der Brusthöhle)
- intrathorakale direkte Lungenverletzung oder Gefäßverletzung
- Infektion

Leitfaden für Behandlungsstrategien

Ziele sind die Aufrechterhaltung und Überwachung von Ventilation und Zirkulation und die Stillung von Blutungen.
- Kurze Anamnese.
- Überprüfen Sie Pulse und Blutdruck; legen Sie mindestens 2 intravenöse Zugänge für schnelle Flüssigkeitssubstitution.
- Laborwerte (Hämoglobin, Hämatokrit, Blutgasanalyse, Blutgruppe, Kreuzprobe).
- Bedecken oder verschließen Sie luftziehende Brustkorbwunden; bei fehlendem Atemgeräusch (Auskultation) auf der verletzten Brustkorb bei instabiler Kreislaufsituation drainieren Sie die verletzte Brustkorbseite (Pneumo-/Hämatothorax).
- Notieren Sie die Flüssigkeitsmenge der Drainage; zu Beginn ist diese beträchtlich, später verringert sie sich zusehends, wenn sich die Lunge wieder ausdehnt.
- Falls der Patient kreislaufstabil ist, lassen Sie eine Röntgenaufnahme des Thorax im Stehen durchführen.
- Persistierender Schock oder Blutungen sind Indikationen zur Operation (Eröffnung des Brustkorbes/Thorakotomie).
- Aortographie, Kontrastmittelbreischluck mit wasserlöslichem Kontrastmittel (Gastrographin) und Peritoneallavage können erforderlich sein.

Geschlossene Verletzungen

Komplikationen sind Frakturen einzelner Rippen und Rippenserienbrüche, Verletzungen der Aorta oder deren Abgänge, Herzmuskelquetschungen oder -einriß, Zwerchfellrisse oder Speiseröhre-Ein- oder -Abrisse; Explosionsverletzungen gehen einher mit intraalveolären Blutungen, Blutergüssen im Lungengewebe und Hypoxie.

Leitfaden für Behandlungsstrategien

Ziele sind die Aufrechterhaltung und Stützung der Ventilation sowie der Ausgleich von Blutverlust.

- Falls der Patient im Schock bleibt, ist außer lebensrettenden Sofortmaßnahmen (Reanimation) unbedingt die Eröffnung des Brustraumes angezeigt (Thorakotomie, Laparotomie)
- Zwerchfellrisse können sofort (einzeitig) oder jederzeit bis Wochen nach dem Unfallereignis (zweizeitig) eintreten; fahnden Sie nach Darmanteilen (Magen, Dickdarm) im Brustraum; überprüfen Sie bei allen Laparotomien unbedingt das Zwerchfell und suchen Sie es nach Einrissen oder sonstigen Verletzungen ab.
- Hautemphyseme im Hals-/Schlüsselbein-/Mediastinumbereich (klinisch auch auf der Röntgenaufnahme) sind verdächtig bei Speiseröhren-Ein- bzw. -Abrissen.
- Stumpfe Herzverletzungen können zu Herzbeuteltamponaden führen oder zu EKG-Veränderungen, die einen „Infarkt" vortäuschen können; falls der Verdacht auf eine Herzbeuteltamponade besteht (Blutdruckabfall, Jugularvenendruck erhöht, QRS-Komplex-Veränderungen im EKG), kann eine Diagnosesicherung durch direkte pericardiale Punktion mit anschließender Blutaspiration erfolgen. Dies spart Zeit bis zur Thorakotomie. Die meisten Herzbeuteltamponaden werden durch einen Einriß im rechten Vorhof verursacht. Bachten Sie die Möglichkeit einer Bypass-Operation.
- Rippenserienfraktur und Lungenquetschung. Viele Patienten entwickeln eine Hypoxie und benötigen mechanisch unterstützte Beatmung. Andere wiederum brauchen Volumensubstitution in Form von Blutkonserven oder FFP (frisch gefrorenes Plasma), intravenöse Diuretika (z. B. Furosemid 20 mg alle 12 h für 72 Stunden), Methylprednisolon (30 mg/kg Körpergewicht für 72 Stunden), häufiges Absaugen der Lungengewebesekretion und Frühmobilisation.
- Benutzen Sie die Aortographie bei Patienten mit stabilen Kreislaufverhältnissen zur Diagnosesicherung einer Gefäßverletzung; bei instabilen Kreislaufverhältnissen ist der Thorakotomie (Brustkorberöffnung) der Vorzug zu geben.

Beachte: Alle Patienten mit Brustkorbverletzungen benötigen ausreichend Analgesie; geben sie abwechselnd Morphine und/oder Interkostalblockade mit Lokalanästhetika.

Literatur

Trinkle, J. K. und Richardson, J. D.: In: Carter, D. und Polk, H. C. (Eds.): Thorakic injuries in trauma, Butterworths, London 1981, 66–98

Urogenitale Verletzungen

Schätzungsweise betrifft dies nur 3% der Patienten mit multiplen Verletzungen. Stumpfe oder spitze Krafteinwirkungen sind dafür verantwortlich. Denken Sie an das Risiko iatrogener Verletzungen bei Operationen im Becken-/Bauchraumbereich.

Nierenverletzungen

Verletzungsverdächtig von der Anamnese her, vom Füllungszustand oder von Auffälligkeiten im Lendenbereich her (Prellmarken).

Diagnose

- Intravenöse Urographie und Nierengefäßdarstellung, falls die Nieren nicht arbeiten (Kontrastmittel ausscheiden); diese Untersuchungsmethode bietet eine 90%ige Sicherheit.
- Ultraschalluntersuchung (Sonographie)
- Computertomographie

Leitfaden für Behandlungsstrategien

- Konservative Behandlung, falls der Patient kreislaufstabil mit noch einer arbeitenden Niere ist. Am besten Bettruhe, Analgesie und Blutersatzstoffe (Infusion). Mehr als 80% der Patienten erholen sich unter dieser Behandlung.
- Operative Exploration bei Nierengefäßverletzungen, kreislaufinstabilen Patienten und Durchspießungs- oder Pfählungsverletzungen. Falls Sie bei der Laparotomie in der Nierenfettkapsel oder im Retroperitoneum einen Bluterguß finden, lassen Sie diesen unberührt, falls er nicht an Größe zunimmt.

Harnleiterverletzungen

Das untere Harnleiterdrittel kann leicht bei operativen Eingriffen im Beckenbereich verletzt werden. Stumpfe Verletzungen (Pfählungen) führen zu direkten oder Organverletzungen.

Leitfaden für Behandlungsstrategien

Sofortige operative Reparatur in Form von End-zu-End-Anastomose über eine vorübergehende endoluminäre Schienung (Stent, Doppel J-Katheter) zeigt gute Ergebnisse bei iatrogenen Verletzungen.

Der Versuch einer operativen Reparatur oder Wiedereinpflanzung des Harnleiters ist bei Ab- oder Einrissen in Höhe des Nierenbeckenkelchsystems oder der Blase gerechtfertigt. Pfählung- oder Stichverletzungen sollten – je nach Verletzungsausmaß – in Form von primärern Reparatur, Anlegen eines Uretherstomas oder Entfernung einer Niere (Nephrektomie) versorgt werden. Höhlenbildung durch

z. B. Einblutungen nach Pfählungsverletzungen können einige Tage nach dem Unfallereignis (zweizeitig) Durchblutungsstörungen des Harnleiters hervorrufen. Das Anlegen eines Nehrostomas und die spätere Harnleiterrekonstruktion (nach einigen Wochen) kann hier hilfreich sein.

Blasenverletzungen

Verdächtig nach spitzen Verletzungen oder Beckenfrakturen. Blutiger Urin oder Blut aus der Harnröhre sind sichere Zeichen. Bestätigt werden sie durch eine Zystographie oder eine retrograde Urethrographie (Kontrastmittelröntgen der Blase und der ableitenden Harnwege).

Leitfaden für Behandlungsstrategien

- Kleine extraperitoneale Verletzungen: Katheterdrainage
- Größere Zerreißungen: Schichtweise – Nahttechnik und Drainage

Harnröhrenverletzungen

- **Ursachen**: Verkehrsunfälle, iatrogene Verletzung während des Katheterisierens
- **Bewertung**: Die rektale Untersuchung kann eine „Prostatalücke" oder eine „fehlende Prostata" als Zeichen einer membranösen Harnröhrenverletzung bei Beckenbruch enthüllen. Eine Kontrastmitteluntersuchung mit wasserlöslichem Kontrastmittel der Blase und Harnröhre (Zysto-Urethrographie) ist weiter hilfreich.

Leitfaden für Behandlungsstrategien

- Anlage eines suprapubischen Katheters; häufigere Kontrastmitteluntersuchungen für 3–4 Wochen; falls sich eine Harnröhrenverengung zeigt, erfolgt die operative Harnröhrenschlitzung.
- Falls eine Laparotomie erforderlich ist, sollte die Blase eröffnet werden und ein Katheter, der die Harnröhre schient, die Blase und den verletzten Bereich drainiert, eingelegt werden.

Penisverletzungen

Sie kommen in der Industrie, bei zivilen oder militärischen Feindseligkeiten (z. B. Explosionen) und bei bizarren Sexualpraktiken vor (z. B. Selbstbefriedigung mit dem Staubsaugeransatzstück).

Leitfaden für Behandlungsstrategien

- Versuchen Sie, Penisverletzungen mit speziellen Nahttechniken zu versorgen
- Entlasten Sie Blutergüsse (Hämatome)

Urogenitale Verletzungen (Forts.)

- Ausgiebiges Debridment, falls Fremdkörper vorhanden
- Schienen Sie die Harnröhre, um Verengungen vorzubeugen
- Vollhaut-Transplantation bei ausgedehnten Verletzungen

Hodenverletzungen

Gewöhnlich beim Sport oder bei Straßenkämpfen

Leitfaden für Behandlungsstrategien

- Ausschluß von Hodenrissen mittels Ultraschalluntersuchung
- Entlasten Sie größere Blutergüsse
- Entfernen Sie offensichtlich abgestorbenes Hodengewebe

Literatur

Cetti, N. E.: Trauma to the genito-urinary tract. Surgery, 63, 1988, 1492–98.

Kopfverletzungen

In England sind jährlich mehr als 1000000 Bürger wegen Kopfverletzungen in Krankenhausbehandlung. 20% bleiben in primärer stationärer Überwachung, von denen 60% nach 48 Std. Beobachtung wieder entlassen werden. Vorsorgemaßnahmen, um sekundären Hirnschäden vorzubeugen, können Mortalität und Morbidität senken. Eine Änderung der Bewußtseinslage des Patienten ist oft das erste Anzeichen einer sekundären Hirnschädigung.

Typisierung des Hirnschadens

Primär geschieht dies zum Zeitpunkt der Einklemmung; dies kann Quetschungen, Einrisse in der Hirnmasse oder diffusen Schaden der weißen Substanz verursachen. Die Gehirnerschütterung (Commotio cerebri) beinhaltet definitionsgemäß einen vorübergehenden, reversiblen leichten Hirnschaden. Im übrigen wurde früher angenommen, daß sich auf neuronaler Ebene keine pathologischen Veränderungen abzeichnen. Heute nimmt man an, daß der Unterschied zwischen leichter und schwerer Hirnerschütterung nur in reversiblen Abstufungen besteht und daß Patienten mit einer Hirnquetschung einen Schaden (Defizit) auf neuronaler Ebene zurückbehalten (Oppenheimer 1968).

Mit posttraumatischer Amnesie bezeichnet man die Erinnerungslücke zwischen Unfallzeitpunkt und Wiedereintritt der normalen Erinnerung; wenn diese Erinnerungslücke nicht länger als 24 Stunden andauert, ist dies Anlaß zu einer positiven Prognose im Hinblick auf eine Hirnverletzung.

Sekundäre Hirnschädigungen entstehen durch Blutungen und Schwellungen des Hirngewebes; diese Schädigung führt sekundär zur Erhöhung des intrakraniellen Drucks (Hirndruck), zu Sauerstoffminderversorgung und Infektionen. Deshalb ist eine sorgfältige Untersuchung und Bewertung von kopfverletzten Patienten entscheidend im Hinblick auf Vorbeugung oder Behandlung von Komplikationen.

Beurteilung eines Hirnschadens

Eine Änderung der Bewußtseinslage des Patienten ist der wichtigste Hinweis. Diese kann mit Hilfe der Glasgow-Koma-Skala dokumentiert werden; sie hat die niedrigste untersucherabhängige Variabilitätsrate und wird in den meisten neurologischen Zentren angewandt (Gentleman u. Teastale 1981)

Die Glasgow-Koma-Skala

Funktion	Antwort	Punkte
Augen offen	spontan	4
	nach Ansprechen	3
	nach Schmerzreiz	2
	fehlend	1
verbale Reaktion	orientiert	5
	konfuse Antwort	4
	inadäquate Antwort	3
	unverständliche Laute	2
	fehlend	1
motorische Reaktion	folgt Aufforderung	6
	gezielte Reaktion auf Schmerzreiz	5
	normale Beugemechanismen	4
	atypische Beugemechanismen	3
	Streckmechanismen	2
	fehlend	1

(nach G. Teastale u. B. Jennett 1974)

Die Pupillengröße kann durch Sauerstoffmangel, Alkohol und Erniedrigung des Blutdrucks verändert sein; Kontrolle bis zum vollständigen Ausgleich der Defizite und bis zur Nüchternheit des Patienten ist erforderlich.

Untersuchungen

Die computertomographische Untersuchung des Hirnschädels und -inhaltes ist meist sehr hilfreich; andere Messungen betreffen Aufzeichnungen des Hirndrucks oder provozierter elektrischer Potentiale.

Leitfaden für Behandlungsstrategien

Unterziehen Sie jeden Patienten – auch bei Bagatellverletzungen – mit Zeichen der Gehirnerschütterung der stationären Beobachtung für mindestens 24 Stunden, insbesondere bei Vorliegen einer röntgendokumentierten Schädelfraktur oder bei einer ausgedehnten Hirnerschütterung (z.B. mit zusätzlichem Liquoraustritt aus Nase und Ohren oder bei Schädelimpressionsfraktur). Allen Patienten – oder besser deren Angehörigen – sollte ein Informationsblatt über „Komplikationen nach Schädelverletzungen" mitgegeben werden, damit beim Eintritt von Übelkeit, Schläfrigkeit oder abnormen Augenbewegungen adäquat reagiert werden kann.

Falls eine Verschlechterung der Bewußtseinslage zu verzeichnen ist, die nicht mit direkten äußeren Schädelverletzungen einhergeht, sollte immer an die Möglichkeit eines intrakraniellen Hämatoms gedacht werden und unverzüglich eine Zuweisung in eine neurologische Abteilung erfolgen. Risikopatienten sollten frühzeitig als solche erkannt und behandelt werden; im Verdachtsfall soll unverzüglich ein CT angefertigt werden, damit noch die Möglichkeit einer elektiven Entlastungsoperation (Trepanation der Schädeldecke und Hämatomausräumung) besteht. Es gibt nur wenige Situationen, die die notfallmäßige Schädeltrepanation rechtfertigen.
Komatöse Patienten ohne nachgewiesenes intrakranielles Hämatom müssen auf einer Intensivstation behandelt werden; je höher das Alter des Patienten und je ausgedehnter die diffuse Hirnschädigung ist, desto schlechter sind die Chancen für eine völlige Wiederherstellung.

Literatur

Gentleman, D. und Teasdale, G.: Adoption of Glasgow Koma Scale in the Britsh Isles. BMJ, 283, 1981, 408.

Oppenheimer, D. R.: Microscopic lesions in the brain following head injury. J Neurol, Neurosurg and Psychiatry, 31, 1968, 299–306.

Teasdale, G. und Jennett, B.: In: Carter, D. und Polk, H. C. (Eds.): Craniocervical Injury in Trauma. Butterworths, London 1981, 40–54.

13 Gynäkologische Probleme

13 Gynäkologische Probleme

Gynäkologische Ursachen eines akuten Abdomens

In Betracht kommen die akute Salpingitis, ein tubo-ovarieller Abszeß, Komplikationen funktioneller Ovarialzysten, eine Torsion der Adnexe, ein Abort und eine ektope Schwangerschaft (siehe S. 558).

Akute Salpingitis

Häufigste Erreger sind *E. coli*, anaerobe Streptokokken, *Bacteroides fragilis, Neisseria gonorrhoae* und Clamydien kommen manchmal vor. In der Regel sind beide Tuben befallen.

Risikofaktoren Chirurgische Manipulationen an der Zervix, Uterosepsis nach der Geburt, Abort, Spirale, Geschlechtskrankheiten.

Klinische Symptome Krankheitsgefühl, Unterbauchschmerzen, Temperaturen über 39C. Loslaßschmerz in beiden Fossae iliacae. Purulenter vaginaler Ausfluß. Die Vagina fühlt sich heiß an („Hot Toobs" – im amerikanischen Fachjargon).

Therapie Schwangerschaftstest. Hoher vaginaler Abstrich. Intravenöse Antibiose mit Cefuroxim oder Gentamicin und Metronidazol, Glukokortikoide, Antiphlogistika. Im Zweifelsfall Laparoskopie oder Laparotomie und u. U. Salpingektomie.

Komplikationen

Tubo-ovarialer Abszeß. Antibiotische Behandlung wie oben angegeben. Chirurgische Intervention bei Ruptur.

Komplikationen von Ovarialzysten

Blutungen Die meisten treten bei follikulären oder Corpus luteum Zysten auf. Die Patienten sollten sorgfältig überwacht und regelmäßig untersucht werden. Die Resorption des Hämatoms erfolgt innnerhalb von 4–8 Wochen.

Wird eine exzessive Blutung bei einer beabsichtigten Appendektomie gefunden, sollte eine Zystenexzision und Übernähung durchgeführt werden. Eine Drainierung des Gebietes ist empfehlenswert.

Diagnostik

- negativer Schwangerschaftstest. Eine Corpus-luteum-Ruptur ist naheliegend.
- Schwangerschaftstest positiv. Ektope Schwangerschaft? Ein Ultraschall des Abdomens kann dies ausschließen. Bestehen hinreichende Zweifel ist eine Laparotomie Mittel der Wahl.

Eine **Torsion** tritt in jedem Alter auf, gewöhnlich in Verbindung mit Ovarialzysten oder Tumoren; sie ist jedoch bei Frauen nach der Menopause selten.

Klinische Symptome Kolikartige oder konstante Unterbauchschmerzen Druckschmerzhaftigkeit oder eine tastbare Resistenz auf der betroffenen Seite, oft begleitet von Erbrechen.

Diagnostik Ultraschall. Laparoskopie.

Therapie Laparoskopie oder Laparotomie. Beurteilung der Vitalität des Ovars. In Abhängigkeit von diesem Befund Zystektomie oder Oophorektomie. Beurteilung des anderen Ovars und Ausschluß eines Tumors handelt es sich um einen suspekten Befund bei einer über 40jährigen Patientin, ist die bilaterale Salpingo-Oophorektomie mit oder ohne Hysterektomie zu empfehlen. Eine hormonelle Substitution ist notwendig, um eine vortzeitige Menopause zu vermeiden.

Abort

Dem kriminellen Abort begegnet man heute nur noch gelegentlich. Trotzdem kann er durch septische Komplikationen, wie Unterbauchperitonitis oder Endotoxinschock, zu Situationen führen, in denen eine chirurgische Beurteilung gefragt sein kann.

Ektope Schwangerschaft

Ein akutes Abdomen ist bei Frauen infolge mehrerer möglicher Ursachen schwieriger zu beurteilen als bei Männern. Da die ektope Schwangerschaft eine wichtige Todesursache junger Frauen darstellt, gilt es, beim akuten Abdomen daran zu denken.

Pathophysiologie

Implantation eines befruchteten Ovums an irgendeinem anderen Ort als der Uterusschleimhaut bedeutet eine ektope Schwangerschaft. 95 % befinden sich in der Tube. Davon ist die Ampulle der häufigste Sitz, gefolgt vom Isthmus. Einige treten im Ovar, im Peritoneum oder im intestinalen Teil der Tube auf. Die Chorionzotten arrodieren die Tubenwand, führen zur Blutung und zur Seperation des Ovums in die Peritonealhöhle oder zur Tubenruptur.

Risikofaktoren

Akute oder rezidivierende Salpingitis, Tubenligatur (ektope Schwangerschaften können nach diesem Eingriff auftreten), Tubenrekonstruktion, frühere ektope Schwangerschaften.

Klinische Symptomatik

Häufig bestehen Unregelmäßigkeiten oder ein Ausbleiben der Menstruation. Die Symptomatik ist variabel. Kein Fieber. Schmerz ist das häufigste Symptom. Dieser kann konstant, intermittierend, lokalisiert oder diffus sein. Schulterschmerzen weisen auf eine intraperitoneale Blutung bzw. auf eine Zwerchfellreizung hin. Ein Adnexkonglomerat existiert bei 30 % der Patientinnen.

Eine akute Tubenruptur verursacht schwere abdominelle Schmerzen mit hypovolämischem Schock und Schulterschmerzen.

Diagnostik

- mit Ultraschall kann eine Gestationshülle oder freie Flüssigkeit in der Peritonealhöhle festgestellt werden. Der Schwangerschaftstest ist in über 25 % der Patientinnen positiv.
- Douglaspunktion (Aspiration von Blut durch die hintere Vaginalfornix). Ein positives Resultat rechtfertigt die Laparotomie.
- Die Laparoskopie ist reserviert für Patientinnen, die sich nicht im Schock befinden und bei welchen die Indikation zur Laparotomie unklar ist.

Differentialdiagnose

- Abort (Ammenorrhoe über mehr als 8 Wochen)

- Salpingitis (Temperatur über 39° C)
- Appendizitis, Zystitis, Komplikationen von Ovarialzysten

Therapie

Laparotomie mit oder ohne simultane Bluttransfusion. Die Schwangerschaft wird lokalisiert und eine Salpingektomie durchgeführt (ob partiell oder total ist abhgängig vom Befund, der Verfassung der Eltern und von weiterem Kinderwunsch). Evakuierung der Schwangerschaft und Tubenrekonstruktion ist bei ausgewählten Patienten möglich, erfordert jedoch einen erfahrenen Mikrochirurgen.

Prognose

Es resultiert nahezu immer eine verminderte Fruchtbarkeit, und es besteht eine höheres Risiko für weitere ektope Schwangerschaften.

14 Tropenkrankheiten

14 Tropenkrankheiten

Chirurgische Behandlung von Tropenkrankheiten

Obwohl die Prinzipien der chirurgischen Behandlung in den Tropen ähnlich wie in den entwickelten Ländern sind, gibt es einige entscheidende Unterschiede:

- In den tropischen und subtropischen Ländern sind die technischen Möglichkeiten häufig extrem eingeschränkt.
- Es gibt größere Transportprobleme.
- Die Behandlung wird durch Krankheiten wie Anämie, Unterernährung und Sichelzellkrankheit kompliziert.
- In den verschiedenen Kulturkreisen gibt es unterschiedliche Einstellungen zur Krankheit; es fehlt bei den einheimischen Patienten an der Kenntnis moderner chirurgischer Möglichkeiten und an Vertrauen in die moderne Technologie.
- Die Symptome einer Krankheit können nach Vorbehandlung durch einheimische Naturheilkundler larviert sein.

Daher erfordert die Chirurgie in tropischen Ländern Flexibilität im klinischen Management und in der operativen Technik. Unabhängig von ihrem Einsatzort sollten Ärzte Grundkenntnisse in Diagnose und Behandlung der üblichen Tropenkrankheiten haben.

14 Tropenkrankheiten

Chirurgische Behandlung von Tropenkrankheiten

Chirurgische Komplikationen von Typhus und Paratyphus

Chloromycetin ist das Mittel der Wahl zur Behandlung von Tyhphus und Paratyphus. Komplikationen sind selten. Wenn sie auftreten, muß man sicherstellen, daß eine ausreichende Chemotherapie erfolgt ist, bevor Komplikationen behandelt werden. Chloromycetin zerstört die Mikroorganismen, die im Organismus den Vitamin B Komplex synthetisieren; daher muß dieses Vitamin ersetzt werden.

Perforation von Intestinalorganen

Darmperforationen treten in der ersten, zweiten oder dritten Krankheitswoche auf, in der ersten Woche kommt es häufig zu multiplen kleinen Perforationen entlang der Taenia libera des Ileum im Bereich der Peyerschen Plaques. Damit ist eine fibrinöse Exudation verbunden. In der dritten Woche kommt es häufiger zu solitären Perforationen; diese sind gelegentlich die Erstmanifestation der Krankheit. Die Perforation geht häufig von einem typhoiden Ulcus aus, das parallel zur Längsachse des Darmes im unteren Ileum liegt. Bei Paratyphus B kann es zur Perforation des Dickdarmes kommen. Die Therapie besteht in chirurgischer Übernähung der Perforationen und Chloromycetin-Therapie.

Weitere Komplikationen von Typhus und Paratyphus

- Paralytischer Ileus
- Intestinale Blutung, Differentialdiagnose: Purpura mit intestinalen Symptomen und Invagination. Dringliche Bluttransfusion und Laboruntersuchungen (Gruber-Widal-Reaktion) sollten vorgenommen werden.
- Es kann zur Cholezystitis mit Gallenblasenperforation kommen. Typhusbakterien in den Gallengängen von Patienten mit chronischer Cholezystitis können dazu führen, daß der Patient Dauerausscheider für diese Bakterien wird. Die Typhusbakterien werden mit Urin oder Stuhl ausgeschieden und führen zu einer Verbreitung der Krankheit durch den Ausscheider.
- Phlebitis der linken V. iliaca communis
- Typhus des Urogenitalbereiches
- Knochen- und Gelenkinfektion
- Myositis
- Parotitis
- Laryngitis mit Obstruktion der Atemwege

Amöbenabszeß der Leber

Der Leberabszeß ist eine Komplikation einer Amöbenhepatitis als Folge einer Amöbendysenterie.

Pathologie

Ausgehend von fokalen Läsionen im Kolon wandert *Entamoeba histolytica* über die Vena portae in die kranialen und posterioren Abschnitte des rechten Leberlappens. Der Mikroorganismus löst eine lokale Nekrose aus, die proportional zur Größe der Kolonie, der Widerstandfähigkeit des Wirtsorganismus und der Ausdehnung der Sekundärinfektion ist. Der Eiter sieht wegen der Auflösung von Leberzellen typisch schokoladenbraun aus. Er enthält meist Staphylokokken, Streptokokken, *E. coli* und *Entamoeba histolytica*. Es kommt zur Lebervergrößerung, meist nach kranial. Der Abszeß kann in die Pleura, das Perikard oder das Peritoneum rupturieren oder ein Hohlorgan perforieren.

Klinische Symptomatik

Leberabszesse treten häufig bei jungen Männeren nach einer Amöbenruhr auf. Die Patienten verlieren Gewicht, werden anämisch mit Rigor, Fieber und Nachtschweiß. Typisch sind Abwehrspannung und Schmerzen im rechten oberen Quadraten des Abdomens, im unteren Brustbereich, Schmerzen in der rechten Schulter. Im Pleurabereich rechtsbasal kann es zum Pleurareiben kommen.

Röntgenuntersuchung des Thorax

Hochstand der rechten Zwerchfellkuppel ist typisch.

Weitere Untersuchungen

Sonographie der Leber, Aspiration von Eiter: Mobile Amöben können nachgewiesen werden.

Behandlung

Medikamentös

- Flagyl 800 mg 3× täglich für 7–10 Tage
- Emetin 40 mg i. m. täglich für 7 Tage

Chirurgische Behandlung Punktion oder chirurgische Drainage sind angezeigt, wenn der Abszeß medikamentös nicht ausgeheilt werden kann und wenn der Abszeß rupturiert oder auf den linken Leberlappen übergreift. Bei der Laparatomie werden Inzision und Bauchhöhle mit Emetin gespült, um einer Amöbenausbreitung vorzubeugen. Der Abszeß wird eröffnet und drainiert, die Abszeßwände werden gereinigt, eine Drainage wird zur Vermeidung einer kutanen Amöbiasis nicht eingelegt.

Filariasis

Der Mikroorganismus *Wuchereria bancrofti* wird durch Bisse verschiedener Moskitoarten auf Menschen übertragen. Die Krankheit ist in tropischen und subtropischen Ländern weit verbreitet (Indien, Afrika, China, westindische Inseln, Australien).

Symptome

Der Wurm bewirkt eine akute oder chronische Lymphadenitis und Lymphangitis insbesondere in den unteren Extremitäten und Genitalbereich. Die chronische lymphatische Obstruktion führt zur Ausbildung eines Lymphödems und einer Elephantiasis der Beine (extreme ödematöse Anschwellung der unteren Extremitäten unterhalb des Kniegelenkes).

Behandlung

Akute Lymphadenitis

- Ruhigstellung der betroffenen Extremität
- antibiotische Therapie (Ampicillin 500 mg i. m. 2× täglich für 10 Tage) zur Behandlung sekundärer Infektionen durch ß-hämolysierende Streptokokken und Staphylokokkus aureus.
- Spezifische Antifilarien-Medikamente: Diethylcarbamazine Citrat (Hetrazan, Banocide) 2 mg pro kg oral 3× täglich für 3 Wochen.
- Chirurgische Drainage von Abszessen.

Chronisches Lymphödem (Elephantiasis) Chirurgische Therapie ist nicht befriedigend. Eine Möglichkeit besteht in der Exzision des überschießenden Subkutangewebes und Deckung der Hautdefekte mit Spalthautlappen. Eine weitere Therapie besteht in der Exzision von langen Hautstreifen an den Beinen. Dann wird das Subkutangewebe reseziert und die Haut adaptiert. Anschließend Gipsverband. Die Resultate sind funktionell befriedigend, aber zwangsläufig kosmetisch unbefriedigend.

Sichelzellkrankheit (Drepanocytose)

Der Austausch von Glutamin gegen Valin in der 6. Position der ß-Kette des Hämoglobins führt zur **Sichelzellanämie** (Homozygot) oder **Sichelzellträgertum** (Heterozygot). Das Sichelzell-S-Hämoglobin bildet halbmondförmige Stäbchen, daher der Name.
Der Defekt tritt in Ländern auf, in denen Malaria endemisch ist. Die Sichelzellträger haben eine gewisse Immunität gegen Falciparum-Malariae.

Klinische Bedeutung

Patienten mit Sichelzellanämie erleiden wegen der verminderten Sauerstoffspannung im peripheren Gewebe vaso-okklusive Anfälle. Die abnorm geformten Erythrozyten können nicht durch Arteriolen und Kapillaren fließen. Es kommt zu Infarkten, Lungenembolien, Arthralgien; wiederholte Infekte (Tuberkulose oder Salmonellen-Osteomyelitis) sind häufige Komplikationen. Nur wenige Patienten werden älter als 40 Jahre. Sichelzellträger sind klinisch nicht beeinträchtigt, können jedoch in großen Höhen oder bei Flügen mit Flugzeugen ohne Druckausgleich Anfälle bekommen. Die Sichelzelldeformität kann zum Milzinfarkt führen. Bei Allgemeinnarkose kann es anläßlich einer Hypoxie zu Gefäßverschlüssen kommen.

Vorsichtsmaßnahmen

Risikopatienten müssen vor elektiven, möglichst vor allen chirurgischen Eingriffen identifiziert werden.

- Durchführung eines Sichelzelltest bei verdächtigen Patienten, dazu wird ein unfixierter Bluttropfen einem Reduktionsmittel (CO_2) ausgesetzt: homozygote Erythrozyten verformen sich in wenigen Stunden, heterozygotes Blut verformt sich in bis zu 24 Stunden.
- Wenn der Sichelzelltest positiv ist, muß eine adäquate Oxygenierung während der Allgemeinnarkose sichergestellt werden. Dehydratation ist zu vermeiden.

Schistosomiasis (Bilharziose)

Mikroorganimus

Schistosoma haematobium (Affinität zum Blasenplexus), *Schistosoma mansoni* (V. mesenterica inferior), *Schistosoma japonicum* (V. mesenterica superior).

Der Befall tritt beim Baden oder Stehen in infiziertem Wasser auf. Der Zwischenwirt ist eine Schnecke (*Bullinus contortus*), die in langsam fließenden Gewässern in Afrika, Syrien, Israel, Irak und den arabischen Ländern verbreitet ist. Die Vermehrung der Larven erfolgt in der Schnecke. Sie schwimmen frei im Wasser und durchdringen die Haut von Menschen, die im Wasser baden, waschen oder arbeiten. Die Larven werfen nach Durchtritt durch die Haut der Beine ihren Schwanz ab und werden durch den Blutstrom im ganzen Körper verteilt. Diejenigen Larven, welche die Leber erreichen, überleben und entwickeln sich zu männlichen und weiblichen Würmern, die von Erythrozyten leben. Wenn sie ausgereift sind, verlassen sie die Leber und schwimmen gegen den Blutstrom zu denjenigen venösen Plexus und Venen, zu welchen sie eine besondere Affinität haben (siehe oben). Die Würmer reifen und schütten Eier aus, welche von den Venen in das Darmlumen oder die Blase eindringen, und von dort aus mit Faeces und Urin ausgeschieden werden. Die Eier schlüpfen und die zilienbewehrten Larven (Miracidien) dringen innerhalb 26 Stunden in die Schnecken ein.

S. mansoni und S. japonicum verursachen intestinale Ulzera, Polypen, Entzündungen und Peritonitis. Es kommt zur Fibrose und Zirrhose der Leber und portaler Hypertension. Hirn, Lungen und Rückenmark können ebenso befallen werden. Die Patienten haben Symptome, die von Krankheitsgefühl über Fieber und abdominale Schmerzen zu Spannungsgefühl wegen Aszitis und Leibschmerzen reichen. Blutige Diarrhoe ist auch ein Symptom.

S. haematobium verursacht urologische Symptome, wie gehäuftes Wasserlassen. Es kommt zu Blasenulzera mit Abstoßung von Mukosaarealen und nachfolgender Blasenkontraktion. Ein Zusammenhang zum Plattenepithelkarzinom wird beschrieben.

Diagnose

- Morgendlicher Urin wird zentrifugiert und mikroskopisch untersucht: Nachweis von lebenden Eiern bestätigt die Infestation, abgestorbene Eier beweisen eine abgelaufene Infektion.
- Stuhluntersuchung.
- Biopsie von Blase und Rektummukosa.

Therapie

Medikamentös: Antimon-Präparate galten als in den frühen Stadien der Infestation wirksam, bevor eine Fibrose einsetzt. Antimon-Natriumtartrat wurde intravenöse oder alternativ oral eingesetzt; das Mittel der Wahl ist heute Metriphonat oder Praziquantel (Biltrizid). Es kann Monate dauern, bis die abgestorbenen Würmer ausgeschieden sind.

Chirurgische Behandlung: Bei Komplikationen, wie portaler Hypertension, Blasenstriktur oder Granulomen des Darmes, können chirurgische Maßnahmen notwendig werden. Chirurgische Eingriffe sollten das spezifische Krankheitsbild behandeln.

Hydatiden-Krankheit

Mikroorganismus

Larvenformen des Parasiten *Echinococcus granulosus* und *Echinococcus multinodularis*.

Lebenszyklus

Die Krankheit ist in Gegenden der Schaf- und Rinderzucht verbreitet. Hunde sind meist der primäre Wirt. Sie fressen infiziertes Aas. Der Echinokokkus Parasit (ca. 1 cm lang) entwickelt sich dann im Darm des Hundes. Er besteht aus einem Kopf und 3 Segmenten; das Letztere trägt Hunderte von Eiern. Diese werden z. B. bei der Defäkation auf Gras abgesetzt. Schafe, Rinder und Menschen nehmen die Eier auf, die das Duodenum penetrieren und in den Pfortaderkreislauf gelangen. Etwa 80 % der Eier gedeihen in der Leber und entwickeln sich zu Hyatid-Zysten. Sie können auch in den Kreislauf gelangen und überall, z. B. in der Niere oder Lunge Zysten bilden.

Klinische Symptomatik

Die Infektion tritt meist in der Kindheit ein und führt im Erwachsenenalter zu Symptomen und Krankheitszeichen. Gelegentlich ist ein Tumor in der Leber palpabel. Wenn er sich vergrößert, kommt es zu einer Kompression der Gallengänge mit Symptomen. Die Ruptur der Echinokokkus-Zyste in die Peritonealhöhle führt zu Peritonitis und Schock. Die Zystenflüssigkeit kann auch schwere allergische Reaktion mit Urtikaria und Eosinophilie auslösen.

Diagnose

- Bei Patienten aus einer gefährdeten Gegend ist die Diagnose relativ einfach: Ultraschall und CT-Untersuchungen können die Zysten nachweisen, durch ERCP kann eine Verbindung zu den Gallengängen nachgewiesen werden.
- Der Casoni-Test ist in 80 % der Fälle positiv, kann jedoch gelegentlich falsch positiv sein.
- Der indirekte Haemagglutinationstest ist der aussagekräftigste.

Behandlung und Vorbeugung

Medikamente: Mebendazol 400 mg 3× täglich über 30 Tage.

Chirurgisch: Exzision oder Aspiration der Zyste. Die Kontamination des Peritoneums muß unter allen Umständen vermieden werden. Es sollten Natriumhypochlorit-getränkte Tücher um die Leber gelegt werden, um Tochterzysten und Wurmköpfe abzutöten. Die Zyste wird teilentleert und mit hypertoner Kochsalzlösung aufgefüllt, diese tötet die

Wurmköpfe ab. Danach wird die Zyste aus der Leber präpariert und der Hohlraum verschlossen oder drainiert. Postoperative Therapie mit Mebendazol.

Ruptur
- Schockbehandlung
- Peritonealtoilette
- Hydrokortisongabe vor, während und nach dem chirurgischen Eingriff.
- die Prognose ist infaust.

Vorbeugung Verhütung der Aas- und Kadaveraufnahme durch Hunde.

Malaria

Die Krankheit ist in Afrika, Südostasien und Südamerika endemisch. Versuche, die Malaria auszurotten, waren wegen der ökonomischen Verhältnisse und der Resistenzentwicklung der Moskitos gegen DDT sowie Resistenzentwicklung der Malariaparasiten gegen Medikamente erfolglos .

Auslösende Organismen

- *Plasmodium falciparum:* bösartige Malaria tertiana
- *Plasmodium vivax:* gutartige Malaria tertiana
- *Plasmodium ovale:* gutartige Malaria teriana
- *Plasmodium malariae:* Malaria quartana

Klinische Symptomatik

Die Inkubationszeit beträgt 10–14 Tage. Typisch sind intermittierendes Fieber mit Schweißausbrüchen, Schüttelfrost und Rigor. Es folgt eine afebrile Periode, dann tritt erneut eine Fieberattacke in einer definierten, von der Spezies abhängigen Form auf. Die Parasiten leben in den Erythrozyten und verursachen Splenomegalie und gelegentliche Übelkeit.

Diagnose

Sie beruht auf der Anamnese (Exposition, z. B. Touristen) und der klinischen Symptomatik. Die mikroskopische Untersuchung eines Blutaustriches erhöht die Chance, Parasiten nachzuweisen.

Behandlung

Unkomplizierte Malaria: Eine 3tägige Behandlung mit Antimalariamitteln ist ausreichend, um die Symptome zu beseitigen und die Parasitämie zu bekämpfen: initiale Dosis Chloroquin 600 mg oral, weitere 300 mg nach 6 Stunden, danach täglich 300 mg für 2 Tage.

Prophylaxe und Suppresion: Eine altersangepaßte Dosis sollte 1x in der Woche regelmäßig eingenommen werden.

Komplikationen

Meist durch Falciparum induzierte Malaria.

- *Schwarzwasser-Fieber:* Hyperpyrexie, Koma, akutes Nierenversagen, Hämoglobinurie.
- *Malaria-Krise:* Die Patienten entwickeln hohes Fieber und hämolytische Anämie mit schwersten Kopfschmerzen, Delirium und Tod (zerebrale Malaria).

Behandlung

Rehydratation des Patienten, Bluttransfusionen und Steroidgabe bei zerebraler Malaria. Das Mittel der Wahl ist

Chinin-Hydrochlorid: 20 mg pro kg Körpergewicht initial, dann 10 mg pro kg Körpergewicht über 4 Stunden, als Dauerinfusion alle 8 Stunden, später orale Chinin-Gabe.

Prognose

Die unbehandelte Malaria durch *P. vivax* heilt in 10–30 Tagen aus, kann jedoch rezidivieren. Interkurrente Infekte verschlechtern die Prognose. Die unbehandelte Falciparum-Malaria ist meist tödlich.

Malaria als Ursache chirurgischer Symptome

Bei der einheimischen Bevölkerung gibt es verschiedene Immunitätsstufen gegen Malaria. Diese kann als akutes Abdomen in Erscheinung treten, mit Schmerzen, Fieber, Rückenschmerzen, Erbrechen oder als Fieber unklarer Ursache bzw. als postoperative Verschlechterung. Bei Besuchern aus tropischen Ländern sind fulminante Formen häufig.

Lepra (Morbus Hansen)

Die Lepra ist in weiten Teilen Afrikas, Südasiens, des Fernen Ostens und Südamerikas endemisch. Etwa 15 Mio. Menschen sind erkrankt, Ursache ist ein säurefester Bazillus, *Mycobacterium leprae.* Die Infektion erfolgt in der Regel im späten Kindesalter oder der Jugend, der wahrscheinliche Infektionsherd ist Nasensekret infizierter Patienten, seltener Hautdefekte.

Pathologie

Die Bazillen infiltrieren die Haut, den oberen Respitationstrakt und bevorzugen periphere Nerven. Sie akkumulieren auch in der Leber, Knochenmark, Nieren und Milz. Die Haut wird unterschiedlich schwer durch bazillentragendes Gewebe ersetzt, welches pigmentbildende Zellen, Haarfolikel, Schweißdrüsen und Talgdrüsen zerstört. Typisch für die Lepra ist die Prädilektion peripherer Nerven.

Klassifikation

Die Art des Defektes hängt von dem Immunitätsverhalten des Wirtsorganismus ab:

Tuberkulöse Lepra: Es besteht eine gute zellgebundene Immunität; die Bazillenzahl ist gering.

Lepromatöse Lepra: Die zellgebundene Immunität ist erniedrigt, Bazillen treten in großen Zahlen auf.

Unbestimmte Lepra: Patienten mit dieser Krankheitsform sind instabil und können ohne Behandlung in die lepromatöse Lepra übergehen. Unter Behandlung kann sich eine tuberkulöse Lepra entwickeln.

Klinische Symptomatik

Bei jedem Patienten, der neurologische und dermatologische Störungen hat, muß an Lepra gedacht werden.

Tuberkulöse Lepra verursacht oft begrenzte Hautläsionen, meist an einer Körperstelle lokalisiert. Es kommt zu einem kleinen Areal von Hypopigmentation bzw. trockener, haarloser und gefühlloser Haut. Die peripheren Nerven sind verdickt, speziell N. ulnaris und peroneus. Es kommt früh zu Mißbildungen, die lokal beschränkt sind.

Lepromatöse Lepra ist symmetrisch und ausgedehnt. Sie führt zu ausgedehnten hypopigmentierten oder erythematösen Rötungen des Gesichtes, der Extremtitäten und des Stammes. Häufig besteht eine Iritis. Es kommt zu generellem Krankheitsgefühl, Fieber und Gelenkschmerzen. Haut und periphere Nerven schwellen an, die Gebiete sind anfangs schmerzhaft, später nach Einsetzen der Anästhesie entwicklen sich neuropathische Ulzera.

Diagnose

Die Diagnose basiert auf
- Anamnese des Leprakontaktes
- Klinischer Untersuchung
- Histologischem Nachweis von M. leprae.

Der einfachste Nachweis gelingt durch Abstrich infizierten Gewebes mit einer Skalpellklinge, meist von der Augenbraue oder dem Ohrläppchen. Die Färbung der Gewebsflüssigkeit erfolgt mit einer modifizierten Ziehl-Neelsen-Lösung.

Behandlung

- Dapsone (Diaminodiphenylsulphone) 100 mg pro Tag.
- Kombinierte Chemotherapie, um das Auftreten einer Dapsoneresistenz zu vermindern, z. B.
  - Rifampicin 600 mg 1x monatlich
  - Dapsone 100 mg täglich
  - Clofazimin 50 mg täglich oral (unbeaufsichtigt) und 300 mg 1 × im Monat (beaufsichtigt).

Die Behandlung muß wenigsten 2 Jahre anhalten, meist lebenslang. Inkubierte Patienten erhalten ein BCG-Impfung oder prophylaktisch Dapsone.

Chirurgische Eingriffe werden notwendig um:
- *primäre Deformitäten* zu korrigieren z. B. Hautverdikkung, Paralyse der Augenlider, Paralyse von Händen und Füßen
- *Sekundäre Deformitäten*, bedingt durch Gefühlsstörungen der Haut, zu behandeln. Die Patienten müssen angehalten werden, vorsichtig zu sein und Verletzungen zu vermeiden, gefühllose Extremitäten können schwer verletzt werden, so daß eine Amputation notwendig wird.

Ascariasis

Der Spulwurm *Ascaris lumbricoides* bewohnt den Darm von Kindern und Erwachsenen, besonders im östlichen und süd-östlichen Afrika, Sri Lanka, Süd- und Südostindien und Bangladesh. Die Häufigkeit des Auftretens ist vom Entwicklungsgrad des Abwassersystems abhängig.

Klinische Symptomatik

Die Patienten haben Symptome wie Inappetenz und Gewichtsverlust. Blässe und abdominale Koliken sind häufig. Große Wurmkolonien führen zu Anämie, Hypoproteinämie und Enteropathie mit Eiweißverlust.

Diagnose

Die Eier werden durch Stuhluntersuchungen nachgewiesen.

Behandlung

- Piperazin: 75 mg pro kg Körpergewicht täglich an 2 aufeinanderfolgenden Tagen.
- Mebendazol: 100 mg 2× täglich über 3 Tage (bei Erwachsenen und Kindern über 2 Jahre).

Piperazin bewirkt eine schlaffe Lähmung der Spulwürmer und Fadenwürmer, die durch die Peristaltik ausgeschieden werden. Mebendazol immobilisiert den Wurm, indem es sein Transportsystem zerstört.

Komplikationen

Darmverschluß durch Spulwürmer kann auftreten, wenn das terminale Ileum oder rechte Kolon befallen ist. Abhängig von der Anzahl der Würmer kann es zu einer Invagination oder mechanischen Obstruktion kommen. Meist kann man einen abdominalen Tumor nachweisen, der seine Lage täglich ändert. Eine Abdomen-Übersichtsaufnahme oder Barium-Breischluck kann Röntgenaufhellungen mit dichtem Kernschatten nachweisen. Dies sind Einzelwürmer in einem größeren Konglomerat. Die subakute Obstruktion kann durch Anthelmintika behandelt werden, die komplette Obstruktion erfordert die Laparatomie. Wenn die Darmwand nicht entzündlich verändert ist, kann das Wurmkonglomerat in das Zökum massiert werden, von wo es durch die Peristaltik ausgeschieden wird. Alternativ muß das Konglomerat durch Enterostomie entfernt werden. Abgestorbene Darmanteile erfordern die Resektion und die End-zu-End-Anastomose.

Die **Peritonitis** wegen Perforation des Dickdarmes muß von einer Peritonitis infolge typhoider Ulzeration bei gleichzeitig bestehender Spulwurminfestation unterschieden werden.

Ascariden-Appendizitis

Gallengangs- und Pankreas Askariasis: Die **Spulwürmer** können den **Gallentrakt** durch die Papilla Vateri erreichen. Sie bewirken Gallengangsstrikturen, Leberabszesse, Cholangitis, Empyem der Gallenblase. Die Behandlung besteht in Anthelmintika und Sphinkterrelaxation. Die Würmer werden nach Absterben ausgeschieden oder durch ERCP bzw. Laparatomie entfernt.

Ascariden-Granulome

Drakunkulose (Guineawurmbefall)

Diese durch Trinkwasser übertragene Krankheit ist in Mittelasien, Süd-Ostasien, einigen Gebieten in Afrika und Indien verbreitet. Der Befall erfolgt durch Magen und Darm über Trinkwasser, welches mit dem Wasserfloh *Drakunkulus mediensis* kontaminiert ist. In diesem leben die Larven des Guineawurms.

Pathologie

Aus dem Magen dringen die Larven in das Bindegewebe der Bauchwand ein, in dem sie wachsen und geschlechtsreif werden. Die weiblichen Würmer kriechen zu Köperabschnitten, die wahrscheinlich mit Wasser in Berührung kommen (Unterschenkel). Dort werden die Eier abgelegt. Der Wurm produziert ein proteolytisches Toxin, das zu einer Blasenbildung führt. Wenn die Blase platzt, kann der Wurm mechanisch extrahiert werden, meist durch Aufwikkeln auf ein Streichholz und tägliche Extraktion von einigen Zentimetern.

Komplikationen

Cellulitis, Abzesse, allergische Konjunktivitis, Osteomyelitis, Arthritis.

Röntgenuntersuchung der Weichteile

Abgestorbene Würmer sind gelegentlich als kalzifizierte Gebiete im subkutanen Gewebe der Fußsohlen, der Beine, der Leiste, des Skrotums und des Rückens nachweisbar.

Bandwürmer (Enterobius vermicularis)

Diese Nematoden leben im Dickdarm, besonders im Sigmoid, Rektum und Analkanal.

Klinische Symptome

Es kommt zur chronischen, manchmal schweren Irritation der Analschleimhaut mit Exkoriation der perianalen Haut. Vaginitis und Urethritis sind Begleitkomplikationen.

Diagnose

Proktoskopie und Abstrich der Anal- und Rektalregion. Dazu wird ein Klebestreifen auf den Anus aufgedrückt. Auf dem Klebestreifen lassen sich dann Wurmanteile nachweisen.

Behandlung

Immer muß die ganze Familie behandelt werden.
Piperizin: 75 mg pro kg Körpergewicht
Mebendazol: 100 mg oral über 2–3 Wochen (bis zu 2 Jahren)

Literatur

Warrell, D. A.: Infektionskrankheiten. VCH, Weinheim, 1990.

14 Tropenkrankheiten

Bandwürmer (Enterobius vermicularis)

15 Organtransplantation

15 Organtransplantation

Richtlinien zur Organtransplantation

- Die Verantwortung für die Auswahl eines potentiellen Organspenders liegt in der Hand des Arztes, der die aktuelle Behandlung durchführt.
- Die Hirntod-Diagnostik muß von ihm eingeleitet werden.
- Der Abteilungsleiter sollte über die Möglichkeit, daß ein Patient hirntot wird und damit Organspender sein könnte, informiert werden.

Generelle Richtlinien zur Auswahl von potentiellen Organspendern

- Der Patient ist hirntot mit stabiler Kreislaufsituation.
- Der Tod ist eingetreten infolge einer Schädelverletzung, einer intrazerebralen oder Subarachnoidalblutung, eines primären Hirntumors, eines kurzfristigen Herzstillstandes und Atemstillstandes.
- Ausschlußkriterien für die Organspende: Maligne Erkrankungen (außer primären Hirntumoren), Sepsis, prolongierter Kreislaufschock, bekannte Niereninsuffizienz, schwere chronische Hypertonie.

Spezifische Organkriterien

- *Niere:* Alter 2–70 Jahre bei ausreichender Nierenfunktion.
- *Herz:* Alter 1 Monat bis etwa 60 Jahren, Herzleiden ausgeschlossen.
- *Herz-Lunge:* wie Herz, außerdem keine Lungenerkrankungen oder Thoraxtrauma, pO_2 und pCO_2 Drucke ausreichend bei normalen Beatmungskriterien (FIO_2 unter 50 %.)
- *Leber:* Alter 1 Monat bis etwa 60 Jahren, keine bekannte Leberkrankheit, kein Medikamentenmißbrauch, keine Hepatitis.
- *Cornea:* Keine Altersgrenze, alle Erwachsenen bis zu 12 Stunden nach Exitus, keine Anamnese von Corneakrankheit oder Infektion.

Meldung des Spenderorganes

Die Kontaktaufnahme zu Eurotransplant sollte spätestens nach Feststellung des Hirntodes erfolgen, frühere Anmeldung ist möglich und sinnvoll. Der Transplantationskoordinator der Empfängerklinik kann Hilfen geben bei der Einwillungserklärung, der Behandlung des hirntoten Spenders, der Notwendigkeit von Laboruntersuchung (HIV und Hepatitis B) und der Blutgruppentypisierung.

Konsultierung der Angehörigen und Einholung der Einwilligung zur Organspende

Es ist Aufgabe des behandelnden Arztes, mit entsprechendem Einfühlungsvermögen die Angehörigen eines potentiell hirntoten Patienten anzusprechen, die vor dem Hirntod geäußerten Wünsche des Patienten zu eruieren und gegebenenfalls auf eine Organspende hinzuarbeiten. Gegebenenfalls kann der Krankenhausseelsorger, der Hausarzt oder die Stationsschwester zugezogen werden.

Angehörige sollten erst angesprochen werden, wenn der Hirntod eingetreten ist. Vertraulichkeit muß gewahrt bleiben. Der Verbleib der gespendeten Organe wird generell nicht den Angehörigen mitgeteilt. Es ist guter Brauch, daß die Klinik, in der die Organtransplantation vorgenommen wird, über den Erfolg der Transplantation dem vorbehandelnden Arzt, das heißt der Spenderklinik, Mitteilung macht.

Telephonnummer Eurotransplant Leiden:
Niederlande 071–182838

Literatur

Kriterien des Hirntodes: Deutsches Ärzteblatt 43, 83, 1986, 2940–2946.

Sonderdrucke und Formulare zur Feststellung des Hirntodes sind zu beziehen beim wissenschaftlichen Beirat der Bundesärztekammer, Herbert-Levin-Str. 1, 5000 Köln 41.

Organtransplantation

Die Organtransplantation hat die Behandlung des Organversagens revolutioniert, weil therapierefraktär geschädigte Organe durch gesunde Organe eines Spenders ersetzt werden können. Nicht vaskularisierte Organe wie Kornea oder Knorpelgewebe verursachen eine geringe oder keine Abstoßungsreaktion und werden häufig transplantiert. Die erfolgreiche Transplantation komplizierter Organe wie Niere, Leber, Herz und Lunge sind durch Weiterentwicklung der chirurgischen Technik und durch Entwicklung eines wirksamen immunologischen Therapieschemas möglich.

Organspender

- *Lebendspende:* Niere, Pankreas, Knochenmark.
- *Leichenspende:* Niere, Pankreas, Hornhaut, Herz, Lunge, Leber.

Obwohl die Definition verläßlicher Kriterien für den Hirntod die Aussetzungen für die Organspende geschaffen hat, überschreitet der Organbedarf bei weitem die Zahl der gespendeten Organe, so daß die Multiorganspende eines einzelnen Spenders üblich geworden ist. Durch kalte Lagerung der Organe (Niere, Leber, Pankreas) ist ein Intervall zwischen Explantation und Implantation bis zu 48 Stunden möglich, Herz und Lungen müssen innerhalb weniger Stunden, in der Regel 4 Stunden, transplantiert werden.

Gewebekompatibilität (Cross-Matching)

Die Abstoßungsreaktion kann durch Bestimmung einer möglichst großen Gewebekompatibilität reduziert werden. Dadurch kann die immunsuppressive Therapie möglichst gering gehalten werden. ABO-Kompatibilität ist die Grundvoraussetzung. Das wichtigste Histokompatibilitätsantigen ist das **h**umane **l**eukozytenassoziierte **A**ntigen (HLA), welches auf der Oberfläche der Empfängerzellen angesiedelt ist. HLA ist genetisch determiniert, bisher wurden 4 Untergruppen definiert: A, B, C, D. Die absolute Kompatibilität ist die beste Voraussetzung für eine erfolgreiche Transplantation, in der Praxis genügt es, wenn wenigstens 2 HLA-Antigene zwischen Spender und Empfänger bei lebenden Spenders übereinstimmen. Die Typisierung ist bei Leichenorganen weniger wichtig, aber die Überprüfung der gebräuchlichen HLA-A-, HLA-B-, HLA-C-Antigene sollte eine größtmögliche Übereinstimmung erreichen.

Immunsuppression

Da eine absolute Histokompatibilität nur bei Organspende zwischen identischen Zwillingen vorliegt, muß bei allen anderen Patienten eine Form der Immunsuppression angewendet werden. Gebräuchlich sind Azathioprine (Imurek),

Kortikosteroide, Cyklosporin A (Sandimmun), Antilymphozytenserum und monoklonale Antikörper.

Komplikationen

Vorbestehende Krankheiten Bei Patienten mit Nierenversagen liegt häufig eine Hyperkalzämie vor. Sie wird durch einen sekundären Hyperparathyreoidismus hervorgerufen, der tertiär werden kann, auch wenn die Nierenkrankheit behandelt wird. Die Behandlung besteht in der subtotalen Parathyreoidektomie vor der Transplantation.

Technische Probleme Die meisten Transplantationen sind technisch nicht anspruchsvoll. Dennoch kann es zu Nahtinsuffizienzen und Stenosen im Bereich der Gefäß- und Ureteranastomosen kommen.

Immunsuppression

- Eine Infektion tritt bei 40 % aller Patienten auf.
- Metabolische Störungen wie Diabetes mellitus und Osteoporose können kortikosteroidbedingt sein.
- Das Neufauftreten maligner Krankheiten, speziell Lymphomen, ist bei transplantierten Patienten häufiger.
- Die Kortikosteroidbehandlung bewirkt eine schlechte Wundheilung, Cushing-Syndrom und Psychosen.
- Medikamentenbedingte peptische Ulzera und Pankreatitis sind selten.

Abstoßung

Die meisten Patienten machen periodisch eine Abstoßungskrise durch, die durch grippeähnliche Symptome angekündigt wird. Die Patienten sollten über die Symptome aufgekärt werden, die spezifische Behandlung erfolgt durch die transplantierende Klinik.

Nierentransplantation

Die Transplantation der Niere ist die preiswerteste und effektivste Behandlungsform einer terminalen Niereninsuffizienz. Entscheidend für den Erfolg der Transplantation ist die minimale Ischämiezeit der Spenderniere.

Definition

Die warme Ischämiezeit wird als der Zeitraum zwischen der Unterbrechung der Zirkulation bis zur Durchströmung des Organes mit Perfusionslösung (5–8°C) definiert.
Die kalte Ischämiezeit ist die Periode von Beginn der Perfusion mit kalter Lösung bis zur Freigabe der Blutzirkulation in dem Empfängerorganismus. Die totale Ischämiezeit ist der Zeitraum, in dem die Niere nicht durchblutet wird, beinhaltet also die warme und kalte Ischämiezeit.

Spender

Lebendspende Die Nephrektomie wird so vorgenommen, daß ein möglichst langer Arterien- und Venenstumpf belassen wird. Der Ureter wird lang abgesetzt. Der Spender wird postoperativ mit 5000 IE Heparin (Low-dose-Heparinisierung) 2mal tägl. über 3 Tage behandelt, um Lungenembolien vorzubeugen.
Der Empfänger wird im Nachbaroperationssaal vorbereitet, die Hautinzision wird im unteren Quadranten des Abdomens parallel zum Ligamentum inguinale angelegt. Die A. iliaca externa wird dargestellt, die Verbindung der A. renalis in End-zu-Seit-Technik an die A. iliaca externa oder in End-zu-End-Technik an die A. iliaca interna vorgenommen. Die V. renalis wird an die V. iliaca externa anastomosiert und der Ureter in die Blase implantiert.

Leichenspende Nach Feststellung des Hirntodes werden Beatmung und Kreislauf aufrecht erhalten. Im Operationssaal wird, wenn eine Multiorganentnahme vorgesehen ist, zur Vorbereitung der Nieren- und Leberexplantation die Aorta kanüliert, ebenso die V. cava und die Pfortader. Es werden kalte Perfusionslösungen infundiert, während das Herz entnommen wird. Dann erfolgt die Entnahme der übrigen Organe, die in einem Wärmeisolierungscontainer (Styroporbox) in einer geeigneten Elektrolytlösung bei 5 C in Wassereis transportiert werden. Alternativ kann die Arterie dauernd mit einer kalten Lösung perfundiert werden.
Gebräuchliche Lösungen sind Eurocollins-Lösung, University of Winconsin (UW)-Lösung, Ringer-Lactat-Lösung.

Postoperative Pflege

Immunsuppression Cyklosporin A (Sandimmun) wird intravenös in den ersten 24 Stunden in einer Dosierung von 4 mg/kg Körpergewicht in 500 ml Kochsalz appliziert, später oral nach Spiegel gegeben (12 mg/kg/Tag). Häufig wird eine

Immunsuppression in Kombination mit Azathioprin (Imurek) und Prednisolon (Decortin) vorgenommen.

Urinausscheidung wird stündlich gemessen, die Flüssigkeitsbilanzierung erfolgt nach ZVD (zentraler Venenkatheter) mit Dextrose-Elektrolytlösung.
Die Bilanzierung der Ausscheidung und der Perspiratio insensibilis (bis zu 500 ml) wird exakt vorgenommen.

Komplikationen

Akute Tubulusnekrose, Abstoßung, Obstruktion des Harntraktes, Infarzierung der Niere.

Therapie der Oligurie

Die Maßnahmen reichen vom Freispülen eines Blasenkatheters bis zur Darstellung der Nierendurchblutung durch Isotopenrenographie oder digitale Subtraktionsangiographie der Gefäße. Ultraschalluntersuchungen sind sehr hilfreich bei der Diagnose von perirenalen Flüssigkeitsansammlungen oder Obstruktionen des Harntraktes. Die perkutane Nadelbiopsie kann die Abstoßung verifizieren.

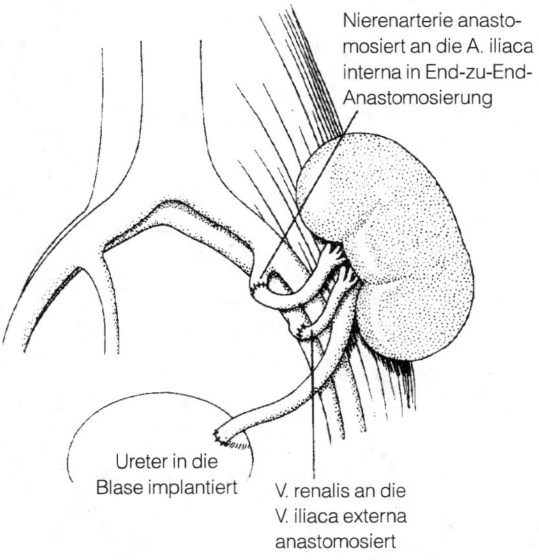

Nierentransplantation (Forts.)

Ergebnisse

- Die Leichenspende hat eine Erfolgsrate von 80 % im ersten Jahr.
- Die Lebendspende hat eine Erfolgsrate von 95 % im ersten Jahr.

Gebräuchliche **Perfusionslösungen** enthalten Albumin mit Benzylpenicillin, Hydrokortison, Glukose und Elektrolyte, fertige Lösungen sind z. B. Euro-Collins-Lösung, University of Winconsin-Lösung.

Lebertransplantation

Die Leber ist von allen transplantablen Organen am wenigsten abstoßungsgefährdet.

Indikationen zur Lebertransplantation

- Parenchymatöser Leberschaden (Atresie der Gallengänge, primäre biliäre Zirrhose, Budd-Chiari-Syndrom) (häufigste Indikation).
- Primär maligne Erkrankungen der Leber, vorausgesetzt Metastasen konnten durch CT und Venocavographie ausgeschlossen werden.

Technik der Transplantation

Die Leber wird in das Bett der explantierten Leber gelegt. Meist wird das Spenderorgan anläßlich einer Multiorganentnahme zusammen mit Niere und Herz explantiert. Die Leber muß innerhalb 6 Stunden nach Explantation implantiert werden und wird kalt gelagert.

Anastomosen

- Spender V. cava auf Empfänger V. cava in End-zu-End-Technik ober- und unterhalb der Leber.
- End-zu-End-Anastomose der Pfortadergefäße.
- Truncus Coeliacus des Spenders auf A. hepatica communis des Empfängers.
- Gallengangsanastomose mit T-Drainage.
- Alternativ kann die biliäre Anastomose durch Einbeziehung der Spendergallenblase als Konduit zwischen den zwei Gallengängen vorgenommen werden.

Komplikationen

Häufigste Todesursache ist Sepsis, Abstoßung tritt bei 20 % der Patienten auf.

Perioperative Mortalität und Überlebensrate

18 % der transplantierten Patienten sterben innerhalb einer Woche nach der Operation. 30 % der Patienten überleben länger als 1 Jahr. Die Mortalitätsrate fällt nach dem ersten Jahr ab, Überleben für länger als 8 Jahre nach der Transplantation ist dokumentiert, ebenso normale Schwangerschaft und Niederkunft.

Literatur

Pichlmayr, R.: Transplantationschirurgie. Springer, Berlin, 1981.

Pankreastransplantation

Die Pankreastransplantation ist bei juvenilem Diabetes mit Nierenversagen gerechtfertigt, wenn bereits eine erfolgreiche Nierentransplantation vorgenommen wurde. Ziel der Transplantation ist, die endogene Insulinproduktion zu gewährleisten und Mikroangiopathien vorzubeugen.

Technische Probleme

Die Transplantation des gesamten Organs ist zugunsten der segmentalen Transplantation vorlassen worden. Meist wird der Pankreasschwanz extraperitoneal in der Fossa iliaca implantiert. Das Hauptproblem ist die Versorgung des Ductus pancreaticus. Er kann mit Latex oder Neopren verschlossen werden, die Drainage in eine Rouxsche Jejunumschlinge oder den Magen ist erfolgreicher. In Konsequenz dieser technischen Probleme hat die Isolierung von Inselzellen mit nachfolgender Injektion in die Leber über die Pfortader bzw. die Injektion in die Nierenkapsel an Bedeutung gewonnen.

Komplikationen

- Sepsis
- Schlecht heilende Anastomosen infolge Immunsuppression
- Ausbildung einer Fistel
- Abstoßung

Ein-Jahr-Überlebensrate: 30 %

Herz- und Herz/Lungen-Transplantation

Herztransplantation

Indikationen

Terminale Herzinsuffizienz, die nicht durch medikamentöse Behandlung beeinflußt werden kann, Patientenalter unter 60 Jahren ohne akute Infektionen und nur gering erhöhter pulmonaler Gefäßwiderstand.

Herz- und Herz/Lungenpräparat werden bei Aufrechterhaltung des Kreislaufes anläßlich einer Multiorganentnahme explantiert. Sie werden bei 4°C gelagert und so schnell wie möglich transplantiert. Die Kompatibilität der Blutgruppe (A-B-0) ist erforderlich, HLA-Mismatching beeinflußt das Transplantationsergebnis nicht negativ.

Das Spenderherz wird so anastomosiert, daß die Dorsalwand des linken Vorhofes mit den Einmündungen der Pulmonalvenen an den linken Vorhof des Spenders anastomosiert wird, der rechte Vorhof wird an den rechten Vorhof des Spenders angepaßt, Aorta und Pulmonalarterie werden zuletzt anastomosiert. Die Operation erfolgt am kardio-pulmonalen Bypass (Herz-Lungen-Maschine).

Überlebensrate

- Nach 1 Jahr 75 % Überlebensrate
- Nach 5 Jahren 50 % Überlebensrate.

Herz/Lungentransplantationen sind bei Patienten mit pulmonaler Gefäßhypertension sowohl primär als auch sekundär nach Herzkrankheit indiziert und werden erfolgreich durchgeführt.

Literatur

Reichart, B.: Herz- und Herz/Lungentransplantation, Schulz, Percha, 1987.

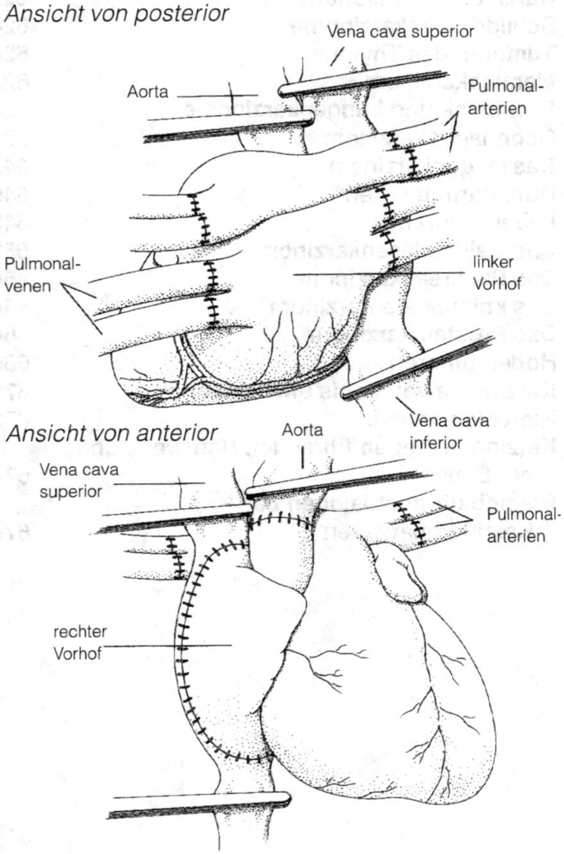
Ansicht von posterior
Vena cava superior
Aorta
Pulmonal-
arterien
Pulmonal-
venen
linker
Vorhof
Vena cava
inferior
Ansicht von anterior
Aorta
Vena cava
superior
Pulmonal-
arterien
rechter
Vorhof

16 Chirurgische Onkologie

16 Chirurgische Onkologie

Epidemiologie und allgemeine Begriffsbestimmungen

Als **Inzidenzrate** bezeichnet man den Prozentsatz einer definierten Bevölkerungsgruppe, die innerhalb eines bestimmten Zeitabschnittes einen malignen Tumor entwikkelt.

Unter **Prävalenzrate** versteht man denjenigen Anteil einer definierten Population, der zu einem beliebigen Zeitpunkt eine maligne Erkrankung entwickelt.

Die betroffene Risiko- d.h. Bezugsgruppe „patients at risk" muß klar definert sein, dabei sind etwa folgende Faktoren zu berücksichtigen: geographische (z.B. unterschiedliche Risiken für das Auftreten von Magen- und Kolonkarzinomen in Asien und Mitteleuropa), berufliche Exposition (Anillinarbeiter, „Schornsteinfegerkrebs") und ernährungsbedingte Faktoren ebenso wie Umweltbedingungen, Verhaltensweisen, wie Rauchen und Alkoholkonsum (z.B. beim Bronchial- bzw. Ösophaguskarzinom), Fragen des Sexualverhaltens oder anamnestische Risiken wie Strahlenexposition.

Obgleich mehr Patienten im höheren Lebensalter von malignen Erkrankungen betroffen werden, weisen doch verschiedene Tumoren eindeutige Prädilektionsalter auf und definieren so die Risikogruppen (z.B. Wilmstumor im Kindesalter, oder maligne Hodentumoren im jugendlichen und jungen Erwachsenalter).

Allgemeine Karzinogenese

Es ist zu unterscheiden zwischen

- Karzinomen = bösartige epitheliale Geschwülste
- Sarkomen = bösartige mesenchymale Geschwülste

Bösartiges Wachstum ist pathologisch-anatomisch und klinisch gekennzeichnet durch:

- Infiltration
- Destruktion
- Metastasierung
- Atypie/Anaplasie d.h. Abweichen des normalen Bildes der Gewebe (z.B. Schichtung), der Zellen (z.B. Mehrkernigkeit) und ihrer Kerne (z.B. Polymorphie, Hyperchromasie)

Das Entstehen eines malignen Tumors ist zudem abhängig von folgenden Faktoren:

- Dauer und Rate der Zellteilung
- Wachstumsgeschwindigkeit
- Verlust von Zellen, z.B. durch Mauserung oder Abschilferung

Hieraus ergibt sich als Funktion die Tumorverdoppelungszeit, die für unterchiedliche Tumortypen unterschiedliche

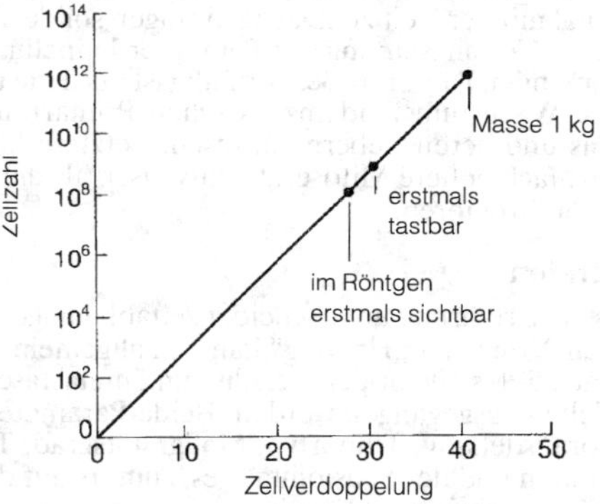

Exponentielles Wachstum

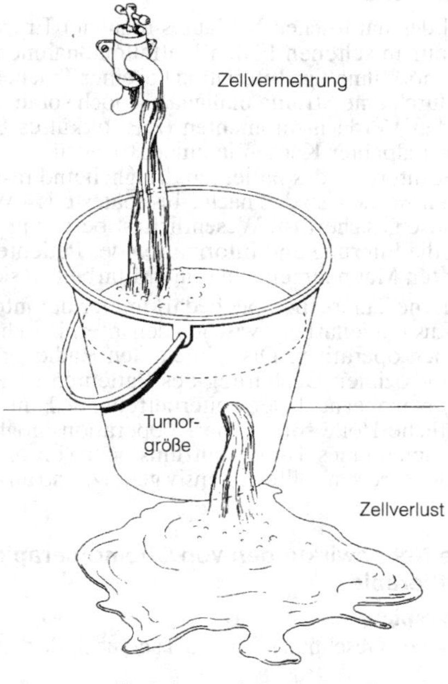

Wachstum nach Gompertz

Charakteristika aufweist. So bleibt sie für myeloproliferative Erkrankungen relativ konstant: Die Zellmasse nimmt proportional mit der Zeit zu. Dagegen zeigen solide Tumoren eher eine Verlangsamung der Tumorverdoppelungszeit mit zunehmender Tumorgröße. Auffällig ist auch die unterschiedliche Wachstumstendemz zwischen Primärtumoren des Kolons und deren Lebermetastasen: Letztere können eine bis zu 5fach höhere Mitoserate aufweisen als die zugehörigen Primärtumoren.

Heilungsraten

Die klinische Erfahrung unterscheidet zeitabhängige Überlebensraten. Von einer „Heilung" kann im allgemeinen frühestens nach 5- bis 10jährigem rezidiv- und metastasenfreiem Überleben ausgegangen werden. Beide Parameter sind von Tumorausdehung, Tumortyp, Malignitätsgrad, Therapiemodalitäten und der Sensibilität des Tumors auf die angewandte Therapieform abhängig.

Therapiemaßnahmen

Aufgrund des natürlichen Verlaufes maligner Erkrankungen sind nur in seltenen Fällen Notfallmaßnahmen angezeigt (z. B. notfallmäßige Intubation bei einer Trachealkompression durch eine Struma maligna), jedoch sollte bei entsprechenden Verdachtsmomenten (z. B. okkultes Blut im Stuhl oder palpabler Knoten in einer Brustdrüse) die Diagnostik im Interesse des Patienten dringlich und rasch vorangetrieben werden, so daß nach 2 bis spätestens 4 Wochen die Diagnose gesichert ist. Wesentlich ist bereits in diesem Zeitraum die Führung und Information des Patienten über die geplanten Maßnahmen, um seine Mitarbeit zu sichern.

Eine moderne Tumortherapie bedarf immer der interdisziplinären Zusammenarbeit zwischen den internistischen Onkologen, den operativen Disziplinen, den Radiologen und der psycho-sozialen Begleitung des Patienten und seiner Anghörigen, wobei auch der weiterbetreuende Hausarzt eine wesentliche Rolle spielt. Die Kooperationsmöglichkeiten im Rahmen eines Tumorzentrums oder von onkologischen Arbeitskreisen sollten intensiv genutzt und ausgebaut werden.

Mögliche Nebenwirkungen von Chemotherapie und Strahlentherapie

Chemotherapie

- metallischer Geschmack für 2–3 Tage nach der Applikation
- Stomatitis

- Übelkeit, Erbrechen, Durchfälle
- Hautausschläge und -ulzerationen
- Haarausfall (substanzabhängig)

Strahlentherapie

- Hautausschlag, nässende Exantheme
- Übelkeit, Stomatitis (speziell durch Candidabefall)
- brennende Schmerzen im Bestrahlungsareal
- Durchfälle, Zystitis (bei Bestrahlungsfeld im Becken)

Häufigste Metastasierungswege verschiedener Primärtumoren

Man unterscheidet die lymphogene (häufiger bei Karzinomen) und hämatogene (häufiger bei Sarkomen) Metastasierung. Je nach Tumorlokalisation wird grob ein Lebertyp (GI-Trakt) von einem Cavatyp (extraperitonealer Primärtumor) unterschieden.

Häufige Metastasenlokalisation

- Mamma: Lunge, Leber, Skelett, Gehirn
- Lunge: Leber, Skelett, Gehirn
- Kolon/Rektum: Leber, Lunge, Darmwand
- Pankreas: Leber, Lunge, Peritoneum
- Leber: Lunge
- Magen: Leber, Lunge, Skelett, Ovar
- Prostata: Skelett
- Hoden: Lunge, Leber, Skelett, Gehirn
- Uterus: Leber, Lunge, Skelett
- Ovar: Leber, Lunge, Peritoneum
- Schilddrüse: Lunge, Skelett

Stadieneinteilung maligner Tumoren

Die Stadieneinteilung maligner Erkrankungen dient nicht nur der Indikationsstellung oder prognostischen Überlegungen, sie stellt auch die Basis für die Vergleichbarkeit klinischer Studien in der Onkologie dar.

Methoden

Entsprechend den Vorschlägen der UICC (International Union Against Cancer) wird heute allgemein die TNM-Klassifikation maligner Tumoren angewandt. Ziel dieser Einteilung ist es:

- dem Kliniker bei der Behandlungsplanung zu helfen,
- Hinweise auf die Prognose zu geben,
- zur Auswertung der Behandlungsergebnisse beizutragen,
- den Informationsaustausch zwischen Behandlungszentren zu erleichtern,
- zur kontinuierlichen Erforschung der menschlichen Krebserkrankungen beizutragen.

Hierzu erfolgt die Beschreibung der Tumorausdehung auf des Basis von:

- **T** – Ausdehung des Primärtumors,
- **N** – Fehlen oder Vorhandensein von regionären Lymphknotenmetastasen,
- **M** – Fehlen oder Vorhandensein von Fernmetastasen.

Durch Hinzufügen von Ziffern zu diesen Komponenten wird das Ausmaß der Erkrankung angezeigt. Es werden eine klinische Klassifikation (gekennzeichnet mit einem vorangestellten „c“) sowie eine pathologische Klassifikation (vorangestelltes „p“) für jeden Patienten erstellt. Die pathologische Klassifikation erfordert die Resektion des Primärtumors, eine Biopsie ist für die Beurteilung nach dem TNM-Schema ungeeignet. Alle Fälle sollen nach mikroskopischer Untersuchung eingeordnet werden.

Nach Festlegung der TNM-Kategorien können diese zu Stadien gruppiert werden. Diese Einteilung muß nach einmaliger Festlegung in der Krankengeschichte unverändert bleiben.

Zusätzlich werden beurteilt das histopathologische Grading („G-Klassifikation“) nach dem Differenzierungsgrad des Tumors, sowie chirurgischerseits das Fehlen oder Vorhandensein eines Residualtumors in der R-Klassifikation. Die Verwendung ist fakultativ:

- **RX** – Vorhandensein von Residualtumor kann nicht beurteilt werden.
- **R0** – kein Residualtumor
- **R1** – Mikroskopischer Residualtumor
- **R2** – Makroskopischer Residualtumor

Literatur

Hermanek, P., Scheibe, o., Spiessl, B., Wagner, G. (Hrsg. u. Übersetzer): TNM-Klassifikation maligner Tumoren/ UICC, Intern. Union against Cancer. Springer, Berlin/ Heidelberg/New York/London/Paris/Tokyo 1987[4]

Tumormarker

Die Bestimmung der Tumormarker ist zur Verlaufsbeurteilung nach Therapie und als Indikator für Tumorrezidive nützlich. Als Screeningparameter sind sie bislang nicht ausreichend verläßlich. Ein Anstieg im Verlaufe der Nachsorge sollte Anlaß zu einer intensiven Suche nach einem Rezidiv, Metastasen oder einem Zweittumor sein. Geringgradig ansteigende Werte sind kurzfristig (etwa 4 Wochen) zu kontrollieren. Wesentlich hierfür ist, daß vor und vor allem **nach** der Primärtherapie (z. B. 3–4 Wochen postoperativ) ein Basiswert bestimmt wird. Wichtig bei der Beurteilung der Werte ist weiterhin, daß die Oberflächenexpression eines Tumorantigens und seine Sekretion in das Serum keineswegs gleich ausgeprägt sein müssen, zudem können diese Eigenschaften auch zwischen Primärtumor und Rezidiv oder Metastase variieren.

Normalwerte häufig verwendeter Tumormarker

CEA	karzino-embryonales Antigen	≤ 3 ng/ml bei Nichtrauchern ≤ 10 ng/ml bei Rauchern
AFP	Alpha-feto-Protein	≤ 20 ng/ml
HCG	Humanes Choriongonadotropin	≤ 3 mU/ml
PAP	Saure Prostata-Phosphatase	≤ 2 ng/ml
ER	östrogenrezeptor	≤ 20 fmol/mg Protein = negativ ≥ 20 fmol/mg Protein = positiv (Werte für ER-EIA)
SCC	Squamous-Cell-Carcinoma-Antigen (Plattenepithel-Ca)	≤ 2 ng/ml
CA 125-EIA	Enzymimmunoassay	≤ 35 U/ml
CA 19–9-RIA	Radioimmunoassay	≤ 37 U/ml
CA 125-RIA	Radioimmunoassay	
Beta-2-M-RIA	β-2-Microglobulin-RIA	

(Normalwerte mit freundlicher Genehmigung der Abbott Diagnostics Division)

Klinische Anwendungsmöglichkeiten der Tumormarker

Lokalisation	Histol. Typ	Tumormarker	Diagnose	Staging	Prognose	Nachsorge
Mamma	Adeno-Ca	CEA	*	**	**	***
	alle Typen	ER(2)				***
Lunge	Adeno-Ca u. Kleinzelliges Ca	CEA	*	*	**	***
	Plattenepithel-Ca	SCC	***	**	**	***
		(TA-4)				(1)(2)
Kolon/Rektum	Adeno-Ca	CEA/CA 19–9	(1)	(1)	(1)	***(3)
Pankreas	Adeno-Ca	CA 19–9	***			***
		CEA	*		*	**
Leber	Hepatozellul. Ca	AFP	***			***
	Metastasen anderer Primärtumoren	CEA	**		*	***(1)
Magen	Adeno-Ca	Ca 19–9/CEA	**			**
Prostata	Adeno-Ca	PAP	*	**	**	***
Hoden	Seminom	β-HCG	***	**	***	***
	Nicht-Seminome	AFP und/oder β-HCG	***	**	***	***
Uterus	Adeno-Ca	CEA				**
	Chorion-Ca	β-HCG	***	***	***	***

Lokalisation	Histol. Typ	Tumormarker	Diagnose	Staging	Prognose	Nachsorge
Ovar	muzinös	CEA				**
	epithelial	Ca125		**		***
	germ-cell	AFP und/oder β-HCG	***			***
Struma	medull. Ca	CEA und Calcitonin	***	**	**	***
Zervix, Kopf/Hals	Plattenepithel-Ca	SCC (TA-4)	**	**	**	***

Legende:
- * nützlich
- ** wichtig
- *** sehr wichtig

(1) vorläufige klinische Daten
(2) Indikator für unterschiedliche Therpieformen
(3) Gesicherte Sensitivität, der klinischen Manifestation vorausgehend.

Klinische Anwendungsmöglichkeiten der Tumormarker (Forts.)

Schema zur Bestimmung der Tumormarker im Rahmen von Therapie und Nachsorge

In allen Fällen wird die Bestimmung eines Ausgangswertes nach der operativen Primärtherapie empfohlen.

Tumorlokalisation	Tumormarker	1. Jahr p. o.	2. Jahr p. o.	3.–5. Jahr p. o.
Mamma	CEA	Nach jedem Therapiezyklus dann 3 monatl.	3 monatl.	6 monatl. ab 5. Jahr: 12 monatl.
Lunge	CEA u. SCC	Nach jedem Therapiezykus dann 3 monatl.	3 monatl.	6 monatl.
Kolon/Rektum	CEA u. Ca19–9	p. o. postop, dann monatl. für 6 Monate	3 monatl.	6 monatl., ab 4. Jahr: 12 monatl.
Pankreas	CEA u. Ca19–9	6 monatl. für 6 Monate, dann 3 monatl.	3 monatl.	6 monatl.
Leber	AFP	monatl. für 6 Monate, dann 3 monatl.	3 monatl.	6 monatl.
Magen	CEA ± CA19–9	Nach jedem Therapiezyklus, dann 3 monatl.	3 monatl.	6 monatl., ab 4. Jahr: 12 monatl.
Prostata	PAP	3 monatl.	6 monatl.	12 monatl.

Tumorlokalisation	Tumormarker	1. Jahr p. o.	2. Jahr p. o.	3.–5. Jahr p. o.
Hoden	AFP/β-HCG	1. Woche p. o. täglich, dann monatl.	3 monatl.	6 monatl.
Uterus	CEA	postop., dann 3 monatl.	3 monatl.	6 monatl. ab 4. Jahr: 12 monatl.
Ovar	CEA, CA125, AFP ± β-HCG	Nach jedem Therapiezyklus, dann 3 monatl.	3 monatl.	6 monatl.
Zervix, Kopf/Hals	SCC	Nach jedem Therapiezyklus, dann 3 monatl.	3 monatl.	6 monatl.

Beachte: Bei Anstieg eines Tumormarkers ist eine kurzfristigere Verlaufskontrolle z. B. nach 4 Wochen zu empfehlen. Bei fortgeschrittenen Karzinomen und schlechter Prognose sollten die Bestimmungen dem Befund angepaßt werden.

Maligne Tumoren der Haut

90% aller Karzinome und Melanome der Haut entwickeln sich an lichtexponierten Stellen.

Ätiologie

Lichtexposition, Sonneneinstrahlung. Genetisch und rassebedingte Faktoren, z.B. weißhäutige Rassen erkranken häufiger als dunkelhäutige. Höchste Inzidenz bei Weißen, die in Äquatornähe leben, sowie bei eingewanderten hellhäutigen Bewohnern Australiens. Chronische Infektionen und Ulzera, Hauttuberkulose, Lepra, Randpartien von Ulzera bei chronischer Osteomyelitis, nicht abheilende Verbrennungswunden, Strahlenexposition (Radiologie!), berufliche Karzinogenexposition (z.B. Schornsteinfeger)

Tumortypen

Basaliom (Ulcus rodens). Prädilektionsstellen: Nasenflügel, Infraorbitalregion. Alter: 50–70 Jahre. Indurierte Ulzeration mit hartem Randwall und zentrifugalem Wachstum, keine Abheilungstendenz. Sogenannter semi-maligner Tumor, der zwar nicht metastasiert, aber lokal infiltrierend und destruierend wächst, bisweilen multizentrische Entstehung.
Therapie durch adäquate Exzision im Gesunden und eventuelle plastische Deckung des Defektes durch Nah- oder Fernlappenplastik.
Prognose bei radikaler Exzision sehr günstig.

Spinaliom – Plattenepithel-Karzinom Prädilektionsstellen: Lichtexponierte Hautpartien („Landmanns-" oder „Seemannshaut"), Lippenpartien von (Pfeifen-) Rauchern, Übergangshäute. Alter über 50 Jahre. Warzenartiges, knotiges oder ulzerierendes Wachstum mit induriertem, erhabenem Randwall. Frühe lymphogene Metastasierung vor allem bei Lokalisation auf den Lippen, am Ohr oder im Genitalbereich.

Therapie:
- Exzision mit 1 cm Sicherheitsabstand zu allen Seiten
- Dissektion der regionären Lymphknoten
- Strahlentherapie, falls radikale Exzision nicht möglich oder als Alternative zur LK-Dissektion.

Prognose: 90% aller Patienten überleben nach adäquater Therapie krankheitsfrei 5 Jahre.

Malignes Melanom Entstehung aus Melanozyten, auch amelanotische Formen bekannt (Immunhistochemie!). Seltener als Basaliom oder Spinaliom. Äußerst bösartig, frühzeitge Metastasierung, unvorhersagbare Verläufe mit Rezidiven und Spätmetastasen nach Jahren.
Präcancerose in 30% Melanosis circumscripta Dubreuilh.

Rasch sich vergrößernde Nävi mit entzündlichem Randwall und knotigem Aussehen sind verdächtig, weiterhin Blutung, Juckreiz, Ulzerationen und Veränderungen in der Pigmentierung vorbestehender Nävi, sowie Entwicklung von Satellitenknoten.

Untertypen

- Lentigo maligna Melanom (LMM): Häufig im Gesichtsbereich älterer Patienten, am wenigsten aggressive Form.
- Superficial spreading Type (SSM): Jüngere Patienten bevorzugt. Pigmentveränderung, Blutung, Jucken und Randveränderungen im Bereich präexistenter Nävi.
- Noduläres Melanom: Aggressivste Verlaufsform, ubiquitäres Auftreten, besonders im Genital- und Analbereich. Ausdehnung im Hautniveau und knotig, exophytisch. Lymphbahneinbrüche führen zu Satellitenläsionen und frühem Befall der regionären Lymphknoten. Hämatogene Fernmetastasen in allen Organen möglich.

Therapie

- Ausgedehnte lokale Exzisionen unter Mitnahme der darunterliegenden Muskelfaszie. Die partielle Probeexzision ist ein Kunstfehler! Sicherheitsabstand je nach Invasionstiefe bis zu 5 cm vor allem in der Richtung des Lymphabflusses.
- Weichteildefektdeckung durch plastische Maßnahmen.
- Lymphknotendissektion der 1. Lymphknotenstation
- eventuell isolierte Extremitätenperfusion zur regionalen Chemotherapie.

Nachsorge

Klinische und sonographische Kontrolle des Lymphabflußweges in 3monatlichen Abständen mit en-bloc-Exzision bei Metastasenverdacht.

Prognose abhängig von der lokalen Tiefenausdehnung (keine Metastasen bei Dicke unter 0,75 mm nach dem Breslow-Index), hohes Risiko bei Tiefenausdehnung von mehr als 2 mm.

Letalität bei Lymphknotenmetastasen 90 %, bei Fernmetastasen 100 %. Eine lokale Regression maligner Melanome ist beschrieben, jedoch nicht mit einer Heilung gleichzusetzen.

Tumoren der Speicheldrüsen

Speicheldrüsentumoren sind selten. Der Anteil an allen bösartigen Neubildungen beträgt 0,4%. 80% aller Tumoren der Kopfspeicheldrüsen entstehen in der Glandula parotis. 80% der Tumoren sind benigne. Die wichtigste Gruppe dieser gutartigen Geschwülste bilden die sogenannten Parotismischtumoren oder pleomorphen Adenome.

Klinisches Bild

Bei den allermeisten Patienten entwickelt sich der Speicheldrüsentumor in Form einer langsam zunehmenden Drüsenschwellung. Schmerzen, Gefühlsstörungen oder Trismus sowie Fazialislähumgen sind Hinweise für ein malignes Geschehen.

Mischtumoren

Dieser Tumortyp tritt bei Frauen und Männern gleich häufig auf, der Erkrankungsgipfel liegt zwischen dem 30. und 50. Lebensjahr. Die Tumoren enthalten epitheliale (drüsige) und mesenchymale (Knorpel, Knochen) Anteile. Sie wachsen langsam ohne Ausbildung einer echten Kapsel mit einer Neigung zur Infiltration umgebenden Gewebes, weshalb bei einer reinen Enukleation des Tumors und/oder inkompletten Entfernung ein Rezidiv droht. Etwa 1/5 der Parotis-Mischtumoren können nach einem Verlauf zwischen 10 und 30 Jahren maligne entarten. Dieses Risiko ist bei Rezidivtumoren erhöht.

Adenolyphome (Warthin-Tumor)

Am häufigsten betroffen sind Männer jenseits des 50. Lebensjahres. Der gutartige Tumor erscheint klinisch als langsam zunehmende weiche Drüsenschwellung. Rezidive sind nach adäquater Exzision selten.

Mukoepidermoide

Hierbei handelt es sich um niedrig maligne Neubildungen, die sich aus epidermoiden Zellen und zystischen Anteilen aufbauen. Zumeist wachsen sie langsam mit lokaler Infiltration. Metastasen finden sich in den regionalen Halslymphknoten, der Lunge und in der Haut. Bei der klinischen Untersuchung imponieren diese Tumoren eher derb.

Zylindrome

Zylindrome bestehen aus myoepithelialen Zellen, die eine drüsige Struktur aufweisen. Sie sind selten und wachsen langsam. Eine Infiltration des N. facialis führt zu Schmerzen und Sensibilitätsstörungen im Nervenausbreitungsgebiet. Eine perineurale Ausdehnung über eine längere Distanz trifft man häufig. Deshalb und aus Gründen der Rezidivfreiheit kann bei der Entfernung des Tumors der Nerv nicht geschont werden. Klinisch findet sich meist ein derber, fixierter Tumor.

Azinuszellkarzinom

Dieser Tumortyp betrifft Frauen häufiger als Männer. Die Zellen liegen wie die Azinuszellen der Speicheldrüsen. Obwohl der Tumor langsam wächst, setzt er oft unerwartet früh Metastasen.

Die **hochmalignen Karzinome der Speicheldrüsen** können als Plattenepithelkarzinome, Adenokarzinome oder anaplastische Karzinome auftreten. Sie wachsen rasch und infiltrieren die komplexen Strukturen der Parotisregion frühzeitig. Klinische Symptome sind daher neben einem raschen Tumorwachstum Schmerz und Trismus. Die Haut ist über den Tumoren kaum verschieblich, Ulzerationen sind möglich, ebenso wie die frühzeitige Infiltration des äußeren Gehörganges.

Chirurgische Behandlung

Bei **gutartigen** Parotistumoren ist die Enukleation unter Erhaltung des N. facialis anzustreben. Bei Befall anderer Speichdrüsen durch gutartige Veränderungen ist die Entfernung der betroffenen Drüse indiziert.

Maligne Prozesse erfordern die radikale Tumorentfernung, wobei der N. facialis bei Befall der Glandula parotis aus Gründen onkologischer Radikalität nicht erhalten werden kann. Die Ausräumung der lateralen Halslymphknoten in Form einer Neck-Dissektion wird bei Zylindromen, Karzinomen und Mischtumoren mit Tumorzellnestern empfohlen.

Komplikationen

Beeinträchtigungen und Verletzungen des N. facialis sind oft nicht zu vermeiden und müssen daher von vornherein aufgeklärt werden. Dabei handelt es sich einmal um die periphere Fazialisparese, die evtl. im Rahmen eines Zweiteingriffs durch ein Nerventransplantat rekonstruiert werden kann, zum anderen um das sogenannte Frey-Syndrom, das klinisch durch Flush-Symptomatik im Fazialisgebiet und Schweißabsonderungen der vom N. auriculo-temporalis innervierten Haut bei Speichelfluß gekennzeichnet ist. Die meisten der Patienten tolerieren dies im Laufe der Zeit.

Tumoren der Speicheldrüsen (Forts.)

Prognose

Tumorrezidive sind auch noch 20 Jahre nach Primärtherapie möglich. Besonders häufig betrifft dies Mischtumoren die primär unzureichend in Form einer Enukleation behandelt wurden.
Die 5-Jahres-Überlebensrate aller Speichdrüsenmalignome beträgt etwa 60 %.

Karzinome der Mundhöhle

Die häufigsten Malignome der Mundhöhle sind Plattenepithelkarzinome. Diese Tumoren metastasieren in die Halslymphknoten. Ältere Menschen werden bevorzugt befallen, Männer sind häufiger betroffen. Insgesamt ist bei diesen Tumoren eine abnehmende Häufigkeit anzutreffen.

Ätiologie

Als Risikofaktoren für die Entstehung eines Karzinoms der Mundhöhle werden angesehen:

- Leukoplakien
- Mechanische Irritationen (z.B. chronische Druckulzera von Zahnprothesen, Pfeifenraucher)
- Exzessiver Alkoholkonsum
- Syphilis
- Chronische Candidamykosen
- Exzessive Sonnenlichtexposition

Klinische Befunde

Die meisten Veränderungen entstehen auf der Unterlippe. Weitere häufige Lokalisationen sind der laterale untere Zungenrand, die Wangenschleimhaut, die Zahnkämme von Ober- und Unterkiefer, der Rachenring und der Gaumen. Lokal findet man nicht bzw. schlecht heilende Ulzera mit Umgebungsinfiltration. Die regionale Metastasierung erfolgt zunächst in die submandibulären und präaurikulären Lymphknoten, danach in die weiteren Halslymphknoten.

Ulzerationen mit schweren entzündlichen Veränderungen und einem dadurch verursachten Foetor ex ore sind häufig bei Zungenkarzinomen. Diese sind oft schmerzhaft und bedingen bisweilen auch eine verwaschene Sprache. In einigen Fällen ist eine Verhärtung einziges Symptom.

Karzinome der Wangenschleimhaut zeigen sich oft als Ulzera oder Leukoplakien (weiße Flecken mit roten Arealen, die mit Candida albicans besiedelt sind).

Andere Erscheinungsformen sind Lockerungen der Zähne, chronische Infektionen, z.B. auch fehlgedeutete Zahnwurzeleiterungen, sowie Blutungen.

Suspekte Areale sollten daher immer biopsiert werden!

Zusatzuntersuchungen

- Röntgenuntersuchungen des Gesichtschädelskelettes mit der Frage der Tumorinfiltration
- Rö.-Thorax
- CT-Untersuchungen der Kopf-Halsregion zum Nachweis der Tumorausdehnung und evtl. der Metastasierung
- Serodiagnostik zum Nachweis bzw. Ausschluß einer Syphilis

Therapie

In den Stadien I und II (Tumorgröße unter 4 cm, keine Lymphknotenmetastasen) Bestrahlung oder lokale chirurgische Entfernung, Lymphknotendissektion am Hals. Falls eine (Teil-)Resektion der Mandibula erforderlich wird sind plastisch-chirurgische Maßnahmen mit Fernlappenplastiken unter Mittransplantation eines Knochens (Radius vom Arm, Rippe bei Pektoralislappen) erforderlich.

Prognose

Die Langzeitprognose ist vom Erkrankungsstadium bei der Primärdiagnose abhängig. Als prognostisch eher günstig gelten:

- Lokalisation an Lippen oder Wangenschleimhaut
- weibliches Geschlecht
- guter Differenzierungsgrad des Tumors
- keine Knocheninfiltration
- Erkrankungen bei unter 40jährigen zeigen einen eher ungünstigen Verlauf. Am relativ günstigsten scheint die Prognose bei Patienten zwischen dem 40. und 50. Lebensjahr.

Schilddrüsenkarzinome

Den weit überwiegenden Anteil der malignen Schilddrüsentumoren stellen die primären Schilddrüsenkarzinome, die relative Häufigkeit beträgt 0,5 %. Metastasen sind selten, sie enstehen hämatogen bei Mammakarzinomen, Kolon- und Nierenkarzinomen sowie bei malignen Melanomen. Frauen werden von primären Schilddrüsenkarzinomen bis zu viermal häufiger befallen.

Ätiologie

- Die endemische Struma ist mit einem geringen Risiko für ein follikuläres Karzinom vergesellschaftet.
- Strahlenbelastung der Halsregion während der Kindheit.
- Strahlenunfälle.
- Medulläre Karzinome können familiär gehäuft auftreten und/oder im Rahmen eines MEN-Syndroms.

Tumortypen

Man unterscheidet 4 Haupttypen:

Das **papilläre Ca.** bei jüngeren Menschen unter 30 Jahren. Metastasiert früh in die regionalen zervikalen Lymphknoten. (Lateral aberrierendes Schilddrüsengewebe gibt es nicht, es handelt sich um Absiedelungen eines papillären Schilddrüsenkarzinoms!) Die Prognose ist relativ günstig: 50 % der Patienten überleben mehr als 10 Jahre.

Das **follikulâre Ca.** ähnelt im histlogischen Bild sehr dem normalen Schilddrüsengewebe. Die hämatogene Mestastasierung betrifft häufig die Lungen und/oder Knochen. Metastasen sind häufig einer Radiojod-Therpie mit ^{131}J zugänglich. 40 % der Patienten überleben 10 Jahre.

Das **anaplastische Ca.** wächst rasch und metastasiert früh auf dem Blut- und Lymphwege. Es zeigt oft keine Jodaufnahme. Die Prognose ist ausgesprochen ungünstig.

Das **medulläre oder C-Zell-Ca.** tritt in allen Altersgruppen auf. Familiäres Auftreten sowie Fälle im Rahmen eines MEN-Syndroms sind nicht selten. Die Prognose ist sehr unterschiedlich.

Klinische Befunde und Diagnostik

Klinisch findet man bei Schilddrüsenkarzinomen diffuse oder knotige Schwellungen. Auch singuläre Knoten oder tastbare Lymphknotenmetastasen am Hals können vorliegen. Harte und fixierte Knoten sowie Heiserkeit deuten auf ein kapselüberschreitendes Wachstum hin. Papilläre Karzinome betreffen häufiger Patienten bis zum 30. Lebensjahr, follikuläre Patienten über 30 Jahre, anaplastische Tumoren sind typische Karzinome des alten Menschen. Erhöhte Kalzitoninspiegel können auf frühe Fälle eines medullären Karzinoms hinweisen.

Folgende diagnostische Maßnahmen sind indiziert:
- Klinische Untersuchung (auch HNO-ärztlich)
- Schilddrüsenszintigamm (kalte Knoten sind malignomverdächtig)
- Schilddrüsensonographie
- Feinnadelbiopsie (Wert umstritten)

Therapie

Papilläres Karzinom: Thyreoidektomie und lebenslange Substitution mit Thyroxin, Strahlentherapie mit ^{131}J bei Metastasen und inoperablen Befunden.

Follikuläres Karzinom: Thyreoidektomie und lebenslange Substitution mit Thyroxin, Strahlentherapie mit ^{131}J bei Metastasen.

Anaplastisches Karzinom: Thyreoidektomie und Neck-Dissektion, Nachbestrahlung. Alleinige Bestrahlung bei lokal inoperablem Befund, lebenslange Thyroxinsubstitution.

Medulläres Karzinom: Thyreoidektomie und Neck-Dissektion, Nachbestrahlung. Alleinige Bestrahlung bei lokal inoperablem Befund, lebenslange Thyroxinsubstitution.

Besondere Hinweise

- Auf das Risiko der evtl. auch bleibenden Rekurrensparese ist besonders hinzuweisen. Eine prä- und postoperative Überprüfung der Stimmbandfunktion ist immer erforderlich.
- Beim Verdacht auf ein ausgedehntes Karzinom sollten präoperativ Infiltration und/oder Verdrängung von Nachbarstrukturen untersucht sein. (Sonographie, Rö.: Tracheazielaufnahme, Ösophagus-Breischluck, CT)
- Serumkalziumwerte prä- und postoperativ überprüfen.

Tumoren des Thymus

Die Thymusdrüse entsteht aus der dritten Schlundtasche. Sie hat zwei Lappen und liegt im vorderen Mediastinum. Obgleich sie epithelialer Herkunft ist, enthält sie lymphatisches Gewebe.

Funktionen des Thymus

Die Thymusdrüse ist schon beim Neugeborenen groß und vergrößert sich noch weiter im Verlaufe der Kindheit. Später bildet sich das Organ zurück, und es resultiert ein Rest von fibrösem und Fettgewebe. Man schreibt dem Thymus die Prägefunktion für die T-Lymphocyten zu, die später auch in anderen lymphatischen Drüsen angetroffen werden.

Die hier entstehenden Tumoren sind gut- oder bösartig. Unter ihnen sind epitheliale, lymphatische und Neoplasien von Teratomcharakter. 25 % der Thymustumoren sind mit einer Myasthenia gravis oder einem paraneoplstischen Syndrom vergesellschaftet.

Klinische Befunde und Diagnostik

Die meisten Tumoren werden eher zufällig im Rahmen einer routinemäßigen Röntgenuntersuchung des Thorax entdeckt. Man findet eine Weichteilverschattung im vorderen, oberen Medistinum. Bisweilen führt diese zu einer oberen Einflußstauung (Spätsymptom).

CT-Untersuchungen können die Ausdehnung ebenfalls gut dokumentieren.

Bei allen Patienten mit Myasthenia gravis ist ein Thymom auszuschließen.

Therapie

Alle Tumoren der Thymusdrüse müssen wegen der Gefahr des invasiven Wachstums operativ entfernt werden. Über eine Sternotomie erhält man einen guten Überblicküber das vordere obere Mediastinum. Bei invasivem Wachstum muß man sich häufig auf eine bioptische Sicherung des Befundes und eine anschließende Strahlentherapie beschränken.

Prognose

60–80 % aller Patienten mit Thymomen überleben 5 Jahre. Patienten mit Myasthenia gravis unter 35 Jahren, bei denen ein Thymom vorliegt, haben eine schlechtere Prognose.

Nachsorge

Regelmäßige Röntgenkontrollen sind vor allem bei Patienten mit invasivem Tumorwachstum und primär resektablen Befunden indiziert.

Mammakarzinom

Das Mammakarzinom, dessen Ursache trotz intensiver Forschung bislang unbekannt ist, ist der häufigste Tumor bei Frauen in der westlichen Welt. Die Erkrankungshäufigkeit beträgt 1:14 und verdoppelt sich bei Erkrankung einer erstgradigen Verwandten. Auf 100 Mammakarzinome bei Frauen kommt etwa ein Mammakarzinom bei einem Mann.

Risikofaktoren

- *erhöhtes Risiko*: frühzeitige Menarche (< 12 Jahre), erhöhte Zufuhr von tierischem Fett während der Pubertät, Erkrankung einer Verwandten ersten Grades, fibrös-zystische Mastopathie mit Proliferation.
- *vermindertes Risiko*: Häufige Schwangerschaften vor dem 25. Lebensjahr, durch Stillen.

Natürlicher Verlauf

Sehr variabel und schwer vorhersagbar. Höchste Erkrankungsinzidenz zwischen dem 50. und 60. Lebensjahr. Die Inzidenz wird durch die Menopause gemindert. Erkrankungsrezidive sind auch noch 15–20 Jahre nach Primärtherapie möglich. Ausgedehnte Tumoren mit mehr als 4 axillären Lymphknotenmetastasen haben die schlechteste Prognose. Gut differenzierte und östrogenrezeptorpositive Tumoren habe eine günstigere Prognose.

Tumortypen

Die überwiegende Zahl der Tumoren ist dem duktal invasiven Karzinom zuzurechnen. Etwa 10 % der Karzinome gehören zum lobulär invasiven Typ, letztere haben ein erhöhtes Risiko für metachrones und bilaterales Tumorwachstum bzw. -rezidiv.

Ausdehnung

- Lokal durch Infiltration der Haut (Orangenhaut), der Brustwandmuskulatur und der Rippen.
- Lymphatisch, embolisch oder durch Invasion je nach Lage in die axillären, supraklavikulären und/oder intrathorakalen Lymphknoten an der A. mammaria interna, bisweilen auch in die andere Brustdrüse.
- Hämatogene Ausbreitung in das Skelettsystem Becken, (Wirbelkörper und lange Röhrenknochen), Ovarien, Nebennieren, Gehirn und Peritoneum.
- Spätmetastasen in Leber und Lungen.

Klinische Befunde

Üblicherweise schmerzloser, anfänglich gut abgrenzbarer Tumor. Auf Einziehungen der Mamillen, Asymmetrien im Seitenvergleich, Orangenhautphänomen und Fixierung des Tumors gegen die Haut oder die Muskulatur ist besonders zu achten. Mamillensekretion prüfen. Immer Palpation der Axillalymphknoten mit Beurteilung der Fixierung oder Mobilität.

Diagnostische Verfahren

- Die Mammographie besitzt eine Spezifität von 95 % und ist als Screeningtest für synchrone ipsi- und kontralaterale Läsionen geeignet.
- Feinnadelbiopsien sind nur im positiven Fall beweisend und daher von zweifelhaftem Wert. Die Exzisionsbiopsie ist anzustreben.
- Rö.-Thorax, Knochenszintigramm und Ultraschalluntersuchung der Leber sind als Staginguntersuchungen durchführbar, ihr prognostischer und therapeutischer Wert jedoch nicht bewiesen.

Therapie

- Tumoren ≤ 2 cm sind für eine lokale Exzision im Gesunden oder Quadrantenresektion geeignet. Eine axilläre Lymphknotendissektion sowie eine lokale Strahlentherapie sind erforderlich. Nicht geeignet ist dieses Vorgehen bei weiterer synchroner Tumormanifestation und histologischen Hinweisen für ein invasives Wachstum. Alternativ kann nach individuellen Gesichtspunkten eine einfache Mastektomie mit anschließendem Brustaufbau durchgeführt werden. Eine lokale Nachbestrahlung ist in diesen Fällen nicht erforderlich.
- Bei Tumoren von 2–5 cm Durchmesser ist die einfache Mastektomie mit Lymphknotendissektion der Axilla die Therapie der Wahl. Eine Strahlentherapie des Amputationsgebietes wird angeschlossen. Eine Radiatio der Axilla soll nur bei positiven Lymphknoten erfolgen.
- Lokal inoperable Tumoren und solche von mehr als 5 cm Größe werden einer lokalen Strahlentherapie zugeführt, wobei jedoch immer an die große Belastung der Patientinnen durch eine evtl. Tumorulzeration gedacht werden muß. Deshalb hat auch bei großen Tumoren eine Mastektomie ihre Berechtigung .

Medikamentöse Therapie

Der Wert der adjuvanten hormonellen und zytostatischen medikamentösen Therapie wird in den letzten Jahren sehr kontrovers diskutiert, so daß gesicherte einheitliche Richtlinien nicht gegeben werden können. Abhängig vom Zielkriterium Rezidivfreiheit oder Lebensverlängerung kommen unterschiedliche Studien zu sehr unterschiedlichen Ergebissen und Therapieempfehlungen. Wesentlich sind Menopausestatus und Hormonrezeptorstatus.

Die wichtigste antiöstrogene Maßnahme ist heute die Gabe von Tamoxifen, in der Prämenopause kann die Ovarektomie jedoch auch als wirkungsvolle Maßnahme erwogen werden. Eine operative Adrenalektomie ist heute verlassen, der entsprechende Effekt läßt sich medikamentös durch die Gabe von Aminoglutethimid erreichen. Über verschiedene Chemotherapieschemata gibt untenstehende Tabelle Auskunft.

Wann immer sinnvoll soll der Hormontherapie wegen der deutlich niedrigeren Nebenwirkungsrate der Vorzug gegenüber einer zytostatischen Chemotherapie gegeben werden.

Als gesichert kann derzeit gelten: Prämenopausale Patientinnen mit rezeptornegativem Tumor erhalten eine Chemotherapie, postmenopausale Patientinnen mit hormonpositivem Tumor erhalten eine Hormontherapie.

Nicht gesichert ist der Effekt einer adjuvanten medikamentösen Therapie bei Patientinnen mit tumorfreien Lymphknoten, sie wird jedoch bei erhöhter Risikokonstellation (Tumorgröße und -lage, Differenzierung, familiäre Belastung) dennoch angewandt.

Dosierungsrichtlinien (nach R. Pichlmayr, D. Löhlein (Hrsg.): Chirurgische Therapie, Springer, Berlin, 1991[2])

Chemotherapie		
CMF	Cyclophosphamid	600 mg/m^2
	Methotrexat	40 mg/m^2 i. v.
	Fluorouracil	600 mg/m^2 i. v.
AC	Adriamycin	40 mg/m^2 i. v.
	Cyclophosphamid	600 mg/m^2
Wiederholung alle 3 Wochen für 6–12 Monate		

Hormontherapie	
Tamoxifen	30 mg/Tag p. o.
Aminoglutethimid	max. 1 000 mg/Tag p. o.
Medroxyprogesteronacetat	1 000 mg/Tag p. o.

Rezidive und Metastasen

Bei Lokalrezidiven ohne Nachweis einer Fernmetastasierung sind die erneute Operation sowie die Strahlentherapie die Maßnahmen der ersten Wahl. Für die medikamentöse Therapie gelten die obigen Ausführungen sinngemäß. Bei Skelettmetastasen spielt neben der Hormon- bzw. Chemotherapie die Strahlentherapie eine wichtige Rolle. Bei drohenden oder eingetretenen Frakturen müssen entsprechende operative Eingriffe erwogen bzw. durchgeführt werden. Wesentlich vor allem bei langfristigem Verlauf metastasierender Mammakarzinome ist weiterhin eine adäquate abgestufte medikamentöse Schmerztherapie.

Vorsorgeuntersuchungen beim Mammakarzinom

Es wird hypothetisch angenommen,daß eine frühere Entdeckung des Mammakarzinoms die Prognose verbessert. Zwar konnte die Mortalität des Mammakarzinoms durch Screeninguntersuchungen um 30–40 % gesenkt werden, es erscheint jedoch unsicher, ob diese Zahlen gehalten werden können.

Risikofaktoren (aus: Pichlmayr, Löhlein: Chirurgische Therapie, Springer, 1991.)

Faktoren	**Risikoerhöhung zur Norm**
Familienvorbelastung	
Verwandte 1. Grades mit Brustkrebs	1,2–3,0
prämenopausal	3,1
prämenopausal, bilateral	8,5–9,0
postmenopausal	1,5
postmenopausal, bilateral	4, 0–5, 4
Menstruationsanamnese	
Alter zum Zeitpunkt der Menarche ≤ 12	1, 3
Alter zum Zeitpunkt der Menopause ≥ 55	
mit mehr als 40 Jahren Menstruationszyklus	1,4–2,0
Schwangerschaft	
erstes Kind im Alter von ≥ 35	2,0–3,0
Nullipara	3,0
Andere Tumoren	
kontralateraler Brustkrebs	5,0
Karzinom der Speicheldrüsen	4,0
Endometriumkarzinom des Uterus	2,0
Benigne Brustdrüsenerkrankung	
Adenose	
apokrine Veränderungen	
Gangektasie	1,0
gelinde epitheliale Hyperplasie	
gewöhnlichen Typs	
Epithelproliferation ohne Atypien	
mäßige oder floride Hyperplasie	
gewöhnlichen Typs	1,2–2,0
Atypische Ganghyperplasie	
Atypische lobuläre Hyperplasie	4,0–5,0
Lobuläres carzinoma in situ	7,2
Duktales carzinoma in situ (Nonkomedo)	8,0–10,0
Vorausgegangene Biopsie (rein statistisch)	1,86–2,13

Mammakarzinom (Forts.)

Andere (z. T. wenig gesicherte) Faktoren: Vorausgegangene Röntgenbestrahlung, zunehmendes Alter, Adipositas, hochdosierte exogene Östrogenzufuhr (hormonale Kontrazeption weitgehend als Nichtrisiko angesehen), Nahrungsfettzufuhr (umstritten).

Methoden

Die **klinische Untersuchung** ist eine einfache und problemlos wiederholbare Untersuchung, die in der Hand des klinisch Erfahrenen gute Ergebnisse bei auffälligen Patientinnen bringt.

Die **regelmäßige Selbstuntersuchung** ist eine wichtige Maßnahme der Gesundheitserziehung, um Tumoren mit einer Größe von 1–4 cm – also in einem technisch operablen Stadium – zu erfassen. Sie muß jedoch zuverlässig und regelmäßig durchgeführt werden. Alle 4 Quadranten sowie der retromamillare Bereich und die Achsellymphknoten müssen erfaßt werden. Eine genaue Anleitung der Patientinnen ist erforderlich.

Die **Mammographie** hat sich als sensitivste und spezifischste Methode unter allen Screeningverfahren bewährt. Sie ist der klinischen Untersuchung 6fach überlegen und kann auch in-situ-Karzinome mit einem Durchmesser von weniger als 2 cm sowie nicht palpable Läsionen erkennen. Besonders vorteilhaft ist die Unter-suchung bei thoraxwandnahem Sitz der Veränderungen und bei voluminösen Mammae. Die Angst vor strahlenindizierten Malignomen hat sich bei einer Strahlenbelastung von 0,05 bis 3 rad pro Untersuchung (für 1 Schrägaufnahme zu Screeningzwecken bzw. 2 Aufnahmen zur Diagnostik) als unbegründet erwiesen.

Vorgehen

Die deutlichste Verminderung der Mammakarzinomsterblichkeit konnte durch Screeningmaßnahmen bei Patientinnen zwischen 50 und 64 Jahren erzielt werden. Es erscheint sinnvoll um das 35. Lebensjahr ein „Ausgangsmammogramm“ zu erstellen und dieses ab dem 40. Lebensjahr in 1 1/2- bis 3jährigen Abständen zu kontrollieren, bei Risikopatientinnen auch öfter.
Die Vorteile der Screeningprogramme werden in der häufigeren Anwendbarkeit brusterhaltender Operationsverfahren gesehen (umstritten), ebenso in der verminderten Anwendungshäufigkeit der Strahlentherapie. Das Versterben vor allem jüngerer Frauen soll statistisch um 10 Jahre hinausgeschoben werden;die Anzahl unnötiger Biopsien soll verringert werden.

Die Nachteile aller Screeningverfahren bei Malignomen liegen in der Karzinophobie, der Angst der Patienten und in der bisweilen als Mißverhältnis erlebten therapeutischen Radikalität bei bislang asymptomatischen Patienten.

Literatur

Chetty, U., Forrst, A. P. M.: Breast conservation. B J Surg, 73, 1986, 599–600.

Gazet, J.-C., Rainsbury, R. M., Ford, H. T. et al.: Survey of treatment of primary breast cancer in Great Britain. BMJ, 290, 1985, 1793–5.

Scottish Breast Cancer Trials Committee: Adjuvant tamoxifen in the management of operable breast cancer: the Scottish trial. Lnacet, ii, 1987, 171–5.

Bronchial- und Lungenkarzinome

Malignome der Lungen sind die häufigsten Karzinome bei Männern und die zweithäufigsten bei Frauen mit steigender Tendenz.

Ätiologie

Wichtigster Risikofaktor ist das Zigarettenrauchen, andere Karzinogene in der Atemluft z. B. durch Umwelteinflüsse oder am Arbeitsplatz, Asbest, Inhalation von radioaktivem Material, Nickel spielen eine untergeordnete Rolle.

Prognose

Nur die chirurgische Therapie bietet die Möglichkeit einer Heilung. Es sind jedoch etwa 75 % aller Patienten zum Zeitpunkt der Diagnose bereits nicht mehr kurativ operabel. In kurativ resektablen Fällen kann von einer 30 %-igen Überlebenschance für die ersten 5 Jahre und einer 17 %igen für die ersten 10 Jahre ausgegangen werden.

Pathologie

60 % der Karzinome liegen zentral in der Nähe des Lungenhilus und verursachen Obstruktionen. 40 % der Malignome liegen peripher und können bei Lage im Oberlappen Irriationen des thorakalen Sympathikusgrenzstranges und des Plexus brachialis verursachen (sog. Pancoast-Tumoren). Manche Lungentumoren sind endokrin aktiv, was zu diagnostischen Schwierigkeiten führen kann.
Die lokale Ausbreitung des Tumors führt zu einer hilären und am Tracheobronchialsystem gelegenen Lymphknotenmetastasierung. Sie verursachen Kompressionen und Infiltrationen der großen Gefäße und der Nachbarbronchien. Eine pleurale Metastasierung kann Ursache für einen Pleuraerguß sein. Fernmetastasen findet man häufig in Leber, Knochen, Gehirn und Niere. Nicht selten wird der Primärtumor erst durch Symptome seitens der Metastasierung erkannt.

Histologie

30 % der Bronchialkarzinome sind Plattenepithelkarzinome, in 25 % liegt ein undiffernziertes Karzinom vor, 5 % sind kleinzellige Karzinome (oat-cell-cancer). Alle diese Tumortypen entstehen in der Regel aus metaplastischen Veränderungen des zentralen Tracheobronchialsystems. In 40 % liegt dagegen ein Adenokarzinom vor. Dieser Tumortyp entwickelt sich meist in der Peripherie und zeigt eine schnelle Zunahme der Häufigkeit seines Auftretens.

Klinische Symptomatik

- Gewichtsverlust, Anämie, Appetitlosigkeit.

- Dauerhusten, episodische Hämoptoe, Dyspnoe, hartnäckige und rezidivierende Infekte, Lungenabszeß, Heiserkeit (Spätsymptom!).
- Periphere Nervenläsion durch Invasion und/oder Kompression eines meist peripher gelegenen Tumors.
- Psychosyndrom (Hirnmetastasen), pathologische Frakturen (Kochenmetastasen).
- Paraneoplastische Syndrome mit Thrombophlebitis migrans und endokrinen Störungen z.B. Hyperkalzämiesyndrome und cushingoide Veränderungen. – Auftreibungen an den Fingern im Bereich der Phalangen.

Diagnostik

- Rö.-Thorax, evtl. mit Schichtaufnahmen und CT.
- Zytologie (Sputum, Pleuraerguß, Zellbürste im Rahmen der Brochoskopie)
- Biopsie (direkt, transbronchial, mediastinoskopisch, CT-gesteuert).
- Ultraschall der Leber zur Metastasensuche
- Skelettszintigramm

Therapie

- Die *chirurgische* Therapie kann in Form einer Lobektomie oder Pneumonektomie erfolgen. Nur ein Viertel der Patienten ist operabel. Die perioperative Sterblichkeit liegt bei der Lobektomie bei 4 %, bei der Pneumonektomie bei 8 %.

Hinweis: Eine konsequentes und komplettes präoperatives Staging kann die Anzahl unnötiger explorativer Thorakotomien reduzieren.

Als Kontraindikationen zur Thorakotomie gelten:

- Vena-cava-superior-Thrombose
- Blutige Pleuraergüsse
- Rekurrensparese und Zwerchfellähmung
- Ausgedehnte Metastasierung
- Eine *Strahlentherapie* kann keine Heilung bewirken, zeigt jedoch günstige palliative Effekte bezüglich Husten und Schmerzen vor allem bei Skelettmetastasen.
- Die *zytostatische Therapie* allein oder in Kombination mit anderen Verfahren zeigt außer beim kleinzelligen Bronchialkarzinom keine wesentlichen Effekte.

Prophylaxe

Die wichtigste vorbeugende Maßnahme besteht in der Aufklärung über die Schädlichkeit des aktiven und passiven Rauchens.

Literatur

Belcher, J. R.: Carcinoma of the bronchus. In: Hadfield, J., Hobsley, M. (Hrsg.): Current surgical practice, 276–91. Edward Arnold, London, 1981.

Berlin, N. I., Buncher, C. R. und Fontana, R. S.: Early lung cancer detection: Summary and conclusions. American Review of Respiratory Diseases, 130, 1984, 565–70.

Faber, L. P., Jensik, R. J. und Kittle, C. F.: Results of sleeve lobectomy for bronchogenic carcinoma in 101 patients. Annals of Thoracic Surgery, 37, 1984, 279–85.

Ösophaguskarzinom

Leitsymptom aller stenosierenden Prozesse der Speiseröhre ist die Schluckstörung. Die Entstehung eines Ösophaguskarzinoms wird durch Alkohol (hochprozentig) und Ernährungsgewohnheiten (Ostasien) begünstigt. Männer erkranken in Mitteleuropa häufiger.

Tumortypen und Ausbreitung

Es überwiegen die Plattenepithelkarzinome mit 80–90%, im distalen Drittel werden auch Adenokarzinome angetroffen, häufig auf dem Boden eines Endobrachy-Ösophagus (Barrett-Karzinom). Bisweilen kommt es auch zum Vorwachsen eines Kardiakarzinoms in den Ösophagus, so daß auch schleimbildende Tumoren (Siegelringzellkarzinom) gefunden werden. Hierbei handelt es sich dann jedoch nicht um ein eigentliches Ösophaguskarzinom.

Die Ausbreitung erfolgt durch submuköses und transmuköses Wachstum. Vor allem im proximalen Anteil kommt es rasch zur Infiltration umgebender Strukturen, hier erfolgt die Metastasierung zunächst in oraler Richtung (supraklavikuläre Lymphknoten), während die Karzinome des distalen Ösophagus primär in die Lymphknoten an der Kardia metastasieren. Fernmetastasen findet man in der Leber sowie im Skelettsystem und an der Haut.

Klinische Befunde

Schluckstörung und Regurgitaion unverdauter Speisen sowie Speichelfluß sind übliche Beschwerden. Übler Mundgeruch und pulmonale Infekte durch Aspiration und/oder ösophago-bronchiale Fisteln können vorliegen. Sie weisen ebenso wie Heiserkeit, bedingt durch eine Rekurrensläsion auf eine fortgeschrittene Erkrankung hin. Rasche Gewichtsabnahme bis zur Kachexie und Anämie sind typisch.

Diagnostik

- Der Ösophagusbreischluck zeigt zumeist eine hochgradige Stenosierung mit irregulärer Schleimhautoberfläche oral und aboral hiervon (Sektglasform). Der Dilatationsgrad des oralwärtigen Speiseröhrenabschnittes ist variabel. Ösophago-bronchiale Fisteln stellen sich zumeist dar.
- Die Ösophagoskopie kann die Läsion bioptisch, histologisch oder zytologisch durch Zellbürste sichern.
- Die endoluminale Sonographie gelingt häufig nur in Frühstadien mit noch ausreichend weitem Lumen. Zwar sind die Tiefenausdehung des Tumors ebenso wie vergrößerte paraösophageale Lymphknoten gut erkennbar, die Tumorinfiltration der Lymphknoten kann jedoch nicht sicher eingeschätzt werden.
- Die CT-Untersuchung erlaubt die Beurteilung der Infiltration umgebender Strukturen und kann ebenfalls ver-

größerte Lymphknoten zeigen, jedoch ohne sicheren Beweis der Tumorinfiltration. Lebermetastasen lassen sich nachweisen. Letztere sind auch in der konventionellen Sonographie darstellbar.

Therapie

Kurative Chancen eröffnet allein die chirurgische Resektion und Rekonstruktion, so daß trotz ausgedehnter präoperativer Diagnostik in vielen Fällen die Indikation zur Exploration besteht. Hierzu muß in aller Regel der Ernährungstzustand der kachektischen Patienten durch präoperative intravenöse Hyperalimentation verbessert werden. Die Belastbarkeit des Patienten für den stets großen Eingriff ist der oft limitierende Faktor. Bei Abschätzung aller Risiken und der auch postoperativ ungünstigen Prognose ist eine Operationsindikation in der Regel nur bis zum 70. Lebensjahr gegeben.

Tumoren des distalen Ösophagusdrittels lassen sich über einen linksthorako-abdominalen Zugang erreichen. Höhergelegene Prozesse erfordern zur Beurteilung der Resektabilität und zur En-bloc-Resektion von Tumor und Lymphabflußwegen eine rechtsseitige Throrakotomie mit anschließender Laparotomie. Dieses Vorgehen bietet bei entsprechender Tumorlage auch die Möglichkeit einer hoch intrathorakal angelegten Anastomose. Hochsitzende Prozesse erfordern immmer einen collaren Zugang mit hier liegender Anastomose.

Alternativ läßt sich wegen der ungünstigen Langzeitergebnisse jedoch auch das Konzept eines minimierten Eingriffs ohne Anspruch auf komplette Lymphknotendissektion vertreten. Hierfür bietet sich die stumpfe transmediastinale Dissektion des Ösophagus mit hochsitzender intrathorakaler Anastomose allein über eine Laparotomie oder kombiniert mit einem linkscollaren Zugang zur kompletten Entfernung der Speisröhre an. Auch ein endoskopisch-mikrochirurgisches Verfahren wird bereits zur Vermeidung eines Zweihöhleneingriffs angewendet.

Die Rekonstruktion des Verdauungsweges erfordert entweder einen Magenhochzug, wozu verschiedene Modifikationen der Schlauchmagenbildung verwendet werden, oder eine isoperistaltische Koloninterposition. Bei intrathorakaler Lage der Anastomose erfolgt die Rekonstruktion im alten Ösophagusbett, während bei der collaren Anastomosierung sowohl der orthotope wie der retrosternale oder antethorakale Hochzug des Interponats möglich sind.

Wegen des nur palliativen Effektes werden Umgehungsoperationen bei lokal inoperablem Tumor heute in aller Regel nicht mehr durchgeführt. Im palliativen Therapiekon-

zept haben die endoskopische Pertubation oder Einlage einer Ernährungssonde evtl. in Verbindung mit einer Laservaporisation des Tumors ihren Platz. Bei Anlage einer Ernährungsfistel am Magen oder Jejunum im Fall einer kompletten Okklusion der Ösophaguspassage muß die Beeinträchtigung des Patienten durch den permanenten Speichelfluß bedacht werden. Die Implantation von Stents findet mancherorts Anwendung als palliatives Verfahren.
Auch eine Strahlentherapie kann beim Vorliegen eines Plattenepithelkarzinoms eine vorübergehende Besserung dysphagischer Beschwerden bei inoperablen Patienten erbringen. Nur etwa die Hälfte der Patienten erlebt jedoch das geplante Ende der Strahlentherapie. Adenokarzinome sind nicht strahlensensibel.

Prognose

Die durchschnittliche postoperative Überlebenszeit beträgt 4 Monate. Auch bei resektabel erscheinenden Karzinomen überschreitet die Überlebenszeit der Patienten kaum jemals 18 Monate.

Literatur

Ellis, F. H., Gibb, S. P. und Watkins, E.: Oesophagogastrectomy for palliation of carcinoma of the oesophagus. Annals of Surgery, 198, 1983, 531–40.
Groisser, V. A.: YAG laser therapy of gastrointestinal tumours. Gastrointestinal Endoscopy, 5, 1984, 311–12.
Groves, L. K. und Rodriguez, A. A.: Treatment of carcinoma of the oesophagus and gastric cardia with concentrated preoperative irradiation followed by early operation. Annals of Throacic Surgery, 15, 1973, 333–8.

Das Magenkarzinom

Nach den kolorektalen Karzinomen steht das Magenkarzinom in der westlichen Welt an zweiter Stelle der Häufigkeit gastrointestinaler Tumore. Die Anzahl der Neuerkrankungen beträgt etwa 60/100000 Einwohner pro Jahr. Männer zwischen 40 und 70 Jahren sind dreimal häufiger betroffen als Frauen. Die höchste Inzidenz für diesen Tumor wird aus Japan berichtet.

Epidemiologie und Ätiologie

Weltweit bestehen deutliche Unterschiede in der Magenkarzinominzidenz. So ist dieser Tumor in Japan und anderen ostasiatischen Staaten mit einem hohen Anteil von Fisch und Meeresfrüchten in der Ernährung besonders häufig. Auch in anderen Ländern mit einer hohen Nitratbelastung der Nahrung besteht ein erhöhtes Erkrankungsrisiko. Als cokarzinogene Faktoren werden weiterhin der Verzehr von Geräuchertem, sowie der Genuß von fermentierten und stark gesalzenen Speisen und die Anwendung bestimmter Konservierungsmethoden vermutet. Zudem scheint eine berufliche Schadstoffexposition, z.B. bei Bergwerksarbeitern, durch Asbest und bei der Gummiherstellung das Magenkarzinomrisiko zu erhöhen.

Als weitere Risikofaktoren für die Karzinomentstehung im Magen gelten: perniziöse Anämie, atrophische Gastritis, Zustand nach Magen-Teilresektion (Billroth II), Zustand nach Pyloroplastik, in beiden Fällen auf dem Boden einer chronischen biliären Gastritis, Zustand nach Cholezystektomie, Acanthosis nigricans, das Vorliegen der Rh-Blutgruppe A, sowie eine familiäre Disposition.

Auffällig ist, daß in bestimmten Populationen, z.B. in Japan, mit Hilfe großangelegter Screening-Programme eine Verbesserung der Prognose zu erreichen ist (90%ige Überlebensrate nach 5 Jahren), was als Hinweis auf eine andere Tumorbiologie gewertet wird.

Pathologie

90% aller Malignome des Magens sind Adenokarzinome, die übrigen 10% verteilen sich auf maligne Lymphome des Magens und die sehr seltenen Plattenepithelkarzinome.

Etwa 50% der Magenkarzinome entstehen in der Pylorusregion (maligne Magenausgangsstenose), 25% betreffen die kleine Kurvatur, 10% die Kardia und 15% zeigen ein multifokales Wachstum. Entsprechend ist die Lage der zur Überprüfung und Einschätzung der onkologischen Radikalität zwingend mitzuentfernenden Lymphknoten unterschiedlich (R-Klassifikation).

Der makrokopische Wachstumstyp kann sehr variabel sein. Man unterscheidet (n. Borrmann) lokal ulzerierende Formen von polypoiden, lokal ulzerierte und infiltrierende,

oder diffus infiltrierende Typen. Daneben gibt es Wachstumsformen, die sich nur durch eine lokale Wandverdikkung bemerkbar machen und als Sonderform das in der Ausbreitung auf die Mukosa und Submukosa beschränkte Magenfrühkarzinom, bei dem jedoch auch in bis zu 20% Lymphknotenmetastasen gefunden werden.
Die lymphogene Ausbreitung erfolgt entlang der kleinen und/oder großen Kurvatur in Richtung Truncus coeliacus und bei pylorusnahem Sitz auch zum Leberhilus, ebenso in das gesamte anhängende große Netz. Eine Leber- und Lungenmetastasierung erfolgt zumeist auf portalvenösem Wege. Auch eine intraperitoneale und intracavitäre Ausbreitung durch Abklatschmetastasen ist möglich. Sie kann sich durch einen Aszites oder Ovarialtumoren (Krukenberg-Tumor) bemerkbar machen. Eine lokale Infiltration des Pankreas, des Kolon, der Leber und der Milz durch kontinuierliches, organüberschreitendes Wachstum ist möglich. Eine Infiltration des Ductus thoracicus bzw. der Cisterna chyli kann zu einer links supraklavikulär gelegenen Lymphknotenmetastasierung führen.
Die präoperative Bestimmung des Tumortyps entsprechend der Klassifikation nach Laureen ist für die Therapieplanung von großer Bedeutung, so läßt ein Karzinom vom intestinalen Typ einen geringeren Sicherheitsabstand (5 cm oral) zu als ein diffuser Typ (8 cm oral), so daß bei einem diffusen Typ beinahe regelhaft eine Gastrektomie erforderlich wird. Bei Sitz an der Kardia muß auch am Ösophagus der entsprechende Sicherheitsabstand eingehalten werden, während beim intestinalen Typ ein distaler Tumorsitz im Magen evtl. eine Magenteilresektion ermöglichen kann.
Etwa 53% der Karzinome sind dem intestinalen Typ zuzuordnen, 33% dem diffusen Typ, die übrigen verteilen sich auf Mischtypen und undifferenzierte Typen. In diesen Fällen ist bezüglich der Operationsradikalität vom ungünstigeren Tumortyp auszugehen.

Klinische Symptomatik

Oft ist die Symptomatik zunächst uncharakteristisch. Viele Patienten haben bereits über einen Zeitraum von 6 Monaten Beschwerden, bevor sie bei einem Chirurgen vorgestellt werden. Typische Klagen sind: Gewichtsverlust, Dysphagie, Völlegefühl nach den Mahlzeiten, Durchfall und Übelkeit, Erbrechen. Je nach Ausdehnung des Tumors können ein epigastrischer Tumor, Aszites, Hepatomegalie und Ikterus vorliegen, ebenso vergrößerte Ovarien (s. oben).

Diagnostik

Die Diagnose wird in der Regel endoskopisch mit Hilfe zahlreicher Biopsien gesichert. Die Endoskopie ist auch bei radiologischem Tumornachweis in Barium-Doppelkontrasttechnik erforderlich, um die für die Operationsplanung wichtige Typisierung des Tumors zu erhalten.

Die Sonographie des Abdomens erlaubt den Nachweis von Lebermetastasen und läßt evtl. ein organüberschreitendes Wachstum vermuten. Gleiches vermag eine CT-Untersuchung mit deutlich höherem Aufwand zu leisten. Die technische Inoperabilität kann jedoch mit beiden Untersuchungen nicht bewiesen werden.

Therapie

Die Indikation zur Laparotomie ist bei allgemeiner Operabilität immer gegeben. Anhand der oben genannten Kriterien wird der Eingriff geplant, wobei aus onkologischen Erwägungen die Gastrektomie mit Splenektomie, ausgedehnter Lymphknotendissektion und unter Mitnahme des kleinen und des gesamten großen Netzes die Therapie der Wahl darstellt, falls keine technische oder onkologische (Fernmetastasen) Inoperabilität vorliegt. Die Resektionsränder müssen histologisch tumorfrei sein.

Die Rekonstruktion des Digestionsweges nach Gastrektomie erfolgt in Form einer Ösophagojejunostomie mit einer Y-Schlinge nach Roux. Auch andere Verfahren, z.B. mit Pouchbildungen zur Refluxminderung sind in Gebrauch. Aufgrund einer besseren Nahrungsmittelausnutzung wird die Jejuninterposition zum Erhalt der Duodenalpassage empfohlen. Dies ist nur bei entsprechender onkologischer Radikalität und niedrigem Operationsrisiko des Patienten gerechtfertigt.

Auch bei Metastasierung ist im Falle einer Blutung oder Perforation immer die Indikation zur einer Resektion gegeben. Beim Vorliegen einer Magenausgansstenose soll die Passage bei onkologischer Inoperabilität durch eine Gastro-Enterostomie wiederhergestellt werden. Auch eine palliative Gastrektomie, allerdings ohne Milzerxstirpation und Lymphknotendissektion, hat in ausgesuchten Fällen ihre Berechtigung.

Prognose

Die 5-Jahres-Überlebensrate ist auf alle operierten Patienten bezogen 15%. Sie beträgt 60% bei kurativer Behandlung (R_0-Resektion). In einigen Ländern sind die Langzeitergebnisse besser (z.B. Japan, siehe oben).

Literatur

Cushieri, A.: Cancer of the stomach. In: Russell, R. C. G. (Hrsg.): Recent advances in surgery. 12, 125–42. Churchill Livingstone, Edinburgh, 1986.
Silverberg, E.: Cancer statistics. Cancer, 35, 1985, 19–35.

Dünndarmtumoren

Maligne Dünndarmtumoren sind Raritäten mit einer Häufigkeit von 1/1 000 000 Einwohnern pro Jahr. Auch andere Tumoren des Dünndarms sind überaus selten.

Benigne Tumoren

Adenome und **Leiomyome** können zu Stenosen und Darmverschlüssen, sowie Invaginationen im Erwachsenenalter und Blutungen Anlaß geben.

Lipome verursachen meist nur Invaginationen.

Die beim **Peutz-Jeghers-Syndrom** vorliegenden Hamartome verursachen ebenfalls Blutungen und Invaginationen. Die Patienten fallen durch die typischen fleckigen melanotischen Schleimhautveränderungen an Mund und Lippen auf.

Präkanzerosen

In manchen Fällen eines M. Crohn kann sich ein meist proximal gelegenes Adenokarzinom des Dünndarms entwickeln.
Zu den Präkanzerosen sind auch die seltenen Dünndarmadenome und Leiomyome als Vorstufen zu Leiomyosarkomen zu rechnen.

Malignome

Das **Adenokarzinom** des Dünndarms entwickelt sich in der Regel im Jejunum. Es fällt durch Passagestörungen und Anämie, sowie okkultes Blut im Stuhl auf. Häufig wird es erst im Spätstadium bei Vorliegen von Metastasen entdeckt.

Sarkome entstehen häufig multilokulär, die Amnese weist oft eine lange Zeitspanne mit Gewichtsverlust und Anämie auf. Die Perforation eines fortgeschrittenen Tumors bringt oftmals erst die Diagnose.

Lymphome kommen im Rahmen von Systemerkrankungen vor. Bei der klinischen Untersuchung findet man eine palpable Masse. Zur Diagnose führt auch hier oft erst die Perforation.

Therapie

Die Therapie der Wahl ist die radikale Entfernung des betroffenen Darmabschnittes, was jedoch häufig bei sehr später Diagnosestellung nicht möglich ist, so daß auch palliative Maßnahmen wie innere Umleitung oder eine Chemotherapie angewandt werden.

Karzinoide

Am Dünndarm oder in der Appendix gelegene Karzinoide werden oft erst durch ihre Metastasierung in die Leber erkannt. Das sogenannte Karzinoid-Syndom mit anfallsartiger Gesichtsrötung, Durchfällen und evtl. Asthmaanfällen wird durch das von den Karzinoiden sezernierte 5-Hydroxytryptamin hervorgerufen. Die Symptomatik zwingt zur Abklärung.
Die Behandlung besteht in der Resektion des Primärtumors und in der Leberteilresektion, falls die Metastasen auf einen Leberlappen beschränkt und damit operabel sind.

Diagnostik von Dünndarmtumoren

- Abdomenübersichtsaufnahme und Dünndarm-Doppelkontrastuntersuchung mit Barium (Cave Perforation).
- Endoskopie bei sehr hochsitzenden oder im terminalen Ileum gelegenen Tumoren.
- Explorative Laparotomie bei entsprechendem Verdacht oder Zufallsbefund bei Laparotomie.
- Intraoperative Endoskopie (insbesondere hilfreich bei multilokulären Tumoren).
- Isotopenuntersuchung und Angiographie bei unklaren GI-Blutungen (Die Isotopenuntersuchung ist um ein Vielfaches empfindlicher!).

Prognose

Weniger als 30 % der Patienten überleben 5 Jahre.

Literatur

Taggart, D. P., McLatchie, G. R. und Imrie, C. W.: Survival of surgical patients with carcinoma, lymphoma and carcinoid tumours of the small bowel. B J Surg, 73, 1986, 826–8.

Lebertumoren

Das Verhältnis von primären zu metastatischen Lebertumoren beträgt etwa 1:20. Etwa 30 % aller Patienten, die an einem Malignom versterben, leiden an Lebermetastasen. Als Metastasierungswege kommen die portale Aussaat (Tumoren des Gastrointestinaltrakts), die arterielle Implantation (Mamma- und Lungentumoren), aber auch eine kontinuierliche Ausbreitung (Gallenblasen- und Magenkarzinom) in Frage.

Primär benigne Tumoren

Das üblicherweise kavernöse **Hämangiom** der Leber kann bei extremer Größe und in symptomatischen Fällen durch Resektion des entsprechenden Lebersegmentes behandelt werden. Alternativ wird auch die Bestrahlung empfohlen. In allen Fällen besteht ein gewisses Blutungsrisiko.

Adenome der Leber und der Gallenwege sind in der Regel harmlos. Leberzelladenome können multipel auftreten und werden auf die Einnahme der Antibabypille zurückgeführt. Eine Operationsindikation für eine Leberteilresektion besteht nur bei extremer Größe der fokal nodulären Hyperplasie (FNH).

Primär maligne Tumoren

Das **Hepatom** entwickelt sich aus den Leberzellen und macht 80–90 % aller primären Lebertumoren aus. Während es in Europa selten auftritt, kommt es in Afrika, China und Japan besonders häufig vor (z. B. 100/100 000 Einwohner in Mozambique). Eine multizentrische Entstehung ist möglich, besonders auf dem Boden einer Leberzirrhose. Etwa 15 % aller Leberzirrhotiker entwickeln ein Leberzellkarzinom. Als weitere Risiko- und Cofaktoren bei der Karzinomentstehung gelten: Hepatitis B, Antibabypille, Mißbrauch anaboler Steroide, Aflatoxine in mit Aspergillus flavus kontaminiertem Weizen und Mais.

Das **cholangiozelluläre Karzinom** ist selten und kaum je kurativ resektabel. Zumeist handelt es sich um ein Adenokarzinom. Die Entstehung kann mit einer chronischen Colitis ulcerosa, der primär sklerosierenden Cholangitis und mit Gallenwegszysten verbunden sein.

Metastatische Lebertumoren

Diese werden zumeist im Rahmen der Nachsorge mittels Sonographie entdeckt. Tumormarker sind nicht in allen Fällen verläßlich.

Klinische Befunde

Appetitlosigkeit, Gewichtsverlust, Aszites, Schmerzen und Ikterus sind typisch, jedoch uncharakteristisch, insbesondere bei vorbestehenden Lebererkrankungen. Die meist zwischen 20 und 40 Jahre alten Patienten weisen einen oft schnellwachsenden palpablen Tumor auf, der sonographisch und im CT bestätigt werden kann. Das α-Fetoprotein ist in 90 % der Fälle erhöht und ein verläßlicher Tumormarker, auch im weiteren Verlauf.

Diagnostik

Die Sonographie, evtl. ergänzt durch eine Feinnadelbiopsie, kann die Diagnose sichern. ERC und PTC ermöglichen die Lokalisation von Gallenwegsverschlüssen und evtl. auch deren Entlastung durch interne bzw. externe Drainage. CT und Coeliacographie sind bei Patienten erforderlich, bei denen eine invasive Therapie geplant wird.

Therapie

- Die während vieler Jahre bewährte Resektionsmethode an der Leber war die „finger-fracture"-Technik mit ihren Modifikationen. Sie kann heute durch die anatomisch weitaus exaktere Ultraschalldissektion ersetzt werden. Obgleich dieses Verfahren per se schon einen blutsparenden Effekt hat, muß die temporäre Blutstromunterbrechung am Leberhilus (Pringlesches Manöver) nach wie vor durchgeführt werden. Die klassischen Verfahren der Leberchirurgie sind die rechts- bzw. linksseitige Hemihepatektomie, die rechtsseitge Trisegmentektomie sowie die linksseitige Bisegmentektomie. Alle übrigen Verfahren werden dem sogenannten atypischen Resektionen subsummiert.
- Bei solitären oder auf einen Lappen beschränkten Metastasen kolorektaler Karzinome und von Mammakarzinomen ohne Hinweise für ein Lokalrezidiv oder eine sonstige Metastasierung soll die Resektion mangels anderer Heilungschancen erwogen werden. Bei Verwendung der Ultraschalldissektion und günstiger Tumorlage kommt man bei einem Sicherheitsabstand von 1–2 cm auch mit einer Segmentresektion oder einer Leberrandexzision aus, ansonsten ist eines der klassischen Verfahren indiziert.
- Der Eingriffe sollte nur im Ausnahmefall synchron mit der chirurgischen Therapie des Primärtumors durchgeführt werden.
- Bei multiplen Metastasen kann je nach Therapiekonzept die lokoregionäre Chemotherapie über ein intraarteriell oder kombiniert arteriell/portalvenös implantiertes Portsystem durchgeführt werden.
- Primäre hepatozelluläre Karzinome können, wenn sie nur einen Leberlappen betreffen, mittels einer entspre-

chenden parenchymsparenden Leberresektion operativ behandelt werden. Die Operationsfähigkeit hängt neben der Lage des Tumors auch von der Leistungsfähigkeit des verbleibenden zumeist zirrhotisch veränderten Lebergewebes ab. Die Indikation zur Lebertransplantation ist bei lokaler Inoperabilität und Beschränkung des Tumors auf die Leber zu überprüfen.

- Intrahepatische cholangiozelluläre Karzinome sind meist nicht resektabel. In diesen Fällen ist an einem entsprechenden Zentrum die Indikation zur Lebertransplantation zu überprüfen. Bei hilusnahmem Sitz am Choledochus kann evtl. eine Resektion mit zentraler Hepaticojejunostomie erfolgen. Die distalen Choledochuskarzinome können, falls sie noch lokal operabel sind, mittels einer Whippleschen Operation entfernt werden. Manche Tumoren sind strahlensensibel.
- Als palliative interventionelle Maßnahme kann in nicht operablen Fällen mit intrahepatischem Tumorwachstum eine (Chemo-) Embolisation erwogen werden.
- Bei stenosierenden Prozessen der Gallenwege kann palliativ mittels ERC oder PTC eine Ableitung plaziert werden. Auch die endoluminale Einlage eine Stent ist möglich. Hierdurch werden palliative chirurgische endoluminale Drainagemaßnahmen oftmals vermeidbar.

Prognose

Sie ist in allen Fällen schlecht.

- Bei unbehandelten Lebermetastasen liegt die mittlere Überlebenszeit bei diffusem Befall bei 6 Monaten, bei Solitärmetastasen ohne chirurgische Therapie bei bis zu 20 % nach 3 Jahren. Nach Resektion werden Überlebensraten von bis zu 50 % nach 3 Jahren und bis zu 30 % nach 5 Jahren erreicht.
- Bei primären malignen Hepatomen beträgt die mittlere Überlebenszeit nach Diagnosestellung im Durchschnitt 4 Monate.
- Die Cholangiokarzinome weisen ohne Behandlung eine mittlere Überlebenszeit von 4 Monaten auf, die sich auch nach radikalen Eingriffen nur selten auf mehr als 12 Monate verlängern läßt.

Literatur

Hohenberger, P., Schlag, P., Schwarz, V., Herfarth, C.: Leberresektion bei Patienten mit Metastasen kolorektaler Karzinome. Ergebnisse und prognostische Faktoren. Chirurg 59, 1988, 410–417.

Pichlmayr, R., Lauchart, W., Ringe, B.: Lebertransplantation. In: Gerok W (Hrsg.): Hepatologie. Urban & Schwarzenberg München, Wien, Baltimore, 1987.

Cady, B.: Natural history of primary and secondary tumours of the liver. Seminars in Oncology, 10, 1083, 127–34.
Lee, N. W., Wong, J. und Ong, G. B.: The surgical management of primary carcinoma of the liver. World Journal of Surgery, 6, 1979, 66–75.
Lutwick, L. I.: Relation between aflatoxins and hepatitis B virus and hepatocellular carcinoma. Lancet, i, 1979, 755.

Das Gallenblasenkarzinom

Es handelt sich um einen insgesamt seltenen Tumor, der überwiegend Patienten jenseits des 60. Lebensjahres betrifft. Frauen sind dreimal häufiger betroffen als Männer.

Ätiologie

Bei 44–100 % aller beobachteten Gallenblasenkarzinome liegt zugleich eine Cholezystolithiasis vor. Hieraus läßt sich jedoch bislang nicht der Umkehrschluß einer Präkanzerose ziehen. Als besonders karzinomgefährdet gilt jedoch die Porzellangallenblase.

Pathologie

Etwa 80 % der Gallenblasenkarzinome entwickeln sich im Fundus und Corpus. Es handelt sich in fast 90 % um Adeno- und undifferenzierte Karzinome; Plattenepithelkarzinome, Karzinoide, Mischtumoren und Melanome kommen ebenfalls vor. Die Ausbreitung erfolgt über den Lymphweg in das Ligamentum hepatoduodenale und durch kontinuierliches Wachstum kanalikulär aus dem Duktus-zystikus-Bereich sowohl in Richtung Ductus choledochus als auch zum Gallenblasenfundus. Die dort entstandenen Tumoren infiltrieren zunächst das Leberbett, später auch in den Bereich der Vorderwand des Duodenums oder die rechte Kolonflexur.

Klinische Befunde und Diagnostik

Die Symptomatik ist uncharakteristisch und oft durch die begleitende Cholezystolithiasis verursacht. Die meisten Fälle werden daher zufällig intraoperativ oder erst vom Pathologen am Präparat diagnostiziert. Das symptomatische Gallenblasenkarzinom wird durch die Größe des tastbaren Tumors oder durch die im Rahmen der Infiltration von Nachbarorganen auftretenden Symptome auffällig. Eine spezielle Diagnostik kann daher nicht angegeben werden. Auffällige Wandverdickungen in der Sonographie oder im CT müssen durch Operation geklärt werden.

Therapie

Das präoperativ bekannte Gallenblasenkarzinom ist in der Regel inoperabel. Die onkologisch adäquate Therapie besteht in der Cholezystektomie unter Mitnahme eines 3 cm breiten Saumes von Lebergewebe aus den Segmenten IV und V, sowie einer Lymphknotendissektion des Lig. hepatoduodenale, die bei Karzinombefall längs der A. hepatica communis bis zum Truncus coeliacus und nach rechts bis retropankreatisch ausgeführt werden muß. Eine ausgedehnte Leberresektion ist wegen der ungünstigen Prognose nicht indiziert.

Von besonderer Bedeutung ist das Prozedere bei Diagnosestellung erst am Präparat. Bei Begrenzung des Tumors auf die Mukosa und/oder die Muskularis ist die alleinige Cholezystektomie insbesondere bei negativem Luschkaschem Lymphknoten ausreichend. Bei kompletter transmuraler Ausbreitung sollte die Relaparotomie mit Leberkeilresektion im Bereich des vormaligen Gallenblasenbettes mit der oben beschriebenen Lymphknotendissektion durchgeführt werden.
Bei bereits eingetretenen Verschlußikterus können die beim Gallenwegskarzinom dargestellten palliativen Maßnahmen ergriffen werden.

Prognose

Die Ergebnisse sind durchweg unbefriedigend. Lediglich bei den wenigen auf Mukosa und/oder Muskularis beschränkten Tumoren lassen sich 5-Jahres-Überlenbensraten von etwa 50 % erreichen. Die anderen Patienten versterben meist innerhalb der ersten 6 Monate.

Literatur

Gall, F. P., Hermanek, P., Tonak, J. (Hrsg.): Chirurgische Onkologie. Springer, Berlin Heidelberg New York Tokyo, 1986.

Das Pankreaskarzinom

Das Pankreaskarzinom wurde in den letzten Jahren in ansteigender Häufigkeit beobachtet, was zum Teil auch auf verbesserte diagnostische Maßnahmen zurückgeführt wird. In Deutschland ist die Inzidenz mit etwa 7 Neuerkrankungen pro 100 000 und Jahr vergleichsweise niedrig. Erkrankungen vor dem 40. Lebensjahr sind selten, 70–80 % der Erkrankten sind älter als 60 Jahre. In Deutschland sind Männer etwa doppelt so häufig betroffen wie Frauen, in Ländern mit höherer Inzidenz ist die Geschlechtsverteilung ausgeglichen.

Ätiologie

Als Risikofaktor wird das Zigarettenrauchen diskutiert, daneben der Diabetes mellitus (eher bei Frauen). Einzelne Autoren sehen auch einen Zusammenhang mit der chronischen Pankreatitis und Umwelteinflüssen.

Pathologie

Mehr als 75 % der Pankreaskarzinome sind von den duktalen Zellen ausgehende Adenokarzinome, die übrigen Fälle verteilen sich auf die seltenen Zystadenokarzinome, Plattenepithelkarzinome und undifferenzierte Tumore. Etwa 60 % der Karzinome betreffen den Pankreaskopf, 20 % den Schwanzteil der Drüse und weitere 20 % die periampulläre Region. Letztere haben die günstigste Prognose. Ein multizentrisches Entstehen wird nicht von allen Autoren beschrieben. Die Ausbreitung erfolgt sehr früh sowohl durch Infiltration der Umgebung wegen der Kleinheit des Organs als auch der Lymphknoten: 80 % aller Patienten weisen zum Zeitpunkt eines chirurgischen Eingriffs bereits Lymphknotenmetastasen auf. In 50 % der Fälle findet man sie auch bei technisch resektablen Tumoren. Ein paraaortaler und mesenterialer Lymphknotenbefall ist als Fernmetastasierung zu werten. Weitere Fernmetastasen finden sich in Leber, Lunge und Peritoneum.

Klinische Symptomatik

Schmerzloser Ikterus oder Oberbauch- und Rückenschmerzen (oft Spätsymptom bei Organüberschreitung) sind häufig und treten in der Regel spät auf. Lediglich beim periampullären Karzinom ist der Ikterus ein Frühsymptom. Leistungsknick, Gewichtsverlust und Erbrechen als Ausdruck einer duodenalen Passagestörung werden angegeben. Die schmerzlos vergrößerte Gallenblase ist hochgradig verdächtig auf einen Pankreaskopfprozeß (Courvoisiersches Zeichen). Tastbare tumoröse Veränderungen an der Leber oder im sonstigen Oberbauch sind Spätsymptome. Eine Milzvenenthrombose mit Splenomegalie liegt bei etwa 10 % der Patienten vor. Eine Thromboseneigung im Rahmen einer Thrombophlebitis migrans wird ebenfalls bei etwa 10% der Patienten gefunden.

Diagnostik

Sonographie und CT lassen den Tumor in der Regel erkennen. Beide Verfahren gestatten eine gezielte Punktion zur zytologischen Untersuchung. Die ERCP ist sehr zuverlässig durch den Nachweis von Pankreasgangobstruktionen, -abbrüchen oder Nekrosehöhlen. Darüber hinaus kann die Diagnose aus dem abgesaugten Sekret zytologisch erhärtet werden. Präoperativ sind eine Coeliako- und Mesenterikographie mit Darstellung des venösen Abstromes erforderlich. Fernmetastasen und Infiltration bzw. Verschluß der V. portae weisen zumeist auf Inoperabilität hin.

Therapie

Bei technischer und onkologischer Operabilität stellt das Verfahren nach *Whipple* die Therapie der Wahl dar. Es umfaßt eine 2/3-Magenresektion, die Entfernung von Duodenum, Pankreaskopf (und -korpus), Gallenblase und distalem Ductus choledochus. Die Kontinuität wird durch Pankreatikojejunostomie (End-zu-End), Hepatikojejunostomie (End-zu-Seit) und Gastrojejunostomie wiederhergestellt. Es sind verschiedene Modifikationen für die Rekonstruktion, aber auch für das Ausmaß der Magenresektion (Pyloruserhaltung) angegeben worden. Die perioperatvie Sterblichkeit liegt zwischen 10% und 30%.

Eine *totale Pankreatektomie* ist allenfalls bei multifokalem Auftreten eines Tumors indiziert. Ultraradikale Verfahren, auch mit Ersatz der Pfortader, haben bislang keine Verbesserung der Langzeitergebnisse erbracht.

Limitierte chirurgische Verfahren können bei frühzeitig entdeckten Pankreasschwanztumoren in Form einer Pankreaslinksresektion durchgeführt werden. Sehr selten führt eine lokale Exzision beim periampullären Karzinom zum Erfolg.

Die Resektionsquote beim periampullären Karzinom beträgt etwa 80%, wohingegen beim duktalen Pankreaskarzinom nur in 15% bis 30% eine Resektion als technisch und onkologisch sinnvoll und durchführbar angegeben wird.

Als Palliativmaßnahmen kommen chirurgischerseits die *Dekompression* des Ductus hepatocholedochus durch bilidigestive Anastomose sowie die Gastroenterostomie bei der Magenausgangsstenose in Betracht. Palliative Ableitungen können auch mittels ERCP oder PTC eingelegt werden. Auch Stenteinlagen werden versucht. Wichtig ist eine adäquate Schmerztherapie bei Infiltration des Retroperitoneums.

Das Pankreaskarzinom (Forts.)

Prognose

Unbehandelte Patienten versterben zumeist innerhalb von 3 Monaten nach Stellung der Diagnose.

Das periampulläre Karzinom weist eine 5-Jahre-Überlebensrate von bis zu 30 % auf, während dieser Zeitraum nur von 8–10 % der Patienten mit einem duktalen Karzinom überlebt wird.

Literatur

Allen-Mersh, T. J. und Earlam, R. J.: Pnacreatic cancer in England an Wales: surgeons look at epidemiology. Annals of the Royal College of Surgeons of England, 68, 1986, 154–8.

Forther, J. G.: Regional resection of cancer of the pancreas: A new surgical approach. Surgery, 73, 1973, 307–20.

Das kolorektale Karzinom

Es stellt das in den westlichen Ländern häufigste Karzinom des Gastrointestinaltraktes dar. Die Inzidenz wird in Europa mit etwa 40/100000 Einwohner pro Jahr angegeben. Die Tendenz ist steigend.

Frauen werden häufiger von Kolonkarzinomen betroffen, beim Rektumkarzinom überwiegt das männliche Geschlecht. Von Ausnahmen abgesehen, handelt sich um eine Erkrankung der zweiten Lebenshälfte.

Ätiologie

Es wird eine Häufung dieses Tumors in den westlichen Industrienationen nicht jedoch in Japan beobachtet, so daß eher die Ernährungsgewohnheiten als Umweltbedingungen für ursächlich angesehen werden. Eine schlackenreiche Kost scheint einen protektiven Effekt zu haben. Inwieweit Cholezystektomie und Papillotomie einen Einfluß auf die Karzinomentstehung in Kolon und Rektum haben ist nicht endgültig gesichert, auch ob hierdurch eine „Rechtsverschiebung" der Tumorlokalisation bedingt wird, ist umstritten. Als Präkanzerose gelten die familiäre Adenomatosis coli, villöse Adenome, sowie die Colitis ulcerosa mit langem chronischem Verlauf.

Die Entstehung vieler kolorektaler Karzinome auf dem Boden einer Adenom-Karzinom-Sequenz ist wahrscheinlich, weshalb die endoskopische und chirurgische Polypektomie großzügig in Form der Totalbiopsie anzuwenden ist.

Pathologie

Alle Kolonabschnitte von der Appendix bis zum Rektum werden betroffen. Es handelt sich fast ausnahmslos um Adenokarzinome. Muzinöse oder Siegelringkarzinome kommen vor und sind mit einer hohen und frühen Rate an Lymphknotenmetastasen belastet, weshalb sie eine deutlich schlechtere Prognose haben. Makroskopisch wachsen die Karzinome im Rektum schüsselförmig exulzerierend, bedingt durch die hier quer zur Darmachse orientierte Ausbreitung in der Wand, während im übrigen Kolon polypoide und stenosierende Prozesse überwiegen. Bei organüberschreitendem infiltrierendem Wachstum sind Fisteln zu allen benachbarten Organen möglich.

Die Ausbreitung erfolgt über die parakolischen Lymphknotenstationen am Kolon und entlang der Gefäßstämme (intermediäre LK) im Mesenterium bzw. Mesosigma. Die Grenzlymphknoten sind aus onkologischen Radikalitätsgründen mit zu entfernen. Lebermetastasen entstehen auf portalvenösem Wege.

Das Rektumkarzinom kann bei Organüberschreitung das gesamte kleine Becken ausmauern und die Organe des Urogenitalsystems infiltrieren. Lymphknotenmetastasen finden sich in der Regel entlang der A. mesenterica inferior. Auch von hier aus erfolgt die Metastasierung auf portalvenösem Wege in die Leber. Erst wenn die Lymphknoten an der A. mesenterica inferior blockiert sind, erfolgt eine analwärts gerichtete Lymphknotenmetastasierung. Häufig sind außerdem Organmetastasen in Lunge, Gehirn und Nebennieren.

Klinische Befunde

Je nach Sitz des Tumors findet man neben einer verbreiteten Eisenmangelanämie:

- Coecum und Colon ascendens: Palpabler Unterbauchtumor rechts, evtl. Dünndarm-(sub-)ileus. Häufigkeitszunahme!
- Colon transversum: Späte Ileussymptomatik, häufig bereits Lebermetastasen.
- Colon descendens: Änderung der Stuhlgewohnheiten, (okkultes) Blut im Stuhl.
- Sigma, Rektum: Änderung der Stuhlgewohnheiten, Stuhlverhalt und paradoxe Diarrhoe, Tenesmen, (okkultes) Blut im Stuhl. Mit 80 % häufigste Lokalisation.

Etwa 25 % der Patienten werden notfallmäßig stationär aufgenommen. Hierbei handelt es sich um Ileuszustände, Blutungen (selten massiv), sowie um Perforationen und Peritonitis.

Diagnostik

Die generelle Reihenfolge bei der Abklärung peranaler Blutungen bzw. des klinischen Verdachtes auf ein kolorektales Karzinom ist:

- rektal digitale Untersuchung
- Rektoskopie eventl. mit Biopsie
- Koloskopie mit Biopsie, alternativ Barium-Doppel-Kontrasteinlauf

75 % aller Rektumkarzinome sind bei einer digitalen Untersuchung tastbar. Diese einfache Maßnahme ist daher bei allen peranalen Blutabgängen unverzichtbar. Untersuchungen auf okkultes Blut im Stuhl sind lediglich richtungsweisend jedoch nicht beweisend für das Vorliegen eines kolorektalen Karzinoms. Die Röntgenuntersuchung in Barium-Doppelkontrasttechnik zeigt typischerweise stenosierende und ulzerierte Tumoren ebenso sicher wie die Endoskopie. Im Notfall muß diese Untersuchung, dann natürlich mit eingeschränkter Aussagekraft, mit wasserlöslichem KM durchgeführt werden.

Die Oberbauchsonographie mit Suche nach Leberfiliae dient dem präoperativen Staging.

Das kolorektale Karzinom (Forts.)

Cave: Die größte Gefahr in der Dickdarmdiagnostik liegt im übersehen des weiter oral liegenden Zweitbefundes, der immer noch zu häufig der Hauptbefund ist (Sigmakarzinom und blutende Hämorrhoiden oder Rektumpolyp und Transversumkarzinom!)

Therapie

Die chirurgische Entfernung des tumortragenden Darmabschnittes mitsamt den abführenden Lymphwegen ist die einzig sinnvolle Therapieform. Die Ausdehung der Kolonresektion richtet sich nach dem Tumorsitz:

Elektive Eingriffe

- *Coecum und Colon ascendens:* Hemicolektomie rechts
- *Colon transversum:* Transversumresektion unter Mitnahme beider Kolonflexuren. Alternativ wird von einigen Schulen die erweiterte Hemikolektomie rechts oder links, je nach Lage des Tumors zur colica media empfohlen.
- *Colon descendens:* Hemicolektomie links
- *Sigma:* oberes Sigma → Hemicolektomie links; unteres Sigma → anteriore Rektumresektion mit erweiterter Sigmaresektion (Lymphknoten!)
- *Rektum:* anteriore Rektumresektion mit (maschineller) Anastomose, bei ungenügendem aboralem Sicherheitsabstand (≤ 3 cm) abdomino-perineale Rektumexstirpation.

Cave: Bei allen Versuchen, den Sphinkterapparat zu erhalten, ist die onkologische Radikalität zu wahren.

Palliative Eingriffe

Gerade beim kolorektalen Karzinom ist auch in fortgeschrittenen Fällen die palliative Tumorentfernung durch limitierte Resektionen indiziert. Beim lokal inoperablen Rektumkarzinom ist die transrektale Abtragung mittels Laserverfahren, Kryochirurgie oder Elektroschlingenabtragung von Tumoranteilen immer gerechtfertigt, um die für den Patienten äußerst belastenden Folgen einer Tumorverjauchung oder von Fistelbildungen zu vermeiden.
Häufig läßt sich damit auch die Anlage eines lediglich palliativ vorgeschalteten Anus praeter vermeiden.

90% aller kolorektalen Karzinome sind heute resektabel, wenn auch mit lediglich palliativem Effekt in einem gewissen Prozentsatz, jedoch mit einem deutlichen Gewinn an Lebensqualität.

Notfalleingriffe

Falls irgend möglich sollte auch in der Notfallsituation eine Tumorresektion primär durchgeführt werden. Bei rechtsseitigen Kolonprozessen ist dies heute in fast allen Fällen möglich. Die Hartmannsche Operation sollte bei Peritonitis, Ischämie und massiver Obstruktion mit Kolondilatation angewendet werden. Wegen der guten Ergebnisse kann die intraoperative Dickdarmlavage anstelle der sonst üblichen orthograden Darmspülung mit geringem Aufwand auch im Ileus durchgeführt werden, so daß eine primäre Anastomose möglich wird. Ein dreizeitiges Vorgehen mit primärer Anlage einer doppelläufigen Entlastungscolostomie (im rechten Oberbauch), sekundärer Resektion des tumortragenden Dickdarmabschnmittes und AP-Rückverlagerung als drittem Schritt sollte heute eigentlich nicht mehr geübt werden.

Prognose

Beim kolorektalen Karzinom hat sich bis heute die Stadieneinteilung nach Dukes mit geringen Modifikationen bewährt.

Stadium	Ausdehnung	5-Jahres-Überlebensrate
A	Auf die Schleimhaut begrenzt	80 %
B	Wandinfiltration. Negative LK	60 %
C1	Lymphknotenbefall parakolisch	30 %
C2	Grenzlymphknoten befallen	
D	Fernmetastasen	5 %

Literatur

Bolin, S., Nilsonn, E. und Sjdhal, R.: Carcinoma of the colon and rectum-growth rate. Annals of Surgery, 198, 151–158, 1983.

Killingback, M. J.: Indicatoins for local excision of rectal cancer. B j Surg, 72, (Suppl.), 554–556, 1985.

Radcliffe, A.g. und Dudley, H. A. F.: Intraoperative antegrade irrigatoin of the large intestine. Surgery, Gynaecology and Obstetrics, 156, 721–723, 1983.

Gall, F.P., Hermanek, P., Tonak, J. (Hrsg.): Chirurgische Onkologie, Springer, Berlin Heidelberg New York Tokyo, 1986.

Vorsorgeuntersuchungen beim kolorektalen Karzinom

Risikogruppen

- Asymptomatische Verwandte von Patienten mit kolorektalen Tumoren.

- Patienten über 50 Jahren mit großen Dickdarmpolypen, da wohl die meisten Karzinome auf dem Boden eines Polypen entstehen, und diese gehäuft in der Altersgruppe über 50 Jahren auftreten.
- Familiäre Polyposis coli.
- Chronischer Verlauf einer Colitis ulcrosa.

Methoden

- *Anamnese, klinische Untersuchung und Rektoskopie:* Neben der rektal-digitalen Untersuchung spielt die Rektoskopie die wichtigste Rolle; sie erweitert den überwachten Bereich um das zehnfache. Obgleich in einer Studie an 100 Patienten mit kolorektalen Tumoren keine signifikanten Änderungen der Stuhlgewohnheiten im Vergleich zu einer Kontrollgruppe festgestellt wurde, bleiben Patientenaufklärung und Gesundheitserziehung die wichtigsten Maßnahmen.
- *Sigmoido-/Koloskopie:* Die ungezielte Kolondiagnostik mittels flexibler Endoskope bei augenscheinlich Gesunden erbringt keine wesentlich erhöhte Anzahl Karzinome und Polypen, jedoch lassen sich bei bis zu 34 % aller asymptomatischen Patienten jenseits des 50. Lebensjahres Kolonpolypen entdecken.
- *Hämokkult-Test:* Die Beurteilung der Effektivität diese Maßnahme ist immer noch umstritten. Positive Patienten sollten nach einer entsprechenden diätetischen Vorbereitung (Fleischprodukte, Zitrusfrüchte meiden) nochmals untersucht werden. Bei positivem Ausfall der Kontrolle muß eine Abklärung mittels Barium-KE oder Koloskopie erfolgen, da bis zu 80 % der auch bei der zweiten Untersuchung positiven Patienten Neoplasmen aufweisen.
- *Screening mit Tumormarkern:* Der fäkale pH-Wert bei Patienten mit Karzinomen ist höher als bei Kontrollgruppen.

  Die Serum-Tumormarker CEA und CA 19–9 werden zwar häufig untersucht, bieten jedoch weder einzeln noch in der Kombination einen sicheren Hinweis für das frühzeitige Entdecken eines kolorektalen Tumors. Pulmonale und Lebererkrankungen sowie das Rauchen beeinflussen die Treffsicherheit. Lediglich im postoperativen Verlauf sollte ein ansteigender CEA-Wert Anlaß für eine intensive Suche nach einem Lokalrezidiv oder einer Metastasierung sein. Als Basiswert gilt eine CEA-Bestimmung etwa 3–4 Wochen nach dem operativen Primäreingriff.
- *Immunszintigraphie:* Zwar lassen sich mit radioaktiv markierten monoklonalen Antikörpern sowohl die Oberflächen von Primärtumoren wie Rezidiven und Metastasen markieren, jedoch wird das entsprechende Oberflächenantigen nicht von allen Tumoren exprimiert, so daß in bis zu 20 % falsch negative Ergebnisse erzielt werden. Die

Wiederholbarkeit der Untersuchung wird durch die mögliche Sensibilisierung gegen die verwendeten Fremdeiweiße eingeschränkt.

Schlußfolgerungen

Screeninguntersuchungen sind in den oben genannten Risikogruppen mittels Hämokkult-Test und Koloskopie sinnvoll. Die erweiterte Anwendbarkeit der monoklonalen Antikörper muß abgewartet werden.

Das Prostatakarzinom

Das Prostatakarzinom liegt in der Häufigkeit an fünfter Stelle unter den Malignomen bei Männern. Es ist ein typischer Tumor des höheren und hohen Lebensalters. Viele Karzinompatienten sterben daher aus anderer Ursache und erliegen nicht ihrem Karzinomleiden. Die Diagnose eines Prostatakarzinoms hat deshalb in manchen Fällen klinisch nur eine geringe Relevanz. Die Anzahl klinisch stummer und daher unerkannter Prostatakarzinome wird z. B. in den USA auf etwa 5 Millionen geschätzt.

Ätiologie

Der einzige klare Risikofaktor ist das Testosteron; Männer mit einer hormonellen Dysfunktion haben daher ein sehr niedriges Prostatakarzinomrisiko.

Pathologie

Es handelt sich um zumeist gut differenzierte Adenokarzinome, die in der Regel in den dorsalen, subkapsulären Anteilen der Prostata harnröhrenfern unterhalb der Ebene der Ductus deferentes entstehen. Bei lokaler Ausbreitung werden die benachbarten Strukturen wie z. B. das Rektum infiltriert. Auf dem Blutwege erfolgt eine frühe Ausbreitung vor allem in die knöchernen Strukturen des Beckens. Die lymphogene Ausbreitung erfolgt in die pararektalen und retroperitonealen Lymphknotenstationen und von hier aus in die mediastinalen und selten in die supraklavikulären Lymphknoten. Eine inguinale Lymphknotenmestasierung ist bei Männern eher durch Prostatakarzinome als durch Rektumkarzinome bedingt.

Klinische Befunde und Diagnostik

Es handelt sich in der Regel um ältere Patienten, die oftmals erst durch eine ossäre Fernmetastasierung auffällig werden. Häufige, zumeist in erster Näherung fehlgedeutete Symptome und Beschwerden sind:

- Harninkontinenz, Dysurie, Harnverhalt und Blasenirritationen.
- Rheumatoide Gelenkbeschwerden aufgrund von Knochenmetastasen.
- Ischialgieforme und Rückenschmerzen oder Knochenschmerzen sowie pathologische Frakturen bei ossärer Metastasierung.

Diagnostisch ist der harte, indolente Knoten der Prostata bei der rektal-digitalen Untersuchung richtungsweisend. Die feingewebliche Untersuchung sichert den Befund. Selten wird die Diagnose zufällig vom Pathologen an einem aus anderer Ursache gewonnenen Gewebe gestellt.

Zur weiteren Abklärung sind Sklettszintgraphie und evtl. gezielte Röntgenaufnahmen erforderlich. Die alkalische

Prostataphosphatase ist bei 90 % der Patienten mit ossären Metastasen und bei 45 % einer noch auf die Prostata begrenzten Erkrankung erhöht. Ein prostataspezifisches Antigen kann als Tumormarker dienen. Die überwiegende Anzahl der Knochenmetastasen ist osteoplastisch.

Therapie

- Bei kleinen intrakapsulären Tumoren haben die meisten der alten Patienten auch ohne Operation eine statistisch normale Lebenserwartung.
- Im Falle diffuser oder schlecht differenzierter Tumoren wird bei lokal beschränktem Wachstum von einigen Autoren die radikale Prostatektomie unter Mitnahme der Kapsel, der Samenblasen und der Ductus deferentes empfohlen, was oft mit einem definitiven Potenzverlust einhergeht. Andere bevorzugen die Strahlentherapie.
- Bei den allermeisten Patienten mit lokal fortgeschrittenem Tumor und ossärer Metastasierung wird die konservative Therapie empfohlen. Hierbei ist die lokale Strahlentherapie bei nicht metastasierendem Tumor das Verfahren der Wahl. Im Falle von Knochenmetastasen erfolgt eine beidseitige subkapsuläre Orchiektomie und/oder eine medikamentöse Therapie mit Östradiolen oder Antiandrogenen, wobei die Ausbildung einer Gynäkomastie und ein erhöhtes Thrombose- und Koronarinfarktrisiko zu berücksichtigen sind. In etwa 85 % lassen sich hiermit gute initiale Behandlungserfolge erzielen.

Prognose

Eine Heilung ist in der Regel nicht möglich, selbst in ausgewählten Fällen einer frühen und radikalen Operation sind nur bei etwa der Hälfte der Patienten rezidiv- bzw. metastasenfreie 5-Jahres-Überlebensraten zu erzielen. Bei 85 % der Patienten lassen sich durch eine Hormontherapie Remissionen erreichen. Weniger als 20 % der Patienten mit symptomatischem Prostatakarzinom überleben länger als 5 Jahre.

Literatur

Rustin, G. J. S.: Testicular tumours and urinary tract malignancies. Medicine International, 40, 1087, 1865–8.

Hodentumoren

Hodentumoren sind insgesamt selten, sie stellen jedoch die häufigste bösartige Erkrankung bei jungen Männern im 3. und 4. Lebensjahrzehnt dar.

Ätiologie

Als Risikofaktoren gilt ein Maldescensus testis. So weisen 10% aller Tumorpatienten einen Maldeszensus auf. Weiterhin wird das Risiko für die Entwicklung eines malignen Hodentumors beim Vorliegen eines Leistenhoden als 11f.ach höher bei einer abdominalen Retention sogar als 50f.ach erhöht angegeben. Maligne Hodentumoren sind bei dunkelhäutigen Männern ausgesprochen selten.

Pathologie

90% der Tumoren entstehen aus den Keimepithelien (Seminome, Teratome), die verbleibenden 10% verteilen sich auf Lymphome (ältere Männer) und die seltenen Tumoren, die von den Leydigschen Zwischenzellen und Sertolizellen ausgehen.

Der Gipfel der Inzidenz der Seminome liegt bei 35 Jahren, der der Teratome bei 25 Jahren.

Seminome entstehen im Mediastinum des Hodens. Mit zunehmendem Wachstum wird das normale, umhüllende Hodengewebe verdrängt, so daß der vergrößerte Hoden fest und glatt ist. Die Ausbreitung erfolgt entlang den Lymphbahnen des Samenstranges zu den iliakalen und den paraaortalen Lymphknoten. Histologisch besteht der Tumor aus Ballen von abgerundeten Zellen. Eine lymphozytäre Infiltration wird als prognostisch günstiges Zeichen gewertet. Seminome produzieren eine plazentare alkalische Phosphatase, die im Serum bestimmt und als Tumormarker genutzt werden kann.

Teratome entstehen im Rete testis aus den omnipotenten Stammzellen. Die Tumorgröße ist sehr variabel, die Gestalt des Hodens bleibt jedoch erhalten. Die Oberfläche tastet sich meist etwas irregulär (Seitenvergleich!). Im histologischen Bild findet man Elemente der 3 embryonalen Keimblätter, zum Teil mit multizystischen Strukturen unterschiedlicher Ausreifung, Trophoblastengewebe, welches humanes Choriongonadotropin (HCG) produziert, was dann als Tumormarker im Serum bestimmt werden kann; daneben Zellen vom Typ eines embryonalen Karzinoms und extraembryonales meso-dermales Gewebe mit dottersackähnlichen Anteilen, die α-Feto-Protein (AFP) produzieren.

Typische Lokalisationen für Fernmetastasen beider Tumortypen sind Lunge, Gehirn und Skelett.

Klinische Befunde

Die meisten Patienten stellen sich wegen einer schmerzlosen Hodenschwellung vor. In 25% bestehen Schmerzen, und die Patienten führen die Hodenschwellung auf ein kurzzeitig zurückliegendes Trauma zurück. 10% der Patienten werden durch metastasenbedingte Beschwerden auffällig. Die Ausbildung einer sekundären Hydrozele ist möglich.

Therapie

- Präoperative Bestimmung der Tumormarker (HCG und AFP) im Serum, sowie der hämatologischen Routineparameter, Spermiogramm.
- Jede unklare solide Hodenschwellung muß der operativen Abklärung zugeführt werden. Hierzu eignet sich ein inguinaler Zugang zum Hoden. Zur Vermeidung einer intraoperativen Tumorzellaussaat muß der Samenstrang vor einer Manipulation am Hoden ausgeklemmt werden. Bei hinlänglichem makroskopischem Verdacht ist immer die Orchiektomie indiziert. Transkutane Biopsien sind kontraindiziert.
- Postoperative Kontrolle der Tumormarker. CT des Retroperitoneums und der Thoraxorgane als Staging.

Die weitere Therapieplanung ist vom histologischen Tumortyp abhängig.

- *Seminome* sind extrem strahlensensibel, so daß sich eine Lymphknotendissektion nach Meinung vieler Autoren erübrigt. Stattdessen erfolgt die Strahlentherapie der pelvinen und paraaortalen Lymphknotenstationen, sowie eine Chemotherapie wie bei Teratomen. Wichtigste Kontrollmaßnahme ist das CT.
- Bei *Chorionkarzinomen* liegt bereits in etwa 80% zum Zeitpunkt der Diagnosestellung eine pulmonale Metastasierung vor, so daß weitere chirurgische Maßnahmen wenig sinnvoll erscheinen. Es besteht die Indikation zur Chemotherapie. Kontrolliert werden Tumormarker und CT-Befund.
- Bei allen *übrigen Teratomen* ohne supradiaphragmale Ausbreitung kann eine pelvine und retroperitoneale Lymphknotendissektion die Genauigkeit des Staging und die 5-Jahres-Überlebensrate verbessern. Eine Polychemotherapie mit unterschiedlichen Kombinationen von Vinblastin, Bleomycin, Methotrexat, Actinomycin u. a. wird angewendet. Evtl. ist auch eine chirurgische Therapie nach der primären Chemotherapie sinnvoll. Der Kontrolle dienen Tumormarker, CT und Röntgenuntersuchungen des Thorax.

Hodentumoren (Forts.)

Prognose

Allgemein kann eine 2 Jahre andauernde Remission als Heilung angesehen werden.

- *Seminom:* 90–95 % überleben 5 Jahre.
- *Teratome:* Abhängig vom Tumortyp überleben zwischen 60 und 90 % aller Patienten 5 Jahre. Die ungünstigste Prognose hat das Chorionkarzinom.

Eine Früherkennung ist durch gezielte Aufklärung und die Selbstuntersuchung der betroffenen Altersgruppe in vielen Fällen möglich.

Karzinome von Penis und Skrotum

In beiden Fällen handelt es sich um ausgesprochen seltene Tumoren. Histologisch liegt in der Regel ein Plattenepithelkarzinom vor.

Ätiologie

Skrotalkarzinome sind eine der ersten bekannt gewordenen Berufskrankheiten, glücklicherweise sind das Kaminkehrerskrotum und das Maultiertreiberskrotum heute nur noch von medizinhistorischem Interesse. Als Karzinogene sind Teerprodukte anzuschuldigen.
Das Peniskarzinom ist ein Tumor des nicht zirkumzidierten alten Mannes. Ursächlich wird eine mangelhafte Intimhygiene mit Ansammlungen von Smegma, welches karzinogen ist, angegeben.

Pathologie

Beide Tumoren breiten sich in die regionalen, inguinalen Lymphknoten aus, die jedoch auch bedingt durch begleitende Ent-zündungen vergrößert sein können.

Klinische Befunde und Diagnostik

Das Skrotalkarzinom erscheint klinisch als knotiges oder exulzeriert wachsendes Plattenepithelkarzinom. Das Peniskarzinom kann papillär oder auch exulzerierend wachsen. Die Patienten berichten über eine tumoröse Schwellung im Bereich des Penisschaftes oder auch über blutige Absonderungen aus der Harnröhre.
Die klinische Diagnose wird durch Biopsie gesichert.

Therapie

Skrotalkarzinome werden durch Exzision behandelt. Als Chemotherapeutikum ist Bleomycin wirksam.
Beim Peniskarzinom kann in Frühfällen Bleomycin angewendet werden. Eine oberflächliche Strahlentherapie kann oft eine Amputation verhindern. In späten Stadien mit verjauchendem Tumor bleibt nur die Penisamputation.

Prognose

10–20 % der Patienten überleben 5 Jahre.

Nierenkarzinome

Benigne Nierentumoren sind selten. Alle klinsch erkannten tumorösen Veränderungen an den Nieren sind daher malignomverdächtig. Der Häufigste Nierentumor ist das Nierenzellkarzinom (Hypernephrom, Grawitz-Tumor). Männer werden häufiger betroffen als Frauen. Die meisten Patienten sind älter als 50 Jahre.

Pathologie

Die zumeist gut vasularisierten Tumoren scheinen klinisch von einer Kapsel umgeben. Häufig ist der obere Nierenpol betroffen. Das Vorwachsen eines Tumorzapfens über die V. renalis bis in die V. cava inferior wird immer wieder beobachtet. Eine hämatogene Tumorzellverschleppung führt daher häufig zu pulmonalen Metastasen (Schneeball-Lunge). Eine lymphogene Ausbreitung kommt seltener vor, ist jedoch nach Kapseldurchbruch in Richtung der hilären und paraaortalen Lymphknotenstationen möglich. Histologisch sieht man im Karzinom Lagen von Zellen mit kleinen Kernen und angdeutete tubuläre Strukturen.

Grading

- Grad I: Gut differenziertes papilläres Ca.
- Grad II: Mäßig differenziert
- Grad III: Anaplastisch

Klinische Befunde und Diagnostik

Hämaturie, Flankenschmerzen und ein tastbarer Tumor in der Nierenloge sind häufig. Daneben findet man allgemeine Symptome eines Tumorleidens wie Anämie, Gewichtsverlust, Schwächegefühl, es können jedoch auch Hypertonie und Polyzythämie sowie gerinnselbedingte Koliken auftreten.

Folgende diagnostische Maßnahmen sind angezeigt:

- *Sonographie* zur Bestätigung eines klinischen Verdachts.
- *i. v. Urogramm* mit Tomographie
- *CT* mit Kontrastmittel. Hierbei kann oftmals auch das Vorwachsen eines Tumorzapfens in die Nierenvene und/oder V. cava inferior nachgewiesen werden.
- *Arteriographie* evtl. mit Embolisation zur Minderung der intraoperativen Blutungsgefahr bei großen Tumoren.

Therapie

- Die *Nephrektomie* ist die Therapie der Wahl. Sie erfolgt bei großen Tumoren, vor allem beim Nachweis eines Tumorzapfens im abführenden Venensystem, vorzugsweise über einen transabdominellen Zugang, in Fällen kleiner Tumoren kann der Eingriff auch über einen Flankenschnitt ausgeführt werden. Die zu- und abführenden Blutgefäße sollen ligiert werden, bevor am Tumor mani-

puliert wird, um eine intraoperative Zellverschleppung zu vermeiden.
- Eine *Strahlentherapie* ist in palliativer Intention bei metastasenbedingten Schmerzen indiziert.
- Durch eine *Progesterontherapie* läßt sich in 15 % ein palliativer Effekt erreichen.
- Bei sehr alten Patienen kann mittels *Embolisation* der Niere eine Tumornekrose erzeugt werden. Dies bleibt ausgesuchten Einzelfällen vorbehalten.

Im Fall singulärer Lungenmetastasen kann die operative Metastasenentfernung ein längeres Überleben des Patienten sichern.

Prognose

Bei auf die Niere beschränkter primärer Tumorausbreitung liegt die 5-Jahres-Überlebensrate nach Nephrektomie bei 65 %.

Karzinome der abführenden Harnwege und der Blase

Blasenkarzinome sind die häufigsten urologischen Tumoren. Die Blase selbst ist um ein mehrfaches häufiger betroffen als das Nierenbecken und der Urether.

Ätiologie

30% der Patienten sind Raucher. Wie in dieser Patientengruppe werden auch bei den Blasenkarzinomen bei Arbeitern aus der Farbstoff- und Gummiindustrie aromatische Amine als Karzinogene angesehen. In Afrika und Teilen Asiens spielt die Bilharziose als präkanzeröser Faktor eine Rolle. Bei den Plattenepithelkarzinomen der Harnwege werden Aufstau und Harnwegssteine, bei den seltenen Adenokarzinomen chronische Infektionen als Risikofaktoren angesehen.

Pathologie

Die zahlenmäßig größte Gruppe bilden die Übergangszell-Karzinome, die in der Blase 50mal häufiger sind als im Nierenbecken und im Ureter. Plattenepithelkarzinome spielen eine untergeordnete Rolle, Adenokarzinome sind selten. In der Blase wachsen die Karzinome meist papillär. Dabei handelt es sich in 70% um gut differenzierte Veränderungen. Solide Tumoren sind in der Regel anaplastisch. Die Ausbreitung erfolgt zu Beginn durch lokale Infiltration, später durch lymphogene Streuung. Häufig entstehen die Neoplasmen multifokal.

Klinische Befunde und Diagnostik

Eine schmerzlose Hämaturie ist der häufigste Befund. Diese verlangt immer die konsequente Abklärung, da vor allem früh entdeckte Blasenkarzinome eine gute Chance für eine lokale Sanierung bieten.

Es bieten sich folgende diagnostische Maßnahmen an:

- Urinzytologie
- Intravenöse oder retrograde Urographie. Diese zeigt entsprechende Füllungsdefekte, Deformierungen und/oder einen Harnaufstau.
- Bei Blasentumoren ist die Urethro-Zystoskopie mit Biopsie indiziert.
- Die Röntgenuntersuchung des Thorax, evtl. mit CT, und das Knochenszintigramm dienen der Metastasensuche.

Therapie

Bei Nierenbeckentumoren wird in der Regel wie beim Nierenzellkarzinom eine Nephrektomie erforderlich, wobei wegen der multifokalen Entstehungsmöglichkeit eine komplette Entfernung des Urethers nötig ist. In geeigneten (Früh-)Fällen können lokale Resektionen durchgeführt

werden. Die chemotherapeutischen Möglichkeiten entsprechen denen beim Blasenkarzinom.
T1- und T2-Tumoren der Blase sind für eine transurethrale Resektion geeignet, was eine lebenslange Nachsorge zur Folge hat. Die lokale Rezidivrate beträgt 50 %. Bei multilokulärem Befall kann eine lokale Chemotherapie mittels intravesikaler Instillation von Mitomycin, Thiotepa oder Doxorubicin durchgeführt werden.
Bei oberflächlicher Infiltration in die Blasenmuskulatur besteht die Indikation zur partiellen oder totalen Zystektomie mit Ileumersatzblasenbildung und gegebenenfalls zusätzlicher Strahlentherapie. Bei Tumoren mit tiefer Infiltration der Muskulatur (T3) sind die Langzeitergebnisse auch ausgedehnter chirurgischer Maßnahmen schlecht. Bisweilen lassen sich mit Cisplatin und Methotrexat Remissionen erzielen.

Prognose

Frühe Stadien (T1, T2) sind heilbar, bei T3-Tumoren überleben weniger als 40 % der Patienten die ersten 5 Jahre.

Fremdbluttransfusionen bei Karzinompatienten

Neben den immer bestehenden Risiken einer Fremdbluttransfusion im Hinblick auf die Übertragung von Infektionen wie z. B. Hepatitisviren oder HIV wurde immer wieder von einer höheren Rezidivrate bei soliden Tumoren des Kolon und Rektum, von Lunge, Mamma, Niere, Vulva, Zervix, Magen und auch von Weichteilsarkomen berichtet, wenn intraoperativ eine Bluttransfusion erforderlich wurde. Diese Meinung ist nicht unumstritten. Sie geht von der hypothetischen Annahme aus, daß die Plasmafraktion der Vollblutkonserven für die Rezidive verantwortlich sei. Propektive Untersuchungen zu dieser Fragestellung laufen zur Zeit. Die intraoperative Autotransfusion wird wegen der Gefahr der Mikroemboilisation von Tumorzellen bislang als zu riskant angesehen.

Generelle Effekte der (Fremd-)Bluttransfusion

- Korrektur von Anämie und Hypovolämie.
- Präoperative Fremdblutgabe verlängert die Funktionszeiten transplantierter Nieren.
- Die Transfusion von kompatiblem Blut des Ehemannes kann bei manchen Frauen einen Spontanabort verhindern.
- Fremdblutgabe kann mit einer erhöhten postoperativen Infektionsrate verbunden sein.
- Übertragung von HIV und Hepatitisviren.
- Nach Fremdblutgaben wurden bei manchen Tumortypen Remissionen beobachtet (z. B. malignes Melanom).
- Fremdbluttransfusionen stimulieren eine humorale und zelluläre Immunreaktion beim Empfänger, die möglicherweise die günstigen Effekte in der Transplantationschirurgie verursachen, gleichzeitig jedoch den ungünstigen Effekt bei Tumorpatienten erklären könnte. Als humorale Faktoren werden diskutiert: T-Zell-inaktivierende Antikörper, immunglobulininaktivierende Antikörper und Lymphozytentoxine, die zum Absterben dieser Zellpopulation führen können. Unter den zellulären Faktoren sind zu nennen: Spezifische und unspezifische Suppressorzellen, Störungen der Makrophagenaktivität und eine verminderte Aktivität der physiologischen Killerzellen.

Speziell für Patienten mit einem kolorektalen Karzinom wurde festgestellt, daß nach Gabe von nur 1 Konserve Fremdblut intraoperativ ein deutlich höheres Rezidivrisiko vorlag als dies bei Patienten eintrat, welche entweder gar kein Fremdblut oder 3 und mehr Konserven erhielten. Dieser Effekt war unabhängig von anderen prognostischen Parametern. Die plasmatischen Komponenten der Fremdblutkonserven werden hierfür verantwortlich gemacht.

Hinweise zum Blutersatz

- Über die Risiken der Fremdblutgabe ist stets aufzuklären.
- Wann immer möglich und nötig ist eine Eigenblutspende vorzusehen. Verwandtenblutspenden sind Fremdblutspenden in der Regel gleichzusetzen!
- Die Möglichkeiten der intra- und postoperativen Autotransfusion sind zu überprüfen.
- Der wichtigste „Blutersatz“ ist der unblutig operierende Chirurg!
- Gewaschene Erythrozytenkonzentrate reduzieren möglicherweise die oben genannten Effekte.
- Die Fremdblutgabe ist auf das absolut notwendige Minimum zu reduzieren.

17 Die Mamma

Klinische Untersuchung der Mamma

Wesentlich ist eine genaue Schilderung der Beschwerden: Welche Symptome bestehen? Wann treten diese auf, z.B. prämenstruell? Existieren Brustkrankheiten in der Familie? In welchem Alter bestand die erste Schwangerschaft? Hat die Patientin gestillt? Besteht eine Sekretion aus der Mamille oder Veränderungen im Erscheinungsbild, wie z.B. eine Einziehung? in welcher Zyklusphase befindet sich die Patientin? Wie lange sind Zyklus- und Blutungsdauer? Nimmt die Patientin orale Kontrazeptiva?

Klinische Untersuchung

Diese sollte sowohl bei der dem Untersucher gegenübersitzenden als auch bei der liegenden Patientin durchgeführt werden. Oft kann die Patientin selbst den entsprechenden Knoten zeigen. Ein Vorbeugen des Oberkörpers kann hilfreich sein.
Die Patientin sitzt zunächst mit entkleidetem Oberkörper dem Untersucher gegenüber. Form und Kontur sollten an der sitzenden Patientin sowohl mit seitlich anliegenden als auch mit erhobenen Armen beurteilt werden. Besteht eine Asymmetrie, eine Einziehung der Mamille, eine Apfelsinenhaut oder eine Schwellung?
Die Patientin wird aufgefordert, ihre Hände auf die Schultern des Untersuchers zu legen. Beide Achselhöhlen werden in dieser Position auf Lymphknoten untersucht.
Im Liegen verschränkt die Patientin die Hände hinter dem Kopf. Die Schulter der zu untersuchenden Seite wird mit einem Kissen unterpolstert. Die Patientin wird aufgefordert den entsprechenden Knoten zu zeigen. Danach wird beidseits jeder Quadrant der Mamille der Reihe nach zwischen Fingern und Brustwand palpiert. Ebenso wird die Palpation der Axilla in dieser Lage wiederholt.

Der Nachweis eines Tumors

Beurteilt werden Größe, Form, Lokalisation und Konsistenz. Besteht eine Fixierung des Tumors an der Haut oder an der darunterliegenden Muskulatur?
Die Patientin wird dazu aufgefordert, beide Hände gegen die Hüften zu pressen, so daß sich die Mm. pectorales kontrahieren. Bewegt sich der Tumor dabei nicht, kann von einer Muskelfixierung ausgegangen werden. Kann die Haut über dem Tumor abgehoben werden oder ist sie an ihm fixiert?

Sekretion aus der Mamille?

Berichtet die Patientin über eine Sekretion aus der Mamille, wird sie aufgefordert, diese zu reproduzieren. Es wird die Farbe beurteilt und auf Blut untersucht. Außerdem wird das Sekret zur zytologischen Untersuchung geschickt. Es gilt dann zu beurteilen, von welchem Quadranten/Areal der Areola etwas abgesondert wird. Dazu wird der Reihe nach jeder Quadrant bzw die Mamille und das retroareaoläre Gewebe komprimiert (oft kann die Patientin den Untersucher führen). Kann der Ausführungsgang identifiziert werden, sollte ein Duktogramm erstellt werden.

Zystisch oder solide?

An nicht invasiven Verfahren stehen Sonographie und Mammographie zur Verfügung. Zunehmende Bedeutung gewinnt auch die Kernspintomographie. Gelingt es mit diesen Verfahren nicht, zu einer eindeutigen Diagnose zu kommen, wird eine Feinnadelbiopsie durchgeführt:
Mit einer 20-ml-Spritze wird der Herd punktiert und dann aspiriert. Beinhaltet er Flüssigkeit, ist diese gewöhnlich braun. Bei einem soliden Tumor sollte unter ständiger Aspiration an mehreren Stellen biopsiert werden. Aspiriertes Material wird auf einem Objektträger ausgestrichen und nach Lufttrocknung zur zytologischen Untersuchung geschickt. (Feinnadelbiopsie).

Geschlossene Biopsie

Diese kann im Idealfall durch Feinnadelbiopsie erreicht werden oder durch Hochgeschwindigkeits-Rotationsbiopsie oder durch eine Trucut Nadel Biopsie in Lokalanästhesie. Bestehen danach noch Zweifel über die Natur des Tumors, ist es sinnvoll, die Feinnadelbiopsie zu wiederholen, eine zweite Meinung einzuholen oder eine Exzisionsbiopsie des Tumors durchzuführen.
Bei jedem Schritt sollte die Patientin über die beabsichtigten Untersuchungen und Ergebnisse informiert sein.

Gutartige Erkrankungen der Mamma

Hinter den meisten Konsultationen wegen Tumoren der Brust verbirgt sich eine gutartige Erkrankung.
Bestehen irgendwelche Zweifel an der Dignität, sollte auf eine Exzisionsbiopsie mit anschließender Paraffineinbettung des Gewebes nicht verzichtet werden.

Solide Tumoren

- Das *Fibroadenom* tritt bei Frauen zwischen 15 und 35 Jahren auf und ist als diskrete weiche mobile Masse zu tasten. Obwohl es in der Regel eine Größe von 1–3 cm nicht überschreitet, wurde über weit größere Fibroadenome berichtet. Die Heilung besteht in der Exzision.
- Das *Cystosarkoma phylloides* ist ein seltener Tumor, welcher einem intrakanalikulären Fibroadenom ähnelt. Es handelt sich um einen großen mobilen Tumor (> 5 cm) Er wächst lokal infiltrierend, 25 % metastasieren. Die Therapie besteht in der Mastektomie und Rekonstruktion.
- *Fettnekrose, sklerosierende Adenose* und *konfluierende duktale Mastitis* erscheinen als lokalisierte, derbe Schwellung. Die Anamnese spricht eher für eine gutartige Erkrankung. Exzisionsbiopsie mit Sicherheitsabstand ist die Methode der Wahl.
- *Akuter* oder *chronischer Abszeß*. Akute Abszesse treten in der Kindheit auf. Die Therapie besteht in der Inzision und der Drainage. Chronische Abszesse entstehen durch inadäquate Drainage oder zu späte Gabe von Antibiotika. Ohne Biopsie können sie nicht von einem Karzinom unterschieden werden.
- *Zysten* können einzeln oder multipel auftreten. Die meisten können durch Aspiration adäquat therapiert werden. Kommt es innerhalb von sechs Wochen zum Rezidiv, sollte das zystische Areal exstirpiert werden.

Sekretion der Mamille

- Das *Ekzem* der Brustwarze tritt in der Regel beidseits auf. Oft ist es nur Folge eines Adenoms, doch ein M. Paget, bei welchem ein intraduktales Karzinom die Mamille infiltriert und ulzeriert, muß ausgeschlossen werden. Deshalb sollte von blutenden Mamillen eine Kratzbiopsie zytologisch untersucht werden. Der M. Paget hat eine gute Prognose, da es sich manchmal um ein Carcinoma in situ handelt. Besteht eine Galaktorrhoe, muß die Möglichkeit eines Prolaktinomes bedacht werden.
- Eine *Gangerweiterung* führt zu einer Mamillensekretion aus einem oder aus mehreren Gangöffnungen. Es ist die Folge einer Gangdilatation mit periduktaler Mastitis. Das Sekret ist grün oder braun. Am häufigsten tritt es zwischen dem 40. und 50. Lebensjahr auf. Es kann mit einer chronischen Entzündung und mit einer Einziehung der

Mamille verbunden sein. Die Therapie besteht in der Exzision der betroffenen Ausführungsgänge und dem umgebenden Gewebe.

- *Mamilläre Fistel* (selten). Bei dieser Erkrankung steht ein Fistelgang in Verbindung mit einem Ausführungsgang der paraareolären Region. Es betrifft hauptsächlich Frauen im 3. Lebensjahrzehnt und wird behandelt durch Exzision des betroffenen Gangsystemes und der Fistel (Adairsche Operation).
- Das *Gangpapillom* führt zu einer Blutung aus der Mamille. In der Regel solitär auftretend, kann es mit einem Wandanteil des Ausführungsganges exzidiert werden – Mikrodochektomie. Tritt es multipel auf, ist eine totale Gangexzision oder sogar eine Mastektomie erforderlich.

Eine **verhärtete, schmerzhafte Mamma** ist meist die Folge einer benignen mammären Dysplasie oder zystischer Veränderungen. Bei der benignen mammillären Dysplasie treten multiple pathologische Veränderungen auf, einschließlich Adenomatose, zystischer Veränderungen und duktaler Proliferationen (synonym: fibrozystische Erkrankung, chronische Mastitis). Typische Schmerzen oder knotige Veränderungen sind zyklusbedingt. Eine Schwellung tritt am häufigsten im äußeren oberen Quadranten oder der Grenze zur Axilla auf. Eine Korrelation zum Karzinom besteht nicht, wenn Frauen zwischen 20–50 Jahren betroffen sind. Die Therapie beinhaltet Aspiration von Zysten, Exzision schmerzhafter Knoten, diuretische und hormonelle Behandlung (z. B. Danazol 100 mg 2 × tägl. für 6 Monate). In seltenen Fällen ist eine subcutane Mastektomie indiziert.

Handelt es sich klinisch und mammographisch um einen gutartigen Knoten mit negativer Feinnadelbiopsie (oder Trucut-Biopsie), erfolgt keine weitere Therapie.

18 Praktische Hinweise

18 Praktische Hinweise

Die endotracheale Intubation

Die endotrachealen Intubation ist die beste Methode zum Freihalten der Atemwege. Indikationen sind akute respiratorische Störungen (Partialinsuffizienz: $pO_2 < 60\,mmHg$; Globalinsuffizienz zusätzlich $pCO_2 > 45\,mmHg$ oder Tachypnoe), bzw Patienten mit Atem- und Herzstillstand. Damit sie gerade in Notfallsituationen rasch durchgeführt werden kann, bedarf es jedoch einer gewissen Übung. Es empfiehlt sich daher, bei der routinemäßigen Narkoseeinleitung im OP unter Anleitung der Anästhesisten die notwendige Erfahrung zu sammeln.

Erforderliche Ausrüstung

Sowohl das medizinische als auch das Pflegepersonal sollte über den nächstliegenden Standort einer Notfallausrüstung informiert sein. Unerläßlich für die endotracheale Intubation sind dabei Laryngoskop, Tubus, Ambu-Beutel und eine 10-ml-Spritze zur Blockung des Tubuscuffs. Jede Notfallausrüstung sollte regelmäßig überprüft werden, um das Funktionieren im Ernstfall zu garantieren.

Durchführung

Zur Intubation in der Notfallsituation, z.B. Herzstillstand oder Bewußtlosigkeit aus anderen Gründen, ist keine Muskelrelaxierung notwendig. Beim somnolenten Patienten ist oftmals eine Sedierung notwendig und schonender. Diese sollte mit einem möglichst wenig kreislaufdepressiven Mittel durchgeführt werden, z.B. Etomidate.

Beachte: In Notfallsituationen parallel zur Einleitung der Sofortmaßnahmen rechtzeitig erfahrene Helfer hinzuziehen. In vielen Kliniken wird ein Notfallteam von den Anästhesisten gestellt.

Zur Intubation wird der Patient flach auf den Rücken und mit leichter Überstreckung in der Halswirbelsäule gelagert. Eine Zahnprothese wird vorher entfernt. Mit den Fingern der rechten Hand wird der Mund soweit wie möglich geöffnet und offengehalten. Das Laryngoskop wird mit der linken Hand so eingeführt, daß es die Zunge in den linken Mundwinkel abgedrängt. Die Spitze des gebogenen Spatels wird entlang des Zungengrundes bis hinter den Kehldeckel vorgeführt. Durch Zug am Laryngoskopgriff nach vorne oben, ohne die Zähne als Hebelarm zu benutzen, wird der Kiefer mit Zungenmuskulatur und Kehldeckel soweit angehoben, daß der Eingang des Kehlkopfes als Dreieck sichtbar wird (Stimmritze). Zur Unterstützung ist dazu manchmal ein sanfter Druck von außen auf den Kehlkopf notwendig. Mit der rechten Hand wird der Tubus vom rechten Mundwinkel her unter Sicht durch die Stimmritze in die Trachea eingeführt (Größe 8–9 mm für Frauen, 10–11 mm für Männer).

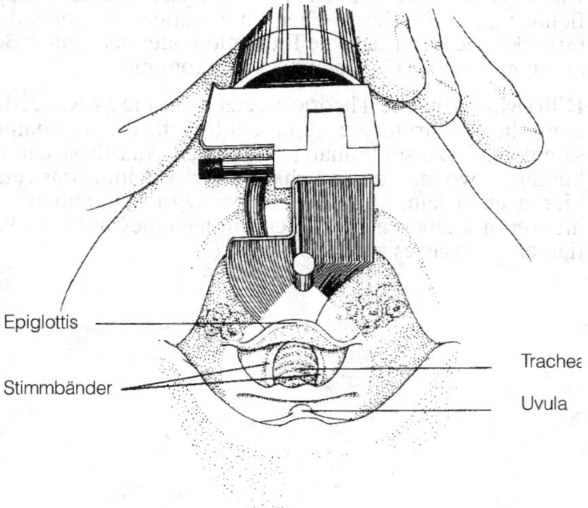

Schlauchansatz zur Verbindung des Tubus mit der Beatmungsmaschine

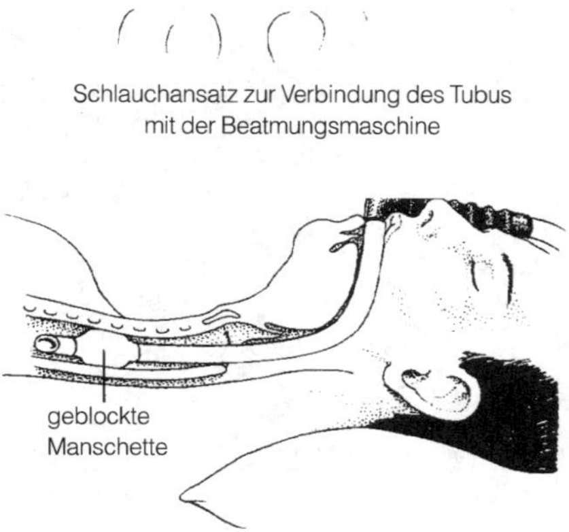

Die endotracheale Intubation (Forts.)

Um eine Aspiration von Erbrochenem oder von Mageninhalt zu verhindern, wird der Cuff geblockt, so daß er den Tubus gegen die Trachealwand abdichtet. Durch einen aufgesetzten Ambu-Beutel kann die Lunge nun mit Überdruck beatmet werden. Eine sofortige Auskultation unter Beatmung mit dem Ambu-Beutel ist obligat. Bei korrekter Lage des Tubus sind beide Lungen seitengleich belüftet. Ist dies nicht der Fall, muß der Tubus unverzüglich korrigiert werden.
Meistens kann der Tubus innerhalb von 24 bis 48 Stunden wieder entfernt werden. Bei einer Langzeitbeatmung empfiehlt sich aus pflegerischen und patientenschonenden Gründen die nasotracheale Intubation oder nach einer Beatmungsdauer von 7 Tagen die Tracheotomie.

Hilfreicher Tip: Die Theorie ersetzt nicht die Praxis. Jeder kann die Erfahrung zur guten endotrachealen Intubation sammeln. Dazu sollte man sich bei den Anästhesisten erkundigen, wo man unter fachkundiger Anleitung das Intubieren üben kann. Oft ist dies bei Op-Programmen mit mehreren kleineren Eingriffen infolge eines höheren Patientendurchsatzes gut möglich.

Lokalanästhesie und Venenpunktion

Die hier beschriebenen Kanülen und Lokalanästhetika repräsentieren die in den meisten Kliniken gebräuchlichsten.

Kanülen

Die Nadeln steigen in abnehmender nummerischer Ordnung mit dem Durchmesser der Nadelbasis. Ebenso sind sie nach der Farbe kodiert:

klein → groß	27G	23G	22G	21G	20G	19G
	grau	blau	schwarz	grün	gelb	blaß gelb

Braunülen

Diese werden als Verweilkatheter in der Vene benutzt. Sie sind nummerisch und nach Farbe geeicht.

klein → groß	22G	20G	18G	17G	16G	14G
	blau	pink	green	gelb	grau	braun

Butterfly Nadeln

Sie sind indiziert bei wiederholter Benutzung einer Vene, z.B. zur Applikation von Antibiotika oder Anästhetika. Von Vorteil sind sie oft bei der schwierigen Punktion einer Vene.

klein → groß	25G	23G	21G	19G
	orange	blau	grün	weiß

Lokalanästhetika

Anästhetikum	Indikation
Xylocain (Lidocain) Höchstdosis: 200 mg/4 h 0,5 %, 1 %, 2 % (je niedriger die Konz., desto höher das zu injezierende Volumen)	Oberflächen-, Infiltrations- u. Leitungsanästhesie; gebräuchlichstes Lokalanästhetikum
Lidocain (Hydrochlorid) Höchstdosis 200 mg/4 h	s. o.
Xylocain 1 % mit Adrenalin 1:200000 (nicht anzuwenden bei Anästhesie der Akren a. Pat. mit Herz-u. Schilddrüsenerkrankungen) Höchstdosis 7 mg/kg/4 h	Lokalanästhesie in gut durchbluteten Gebieten
Lidocain hydrochlorid 2 % mit Adrenalin 1:80000	s. o.
Scandicain (Mepivacain) Höchstdosis 300 mg 0,5 %, 1 %, 2 %	Infiltrations- u. Leitungsanästhesie
Chlorethyl Spray	„Vereisung“

Xylonest (Prilocain) Höchstdosis 3 mg/kg KG (Methämoglobinbildner)	keine Oberflächenanästhesie Infiltrations- u. leitungsanästhesie
Impletol (Procain hydrochlorid 3 %)	lange Wirkdauer; keine Oberflächenasnästhesie; Infiltrations- b. Leitungs-anästhesie; Neuraltherapie
Carbostesin (Bupivacain) 0,25 %; 0,5 % Höchstdosis 2 mg/kg KG	Spinal- und Periduralanästhesie; sehr lange Wirkdauer

Die Lokalanästhesie hat ihren speziellen Wert bei der Ausführung kleiner chirurgischer Eingriffe, wie z. B. die Exzision von Hautläsionen oder kleinerer handchirurgischer Operationen. Es ist eine effektive Methode zur Schmerzlinderung bei Extremitätenverletzungen oder traumatischen Amputationen. Durch Plexusblockade oder Anästhesie großer Hautnerven kann sie zur Regionalanästhesie ausgeweitet werden.

Anästhetika

Lidocain, Xylocain und Procain sind in Konzentrationen von 0,5–2 % sehr wirksame Substanzen. Mit Zusatz von Adrenalin wird die Blutungstendenz vermindert und die Anästhesiezeit verlängert (Lösungen von 1:200000 sind ausreichend).Adrenalinzusätze dürfen nicht im Versorgungsgebiet von Endarterien verwendet werden, wie z.B. an Fingern, Ohren und Penis, da es zu ischämischen Nekrosen führen kann. Lokalanästhetika sind kontraindiziert in direkt entzündeten Arealen (z.B. Panaritium, Abszeß usw.), da einmal die Gefahr der Keimverschleppung und zum anderen infolge des veränderten Milieus eine stark herabgesetzte Wirksamkeit besteht. In solchen Fällen sollte Chloräthylspray oder eine Vollnarkose zum Einsatz kommen.

Maximale Dosierung

20 ml einer 1 %igen Lösung ohne Adrenalin, 50 ml einer 1 %igen Lösung mit Adrenalin. Bei älteren Menschen und Kindern entsprechende Dosisreduktion.

Eine Überdosierung führt zu neurologischen Symptomen und cardiovasculären Veränderungen (Arrhythmien).

Patientenvorbereitung

Der Patient sollte darüber aufgeklärt werden, daß die Injektion des Anästhetikums zu einem stechenden Schmerz führen kann auf welchen die Betäubung des entsprechenden Hautareales folgt. Er sollte ferner darauf aufmerksam gemacht werden, daß er zwar Druck verspüren kann, aber keinen Schmerz empfinden sollte. Bei Schmerz muß mehr Lokalanästhetikum injiziert werden.

Technik

Säuberung der Haut mit einem Desinfektionsmittel (wasserlöslich für Schleimhäute, auf Alkoholbasis für die Haut). Die eigenen Hände desinfizieren. Es empfiehlt sich das Tragen von Handschuhen. Nach dem Einstich der Nadel wird zunächst eine Quaddel ins Subkutangewebe gesetzt. Dient die Lokalanästhesie dazu eine Hautläsion zu exzidieren, werden sämtliche Wundränder damit unterspritzt. Beim Tieferschieben der Nadeln sollte aspiriert werden um eine Gefäßpunktion auszuschließen. Zur Betäubung einer offenen Wunde werden die Wundränder nach vorheriger Aspiration unterspritzt. Zur Oberstschen Leitungsanästhesie eines Fingers wird die Nadel oberhalb des Grundgelenkes in den Interdigitalfalten an jeder Seite des Fingers dorsal plaziert. Sie wird anteromedial auf den Knochen gerichtet, so daß das Lokalanästhetikum in die Umgebung der digitalen Nerven appliziert wird (Ringblock). Zur Blutungskontrolle kann ein roter Gummizügel als Tourniquet verwendet werden. Dieser sollte nach 30–45 Minuten entfernt werden. Dauert die Wundversorgung länger, sollte der Tourniquet für 5 Minuten abgenommen und dann wieder angelegt werden.

Exzision gutartiger Hautveränderungen

Die Läsion sollte durch ein Lokalanästhetikum mit Adrenalinzusatz (1:200 000) betäubt werden um ein möglichst blutarmes Operationsfeld zu erhalten (nur Gesicht und Kopf). Alle exzidierten Gewebe sollten histologisch untersucht werden.

Präoperative Vorbereitung

Die meisten Läsionen können elyptisch ausgeschnitten werden. Vorher sollte die Haut in verschiedenen Richtungen gezogen werden, um sicher zu sein, daß die Inzisionsrichtung den Hautlinien entspricht. Der Schnitt sollte angezeichnet werden. Eine keilförmige Exzision empfiehlt sich an der Lippe, am Nasenloch, Ohr oder Augenlid. Liegt die Gesichtshaut unmittelbar einer knorpeligen Unterfläche an, kann eine runde Inzision durchgeführt werden. Beispiele dafür beinhalten den Nasenrücken oder die anteriore Oberfläche des Ohres. Solche Defekte können dann mit einem Vollhauttransplantat gedeckt werden.

Instrumente

Notwendig sind feine Häkchen, eine scharfe Schere und ein scharfes Skalpell der Größe 11 und 15. Es sollten feine atraumatische Nadeln verwendet werden, eine schmale Pinzette und ein leichter kleiner Nadelhalter.

Operation

Elliptische Exzision: Verwendung eines 15er Skalpells, um die Haut rechtwinklig zur Oberfläche zu schneiden. Dies erlaubt eine exakte Exzision der Ecken und verhindert eine X-förmige Überschneidung der Ellypse. Um einen spannungsfreien Wundverschluß zu garantieren, werden die Wundränder unterminiert und das Subkutangewebe durch einen Schnitt mit dem 15er Skalpell oberflächlich durchtrennt.

Verschluß: Zwei Schichten. Die tiefe Schicht wird mit einem geflochtenen, resorbierbaren Faden genäht (Vicryl, Dexon). Die Haut wird mit einem feinen monofilen nichtresorbierbaren Faden adaptiert (Ethilon, Dafilon, Prolene 3/0 oder 4/0).

Keilexzision: Verwendung eines 15er Skalpells zur Hautinzision. Der Keil wird vollständig exzidiert, indem man mit einem 11er Skalpell eine sägende Bewegung in der Tiefe ausführt.

Verschluß: Die Wunde wird in 3 Lagen vom tiefsten Punkt des Keiles aus verschlossen. Es ist darauf zu achten, daß die Hautränder genau adaptiert werden.

Zirkuläre Exzision: Es wird ein 15er Messer verwendet. Die Haut wird senkrecht durch das Subkutangewebe bis auf die

Faszie inzidiert. Blutstillung wird mittels Koagulation oder feinen Ligaturen (Vicryl, Dexon 4/0) durchgeführt.

Verschluß: Der Defekt kann durch Spalthauttransplantation oder alternativ durch dreieckig geschnittene, subkutan gestielte Lappen gedeckt werden. Der verbleibende dreieckige Defekt wird durch eine V-Y-Plastik verschlossen.

Venenpunktion

Diese alltägliche Aktion bildet einen essentiellen Bestandteil des Repertoires eines jeden Arztes, das spätestens während des praktischen Jahres gelernt werden sollte. Es muß sicher und für den Patienten so schmerzfrei wie möglich durchgeführt werden.

Durchführung: Spritze, Nadel, Stauschlauch und sterile Tupfer gehören zur Vorbereitung. Diese werden mit den beschrifteten Blutröhrchen auf einem kleinen Tablett vorgerichtet.

Vorbereitung: Die Hände werden gesäubert und die Stelle der Venenpunktion mit einem Alkoholtupfer desinfiziert (Kodan usw.).

Vorgehen: Als Rückversicherung sollte das Vorgehen nochmals erklärt werden. Die Nadel wird außer Sicht des Patienten gehalten (insbesondere bei Kindern). Der Patient wird aufgefordert wegzuschauen.

Bevorzugte Lokalisationen der Venenpunktion

Für die Routineblutentnahme stellt die Fossa cubitalis der Unterarmes die ideale Stelle dar. Die Vena cephalica oder basilica sowie jede andere sicher zu identifizierende Vene ist geeignet. Zur Injektion von Anästhetika oder zur wiederholten Punktion sind oft die Venen des Handrückens gut geeignet. es sollte dazu ein Butterfly verwendet werden. Bleibt eine Braunüle über längere Zeit in der Vene liegen, ist darauf zu achten, daß diese wegen der Gefahr der Abknickung möglichst nicht über einem Gelenk plaziert wird.

Anlegen des Stauschlauches

Dieser sollte sanft proximal der Punktionsstelle angelegt werden.

Technik

Die Nadel kann gerade oder gebogen sein und sollte schräg in Verlaufsrichtung der Vene eingeführt werden. Beim Eintritt in die Vene ist ein Widerstandsverlust zu spüren. Eine 21 G Nadel (grün) ist oft am besten geeignet. Nach gelungener Punktion sollte das Blut langsam aspiriert werden, um eine Hämolyse zu vermeiden. Bei Vakuummonovetten wird mit einer gleichbleibenden Geschwindigkeit aspiriert. Voraussetzung ist hier die exakte Venenpunktion. Wurde genügend Blut abgenommen, wird der Stauschlauch geöffnet und ein Tupfer auf die Punktionsstelle gelegt. Unter leichter Kompression des Tupfers wird die Nadel entfernt. Der Patient wird aufgefordert, weiter zu komprimieren. Die Nadel wird in einem speziellen Behälter entsorgt.

Vorsichtsmaßnahmen

Man sollte sich kein Blut auf die Haut spritzen oder sich an der Nadel stechen. AIDS und Serumhepatitis können auf diese Art übertragen werden (siehe unter Technik).

Man beachte, daß der Stauschlauch nicht zu locker sitzt, sonst ist er vergeblich.

Schwierigkeiten

Bei alten Patienten mit leicht rollenden Venen wird die Vene durch Straffziehen der Haut in Verlaufsrichtung der Vene fixiert. Bei einigen Patienten, wie z. B. Hypotonikern, kann eine Blutdruckmanschette statt eines Stauschlauches von Vorteil sein.

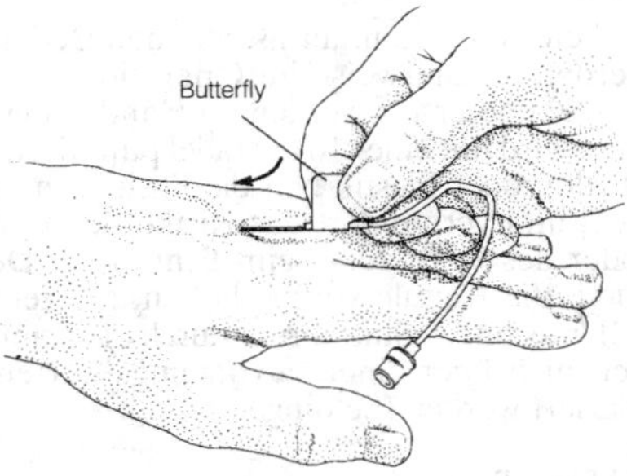

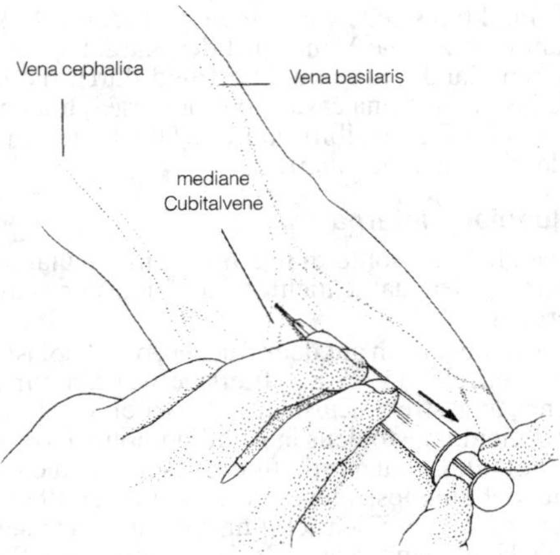

Zentrale Venenpunktion

Indikationen

- Messung des zentralen Venendruckes (ZVD) in der Schockbehandlung oder zur Überwachung
- Regulation großer Volumina transfundierter Flüssigkeiten oder in der Intensivstation bei schwerer Sepsis oder Multiorganversagen
- Parenterale Ernährung (muß unter strenger Asepsis zum längeren Erhalt des Katheters durchgeführt werden).

Gebräuchliche Venen

- Vena basilaris in der Fossa cubitalis zur Punktion mit langen Kathetern
- Vena jugularis interna
- Vena jugularis externa
- Vena subclavia

Methodik

Alle Katheter müssen unter aseptischen Bedingungen plaziert werden, idealerweise im Operationssaal. Viele verschiedene Kathetersets werden im Handel angeboten. Am häufigsten wird mit einer 16 G Nadel punktiert. Eine Kanüle aus Teflon oder Plastik hält die Position nach entfernen der Nadel und vermindert das Risiko der Verletzung der Vene oder des Katheters beim Einführen. Der Katheter wird durch die Kanüle vorgeschoben und zentral plaziert (Braunülentechnik). Statt direkt durch die Kanüle kann der Katheter auch über einen zuvor eingeführten Seldingerdraht plaziert werden (Seldingertechnik).

Vena basilaris

An der Punktionsstelle wird eine Quaddel mit Lokalanästhetikum gesetzt. Die Vene wird der Katheter wie bei der peripheren Kanülierung punktiert und durch die liegende Kanüle bis in die Vena cava superior vorgeschoben. Ideale Höhe ist die Trachealbifurkation. Die Lage wird unter Durchleuchtung kontrolliert.

Vena jugularis interna

Nach Möglichkeit sollte die rechte Vena jugularis interna punktiert werden, da sie mehr in Richtung Vena cava superior verläuft.

Der Patient liegt flach auf dem Rücken, der Kopf ist zur Gegenseite gedreht. 15–25 Kopftieflage werden zur Füllung der Venen angestrebt. Einstichstelle ist der Vorderrand des M. sternocleidomastoideus in Kehlkopfhöhe. Dort wird ein Hautdepot mit Lokalanästhetikum gesetzt. Um die endgültige Stichrichtung festzulegen, wird mit einer 19 G Kanüle vorpunktiert. Die Stichrichtung ist zunächst senkrecht durch die Haut, dann in einer Neigung von 45 mit Stichrichtung auf das Dreieck, das vom sternalen und klavikulären Ansatz des M. sternocleidomastoideus gebildet wird. Die Karotispulsation sollte medial zu tasten sein.

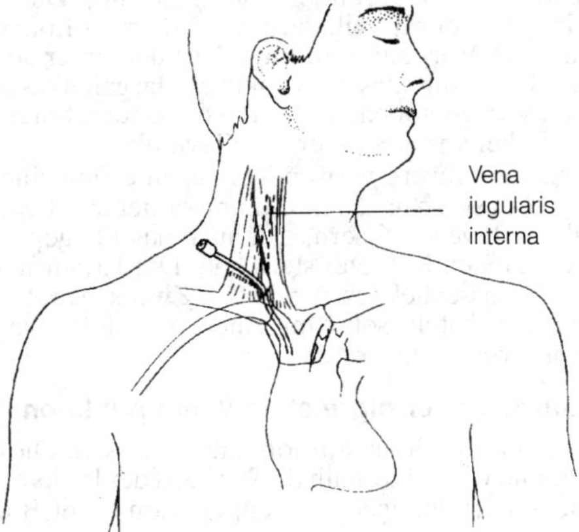

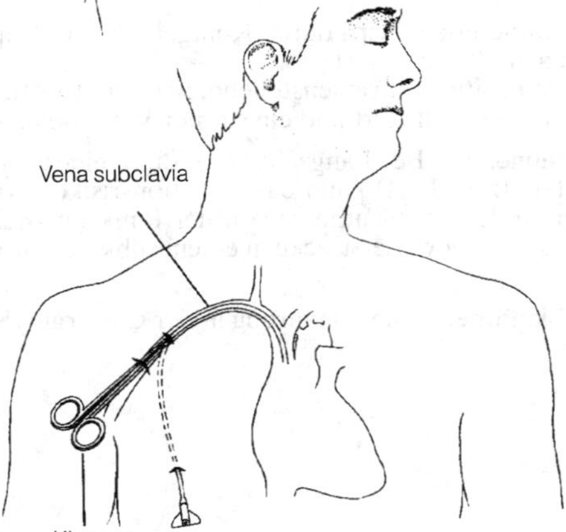

Die Kanüle wird durch einen subkutanen Tunnel geführt.

Zentrale Venenpunktion (Forts.)

Vena jugularis externa

Sie ist relativ einfach zu punktieren, da sie nach ihrer Füllung meistens gut sichtbar ist. Die Punktion erfolgt direkt in Verlaufsrichtung der Vene.
Nachteil: in 20 % der Fälle läßt sich der Katheter nicht nach zentral vorschieben.

Vena subclavia

Zugänglich ist diese Vene über eine infraklavikuläre Strekke. Leichter ist es in Trendelenburglagerung. Die Nadel wird in der Mitte der Klavikula, nach vorheriger Lokalanästhesie und evtl. Vorpunktion, eingeführt und unter der Klavikula in Richtung des Sternoklavikulargelenkes unter Aspiration vorgeschoben; in der Praxis bedeutet dies in einem 45° Winkel abwärts unter die Klavikula.
Zur Langzeiternährung verwendet man einen mit einem Silikonmantel ausgeschlagenen Gummikatheter (Hickman). Man sollte sich vergewissern, daß auch das Pflegepersonal weiß, wie man den Katheter steril hält. Der Ernährungskatheter sollte ausschließlich für diesen Zweck benutzt werden. Die Einstichstelle sollte mit einem geschlossenen sterilen Verband versorgt werden.

Überprüfung der erfolgreichen Venenpunktion

- Es wird eine Kochsalzinfusion angeschlossen. Die Infusionsflasche wird unterhalb des Niveaus des Patienten gehalten. Bei erfolgreicher Venenpunktion fließt Blut zurück.
- die Katheterlage wird durch Röntgen überprüft und gegebenenfalls korrigiert.
- Ist die Position zufriedenstellend, wird die Einstichstelle nochmals desinfiziert und ein steriler Verband angelegt.

Untertunnelung. Bei Langzeitverwendung eines zentralen Katheters (z.B. Port) kann das Infektionsrisiko verringert werden, indem der Katheter von der Punktionsstelle der Vene aus eine gewisse Strecke in einem subkutanen Tunnel verläuft.

Komplikationen siehe Ernährung in der Chirurgie (S. 100).

Arterielle Blutentnahme

Diese Untersuchung erbringt Informationen über pH-Status des Blutes, den arteriellen Sauerstoff-(pO_2) und Kohlendioxidpartialdruck (pCO_2). Es gibt zwei Arten der Blutentnahme:

- direkte arterielle Punktion
- liegender arterieller Katheter für multiple Blutentnahmen bei Patienten, welche eines regelmäßigen Monitorings bedürfen (gewöhnlich auf der Intensivstation)

Direkte Punktion

Die Arteria radialis am Handgelenk bietet die sicherste Punktionsstelle. Die Punktion der Arteria femoralis in der Leiste kann zum Lösen arteriosklerotischer Plaques und somit zur Embolie führen. Die Verwendung der Arteria brachialis mit einem späteren Katheter kann zu einer distalen Ischämie führen.

Erforderliches Instrumentarium

- eine 10-ml-Spritze, die mit 1 ml einer Heparin-Kochsalzlösung (5000 IE/ml) gefüllt ist und eine Nadel
- Lokalanästhetikum (1 %), Spritze und Nadel
- Desinfektionsmittel

Durchführung

Vor Punktion der A. radialis sollte der Allen-Test zur Überprüfung des Palmarkreislaufes durchgeführt werden (Kompression der A. radialis und ulnaris unter Faustschluß bis zum Abblassen der Haut. Dauert der Eintritt der Wiederdurchblutung der Haut nach Freigabe der A. ulnaris mehr als 15 Sekunden, ist eine unzureichende Funktion des Arcus palmaris anzunehmen und eine Punktion der A. radialis kontraindiziert).

Das Labor kann über das Eintreffen der Probe informiert werden. Der Patient sollte über das Vorgehen aufgeklärt sein. Nach gründlichem Händewaschen wird die Haut über der Stelle, an welcher sich die A. radialis palpieren läßt, desinfiziert. Die Arterie wird mit Zeige- und Mittelfinger der linken Hand getastet. Nach dem Auseinanderweichen der Finger wird die Nadel senkrecht dazwischen eingestochen. Mit der aufgesetzten Spritze wird die Nadel unter Aspiration zurückgezogen, bis Blut kommt. Oft zeigt eine kleine Blutspur an der Basis der Nadel den Eintritt in das Lumen. Die Nadel wird entfernt und ein Tupfer auf die Punktionsstelle gepresst. Ein Assistent sollte die Kompression insgesamt 5 Minuten fortführen. Die Spritze wird sanft gedreht, so daß sich das Heparin mit dem Blut mischt und unverzüglich ins Labor oder zum Astrupgerät gebracht werden kann. Von einigen Labors werden spezielle Spritzenaufsätze verwendet.

Plazierung einer Thoraxdrainage

Sie ist bei Pneumo- und Hämatothorax indiziert.

Erforderliches Instrumentarium

Die Seite sollte durch ein Röntgenbild festgelegt werden. Im Notfall ist dafür nicht immer die Zeit vorhanden. Das Vorgehen wird mit dem Patient besprochen. Notwendig sind eine steril verpackte Thoraxdrainage mit Trokar, Desinfektionsmittel, Tupfer, Nadel, Spritze, Lokalanästhetikum, Seide-, Prolene oder Nylonfaden 1/0, Skalpell und Verbandsmaterial. Zusätzlich noch Drainagesystem, Drainageschlauch und Klemme. Das Legen sollte steril durchgeführt werden unter Verwendung eines sterilen Kittels und steriler Handschuhe.

Mögliche Lokalisationen

- außerhalb der Medioclavikularlinie im zweiten Intercostalraum (nicht kosmetisch für weibliche Patienten).
- mittlere bis hintere Axillarlinie via 6. bis 8. Intercostalraum (nicht distal einer horizontalen Linie zur Skapulaspitze)

Identifikation der Punktionsstelle

Das Manubrium sterni befindet sich in Höhe des 2. Interkostalraumes. Davon ausgehend werden die Interkostalräume nach kaudal weitergezählt.

Durchführung

Bei alleinigem Pneumothorax genügt meistens eine Drainage im 2. ICR. Besteht zusätzlich ein Hämatothorax, ist eine zweite Drainage im 6. ICR notwendig um das Blut zu drainieren.

Die Haut im 2. ICR wird mit Lokalanästhetikum infiltriert. Eine tiefere Infiltration der Muskulatur und der parietalen Pleura kann durch Vorführen der Nadel über die Rippe hinweg (nicht unter ihr) erreicht werden. Auf diese Weise werden neurovaskuläre Verletzungen vermieden. Die Haut wird mit dem Skalpell so weit horizontal eingeschnitten, daß die Thoraxdrainage eingeführt werden kann. Thoraxdrainage und Trokar werden durch die Inzision zunächst auf die Rippe vorgeführt. Bei Knochenkontakt läßt man den Throkar über den Oberrand der Rippe weiter in die Tiefe gleiten (Kullissentechnik). Dieses verhindert bei liegender Drainage das Entweichen der Luft. Zur Plazierung ist ein beträchtlicher Druck aufzuwenden. Es ist deshalb ratsam, den Trokar mit beiden Händen zu fassen. Die Rechte übt den Druck aus, die Linke dient als Stop, wenn der Trokar die Pleura penetriert. Die linke Hand sollte sich dabei etwa 5 cm von der Trokarspitze befinden. Ist die Pleura penetriert, gibt es einen beträchtlichen Widerstandsverlust. Bei gleichzeitigem Vorschieben der Drainage bis zur Markierung wird der Trokar zurückgezogen. Die Drainage wird abgeklemmt und mit einer sichernden Naht an der Haut festgenäht. Eine Tabaksbeutelnaht wird zusätzlich um die Einstichstelle vorgelegt und nicht geknotet. Damit kann die Punktionsstelle nach Entfernen der Drainage verschlossen werden. Das Drainagesystem mit Unterwasserschloß wird angeschlossen. Dieses sollte sich unter dem Niveau des Patienten befinden (anderenfalls läuft das Wasser in den Pleuraraum).

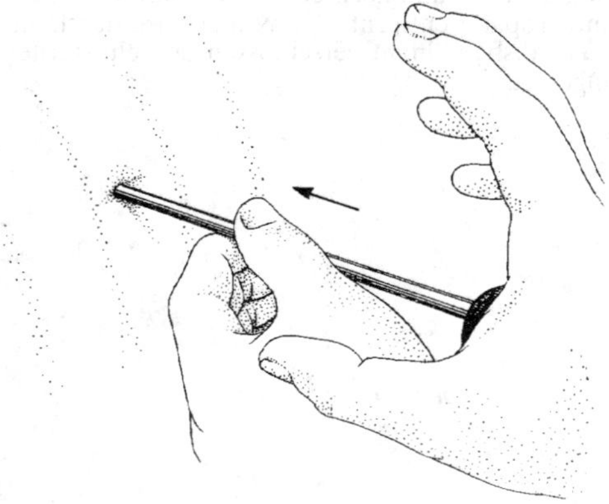

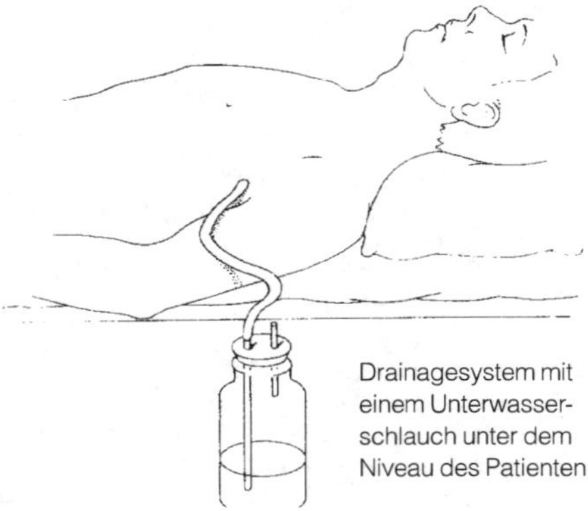

Drainagesystem mit einem Unterwasserschlauch unter dem Niveau des Patienten

Plazierung einer Thoraxdrainage (Forts.)

Die Drainage wird freigegeben. Bei korrekter Lage sind atemsynchrone Schwankungen des Wasserspiegels zu sehen. Dann wird ein steriler Verband angelegt. Beachte: Sind Blasen im Drainagesystem?
Die Lage der Drainage und der Therapieerfolg werden durch eine Röntgenaufnahme dokumentiert.

Entfernung der Drainage

Bei unkomplizierten Fällen entfaltet sich die Lunge in 24–48 Stunden, manchmal braucht sie aber auch länger. Die Ausdehnung wird durch ein tägliches Röntgenbild dokumentiert. Ist kein Pneumothorax mehr nachweisbr, wird die Drainage abgeklemmt und nach einem erneuten Röntgenbild 24 Stunden später entfernt. Die Wunde wird durch die vorgelegte Tabaksbeutelnaht verschlossen und ein steriler Verband angelegt.

Die Pleurapunktion

Ergüsse können in Lokalanästhesie aus dem Pleuraraum aspiriert werden.

Vorbereitende Untersuchungen

Eine Röntgenaufnahme des Thorax posterior-anterior und seitlich zeigt die Lokalisation des Ergusses, der sich gewöhnlich an der tiefsten Stelle des Pleuraraumes posterior befindet. Durch Perkussion kann der obere Ergussrand festgestellt werden. Bestehen Zweifel an der Ausdehnung des Ergusses, kann die optimale Punktionsstelle auch sonographisch markiert werden.

Erforderliches Instrumentarium

Auf einem kleinen Tisch sollte eine großkalibrige 7,5–10 cm lange Nadel mit einer 50-ml-Spritze und einem Dreiwegehahn greifbar sein. Ebenso eine Nierenschale oder ein anderes Gefäß. Ein Ende des Dreiwegehahnes wird auf die Spritze aufgesetzt, das andere auf die Nadel;.an das dritte kann eine Infusionsleitung zum sterilen Ableiten des Ergusses angeschlossen werden. Um einen Pneumothorax zu vermeiden, sollte man sich über das Funktionieren des Dreiwegehahnes im klaren sein. Im Falle der Antibiotika- oder Zytostatikaverabreichung in den Pleuraraum geschieht dies auf gleiche Weise in umgekehrter Richtung.

Position des Patienten

Der Patient sitzt aufrecht und plaziert seine Arme vor sich auf den Tisch oder die Stuhllehne (siehe Abb.)

Punktionsstelle

Die ist in der Regel der 6. bis 8. ICR in der hinteren Axillarlinie.

Durchführung

Der Eingriff wird steril, d. h. mit Desinfektion, sterilem Kittel, Mundschutz und Handschuhen durchgeführt. Die Haut des Patienten wird desinfiziert und das Punktionsfeld steril abgedeckt. Die Haut im Interkostalraum wird bis zur Pleura mit 0,5–1 %igem Xylocain (10–20 ml) infiltriert. Ist die Pleura infiltriert, kann durch Aspiration von wenig Flüssigkeit die korrekte Stichrichtung überprüft werden. Die großkalibrige Nadel wird sanft eingeführt und der Dreiwegehahn so gestellt, daß Flüssigkeit mit der Spritze aspiriert werden kann. Dann wird der Hahn zur Pleura hin verschlossen, so daß die Flüssigkeit von der Spritze in das Gefäß gepumpt wird. Nimmt die zu punktierende Flüssigkeit ab, wird die Nadel sanft zurückgezogen und ein steriler Verband angelegt. Danach ist eine Röntgenkontrolle erforderlich. Es sollte Flüssigkeit zur bakteriologischen, histologischen und zytologischen Untersuchung gewonnen werden, soweit dies notwendig ist. Ratsam ist es, sich vorher im Labor nach der erforderlichen Menge des Untersuchungsmaterials zu informieren.

Vorsicht

Aspiration einer Flüssigkeitsmenge über 600–700 ml in einer Sitzung kann gefährlich sein. Es kann eine plötzliche Mediastinalverschiebung resultieren, die zu kardialen Arrhythmien führt.

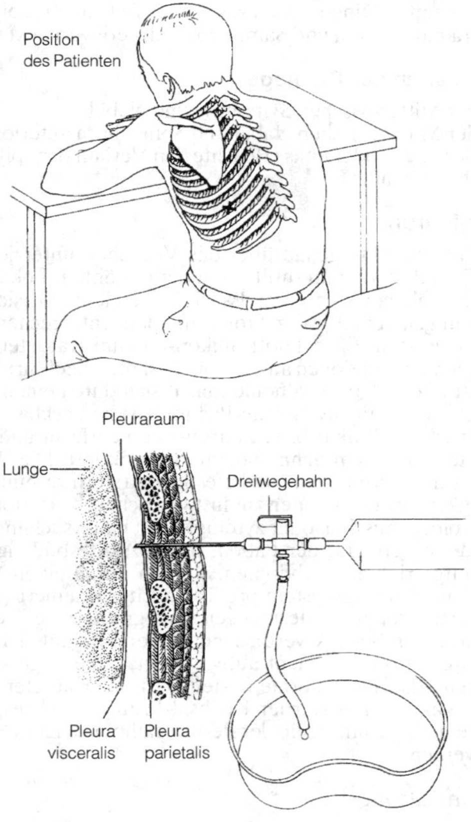

Punktionsstelle: 8./9. Intercostalraum

Abdominelle Punktion

Es handelt sich dabei um eine nützliche diagnostische Technik. Von therapeutischem Nutzen ist sie zur Entlastung eines zunehmenden Aszites (oft infolge maligner Erkrankungen) oder um zytotoxische Agentien intraperitoneal zu verabreichen. Beim abdominellen Trauma dient sie dem Nachweis einer intraabdominellen Blutung, sofern der Ultraschall kein befriedigendes Ergebnis bringt oder nicht zur Verfügung steht.

Erforderliche Instrumente

Lokalanästhetika, Spritze und Nadel, Gefäße, Naht (2/0 oder 3/0), Desinfektionsmittel, Skalpell, Throkar, Katheter. Die genannten Dinge sollten zusammen mit einem geeigneten Drainagesystem und Sammelbeutel steril verpackt sein.

Lokalisation der Drainage

- in der Mitte zwischen Symphyse und Nabel
- in der Mitte zwischen Nabel und Spina iliaca anterior superior rechts oder links (Beachte den Verlauf der epigastrischen Gefäße!)

Durchführung

Der Patient sollte genau über das Vorgehen unterrichtet sein. Desinfektion und Infiltration der gewählten Lokalisation mit Lokalanästhetikum. Es wird eine kleine Inzision in die Haut gemacht und der Trokar mit dem entsprechenden Drainagesystem (Tenckhoff Silikon-Gummi Katheter mit multiplen Perforationen an der Spitze) sanft eingeführt. Der Eintritt in die Peritonealhöhle macht sich durch einen Widerstandsverlust (Giving-way-Phänomen) bemerkbar. Danach wird der Trokar bzw. Führungsstab entfernt und der Katheter mit einem Sammelbeutel konnektiert. Die Drainage wird durch eine Annaht befestigt und steril verbunden. Flüssigkeitsproben können zur histologischen, bakteriologischen, biochemischen oder zytologischen Untersuchung geschickt werden. Hat der Patient durch Aszitesbildung ein sehr aufgetriebenes Abdomen, werden durch einen Verschluß am Drainagesystem pro Tag 2 Liter drainiert (Entfernung zu großer Aszitesmengen kann große Eiweißverluste und einen Schock verursachen). Verlangsamt sich die Flußrate, wird der Patient aufgefordert, seine Lage so zu wechseln, daß die Flußrate ansteigt. Ist der Katheter verstopft, kann er mit steriler Kochsalzlösung durchgespült, oder seine Lage innerhalb der Peritonealhöhle leicht verändert werden.

Peritoneallavage

Bei diffuser Peritonitis oder bei schwerer akuter Pankreatitis wird die Peritoneallavage zur Spülung und zum Debridement der Peritonealhöhle benutzt. Dabei werden zwei Katheter verwendet. Der eine, ein Tenkhoff Peritonealdialyse katheter, wird tief ins kleine Becken eingeführt, der andere Katheter wird in der paracolischen Rinne auf der Seite der maximalen Sepsislokalisation plaziert. Isotone Kochsalzlösung oder Peritonealdialyseflüssigkeit mit Antibiotikazusatz (siehe Peritonitis) wird durch den Katheter in der paracolischen Rinne infundiert und durch den Katheter im kleinen Becken drainiert.

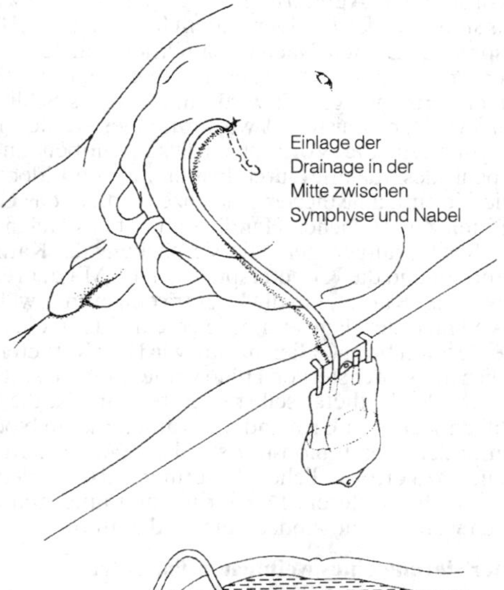

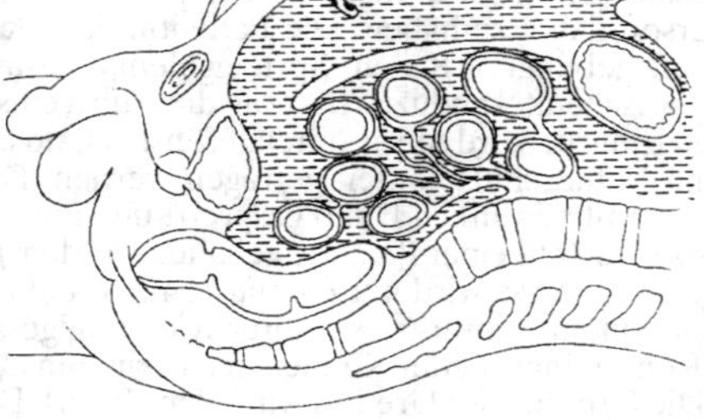

Katheterisierung der Harnblase

Sie dient der Beseitigung einer Urinretention, zur Bilanzierung der renalen Ausscheidung, zur Vorbereitung bei längeren Operationen, oder gelegentlich zur Uringewinnung für eine bakteriologische Untersuchung.

Kathetertypen

Am gebräuchlichsten ist der Foley-Katheter, der in der Blase durch einen Ballon geblockt wird (es wird empfohlen, die kleinst mögliche Größe zu verwenden, z. B. Charriere 14 bei Männern). Andere, wie der Gibbon oder Whistle-Tip-Katheter sind bei Prostatahypertrophie von Vorteil.

Technik

Katheterisierung eines männlichen Patienten

Eine vollständige Aufklärung des Patienten und strenge Asepsis sind erforderlich. Der Patient liegt auf dem Rücken mit gespreizten Beinen. Nach Desinfektion und dem Anziehen steriler Handschuhe werden sterile Tücher um die Peniswurzel herumgelegt (oft wird ein einzelnes Schlitztuch verwendet). Der Penisschaft wird mit einer sterilen Kompresse gehalten, die Vorhaut zurückgeschoben und die Glans penis desinfiziert. Durch Instillation von Lidocaingel wird die Urethra anästhesiert, gleichzeitig dient das Gel als Gleitmittel. Zur einfachen Handhabung ist das Gel in einer fertigen Spritze aufgezogen. Die Verpackung des Katheters wird eröffnet und die Katheterspitze gefaßt. Mit der rechten Hand wird der Katheter in die Urethra eingeführt, während die linke Hand den Penis unter leichtem Zug in eine horizontale Position bringt. Gleichzeitig wird der Katheter kontinuierlich aus seiner sterilen Hülle vorgeschoben. Auf diese Weise wird der Katheter selbst nicht berührt. Ist die Blase erreicht, entleert sich Urin und der Katheter kann blockiert werden, indem der Ballon mit sterilem Wasser aufgefüllt wird. Die dazu erforderliche Wassermenge ist auf dem Katheter seitlich abzulesen. Der Urinbeutel muß nun angeschlossen werden. Die Abdeckung wird entfernt.

Katheterisierung eines weiblichen Patienten

Es empfiehlt sich, insbesondere als Mann, eine weibliche Begleitperson dabei zu haben. Die Patientin liegt auf dem Rücken mit gebeugten Knien, Sprunggelenke zusammen und die Oberschenkel abduziert, so daß die Vulva einsehbar wird. Der Eingriff wird steril durchgeführt. Handschuhe, Mütze und Mundschutz sollten getragen werden. Die Labien werden mit der linken Hand gespreizt und mit sterilen Kompressen, die mit einer Pinzette gehalten werden, gesäubert. Jede Kompresse wird nur einmal benutzt und die Labien werden in anteriorer- posteriorer Richtung gesäubert um eine Kontamination mit Keimen des Perineums zu vermeiden. Die Öffnung der Urethra wird identifiziert. Der mit

Gleitmittel bedeckte Katheter wird eingeführt und der Ballon blockiert.

Fixierung des Katheters

Bei verwirrten oder älteren Patienten sollte der Katheter zusätzlich fixiert werden um zu vermeiden, daß der Patient ihn selbst entfernt. Die Vorhaut wird über die Glans geführt und die Penisspitze mit einer mit desinfizierender Creme bedeckter Kompresse eingehüllt. Die Fixierung erfolgt durch längsverlaufende Pflasterstreifen, die zügelförmig über die aufgelegte Kompresse zum Katheter geklebt werden, so daß sich die Plasterränder überlappen.
Aus pflegerischen Gründen, zur Vermeidung von Harnröhrenstrikturen und wegen einer herabgesetzten Infektionsgefahr sollte jedoch nach Möglichkeit eine suprapubische Harnableitung angestrebt werden.

Intermittierende Einmalkatheterisierung

Ist bei kooperativen Patienten praktizierbar, die sich melden, wenn die Blase gefüllt ist. Das Vorgehen ist ungefährlich, sofern der Patient „sauber“ arbeitet. Es ist eine Methode, Patienten mit einer Überlaufblase trocken zu halten.

Dauerkatheterisierung

Es sollte ein weicher Silikon-Gummi Katheter verwendet werden. Die häufigsten Komplikationen sind Infektion und Verstopfung. Er muß deshalb in regelmäßigen Abständen gewechselt werden. Oft ist eine Ansäuerung des Urins mit Vitamin C und Mandelamin von Vorteil. Eine hohe Einfuhr sorgt für einen verdünnten Urin.

Suprapubische Zystostomie

Dieses Verfahren erlaubt eine dauerhafte, schonende und infektionsarme Urinableitung. Es ist immer bei Katheterisierungen indiziert, die voraussichtlich länger als 2 Tage beanspruchen werden. Die Komplikationsrate der suprapubischen Blasenpunktion beträgt nur etwa 0,06 %.

Kontraindikationen

unzureichend gefüllte Blase, Schrumpfblase, prävesikale oder suprasymphysäre Vernarbungen und Verbrennungen, Blasendislokation durch Tumor oder Trauma, Erweiterung benachbarter Hohlorgane (Gravidität, Ileus, ausgeprägter Meteorismus), sowie stärkere Makrohämaturie.

Wesentliche Punkte

- Die Blase muß zwischen Symphyse und Nabel ausgedehnt sein
- Das Peritoneum muß geschont werden
- Verwendung eines Einmalpunktionssets mit einem Katheter adäquater Größe

Durchführung

Der Untersucher sollte vorher mit dem Punktionssystem vertraut sein. Säuberung. Der Patient liegt auf dem Rücken. Die suprapubische Region wird vorbereitet und steril abgedeckt. In der Mittellinie, 2 Finger oberhalb der Symphyse wird (mit einer Lumbalpunktionsnadel 12–16 FG) das Lokalanästhetikum infiltriert. Es wird tief infiltriert und am Ende ein wenig Urin aspiriert. Damit ist die Punktionsrichtung festgelegt.

Im anästhesierten Areal wird eine kleine Hautinzision gemacht und der Trokar mit der rechten Hand senkrecht eingestochen. Mit der Linken wird die Einstichtiefe kontrolliert, bis die Blase penetriert ist. Unter Vorschieben des Katheters wird der Trokar zurückgezogen. Das intravesikale Ende ist durch eine entsprechende Fertigungstechnik aufgerollt und trägt zahlreiche Perforationen oder es handelt sich um einen zu blockenden Ballonkatheter. Die Blase sollte in vollem Zustand drainiert werden. Die Kunststoff-Fixierplatte wird so angepaßt, daß Hautkontakt besteht und mit einer Naht (Prolene oder Nylon 3/0) mit dem Katheter fixiert.

Rektoskopie

Beim Rektoskop handelt es sich um ein 25–30cm langes starres Stahl- oder Plastikrohr mit einem Durchmesser von 2cm. Es beinhaltet einen Führungsstab mit einer Verschlußkappe, welcher nach dem Einführen entfernt wird und bei modernen Geräten eine fiberoptische Lichtquelle aufgesetzt werden kann. Am Ansatzstück für die durchsichtige Verschlußkappe befindet sich ein weiterer Adapter zur Luftinsufflation um das Lumen vor dem Instrument zu entfalten.

Vorbereitung des Patienten

Der Patient sollte über Art und Risiken der Untersuchung aufgeklärt sein. Eine vollständige Darmspülung ist nicht notwendig. Ein Einlauf hilft bei schwierigen Fällen, kann aber durchaus auch den gegenteiligen Effekt haben.

Lagerung des Patienten

Ist ein entsprechender Stuhl vorhanden, wird der Patient in Steinschnittlage gebracht. Ansonsten befindet sich der Patient in Linksseitenlage mit gebeugten Hüften und mit einem durch Kissen oder Sandsack erhöhtem Gesäß.

Durchführung

Es beginnt immer mit der digitalen Untersuchung des Rektums. Ist es verschmutzt, muß erst ein Klysma verabreicht werden. Das Rektoskop wird mit einem Gleitmittel präpariert. Bei Einmalrektoskopen aus Plastik genügt oft das Anfeuchten mit Wasser. Mit Verschlußkappe und Führungsstab wird es sanft in Richtung auf den Nabel etwa 5cm weit durch den Sphinkter eingeführt. Der Führungsstab wird entfernt und das Rektoskop nach Aufsetzen der durchsichtigen Verschlußkappe, Anschließen der Lichtquelle und Luftinsufflation unter direkter Sicht des Auges weitergeschoben. Es sollte immer ein Lumen zu sehen sein. Oft kann die ganze Länge des Rektoskopes appliziert werden. Die Überwindung des rektosigmoidalen Übwerganges erfordert dabei Erfahrung und Geschicklichkeit. Klagt der Patient über starke Schmerzen, sollte man die Untersuchung beenden.

Beim Zurückziehen wird die Mukosa beurteilt, das Vorhandensein von Kontaktblutungen, Ulzerationen oder eines Tumors. Von suspekten Arealen werden mit einer speziellen Zange Biopsien entnommen und histologisch untersucht. Polypen können mit der elektrischen Schlinge abgetragen werden.

Es ist einige Erfahrung erforderlich, um das Gesehene richtig interpretieren zu können. Wurde eine Biopsie entnommen, sollte jeglicher Einlauf für ungefähr eine Woche unter-

bleiben um eine Perforation oder Luftembolie zu vermeiden.
Die Proktoskopie sollte am Ende durchgeführt werden, weil so die Möglichkeit besteht einen Streifen einzulegen oder etwas zu instillieren.

Flexible Sigmoideoskopie

Ein flexibles Sigmoideoskop steht seit längerem dem Routinegebrauch zur Verfügung. Es hat eine Länge von etwa 40 cm. Zur Untersuchung ist eine Vorbereitung des Dickdarmes notwendig. Wie bei der Ösophago-Gastro-Duodenoskopie ist ein konsequentes Training notwendig um in dieser Technik erfolgreich zu sein.

Koloskop

Dieses Instrument ist länger als das flexible Sigmoideoskop und kann durch den Anus, eine terminale oder Loop-Kolostomie oder Ileostomie eingeführt werden. Es ist heute Methode der ersten Wahl zur Dickdarmabklärung und in mancher Hinsicht der radiologischen Darstellung überlegen.

Indikationen

- Abklärung des gesamten Kolons bei Patienten mit Malignomverdacht
- Kontrolluntersuchung in der Nachsorge nach Darmresektionen wegen eines Malignomes
- Abklärung und Biopsie bei entzündlichen Darmerkrankungen
- Screening bei Patienten mit Adenomen (und ihre Entfernung)
- Untersuchung und Biopsie bei Divertikelerkrankung (welche gelegentlich ein Karzinom imitieren) Bei Divertikulitis kontraindiziert!
- Entfernung von Polypen
- Dekompression eines Sigma Volvulus
- Untersuchung und Dekompression bei Pseudoobstruktion

Endoskopie des oberen Gastrointestinaltraktes – Technik

Checkliste

- der Patient sollte vollständig vorbereitet werden, eine adäquate Aufklärung erhalten und sein Einverständnis schriftlich gegeben haben
- das Gerät ist gesäubert, überprüft und funktionstüchtig

Durchführung

Es wird ein Butterfly oder eine Braunüle am Handrücken gelegt. Der Rachen wird mit Xylocainspray betäubt. Der Patient liegt auf der linken Seite. Zum Schutz des Gerätes wird ein Beißring zwischen die Zähne gesteckt. In Abhängigkeit von der Toleranz des Patienten wird dieser sediert, z.B. mit 10mg Valium oder 5mg Dormicum (Cave Atemdepression!). Zur Relaxierung der glatten Muskulatur wird Buscopan (20mg) verabreicht. Die Untersuchung wird mit Handschuhen durchgeführt. Die Steuereinheit des Instrumentes wird von einem Assistenten gehalten oder über die Schulter gehängt. Der Untersucher faßt mit beiden Händen das Endoskop. Er führt Zeige- und Mittelfinger seiner linken Hand in den Mund des Patienten ein und nimmt die Spitze des Endoskopes unter seine Finger. Unter sanftem Druck der Zunge und des Gerätes nach vorne wird dieses weitergeschoben und der Patient aufgefordert zu schlucken. Auf keinen Fall darf das Instrument gewaltsam vorgeschoben werden.

Eine alternative Methode ist, das Gerät unter Sicht einzuführen. Das Endoskop wird in den Mund geführt und unter Sicht in Richtung Pharynx ausgerichtet. Es wird mit leicht gebogener Spitze über die Zunge vorgeschoben. Vor dem Ösophaguseingang wird es gerade gerichtet und der Patient aufgefordert zu schlucken.

Inspektion des oberen Gastrointestinaltraktes

Ösophagus

Inspektion auf Karzinomgewebe im oberen Drittel. Nachdem der Schleim abgesaugt ist, wird vorsichtig Luft insuffliert. Die Wände weichen gewöhnlich auseinander und geben eine klare Sicht frei. Man orientiert sich an markanten Punkten, wie z.B. dem Herzschlag. Im unteren Ösophagus ist besonders auf Entzündungszeichen der Schleimhautfalten infolge einer Ösophagitis zu achten. Der Abstand der Kardia zur Zahnreihe wird gemessen. Eine Hiatushernie wird abgeklärt. Die tiefe Inspiration des Patienten hilft das Zwerchfell zu identifizieren. Besteht eine Läsion wird die Biopsiezange durch den Arbeitskanal geschoben und eine Probe für die histologische Untersuchung entnommen.

Magen
Das Gerät wird nur vorgeschoben, wenn ein Lumen sichtbar ist. Dazu ist Luftinsufflation erforderlich. Auf Abnormitäten, wie abnorme Schleimhautfalten, Tumoren, Blut, Galle, verbliebene Flüssigkeits- und Speisereste ist zu achten. Flüssigkeitsansammlungen werden abgesaugt um eine Aspiration zu vermeiden und klare Sicht zu schaffen. Es wird das gesamte Lumen beurteilt, große und kleine Kurvatur, Antrum und Pylorus (durch Bewegung der Endoskopspitze) Der Fundus wird in Inversion dargestellt, d. h. in maximaler Flexion der Gastroskopspitze und einer Drehung des Instrumentes um mehr als 90°. In Inversion sieht man den Eintritt des Gerätes durch die Kardia. Ein unvollständiger Schluß der Kardia um das Instrument spricht für eine Hiatushernie. Danach wird das Gerät wieder gerade gerichtet und der Pylorus inspiziert. Es wird speziell auf Beweglichkeit, Deformitäten und Entzündungszeichen geachtet.

Duodenum
Der Pylorus wird zentral angepeilt und passiert. Um den Bulbus zu beurteilen muß das Gastroskop oft etwas zurückgezogen und gleichzeitig etwas Druck ausgeübt werden, um nicht über den Pylorus in den Magen zurückzurutschen. Zur Beurteilung der verbleibenden Duodenalabschnitte und der Papille muß das Gerät um 90 nach rechts gedreht und oftmals vor und zurückgezogen werden.
Die genaue Beurteilung der Lumina von Duodenum, Magen und Ösophagus erfolgt beim Zurückziehen des Instrumentes. Es empfiehlt sich auch, Biopsien am Ende einer Untersuchung zu entnehmen, um nicht die Sicht auf tiefer gelegene Abschnitte durch eine Blutung zu versperren. Zur Zufriedenheit von Patient und Untersucher sollte beim Zurückgehen die insufflierte Luft abgesaugt werden.

19 Chirurgische Anatomie

19 Chirurgische Anatomie

Schilddrüse und Nebenschilddrüsen

Die Schilddrüse ist von schmetterlingsförmiger Gestalt und liegt zu beiden Seiten der Trachea kaudal des Schildknorpels. Beide Schilddrüsenhälften sind durch den Schilddrüsenisthmus verbunden, der etwa in Höhe des 2.–4. Trachealringes gelegen ist. Ein Lobus pyramidalis kann vom Isthmusbereich nach kranial bis auf die Höhe des Zungenbeines entwickelt sein. Er folgt der Linie des embryonalen Descensus der Schilddrüsenanlage. Die stark vascularisierte Schilddrüse hat eine feine, silbrig schimmernde Organkapsel. Diese fibröse Hüllschicht verbindet sie mit den Halsweichteilen, so daß sie normalerweise schluckverschieblich ist.

Lagebeziehungen

Oberflächlich wird die Schilddrüse von der geraden Halsmuskulatur bestehend aus M. sternothryreoideus, M. sternohyoideus und M. omohyoideus bedeckt. Diese Muskeln werden aus der Ansa cervicalis innerviert. Oberhalb des Iugulum bedeckt der M. sternocleidomastoideus die gerade Halsmuskulatur, in den seitlichen Partien zum Teil.

Medial bestehen Beziehungen zum Kehlkopf mit dem Schildknorpel, sowie dem Cricoidknorpel und dem M. cricothyreoideus sowie zum N. recurrens, der in enger Verbindung zur dorsalen Schilddrüsenkapsel verläuft. Seine Lagebeziehung zur A. thyreoidea inferior ist variabel und auch durch die Größe der Schilddrüse und die damit verbundene Verdrängung von Nachbarstrukturen bedingt.

Dorsal liegen die A. thryreoidea inferior sowie das Gefäßbündel mit A. carotis communis und V. iugularis interna und die prävertebrale Muskulatur.

Wichtige Orientierungspunkte

Neben der Gefäßversorgung mit den oberen und unteren Polgefäßen, der latero-dorsalen Versorgung durch die A. thyreoidea inferior und die Beziehung zu den Nebenschilddrüsen muß der N. recurrens in seinem Verlauf beachtet werden.

Gefäßversorgung

Die **A. thyreoidea superior** ist der erste Ast der A. carotis externa. Ihr Ursprung liegt etwa in Höhe des Kieferwinkels. In Ihrem Verlauf nach kaudal gewinnt sie eine enge Beziehung zum äußeren Ast des N. laryngeus superior, dessen Verletzung z. B. im Rahmen einer Gefäßligatur ebenfalls zu einer Beeinträchtigung der Phonation führen kann. Es empfiehlt sich daher eine möglichst schilddrüsennahe und schrittweise Präparation der oberen Polgefäße.

Die **A. thyreoidea inferior** entspringt aus dem Truncus thyreo-cervicalis, einem Ast der A. subclavia, zieht über die A. carotis communis nach medial und von dorsal her zur Schilddrüse. Hier liegt sie in variabler aber unmittelbarer Nachbarschaft zum N. recurrens, was bei der Ligatur dieses Gefäßes unbedingt berücksichtigt werden muß. Die häufig empfohlene weit laterale Ligatur an der Überkreuzungsstelle mit der A. carotis communis garantiert wegen der möglichen Lagevarianten und einer Verlagerung durch große Strumen keineswegs die Unverletztheit des Nerven!

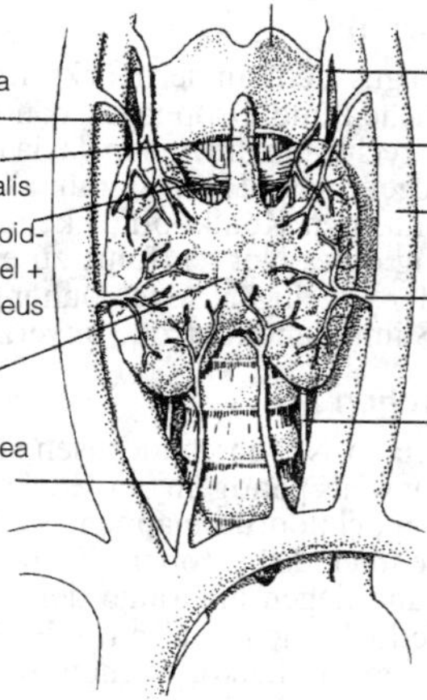

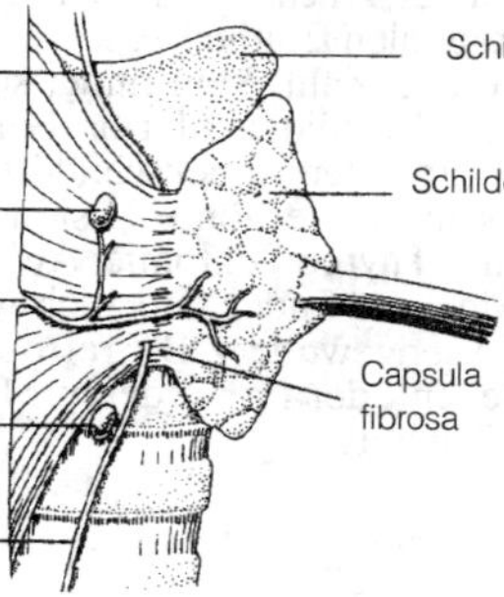

Schilddrüse und Nebenschilddrüsen (Forts.)

Die **A. thyreoidea ima** ist ein inkonstantes Gefäß, welches zum kaudalen Isthmusbereich zieht.

Die **V. thyreoidea superior** verläuft mit der zugehörigen Arterie nach kranial und mündet in die V. iugularis interna. Die sogenannten „unteren Polgefäße" bilden die V. thyreoidea inferior. Diese verläuft prätracheal nach kaudal zur V. anonyma.

Lymphabflußwege

Der Lymphabfluß erfolgt zu den mittleren und tiefen iugulären, prätrachealen und mediastinalen Lymphknotenstationen.

N. laryngeus recurrens

Dieser Ast des N. vagus zieht an der Rückseite der Schilddrüse zwischen Trachea und Ösophagus von kaudal nach kranial, nachdem er rechts um die A. subclavia und links um die Aorta herumbiegend vom Hauptstamm abgezweigt ist. Er innerviert alle internen Kehlkopfmuskeln. Die Läsion oder Durchtrennung eines Nerven führt zu einer Stimmbandlähmung auf der jeweiligen Seite. Daher ist eine prä- und postoperative Stimmbandkontrolle unverzichtbar.

Die Epithelkörperchen

Die rehbraunen kleinen Nebenschilddrüsen sind etwa linsengroß und liegen jeweils paarig an der Rückseite der kranialen bzw. kaudalen Schilddrüsenlappen. Sie entstammen entwicklungsgeschichtlich der 3. (obere E.) bzw. 4. (untere E.) Schlundtasche und liegen innerhalb der prätrachealen Faszie, bisweilen jedoch auch innerhalb der Schilddrüse. Während die kranialen Epithelkörperchen relativ konstant hinter dem oberen Drittel der Schilddrüse zu finden sind, wo sie lateral der Trachea in der Fascia prätrachealis liegen, zeigen die kaudalen Epithelkörperchen eine große Variabilität in Lage und Zahl. Man findet sie sowohl kranial wie kaudal der A. thyreoidea inferior. Bei etwas weiter ventraler Lage der kranialen Nebenschilddrüsen als allgemein üblich ergibt sich eine erhöhte Läsionsgefahr vor allem im Rahmen einer Thyreoidektomie. Auf Grund ihrer embyronalen Entwicklung findet sich auch weit versprengtes Nebenschilddrüsengewebe z.B. retrooesophageal, in den Halsweichteilen oder im vorderen Mediastinum nahe den Resten des Thymus.

Die erste Rippe

Die Bedeutung dieser anatomischen Region liegt in den nervalen und vaskulären Strukturen, die hier vom Hals und Thorax zu den Armen ziehen, und an den an der 1. Rippe ansetzenden Muskeln.

Anatomie

- Das Köpfchen der ersten Rippe besitzt eine einzige Gelenkfacette zur Artikulation mit dem ersten Brustwirbel.
- Der Hals der ersten Rippe zieht in einer Steigung nach hinten-oben.
- Der Rippenschaft zieht im 45°-Winkel nach vorn.
- Das Tuberculum costae I, hinten zwischen Rippenhals und Rippencorpus gelegen, weist eine Artikulationsfläche zum Processus transversalis des 1. Brustwirbels auf. Lateral hiervon inserieren das Lig. costo-transversarium und die Muskelanteile des M. erector trunci.

Lagebeziehungen zur Halsregion der ersten Rippe

- Die Rami anteriores der Nervenwurzeln C_8 und Th_1 ziehen über bzw. unter den medialen Rand.
- Sympathikusgrenzstrang und Ganglion stellatum liegen in der Nähe des Köpfchens.
- Arterie und Vene des ersten interkostalen Segmentes verlaufen lateral der ersten Rippe.
- Pleura und Lungenspitze überragen das Niveau der ersten Rippe.

Lagebeziehungen zur Corpusoberfläche

- Kaudaler Faszikel des Plexus brachialis (C_8)
- Art. subclavia, lateral hiervon der Ansatz des M. scalenus medius und medial davon der Ansatz des M. scalenus anterior. (sogenannte hintere Scalenuslücke)
- Vena subclavia medial des M.-scalenus-anterior-Ansatzes (sogenannte vordere Scalenuslücke)

Lagebeziehungen zur Corpusunterfläche

Die Unter- bzw.Innenseite des Schaftes ist von Pleura parietalis bedeckt und wird vom 1. Interkostalnerven überkreuzt.

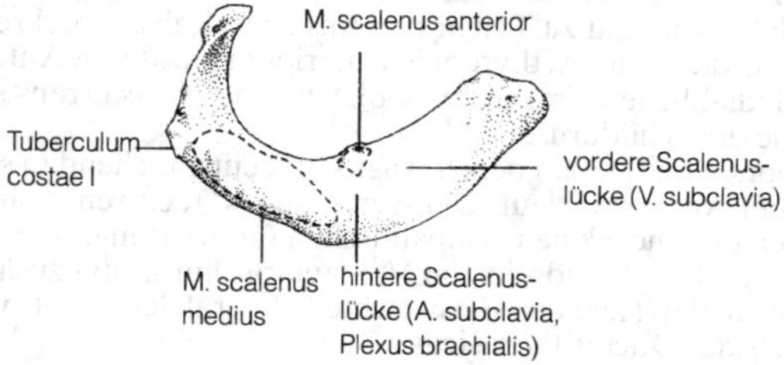
M. scalenus anterior
Tuberculum costae I
vordere Scalenus-lücke (V. subclavia)
M. scalenus medius
hintere Scalenus-lücke (A. subclavia, Plexus brachialis)

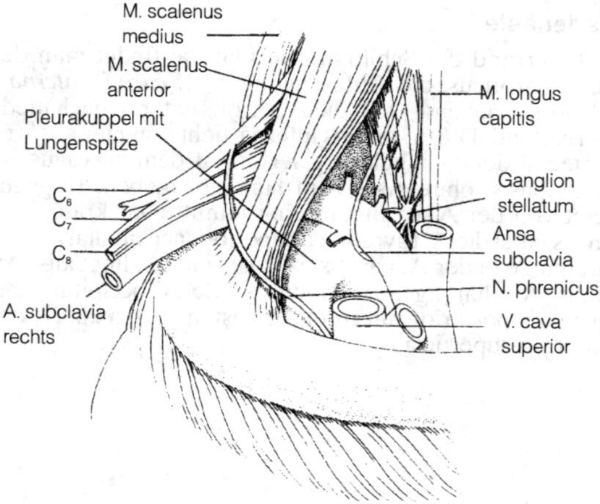
M. scalenus medius
M. scalenus anterior
Pleurakuppel mit Lungenspitze
C_6
C_7
C_8
A. subclavia rechts
M. longus capitis
Ganglion stellatum
Ansa subclavia
N. phrenicus
V. cava superior

A. carotis

Der Puls an beiden Karotiden kann zugleich getastet werden, wenn man man mit Daumen und Zeigefinger zu beiden Seiten der Trachea palpiert. Diese Art der Pulskontrolle empfiehlt sich in Notfallsituationen z.B. bei Patienten im Schock oder während einer Reanimation.

Anatomie

Rechtsseitig sind A. subclavia und A. carotis communis die Äste des Truncus brachiocephalicus, während sie linksseitig getrennt aus dem Aortenbogen abgehen. Die A. carotis communis beginnt etwa in Höhe des Sternoclaviculargelenkes, zieht von hier aus nach kranio-lateral und bildet mit der V. iugularis interna und dem N. vagus das Gefäßnervenbündel der jeweiligen Halsseite. Der Ramus superior der Ansa cervicalis liegt diesem Gefäßnervenbündel ventralseitig an.

Lagebeziehungen

- Ventral Beziehung zur oberflächlichen Halsfaszie und zur Haut, im kaudalen Drittel ist der Arterienverlauf vom M. sternocleidomastoideus bedeckt, Kontakte zur tiefen Halsfaszie und zu Teilen der Ansa cervicalis. Überkreuzung durch die A. thyreoidea inferior im mittleren Anteil.
- Medial liegen Trachea, Ösophagus und N. recurrens sowie die Schilddrüse.
- Dorsal findet man den N. vagus und entsprechend in seinem Anfangsverlauf rechtsseitig den N. recurrens, daneben den thorakalen sympathischen Grenzstrang.
- Lateral liegt beidseits die V. iugularis, linksseitig zusätzlich in der Tiefe der Halsweichteile lateral des 7. Halswirbels der Ductus thoracicus.

Arterienäste

Am Oberrand des Schildknorpels lateral findet man den Bulbus caroticus, die Aufzweigung in *A. carotis interna* – nach dorsal ziehend – und die A. carotis externa nach medial verlaufend. Die A. carotis interna zieht von hier aus weiter medial der V. iugularis gelegen mit dem N. vagus zur Schädelbasis, ohne Äste zum Hals abzugeben. Dagegen zweigt von der A. carotis interna unmittelbar kranial der Karotisgabel die A. thyreoidea superior nach medial ab. Die weiteren Äste der A. carotis externa sind: A. lingualis, Art facialis, A. pharyngea ascendens, sowie A. occipitalis und auricularis posterior mit ihren Endästen A. maxillaris und temporalis superficialis.

Intrathorakale Aorta

Der Abgang der **Aorta ascendens** aus dem linken Ventrikel projiziert sich auf den linken Rand des Sternums in Höhe der dritten Rippe. Von hier aus verläuft das Gefäß nach rechts kranial bis auf die rechte Seite des Sternums in Höhe der zweiten Rippe und geht hier in den Aortenbogen über. Die dreizipfelige Aortenklappe bildet zur Aorta hin die 3 Aortensinus. Im Bereich der Sinus liegen die Abgänge der A. coronaria dextra und sinistra.

Der Auskultationspunkt für die Aortenklappe liegt in Verlängerung der aortalen Ausstrombahn im 2. ICR rechts parasternal.

Der **Aortenbogen** verläuft im kaudalen Anteil des vorderen Mediastinums etwa in Höhe des vierten Brustwirbels von rechts nach links in sagitaler Richtung und nach kaudal abbiegend.

Im Bereich des Aortenbogen entspringen die 3 großen supra-aortalen Gefäße Truncus brachiocephalicus, A. carotis communis sinistra und A. subclavia sinistra.

Lagebeziehungen

- *kaudal:*
  - Trachealbifurkation
  - Hilus der linken Lunge
  - Lig. arteriosum (Botalli) und oberflächliche kardiale Plexus
  - LIII. recurrens aus dem linken N. vagus
- *medial:*
  - Trachea und Ösophagus
- *lateral:*
  - Pleura und Lunge der linken Brustkorbhälfte

Der **Truncus brachiocephalicus** verläuft prätracheal im oberen Mediastinum nach rechts kranial und teilt sich hinter dem rechten Sternoklavikulargelenk in die A. subclavia und die A. carotis communis der rechten Seite. Die im Verlauf variantenreiche A. thyreoidea ima ist ein selten vorkommender Ast des Truncus brachiocephalicus.

Die **linke A. carotis communis** entspringt knapp neben dem Abgang des Truncus brachiocephalicus. Sie zieht links paratracheal nach kranial und erreicht die Halsweichteile in Höhe des linken Sternoklavikulargelenkes. Sie gibt keine nach intrathorakal ziehenden Äste ab.

Die **linke A. subclavia** geht etwas weiter dorsal und links des Abganges der A. carotis communis sinistra aus dem Aortenbogen ab, verläuft in einer Furche in unmittelbarem Kontakt zur linken Lungenoberfläche und erreicht die Halsweichteile etwas links des Sternums in Höhe des Sternoklavikulargelenkes. Sie gibt im intra-thorakalen Verlauf ebenfalls keine Äste ab.

Die **Aorta descendens** setzt den Aortenbogen ab dem 4. Brustwirbel in kaudaler Richtung fort und liegt direkt vor der Wirbelsäule. Unterhalb des Hiatus aorticus des Zwerchfelles in Höhe des 12. Brustwirbels geht sie in die abdominale Aorta über. Sie gibt neben 9 paarigen Interkostalarte-

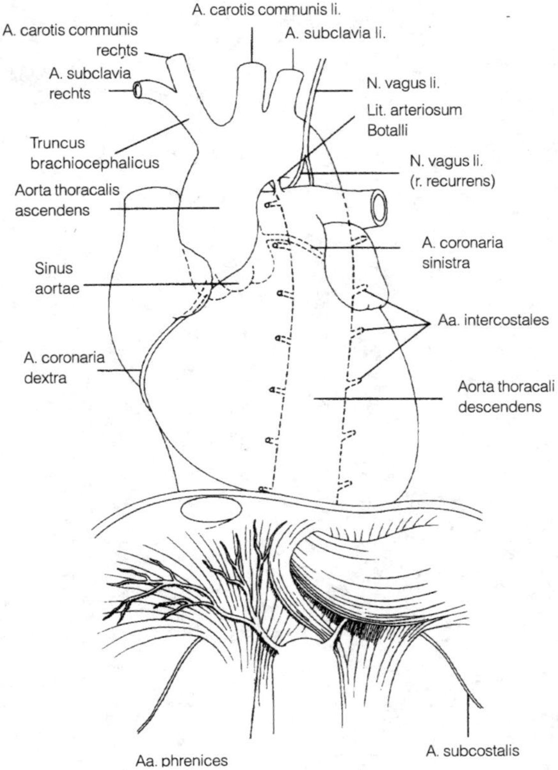

Intrathorakale Aorta (Forts.)

rien 2 Subkostalarterien ab, daneben die Zwerchfellarterien, Äste zum Bronchialsystem, zum Ösophagus, dem Pericard und in das Mediastinum.

Lagebeziehungen

- *vorn-kaudal:* Lungenhilus, Pericard, Ösophagus und Zwerchfell
- *dorsal:* linksseitige Pleura, linke Lunge, Wirbelkörper von Th_4 bis Th_{12}
- *linksseitig:* Pleura, Lunge und Vv. hemiazygos
- *rechtsseitig:* Ductus thoracicus und V. azygos

Die Aorta abdominalis

In Höhe des 12. Brustwirbels tritt die Aorta abdominalis in Verlängerung der thorakalen Aorta durch das Zwerchfell. Sie liegt in der Mitte vor den Wirbelkörpern der Lendenwirbelsäule. In Höhe des 4. LWK teilt sie sich in die beiden A. iliacae communes. Dies entspricht etwa einem Punkt 2 cm unterhalb des Nabels. Sie liegt in ihrem gesamten Verlauf retroperitoneal.

Lagebeziehungen

- *ventral:*
  - Abdominale autonome Nervenplexus
  - Abgänge der unpaaren Eingeweidearterien (s. u.)
  - Mesenterialwurzel
  - Pancreascorpus und V. lienalis
- *rechtsseitig:* Rechter Zwerchfellschenkel, Cysterna chyli und V. cava inferior.
- *linksseitig:* Linker Zwerchfellschenkel, Pars ascendens duodeni mit Flexura duodeno-jejunalis
- *dorsal:* LWK 1–4, Abgänge der Lumbalarterien.

Paarige Gefäßabgänge

Die **Aa. suprarenales** verlaufen nach beiden Seiten über die Zwerchfellschenkel zu den jeweiligen Nebennieren.

Die Aa**. renales** entspringen in Höhe von LWK 2 aus der Aorta. Die rechte Nierenarterie nimmt ihren Verlauf hinter der V. cava inferior über den rechten Zwerchfellschenkel und den M. psoas. V. cava und die rechte Nierenvene trennen sie von der Rückfläche des Pankreaskopfes und der Dorsalseite des Ductus choledochus.

Die **Aa. ovaricae** bzw. **testiculares** entspringen kaudal der Nierenarterienabgänge und ziehen auf dem M. psoas abwärts, kreuzen hierbei den Ureter im mittleren Anteil, wobei sie Äste zu seiner Versorgung abgeben. Während die A. testiculares entlang dem Rand des kleinen Beckens zum inneren Leistenring verlaufen, kreuzen die Aa. ovaricae den Rand des kleinen Beckens und ziehen an ihm entlang zu den Eierstöcken.

Unpaarige Gefäßabgänge

Als erster großer Stamm der Eingeweidearterien verläßt der **Truncus coeliacus** die Aorta abdominalis unmittelbar kaudal des Hiatus aorticus des Zwerchfelles nach vorn und teilt sich nach ungefähr 1 cm am Oberrand des Pankreascorpus in die A. gastrica sinistra, die A. lienalis sowie die A. hepatica communis.

Die **A. mesenterica superior** geht hinter dem Pankreas in Höhe von LWK 1 aus der Aorta ab. Sie verläuft dann ventral über die Pars horizontalis duodeni zur Mesenterialwurzel. Neben multiplen Gefäßen zum Jejunum und Ileum entspringen die A. pancreatico-duodenalis inferior, die A. colica media und A. colica dextra sowie die A. ileocolica aus diesem Gefäß. Alle mesenterialen Äste bilden ein vielfältiges Anastomosengeflecht für den gesamten Dünndarm, das Coecum und die Appendix, sowie Colon ascendens und transversum.

Im Bereich der linken Kolonflexur bestehen zudem Kollateralen zur **A. mesenterica inferior.**
Diese entspringt in Höhe von LWK 3 aus der Aorta abdominalis. Die A. colica sinistra bildet die o.g. Anastomosen zur A. colica media und A. mesenterica superior (sogenannte Riolansche Anastomose). Daneben kann man zahlreiche Arkaden zur A. sigmoidalis finden. Nach kaudal setzt sich die A. mesenterica inferior in die A. rectalis fort, das wichtigste Gefäß zur Versorgung des Mastdarmes.

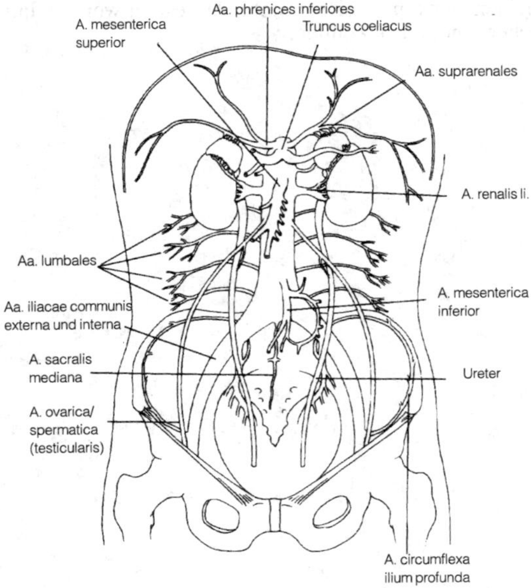

Die Aorta abdominalis (Forts.)

Neben diesen viszeralen Gefäßen entspringen vier paarig angelegte Lumbalarterien, ein Arterienpaar zur Versorgung des Zwerchfelles sowie die unpaarige A. sacralis mediana als parietale Äste aus der abdominalen Aorta.

Die **A. iliacae communes** entstehen in Höhe von LWK 4 durch die Aortenbifurcation. Sie teilen sich jeweils in Höhe der Ileo-sacralfugen in die **A. iliaca externa** bzw. **interna.** Während die A. iliaca interna mit verschiedenen Ästen die Organe des kleinen Beckens arteriell versorgt, gibt die A. iliac externa in ihrem Verlauf bis unter das Leistenband 2 Äste ab:Einmal die A. epigastrica inferior zur vorderen Bauchwand, zum anderen die A. circumflexa ilium profunda, welche an der Beckenwand zur Spina iliaca anterior superior zieht und hier mit dem oberflächlichen Gefäßsystem anastomosiert.

Unterhalb des Leistenbandes setzt sich die **A. ilica externa** in die A. femoralis communis fort, die sich nach kurzem Verlauf in A. femoralis superficialis bzw. profunda teilt.

Der Ureter überkreuzt die A. iliaca communis knapp zentral der Aufzweigung in innere und äußere Beckenstrombahn in Höhe der Ileosacralfuge. Um Verletzungen des Ureters zu vermeiden, sollte er bei allen Operationen im kleinen Becken an dieser Stelle dargestellt werden, um ihn sicher schonen zu können.

Die Koronararterien

Die Blutversorgung des Herzens erfolgt über die A. coronaria dextra und sinistra. Diese entspringen beide knapp hinter der Aortenklappe. Obgleich sich anatomisch Anastomosen zwischen beiden Stromgebieten nachweisen lassen, kommt es zu keiner funktionell ausreichenden Kollateralzirkulation im Falle von Stenosen oder Verschlüssen.

Die **A. coronaria dextra** entspringt aus dem Sinus aortae (Valsalvae) anterior oberhalb der Valvula semilunaris dextra. Sie verläuft zunächst zwischen dem rechten Herzohr und dem Truncus pulmonalis nach vorn, biegt dann nach rechts ab und zieht hier an der Vorhofkammergrenze nach dorsal. Dort bestehen Anastomosen zur linken Kranzarterie. Ihr Hauptast ist der Ramus interventricularis posterior auf der dem Zwerchfell zugewandten Rückseite des Herzens. Er versorgt sowohl den rechten wie den linken Ventrikel. Der Ramus marginalis versorgt mit seinen Seitenästen den rechten Ventrikel und verläuft von rechts nach links am Unterrand des Herzens. Daneben bestehen mehrere kleinere Äste, die von der rechten Coronararterie zur Aorta, dem rechten Herzohr, dem Truncus pulmonalis, dem rechten Vorhof und zum rechten Ventrikel ziehen.

Die kräftigere **A. coronaria sinstra** entspringt unmittelbar oberhalb der Valvula semilunaris sinistra aus dem linken Sinus aortae posterior. Sie verläuft zwischen dem linken Herzohr und dem Truncus pulmonalis zum Sulcus coronarius und teilt sich dann in den Ramus interventricularis anterior und den Ramus circumflexus. Ersterer Ast versorgt beide Ventrikel und das Septum interventriculare. Er besitzt auf der Hinterfläche des Herzens die bereits erwähnten Anastomosen zur rechten Kranzarterie. Daneben versorgt er mit kleinen Ästen beide Vorhöfe. Weitere kleine Gefäße aus der A. coronaria sinistra ziehen zur Aorta, dem Truncus pulmonalis sowie zum linken Vorhof und zum linken Ventrikel.

Der venöse Abstrom aus dem Herzen führt über den **Sinus coronarius** zum rechten Vorhof. Der Sinus coronarius wird aus der V. cordis magna gespeist, die parallel zum Ramus interventricularis anterior verläuft, daneben aus der V. cordis parva, die der A. marginalis folgt, sowie der V. cordis media, der Begleitvene des Ramus interventricularis posterior. Daneben existiert auch eine direkte venöse Drainage über die V.e cordis minimae (sogenannte Thebesische Gefäße) unmittelbar in den rechten Vorhof.

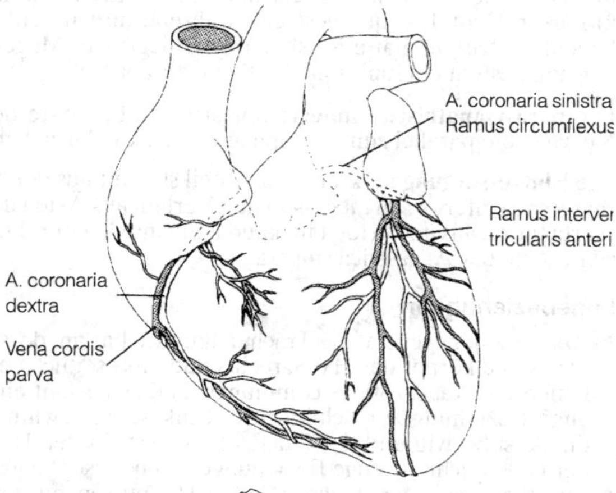
A. coronaria sinistra
Ramus circumflexus
Ramus interventricularis anteri
A. coronaria dextra
Vena cordis parva

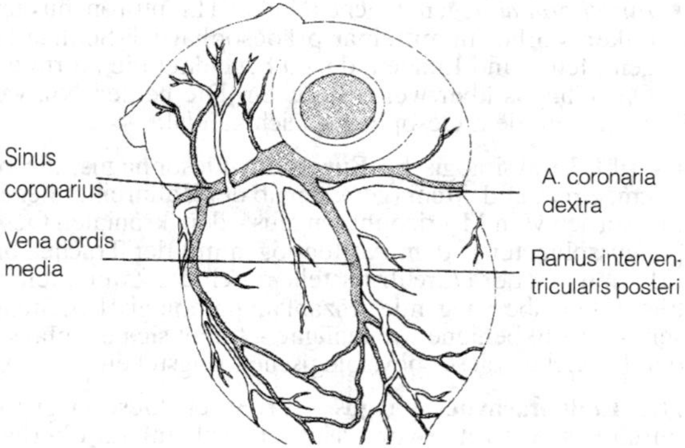
Sinus coronarius
Vena cordis media
A. coronaria dextra
Ramus interventricularis posteri

Der Oesophagus

Der Oesophagus bildet einen muskulären Schlauch von etwa 25 cm Länge, der sich vom Hypopharynx in Höhe des 6. Halswirbels bis zur Cardia erstreckt. Nach einem Verlauf durch die tiefen Halsweichteile, das obere und das hintere Mediastinum tritt er in Höhe des zehnten Brustwirbels durch den Hiatus oesophagei des Zwerchfelles in das Abdomen ein. Etwa die letzten 4 cm liegen intraabdominell und weisen einen peritonealen Überzug auf.

Der Oesophagus ist von **Plattenepithel** ausgekleidet, lediglich in seinem intraabdominellen Anteil treten Epithelien mit gastralen Drüsenstrukturen jedoch ohne säureproduzierende Belegzellen auf.
Der Aufbau der Muskelschicht weist – wie im gesamten Gastrointestinaltrakt – eine äußere Längsmuskelschicht und eine innere Ringmuskelschicht auf. Die Muskulatur im kranialen Drittel ist quergestreift, während in den beiden kaudalen Dritteln glatte Muskulatur vorliegt. Am Mageneingang besteht ein funktioneller Sphincterapparat.

Die **parasympathische Innervation** erfolgt über Äste der Nn. vagi, die parallel zum Oesophagus nach kaudal ziehen.

Die **Blutversorgung** im kranialen Anteil stammt aus der A. thyreoidea inferior, im mediastinalen Verlauf aus Ästen der Aorta thoracalis und erfolgt im kaudalen Anteil über rekurrente Äste der A. gastrica sinistra.

Lagebeziehungen

- *Am Hals* liegt ventral die Trachea unmittelbar an, dorsal die Wirbelkörper der HWS, rechts und links seitlich verlaufen die Aa. carotides communes, und es besteht eine enge Beziehung zur Schilddrüse. Linksseitig gewinnen die A. subclavia und der Ductus thoracicus in der Tiefe der Halsweichteile enge Beziehungen zum Oesophagus.
- *Intrathorakal* liegen Trachea, linker Hauptbronchus und linker Vorhof unmittelbar präoesophageal. Seitlich liegen Pleura und Lungen, dorsal begeleitet die Aorta den Oesophagus über weite Strecken. Die beiden Nn. vagi ziehen mit dem Oesophagus nach kaudal.

Es gibt 3 physiologische **Engen** des Oesophagus, die bei 15 cm, 25 cm und 40 cm (gemssen ab der Zahnreihe) liegen. Sie werden vom M. cricopharyngeus – dem kranialen Oesophagussphincter –, dem Aortenbogen mit der Trachealbifurkation und der Durchtrittsstelle durch das Zwerchfell gebildet. Die überwiegende Anzahl an pathologischen Stenosen – sowohl benigne wie maligne – findet sich ebenfalls in den Bereichen dieser physiologischen Engstellen.

Der **Endobrachyoesophagus** oder Barett-Oesophagus ist durch das Auftreten von gastraler Schleimhaut oberhalb des oesophago-kardialen Überganges gekennzeichnet. Dies kann einmal durch primär ektope Schleimhaut bedingt sein, zum anderen infolge einer Reflux-oesophagitis entstehen. Die Bedeutung dieser Veränderungen liegt im mit 15% deutlich erhöhten malignen Entartungsrisiko des Barett-Oesophagus unabhängig von der Ätiologie.

Der Magen

Im Bereich des Magens hat der Intestinaltrakt seinen größten Durchmesser. Neben der Reservoir- und Durchmischungsfunktion kommen ihm wichtige Aufgaben in der Eiweißverdauung sowie der enterohormonellen Steuerung der Verdauung zu. Daneben wird hier der für die Vitamin-B12-Resorption im unteren Ileum wichtige Intrinsic Factor gebildet.

Lage

Der Magen liegt mit seinem oralen, kranialen Anteil im linken oberen Qudranten des Abdomens paramedian partiell hinter den untersten linken Rippen, im aboralen Anteil quer nach rechts. Mit der Fundusregion liegt er unmittelbar dem Zwerchfell und dem Herzbeutel an.

Form

Er ist von etwa birnenförmiger Gestalt, die Angulusfalte ist unterschiedlich stark ausgeprägt. Man unterscheidet die leber-wärtige, nach rechts gelegene konkave kleine Kurvatur von der linksgelegenen konvexen großen Kurvatur. Die nach vorn und oben weisende Magenvorderfläche ist deutlich kleiner als die nach kaudal hinten gerichtete Magenunterseite. Der Oesophagus tritt an der rechten Magenkante in den Magen ein und bildet mit dem Fundus den spitzen Hiss'schen Winkel, so daß die Fundusspitze (Magenblase) den Oesophauguseingang normalerweise um etwa 2,5 cm nach kranial überragt.

Man unterscheidet folgende **Magenanteile:**

- *Cardia* – Einmündung des Oesophagus mit Hiss'schem Winkel
- *Fundus* – Magenblase kranial der Oesophagusmündung
- *Corpus* – Hauptteil des Magens zwischen Fundus und Angulus gelegen
- *Antrum pylorii* – Erweiterter Magenanteil rechts von der Angulusfalte
- *Pyloruskanal* – Dies ist ein etwa 2,5 cm langer Abschnitt zwischen Antrum und dem M. sphincter pylorii
- *Pylorus* – hier liegt der deutlich tastbare ringförmige Sphinktermuskel am Übergang zum Duodenum.

Der Magen ist allseitig von **Peritoneum** überzogen. Die peritonealen Blätter von Vorder- und Hinterwand bildet nach rechts kranial zur Leber zu das Omentum minus, nach kaudal gehen sie in die Fettschürze der Lig. gastrocolicum und des Omentum majus über. Weitere Aufhängestrukturen sind nach kranial das Lig. gastrophrenicum zwischen Fundus und Zwerchfell, sowie nach links das Lig. gastrolienale, in dem die venöse Drainage der kurzen Magenvenen zum Milzhilus bzw. zur V. lienalis erfolgt.

Lagebeziehungen

- nach *kranial/ventral:* rechtsseitig Leber, linksseitig Zwerchfell, Rippen, vordere Bauchwand
- nach *kaudal/dorsal:* Pankreaskorpus, kranialer Pol der linken Niere und linke Nebenniere, Milzhilus
- *Dorso-kaudal* an die Magenhinterfläche angrenzend liegt die Bursa omentalis, deren Eingang das rechtsseitig gelegene Foramen epiploicum Winslowii unter dem Lig. hepato-duodenale darstellt. Die kaudale Begrenzung dieses Raumes bildet das vom Pankreasunterrand nach vorn ziehende Mesocolon transversum. Ventral wird die Bursa durch das Lig. gastrocolicum vom übrigen Bauchraum abgegrenzt.

Blutversorgung

Am Magen besteht ein reichhaltiges Kollateralennetz, das man sich beispielsweise beim Ersatz des Oesophagus in Form einer Schlauchmagenbildungen zunutze macht.

- *A. gastrica sinistra* aus dem Truncus coeliacus
- *A. gastrica dextra* aus der A. hepatica communis
- *A. gastroduodenalis* aus der A. hepatica communis
- *A. gastroepiploica sinistra* aus der A. lienalis
- *A. gastricae breves* aus der A. lienalis
- *A. gastroepiploica dextra* aus der A. gastro-duodenalis

Die **nervale Versorgung** des Magens erfolgt aus den vorderen und hinteren Ästen des N. vagus, deren im Omentum minus parallel zur kleinen Kurvatur verlaufenden Anteil man als Latarjetschen Nerv bezeichnet. Dieser endet im sogenannte Krähenfuß zur Innervation des Pyloruskanals und des M. sphincter pylorii. Beim Wegfall dieser Innervation z.B. durch Durchtrennung des Vagus kommt es zu einem Sphinkterspasmus, in diesem Fällen wird eine Pyloroplastik erforderlich.

Die **Lymphdrainage** des Magens erfolgt in zahlreiche Lymphknotenstationen an der großen und kleinen Kurvatur auch in das Omentum majus und minus, längs der großen Oberbauchgefäße zum Truncus coeliacus und zum Lig. hepatoduodenale sowie zum Milzhilus, daneben entlang den Gefäßen zum Duodenum bis in den Bereich der Pars descendens duodeni.

Das Pankreas

Diese größte Drüse des Verdauungstraktes liegt langgestreckt von rechts nach links im Retroperitoneum des Oberbauches vor der Wirbelsäule in Höhe des 1. Lendenwirbelkörpers. Das Pankreas entwickelt sich aus 2 einander gegenüberliegenden Organknospen des Endoderms, die im Rahmen der embryonalen Rotation der Duodenalanlage und durch asymmetrisches Wachstum miteinander verschmelzen. Die getrennten Anlagen der Ausführungsgänge bilden später den Hauptausführungsgang (Ductus wirsungianus) bzw. den Ductus pancreaticus accessorius. Eine unvollständige oder nicht regelhafte Rotation des Duodenum kann zur Ausbildung eines Pancreas annulare führen, wodurch eine Duodenalstenose verursacht werden kann.

Anatomie

Der Pankreaskopf, rechts und vor der V. cava inferior gelegen hat auf 3 Seiten direkten Kontakt zum Duodenum (sogenanntes duodenales C). Der Übergang vom Kopf zum Corpus liegt unmittelbar vor dem Confluens von V. mesenterica superior und V. lienalis, am Beginn der V. portae. Der Pankreasschwanz liegt dem Lig. splenorenale unmittelbar an. Im Querschnitt ist die Drüse dreiecksförmig. Ober- und Unterrand der Drüse zeigen eine klare Abgrenzung zur Umgebung, wohingegen die ventrale Organgrenze fließend in das Mesocolon transversum übergeht.

Lagebeziehungen

Kopfbereich:

- *Dorsal:* V. cava inferior, A. und V. renalis dextra, distaler Ductus choledochus.
- *Ventral:* Duodenales C, rechtes Colon transversum, A. gastroduodenalis

Korpusbereich

- *Dorsal:* Aorta abdominalis mit ihren Abgängen Truncus coeliacus und der A. mesenterica superior, V. mesenterica superior und V. lienalis, A. und V. renalis sinistra, Hilus der linken Niere, linke Nebenniere.
- *Ventral:* Mesocolon transversum, Bursa omentalis mit Magenhinterwand.

Der **Pankreasgang** beginnt im Schwanzteil der Drüse und verläuft mittelständig nach rechts durch das Corpus und biegt zum Kopfteil etwas nach kaudal vorn ab. Gemeinsam mit dem Ductus choledochus mündet er an der Papilla Vateri an der medialen Wand der Pars descendens duodeni. Ein eventuell vorhandener akzessorischer Pankreasgang (Ductus pancreaticus minor) mündet etwa 2 cm oral der Vaterschen Papille.

Blutversorgung

Die Durchblutung des Pankreas erfolgt aus Ästen des Truncus coeliacus und der A. mesenterica superior. Der Pankreaskopf und der Processus uncinatus werden von der A. pancreaticoduodenalis superior, einem Ast der A. gastroduodenalis, sowie von der A. pancreaticoduodenalis inferior aus der A. mesenterica superior versorgt. Die A. lienalis gibt während ihres Verlaufes entlang dem Pankreascorpus mehrere kleinere Äste zur Versorgung des übrigen Drüsenkörpers ab.

Der venöse Abstrom erfolgt über Venen parallel zu den oben genannten Arterien bzw. über Äste zur V. lienalis zur Pfortader.

Die Leber

Sie ist als das größte parenchymatöse Organ des Körpers im rechten oberen Quadranten des Abdomens gelegen. Der deutlich kleinere linke Leberlappen reicht über die Mittellinie nach links hinüber. Der größte Teil des Organs liegt kranial des Rippenbogens und ist daher normalerweise nicht palpabel, lediglich die rechts kaudal gelegenen Anteile überragen die Rippen einwenig. Intraabdominell reicht die Leber unter der rechten Zwerchfellkuppel bis in die Höhe des 8. Brustwirbels, was etwa dem Niveau der Brustwarzen und des Xyphoids entspricht.

Anatomie

Man unterscheidet makroskopisch einen rechten und linken Leberlappen, getrennt durch das Lig. faciforme hepatis, wobei Lobus caudatus und Lobus quadratus dem rechten Leberlappen zugerechnet werden. Nach Couinaud ergibt sich gemäß der Gefäßversorgung und insbesondere der venösen Drainage über die Lebervenen in die V. cava inferior eine Einteilung in 9 Segmente. Daneben sind Modifikationen dieser Einteilung gebräuchlich.

Die 4 Leberoberflächen zeigen einmal mit der Pars affixa nach kranial zum Zwerchfell, mit der ventralen Fläche zum Zwerchfell und zur vorderen Bauchwand – dies ist auch die Aufsichtfläche bei der Ultraschalluntersuchung des Organs – während die Leberunterfläche zu den übrigen Abdominalorganen weist und als die chirurgische Sichtfläche zu bezeichnen ist. Die dorsale Leberfläche, die ebenfalls teilweise dem Diaphragma anliegt und mit der Inzisur für den Durchtritt der V. cava inferior in das Retroperitoneum weist, ist chirurgisch nur schwer zugänglich.

Ligamentäre Strukturen

- *Lig. falciforme hepatis:* Es teilt die Leberoberfläche in einen rechten und linken Anteil und zieht nach vorn-oben zur vorderen Bauchwand und zum Zwerchfell.
- Das *Lig. teres hepatis* bildet den Unterrand des Lig. falicforme und zieht zum Nabel. Es enthält die Reste der obliterierten Nabelgefäße der Embryonalzeit.
- Ebenfalls ein Relikt aus der Embryonalentwicklung stellt das *Lig. venosum* (Arantii) dar, welches einer obliterierten Verbindung zwischen V. portae und V. cava inferior entspricht und nach dorsal zieht.
- Die Pars affixa hepatis an der dem Zwerchfell zugewandten Leberoberseite wird vom *Lig. triangulare dextrum* und *sinistrum* sowie den *Lig. coronaria* umgeben, die nach ventral zu in das Lig. falciforme übergehen.

Aufbau der Leber

An der Unterfläche der Leber findet sich die Leberpforte, an welcher das Lig. hepatoduodenale die Leber erreicht.

Ventral des Leberhilus liegt der Lobus quadratus, dorsal der Lobus caudatus. Am Hilus treten V. portae und A. hepatica propria an die Leber heran, um sich in die den rechten bzw. linken Leberlappen versorgenden Gefäße aufzuteilen. Umgekehrt bilden hier der rechte und linke Hauptgallengang den Ductus hepaticus communis, der sich nach Aufnahme des Ductus cysticus aus der im Nebenschluß liegenden Gallenblase in den Ductus choledochus fortsetzt, der dann an der Papilla Vateri in das Duodenum einmündet. Wie im Lig. hepatoduodenale liegt auch in der Leberp-

Ansicht von ventral

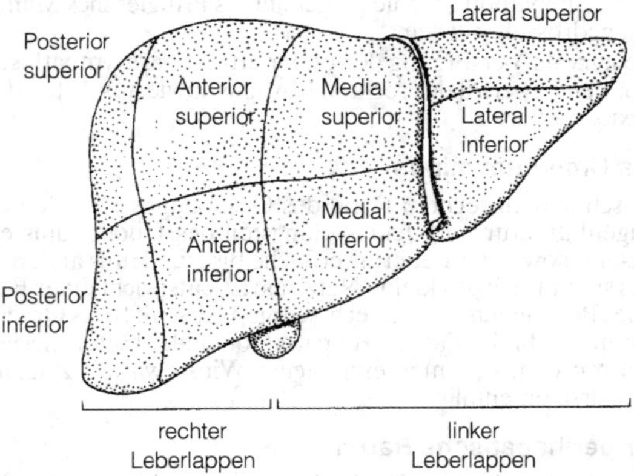

Ansicht von kaudal

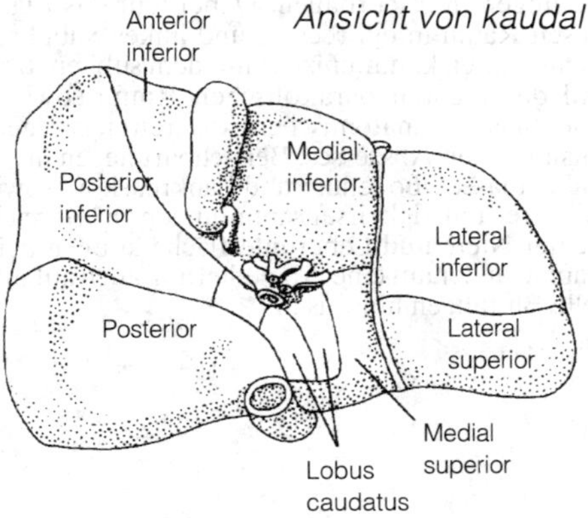

forte der Gallengang rechts und ventral der Arterie und vor der Pfortader. Diese 3 vaskulären Strukturen bilden auch die sogenannte Portalfelder oder die portale Trias. Die drainierenden Lebervenen verlaufen getrennt hiervon zur V. cava inferior. Es handelt sich um 3 Hauptstämme, die in der Nähe des Zwerchfelles in die V. cava einmünden. Daneben findet man häufig kleinere Venenäste die auf direktem Wege in die V. cava inferior einmünden. Der hierdurch gebildete segementäre Aufbau der Leberlappen gestattet eine relativ unblutige Operation, wenn man sich während der Resektion z. B. mit Hilfe einer intraoperativen Ultraschalluntersuchung an die vorgegebenen Segmentgrenzen hält. Zusätzlich kann der arterielle und portalvenöse Zustrom durch eine temporäre Blutstromunterbrechung im Verlauf des Lig. hepatoduodenale (sogenanntes Pringlesches Manöver) gedrosselt werden.
Die nervale Versorgung der Leber erfolgt parasympathisch über den Leberast des rechten N. vagus sowie aus Ästen des Plexus coeliacus.

Das Omentum minus

Zwischen dem rechten Rand des Oesophagus, der kleinen Magenkurvatur und dem Anfangsteil des Duodenums einerseits, sowie der Leberunterfläche bis zum Hilus andererseits spannt sich das kleine Netz aus. Es entspricht einer Falte des Peritoneums . Den rechtseitigen Abschluß des Omentum minus bildet das Lig. hepatoduodenale. Unter diesem liegt mit dem Foramen epiploicum Winslowii der Zugang zur Bursa omentalis.

Der perihepatische Raum

Das Subphrenium ist der Ausbreitungsbereich von Abszedierungen im Oberbauch. Dabei teilt das Lig. falciforme diesen Raum in ein rechtes und linkes Subphrenium. Der rechte Anteil kommuniziert mit dem subhepatischen Raum und der rechten parakolischen Rinne sowie der Bursa omentalis den anatomischen Ausbreitungswegen eines hier entstandenen Abszesses. Benachbart liegen hier Leber und Gallenblase, Duodenum und Pankreaskopf sowie die rechte Niere. Flüssigkeitsansammlungen im Bereich zwischen rechter Niere und Leberunterfläche können bei der Sonographie außer auf eine Abszedierung auch auf intraabdominelle Blutungen hinweisen.

Gallenblase und Gallenwege

Die birnenförmige Gallenblase liegt flächig mit der Unterseite des rechten Leberlappens (Segment 4/5) verwachsen im rechten Oberbauch. Im Normalfall überragt der Gallenblasenfundus den Leberrand einwenig.

Anatomie

Die Gallenblase ist etwa 10 cm lang und im Bereich des Fundus komplett von Peritoneum überzogen. Corpus und Infundibulum weisen einen dreiseitigen peritonealen Überzug auf. Die Rückwand ist durch ein lockeres Bindegewebe mit der Leber verwachsen.

Der Infundibulumbereich kann eine siphonartige Windung aufweisen (Hartmann's Pouch) und ist bisweilen mit dem Duodenum verwachsen. Auch der Ductus cysticus kann korkenzieherähnlich gewunden sein. Er zieht zum Lig. hepatoduodenale, wo er in den Ductus hepatocholedochus einmündet.

Blutversorgung

Die arterielle Blutversorgung erfolgt über die A. cystica, die in einem variantenreichen Verlauf aus dem Lig. hepatoduodenale zum Infundibulum der Gallenblase zieht. Es handelt sich normalerweise um einen Ast der A. hepatica dextra.

Die Gallengänge

Im Bereich der Leberpforte entsteht durch Zusammenfluß des rechten und linken Hauptgallenganges der Ductus hepaticus communis. Dieser setzt sich nach dem Zufluß des Ductus cysticus aus der Gallenblase als Ductus choledochus im Lig. hepatoduodenale rechts und vor der A. hepatica propria bzw. der V. portae verlaufend zum Duodenum fort.

Der Ductus choledochus ist etwa 9 cm lang. Auf eine Strecke von 3 cm bildet er zunächst den rechten, freien Rand des Omentum minus (Lig. hepatodudenale). Im nächsten ebenfalls etwa 3 cm langen Abschnitt taucht der hinter den oberen Anteil des Duodenums und durchbricht dann auf einer wiederum etwa 3 cm langen Strecke schräg von medial hinten den Pankreaskopf und die Duodenalwand. Er mündet an der Medialseite des duodenalen C zusammen mit dem Ductus pancreaticus (major) an der Vaterschen Papille. Während seines retroduodenalen und retropankreatischen Verlaufes liegt er unmittelbar der rechten Nierenvene an.

Lagebeziehungen

- Ductus hepaticus communis und choledochus liegen am freien rechten Rand des Omentum minus.
- Links der extrahepatischen Gallenwege liegt die A. hepatica propria.

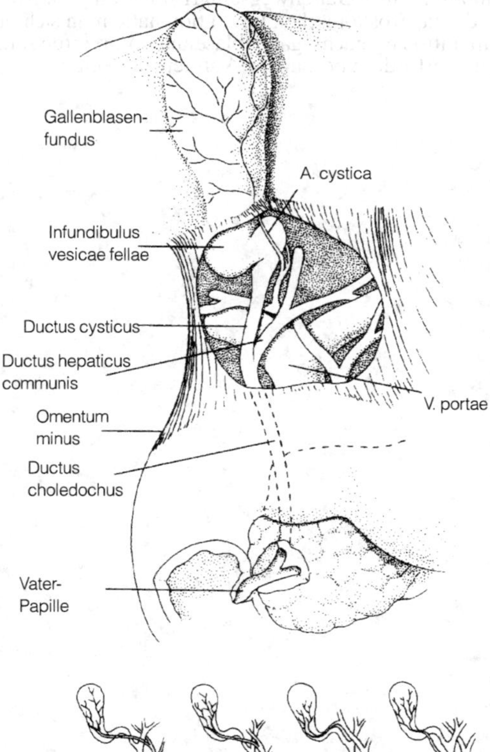

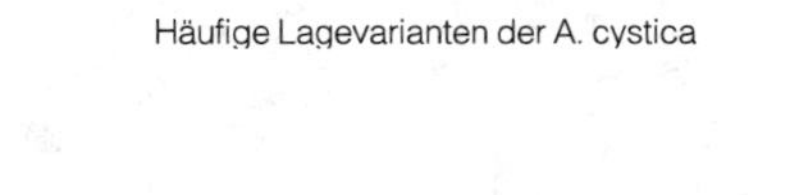

Häufige Lagevarianten der A. cystica

Gallenblase und Gallenwege (Forts.)

- Dorsal des extrahepatischen Gallenwegssystems liegt die V. portae.
- Die A. hepatica dextra hinterkreuzt den Ductus hepaticus und gibt danach die A. cystica zur Gallenblase ab. (Zahlreiche Varianten!)
- Das distale Drittel des Ductus choledochus verläuft intrapankreatisch.

Praktischer Hinweis: Eine exakte anatomische Zuordnung der Strukturen des Callotschen Dreiecks und des Lig. hepatoduodenale ist bei jedem offenen (konventionellen) Gallenblasen- und Gallenwegseingriffunbedingt notwendig. Bei der laparoskopischen Operation halte man sich bei der Präparation möglichst gallenblasennah. Varianten sind häufig und erfordern besondere Aufmerksamkeit.

Der Dünndarm

Der Dünndarm beginnt unmittelbar hinter dem Pylorus des Magens. Im Verlauf des c-förmigen Duodenums tritt er von intra nach retroperitoneal, um an der Flexura duodeno-jejunalis (Treitz'sches Band) wieder nach intraperitoneal zu ziehen. Hier treten an schwer zugänglicher Stelle im Rahmen von Decelerationstraumen nicht selten Dünndarmrupturen auf. Jejunum und Ileum sind mittels der Gekrösewurzel am Retoperitoneum fixiert. Die Wurzel des Mesenteriums verläuft von der Flexura duodeno-jejunalis nach rechts kaudal in schräger Richtung auf die Ileozökalregion mit der Bauhinschen Klappen zu und ist etwa 15 cm lang. Dagegen weist der Dünndarm selbst eine Länge von etwa 2 m auf, weshalb sich zahlreiche Schlingen ausbilden.

Die innere Oberfläche des gesamten Dünndarmes dient der Resorption der Nährstoffe und ist durch die Ausbildung der zirkulär angeordneten sogenannten Kerckringschen Falten um etwa 35 % vergrößert. Zusätzlich ergibt sich eine Vergrößerung der Oberfläche um das 500–600fache durch die intestinalen Zotten (20–40 Zotten pro mm^2), die im Duodenum blattförmig gestaltet sind, im übrigen Dünndarm eher fingerförmig. Die Oberflächenvergrößerung nimmt nach aboral immer stärker ab, weshalb sich die Wand des unteren Ileums dünner anfühlt als die des oberen Jejunums oder Duodenums. Mit wenigen Ausnahmen erfolgt die Resorption der Nahrungsbestandteile im Duodenum und Jejunum, das Ileum kann jedoch diese Funktion nach ausgedehnten Resektionen vollständig übernehmen. Im terminalen Ileum erfolgt die Resorption der Gallensäuren und des Vitamen-B_{12}-Intrinsic-Faktor-Komplexes, was bei Erkrankungen und/oder Resektionen an diesem Darmabschnitt zu Störungen des entero-hepatischen Kreislaufes und zu Vitamin-B_{12}-Mangelzuständen führen kann.

Im gesamten Dünndarmbereich bestehen multiple Lymphfollikel, die sich im unteren Bereich des Ileums zu den sogenannten Peyerschen Plaques verdichten. Sie liegen antimesenterial. Daneben findet man vor allem im Mesenterium des unteren Ileums bei enteralen Infektionen zahlreiche Lymphknoten, die zu traubenartigen Paketen angeordnet sein können.

Etwa 1 m oral der Ileozökalklappe (Valvula Bauhini) findet sich bei bis zu 15 % aller Patienten an der antimesenterialen Seite des Dünndarmes das sogenannte Meckelsche Divertikel. Es stellt einen Rest des embryonalen Ductus omphaloentericus dar und kann Schleimhaut und aberrierendes Gewebe aus allen Abdominalorganen enthalten. Es weist immer eine eigene Gefäßversorgung aus dem Mesenterium auf, die in einem eigenen kleinen Mesenteriolum liegen kann. Sonstige Dünndarmdivertikel liegen am mesenterialen Ansatz und haben zumeist keinen Krankheitswert.

Blutversorgung

Die A. mesenterica superior überkreuzt die Pars horizontalis duodeni und zieht in der Mesenterialwurzel nach rechts kaudal zur Fossa iliaca. Sie gibt mehrere jejunale und ileale Arterien ab, die untereinander mit einem reichen Arkadensystem anastomosieren, so daß die Ligatur eines oder mehrerer großer Gefäße nicht in jedem Fall zu einer kritischen Dünndarmischämie führen muß. Durch eine entsprechende Präparation der mesenterialen Arkaden lassen sich daher auch Pouchbildungen für die Anlage eines Kockschen Ileostoma oder die Konstruktion eines ileo-rectalen bzw. ileoanalen Reservoirs nach Kolonresektionen z. B. wegen familiärer Polyposis coli durchführen.
Die venöse Drainage des Dünndarmes erfolgt über parallel zu den Arterien verlaufende Venen, die über die V. mesenterica superior die V. portae speisen.

Das Kolon

Der ca 1,5 m lange Dickdarm umfaßt das Zökum mit der Appendix, Colon ascendens, transversum und descendens, das Sigma und das Rectum mit dem Anus. Die Lumenweite im rechtsseitigen Kolon ist etwas größer als im linken. Die Haustrierung ist regelmäßig über den gesamten Bereich verteilt, sie verliert sich erst im rekto-sigmoidalen Übergangsbereich.

Anatomie

Lediglich Zökum und Appendix, Colon transversum und Sigma liegen komplett intraperitoneal. Colon ascendens und descendens sind rückwärtig im Retroperitoneum fixiert. Das Rektum ist ebenfalls nur partiell – in seinem kranialen Anteil – von Peritoneum überzogen und liegt weitgehend extraperitoneal. Im gesamten Kolon kommen von Peritoneum überzogene Fettanhängsel am Darm vor, die sogenannten *Appendices epiploicae.* Im Querkolon- und Sigmabereich ist jeweils ein Mesokolon ausgebildet.

Die muskuläre Struktur von äußerer Längs- und innerer Ring-muskelschicht ist auch im Kolon erhalten, jedoch ist die äußere Muskelschicht auf 3 streifenförmige Muskelbänder, die *Taenien,* reduziert. Diese gehen von der Appendixbasis aus und vereinigen sich am Beginn des Rektum zu einer dann wieder den gesamten Darm bedeckenden Längsmuskelschicht. Der Kontraktilitätszustand der Taenien bedingt die *Haustrierung* des Kolons.

Die Eintrittstellen der Gefäße sind physiologische Schwachstellen der Dickdarmwand. Hier können sich z. B. durch gesteigerten intraluminalen Druck und Muskelspasmen sogenannte Divertikel ausbilden. Diese sind im Alter ab 60 Jahren beinahe regelhaft am Dickdarm anzutreffen und nehmen in ihrer Häufigkeit von rechts nach links zu. Am häufigsten trifft man Divertikel im Sigma.

Das **Zökum** ist der blind endende Anteil des Colon ascendens, welcher kaudal der schlitzförmigen Einmündung des terminalen Ileum an der Ileozökalklappe liegt. Zahlreiche Varianten bezüglich seiner intra- bzw. partiell retroperitonealen Lage sind möglich, hierdurch bedingt findet man ein unterschiedlich mobiles oder fixiertes Zökum.

Lagebeziehungen

- Nach *kaudal* besteht Nachbarschaft zum lateralen Anteil des Lig. inguinale.
- Nach *vorn* finden sich Omentum majus, Schlingen des terminalen Ileum und die vordere Bauchwand.
- Nach *dorsal* liegt die Zökalregion dem M. iliopsoas direkt auf.

Das **Colon transversum** verläuft girlandenförmig von rechts nach links. Der tiefste Punkt liegt gewöhnlich unterhalb des Nabelniveaus.

Lagebeziehungen

- Oberhalb des Querkolon findet man von rechts nach links die Unterfläche des rechten Leberlappens, die Gallenblase, die große Magenkurvatur sowie die Bursa omentalis und die Milz.
- Hinter dem Querkolon liegen von rechts nach links: der obere rechte Nierenpol, das Duodenum (Teile der Pars descendens und die Flexura duodeno-jejunalis), das Pankreas und die linke Nebenniere.
- Kaudal finden sich das Dünndarmmesenterium mit Schlingen des Jejunum und Ileum.
- Nach vorn ist das Querkolon von der Fettschürze des Lig. gastrocolicum und des Omentum majus bedeckt.

Das **Colon descendens** verläuft von der linken Kolonflexur aus partiell extraperitoneal nach kaudal und geht mit wieder komplett intraperitonealer Lage in das Colon sigmoideum über.

Lagebeziehungen

- Nach *ventral* bestehen Kontakte zu Jejunalschlingen und zur vorderen Bauchwand.
- Nach *dorsal* liegt das Colon descendens der linken Niere, dem M. quadratus lumborum und dem M. iliopsoas auf.

Das **Colon sigmoideum** beginnt in Höhe des linken Beckenkammes und endet in der präsakralen Höhle auf dem Niveau des dritten Kreuzbeinwirbels. Es zeigt eine große Mobilität und Variablität in der Länge, oft liegt es bis in den rechten Unterbauch herübergeschlagen. Besonders enge anatomische Beziehungen bestehen zu den Dünndarmschlingen, zum weiblichen Genitale und der Blase sowie zum linken Ureter, so daß zu allen diesen Organen Fistelbildungen vorkommen können.

Blutversorgung des Dickdarms

- Zökum und Appendix: A. ileocolica aus der A. mesenterica superior.
- Colon ascendens und rechte Flexur: Über die Aa. colicae dextrae aus der A. ileocolica und A. colica media, beides Äste der A. mesenterica superior.
- Colon transversum und linke Flexur: A. colica media und A. colica sinistra aus der A. mesenterica inferior (Riolansche Anastomose).
- Colon descendens: A. colica sinistra aus der A. mesenterica inferior bzw. A. colica media (s. o.).

Das Kolon (Forts.)

- Colon sigmoideum und oberes Rektum: Aa. sigmoidales und A. rectalis superior aus der A. mesenterica inferior.
- Rektum: Die Blutversorgung erfolgt über 3 Zuflüsse:
  - A. rectalis superior aus der A. mesenterica inferior.
  - LIV. rectalis media aus den ventralen Ästen der A. iliaca interna.
  - LV. rectalis inferior via A. pudenda interna ebenfalls aus der A. iliaca interna.

Die Lymphabflußwege verlaufen parallel mit den versorgenden Arterien. Die einzelnen Lymphknotenstationen liegen:

- in unmittelbarer Nachbarschaft zum Darm,
- im Fettgewebe des Mesokolon (falls vorhanden)
- entlang den Arkaden der darmnahen Arterien
- an den Abgängen der o. g. Hauptversorgungsarterien.

Die Appendix

Die Appendix vermiformis ist eine Ausstülpung des Zökums und liegt im rechten Unterbauch. Bei Entzündungen des Wurmfortsatzes findet sich das Maximum des Druckschmerz und der Abwehrspannung am McBurneyschen Punkt. Dies ist der mediale Drittelpunkt einer Verbindungslinie zwischen Spina iliaca anterior superior rechts und dem Nabel.

Anatomie

Die Appendix ist 8–10 cm lang und weist einen Durchmesser von 6–8 mm auf. Die Appendixbasis liegt am Treffpunkt der 3 Dickdarmtaenien an der posteromedialen Zökalwand, was etwa der Lage des McBurneyschen Punktes entspricht.
Die Wand des Wurmforsatzes enthält multiple Lymphfollikel, das Lumen ist eng. Die Appendix liegt meist intraperitoneal und besitzt ein gut ausgebildetes Mesenteriolum, das aus dem hinteren Blatt des Dünndarmmesenteriums hervorgeht. Hier verläuft auch die Blutversorgung der Appendix.

Blutversorgung

Die A. appendicularis ist ein Ast der A. zökalis posterior aus der A. ileocolica. Sie verläuft im freien Rand des Mesenteriolums. 2–3 hier abzweigende Äste ziehen dann direkt zur Appendix.

Lagevarianten

Die Appendix ist sehr beweglich. Darüberhinaus bestehen häufig folgende Lagevarianten (in abnehmender Häufigkeit):

- *retrozökal,* bisweilen an der Rückseite des Zökums in einer peritonealen Einscheidung liegend und bis zur Leber hinaufreichend.
- *im kleinen Becken,* bei dieser Lage kann bei einer Entzündung die rektal-digitale Untersuchung besonders schmerzhaft sein.
- *medial,* hinter dem Mesenterium gelegen.

Der Leistenkanal

Der 4–6 cm lange Leistenkanal durchtritt die vordere Bauchwand oberhalb des Leistenbandes beidseits von latero-kranial nach medio-kaudal. Er enthält beim Mann den vom Hoden zur Prostata ziehenden Ductus deferens mit den begleitenden Gefäßen, bei der Frau das Lig. rotundum uteri. Auf Grund des entwicklungsgeschichtlichen Descensus der Hoden liegt hier beim männlichen Geschlecht ein besonders ausgeprägter Locus minoris resistentiae vor, welcher die Ausbildung einer Hernie begünstigt. Es gibt angeborene und erworbene Formen des Leistenbruches.

Normalerweise liegen die Schichten der Bauchwand hier so, daß die entstehenden Muskellücken und Durchtrittsöffnungen nicht deckungsgleich zu liegen kommen, sondern gegeneinander zur Seite und in der Höhe über dem Leistenband verschoben sind. Diesem Prinzip versuchen die meisten Rekonstruktionsverfahren Rechnung zu tragen.

Anatomie

Man unterscheidet zunächst den **äußeren Leistenring**. Er wird von den Faszienschenkeln der Aponeurose des M. obliquus abdominis externus gebildet und von den Fibrae intercruales überspannt, unten innen ziehen Fasern vom Leistenband zum äußeren Leistenring (Lig. inguinale reflexum (Collesi)).

Von hier aus zieht der Leistenkanal in Form einer kurzen „Röhre“ nach latero-kranial. Dies ist der muskuläre und aponeurotische Anteil des Kanals, der von muskulären und Faszienanteilen der Externusmuskulatur bedeckt wird und dessen Hinterwand von der Aponeurose der M. obliquus abdominis internus im kranialen Anteil und von der Fascia transversalis im kaudalen Anteil gebildet wird. Lateral wird dieser Bereich von den epigastrischen Gefäßen begrenzt. Hier besteht durch das Fehlen von Muskelfasern des M. obliquus abdominis internus eine schwache Stelle (sogenannte weiche Leiste). Die Muskelfasern des M. cremaster beim Mann entstammen sowohl dem M. transversus wie dem M. obliquus internus.

Lateral der epigastrischen Gefäße liegt etwa 1,5 cm oberhalb der Mitte des Leistenbandes der **innere Leistenring.** Er ist die innere Durchtrittsstelle des Lig. rotundum bzw. des Samenstranges durch die Bauchwand und stellt eine Lücke in der Fascia transversalis der Bauchdecke dar. An dieser Stelle biegen Lig. rotundum bzw. Samenleiter dann nach medial zum Uterus bzw. zur Prostata ab, die begleitenden Gefäße nehmen von hier aus einen getrennten Verlauf.

Unmittelbar unter der Aponeurose des M. obliquus externus im Bereich der Leistenkanalvorderwand verlaufen 2 Nerven: kranial der M. ilioinguinalis, kaudal der N. genitofemoralis, der sich hier in den Ramus genitalis und den Ra-

mus femoralis aufzweigt. Letzterer durchbricht die Externusaponeurose und zieht nach latero-kaudal zum Oberschenkel.
Man unterscheidet direkte und indirekte Hernien topografisch nach ihrer Lage zu den epigastrischen Gefäßen: medial der Gefäße – direkte Hernie, lateral der Gefäße – indirekte Hernie. Während direkte Hernien immer erworbene Hernien im Bereich der Lücke sind, die durch das Fehlen der Muskulatur des M. obliquus internus entsteht (s. o.), können indirekte Hernien, deren Bruchsack in enger Nachbarschaft der Samenstranggebilde innerhalb des Cremasterschlauches liegt oder in unmittelbarer Nachbarschaft den Verlauf des Lig. rotundum begleitet, bereits bei der Geburt bestehen (z. B. offener Processus vaginalis). Im letzteren Fall liegt ursächlich **allein** eine Erweiterung der Lücke in der Fascia transversalis vor, daher ist beim Kind keine Rekonstruktion der Leistenkanalhinterwand (z. B. nach Bassini oder Shouldice) nicht erforderlich.

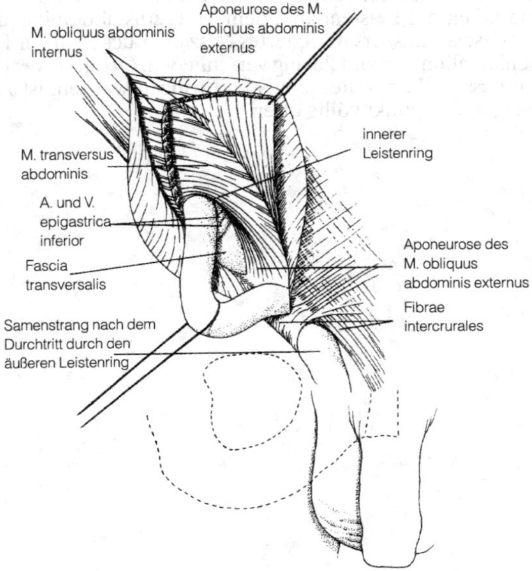

Der Leistenkanal (Forts.)

Dagegen liegt beim Erwachsenen oft eine Kombination von indirekter Hernie und weicher Leiste vor, also eine zu weite Lücke in der Fascia transversalis **und** eine Schwäche oder ein Defekt der Leistenkanalhinterwand, weshalb eine alleinige Bruchsackabtragung ohne Rekonstruktion der Hinterwand des Leistenkanals unzureichend ist.

Lagebeziehungen

- Vorderwand: Aponeurose des M. obliquus abdominis externus mit Crus mediale und laterale, Fibrae intercrurales.
- Hinterwand: Fascia transversalis und aponeurotische Anteile des M. obliquus internus (conjoint tendon).
- untere Begrenzung: Lig. inguinale (Poupart) und Lig. inguinale reflexum (Colles).
- obere Begrenzung: Unterrand des M. obliquus internus und M. transversus abdominis.

Hinweis: Die neuerdings propagierten Verfahren zur laparoskopischen Versorgung der Leistenhernie versuchen, die durch alle gängigen externen Rekonstruktionsverfahren beim Erwachsenen verursachten Raffungen und die dadurch bedingten Spannungsvermehrungen im Bereich der Leistenkanalhinterwand zu vermeiden, indem sie durch ein von innen am Leistenband, dem M. rectus abdominis und der Fascia transversalis fixiertes Netz die Lücken in der Leistenkanalhinterwand flächig verschließen. Ob diese Verfahren bessere Langzeitergebnisse erbringen werden, ist zum jetzigen Zeitpunkt völlig offen.

Der Schenkelkanal

Schenkelhernien gelangen mit den Femoralgefäßen durch die Lacuna vasorum unterhalb des Leistenbandes zum Trigonum femorale. Sie treten dort am Hiatus saphenus sichtbar bzw. tastbar aus.

Anatomie

Der schräg von lateral nach medial verlaufende M. sartorius begrenzt in der Infrainguinalregion das Trigonum femorale. Aus der derben Faszie des M. iliopsoas zieht der Arcus iliopectineus zum Leistenband und unterteilt den kaudal hiervon liegenden Bereich in die lateral gelegene Lacuna musculorum und die medial liegende Lacuna vasorum. Die Femoralgefäße werden auf ihrem Weg durch die Lacuna vasorum von einem trichterförmigen Bindegewebsraum begleitet und mit diesem von einer sich aus der Fascia transversalis der vorderen Bauchwand fortsetzenden Bindegewebsschicht umhüllt. Normalerweise existiert hier kein präformierter Kanal, da die Lacuna vasorum mit einer dünnen, allerdings unvollständigen Bindegewebsschicht dem Septum femorale, gegen das Abdomen abgegrenzt ist. Es kann jeodch bei Auflockerung des Bindegewebes und erhöhtem intraabdominellem Druck zur Ausbildung eines etwa 3–4 cm langen und etwa 1,5–2 cm weiten Femoralkanals kommen. Frauen sind hiervon viermal so häufig betroffen wie Männer.

Das Dach des **Schenkelkanals** bildet das Lig. inguinale, den Boden der M. iliopsoas, medial wird er von den V. femoralis, lateral vom M. pectineus begrenzt. Im Bereich der inneren Öffnung dieses Kanals liegt der sogenannte Cloquetsche Lymphknoten.

Die äußere Öffnung liegt latero-kaudal des Tuberculum pubicum unterhalb des Leistenbandes. Sie ist durch den Hiatus saphenus palpabel. Insbesondere bei adipösen Patientinnen kann ein hier austretender und inkarzerierter Schenkelbruch irrtümlich für einen Lymphknoten gehalten werden.

Klinisch bedeutsam ist das Trigonum inguinale, da hier nicht nur die **Schenkelhernien** in der Lacuna vasorum nach außen treten, sondern auch im Bereich der lateral gelegenen Lacuna musculorum Senkungsabszesse von der Wirbelsäule her dem Verlauf des M. iliopsoas folgend an die Körperoberfläche gelangen können.

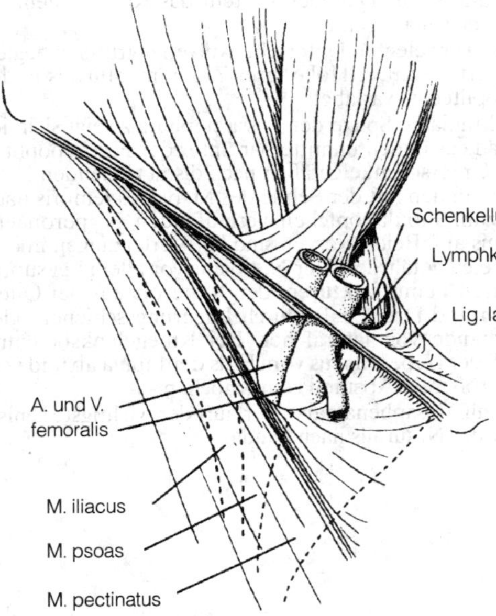
Schenkellücke
Lymphknoten
Lig. lacunare
A. und V. femoralis
M. iliacus
M. psoas
M. pectinatus

Die Fossa poplitea

Die an der Rückseite des Beines vom distalen Oberschenkel bis zum proximalen Unterschenkel sich erstreckende Fossa poplitea wird rautenförmig von folgenden Strukturen begrenzt:

- **kranial** liegen der nach lateral ziehende M. biceps femoris und die nach medial ziehenden Mm. semitendinosus und semimembranosus. Bei Kniebeugung werden auch M. sartorius und M. gracilis medial randbildend.
- **kaudal** bilden die beiden Köpfe des M. gastrocnemius die mediale und laterale Begrenzung der Fossa poplitea, lateral vom schmächtigen M. plantaris begleitet.
- **dorsal** bildet eine straffe Bindegewebsschicht die Bedekkung der Fossa polpitea, die von der V. saphena parva durchbrochen wird, bevor diese in die V. poplitea einmündet.
- **ventral** bilden die Rückflächen des distalen Femurs, die dorsale Kniegelenkskapsel sowie der M. popliteus die Begrenzung.

Die Gefäße A. und V. poplitea durchsetzen die Fossa poplitea senkrecht vom Adduktorenkanal bis zum schrägen Sehnenbogen des M. soleus. Die Aufzweigung in die 3 Unterschenkeläste A. tibialis anterior, A. tibialis posterior und A. fibularis ist recht variabel und bildet häufig einen Truncus tibio-fibularis aus. Daneben besteht das Kollateralennetz des Rete articulare genus.
Die paarig angelegten Unterschenkelvenengruppen begleiten die Arterien. Die Höhe ihres Zusammenflusses in der Fossa poplitea ist variabel.
An der kranialen Spitze der Fossa poplitea zweigt sich der N. ischiadicus in den unmittelbar unter der Fascia poplitea mit den Unterschenkelgefäßen nach distal ziehenden N. tibialis und in den mit der Sehne des M. biceps femoris nach lateral zum Fibulaköpfchen verlaufenden N. peronaeus communis auf. Beide Nerven sind bei Verletzungen in diesem Bereich gefährdet: Der N. tibialis vor allem bei suprakondylären Femurfrakturen, der N. peronaeus bei Quetschungen und Druck z. B. durch Lagerungsschienen oder Gipsverbände von lateral her. Bei Kniegelenksbeugung hebt sich der N. peronaeus vom Hals der Fibula ab und verläuft in größerem Abstand zum Knochen.
Parallel zur V. saphena parva verläuft der wichtigste senisible Nerv der N. suralis nach kaudal.

Der Nervus medianus

Verletzungen dieses Nervs ereignen sich zumeist am Unterarm, wo der N. medianus sehr oberflächennah verläuft.

Lateraler und medialer Faszikel des Plexus brachialis bilden die beiden **Wurzeln** des N. medianus. Dieser verläuft dann der A. brachialis lateral folgend zur Ellenbeuge, hierbei überkreuzt er die Begleitarterie in einer langen, spiraligen und nach medial gerichteten Drehung. In der Ellenbeuge verläuft er medial der langen Bizepssehne und unterkreuzt die Aponeurose des M. biceps.
Am Unterarm zieht er beugeseitig zwischen den beiden Köpfen des M. pronator teres hindurch und dem M. flexor digitorum superficialis folgend zum Handgelenk. Hier tritt er ulnarseitig zu seinem Begleitmuskel dicht unter die Oberfläche. Am Handgelenk liegt er zwischen den Sehnen des M. palmaris longus und des M. flexor carpi radialis im sogenannten Carpaltunnel und zieht unter Lig. carpi transversum zur Hohlhand.

Das **sensible** Versorgunggebiet des N. medianus umfaßt den überwiegenden Anteil der Handfläche radialseitig und die Beugeseiten der Finger 1–3, sowie die radiale Hälfte des Ringfingers.

Motorisch innerviert er beide Pronatoren und alle Beugemuskeln am Unterarm, die auf das Handgelenk und die Finger einwirken bis auf den M. flexor carpi ulnaris und die ulnarseitgen Anteile des M. flexor digitorum profundus. An der Hand zieht ein motorischer Ast zur Thenarmuskulatur, wo die lateralen Anteile der Daumenballenmuskulatur (M. oppens pollicis, M. flexor pollicis brevis und M. abductor pollicis brevis) vom N. medianus innerviert werden. Zudem innerviert er die Mm. lumbricales am 2. und 3. Fingerstrahl.

Bei **Schädigung** des N. medianus läßt sich anhand der peripheren Ausfallserscheinungen eine hohe, am Ellbogen oder höher gelegene von einer peripheren am Handgelenk lokalisierten Störung unterscheiden.
Die hohe Läsion geht mit dem klinischen Bild einer Finger- und Handgelenksbeugerlähmung sowie einer Pronatorenlähmung einher, was zur Ausbildung der sogenannten Schwurhand führt. Die Thenarmuskulatur zeigt eine Atrophie. Die sensiblen Störungen entsprechen denen der peripheren Läsion.
Die chronische periphere Medianusläsion entsteht in der Regel im Bereich des Karpalkanals und wird als Karpaltunnelsyndrom bezeichnet. Sensibilitätsstörungen und Schmerzen im Ausbreitungsgebiet des Nerven an den radialen 3 1/2 Fingern beugeseitig sind das führende Symptom. Im Spätstadium findet man dann oft auch eine Thenaratrophie mit Störungen der Daumenmotorik. Akute traumatische Läsionen findet man bei Schnitt- und Stichverletzungen am

Handgelenk. Störungen im Bereich des Karpalkanals bei oder nach distaler Radiusfraktur sind möglich, im Vergleich zum rheumatischen Genese (durch synovialitische Reizungen bedingte Enge im Karpalkanal) und zur idiopathischen Form des CTS jedoch selten.

Der Nervus ulnaris

Der N. ulnaris geht aus dem medialen Faszikel des Armplexus hervor. Er verläßt das Gefäßnervenbündel als letzter und verläuft an der Innenseite des Oberarmes nach peripher, durchbricht das Septum intermusculare laterale und zieht streckseitig im Sulcus nervi ulnaris um den Epicondylus humeri ulnaris herum eng an der medialen Ellbogengelenkkapsel liegend zum Unterarm. Hier verläuft er zunächst zwischen den beiden Köpfen des M. flexor carpi ulnaris hindurch und gelangt zwischen diesem und dem M. flexor digitorum im ulnaren Gefäßnervenbündel begleitet von A. und V. ulnaris zum Handgelenk. Hier liegt er dann recht oberflächlich in der Guyonschen Loge und geht oberhalb des Retinaculum flexorum auf die Hand über.

Die **motorischen** Funktionen des N. ulnaris betreffen am Unterarm den M. flexor carpi ulnaris und die ulnaren Anteile des M. flexor digitorum profundus. Weitaus wichtiger ist jedoch die motorische Innervation der Handbinnenmuskulatur: Alle Muskeln der Hypothenargruppe werden von ihm innerviert, ebenso die Mm. interossei, die Mm. lumbricales des 3. und 4. Strahles, sowie der M. adductor pollicis.

Sensibel versorgt der N. ulnaris die ulnare Handkante, den Kleinfinger und die ulnare Hälfte des Ringfingers auf der Beugeseite und mit dem Ramus dorsalis auch die Streckseite dieser beiden Finger.

Störungen der Ulnarisnervenfunktion entstehen zumeist verletzungsbedingt am Ellbogen sowie am ulnaren Handgelenk durch die jeweilige exponierte Lage des Nerven.
Während bei der hohen Läsion des Nerven am Ellbogen der motorische Ausfall des M. flexor carpi ulnaris und des M. flexor digitorum profundus für Ring- und Kleinfinger meist gut kompensiert bleiben, führt der Ausfall der Intrinsicmuskulatur an der Hand, der sowohl bei der hohen wie bei der peripheren Läsion eintritt, zur charakteristischen Krallenhand mit Atrophie am Kleinfingerballen und in den Interdigitalräumen der Mittelhand. Durch den Ausfall des M. adductor pollicis kann ein Papierstück nur noch durch Flexion des Daumenendgelenkes (Medianusfunktion) gegen den Zeigefinger fixiert werden (Fromentsches Zeichen).
Sensible Ausfälle betreffen die ulnare Handkante sowie den Kleinfinger und die ulnare Hälfte des Ringfingers bei beiden Läsionshöhen.

Der Nervus radialis

Die Prädilektionsstelle einer N.-radialis-Verletzung ist der proximale Humerus im Rahmen einer Humerusschaftfraktur.
Der Nerv geht neben dem N. axillaris, der durch die laterale Achselmuskellücke zum M. deltoideus zieht, aus dem dorsalen Faszikel des Plexus brachialis hervor. Am Unterrand des M. latissimus dorsi zweigt er ab und tritt zusammen mit der ihn begleitenden A. profunda brachii zwischen dem medialen und dem langen Kopf des M. triceps hindurch. Hier gelangt er dann in unmittelbaren Kontakt zum Humerusschaft, den er in einem langen spiraligen Bogen von dorsal nach lateral in einem Kanal umschlingt.

Die **motorischen** Äste für die Innervation des M. triceps brachii zweigen bereits zuvor ab. Im distalen Anteil durchbricht er das Septum intermusculare laterale und erscheint dann unter dem von ihm innervierten M. brachioradialis von lateral her in der Ellenbeuge.
In Höhe des Epicondylus humeri radialis teilt er sich in einen oberflächlichen und tiefen Ast. Der Ramus profundus durchbohrt den M. supinator und gelangt auf die Streckseite des Unterarmes, wo er zusammen mit der A. interossea posterior nach peripher verläuft. Er enthält fast ausschließlich motorische Fasern für die Handgelenks- und Fingerstrecker und den M. supinator.

Der Ramus superficialis nervi radialis zieht zusammen mit der Art radialis zum Handgelenk und hat überwiegend **sensible** Funktionen in der Versorgung der Handrückens, sowie von 2 1/2 Langfingern streckseitig und des Daumens.

Nervenverletzungen treten am häufigsten im Rahmen von Humerusschaftfrakturen und deren Versorgung durch Plattenosteosynthese von streckseitig her auf. Daneben spielen das Supinatorlogensyndrom sowie intraoperative Läsionen des Ramus profundus nervi radialis in diesem Bereich eine Rolle.
Der Nerv versorgt motorisch alle Ellbogen-, Handgelenks- und Fingerstrecker, sowie den M. brachioradialis und den M. supinator. Da die den M. triceps versorgenden Äste sich bereits vor dem Eintritt in den Nervenkanal am Humerusschaft vom Hauptstamm trennen, kann die Streckfunktion im Ellbogen in manchen Fällen trotz einer Läsion am Humerusschaft erhalten bleiben.
Während der Ramus superficialis des N. radialis, der mit der A. radialis nach peripher verläuft, nur den M. extensor carpi radialis longus motorisch versorgt und sonst die überwiegende sensible Versorgung der Handrückens, von 2 1/2 Langfingern streckseitig und des Daumens enthält, hat der Ramus profundus überwiegend motorische Funktionen zur Innervation von M. supinator, M. extensor carpi radialis

brevis, M. extensor carpi ulnaris, aller Fingerstrecker, sowie von M. abductor pollicis longus, M. extensor pollicis longus und brevis und M. extensor indicis. Sensibel innerviert wird lediglich ein kleines Areal streckseitig über dem Spatium interosseum I.

So lassen sich anhand der klinischen Symptomatik die verschiedenen Höhen der Läsion recht gut einschätzen:

- Fallhand mit Ausfall der Supination und der Daumenstreckung ohne gravierende Senibilitätsstörung: Läsion der R. profundus im Bereich des M. supinator am Unterarm. In diesem Fall kann der Arm in Streckstellung des Ellbogengelenkes nicht supiniert werden. In Beugestellung kann der M. biceps brachii diese Funktion übernehmen.
- Sensible Störung streckseitig an der Hand den Daumen, sowie Zeige- und Mittelfinger und den radialen Anteil des Ringfingers betreffend: Läsion des R. superficialis im Verlauf am Unterarm parallel zur A. radialis; zudem auch Ausfall des M. extensor carpi radialis longus, der jedoch zumindest partiell kompensiert werden kann.
- Eine Kombination dieser beider Störungen liegt bei Läsionen proximal des Ellenbogens vor. Bei erhaltenen Streckung im Ellbogengelenk liegt diese eher distal, bei Ausfall der Trizepsfunktion weiter proximal. Solche hochsitzenden N.-radialis-Läsionen können z. B. auch durch Achselgehstützen oder das längerdauerende Herabhängen des Armes über eine Stuhllehne z. B. im Schlaf verursacht sein.

Der Nervus ischiadicus

Der N. ischiadicus ist neben dem N. pudendus einer der beiden terminalen Äste des Plexus sacralis und nimmt Anteile aus den Nervenwurzeln L4 bis S3 auf. Er ist der kaliberstärkste periphere Nerv.

Er tritt durch das Foramen ischiadicum kaudal des M. piriformis (Foramen infrapiriforme) aus dem Becken nach dorsal zu Gesäß und Oberschenkel. Der Durchtritt liegt etwa in der Mitte zwischen Trochanter major und Tuber ischiadicum. Unter dem M. gluteus maximus tritt er an die ischiokrurale Muskelgruppe heran, die er neben den kleinen Außenrotatoren des Hüftgelenkes versorgt. Seine peripheren Äste übernehmen die gesamte **motorische** und **sensible** Versorgung von Unterschenkel und Fuß. Er lagert sich dem M. adductor magnus an und wird im weiteren Verlauf nach distal von außen her spitzwinklig vom langen Kopf des M. biceps femoris überkreuzt. Am Oberrand der Fossa poplitea teilt er sich in den N. tibialis und den N. peroneus communis.
Sensible Versorgungsareale des N. ischiadicus selbst gibt es nicht.
Der N. tibialis verläuft senkrecht nach kaudal durch die Fossa poplitea zum Unterschenkel, den er unter dem M. gastrocnemius und soleus, aber oberhalb des M. popliteus, erreicht. Im weiteren Verlauf wird er von den A. und V. tibialis posterior begleitet. Nachdem er unter dem Retinaculum flexorum am Unterschenkel hindurchgetreten ist, erscheint er medial der Achillessehne, biegt um den Innenknöchel und teilt sich an der Fußsohle in den N. plantaris medialis bzw. lateralis.
Der N. tibialis innerviert alle auf das Sprunggelenk und der Zehen wirkenden am Unterschenkel liegenden Flexoren motorisch. Sensibel versorgt er die Fußsohle und die Zehen plantarseitig sowie die Zehenkuppen und Zehen streckseitig von peripher bis an das Nagelbett. Daneben beteilgt er sich über den N. suralis medialis am Aufbau des N. suralis.
Der N. peroneus communis zieht in der Fossa poplitea unmittelbar am medialen Rand des M. biceps femoris nach lateral zu dessen Ansatz am Fibulaköpfchen, umschlingt dieses und teilt sich in einen oberflächlichen und tiefen Ast. Er ist mit seinen Ästen wegen dieser exponierten Lage ohne Ausweichmöglichkeiten sehr stark für Druck- und Quetschungsschäden prädisponiert. Der N. peroneus selbst gibt in seinem Verlauf keine motorischen Äste ab, seine beiden Äste versorgen jedoch die Extensoren am Unterschenkel sowie die peroneale Muskelgruppe motorisch, sowie über den N. suralis den Unterschenkel und über den N. peroneus superficialis den Fußrücken sensibel.

Cave! Die tief intragluteale Injektion kann Ischiadicusläsionen verursachen. Eine streng in den oberen äußeren Quadranten des M. gluteus maximus erfolgende Injektion ist zu fordern. Alternativ kann die von v. Hochstetter angegebene Methode der Injektion in die Oberschenkelmuskulatur angewendet werden.

20 Operationsverfahren

20 Operationsverfahren

Die gängigen Nahtmaterialien

Die in der Chirurgie verwendeten Nahtmaterialien werden grundsätzlich nach einer Eigenschaft unterschieden: sie sind resorbierbar oder nicht resorbierbar. Sie können aus organischen oder synthetischen Materialien hergestellt sein, ihre Stärke (Dicke) wird gewöhnlich nach angelsächsischem Muster angegeben, das sich, wie die nachfolgende Tabelle zeigt, aus den metrischen Maßen ergibt.

Metrische Maße	Britische-/US-Maße	
0,2–0,3	10/0–9/0	dünn
0,4–0,5	8/0–7/0	
0,7–1,0	6/0–5/0	
1,5–2,0	4/0–3/0	
3,0–3,5	2/0–0	
4,0–5,0	1–2	
6,0	4	dick

Resorbierbares Nahtmaterial

Organisch: Catgut ist hier das am häufigsten verwendete Material. Es besteht aus gedrehten Collagenfasern (gewonnen zumeist aus dem Intestinum von Schafen) und wird durch Phagozytose innerhalb eines nicht näher definierten Zeitraums resorbiert. Dieser Zeitraum kann durch eine Chromierung verlängert werden. Sowohl „chromiert" als auch „plain" verliert das Material rasch seine Reißfestigkeit und ruft stets eine lokale Entzündung hervor. Dennoch wird es häufig zur Schleimhautnaht verwendet und findet vielerorts in der Gynäkologie und der Urologie Verwendung. Insgesamt aber gelten die synthetischen Materialien heute als überlegen.

Synthetisch (z. B. Vicryl, Dexon, Polydioxanon): Diese werden aus den Fasern von Polyglycolsäure, Polygalactin und Polydioxanon hergestellt und verfügen über eine höhere Reißfestigkeit als Catgut. Da sie deutlich langsamer phagozytiert werden, ist die Gewebereaktion entsprechend geringer. Die Abnahme der Reißkraft kann definiert werden, die Biodegradation ist histomorphologisch hinlänglich untersucht. Die Handhabung und der Knotensitz sind dem Catgut deutlich überlegen.

Nicht-resorbierbares Nahtmaterial

Organisch (Seide, Baumwolle): Diese geflochtenen Fäden lassen sich leicht handhaben und knoten, bergen jedoch die Gefahr der Fortleitung von Infektionen aufgrund der Kapillarwirkung an ihrer Oberfläche. Sie werden daher heute kaum noch verwendet und wurden durch die synthetischen Materialien weitgehend ersetzt.

Synthetisch (Prolene, Nylon): Diese Fäden sind zumeist monophil, seltener geflochten. In ihrer Handhabung bedürfen sie einer gewissen Gewöhnung, da sie relativ starr sind. Da sie als weitgehend inert gelten, sind die Gewebereaktionen sehr gering. Sie finden vor allem zum Hautveschluß Verwendung, aber auch zur Anastomosennaht an Darm und Gefäßen und bei der Leistenbruchoperation. Bei geflochtenen Fäden tritt auch hier eine Kapillarwirkung ein, der durch eine PTFE-Beschichtung begegnet werden kann. Bei unzureichenden Hygienemaßnahmen können nicht-resorbierbare Nahtmaterialien zu Fistelbildungen führen.

Stahldraht

Dieser wird zum Verschluß des Sternums nach medianer Sternotomie verwendet und häufig auch in der Knochenchirurgie als Cerclagedraht. Seine Handhabung erfordert besonderes Geschick und Erfahrung. Feinste Drahtnähte finden gelegentlich in der kosmetischen Chirurgie Verwendung.

Die verschiedenen Nadeltypen

Scharfe Nadeln sind gewöhnlich Dreikantnadeln, wobei die Spitze des Dreiecks auf der konkaven oder der konvexen Seite liegen kann. Letztgenannte gelten als weniger traumatisierend. Beide Arten finden vor allem für den Hautverschluß und die Sehnennähte Anwendung.

Rundkörper-Nadeln haben einen runden oder ovalen Querschnitt und werden vor allem im Gastrointestinaltrakt und in der Gefäßchirurgie verwendet.
Alle Nadeltypen werden in verschiedenen Größen und zumeist auch unterschiedlichen Krümmungsradien angeboten.
Prinzipiell unterscheidet man darüber hinaus feste Verbindungen zwischen Nadel und Faden (sogenannte atraumatische Naht) von Fädelnadeln, in die der gewünschte Faden jeweils eingezogen wird.
Für den Wundverschluß werden heute auch zahlreiche Klammernahtgeräte verwendet, die vor allem bei größeren Operationswunden eine Zeitersparnis ermöglichen.

Klammernahtgeräte finden zunehmend in der Anastomosentechnik des Magen-Darm-Traktes Verwendung. Ligaturen werden zunehmend mit Klips durchgeführt. Die Klammern sind meist aus Metall, in letzter Zeit aber auch aus biodegradablen Materialien (PDS).

Auch **Klebstoffe** (Fibrinkleber, Butylcyanoacrylat) stehen für kleinere Haut- oder Parenchymwunden zur Verfügung.

Naht- und Knotentechnik

Das exakte Knoten aller Nahtmaterialien sowohl von Hand als auch mit dem Instrument gehört zu den wichtigsten chirurgischen Techniken und kann nur durch häufiges Praktizieren erlernt werden. Die nachfolgenden Illustrationen sind nur Beispiele für die gebräuchlichsten Knoten- und Nahtformen. Es gibt eine große Vielzahl weiterer Variationen, die man am jeweiligen Anwendungsbeispiel erlernen kann. Anfänglich erscheinen die speziellen Handbewegungen sehr kompliziert und sollten daher zunächst ohne Handschuhe „trocken" geübt werden. Der Henkel einer bis zum Rand mit Wasser gefüllten Kaffeetasse eignet sich besonders gut für diese Anforderungen an die manuelle Geschicklichkeit.

Die gängige chirurgische Knotentechnik muß mit beiden Händen beherrscht werden, um das sichere gegenläufige Aufeinanderfolgen der einzelnen Knoten zu gewährleisten. Die verschiedenen Nahtmaterialien erfordern eine unterschiedliche Vielzahl einzelner Knoten, um eine ausreichend feste Naht zu sichern. Generell benötigen die monophilen Fäden eine größere Anzahl.

Besondere Anforderungen werden beim **Knoten unter** einer bestimmten **Gewebespannung** gestellt. Dabei muß das eine der beiden Fadenenden stets unter Zug gehalten werden und das andere Ende mit dem Zeige- oder Mittelfinger bis zur ausreichenden Festigkeit heruntergeführt werden. Hierbei gilt es die unterschiedliche Festigkeit der jeweiligen Gewebeart besonders zu beachten.

Bei großer Gewebespannung kann eine Sicherung der ersten Knoten mittels Instrument durch den Assistenten sinnvoll sein.

Die **instrumentelle Knotentechnik** (zumeist mit dem Nadelhalter) stellt besondere Anforderungen an eine gut dosierte Kraftaufwendung unter Berücksichtigung der jeweils gewählten Fadenstärke. Höchste Präzision ist hier vor allem im mikrochirurgischen Bereich (Fadenstärken 8–10/0) gefordert.

Einfache Nahtformen: Hierzu gehören die vertikale und horizontale Matratzennaht, die fortlaufenden Nähte in Überhand- oder eingeschlagener Technik, die Tabaksbeutelnaht, die Achtertour sowie die Nähte nach Lembert, Halsted, Allgöwer und Donati.

Richtlinien für die Verweildauer von Hautnähten:

- Gesicht und Hals: mindestens 3–4 Tage
- Kopf: 5–7 Tage
- Abdomen und Brustkorb: mindestens 10–12 Tage
- Extremitäten: 12–14 Tage (nach distal zunehmend)

Aus kosmetischen Gründen oder bei drohender Entzündung sollten die Fäden früher entfernt werden und können dann durch spezielle Pflaster (z.B. Steristrips) ersetzt werden, die aber auch primär vor allem im Gesicht und bei Kindern Anwendung finden können.

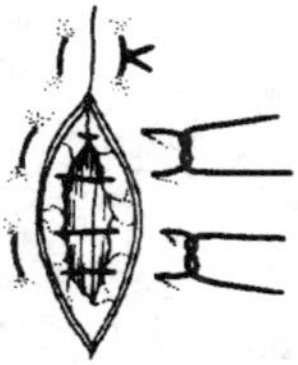

Horizontale Matratzennaht (U-Naht)

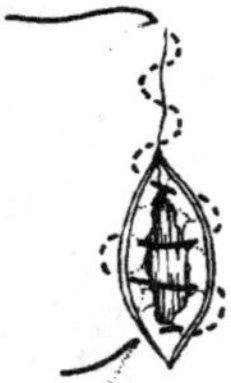

subcutan (auch intracutan) fortlaufend

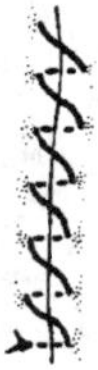

Fortlaufend überwendlich

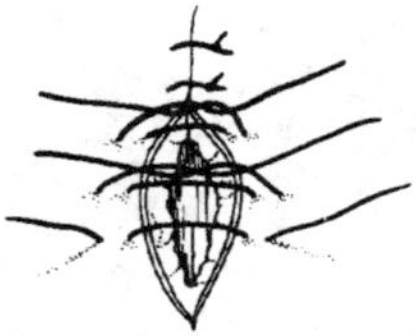

Einzelnähte nach Lembert

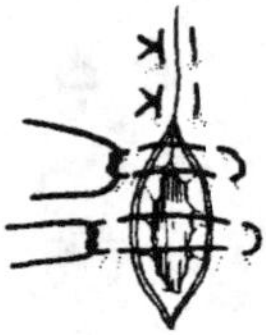

Nach Halsted

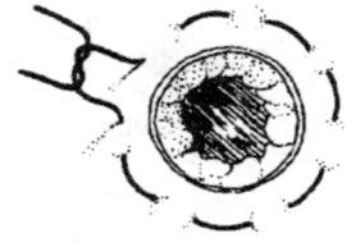

Tabaksbeutelnaht

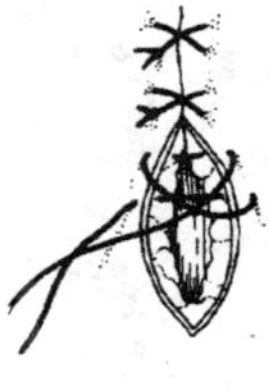

Achtertour

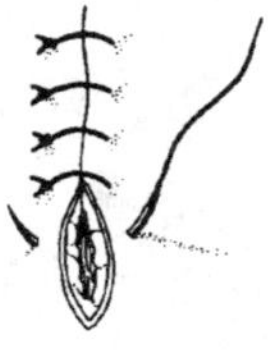

Durchgreifende Einzelnähte

Naht- und Knotentechnik (Forts.)

Von Hautklammern wurde bereits oben gesprochen. Ihnen wird eine geringere Infektionsrate nachgesagt. Sie sind jedoch deutlich teurer als eine normale Hautnaht.
Weiterhin bedeutungsvoll sind die Unterscheidung der jeweils mitgefaßten Gewebeschichten und die Anzahl der zum endgültigen Wundverschluß einer Gewebeformation benötigten Nahtreihen.

Drainagen

Prinzipiell sind Drainagen immer dann indiziert, wenn es zu einer Ansammlung von Eiter, Blut oder auch seröser Flüssigkeit in einem präformierten Geweberaum gekommen ist oder man einer derartigen Ansammlung vorbeugen will. Daher sind Drainagen im Zuge nahezu aller chirurgischen Eingriffe sinnvoll, wobei über Art und Ausmaß der Drainage individuell entschieden werden muß. Zahlreiche Eingriffe machen eine Drainage unumgänglich, wie z. B. die Gallengangsrevision eine T-Drainage und die Lungenchirurgie eine Thoraxdrainage mit Dauersog.
Die meisten Drainageschläuche sind heute aus unterschiedlich starren PVC-Materialien, gelegentlich aber auch noch aus Gummi.

Als **aktive Drainagen** werden all jene Systeme bezeichnet, die durch einen dauerhaften oder intermittierenden Sog von variabler Stärke für einen relativen Unterdruck in jener Gewebehöhle sorgen, die sie vor einer Flüssigkeitsansammlung schützen sollen. Derartige Systeme müssen geschlossen und allseits steril sein, um einer Keimaszension entlang dem Drainageschlauch vorzubeugen. Thoraxdrainagen sollten stets eine Unterdruckregulierung möglich machen, für die reinen Wunddrainagen reicht der definierte Sog einer Redonflasche aus. Je nach Körperregion und Größe des Operationsgebietes stehen sehr unterschiedliche Drainageschläuche zur Verfügung.

Passive Drainagen basieren auf der Schwerkraft oder der Kapillarwirkung und können als offene oder geschlossene Systeme Anwendung finden. Sie werden vor allem zur Drainage der Bauchhöhle verwendet.

Komplikationen

- Besondere Gefahr droht durch die entlang dem Drainageschlauch aufsteigenden Keime
- Blutungen in den Weichteilen, durch die eine Drainage verläuft
- Gewebsnekrosen bei Saugdrainagen oder stark mobilen Gewebeformationen

Daher sollten „prophylaktische“ Drainagen nur für wenige Tage belassen werden, vor allem dann, wenn die von ihnen geförderte Sekretmenge entsprechend abnimmt. Gelenkdrainagen nach aseptischen Eingriffen können in der Regel bereits nach 24, normale Wunddrainagen nach 48 Stunden entfernt werden.

Literatur

Broome, A. E., Hanson, L. C., Tyger, J. F.: Efficiency of various types of drainage of the peritoneal cavity – an experimental study in man. Acta Chirurgica Scandinavica, 1949, 1983, 53–55.

Bettermann, A., Ecke, H.: Die Gelenkdrainage nach künstlichem Hüftgelenkersatz. In: Zumtobel, V., Schäfer, K., Pabst, W. (Hrsg.), Wunddrainage in der Elektiv- und Notfallchirurgie. Lengericher Handelsdruckerei Jürgen Bossemeyer GmbH. & Co., Lengerich, 1991, 170–172.

Präoperative Hautdesinfektion

Die chirurgische Wasch- und Desinfektionsbehandlung dient der weitestgehenden Eliminierung von Hautkeimen an Händen und Unterarmen. Das übliche Vorgehen kann jedoch nicht bis in die tieferen Hautschichten eindringen, so daß nach einer gewissen Zeit (je nach Desinfektionsmittel zwischen 20 Minuten und maximal 2 Stunden) wieder eine normale Keimbesiedlung eintritt.
Das Bürsten der Hände sollte sich auf die Nagelregion beschränken, um nicht unnütz Keime aus tieferen Hautschichten an die Oberfläche zu befördern. Das Waschen mit Seifenlösungen dient vor allem der Entfettung der Haut, die anschließend vollständig abgetrocknet werden muß, bevor mit der Desinfektion begonnen werden darf. Das jeweilige Desinfektionsmittel ist für mindestens 5 Minuten in die Haut der Hände und Unterarme einzureiben, wobei in den ersten 3 Minuten bis zur Ellenbeuge und in den letzten 2 Minuten lediglich bis zur Mitte der Unterarme einmassiert wird, wobei vor allem auch die Fingerzwischenräume und die Nagelregionen nicht vernachlässigt werden dürfen. Verletzungen oder gar Infektionsherde an den Händen und Unterarmen müssen den Chirurgen Abstand von jeder operativen Tätigkeit nehmen lassen, bis es zu einer endgültigen Abheilung gekommen ist.
Keinesfalls darf Schmuck an Händen oder Unterarmen getragen werden!
Vor jedem erneuten chirurgischen Eingriff sollte der 5minütige Desinfektionsvorgang wiederholt werden, ein alleiniger Handschuhwechsel oder auch ein kürzeres Desinfizieren ist unzureichend.
Jede Berührung der Hände oder Unterarme mit einem unsterilen Gegenstand während des Desinfektionsvorganges läßt diesen erneut von vorn beginnen (volle 5 Minuten).
Nach dem Desinfizieren wird umgehend der Operationskittel und/oder die Operationshandschuhe angezogen, was ein besonders exaktes Vorgehen erfordert, wenn man dies ohne die Hilfe einer OP-Schwester vornehmen muß.

OP-Handschuhe

Das Tragen von OP-Handschuhen zählt zu den wichtigsten Hygienemaßnahmen des Chirurgen. Jede auch noch so kleine „Verletzung“ eines solchen Handschuhs muß zu dessen sofortigem Wechsel führen. In der Knochenchirurgie empfiehlt sich daher das Tragen zweier Handschuhe übereinander. Gepuderte Handschuhe sollten vor Operationsbeginn abgespült werden, da der Puder unnötige Gewebegranulationen hervorrufen kann.

Rasur des Operationsfeldes

Das Operationsfeld und seine nähere Umgebung müssen präoperativ von Haaren befreit und gesäubert werden. Hierbei darf es keinesfalls zu Verletzungen der Haut kommen. Die Rasur sollte unmittelbar vor dem Eingriff erfolgen, keinesfalls am Tag vorher (Follikulitis).

Desinfektion des Operationsfeldes

Das Operationsfeld muß großzügig in seiner Ausdehnung bemessen und desinfiziert werden, wofür es zahlreiche Desinfektionslösungen gibt (cave Allergien!). Schleimhäute bedürfen spezieller Desinfektionsmittel! Wichtig für eine suffiziente Hautdesinfektion ist nicht nur die verwendete Menge der jeweiligen Lösung, sondern vor allem die Einwirkzeit- Ungeduld ist hier nicht angebracht. Im Gesicht sind stets die Augen vorher abzudecken. Meist ist eine Wischdesinfektion sinnvoll, gelegentlich aber auch eine Sprühdesinfektion ausreichend.
Stets sollten die Rituale des jeweiligen Arbeitsplatzes beachtet werden, um einen stets gleichermaßen hohen Standard für die Sicherheit des Patienten zu gewährleisten.

Operative Zugangswege zur Bauchhöhle

Der Zugang zum Abdomen sollte stets groß genug gewählt werden, um den geplanten Eingriff sicher und effizient ausführen zu können. Der Bauchdeckenverschluß erfolgt mindestens dreischichtig, wobei das Peritoneum fortlaufend „wasserdicht", die Faszie durch Einzelnähte „kräftig genug" und die Haut in typischer Weise „kosmetisch" genäht werden.

Der **Oberbauchmedianschnitt** ist nahezu für die gesamte Magenchirurgie geeignet und meist auch ausreichend für das Duodenum, die Gallenblase, die Leber und das Colon transversum. Speziell für die Gallenblasen- und Gallenwegschirurgie ist der *rechtsseitige Rippenbogenrandschnitt (Kocher)* geeignet. Gelegentlich werden auch noch *Pararektalschnitte* im Oberbauch empfohlen. Die mediane Schnittführung hat den Vorteil, daß ohne Probleme eine Schnitterweiterung vorgenommen werden kann, wobei der Bauchnabel links oder rechts umschnitten wird. Er ist stets zu erhalten und beim Verschluß der Wunde besonders zu beachten.
Für große Pankreaseingriffe kann auch ein doppelseitiger Rippenbogenrandschnitt angelegt werden.

Im **Unterbauch** hat sich ebenfalls die *Medianlaparotomie* bewährt, die entsprechend nach kranial erweitert werden kann. Für die Eingriffe im kleinen Becken hat sich der *Pfannenstiel-Schnitt* bewährt, bei dem besonders auf die am Rektusrand verlaufenden Blutgefäße zu achten ist. (A. und V. epigastrica).

Unterbauchschrägschnitte (einseitig) sind für die Appendektomie und die Leisten- und Schenkelbruchoperationen anzuwenden.

Für die **Exploration** der Leibeshöhle sollte immer eine mediane Schnittführung gewählt werden, da sie beliebig erweitert und am besten wieder rekonstruiert werden kann.

Flankenschnitte (extraperitoneal) sind für die Nierenchirurgie und als Zugang zu den entsprechenden Wirbelsäulenabschnitten geeignet. Hiernach treten jedoch nicht selten Narbenbrüche auf.
Die nachstehende Abbildung zeigt die gängigen Schnittführungen zur Eröffnung der Leibeshöhle.
Bei querer Schnittführung mit Durchtrennung des M. rectus abdominis muß dieser nicht gesondert genäht werden, ein sorgfältiger Faszienverschluß ist ausreichend, um den Muskel stabil heilen zu lassen. Voraussetzung dafür ist eine sorgfältige Blutstillung zu beiden Seiten des durchtrennten Muskels!

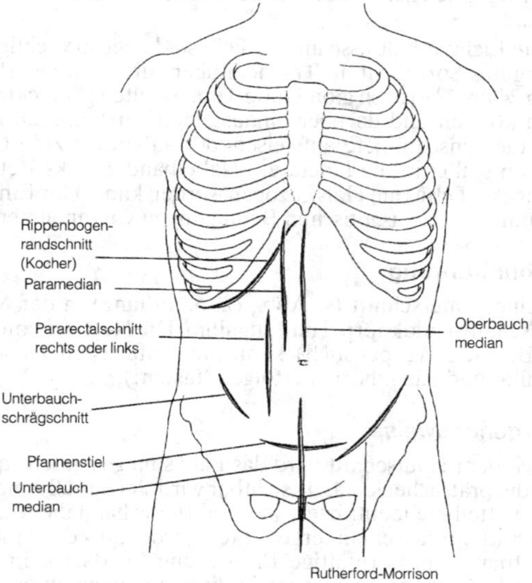
Rippenbogen-
randschnitt
(Kocher)
Paramedian
Pararectalschnitt
rechts oder links
Oberbauch
median
Unterbauch-
schrägschnitt
Pfannenstiel
Unterbauch
median
Rutherford-Morrison

Die Tracheotomie

In der Regel wird dieser Eingriff in Allgemeinnarkose durchgeführt und ist oft nach einer längeren Beatmungstherapie über einen naso- oder orotrachealen Tubus erforderlich. Zur Langzeitbeatmung sollte besser früher als später der Entschluß zur Tracheotomie gefaßt werden, ebenso bei größeren chirurgischen Eingriffen an Kopf und Hals oder nach schwerem Schädel-Hirn-Trauma und Wirbelsäulenverletzungen. Die Tracheotomie kann als Elektiv- oder Notfalleingriff vorgenommen werden.

Indikationen

- schwere respiratorische oder kardiale Erkrankungen im Kindes- und Jugendalter
- Langzeitpflege bei Patienten nach Thoraxtrauma
- Ateminsuffizienz beim Erwachsenen, wenn andere Verfahren nicht ausreichend effektiv sind.
- spezielle neurologische Probleme, z. B. Koma, Schlaganfall, Poliomyelitis, Atemlähmung etc.

Ausrüstung und Vorbereitung

Der Patient wird zumeist bereits endotracheal intubiert sein. Bei wachem Patienten hat eine vollständige Aufklärung über den geplanten Eingriff und seine Risiken zu erfolgen.

Gute Lichtverhältnisse im OP-Feld sind ebenso wichtig wie ein gutes Sortiment an Trachealtuben, die es in der Regel von 24 bis 42 French gibt. Diese Tuben sollten geblockt werden können und darüber hinaus einen verstellbaren Ring für die Einschubtiefe aufweisen, der außerdem zwei Ösen haben sollte, in die hinein ein Nabelband zwecks Befestigung des Tubus am Hals gezogen werden kann. Der Eingriff ist unter streng aseptischen Bedingungen vorzunehmen.

Schnittführung

Kleiner Querschnitt (s. Abb., ca. 5. cm lang) in der Mitte zwischen Schildknorpel und Jugulum. Die Nottracheotomie (z. B. nach Wespenstich) kann am einfachsten zwischen Schild- und Ringknorpel erfolgen (tasten!).

Vorgehensweise

Nach dem Hautschnitt wird das Platysma gespalten (quer) bis die prätracheale Faszie sichtbar wird. Jetzt muß zunächst die Mittellinie identifiziert werden. In ihr kann die Muskulatur stumpf auseinandergebreitet werden, bis die Trachea sichtbar wird. Sorgfältige Blutstillung (es darf kein Blut nach Eröffnung der Trachea in dieselbe hineinlaufen) und Aufsuchen des Schildknorpels und des ersten Trachealringes. Weiter nach kaudal bedeckt die Schilddrüse die Trache-

alringe 2–5. Um diese freizulegen muß die Schilddrüse in ihrem Isthmus gespalten werden.
Übergroße Trachealringe müssen nicht verkleinert werden, sie lassen sich in der Regel gut mit der Haut vernähen. Die Inzision der Trachea kann in Längsrichtung vom 2. bis 4. Trachealring oder auch als Kreuzschnitt über dem 2. und 3. Ring erfolgen, damit ein ausreichend großer Endotrachealtubus problemlos eingeführt werden kann. Hierbei müssen die scharfkantigen Ecken des Tracheostomas sorgfältig beiseite gehalten werden, damit sie nicht den Blockungsballon verletzen können. Unter sorgfältiger Abstimmung mit dem Anästhesiologen kann der Wechsel des Tubus erfolgen, wobei damit gerechnet werden muß, daß der Blockungsballon des zu entfernenden Tubus in der Regel bei diesem Manöver zerstört wird. Daher ist dann ein rasches Vorgehen an-

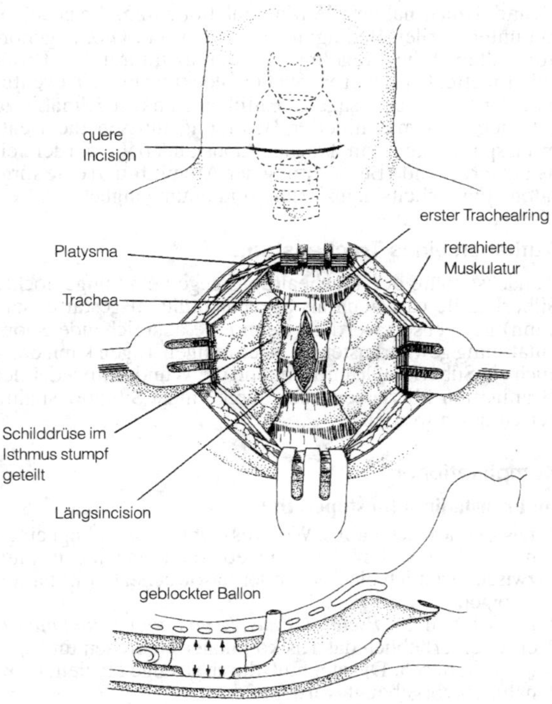

gezeigt, um die kontinuierliche Beatmung des Patienten zu gewährleisten. Nach einwandfreier Insertion des Trachealtubus kann dieser geblockt werden (cave Tracheomalzie bei zu hohem Druck im Ballon). Locker adaptierende Wundnaht, Wundverband und Unterfütterung des verstellbaren Ringes für die Einschubtiefe (nach sorgfältiger Einstellung desselben unter auskultatorischer Kontrolle) mittels Schlitzkompressen. Anschließende Fixierung des Trachealtubus mit dem Nabelband um den Hals des Patienten, so daß dieser jedoch keinesfalls die Möglichkeit hat, das Band selbständig zu öffnen (fest verknoten!). Der Trachealtubus muß regelmäßig gewechselt werden.

Die anschließenden Abbildungen zeigen die Schnittführung, den Operationssitus und die abschließende Lage des Trachealtubus im geblockten Zustand.

Pflege des Tracheostoma

Grundsätzlich haben alle Manipulationen am Tracheostoma unter sterilen Bedingungen zu erfolgen. Hierzu gehört vor allem die regelmäßig durchzuführende Bronchialtoilette. Das Überprüfen der Blockung und ein eventuell erforderliches passageres Entblocken hat regelmäßig zu erfolgen. Bei maschineller Beatmung müssen die Beatmungsparameter dem Trachealtubus angepaßt werden, eine entsprechende Befeuchtung der Atemluft und eine sorgfältige Flüssigkeitsbilanzierung sind unumgänglich.

Aufheben eines Tracheostoma

Zunächst sollte der Trachealtubus gegen eine ungeblockte Silberkanüle (die auch als Sprechkanüle ausgestattet sein kann) gewechselt werden, wenn eine ausreichende Spontanatmung gewährleistet ist. Nach einigen Tagen kann dann auch die Silberkanüle entfernt und die Wunde entweder der Granulation überlassen oder durch einige Situationsnähte verschlossen werden.

Komplikationen

Im Frühstadium (postoperativ)

- Dislokation des Tubus: Wenn es nicht sofort gelingt einen neuen Tubus über das Tracheostoma einzulegen, muß zwischenzeitlich eine oro- oder nasotracheale Intubation erfolgen.
- Infektionen mit *Pseudomonas*, *E. coli* oder *Staph. aureus* erhöhen erheblich das Risiko lokaler Nekrosen und späterer Stenosen. Diesem muß durch strenge Hygienemaßnahmen vorgebeugt werden!

Mittelfristige Komplikationen

- Blutungen aus der Wunde oder des Truncus brachiocephalicus machen eine neuerliche chirurgische Intervention erforderlich.
- Das Auftreten tracheo-ösophagealer Fisteln kann durch zu hohen Druck im Blockerballon oder durch Magensaft und Nahrungsreste induziert werden. Auch dann ist ein neuerliches chirurgisches Vorgehen angezeigt.

Spätkomplikationen

- Trachealstrikturen
- Verzögerungen bei der Spontanheilung nach Entfernen der Trachealkanüle

In beiden Fällen sollte dann eine chirurgische Intervention erfolgen.

Die Exzision der Glandula submandibularis

Topographische Anatomie

Die Glandula submandibularis liegt im Schutz der Innenseite des Unterkiefers unter der Mundschleimhaut auf dem M. hypoglossus und mylohyoideus. Inferior wird sie geschützt von Haut, Platysma und Faszie. Die Drüse hat oberflächliche und tiefe Lappen, die bis hinter den posterioren Winkel des M. mylohyoideus reichen können. Der Ausführungsgang entspringt im anterioren Pol des tiefen Lappens, zieht dann nach vorn und öffnet sich nahe der Mittellinie auf jeder Seite. A. und V. facialis verlaufen in der Tiefe zum posterioren Pol des oberflächlichen Lappens. Der N. lingualis macht einen Bogen um den Ausführungsgang und liegt schließlich medial von ihm.

Spezielle Anatomie

- Der Mandibularis-Ast des N. facialis verläuft im Kieferwinkel. Bei zu hoch angesetzter Schnittführung kann er verletzt werden.
- Der N. lingualis muß dringend bei der Dissektion des Ausführungsganges geschont werden.

Besonderer Aufklärungshinweis

Der Patient muß unbedingt über die möglichen Schädigungen der Nervenäste aufgeklärt werden (hängender Mundwinkel und Sensibilitätsstörung im anterioren Bereich der Zunge).

Gebräuchliches Anästhesieverfahren

Allgemeinnarkose

Lagerung des Patienten

Der Kopf sollte in einem Ring gelagert, der Nacken überstreckt werden, wobei der Kopf in die jeweils entgegengesetzte Richtung der zu operierenden Seite schaut. Die Überstreckung und Drehung läßt auch die v. jugularis externa abschwellen. Die Abdeckung läßt ein kleines rechteckiges OP-Feld frei, in dessen Mitte die Drüse tastbar ist.

Schnittführung

Parallel, im Verlauf der Hautspaltlinien, 5 cm unterhalb des Unterrandes der Mandibula. Spalten des Platysma und Einsetzen eines Wundspreizers. Der Hautschnitt ist mindestens zweifingerbreit unterhalb des Kieferwinkels zu führen. Die Präparation erfolgt so nah wie möglich an der Drüse. Nur ein ausreichend großer Schnitt sorgt für gute Übersicht.

Operatives Vorgehen

Präpariere in die Tiefe und stelle zunächst die Unterkante des oberflächlichen Lappens des Organs dar. Bleibe dabei dicht anterior an der Drüse und lege den Übergang der beiden Lappen frei. Durchtrennen und Unterbinden der A. und V. facialis (siehe Abb.). Klemme den anterioren Pol des oberflächlichen Lappens an, ziehe ihn nach lateral und den Rand des M. mylohyoideus nach medial. Präpariere den tiefen Lappen vom M. mylohyoideus frei. Nun ziehe die Drüse nach medial und befreie die Drüse (den tiefen Lappen) vom M. hyoglossus. Die Präparation des Ausführungsganges erfolgt in möglichst großem Abstand. Identifiziere den N. lin-

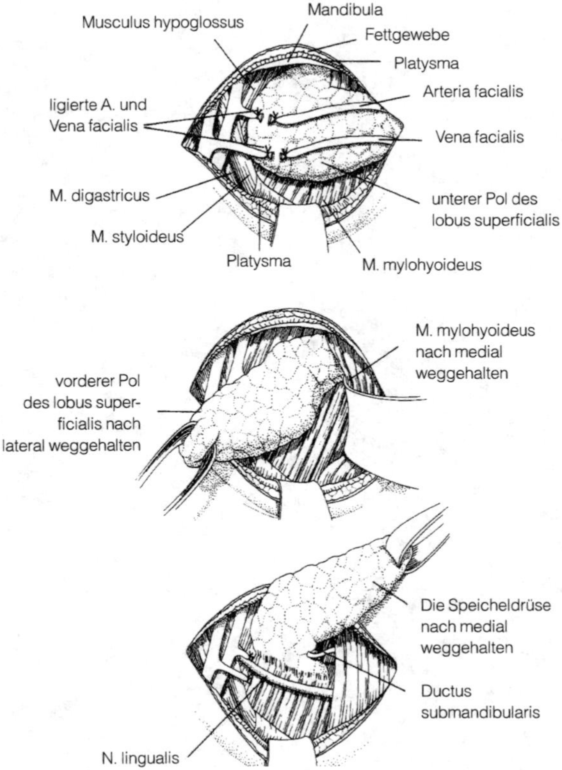

gualis und ligiere dann vor der Durchtrennung den Ausführungsgang (z. B. Vicryl).

Wundverschluß

Nach sorgfältiger Blutstillung und Einlage einer Drainage Verschluß der Wunde schichtweise. Pflasterverband.

Spezielle postoperative Nachsorge/Komplikationen

Sorgfältige Beobachtung der Wundheilung (Hämatome, Infektionen, Nervenschädigung)
Der Eingriff kann ambulant durchgeführt werden.
Die folgenden Abbildungen zeigen die anatomischen Verhältnisse und das präparatorische Vorgehen.

Die Exzision der Glandula parotis superficialis

Indikationen

Rezidivierende Entzündungen der Glandula parotis in Verbindung mit einem inkurablen Steinleiden und einer Keratokonjunktivitis (Sjögren-Syndrom).

Topographische Anatomie

Die Glandula parotis liegt in der von M. sternocleidomastoideus und dem aufsteigenden Ast der Mandibula gebildeten Nische und reicht nach anterior bis über den Masseter hinaus. Ihr Ausführungsgang entspringt im anterioren Anteil, verläuft quer über den Masseter, läuft dann nach medial, durchdringt den Buccinator und mündet in Höhe des zweiten Molaren des Oberkiefers. Verschiedene Strukturen durchziehen das Organ: Die A. carotis verläuft zunächst posteromedial der Drüse und durchläuft diese dann, erreicht schließlich die Kante der Mandibula und teilt sich dann in die A. temporalis superficialis und die A. maxillaris. Sie wird begleitet von der V. facialis posterior.
Der N. facialis kommt aus dem Foramen stylomastoideus, verläuft durch den posteromedialen Anteil der Drüse und teilt sich dann in seine 5 endständigen Äste: temporalis, zygomaticus, buccalis, mandibularis und cervicalis. Die A. carotis und die V. facialis post. liegen tiefer.

Besondere Hinweise

Der N. facialis und seine 5 Äste müssen sorgfältig dargestellt und frühzeitig geschützt werden. Eine entsprechend eingehende Aufklärung des Patienten hat unbedingt zu erfolgen.

Anästhesieverfahren

Allgemeinnarkose

Lagerung des Patienten

Nützlich ist ein Ring unter dem Kopf, in dem dieser vom Operateur abgewandt, rekliniert gelagert wird. Nach üblicher Desinfektion der Haut sollte die Abdeckung eine gute Darstellung von Glandula parotis und Glandula submandibularis ermöglichen. Der äußere Gehörgang wird durch einen kleinen Tupfer geschützt.

Schnittführung

Ein S-förmiger Schnitt, der vor dem Ohrläppchen beginnt, über dem Proc. mastoideus verläuft und dann in die Hautspaltlinien des Nackens ausläuft. Die Inzision sollte in drei Abschnitten erfolgen, um stets sofort eine sorgfältige Blutstillung vorzunehmen, bevor der nächste Abschnitt inzidiert wird. In den tieferen Schichten des zervikalen Abschnittes muß der anteriore Ast des N. auricularis dargestellt und angeschlungen werden. Anschließend wird nach vorn in die Tiefe präpariert, bis sich der Übergang vom Knochen zum Knorpel des Kiefergelenks zeigt.

Vorgehensweise

Das Hauptaugenmerk ist auf die Strukturen über dem Mastoid zu richten. Bei sorgfältiger Präparation wird der Ansatz des M. sternocleidomastoideus dargestellt. Nun stellt sich auch der N. facialis dar. Die A. stylomastoidea wird durchtrennt und unterbunden. Dahinter folgt dann in der Tiefe der N. facialis, dessen Hauptstamm zunächst freipräpariert wird. Es muß nun das Bestreben sein, die Drüse vom Hauptstamm und seinen Seitenästen zu befreien, was mittels stumpfer Präparation erfolgen kann. Erst nach Lösen sämtlicher Seitenäste wird die Drüse und ihr Ausführungsgang freipräpariert und dieser dann ligiert, was am anterioren Rand des M. masseter erfolgt.

Wundverschluß

Nach Einlegen einer Drainage wird die Wunde mit einem nicht-resorbierbaren monophilen Faden verschlossen (Seralon). Anmerkung: Die superfiziale Parotidektomie kann auch als Entfernung lokaler knotiger Veränderungen der Drüse oberhalb des N. facialis durchgeführt werden. Dieses Vorgehen erscheint jedoch nicht angebracht, da eine ausreichende Radikalität bei gleichzeitiger Schonung des N. facialis nicht gewährleistet ist.

Spezielle Nachsorge/Komplikationen

Beobachtung von Hämatombildung, Infektionen und Nervenschädigungen

Entlassung

Nach 2–4 Tagen. Der Eingriff kann auch ambulant durchgeführt werden.

Exzision verzweigter Zysten, Fisteln und Sinus im Bereich der Speicheldrüsen

Zielsetzung

Radikale Entfernung aller rudimentären Überreste. Es muß immer ausgeschlossen werden, daß es sich bei einer vermeintlichen großen verzweigten Zyste nicht etwa um den geschwollenen unteren Pol der Glandula parotis handelt oder doch zumindest mit dieser in Verbindung steht. Sollten diesbezüglich auch nur die leisesten Zweifel bestehen, muß wie bei einer normalen Parotidektomie verfahren werden.

Kleine Zysten

Spezielle Anatomie

- Die A. carotis interna und externa sowie der N. vagus können hinter der Zyste verlaufen – Cave!
- Die N. hypoglossus und glossopharyngeus können ebenfalls von derartigen Zysten verdrängt werden.

Anästhesieverfahren

Allgemeinnarkose

Lagerung des Patienten

In Rückenlage, den Kopf abgewendet und leichte Fußtieflage, damit die Füllung der V. jugularis ext. abnimmt.

Schnittführung

Ausreichend große transversale Schnittführung über dem betroffenen Bezirk. Sorgfältige Darstellung des Platysma an beiden Schnitträndern!

Präparation

Durchtrennen der Faszie am Vorderrand des M. sternocleidomasoideus. Dieser wird mit einem Roux- oder Langenbeckhaken beiseite gehalten. Sorgfältige Darstellung der Zyste nach allen Seiten (ohne sie zu inzidieren!), bis der zuführende Gang freiliegt. Dieser wird durchtrennt und zu beiden Seiten unterbunden. Nicht immer ist der Gang darstellbar, und die Zyste muß „blind“ entfernt werden (Rezidivgefahr).

Wundverschluß

Wie unten beschrieben

Große Zysten

Diese sollten im Sinne einer superfizialen Parotidektomie behandelt werden, vor allem dann, wenn die Gl. parotis nach außen verdrängt ist. Stelle den N. facialis dar und verfahre wie beschreiben.

Verzweigte Fisteln und Sinus

Schnittführung ovalär oder wetzsteinförmig über dem Ausführungsgang.

Präparation

Vertiefen der Hautinzision bis auf das Platysma. Der Schnitt kann durch leichtes Verziehen der Hautränder besser ausgenutzt werden. Die Präparation muß zwischen A. carotis (interna und externa) und den Nervi hypoglossus und glossopharyngeus in die Tiefe erfolgen. Auch muß eine superfiziale Parotidektomie möglich sein, wenn es sich intraoperativ als erforderlich herausstellt.

In den meisten Fällen hat sich das Fistelsystem in Richtung zur Mundhöhle hin entwickelt. Daher muß die Präparation vorsichtig teils stumpf, teils scharf, schrittweise erfolgen. Teile den hinteren Bauch des M. digastricus ab und verfolge diesen bis zum mittleren Schließmuskel. Die Exzision wird dann mit einem kleinen ovalen Stück des Muskels vorgenommen.

Wundverschluß

Nach sorgfältiger Blutstillung Einlage einer Drainage (evtl. schichtweise) und Wundverschluß durch Einzelknopfnähte.

Spezielle postoperative Nachsorge

Entfernen der Drainagen nach 2–4 Tagen, der Hautfäden nach 10 Tagen.

Entlassung

Nach Entfernung der Drainagen.
Kleinere Befunde können auch ambulant operiert werden.

Exzision pharyngealer Aussackungen (Divertikel)

Zielsetzung

- Taschenbildungen müssen exzidiert oder doch zumindest verkleinert werden
- Cricopharyngeale Myotomie

Spezielle Anatomie

Die Aussackungen treten zwischen den beiden Blättern des inferioren Schließers hervor (im Sinne einer Herniation). Dringend muß vor einer Verletzung des N. recurrens und einer iatrogen bedingten, postcricoidalen Ösophagusstriktur gewarnt werden.

Spezielle Aufklärung

Der Patient muß über die Möglichkeit dieser beiden Komplikationen und ihre Folgen in vollem Umfang aufgeklärt werden. Sein ausdrückliches Einverständnis ist einzuholen.

Anästhesieverfahren

Allgemeinnarkose

Lagerung des Patienten

Rückenlage mit nach rechts gedrehtem Kopf, den linken Arm am Körper und ein Kissen zwischen den Schulterblättern.

Schnittführung

10–15 cm langer Schnitt parallel zum Vorderrand des linksseitigen M. sternocleidomastoideus, so daß das Cricoid etwa in der Mitte des Schnittes gelegen ist.

Präparation

Durchtrenne das Platysma und die tiefe Faszie. Der M. sternocleidomastoideus wird mit einem stumpfen Haken beiseite gehalten, ebenso die V. jugularis und die Karotisgabel nach posterior (Cave). Die Glandula thyreoidea und der Larynx werden nach anterior weggehalten. In stumpfer Präparationstechnik wird die Aussackung dargestellt und freigelegt, wobei sie vorsichtig angeklemmt werden kann.

Kleinere Taschenbildungen sollten belassen werden, bei größeren Aussackungen empfiehlt sich die Resektion. Hierzu wird der Anästhesist gebeten, einen entsprechend dicken Schlauch (French 30) in den oberen Ösophagus einzuführen, der die Bestimmung des Resektionsausmaßes erleichtert. An der Basis der Aussackung wird eine Gefäßklemme gesetzt, über der die Abtragung erfolgen kann. Anschließend wird der entstandene Defekt durch resorbierbare Einzelknopfnähte verschlossen, nachdem die Klemme entfernt wurde.

Die cricopharyngeale Myotomie

Sie wird als Prävention gegen postoperativ auftretende Fisteln und Spätrezidive vorgenommen. Hierzu wird eine gebogene Gefäßklemme zwischen den M. cricopharyngeus und die Ösophagusmukosa gesetzt und mehrmals geöffnet und wieder geschlossen, um die beiden Blätter voneinander zu trennen. Anschließend inzidiere man den Muskel zwischen den Branchen der geöffneten Klemme auf einer Länge von 2–4 cm.
Dieses Vorgehen macht ein Versenken kleinerer oder mittelgroßer Aussackungen in die prävertebrale Faszie möglich, und ihr Inhalt entleert sich in den Schlund.

Wundverschluß

Nach Einlage einer Drainage schichtweiser Wundverschluß

Spezielle Nachsorge

An den ersten beiden postoperativen Tagen sollte die orale Flüssigkeitszufuhr streng auf 50 ml/h limitiert werden. Danach freie Flüssigkeitszufuhr und entsprechende Diät.

Komplikationen

Fistelbildung, Mediastinitis, Aspirationspneumonie

Entlassung

Zwischen dem 7. und 10. postoperativen Tag

Die Kardiomyotomie (nach Heller)

(Thorakaler Zugang)

Zielsetzung

Wiederherstellung der normalen Ösophaguspassage durch Spaltung der distalen Ösophagusmuskulatur ohne Verletzung der Schleimhaut (extramukös).

Spezielle Aufklärung

Wie bei allen thorakalen Eingriffen. Bei Schleimhautverletzung Gefahr der Mediastinitis.

Narkoseverfahren

Allgemeinnarkose (Doppellumentubus)

Lagerung des Patienten

Stabile Rechtsseitenlage

Schnittführung

Im Verlauf des 7. Interkostalraumes links

Vorgehensweise

Nach Präparation des 7. Interkostalraumes Eröffnen der Pleura, Zurückdrängen der linken Lunge (Doppellumentubus!) nach ventral und des Zwerchfells nach kaudal. Der Ösophagus wird vom Hiatus befreit und dabei die untere Pulmonalvene freigelegt und angeschlungen (Gummizügel). Ebenso wird der untere Ösophagus angeschlungen und anschließend vorsichtig die einzelnen Muskellagen in Längsrichtung inzidiert. Alsdann wird die Muskulatur stumpf von der Mukosa abgehoben, bis diese leicht hervorquillt. Auf diese Weise werden die distalen 10–12 cm des Ösophagus bis zur Kardia präpariert, wobei keinesfalls die Mukosa verletzt werden darf. Kleine Blutgefäße werden unterbunden. Sichere Blutstillung ist zu gewährleisten.

Sollte es doch zu einer kleinen Verletzung der Schleimhaut kommen, muß diese mit resorbierbaren Einzelnähten (Vicryl, Dexon) übernäht werden. Wenn dies nicht vollständig gelingt, muß an dieser Stelle die Muskulatur wieder vernäht werden, um der Entstehung einer Fistel vorzubeugen. Kommt es dennoch zur Fistelbildung, muß in manchen Fällen eine Ösophagusresektion erfolgen und die Kontinuität mittels Ösophagogastrostomie oder Koloninterponat wiederhergestellt werden.

Thorax- und Wundverschluß

Das Einbringen einer Thoraxdrainage (Dauersog, Wasserschloß) ist erforderlich, die durch gesonderte Stichinzision herausgeleitet wird. Die angrenzenden Rippen werden durch kräftige nicht-resorbierbare Fäden (Nylon) einander angenähert und die Muskulatur schichtweise darüber verschlossen. Einlage einer Subkutandrainage. Die Haut kann genäht oder geklammert werden.

Komplikationen

- Unbeobachtete Schleimhautverletzung, die umgehend zur Reintervention zwingt, bei der unbedingt ein Verschluß des Lecks erreicht werden sollte.
- Schluckstörungen (Dysphagien) bei nicht sachgerechtem Vorgehen machen nicht selten eine zweite Myotomie erforderlich.
- Peptische Strikturen, die durch gastroösophagealen Reflux hervorgerufen werden und entweder durch Gabe von H_2-Blockern oder durch eine Antirefluxplastik (in gleicher Sitzung durchzuführen) behandelt werden.
- Das Ösophaguskarzinom. Daher sollten alle Patienten nach dieser Operation regelmäßig einer endoskopischen Untersuchung unterzogen werden. Die Achalasie gilt als fakultative Präkanzerose.

Die Kardiomyotomie

(abdominaler Zugang)

Narkoseverfahren

Allgemeinnarkose

Lagerung des Patienten

Rückenlage

Hautschnitt

Median oder links paramedian im Oberbauch

Präparation

Der linke Leberlappen muß nach Eröffnung der Leibeshöhle beiseite gehalten oder eventuell auch mobilisiert werden. Anschließend wird durch Exploration die Diagnose gesichert und die eingeschobene Magensonde palpiert. Aufspalten des Peritoneums und des Lig. ösophagophrenicum und Anschlingen des Ösophagus durch Gummizügel. Hierbei muß sorgfältig auf den N. vagus geachtet werden.
Nun wird die Muskulatur der vorderen Magenwand 1 cm unterhalb der Kardia in Längsrichtung gespalten, bis sich die darunterliegende Schleimhaut vorwölbt, die dabei keinesfalls verletzt werden darf. Anschließend wird die Spaltung der Muskulatur nach proximal vorgenommen (10 cm distaler Ösophagus).
Kontrolle der Muskulatur auf Bluttrockenheit und der Schleimhaut auf absolute Dichtigkeit.

Wundverschluß

Nach Einlegen einer Zieldrainage zur Kardia erfolgt schichtweiser Wundverschluß (fortlaufender Peritonealverschluß, Faszienverschluß durch Vicryl- oder Dexon-Einzelknopfnähte, Subkutandrainage, Hautverschluß durch Naht oder Klammern).

Entlassung

7–10 Tage postoperativ (bei beiden Verfahrensweisen).

Die explorative Laparotomie

Dieses Operationsverfahren ist immer dann indiziert, wenn die präoperativen Untersuchungen nicht zu einer sicheren Diagnose geführt haben oder die Operabilität eines diagnostizierten Befundes nicht ohne Zweifel feststeht. Beim Notfallpatienten (z.B. traumatologischer Notfall mit sonographisch gesicherter freier Flüssigkeit in der Leibeshöhle) muß die explorative Laparotomie die Diagnose klären und zu einer sofortigen Therapie führen – ebenso beim sogenannten akuten Abdomen. Prinzipiell sollte jeder Eingriff in die Leibeshöhle zu einer Exploration genutzt werden, soweit die gewählte Schnittführung dies zuläßt und nicht Verwachsungen diese behindern.

Präoperative Vorbereitung

Alle wichtigen Laborparameter sollten zur Verfügung stehen (und haben evtl. die Differentialdiagnose beeinflußt). Bei traumatischen Notfällen sollte die Reanimation weitestgehend abgeschlossen und die Kreislaufverhältnisse stabil sein. Bei Verdacht eines entzündlichen Geschehens in der Bauchhöhle oder gar einer Peritonitis ist eine Antibiotikatherapie angezeigt (z.B. Cephalosporin und Metronidazol).

Narkoseverfahren

Allgemeinnarkose

Hautschnitt

Er sollte in der Medianlinie unter Umschneidung des Nabels erfolgen.

Operatives Vorgehen

Nach Spalten der Faszie in der Medianlinie Eröffnen des Peritoneums und Beachtung evtl. hervortretender Flüssigkeit, von der im Zweifelsfalle ein Abstrich gewonnen wird. Anschließend erfolgt die systematische Exploration der Leibeshöhle. Hierbei kann die präoperative Diagnostik als Leitfaden dienen. Beim traumatischen Notfall mit Blut im Bauchraum müssen sämtliche Organe nach der Häufigkeit der Blutungsquellen (Milz, Leber, Mesenterium, Darmwand, Pankreas usw.) untersucht werden, da nicht selten mehr als eine Blutungsquelle vorliegt. Hierbei müssen alle Organe vorsichtig abgetastet werden, um ihre Mikrozirkulation nicht zu beeinträchtigen. Haupt- und Nebenbefunde müssen sorgfältig dokumentiert und entsprechend auch bewertet werden.

Nicht selten hat sich ein Strangulationsileus bei Verwachsungen bereits durch die Relaxation der Narkose aufgelöst. In diesen Fällen findet sich aber meist noch eine Schnürfurche mit entsprechend unterschiedlicher Färbung der Darmabschnitte prä- und poststenotisch. Ähnliches gilt auch für

Invaginationen, bei denen aber stets nach der Ursache gesucht werden muß (z.B. Abtasten nach einem polypösen Befund). Sorgfältige Überprüfung der Pulsationen im Mesenterium aller Darmabschnitte.
Das Abtasten der Nieren und der ableitenden Harnwege gehört ebenso dazu wie die Untersuchung der Unterbauchorgane (vor allem bei der Frau) und der Aorta abdominalis (Aneurysma). Ein Meckelsches Divertikel darf ebensowenig übersehen werden wie Dickdarmdivertikel oder eine umschriebene Entzündung im Sinne eines M. Crohn oder einer Kolitis. Bei diffuser Peritonitis muß neben der Durchwanderung mit ihren verschiedenen Ursachen (z.B. Mesenterialinfarkt) immer auch an die Perforation des Gastrointestinums gedacht werden, deren Lokalisation erhebliche Probleme bereiten kann. Besonders schwierig gestaltet sich oft auch die Suche nach einer gastrointestinalen Blutungsquelle, die nicht vorher mittels endoskopischer Untersuchung abgeklärt werden konnte.

Wundverschluß

Bei nicht-entzündlichem Geschehen erfolgt der übliche dreireihige Wundverschluß wie bereits beschrieben. Bei ausgedehnten entzündlichen Krankheitsbildern sollte zusätzlich an eine Drahtstütznaht (z.B. Ventrofil) gedacht werden, bei bereits vorhandener Peritonitis an die Möglichkeit einer permanenten oder Etappenlavage. Entsprechend dem operativen Vorgehen sind die notwendigen Drainagen einzulegen, die stets durch gesonderte Stichinzisionen herausgeleitet werden sollten.

Spezielle postoperative Nachsorge

Parenterale Ernährung (oder zumindest ausreichende Flüssigkeitszufuhr) bis zum Wiedereinsetzen der Darmtätigkeit. Bei entzündlichen Veränderungen Fortsetzen der begonnenen Antibiotikatherapie, die evtl. nach Erhalt einer mikrobiologischen Untersuchung umgestellt werden muß. Intensives Monitoring evtl. auch auf einer entsprechenden Pflegeeinheit ist notwendig, richtet sich aber nach dem Ausmaß der operativen Intervention und den entsprechenden Komplikationsmöglichkeiten. Nach diesen richtet sich dann wiederum die Länge des stationären Aufenthaltes (Intensivstation – „intermediate care" – Normalstation).

Die Pyloromyotomie (nach Ramstedt)

Ziel

Die Wiederherstellung der normalen Magenentleerung durch Spaltung der hypertrophierten Pylorusmuskulatur.

Spezielle Aufklärung

Das operative Vorgehen und dessen Notwendigkeit muß den Eltern erklärt werden – die Einverständniserklärung sollte von beiden Elternteilen unterschrieben werden.

Narkoseverfahren

Allgemeinnarkose

Lagerung des Patienten

Rückenlage

Hautschnitt

3–4 cm lange, quer verlaufende Inzision 1 Querfinger unterhalb des Leberwinkels, der vorher getastet werden muß.

Operatives Vorgehen

Der rechte Rektusmuskel wird stumpf gespalten, das Peritoneum eröffnet und die Leber nach kranial weggehalten. Mit dem linken Zeigefinger wird das Querkolon beiseite gehalten und die „geschwollene" Pylorusregion mit einer Babcock-Klemme gefaßt, ohne die Blätter jedoch zu schließen. Mittels Daumen und Zeigefinger wird die Diagnose gesichert und zunächst eine Längsinzision über den anterioren Pylorusanteilen vorgenommen (Spalten des peritonealen Überzuges). Die Inzision wird dann vorsichtig weiter vertieft und der Schnürring dadurch gespalten (1–2 mm tief).

Anschließend sollte die muskuläre Schicht stumpf auseinandergebreitet werden, so daß auf ganzer Inzisionslänge eine Entlastung entsteht. Hierbei darf die Mukosa keinesfalls verletzt werden, was im Zweifelsfall durch das Ausdrücken von etwas Magenluft überprüft werden kann. Entstandene Defekte müssen sofort übernäht werden.

Wundverschluß

Abschließend wird das Duodenum wieder versenkt, das Peritoneum fortlaufend verschlossen und die Faszie durch Einzelnähte adaptiert. Hautverschluß durch Intrakutannaht.

Die folgenden Abbildungen zeigen das operative Vorgehen.

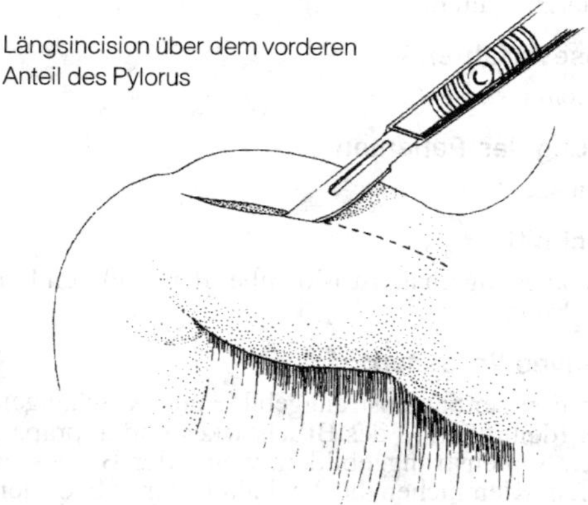
Längsincision über dem vorderen
Anteil des Pylorus

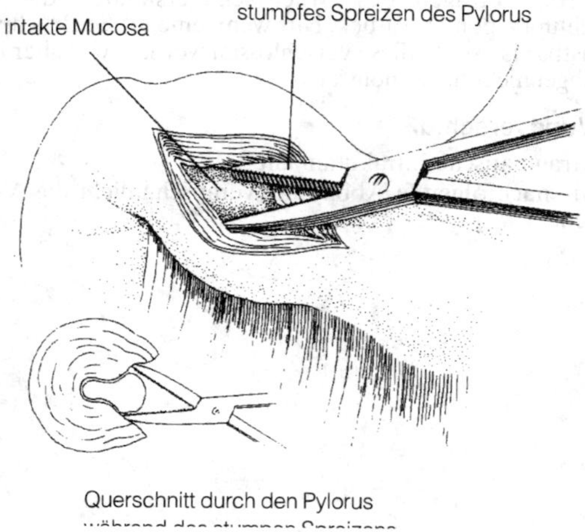
intakte Mucosa
stumpfes Spreizen des Pylorus
Querschnitt durch den Pylorus

Die Leistenbruchoperation im Kindesalter

Ziel

Das Abtragen des Bruchsackes (Herniotomie). Ein Verschluß der Bruchpforte ist bei Kindern meist nicht notwendig.

Spezielle Anatomie

Der innere und der äußere Leistenring liegen beim Kind extrem dicht beieinander. Es ist nicht nötig, den M. obliquus externus zu spalten.

Narkoseverfahren

Allgemeinnarkose

Lagerung des Patienten

Rückenlage

Hautschnitt

3–5 cm lange inguinale Inzision über dem äußeren Leistenring

Operatives Vorgehen

Präparation der Samenstranggebilde und Anschlingen derselben. Identifikation des Bruchsackes und abpräparieren von den Samenstranggebilden, wobei der Bruchsack mit stumpfen Klemmchen hochgehalten wird. Eröffnen des Bruchsackes nur bei Verdacht auf Bruchsackinhalt. Darstellen des Bruchsackes bis an seine Basis, die umstochen wird. Abtragen des Bruchsacküberstandes, die Basis schlupft spontan zurück. Nur wenn eine große Bruchpforte tastbar ist, sollte diese verschlossen werden, was aber in der Regel nicht notwendig ist.

Wundverschluß

Atraumatische Intrakutannaht

Die nachfolgende Abbildung veranschaulicht das Vorgehen.

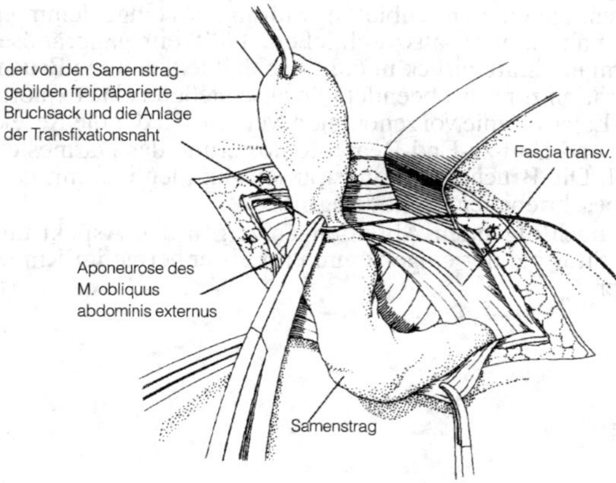

der von den Samenstrag-
gebilden freipräparierte
Bruchsack und die Anlage
der Transfixationsnaht
Fascia transv.
Aponeurose des
M. obliquus
abdominis externus
Samenstrag

Der eingeklemmte Leistenbruch beim Kind

Ziel

Sofortige Operationsindikation! Im Zweifelsfall Resektion des eingeklemmten Darmabschnittes (senkt die Mortalität).

Spezielle Aufklärung

Aufklärung der Eltern über die Notwendigkeit einer sofortigen Operation und die Gefahren bei nicht zeitgerechtem Vorgehen.
Repositionsversuche sollten unterbleiben, da hierdurch der Darm noch weiter geschädigt werden kann. Auch wenn es zu einer spontanen Reposition gekommen ist, muß so bald wie möglich operiert werden.

Narkoseverfahren

Allgemeinnarkose

Lagerung

Rückenlage

Schnittführung

Wie beim Elektiveingriff

Vorgehen

Nach Eröffnen des Bruchsackes ist der eingeklemmte Darm sorgfältig zu inspizieren und im Zweifelsfall zu resezieren (wenn er sich nicht rasch erholt). Erfolgt eine spontane Reposition (nicht selten mit der Narkoseeinleitung), muß eine sorgfältige Inspektion nach Eröffnung des Bruchsackes erfolgen, um eine Durchblutungsstörung des eingeklemmten Darmabschnittes auszuschließen. Fällt ein gangränöser Darmabschnitt zurück in die Bauchhöhle, kann die Bruchoperation zunächst beendet und anschließend eine explorative Laparotomie vorgenommen werden, bei der die Resektion und End-zu-End-Reanastomosierung des Darmes erfolgt. Die Bruchoperation ist ansonsten identisch mit dem vorbeschriebenen Elektiveingriff.
Die nachfolgenden Abbildungen zeigen den Aspekt und den Situs bei der eingeklemmten Leistenhernie im Kindesalter.

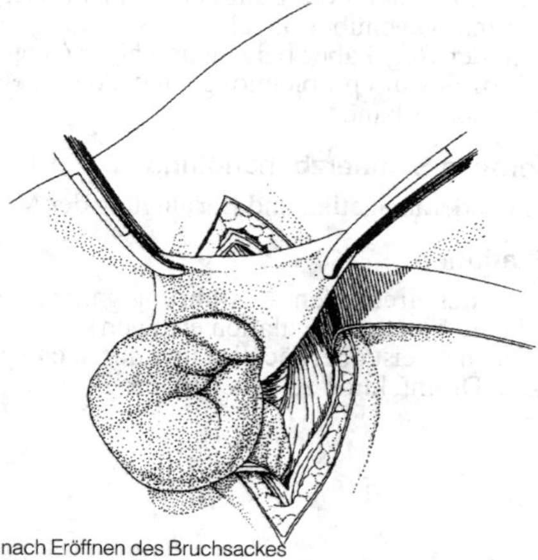

nach Eröffnen des Bruchsackes
sorgfältige Exploration des Inhaltes

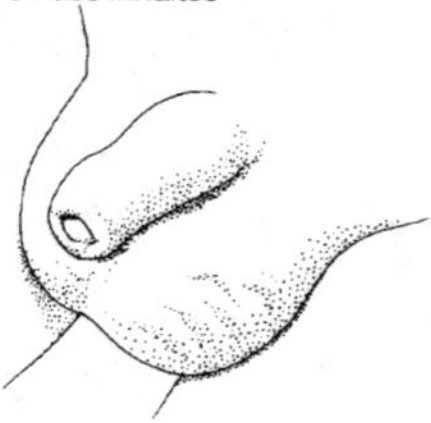

Die Zirkumzision (Beschneidung)

Es handelt sich um die im Kindesalter am häufigsten durchgeführte Operation.

Indikationen

- religiöse Gründe
- Phimose (präoperative Blutzuckerkontrolle, da nicht selten ein Diabetes mellitus vergesellschaftet ist)
- rezidivierende Balanitis
- Peniskarzinom, das die Vorhaut befallen hat

Vorgehen

In Allgemeinnarkose werden zunächst sämtliche Verklebungen der Vorhaut sorgfältig gelöst, was am besten mit einer Knopfsonde gelingt. Beide Vorhautblätter werden mit scharfen Klemmen am Rande fixiert und anschließend reseziert, wobei mindestens 3 mm erhalten werden sollten, um eine gute Nahtfähigkeit zu gewährleisten. Die ersten Nähte werden angeklemmt und hochgehalten, um das kosmetische Ergebnis zu sichern. Das Frenulum ist sorgfältig zu schützen, entsprechend die Längsinzision zum Beginn der Resektion ihm gegenüber anzulegen. Sorgfältige Blutstillung, die in der Regel aber bei engmaschiger Catgut Nahttechnik (Einzelnähte) problemlos gelingt. Abschließend erfolgt ein Salbenverband.

Postoperative Schmerzbehandlung

Spezielle Kinderanalgetika und Beruhigung der Mutter.

Komplikationen

- Stenosen des urethralen Ausführungsganges (es sollte daher keine Elektrokoagulation erfolgen)
- Infektionen (meist oberflächlich und durch entsprechende lokale Desinfektion zu beherrschen)

Die trunkuläre Vagotomie und Pyloromyoplastik

Ziel

Vollständige Trennung der Innervation des Magens durch den N. vagus und somit Reduktion der Säureproduktion. Um dauerhaft eine Magenentleerungsstörung zu verhindern, wird die Operation mit einer Pyloromyoplastik oder sogar einer Gastroenterostomie (GE) verbunden (sog. Drainageoperation).

Besondere Anmerkung

Durch die Entwicklung der H_2-Rezeptor-Antagonisten und ihrer Abkömmlinge ist dieses Operationsverfahren stark zurückgedrängt worden, da die saure gastrale Hypersekretion und das Ulkusleiden heute in der Regel medikamentös beherrscht werden können.

Spezielle Aufklärung

Der Patient ist auf die möglichen postoperativen Komplikationen wie das Dumping-Syndrom und rezidivierende Durchfälle hinzuweisen.

Präoperative Vorbereitung

Das Operationsverfahren wird bei blutenden Magen- oder Zwölffingerdarmgeschwüren angewendet oder gelegentlich auch beim Versagen der Therapie mit H_2-Rezeptor-Antagonisten. Die Diagnose (und damit auch die OP-Indikation) wird mittels Endoskopie gestellt, wobei es nicht selten gelingt, auch die Blutung aus einem Geschwür endoskopisch zu stillen. Bei größeren Blutverlusten ist eine entsprechende Substitution von Blutfraktionen (meist als Erythrozytenkonzentraten) erforderlich. Vollständige parenterale Ernährung am besten über zentralen Venenkatheter. Bestimmung der routinemäßigen hämatologischen und biochemischen Laborparameter. Eine prophylaktische Antibiotikatherapie empfiehlt sich insbesondere nach der Gabe von H_2-Rezeptor-Antagonisten, weil diese die natürliche Keimbesiedlung im oberen Gastrointestinaltrakt erheblich verändern können.

Narkoseverfahren

Allgemeinnarkose

Lagerung des Patienten

Rückenlage

Operatives Vorgehen

Oberbauch – Medianlaparotomie

Nach Eröffnen des Peritoneums erfolgt zunächst die Exploration, wobei besonders auf die Weite des Hiatus ösophagei, das Vorhandensein von Gallensteinen und/oder Zeichen einer Divertikelkrankheit zu achten ist. Zur besseren Übersicht des Operationsfeldes kann ein Wundhaken nach Rochard verwendet werden, so daß das Lig. coronarium der Leber gut zur Darstellung kommt. Manchmal muß es gespalten werden, um den linken Leberlappen beiseite halten zu können, wenn er die Sicht behindert. Nun kann der peritoneale Überzug des gastro-ösophagealen Überganges gut eingesehen und inzidiert werden, um den Ösophagus unter Fingerführung anzuschlingen. Anschließend können die beiden Vagusstämme (anterior und posterior) zwischen Daumen und Zeigefinger ertastet, angeklemmt und durchtrennt werden. Ist dies geschehen, senkt sich der Ösophagus gewöhnlich etwas nach kaudal in die Leibeshöhle ab. Sorgfältige Blutstillung!

Drainageoperationen

Hier kommt vorzugsweise die Pyloromyoplastik zur Anwendung, seltener eine Gastroenterostomie (GE).

Zur Pyloromyoplastik nach Heinecke-Mikulicz werden zunächst zwei Haltefäden unmittelbar proximal und distal des Pylorusringes angelegt und zwischen den beiden Haltefäden eine Längsinzision vorgenommen, die anschließend durch Einzelnähte (Vicryl/Dexon) quer wieder verschlossen wird. Hierdurch entsteht eine Lumenerweiterung des Pyloruskanals. Falls erforderlich, kann ein Netzzipfel über die Pyloromyoplastik genäht werden.

Die GE wird in der Regel als retrokolische, isoperistaltische Gastrojejunostomie angelegt, wobei die erste Jejunalschlinge hinter der Flexura duodeno-jejunalis hochgezogen wird. Diese muß ausreichend mobil sein, um eine spannungsfreie Anastomosierung zu gewährleisten. Das Loch im Mesokolon transversum darf nicht zu groß gemacht werden, da sonst weitere Dünndarmschlingen hineintreten und eingeklemmt werden können. Beachte hierbei besonders die A. colica media. Nach Festlegung der Ansastomosierungsränder am Magen und Jejum durch Haltefäden kann die Anastomose entweder mittels Klammernahtgerät oder in üblicher Nahttechnik (extramuköse Stichtechnik) angelegt werden. Vor dem Austreten von Magensaft und Dünndarmstuhl schützen weiche Darmklemmen. Mit den Haltefäden kann die Anastomose abschließend im Mesokolonschlitz verankert werden.

Die trunkuläre Vagotomie und Pyloromyoplastik (Forts.)

Der Wundverschluß erfolgt in typischer Weise (fortlaufender Peritonealverschluß, Faszienverschluß durch Dexon Einzelknopfnähte (oder Vicryl), Naht oder Klammern der Haut über Redondrainage. Eine Zieldrainage der GE sollte erfolgen.

Spezielle postoperative Nachsorge

Belassen der Magensonde für mindestens 12 Stunden. Andere Chirurgen empfehlen die sofortige postoperative Entfernung und Gabe von Eiswasser in den ersten Tagen. Vorsichtiger Kostaufbau ab dem 3. postoperativen Tag bei sitzender Körperhaltung zur Verbesserung der Passage. Anfänglich scheint leichte Kost angezeigt.

Die supraselektive Vagotomie (Parietalzell-Vagotomie)

Ziel

Ziel dieser Operation ist die Denervation der Säureproduktion des Magens. Dabei sollen die anterioren und posterioren Latarjet-Nervenäste geschont werden, wohingegen deren Abzweigungen in das Gebiet der Parietalzellen vollständig durchtrennt werden müssen, während der N. vagus intakt bleibt, um die alkalisches Sekret produzierenden Zellen des Magenantrums zu versorgen und alle übrigen Funktionen des N. vagus auf andere Abdominalregionen zu gewährleisten.

Spezielle Anatomie

Die anterioren und posterioren Nerven nach Latarjet laufen entlang der kleinen Kurvatur des Magens und versorgen mit kleinsten Ästen die Parietalzellen. Im Bereich der Angulusfalte spreizen sie sich auf und bilden einen sog. Krähenfuß, der dann das Antrum versorgt. Hier ist die Präparationsgrenze festzulegen.

Präoperative Vorbereitung

Wie zur trunkulären Vagotomie und Drainageoperation. Über eine perioperative Antibiotikaprophylaxe sollte von Fall zu Fall entschieden werden.

Narkoseverfahren

Allgemeinnarkose

Lagerung

Rückenlage (evtl. leichte Überstreckung)

Operation

Schnittführung: Oberbauchmedianschnitt

Weiteres Prozedere: Eröffnen der Pars flaccida des Omentum minus und Anschlingen des Magens durch Gummizügel. Aufsuchen des anterioren Latarjet-Nerven im Bereich proximal des Krähenfußes und schrittweises Durchtrennen seiner Äste entlang der kleinen Kurvatur von distal nach proximal, wobei die Präparation dadurch erleichtert wird, daß der Magen durch den Gummizügel angespannt werden kann. Die Unterbindungen können durch Fäden oder Klammern erfolgen (letzteres kann einen Zeitgewinn bedeuten). Die Präparation muß proximal im Bereich des ösophago-gastralen Überganges alle Fasern des Nerven erfassen, da sonst nicht mit einer ausreichenden Radikalität der geplanten Säurereduktion zu rechnen ist. Hierzu muß auch der His-Winkel präpariert und der Ösophagus angeschlungen werden, um die obersten Fasern sauber darzustellen und zu durchtrennen. Der Ösophagus darf hierbei keinesfalls verletzt werden. In gleicher Weise wird mit dem posterioren Latarjet-Nerven verfahren. Am Ende muß der Magen vollständig von diesem Teil des Omentum minus entfesselt sein. Die Blutstillung muß sorgfältig erfolgen, wobei vor allem vor Magenwandhämatomen gewarnt werden muß. Die Präparationstechnik ist auf den nebenstehenden Skizzen dargestellt. Die Operation kann auch als MIC erfolgen. Wundverschluß in typischer Weise, wobei vorher die korrekte Lage der Magensonde zu überprüfen ist.

Postoperative Nachsorge

Die Magensonde sollte für einige Tage belassen werden, bis eine normale gastroduodenale Passage sichergestellt ist. Entsprechend vorsichtig muß der orale Kostaufbau erfolgen.

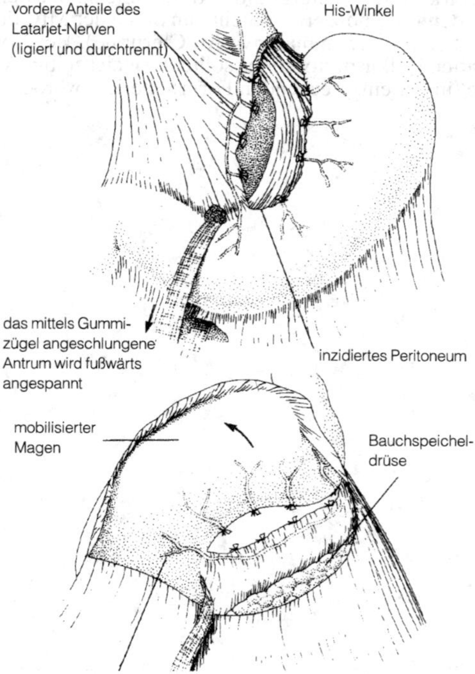

Die supraselektive Vagotomie (Parietalzell-Vagotomie) (Forts.)

Postoperative Komplikationen

- Nekrosen im Bereich der kleinen Kurvatur der Magenwand durch zu dichte Präparation (Ligaturen) oder den Gebrauch der Diathermie. In einigen Statistiken wird dies als möglicher Grund für einen Todesfall auf 1000 dieser Operationen angegeben.
- Gelegentlich muß die Splenektomie erfolgen, wenn bei der Präparation des Magens die Milzkapseln verletzt und nicht wieder rekonstruiert werden kann. Die operative Mortalität wird dann mit 0,3 % angegeben.
- in ca. 15 % aller Fälle kommt es dennoch zu Rezidivulzera.

Entlassung

Am 7.–10. postoperativen Tag

Anmerkung

Das Operationsverfahren ist aufgrund der modernen Antacida stark in den Hintergrund getreten und sollte, wenn es heute dennoch indiziert erscheint, im Sinne der MIC durchgeführt werden (minimal invasive Chirurgie). Bei Notfalleingriffen (Ulkusperforation) sollte die gleichzeitige Vagotomie (in der entsprechenden Form) überlegt werden.

Das perforierte Zwölffingerdarmgeschwür

Leitsymptom einer Ulkusperforation des Magens oder des oberen Zwölffingerdarmes ist die durch den Magensaft induzierte Peritonitis. Nur wenn der Patient rasch einer chirurgischen Versorgung zugeführt wird, ist die Prognose günstig. Eine konservative Behandlung ist nur bei länger zurückliegender und inzwischen sekundär gedeckter Perforation gerechtfertigt – oder bei sehr alten Patienten mit entsprechenden Risikofaktoren (kritische Würdigung!).

Präoperative Vorbereitung

Laborwertkontrollen (Nierenfunktion, Elektrolyte!) und Beginn einer Infusionstherapie. Ausschluß einer akuten Pankreatitis (Amylase, Lipase) und bei älteren Patienten mit chronisch obstruktiven Atemwegserkrankungen Blutentnahme zur arteriellen Blutgasanalyse.

Narkoseverfahren

Allgemeinnarkose

Lagerung des Patienten

Rückenlage

Zugang

Oberbauchmedianlaparotomie

Operatives Vorgehen

Nach Eröffnen des Peritoneums wird zumeist eine mehr oder weniger große Menge gallig versafteten Magensekretes sichtbar, die sorgfältig abgesaugt werden muß. Die Entnahme eines Abstriches ist ratsam, um später evtl. auch gezielt antibiotisch behandeln zu können, was initial nur ungezielt möglich ist. Aufsuchen der Perforationsstelle, die sich nicht selten an der Duodenalvorderwand unmittelbar postpylorisch befindet. Andere Lokalisationen sind auch die Magenvorderwand und die Duodenalhinterwand (Bulbus). Eine ausgiebige Exploration ist in jedem Falle erforderlich. Nicht selten klebt das große Netz auf der Perforationsstelle (wenn nicht ganz frisch perforiert). Das Ulkus soll vorsichtig exzidiert werden (cave Schleimhautblutung!) und der Defekt anschließend mit Vicryl (oder Dexon) Einzelnähten verschlossen werden. Bei nicht sicherer Nahtfähigkeit im entzündeten Gewebe kann zusätzlich ein Netzzipfel auf der Übernähung fixiert werden, wobei auf eine lockere Knotentechnik zu achten ist, um eine Nekrose des Netzzipfels zu verhindern.

Abschließend sollte eine Peritoneallavage erfolgen, die in der Regel mit Kochsalz- oder Ringerlösung vorgenommen wird. Nach sorgfältigem Absaugen der gesamten Leibeshöhle empfiehlt es sich, eine Zieldrainage im Bereich der Übernähung und evtl. zusätzlich in der Excavatio recto uterina bzw. vesicalis.

Wundverschluß

Schichtweiser Wundverschluß in der üblichen Weise.
Subkutandrainage

Komplikationen

Infektionen und Abszeßbildungen, die in ca 25 % eine chirurgische Reintervention erforderlich machen.
Trotz moderner H_2-Blocker sind Rezidive nicht selten und erfordern dann eine definitive chirurgische Behandlung im Sinne einer Resektion.
Es ist anamnestisch dringend auf die Einnahme nicht-steroidaler Antirheumatika zu achten, die häufig als Ursache der Perforation anzusehen sind.

Entlassung

Frühestens am 10. postoperativen Tag.

Die Implantation einer Angelchik-Prothese

Die sog. Angelchik-Prothese ist eine Anti-Reflux-Prothese, die bei Patienten mit schwerem unstillbaren gastro-ösophagealen Reflux indiziert ist, wenn es zu entzündlichen Veränderungen der Ösophagusschleimhaut kommt, was zumeist als Folgeerscheinung einer Hiatushernie auftritt.

Vor dem Einsatz einer Prothese sollten jedoch in der Regel andere chirurgische Verfahren (z. B. Hiatoplastik) im Sinne einer Anti-Reflux-Plastik Anwendung finden.

Präoperative Vorbereitung

Ähnlich wie zur Vagotomie. Eine Magensonde ist unerläßlich, eine perioperative Antibiotikagabe empfehlenswert (Cephalosporin/Metronidazol).

Narkoseverfahren

Allgemeinnarkose

Lagerung des Patienten

Rückenlage

Zugang

Oberbauchmedianlaparotomie

Operatives Vorgehen

Der Einsatz eines Selbsthalters ist zu empfehlen. Die Mobilisation des linken Leberlappens erfolgt wie zur trunkulären Vagotomie. Der peritoneale Überzug des Ösophagus wird vorsichtig unmittelbar oberhalb der Kardia zirkulär aufgespalten, wobei zunächst eine Hiatushernie ausgeschlossen oder reponiert werden muß.

Wenn der Ösophagus zirkulär freigelegt ist, kann die C-förmige Angelchik-Prothese angepaßt und positioniert werden. Mittels Ligaclips wird die Prothese fixiert.

Wundverschluß

Üblicher Bauchdeckenverschluß, in der Regel über einer Zieldrainage.

Besonderheiten der postoperativen Nachsorge

Wie bei der Vagotomie

Komplikationen

- Infektionen. Die Prothese muß dann wieder entfernt werden. Daher muß besonders sorgfältig präpariert werden und eine Antibiotikatherapie erfolgen.

- Auswandern des Ringes nach proximal, was vor allem bei großen Zwerchfelldefekten vorkommen kann, in der Regel jedoch keinerlei Symptome hervorruft.
- Druckulzeration am Ösophagus oder der Magenwand
- Ösophagusstrikturen. Diese müssen ebenso wie die Ulzerationen zum Entfernen der Prothese führen. Die Diagnose ist endoskopisch und/oder radiologisch zu sichern und der Patient über die Symptome in vollem Umfang aufzuklären.

Entlassung

Nach 7–10 Tagen

Die Einlage eines Celestin-Tubus bei inoperablem Ösophaguskarzinom

Dieser palliative Eingriff dient der Erhaltung der Passage durch den Ösophagus bei oraler Nahrungsaufnahme und ist bei zunehmender Stenosierung durch Tumormassen indiziert, wenn eine Ösophagusresektion aufgrund zusätzlicher Risikofaktoren unmöglich erscheint. Ebenso kann der Celestin-Tubus aber auch als Platzhalter bei einer Radiatio eines Ösophaguskarzinoms genutzt werden und sei es nur, um die reaktive Schleimhautschwellung aufzufangen.

Endoskopisches Verfahren

In der Regel gelingt es heute, einen Celestin-Tubus mit Hilfe eines Endoskops zu positionieren, wobei zunächst ein Führungsdraht durch den Arbeitskanal des Gastroskops bis in den Magen vorgeführt wird (das Endoskop ist entsprechend der Ausprägung der Stenose zu wählen – und kann darüber hinaus unter Sicht einen ersten Bougierungsschritt vollziehen). Anschließend wird nach Entfernen des Endoskopes über den liegenden Führungsdraht eine schrittweise Bougierung der Stenose mittels Oliven vorgenommen (Bildwandlerkontrolle) und abschließend die lichte Weite des Ösophagus mit dem Endoskop kontrolliert, über das bereits der Celestin-Tubus gestülpt ist, der dann unter Sicht eingeführt und positioniert wird. Sowohl sein trichterförmiger Eingang (die Tulpe) als auch der distale Ausgang, der in der Regel im Magen endet, sollten in gesunder Schleimhaut liegen, ohne diese im Sinne einer Drucknekrose zu gefährden.

In jüngster Zeit ist es gelegentlich möglich, die Ösophagusstenosen durch endoskopische Lasertherapie aufzuweiten, ohne daß die Einlage eines Celestin-Tubus erforderlich wird.

Operatives Vorgehen

Gelingt die endoskopische Positionierung nicht, kann der Celestin-Tubus aber auch über eine proximale Gastrostomie eingebracht werden, die in Allgemeinnarkose bei Rückenlage des Patienten über eine Oberbauchmedianlaparotomie vorgenommen wird. Hierbei ist die Mithilfe des Anästhesisten erforderlich, der den Einführungsvorgang des Tubus vom Munde aus unterstützen muß. Über einen zunächst von distal oder proximal durchgezogenen Faden, an dem der Tubus befestigt wird, kann dieser dann in die richtige Position gezogen werden.

Besonderheiten (PEG)

Sind beide Verfahren aufgrund eines sehr schlechten Allgemeinzustands des Patienten nicht durchführbar, empfiehlt sich die perkutane endoskopische Einlage einer Ernährungssonde (auch in Lokalanästhesie möglich!) oder eine Witzel-Fistel.

Besondere postoperative Nachsorge

Eine postoperative (umgehende) Röntgenkontrolle muß die Perforation ausschließen (wenn nicht unter Bildwandlerkontrolle bereits intraoperativ erfolgt). Zunächst sollte mit flüssiger Kost eine adäquate Passage gesichert werden, evor festere Nahrungsbestandteile zugeführt werden dürfen.

Komplikationen

Bei beiden Verfahren kann es zu einer Perforation im Tumorgewebe kommen, die eine Mediastinitis nach sich ziehen kann. Es empfiehlt sich daher in jedem Fall eine antibiotische Abschirmung (z.B. Cephalosporin).

Technische Besonderheiten

Es sollten genügend verschiedene Tubusgrößen zur Auswahl zur Verfügung stehen (Länge *und* Weite beachten!). Das endoskopische Verfahren sollte favorisiert werden!

Die Operationsverfahren bei Hiatushernie

Ziele

- Verschluß des Hiatus nach Reposition der Hernie
- Sicherung des gastro-ösophagealen Überganges *unterhalb* des Zwerchfells und Erhaltung der Länge des intraabdominalen Ösophagusanteils
- Schaffung eines spitzen Winkels zwischen Ösophagus und Magenfundus

Verfahrensweisen

Fundoplicatio nach Nissen. Um die Herniation zu verhindern, wird nach Legen einer dicken Magensonde zunächst der rechte Zwerchfellschenkel hinter dem Ösophagus durch wenige Nähte gerafft (in der Regel reichen zwei aus) und der Magenfundus vorsichtig mobilisiert (Spalten des Omentum gastrosplenicum). Anschließend wird eine Manschette aus dem Magenfundus um den distalen Ösophagus herumgelegt und über der Vorderwand durch Einzelnähte (nichtresorbierbar) verschlossen.

Streng genommen setzt sich der Eingriff aus drei Teilen zusammen: Hiatoplastik – Fundoplikatio – Fundopexie.

Operation nach Belsey IV. Dieser Eingriff wird von einem Zugang im 6. Interkostalraum (Thorakotomie) aus durchgeführt. Der Ösophagus wird vom Aortenbogen freipräpariert, die Kardia mobilisiert und durch den Hiatus hochgezogen. Der spitze Winkel, den der einmündende Ösophagus mit dem Magenfundus bilden soll, wird durch eine Reihe von Matratzennähten wiederhergestellt, die vom Ösophagus zum Magenfundus und zurück durch das Diaphragma gestochen werden. Am Ende ist der rechte Zwerchfellschenkel hinter dem Ösophagus angenähert.

Eine Annäherung des rechten Zwerchfellschenkels *vor* dem Ösophagus wird bei der Collis-Operation angestrebt. Die anteriore Gastropexie nach Boerema fixiert die Magenvorderwand an die Linea alba, die posteriore Gastropexie nach Hill die kleine Kurvatur an das mittlere Lig. arcuatum.

Wenn diese Verfahren dennoch zu Rezidivhernien führen, kann die oben erwähnte Operation einer Angelchick-Prothese erforderlich sein.

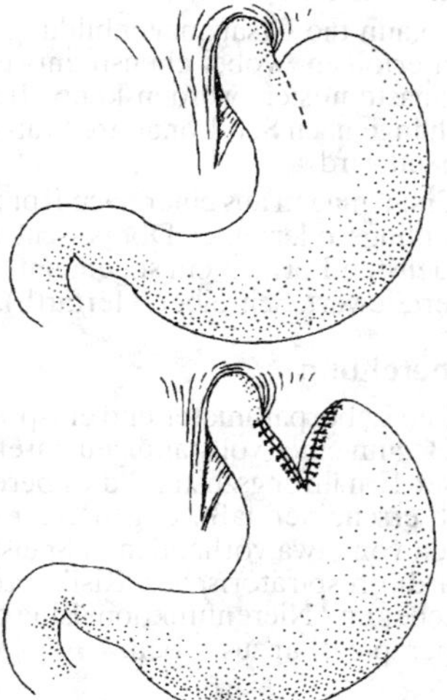

Gastroplastik

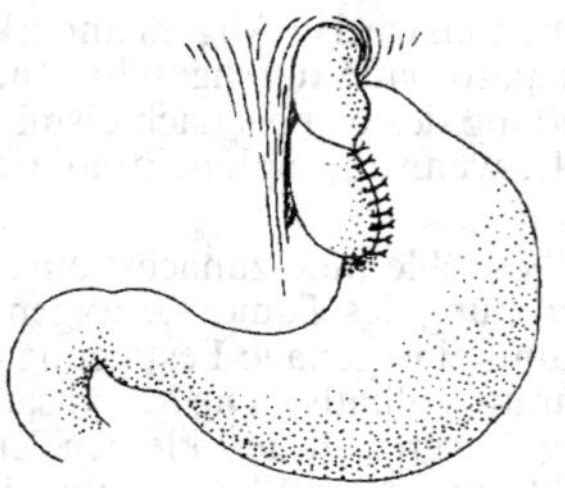

Fundoplicatio

Die gängigen Operationen am Magen

Indikationen

Magenteilresektionen: sind bei distalen malignen Tumoren im höheren Lebensalter sowie bei benignen Magen- und Zwölffingerdarmgeschwüren und Tumoren angezeigt.

Die **Gastrektomie** ist bei proximal gelegenen malignen Tumoren, bei Magenfrühkarzinomen und bei multifokal wachsenden Karzinomen sowie beim Zollinger-Ellison-Syndrom indiziert.

Gelegentlich kann auch bei hochsitzenden Tumoren des Magenfundus eine *obere Magenteilresektion* angezeigt sein.

Die Kontinuität wird nach distaler Magenteilresektion entweder durch Gastroduodenostomie (oralis partialis, termino terminalis inferior – Billroth I) oder Gastrojejunotomie (Billroth II in verschiedenen Formen) wiederhergestellt.

Nach Gastrektomie kann die Ersatzmagenbildung in zahlreichen Variationen erfolgen, wobei ebenso entweder das Duodenum direkt anastomosiert werden kann (Interposition einer Jejunalschlinge nach Seo/Longmire/Gütgemann) oder blind verschlossen wird.

Dann entsteht der Ersatzmagen aus einer nach Roux ausgeschalteten Jejunalschlinge oder einer Doppelschlinge, aus der in den verschiedensten Formen ein sogenannter Pouch gebildet wird (Peiper/Siewert, Schreiber, Herfarth).

Präoperative Vorbereitung

Kontrolle der üblichen Laborparameter und entsprechende Substitution sowie Beginn einer vollständigen parenteralen Ernährung, wenn der Ernährungszustand dies bereits präoperativ erfoderlich erscheinen läßt. Legen einer Magensonde und Freispülen von etwa vorhandenen Speiseresten. Erstellung eines kardio-respiratorischen Risikoprofils sowie Kontrolle der Leber und Nierenfunktion. Eine perioperative Antibiotikatherapie ist anzustreben.

Operatives Vorgehen

Bei Rückenlage des Patienten wird in Allgemeinnarkose eine Oberbauchmedianlaparotomie durchgeführt, die unter linksseitiger Umschneidung des Nabels nach distal verlängert werden kann (z.B. wenn die Splenektomie geplant oder erforderlich wird).

Nach Eröffnen der Leibeshöhle muß zunächst eine exakte Bestimmung der Ausbreitung des Tumors erfolgen (TNM Klassifizierung) und damit eine genaue Festlegung der geplanten Radikalität (kurativ/palliativ). Die Mobilisation des Magens erfolgt entlang der großen und kleinen Kurvatur unter besonderer Beachtung der Gefäßversorgung. Bei malignen Tumoren sollte das große Netz, die Milz und die

Lymphknoten (verschiedene Stationen, je nach Radikalität) mitentfernt werden.
In der Pylorusregion, kleinkurvaturseitig ist die A. gastrica dextra darzustellen, zu durchtrennen und zu unterbinden (Durchstechungsligatur). Großkurvaturseitig ist in gleicher Weise mit der A. gastroepiploica dextra zu verfahren. Am proximalen Ende wird großkurvaturseitig ebenso die A. gastroepiploica sinistra versorgt. Anschließend kann der Magen vom Duodenum abgesetzt und der Duodenalstumpf mittels Klammernahtgerät verschlossen werden. Nun kann der Magen hochgeschlagen und die A. gastrica sinistra und die Magensammelvene durchtrennt und unterbunden werden.
Abschließend erfolgt das Absetzen des Magens vom Ösophagus ebenfalls mittels Klammernahtgerät, wenn eine Gastrektomie erfolgt. Bei den Magenteilresektionen ist in

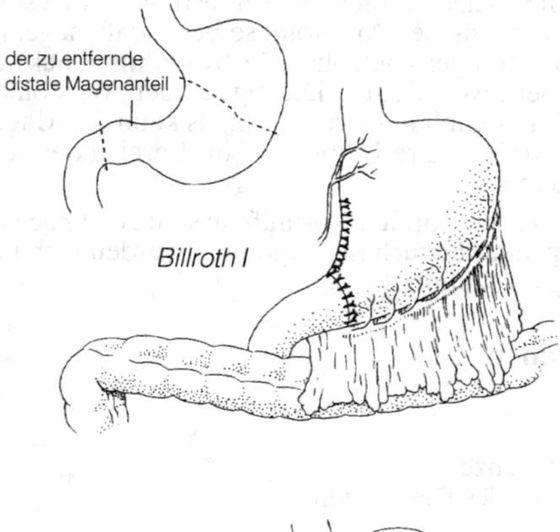

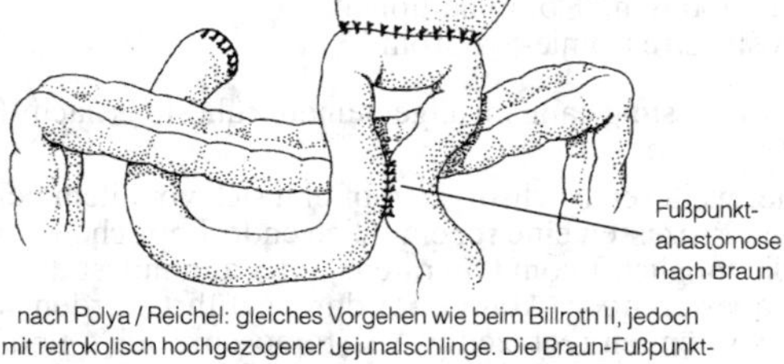

nach Polya / Reichel: gleiches Vorgehen wie beim Billroth II, jedoch mit retrokolisch hochgezogener Jejunalschlinge. Die Braun-Fußpunkt-anastomose soll den Restmagen vor dem galligen Reflux schützen.

Die gängigen Operationen am Magen (Forts.)

entsprechend anderer Weise vorzugehen, wobei die Reihenfolge der einzelnen Schritte im Prinzip stets ähnlich ist.

Die Reanastomosierung wird in der Regel heute auch mit Klammernahtgeräten vorgenommen, die je nach Planung der Kontinuität unterschiedlich zu wählen sind.

Das Vorgehen bei der distalen Magenteilresektion zeigen die nachfolgenden Abbildungen.

Der Wundverschluß erfolgt in der üblichen Weise über einer Zieldrainage zur Anastomose und/oder auch zum Duodenalstumpf (hier treten gelegentlich Insuffizienzen auf).

Postoperative Nachsorge

Die intraoperativ unter Fingerführung in Zusammenarbeit mit dem Anästhesiologen richtig positionierte Magensonde sollte für einige Tage verbleiben (Entlastung des Restmagens oder Schienung der Anastomose bei Ersatzmagenbildung), bis die Röntgenkontrolle (Gastrografinschluck) um den 4. postoperativen Tag die Dichtigkeit der Anastomose unter Beweis gestellt hat. Darüber hinaus kann die Magensonde eine intraluminäre Einblutung im Bereich der Anastomose anzeigen.

Mit dem vorsichtigen oralen Kostaufbau sollte erst nach der Röntgenkontrolluntersuchung begonnen werden (schluckweise Flüssigkeitszufuhr).

Komplikationen

Früh

- Blutungen
- Nahtinsuffizienzen
- Überblähung des Restmagens

Spät

- Reflux-Erkrankungen (Spätkarzinom nach BI, Ösophagitis nach Gastrektomie)
- Metabolische Komplikationen
- Postgastrektomie-Syndrom

Die **Entlassung** kann im allgemeinen frühestens nach 10 Tagen erfolgen.

In der weiteren Nachsorge empfiehlt sich vor allem bei malignen Prozessen eine regelmäßige endoskopische Kontrolle, die möglichst vom Operateur (oder zumindest doch von der operierenden Abteilung) durchgeführt werden sollte. Nur so können rechtzeitig Anastomosenrezidive und/oder Zweitbefunde entdeckt werden.

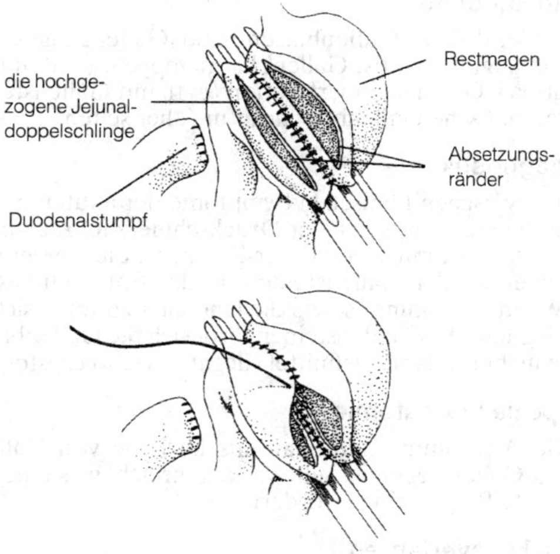

Die Anastomosierung zwischen Restmagen und Jejunum

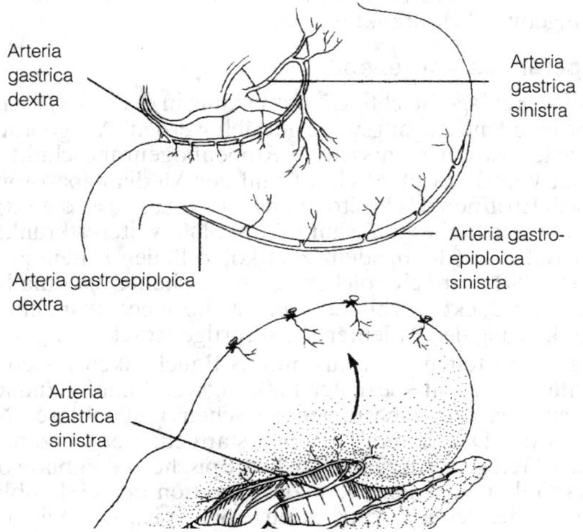

Die Cholezystektomie

Ziel

In der Regel handelt es sich um einen Elektiveingriff zur Entfernung von Gallensteinen mitsamt der Gallenblase unter Erhaltung der normalen Gallenabflußwege in das Duodenum.

Indikationen

Cholelithiasis, Gallenblasen- und Gallengangskarzinom, Cholangiohepatitis, Gallenblasenempyem (evtl. mit Perforation), Gallensteinperforation (evtl. mit Gallensteinileus), traumatische Gallenblasenruptur (eher selten).

Diagnostik

Die typischen klinischen Symptome der akuten oder chronischen Cholezystitis, der Druckschmerz im rechten Oberbauch (evtl. mit Courvoisier-Zeichen), die sonographische Sicherung der Gallensteine und der Entzündungszeichen (Wandverdickung) sowie die Cholangiographie sichern die Diagnose. Bei Gallensteinen färbt sich die Gallenblase häufig nicht mit Kontrastmittel (negatives Cholezystogramm).

Spezielle Anatomie

Die Anordnung und anatomische Lage von Gallenblase und Gallenwegen ist sehr variantenreich, was eine äußerst exakte Präparation erfordert.

Narkoseverfahren

Allgemeinnarkose. Die perioperative Antibiotikagabe sollte auf schwerere Entzündungen der Gallenblase und ihrer Umgebung beschränkt bleiben.

Operatives Vorgehen

In Rückenlage (leichte Überstreckung in der LWS) können verschiedene Zugangswege gewählt werden. Am gebräuchlichsten ist der rechtsseitige Rippenbogenrandschnitt, gefolgt vom Pararektalschnitt und der Medianlaparotomie. Nach Eröffnen des Peritoneums erfolgt zunächst die Exploration der Leibeshöhle zum Ausschluß weiterer krankhafter Befunde (die Inzidenz zum kolorektalen Karzinom beträgt 5 %). Wird ein solches Tumorgeschehen als Zufallsbefund entdeckt, verbietet zumeist die nicht ausreichende Aufklärung des Patienten die sofortige Resektion.

Nach Einstellen des Situs mittels Bauchhaken fassen der Gallenblase mit spezieller Faßzange und häufig zunächst lösen von Verwachsungen zwischen Gallenblase, Netz und/oder Duodenum (Zeichen stattgehabter Entzündungen). Gelegentlich zwingt die hydropische Gallenblase oder das Gallenblasenempyem zur Punktion der Gallenblase, bevor die weitere Präparation möglich ist. Darstellen des

Ductus cysticus, der zwischen Klemmen durchtrennt wird, die beide zunächst verbleiben. Durchtrennen und Unterbinden der A. cystica und Herausschälen der Gallenblase aus dem Leberbett (Blutstillung hier mit dem Elektrokauter, eventuelle Gallelecks werden vorsichtig umstochen). Nach Entfernen der Gallenblase kann intraoperativ eine Cholangiokinematographie durchgeführt werden, um Gallengangssteine zu verifizieren oder auszuschließen. Diese erfolgt über den Zystikusstumpf mittels Bildwandler mit Röntgendokumentation. Anschließend wird der Zystikusstumpf umstochen und unterbunden. Kontrolle auf Blutung und Gallentrockenheit und Einlegen einer Silikondrainage in das Foramen vislowii durch gesonderte Stichinzision in

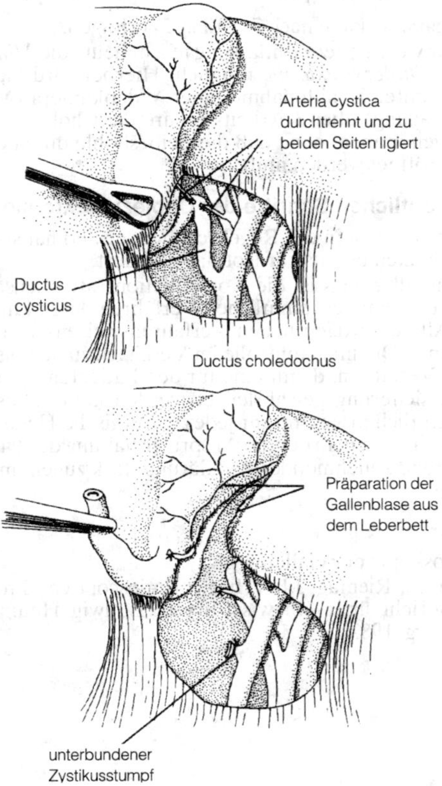

der rechten Flanke. Ordnen der Baucheingeweide und Bedecken mit dem Netz. Schichtweiser Bauchdeckenverschluß, Hautverschluß über subkutaner Redondrainage. Beim Rippenbogenrandschnitt muß der M. rectus nicht genäht werden, ein fester Faszienverschluß ist ausreichend!

Postoperative Nachsorge

Pneumonieprophylaxe! Entfernen der Subkutandrainage nach 48 Stunden, der Zieldrainage nach 3–5 Tagen. Die Hautfäden können nach 10–12 Tagen entfernt werden.

Komplikationen

Atelektase der rechten Lunge, subphrenischer oder subhepatischer Abszeß, verbliebene Gallengangssteine, Verletzungen des Ductus hepaticus oder des Ductus choledochus.

Die **Entlassung** kann nach 7–10 Tagen erfolgen.
Eine sehr viel raschere Entlassung macht heute die *Minimal Invasive Cholezystektomie* möglich. Hierbei wird laparoskopisch unter Zuhilfenahme einer Videokamera (Monitorübertragung) über 3 Arbeitstrokare die Cholezystektomie vorgenommen, ohne daß die Leibeshöhle durch einen Schnitt eröffnet werden muß.

Die wesentlichen Schritte der Cholezystektomie

Das Verfahren ist in der Regel schonender und hat sich an vielen Kliniken bereits zur Routine etabliert.
Erst dann allerdings ist die Komplikationsrate ebenso gering wie bei dem herkömmlichen Verfahren durch Laparotomie. Alle derartigen neuen Verfahrensweisen erfordern eine strenge Qualitätskontrolle im Vergleich zu den bislang geübten Verfahren, damit eine für den Patienten optimale Qualitätssicherung gewährleistet werden kann. Dies gilt heute natürlich insgesamt für jedes chirurgische Handeln – zumal in einer Zeit, in der die Anspruchshaltung der Patienten aufgrund zunehmender Aufklärung stark zugenommen hat.

Literatur

zur Endoskopie der Gallenwege:
Demlina, L., Riemag, J.F. (Hrsg.): Endoscopische Prothetik. Bericht über ein wiss. Symp. Ludwig Heumann, Nürnberg, 1982.

Die Choledochusrevision

Dieser Eingriff wird meist im Zusammenhang mit der Cholezystektomie durchgeführt, wenn die intraoperative Cholangiokinematographie Gallengangssteine gezeigt hat (oder diese schon präoperativ bekannt waren). Seltener wird dieser Eingriff heute wegen verbliebener oder neugebildeter Steine in den Gallenwegen erforderlich, da die modernen endoskopischen Verfahren in der Regel ein Abbergen mittels endoskopisch eingeführtem Fangkorb nach *ERC* möglich machen. Nachteil dieser Methode ist die nicht selten erforderliche endoskopische Papillotomie, nach der es zu aszendierenden Cholangitiden kommen kann (das Verfahren wird daher heute in der Regel vom Lebens- und biologischen Alter des Patienten abhängig gemacht).

Operatives Vorgehen

Unter antibiotischem Schutz wird der Ductus choledochus dargestellt und in Längsrichtung auf einer Länge von 1,5 cm zwischen Haltefäden inzidiert. Sorgfältiges Absaugen der hervortretenden Galle (saugendes Bauchtuch im Foramen Vinslowii) und Abbergen der Gallengangssteine von proximal und/oder distal. Hierbei kann eine Cholangioskopie erfolgen, um die Lokalisation der Steine zu sichern, was bei präpapillären Konkrementen oft erhebliche Schwierigkeiten bereitet und in manchen Fällen sogar eine transduodenale Papillotomie notwendig macht. Spezielle Faßzangen und ein Fogarty-Katheter können das Vorgehen erleichtern. Auch Spülungen via Katheter befördern manchen Stein hervor. Steht ein Choledochoskop zur Kontrolle nicht zur Verfügung, muß die Röntgenkontrastdarstellung das Ergebnis einer vollständigen Steinentfernung sichern. Abschließend wird das Gangsystem sorgfältig nach proximal und distal gespült, um auch kleinste Überreste nach den instrumentellen Manipulationen sicher zu entfernen. Jeder kleinste Rest kann als Kristallisationskern für neue Steinbildungen dienen. Aus diesem Grunde ist auch die Länge des Zystikusstumpfes bedeutungsvoll, da sich in einem zu langen Stumpf wieder Steine bilden können. Ein zu kurz abgesetzter Ductus cysticus aber führt zu einer mehr oder weniger ausgeprägten Einengung des Ductus choledochus mit entsprechender Veränderung des Galleflusses.

Zeigt die Röntgenkontrastdarstellung eine distal gelegene Striktur des Ductus choledochus, muß diese mittels Bougierung behoben werden. Hierzu werden in aufsteigender Reihe gestielte Metalloliven über die Stenose hinweggeschoben, bis eine ausreichende Weite erzielt ist. Eine zu enge Papille kann transduodenal mit dem elektrischen Messer oder endoskopisch in Form einer Papillendachspaltung geweitet werden, wenn die Bougierung nicht ausreichend erscheint. Bestehen insgesamt Zweifel an der Wiederherstellung einer adäquaten Galleableitung auf dem natürlichen Wege, bleibt als ultima ratio die bilio-digestive Anastomose in Form einer Choledocho (oder Hepatico)-Duodeno (oder Jejuno)-Stomie. Derartige Anastomosen aber sind technisch nicht ganz einfach und zeigen als Komplikation nicht selten Nahtinsuffizienzen.

Nach Choledochusrevision ist vor dem Verschluß des Gallenganges (Vicryl/Dexon fortlaufend 5/0) immer die Einlage einer sogenannten T-Drainage erforderlich, die durch die Bauchdecke herausgeführt wird, was sowohl eine Galleableitung in einen Ablaufbeutel möglich macht (bei starker Schwellung der Gänge durch die intraoperativen Manipulationen), als auch später nach Rückgang der Schwellung ein Abklemmen des herausgeleiteten Schenkels, so daß die Galle dann über den T-Schenkel, der das Gangsystem schient, ihrem natürlichen Weg wieder folgen und in das Duodenum abfließen kann. Ist dieser Abfluß durch erneute Röntgenkontrastdarstellung über das liegende T-Drain gesichert (etwa 10 Tage postoperativ) kann die T-Drainage gezogen werden. In der Regel verschließt sich das dabei entstehende Leck im Gallengang spontan.

Diätetische Zwänge sind nach Gallenoperationen meist nicht erforderlich, die Patienten sollten essen und trinken, was ihnen bekommt.

Insgesamt hat die Chirurgie der ableitenden Gallenwege sowohl durch die Endoskopie als auch durch die Minimal Invasive Chirurgie einen starken Wandel erfahren.

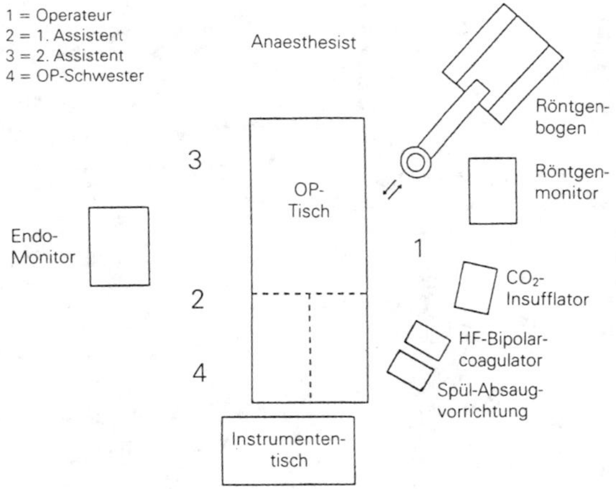

Die Schemazeichnung verdeutlicht den Aufbau zur laparoskopischen Cholezystektomie (nach Götz et al.).

Literatur

Klaiber, C., Metzger, A.: Manual der Laparoskopischen Chirurgie. Hans Huber, Bern, 1992

Götz, F., Pier, A., Schippers, E., Schumpelick, V.: Laparoskopische Chirurgie, Georg Thieme Verlag, Stuttgart, New York, 1991

Semm, K.: Endoscopic Appendectomy. Endoscopy 15, 1983, 59.

Zimmermann, H. G.: Chirurgische Laparoskopie. Springer, Berlin, 1982.

Die Splenektomie

Die Milz spielt eine lebenswichtige Rolle im gesunden körpereigenen Abwehrsystem des Menschen. Sie sollte elektiv nur bei Hypersplenismus oder massiver Splenomegalie entfernt werden – viele Schulen fordern auch eine Mitentfernung der Milz zur Wahrung einer ausreichenden Radikalität im Zuge einer Gastrektomie bei Magenkarzinomen. Häufig muß die Milz nach traumatischer Verletzung (stumpfes Bauchtrauma) entfernt werden. Dennoch ist jeder Versuch zu unternehmen, das Organ zu erhalten!

Operatives Vorgehen

In Allgemeinnarkose wird bei Rückenlage des Patienten eine Oberbauchmedianlaparotomie durchgeführt.
Bei einem *Elektiveingriff* wird zunächst die Milzarterie aufgesucht, freigelegt, angeschlungen und erst danach mit der Präparation des Organs begonnen. Nach Durchtrennen der Aufhängebänder zum Zwerchfell und zur Niere werden die kurzen arteriellen Verbindungen zum Magen versorgt. Schließlich wird die Milzarterie von der Milzvene separiert und beide getrennt ligiert (Durchstechungsligaturen). Dann kann das Organ vorsichtig herausgelöst werden.

Notfalleingriff

Nach Eröffnen der Leibeshöhle wird das Organ zunächst sorgfältig inspiziert und geprüft, ob die Erhaltung erreicht werden kann, was unter Umständen sogar in Teilen möglich ist, die durch ein Vicrylnetz zusammengehalten werden. Ist der Organerhalt nicht möglich, wird rasch eine Klemme im Bereich des Milzpols über die zu- und abführenden Gefäße gesetzt, um eine möglichst schnelle Blutstillung zu erreichen. Anschließend wird die Milz herauspräpariert und vor der Klemme abgesetzt. Erst danach erfolgt die Versorgung der Blutgefäße in der oben beschriebenen Weise (Elektiveingriff).

Der Wundverschluß wird nach Einlage einer Silikondrainage in die Milzloge in typischer Weise vorgenommen.

Komplikationen

- Hämorrhagie
- Akute Pankreatitis aufgrund einer Verletzung im Bereich des Pankreasschwanzes
- linksseitiger subphrenischer Abszeß
- Postsplenektomie-Infektionen

Gründe zur Erhaltung der Milz und entsprechende Verfahrensweisen

Post-Splenektomie-Infektionen sind eine ernstzunehmende Komplikation und führen in etwa 5 % aller splenektomierten Patienten zum Tode.

Viele Patienten (etwa 25 %) mit Milzverletzungen können konservativ behandelt werden, wenn die Verletzungen klein (und isoliert) sind und eine entsprechend intensive Überwachung (Sonographie, CT, Intensivstation) erfolgt. Eine engmaschige Verlaufsbeobachtung unter der Aufsicht eines erfahrenen Chirurgen hat schon manche Milz gerettet. Entscheidet sich dieser dann aber doch zur Laparotomie, bestehen zahlreiche Möglichkeiten zur Erhaltung des Organs: die oben genannte Einstülpung in ein Vicrylnetz, Kapselübernähung mit haemostyptischem Vlies, Teilentfernung des verletzten und blutenden Areals, Drosselung der Blutzufuhr. Autotransplantation des zerkleinerten Organs in eine Netzplombe.
Alle Verfahren zum Organerhalt reduzieren das Risiko der Post-Splenektomie-lnfektionen.
Andernfalls müssen langfristige Antibiotikagaben oder entsprechende Impfungen das Risiko verkleinern.

Literatur

Buyukunal, C., Danismend, D., Yeker, D.: Spleen saving procedures in paediatric splenic trauma. BJSurg 74, 1987, 350–3522.

Die Appendektomie

Das klinische Bild verändert sich mit der anatomischen Lage des Wurmfortsatzes. Klassisch ist der Druckschmerz über dem McBurney-Punkt.

Präoperative Vorbereitung

Beim Vorliegen peritonitischer Zeichen empfiehlt sich die perioperative Antibiotikagabe, das Legen einer Magensonde und die i. v. Infusion.

Operatives Vorgehen

In Allgemeinnarkose wird bei Rückenlage des Patienten ein tiefsitzender kleiner Unterbauchschräg- oder -querschnitt angelegt und nach Inzision der Haut des weiteren wie bei einem Pararektalschnitt verfahren. Werden Komplikationen erwartet, sollte die Exploration über einen Unterbauchmedianschnitt erfolgen, da dieser am besten erweitert werden kann. Nach Eröffnen des Peritoneums und Abschieben des großen Netzes muß der Coecalpol aufgesucht und hervorluxiert werden. An ihm sitzt die Appendix in Verlängerung der Taenia libera. Bei retrocoecal hochgeschlagenem Wurmfortsatz bereitet das Auffinden und Präparieren desselben häufig Schwierigkeiten. Die Präparation der A. und V. appendicularis kann mittels Klemmen oder Dechamp und Rinne erfolgen. Sorgfältiges Ablösen der Appendix vom Coecalpol bis zur Basis, an der dann eine Quetschung und Ligatur vorgenommen wird. Anlegen einer großzügigen Tabaksbeutelnaht um die Basis, Abtragen der Appendix zwischen der Basisligatur und einer distal davon gesetzten Klemme, Versenken des so entstandenen Appendixstumpfes und Zuziehen der Tabaksbeutelnaht, die sorgfäitig verknotet wird. Sicherung der Tabaksbeutelnaht durch Z-Naht. Reposition des Coecalpoles und Eventeration des terminalen Ileums zum Ausschluß eines Meckelschen Divertikels. Dieser Vorgang sollte bei ausgeprägter Entzündung mit Umgebungsreaktion unterbleiben. Austupfen der Excavatio recto-uterina (recto-vesicalis). Ordnen der Baucheingeweide und Bedecken mit dem Netz. Fortlaufender Peritonealverschluß, Faszienverschluß durch Einzelnähte, Hautverschluß kosmetisch (intrakutan fortlaufend). Eine Drainage ist nur bei hochakuter ausgedehnter Entzündung erforderlich und erfolgt dann in die Exkavation.

MIC (minimal invasive Chirurgie)

Die Appendektomie kann auch laparoskopisch erfolgen, wobei der Vorteil der geringeren operativen Traumatisierung weniger ausgeprägt ist als bei der Cholezystektomie mittels laparoskopischer Technik. Auch haben die ersten wissenschaftlichen Qualitätskontrollen keine wesentlichen Vorteile bezüglich der postoperativen Komplikationen im

Vergleich zur konventionellen Operationstechnik erbracht, weswegen viele Zentren das minimal invasive Appendektomieren bereits wieder verlassen, oder doch zumindest einer strengen Indikationsstellung unterziehen.

Spezielle postoperative Nachsorge

Parenterale Flüssigkeitszufuhr bis zur Wiederaufnahme der Peristaltik. Dann orale Flüssigkeitszufuhr und rascher Kostaufbau.

Komplikationen

- Wundinfektionen
- Douglasabszeß
- Paralytischer Ileus
- Narbenhernie (selten)

Die **Entlassung** kann 3–5 Tage postoperativ erfolgen.

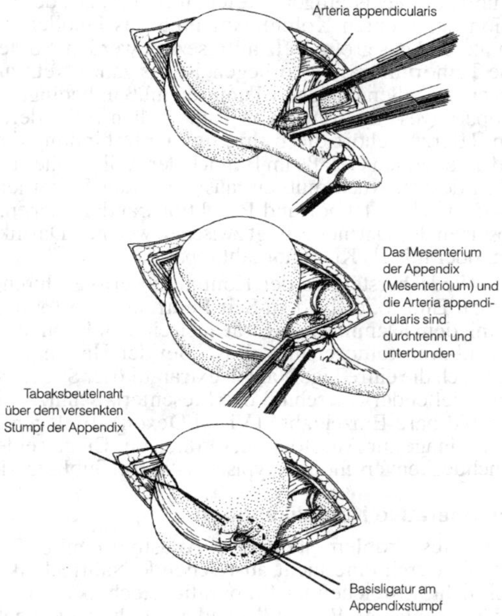

Die rechtsseitice Hemikolektomie

Dieses Verfahren wird in der Regel bei bösartigen Tumoren des Caecums, Colon ascendens und der rechten Flexur gewählt.

Präoperative Vorbereitung

Bei einem Elektiveingriff muß eine entsprechende Säuberung des Darmes erfolgen. Es empfiehlt sich eine antibiotische Abschirmung (perioperativ).

Operatives Vorgehen

In Allgemeinnarkose wird bei Rückenlage des Patienten eine Medianlaparotomie vorgenommen und zunächst die Exploration durchgeführt, die das Ausmaß der Resektion nach Sicherung der Resektabilität festlegt. Abklärung von Lebermetastasen (intraoperative Sonographie). Das Dünndarmkonvolut wird nach links mit feuchten Bauchtüchern verlagert und zunächst die Resektionsgrenzen festgelegt (Markieren am terminalen Ileum und Ouerkolon mit Gummizügeln). Mobilisation des Colon ascendens aus seinem peritonealen Überzug an der lateralen Bauchwand. Es ist sorgfältig auf die Blutgefäße der inneren Geschlechtsorgane und den rechtsseitigen Ureter zu achten. Bei der Präparation der rechten Kolonflexur muß das Duodenum geschützt und das große Netz mitreseziert werden. Sollte hier eine Tumorinfiltration vorliegen, ist das ganze Netz zu entfernen. Bei allen malignen Tumoren muß unbedingt ein interoperatives Ausstreuen von Tumorzellen verhindert werden. Hierzu gehört die frühzeitige Unterbindung der zu- und ableitenden Gefäße im Bereich der A. ileocolica und A. colica dextra. Auch muß ein ausreichender Sicherheitsabstand zwischen Tumor und Resektionsrändern liegen. Das Absetzen des Darmes erfolgt zwischen weichen Darmklemmen oder mittels Klammernahtapparat.

Die Wiederherstellung der Kontinuität erfolgt durch eine End-zu-End- oder End-zu-Seit-Ileotransversostomie, wobei mit dem Klammernahtgerät auch eine funktionelle End-zu-End-Anastomose sinnvoll ist. Bei der Handnaht empfiehlt sich die einreihige Naht in extramuköser Stichtechnik. Abschließender Verschluß des Mesenterialschlitzes durch resorbierbare Einzelnähte (Vicryl/Dexon), Einlegen einer Zieldrainage zur Anastomose, Ordnen der Eingeweide und Bauchdeckenverschluß in typischer Weise, Subkutandrain.

Postoperative Komplikationen

Häufigstes Problem stellt eine Anastomoseninsuffizienz dar, die durch eine nicht ausreichende Nahttechnik oder (bei nicht ausreichender Präparationstechnik) durch eine Ischämie entsteht. Bei gut liegender Zieldrainage zeigt sich die Nahtinsuffizienz durch den Abgang von Dünndarmstuhl über das Drain – sonst durch Fieber und peritonitische Zeichen. Eine frühzeitige chirurgische Reintervention ist meist der vernünftigste Schritt zur Beherrschung dieser Komplikation. Bei bereits bestehender Peritonitis muß ausgiebig lavagiert und drainiert werden. Eine entsprechend breite antibiotische Abschirmung muß erfolgen.

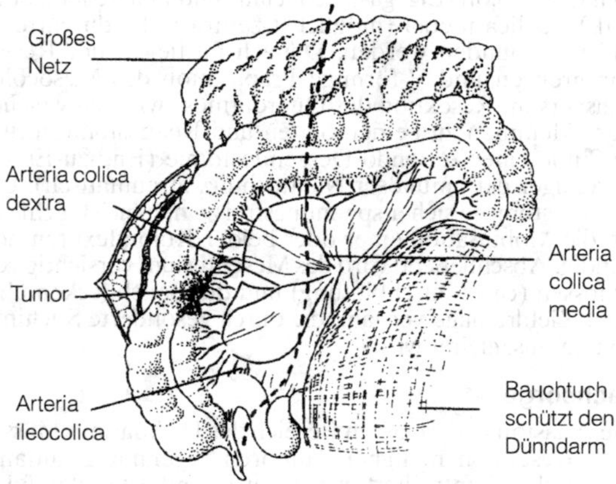

End-zu-End Ileo-Transversostomie

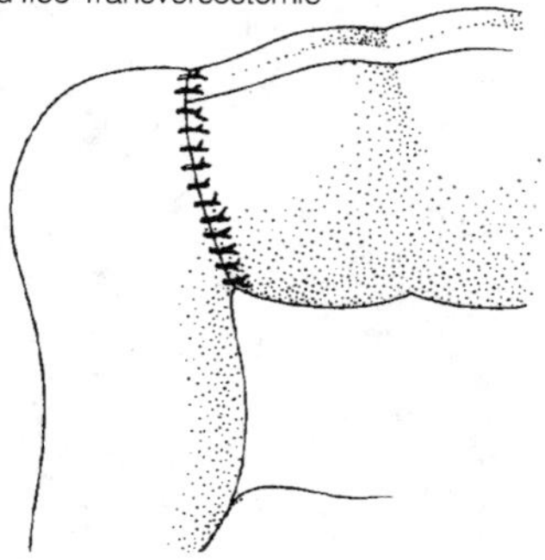

Das Vorgehen am Colon transversum

Kleinere benigne oder maligne Tumoren in der Kolonmitte können durch Querkolonresektion entfernt werden, wobei zumeist Zweifel an einer ausreichenden Radikalität geäußert werden müssen. In jedem Falle sind das gesamte Omentum majus, das gesamte Querkolon (eventuell Mobilisation beider Flexuren) und das Mesocolon transversum zu resezieren. Danach ist sorgfältig auf die Durchblutung der Resektionsränder zu achten.

Präoperative Vorbereitung

Wie zur rechtsseitigen Hemikolektomie

Operatives Vorgehen

Nach Medianlaparotomie zunächst Absetzen des Magens vom Querkolon (Lig. gastrocolicum) und Darstellen der A. und V. colica media (möglichst zentral), die durchtrennt und unterbunden werden. Danach Festlegen der Resektionsgrenzen und V-förmige Präparation des Mesocolon transversum Resektion des Querdarmes zwischen weichen Darmklemmen zu beiden Seiten und Reanastomosierung im Sinne einer Aszendo-Deszendostomie (End-zu-End in einreihiger extramuköser Nahttechnik, atraumatisch). Um die Anastomose sicher spannungsfrei zu nähen, ist nicht selten die Mobilisation einer oder beider Kolonflexuren notwendig. Abschließend wird das Mesenterium vorsichtig verschlossen (cave Durchblutung) und die Bauchdecken über einer Zieldrainage vernäht, die durch gesonderte Stichinzision herausgeleitet wird.

Nachsorge

Die Anastomosenringe im Bereich des Dickdarmes müssen nach Resektion maligner Tumoren regelmäßig, anfangs engmaschig, kontrolliert werden, was am besten durch koloskopische Untersuchungen eventuell mit PE) erfolgt.

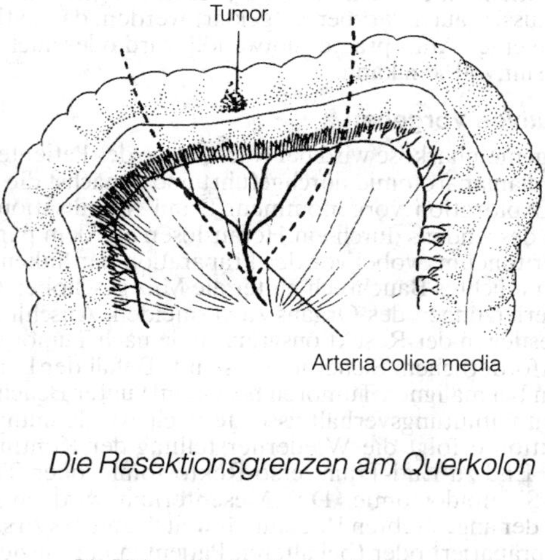

Die Resektionsgrenzen am Querkolon

Die Bildung der Anastomose (hier zweireihig)

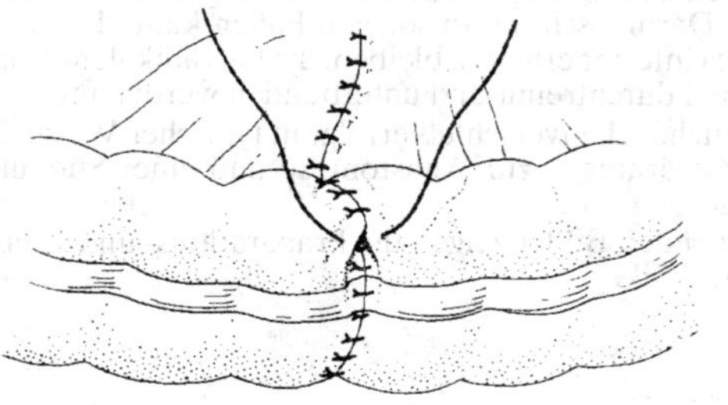

Die linksseitige Hemikolektomie

Dieses Operationsverfahren findet bei malignen und benignen Tumoren des Colon descendens Anwendung sowie bei schweren Darmwandveränderungen und Stenosierungen in diesem Darmabschnitt bei Diverticulitis und selten auch bei Colitis.

Präoperative Vorbereitung

Die Vorbereitung des Darmes erfolgt in typischer Weise (orthograde Spülung). Ein Blasenkatheter ist ebenso erforderlich wie die richtige Lagerung auf dem OP-Tisch, der sowohl in eine Trendelenburg-Position zu bringen sein muß (falls notwendig), als auch in die Steinschnitt-Position (wenn der Prozeß bis ins aborale Sigma hinabreicht).

Spezielle Aufklärung

Alle Patienten, die sich einem Dickdarmeingriff unterziehen, müssen auch darüber aufgeklärt werden, daß evtl. die Anlage eines Anus praeter notwendig wird oder auch protektiv sinnvoll sein kann.

Operatives Vorgehen

In Allgemeinnarkose wird bei Rückenlage des Patienten eine Medianlaparotomie durchgeführt und zunächst die obligate Exploration vorgenommen. Dann Mobilisation des Colon descendens durch ein Herauslösen aus dem parietalen Peritoneum, wobei vor der Präparation der linken Flexur ein feuchtes Bauchtuch hinter die Milz geschoben wird, um Verletzungen des Organs zu vermeiden. Anschließendes Festlegen der Resektionsgrenzen, je nach Tumorgröße und erforderlichem Sicherheitsabstand (Befall der Lymphknoten bei malignen Tumoren beachten!) unter Beachtung der Durchblutungsverhältnisse. Je nach Ausdehnung der Resektion erfolgt die Wiederherstellung der Kontinuität durch End-zu-End-Transverso-Rektostomie oder Transverso-Sigmoidostomie. Das Mesenterium wird entsprechend der angestrebten Radikalität weiträumig bis zu seiner Basis präpariert oder (bei älteren Patienten in reduziertem Allgemeinzustand) sparsam dicht entlang dem zu resezierenden Darmabschnitt. In solchen Fällen kann die A. mesenterica inferior erhalten bleiben, die bei radikalem Vorgehen initial durchtrennt und unterbunden werden muß.
Der Bauchdeckenverschluß erfolgt in typischer Weise über einer Zieldrainage zur Anastomose und einer Subkutandrainage.
Die folgenden Bilder zeigen die Präparations- und Anastomosentechnik.

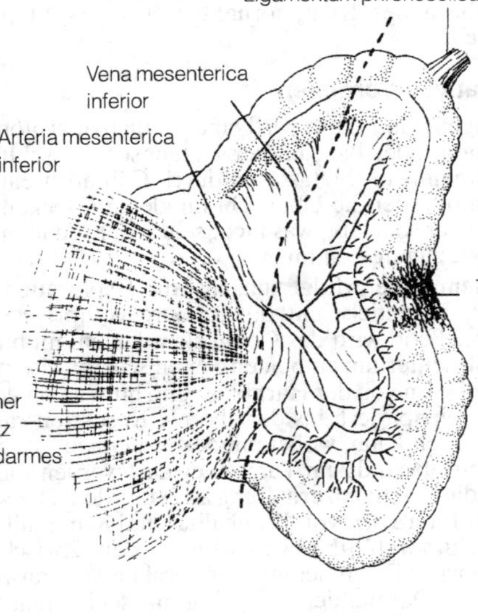

Anastomose und Mesenterialschlitz-Verschluß

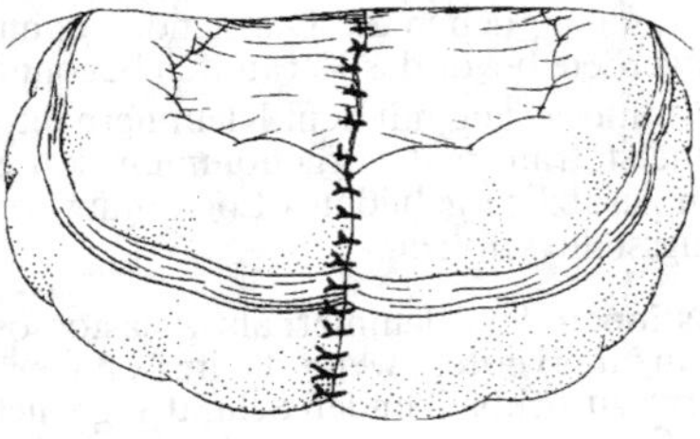

Die anteriore Resektion

Das Verfahren findet bei Tumoren im oralen Rektum und aboralen Sigma Anwendung. Die Kontinuität wird durch eine End-zu-End-Sigmoido-Rektostomie oder Deszendo-Rektostomie wiederhergestellt, wobei die Anastomose mittels Handnaht oder eines zirkulären Klammernahtgerätes (das auch transanal eingeführt werden kann) erstellt wird.

Die **präoperative Vorbereitung** erfolgt wie bei allen elektiven Dickdarmeingriffen.

Der Patient sollte in Steinschnitt-Trendelenburg-Position gelagert werden, um evtl. auch eine Rektumexstirpation vornehmen zu können, wenn dies eine ausreichende Radikalität erfordert. Auch ist in dieser Position das transanale Einführen des Klammernahtgerätes (EEA) problemlos möglich.

Operatives Vorgehen

In Allgemeinnarkose wird eine Medianlaparotomie vorgenommen, oder bei sicherer Diagnose (Ausschluß von intraabdominalen Metastasen durch CT) auch ein Pfannenstielschnitt, der die Übersicht im kleinen Becken erheblich viel besser sein läßt, was nicht selten der Qualität der Anastomose zugute kommt.

In jedem Falle erfolgt zunächst die Exploration, die auch vom Pfannenstielschnitt aus gut durchgeführt werden kann. Anschließend wird das Colon sigmoideum mobilisiert und sein Mesenterium zu beiden Seiten schrittweise präpariert. Es wird vorn von der Harnblase und hinten von der Wirbelsäule freipäpariert, bis der aborale Resektionsrand festgelegt werden kann, wobei mindestens einige Zentimeter Sicherheitsabstand zum Tumor gewährt werden sollten, ohne dabei die Kontinenzerhaltung zu gefährden. Die widerstreitenden Interessen von Radikalität und Kontinuität müssen hier sehr sorgfältig abgewogen werden. Zwischen harter und weicher Darmklemme wird oral und aboralwärts abgesetzt, die Darmenden sorgfältig mit schleimhautverträglichem Polividon desinfiziert und die End-zu-End-Anastomose von Hand (einreihig in extramuköser Stichtechnik mit außenliegenden Knoten) genäht, wobei zunächst die Hinterwand gebildet wird, was in Form vorgelegter Einzelnähte erfolgen kann, an denen die Darmenden dann zueinander gezogen werden, bevor das Verknoten begonnen wird.

Die Anastomosierung mit dem Klammernahtgerät (EEA) wird zumeist transanal vorgenommen, kann aber auch durch ein zusätzlich gebildetes Loch oralwärts der oralen Absetzungsstelle erfolgen.

Komplikationen der Klammernaht-Anastomosen sind vor allem dann zu erwarten, wenn die im Nahtgerät nach dem „Abfeuern" zurückbleibenden Schnittringe nicht ganz voll-

ständig sind und nicht die komplette Tabaksbeutelnaht enthalten. Ein sehr vorsichtiges Zurückziehen des Klammernahtgerätes ist ratsam, um die frische Anastomose nicht einer ersten Belastungsprobe auszusetzen.
Falls möglich, sollte die Anastomose am Schluß mit Peritoneum übernäht werden. Eine Zieldrainage ist in jedem Falle angezeigt. Ebenso der Verschluß des Mesenterialschlitzes.
Der Bauchdeckenverschluß erfolgt in typischer Weise.

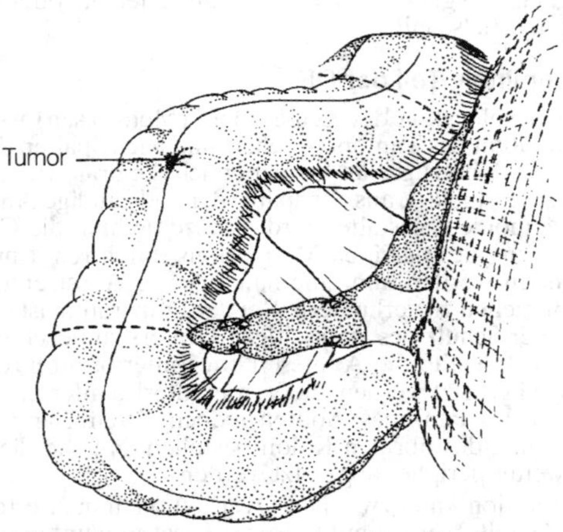

Absetzungsgrenzen bei der anterioren Resektion

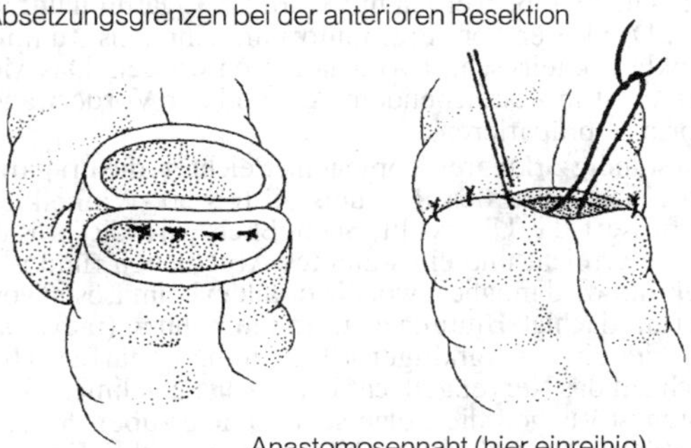
Anastomosennaht (hier einreihig)

Die Rektumexstirpation

Abdomino perineale Rektumamputation

Dieses Vorgehen ist bei tiefsitzenden Rektumtumoren angezeigt (maligne Befunde), wenn die Tumorlokalisation die anteriore Resektion ausschließt. Aber auch bei der Kolektomie aufgrund einer Colitis ulcerosa oder einer familiären Polyposis findet das Verfahren Anwendung.

Die **präoperative Vorbereitung** erfolgt wie bei allen Dickdarmeingriffen (elektives Vorgehen).

Die **Lagerung** des Patienten erfolgt in der Steinschnittlage, wobei die Beinhalter schwenkbar sein sollten. Nicht selten empfiehlt sich aber ein Umlagern nach dem abdominalen Vorgehen, wenn nicht mit 2 Operationsteams gearbeitet werden kann.

Der Zugang erfolgt über einen Unterbauchmedian- oder einen Pfannenstielschnitt.

Der abdominale Teil der OP

Nach der Exploration der Leibeshöhle (Metastasen) wird die Operabilität des Tumors gesichert und nach Spalten des peritonealen Überzuges im Sigmabereich die orale Resektionsgrenze festgelegt, aus der später der endständige Anus praeter sigmoideus gestaltet wird. Frühzeitig muß die Gefäßversorgung des pelvinen Mesokolons durchtrennt und unterbunden werden, um eine hämatogene Ausstreuung von Tumorzellen zu verhindern. Bei der Präparation ist des weiteren der Schutz des linksseitigen Ureters zu beachten. Falls möglich, sollte die A. mesenterica inferior an ihrem Ursprung abgesetzt werden, die V. mesenterica inferior am Unterrand des Pankreas. Sollten jedoch Zweifel an der Durchblutung des übrigen Kolon bestehen, müssen diese Gefäße weiter peripher abgesetzt werden.

Die Präparation kann zwischen Overholt-Klemmen erfolgen. Die Gefäße werden mit kräftigen Ligaturen unterbunden. Das Lösen vom Promontorium kann teils stumpf (Digitoklasie), teils scharf vorgenommen werden. Das Mesenterium ist in ausreichendem Abstand zur Vorderwand der Aorta zu präparieren.

Ein ständig zirkuläres Vorgehen erleichtert die Präparation, ein Hochziehen des Rektums mittels 90°-Winkelklemme verbessert die Übersicht. Schließlich wird die präsakrale Faszie erreicht und ein stumpfes Abschieben rund um das Rektum wird möglich, wobei vor allem beim Lösen vom Os sacrum flächige Blutungen auftreten können (plexus sacralis), die einer sorgfältigen Blutstillung bedürfen. Hier ist auch auf das Nervengeflecht Rücksicht zu nehmen, da sonst Potenzstörungen die Folge sein können (über die der Patient übrigens vorher aufgeklärt werden muß!). Vorsicht ist auch in der Umgebung der Prostata geboten. Haemorrhoidal-Gefäße müssen sorgfältig ligiert werden. Zuletzt wird ein möglichst kurzer Rektumstumpf mit dem Klammernahtgerät gebildet (oder überwendlicher Verschluß) und das Peritoneum darüber möglichst dicht verschlossen. Steht ein 2. Operationsteam zur Verfügung, kann dieses dann mit der sakralen Exstirpation dieses Stumpfes beginnen – andenfalls erfolgt zuerst die Anlage des endständigen Anus praeter sigmoideus (siehe folgendes Kapitel) und der Bauchdeckenverschluß über einer Zieldrainage auf dem verschlossenen Beckenboden.

Sakraler Teil der Operation

Nach neuerlichem Abwaschen und Abdecken wird zunächst der Anus naturalis durch Tabaksbeutelnaht verschlossen und anschließend mit dem elektrischen Messer zirkulär ausgeschnitten (Durchmesser 3 cm). Sorgfältige Blutstillung in der Sphinkterenmuskulatur und teils stumpfe teils scharfe Präparation (zirkulär) durch die Paraproktien, die in ausreichend radikaler Form mitentfernt werden. Schließlich ist der Stumpf komplett gelöst und kann herausgezogen werden. Mit großer Sorgfalt ist dabei der von abdominal her verschlossene Beckenboden zu beachten. Die entstehende Sakralhöhle kann bei guten präparatorischen Bedingungen schichtweise über einer dicken Silikondrainage verschlossen werden, was den Heilungsprozeß insgesamt erheblich beschleunigt. Andernfalls wird eine Mikulicz-Tamponade durchgeführt, die anfänglich regelmäßig zu wechseln ist. Später kann die Sakralhöhle dann gespült werden, um eine saubere Granulation zu erreichen. Dieses Vorgehen beansprucht nicht selten viele Wochen, weswegen ein primärer Verschluß erwogen werden sollte, auch wenn die Gefahr einer Infektion nicht zu gering veranschlagt werden darf (Aufklärung).
Der endständige Anus praeter sigmoideus wird am Ende der Operation eröffnet, wenn allseits der Wundverband erfolgt ist und eine Kontamination von daher weitgehend ausgeschlossen werden kann (sofortiges Aufkleben eines AP-Beutels).

Verschiedene Formen der Anus-praeter-Anlage (Colostoma)

Endständiger Anus praeter (sigmoideus)

Diese Form der Kolostomie wird bei abdomino-perinealer Rektumexstirpation (oder Bildung eines Hartmann-Stumpfes) gewählt. Die voraussichtliche Lokalisation des Stomas wird präoperativ vom Chirurgen (oder Stomatherapeuten) im Stehen, Sitzen und Liegen in der linken Fossa iliaca markiert. Vor allem ist zu beachten, daß der Darm spannungsfrei in die Bachhaut eingenäht werden kann, daß zwischen ihm und der lateralen Bauchwand kein Platz für eine Herniation (Dünndarmschlinge) verbleibt und das in die Bauchhaut eingenähte Ende einwandfreie Durchblutungsverhältnisse zeigt. Das Einnähen im Hautniveau muß einzeitig erfolgen, um späteren Strikturen vorzubeugen.

An der vorher markierten Stelle wird eine Backhaus-Klemme in die Haut gesetzt und leicht nach oben gezogen, um mit dem Skalpell (oder Rundmesser) ein etwa 1,5–2,0 cm durchmessendes Loch in die Haut zu schneiden. Stumpfes Präparieren durch die Muskulatur, kreuzförmiges Einschneiden der Faszie und Eröffnen des Peritoneums. Nun wird der Dickdarm an den vorher angelegten Haltefäden durch die Bauchdecke gezogen, innen an der lateralen Bauchwand fixiert, die Durchblutung nach Erlangen des Hautniveaus kontrolliert und der Darm schließlich durch Einzelnähte (resorbierbar in extramuköser Stichtechnik) in der Haut verankert. Eine zusätzliche Verankerung im Faszienniveau kann erfolgen, ist jedoch nicht zwingend erforderlich. Abschließend wird ein Kolostomiebeutel aufgeklebt, nachdem die Schleimhaut eröffnet wurde (wenn nicht schon vorher geschehen).

Doppelläufiger Anus praeter (transversalis)

Dieses Verfahren dient zumeist der Dekompression des Darmes bei distal gelegener Stenose (Obstruktion) oder als protektiver Anus praeter bei distal gelegener Anastomose. Er sollte jedoch wenn möglich vermieden werden, da seine Handhabung für den Patienten beschwerlich ist.

Die Hautinzision erfolgt 4 cm lateral der Mittellinie im Bereich des rechten Rektusmuskels (zwischen Bauchnabel und Rippenbogen).

Operatives Vorgehen

Nach Eröffnen des Peritoneums muß zunächst das Querkolon identifiziert werden (taenia libera), um es mittels Gummizügel anschlingen zu können. Zahlreiche Schulen benutzen dann einen sogenannten Reiter, der unter das Querkolon geschoben wird und es am Zurückfallen hindert. Dieser Reiter wird auf der Haut fixiert, der Darm eröffnet (taenia

libera) und im Hautniveau eingenäht. Der Reiter kann nach 10–14 Tagen entfernt werden.
Bei der Anus-praeter-Rückverlagerung sollte eine sparsame Segmentresektion mit Bildung einer End-zu-End-Anastomose erfolgen. Um dem Patienten die Öffnung des Kolostomas zu ersparen, erscheint es angebracht, dies stets einzeitig mit der AP-Anlage zu vollziehen.

Anlage eines Coekostoma (oder Coekal-Röhrenfistel oder Appendikostoma)

Dieses Verfahren wird häufig zur Protektion einer distal gelegenen Anastomose gewählt oder auch zur Dekompression einer Ileus-Situation.

Operatives Vorgehen

Über einen kleinen rechtsseitigen Unterbauchquerschnitt wird das Coekum wie bei der Appendektomie hervorluxiert und eine großzügige Tabaksbeutelnaht angelegt, in die hinein nach Inzision des Darmes ein großlumiger Spülkatheter gelegt und geblockt wird, der dann mittels der Tabaksbeutelnaht gesichert wird. Anschließend erfolgt die Bildung eines Kanals um den Katheter durch Einzelnähte (resorbierbar) im Bereich des Coekums (nicht erforderlich beim Appendikostoma, das nach Appendektomie und Einlegen des Katheters in den. Appendixstumpf lediglich an der inneren Bauchwand fixiert wird). Der Katheter sollte in jedem Falle nochmals in der Haut festgenäht werden und ist regelmäßig anzuspülen, um ein Verstopfen zu verhindern.

Postoperative Behandlung

Der Kolostomiebeutel muß transparent sein, um zu jeder Zeit die Durchblutungsverhältnisse des AP kontrollieren zu können. Das vorsichtige Einführen des Zeige- oder Mittelfingers hat einen dehnenden Effekt und kann ein frühzeitiges Verkleben verhindern.
Der Patient ist nach Einheilen des Anus praeter in dessen Versorgung einzuweisen. Bei endständigem AP kann eine Irrigationsbehandlung angestrebt werden, die es dem Patienten ermöglicht, zeitweilig ohne AP-Beutel, lediglich mit einer AP-Kappe auszukommen. Das psychologische Moment derartiger Behandlungsmethoden ist nicht zu unterschätzen, denn selbst in unserer vermeintlich aufgeklärten Zeit haben noch viele Patienten große Schwierigkeiten, mit einem solchen „künstlichen Darmausgang“ fertigzuwerden.

Dünndarmresektion und Anastomosentechnik

Man erlerne diese Methode unter Aufsicht, bis sie wirklich beherrscht wird. Sie ist angezeigt bei kongenitalen Fehlbildungen, Verletzungen, entzündlichen Veränderungen und Durchblutungsstörungen (Mesenterialinfarkt), die durch Torsionen, Herniationen oder Invaginationen zustande kommen können. Aber auch bei Fistelbildungen des Dünndarmes und bei benignen und malignen Tumoren ist das Verfahren angezeigt.

Voraussetzungen für eine erfolgreiche Reanastomosierung

- adäquate Freilegung des Befundes
- bestmögliche Entleerung des Dünndarmabschnittes
- gute Annäherung der adäquat durchbluteten beiden Darmenden (Drehfehler beachten!)
- spannungsfreie Anastomosennaht
- es darf kein Dünndarmstuhl austreten
- sicherer Verschluß des Mesenteriums zur Verhinderung innerer Herniationen
- Ausschluß weiterer Risikofaktoren, z. B. Mangeldurchblutung der Anastomosenränder, Anämie, Stoffwechselstörung, Bestrahlungsfolgen

Operatives Vorgehen

Nach erfolgter Exploration über einen Medianschnitt wird das betroffene Dünndarmsegment eventeriert und unter Diaphanie (mittels extra Lichtquelle) die Resektionsgrenzen festgelegt – zwischen 2 Fingern läßt sich die Pulsation der Arkaden kontrollieren. Bei benignen Tumoren kann das Mesenterium in der Nähe der Darmwand präpariert werden, bei malignem Geschehen muß eine großzügige V-förmige Absetzung erfolgen. Zunächst wird der Serosaüberzug des Mesenteriums oberflächlich aufgespalten und anschließend die Blutgefäße zwischen Klemmen durchtrennt und ligiert. Ist die Darmwand freipräpariert, kann die Resektion zwischen weichen Darmklemmen vorgenommen werden, ohne daß es zum Austritt von Dünndarminhalt kommt. Es sollten vorher Haltefäden zur Markierung angelegt werden, um einen Drehfehler in der Anastomose auszuschließen. Zur Überprüfung der Durchblutungsverhältnisse in den Anastomosenringen kann es notwendig werden, die weichen Darmklemmen kurzzeitig zu öffnen.

End-zu-End-Anastomose

Vom Assistenten werden die Darmklemmen so gehalten (oder die Haltefäden), daß ein Drehfehler vermieden wird. Die Naht kann nun zweireihig (wie abgebildet) erfolgen oder einreihig in ertramuköser Nahttechnik (atraumatisch

4/0 monophil). Bei der zweireihigen Technik werden die Hinterwandnähte in seromuskulärer Stichtechnik in ausreichendem Abstand zu den Darmklemmen vorgelegt und der Darm vor dem Verknoten nachgekürzt. Anschließend wird eine zweite Schicht seromuskulär darübergenäht (leichte Raffung), die in fortlaufender Stichtechnik erfolgen kann. Die Stiche sollten nicht mehr als 0,5 cm auseinanderliegen und etwa 0,5 cm Darmwand fassen. Verschluß des Mesenteriums durch Einzelnähte unter sorgfältiger Schonung der angrenzenden Versorgungsgefäße.

Zur Erleichterung der Technik werden die Haltefäden nach Beendigung der Hinterwand (die zunächst vorn liegt) ge-

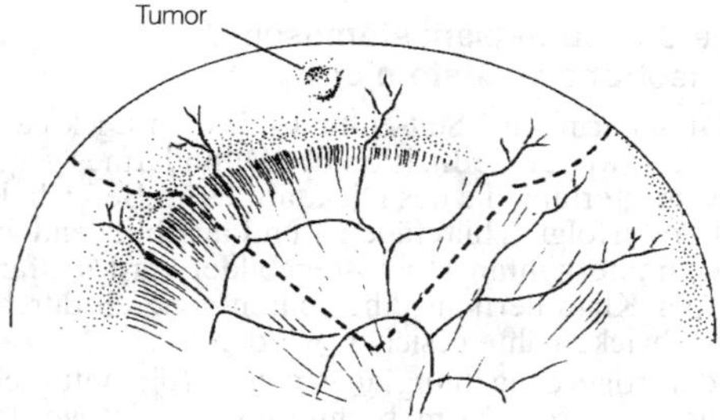

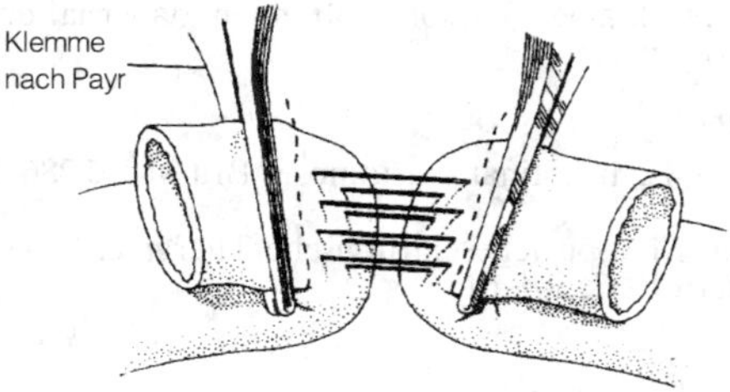

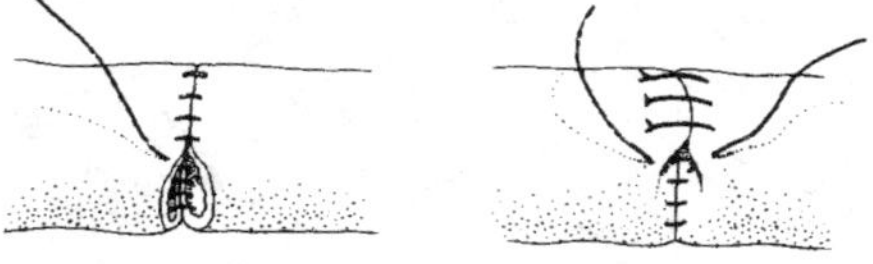

Anastomosennaht hier zweireihig und doppellagig

tauscht, so daß stets eine sichere Stichtechnik durch das Auge kontrolliert werden kann. Auch kann nach dem Drehen der Haltefäden die Schleimhaut an der Innenseite der Hinterwand begutachtet werden.
Sind die Lumina der zu vereinenden Darmenden sehr unterschiedlich, kann das dünnere Lumen durch eine längs zum Darm verlaufende Inzision an der dem Mesenterium gegenüberliegenden Seite erweitert werden.
Ein sogenannter Chealtke-Split wird nur bei poststenotischem Hungerdarm erforderlich.
Auch Klammernahtanastomosen sind möglich, wobei zunehmend funktionelle End-zu-End-Anastomosen gebildet werden.

Innere Umgebungsanastomosen (z. B. Ileotransversostomie)

Der Dünndarm wird Seit-zu-Seit mit dem Dickdarm anastomosiert, wobei die Inzision des Dünndarmes gegenüber dem Mesenterium, die des Dickdarmes im Bereich der taenia libera erfolgt (Haltefäden!) und anschließend zumeist eine Klammernahtanastomose gebildet wird. Anfang und Ende der Klammernahtreihe sollten generell durch sogenannte Zwickelnähte gesichert werden.
Eine derartige Umgehungsanastomose (die natürlich auch zwischen anderen Darmabschnitten gebildet werden), ist bei nicht resektablen Tumoren oft einem dauerhaften Kolostoma vorzuziehen.

Literatur

Gillespie, I. E.: Intestinal anastomosis. Brit Med J 286, 1983, 1002.
Saegesser, M.: Spezielle chirurgische Therapie. Hans Huber, Bern 1987, 564–615

Das Ileostoma

Das terminale Ileum wird wie eine Tülle in die Bauchhaut der rechten Fossa iliaca eingenäht. Der Dünndarmstuhl wird in einem Kolostomiebeutel aufgefangen. Dieses Vorgehen ist eine der Möglichkeiten im Zuge der Behandlung einer entzündlichen Dickdarmerkrankung (Colitis ulcerosa), einer familiären Polyposis oder einer proximalen Dickdarmstenose.

Doppelläufiges Ileostoma

Hierbei handelt es sich um die Vorverlagerung einer terminalen Ileumschlinge als vorübergehende Maßnahme zur Entlastung einer Ileussituation oder zwecks Protektion einer distal gelegenen Anastomose. Auch als ultima ratio vor der Proktokolektomie findet das Verfahren Anwendung.

Präoperative Vorbereitung

Eingehende Aufklärung und Beratung des Patienten. Wie für ein Kolostoma wird der exakte Applikationsort durch den Arzt (oder den Stomatherapeuten) festgelegt, wobei der Patient probeweise für 24 Stunden einen Kolostomiebeutel tragen sollte, bevor der endgültige Punkt angezeichnet wird.

Operatives Vorgehen

Man trennt das terminale Ileum zwischen weichen Darmklemmen und entfernt das distale Ende mitsamt dem Kolon, wenn es sich um eine Kolektomie handelt. Wenn nicht, verschließe man das distale Ende (z. B. Klammernaht).

Der Kanal durch die Bauchdecke wird wie beim Anus praeter sigmoideus gebildet, es sei denn, das Ileostoma soll extraperitoneal abgeleitet werden. Dann wird ein Tunnel unter dem Peritoneum gebildet, der vom hinteren Coekalpol bis zur vorderen Bachwand reicht.

Bei transperitonealem Vorgehen wird das terminale Ileum nach ausreichender Mobilisation an Haltefäden spannungsfrei vor die Bauchdecke luxiert und zunächst im Peritoneum und der Faszie verankert (Bilden eines Schlotes), bevor es im Hautniveau eingenäht wird. Der Ileostomiebeutel ist so aufzukleben, daß der Dünndarmstuhl nicht die Bauchhaut benetzen kann, da dies rasch zu entzündlichen Veränderungen führt.

Eine **alternative Behandlungsmethode** kann heute in der Bildung eines ileo-analen Pouch gesehen werden, wenn die Grunderkrankung dies zuläßt und der Patient mit den hygienischen Anforderungen einer solchen Vorgehensweise zurechtkommt (häufige Stuhlentleerungen in flüssiger Form).

Verfahrensweisen bei stenosierenden Dickdarmprozessen

(vorwiegend im Bereich des Rektosigmoids)

Es gibt eine Reihe alternativer Vorgehensweisen außer der abdomino-perinealen Resektion (Exstirpation), um die Situation bei bösartigen Tumoren des Sigma, perikolischen Entzündungen, Invaginationen oder einem Volvulus zu beherrschen, wenn diese mit einem Dickdarmileus einhergehen.

Anlage eines Hartmann-Stumpfes

Dieses Vorgehen ist vor allem beim älteren, gefährdeten Patienten anzuraten. Über einen Unterbauchmedianschnitt wird der betroffene Abschnitt des Rektosigmoids reseziert (unter Beachtung der Sicherheitsabstände bei malignen Tumoren und der Durchblutungsverhältnisse), der verbleibende Rektumstumpf innerlich verschlossen (und falls möglich mit Peritoneum überdeckt) und der orale Resektionsrand in Form eines endständigen Anus praeter in die Bauchwand eingepflanzt. Das kleine Becken sollte drainiert werden (für einige Tage).

Die Methode der extrakorporalen Resektion (nach Paul Mikulicz)

Dieses – heute nur noch sehr selten angewendete – Verfahren ist gelegentlich bei gangränösen Dünndarmprozessen, stenosierenden Dickdarmkarzinomen mit extremer prästenotischer Dilatation, Vovulus und ausgeprägter Divertikulitis angezeigt. Der betroffene Darmabschnitt wird vor die Bauchdecken verlagert und diese verschlossen. Erst danach erfolgt die Resektion unter dem Schutz von Darmklemmen und die Fixation beider entstehenden Lumina in die Bauchdecke. Dieses Vorgehen vermindert das Risiko der intraabdominellen Kontamination (Peritonitis) und führt darüber hinaus zur Dekompression. Je nach lokalen Verhältnissen und Grunderkrankung kann die Wiederherstellung der Kontinuität (Rückverlegung der Stomata) nach einigen Tagen oder auch erst nach einigen Wochen erfolgen. Das Vorgehen zeigen die Abbildungen auf Seite

Palliative, dekomprimierende Kolostomie

Ein derartiges Vorgehen sollte nur in Notfällen erfolgen. Nur wenn eine sofortige Resektion des befallenen Dickdarmabschnittes nicht möglich ist, kann eine Entlastung der Ileussituation in Form einer Anus-praeter-transversalis-Anlage vorgenommen werden. Diese erfolgt im rechten Oberbauch als doppelläufiger Anus praeter und sorgt für die nötige Dekompression. In einer zweiten Operation wird dann die Resektion des stenosierenden Prozesses vorgenommen, der Transversus-Anus verbleibt zum Schutz der Anastomose und wird erst in einer 3. Sitzung zurückverlagert (Vorgehen in 3 Schritten). Vor der Rückverlegung sollte die Anastomose nach ausreichendem Abstand zur Operation mittels Röntgenkontrastuntersuchung dargestellt werden, um ihre Durchgängigkeit und ausreichende Weite zu dokumentieren.

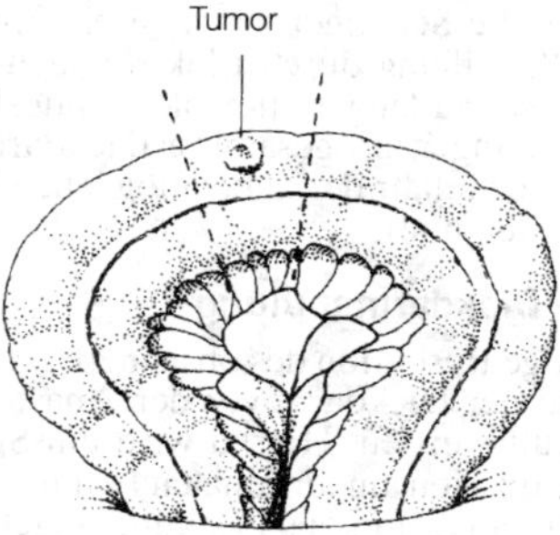

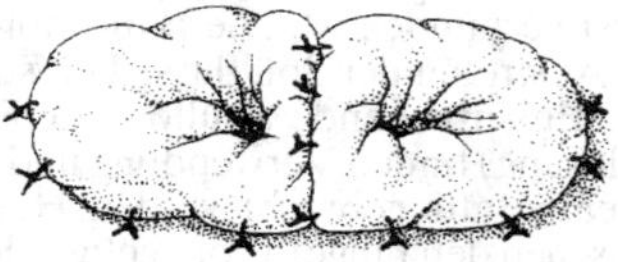

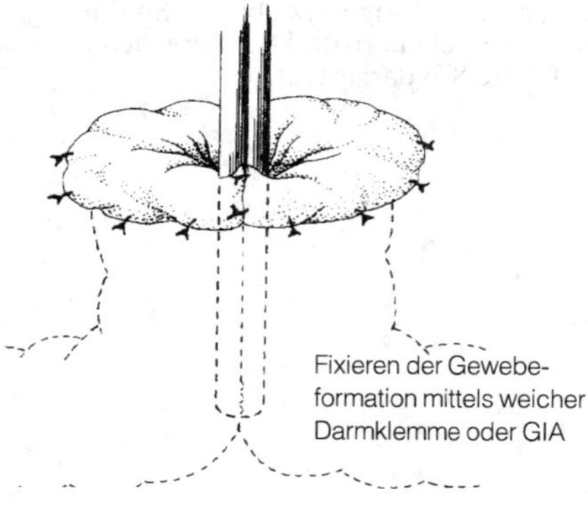

Verfahrensweisen bei stenosierenden Dickdarmprozessen (Forts.)

Auch bei tiefsitzenden Rektumtumoren ist der Transversus-Anus dem doppelläufigen Anus praeter sigmoideus vorzuziehen, da die Durchblutungsverhältnisse im Bereich des Colon transversum günstiger für die spätere Rückverlagerung sind.

Lokale Vorgehensweisen

Polypen und kleinere Tumoren können häufig mittels Rektoskop (starr) oder Sigmoidoskop (flexibel) abgetragen werden. Elektrische Schlingen machen ein Abtragen mit gleichzeitiger Blutstillung durch Elektrokoagulation möglich. Mit entsprechend langen, flexiblen Endoskopen können Polypentfernungen im gesamten Dickdarm erfolgen, wobei stets auf die Gefahr der dabei möglichen Perforation hingewiesen werden muß.

Intraoperative Dickdarmspülung

Wird die einzeitige Resektion des obstruierenden Prozesses angestrebt, kann der Dickdarm vor der Anastomosennaht orthograd gespült werden. Hierzu wird ein Spülkatheter über eine kleine Inzision am terminalen Ileum (nach Anlage einer Tabaksbeutelnaht) in das Coekum eingelegt (am besten geeignet sind großlumige Blasenkatheter) und in Höhe der späteren aboralen Resektionsgrenze (Colon descendens oder Sigma) ebenfalls nach Anlage einer Tabaksbeutelnaht ein dicker Ableitungstubus eingelegt, der mit einem Ablaufbeutel fest verbunden ist. Die Bauchhöhle muß gegen eventuelles Austreten der Spülflüssigkeit sorgfältig geschützt werden. Entsprechende Spüllösungen (Kochsalz- oder Hartmannlösung) finden Verwendung und sollten vorher auf Körpertemperatur gebracht werden. Harte Stuhlanteile können zwischen den Fingern vorsichtig gelöst werden. Die Spüiung wird fortgesetzt, bis die Spülflüssigkeit klar in den Ablaufbeutel übertritt. Das Vorgehen ist in der Abbildung auf Seite 873 dargestellt.

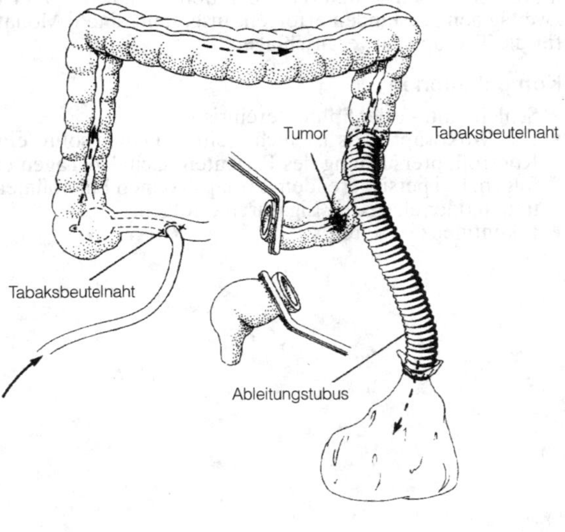
Tumor
Tabaksbeutelnaht
Tabaksbeutelnaht
Ableitungstubus

Die Behandlung des Haemorrhoidalleidens nach Lord

Dieser Eingriff ist nicht für alle Patienten mit Haemorrhoiden geeignet. Vor allem bei schlaffem Sphinktertonus oder gar Sphinkterinsuffisienz ist das Verfahren nicht geeignet.

Allgemeinnarkose oder Regionalanaesthesie

Steinschnittlage (oder Linksseiteniage)

Vorherige rektoskopische Untersuchung obligat

Zunächst werden die Zeigefinger beider Hände in den Analring gelegt und vorsichtig dilatierend auseinandergezogen, wobei alle fibrösen Strikturen getastet und gedehnt werden müssen. Die Analregion und das distale Rektum werden dabei schrittweise aufgedehnt, wobei der Zug stets nur nach lateral, nicht aber in antero-posteriorer Richtung zu erfolgen hat. Nur so kann eine Sphinkterverletzung verhindert werden. Das Vorgehen wird dann mit 4 oder sogar mit 6 Fingern wiederholt.

Lieber zuwenig als zuviel!

Die **postoperative Nachsorge** muß sich auf die Schmerzbekämpfung, die weiche Stuhlregulation und die Erhaltung des Operationsergebnisses konzentrieren. Letzteres erfolgt mittels Analdilatator, dessen Umgang der Patient erlernen muß. Anfänglich sollten die Dilatationen täglich, später in zweitägigen Abständen erfolgen. Insgesamt sind 6 Monate für die Therapie zu veranschlagen.

Komplikationen

- Schleimhaut- oder Sphinktereinrisse
- Ein Mukosaprolaps ist nicht selten. Daher sollte eine Kontrolluntersuchung des Patienten nach 4–6 Tagen erfolgen. Bei persistierendem Prolaps können Phenolinjektionen oder elastische Ligaturen erfolgen.
- Inkontinenz ist selten

Die Haemorrhoidektomie

Indikationen

- Patienten, deren Haemorrhoiden auf konservative Methoden nicht ansprechen
- Patienten mit großen prolabierenden Haemorrhoidalknoten, die mit Marisken einhergehen
- prolabierte, thrombosierte Haemorrhoiden (alle 3 Indikationen sind zunehmend seltener)

Die **präoperative Vorbereitung** sollte sich auf die orale Gabe von Abführ- und Gleitmitteln konzentrieren.

In **Steinschnittlage** hat bei Allgemein- oder Regionalanaesthesie zunächst die rektoskopische Untersuchung zu erfolgen (viele fordern sogar eine weiterführende Dickdarmdiagnostik, z.B. Kolonkontrastuntersuchung), um ein proximal gelegenes, pathologisches Geschehen sicher auszuschließen. In der Regel liegen die Haemorrhoidalknoten bei 3, 7 und 11 Uhr.

Die **Präparation** beginnt bei 7 Uhr durch Anklemmen des Haemorrhoidalknotens, der zunächst durch Kochsalz- oder Äthoxysklerollösung unterspritzt wird, um ihn von der darunterliegenden Muskulatur abzuheben und diese bei der weiteren Präparation nicht zu verletzen. Nach sorgfältigem Einstellen des Operationsgebietes mit einem Analspreizer (z.B. nach Parks), wird eine Durchstechungsligatur an der inneren Basis des Haemorrhoidalknotens gelegt (Catgut oder Vicryl). Bis zu dieser erfolgt dann die Resektion des Knotens dreiecksförmig von außen nach innen unter sorgfältiger Schonung des Schließmuskels. Abschließend wird von innen nach außen die Schleimhaut durch Einzelknopfnähte wieder verschlossen, wobei ein laterales Drainagedreieck belassen wird.

In der ersten Sitzung sollten maximal 2 Knoten entfernt werden, da sonst die Wundfläche zu groß und damit das Infektionsrisiko unnütz gesteigert wird.

Vor dem Entfernen des Spreizers empfiehlt sich die Einlage einer nicht entrollten Mullbinde, die mit Bepanthen-Salbe getränkt wird.

Postoperative Nachsorge

- Schmerzbekämpfung
- Entfernen der Tamponade nach spätestens 12 Stunden
- Nachblutungskontrolle
- Gabe von Gleitmitteln (oral) und tägliches Sitzbaden
- Entlassung nach erstem Abführen und anschließender Wundkontrolle (3. oder 4. postoperativer Tag)
- Nachuntersuchung in der 6.–8. postoperativen Woche und dann evtl. auch 2. Sitzung

Komplikationen

- Nachblutung
- Stuhlverhalt im Rektum
- Blasenentleerungsstörung
- anale Fissuren und Strikturen
- Inkontinenz

Die Barron-Ligatur bei Haemorrhoidalleiden

Es handelt sich um eine vorwiegend ambulant durchzuführende Methode, die bei Bedarf wiederholt werden kann. Es handelt sich um ein effektives Verfahren, daß mit einer (sklerosierenden) Injektionsbehandlung kombiniert werden kann und in vielen Fällen ein chirurgisches Vorgehen vermeiden hilft.

Steinschnittlage oder Linksseitenlage (nach Sim)

Nach der obligaten rektoskopischen Untersuchung wird die Lokalisation der Haemorrhoidalknoten vorgenommen und das Applikationsgerät für die elastischen Ligaturen geladen. Nach Einschieben eines Proktoskops, das der Patient selbst oder ein Assistent in Position hält, werden die Haemorroidalknoten einzeln mit einem Klemmchen durch die Ligaturschlinge gefaßt und diese an der Basis des Knotens zugezogen. Auch bei diesem Vorgehen sollten lediglich 2 Knoten in einer Sitzung behandelt werden.

Für die postoperative Nachsorge muß der Patient über mögliche Sickerblutungen in den ersten Tagen aufgeklärt werden. Bei Bedarf Analgetikagabe (auch lokal möglich in Form von Salbe und Suppositorien) und Verordnung von Abführ- und Gleitmitteln.

Eine **Nachuntersuchung** ist nicht immer erforderlich, doch sollte nach 6 Wochen eine Kontrolle oder auch eine 2. Sitzung – falls sinnvoll – erfolgen, wenn der Patient weiterhin Beschwerden hat.

Die Behandlung eingewachsener Zehennägel

Die Operation kann in Regionalanästhesie (Oberstsche Leitungsanästhesie) durchgeführt werden. Handelt es sich um eine begleitende Infektion des Nagelbettes, empfiehlt sich eine antibiotische Abschirmung.

Vorgehensweisen

Die einfache Nagelextraktion sollte nur noch bei eitrigen Entzündungen zwecks Entlastung vorgenommen werden, da sie lediglich eine palliative Maßnahme darstellt und das Rezidiv nahezu programmiert ist.

Die Keilexzision des medialen oder lateralen Nagelanteils mitsamt dem angrenzenden Nagelbett, das bis zum Periost des Endgliedes vollständig ausgeschält werden muß, ist in der Regel eine ausreichende Behandlung, wobei im entzündlichen Stadium eine offene Wundbehandlung und bei sauberen Verhältnissen (ohne Begleitentzündung) eine adaptierende Naht des Nagelbettes erfolgen kann.

Operation nach Zadik

Die eben genannte Technik der Readaptation wird von Zadik beschrieben, nachdem das Nagelbett komplett exzidiert worden ist (medial oder lateral). Der Erfolg der Operation hängt ganz wesentlich von der Radikalität der Nagelbettausräumung ab.

Komplikationen

- Rezidive, häufig nach einfachen Nagelextraktionen, selten nach adäquater Ausschälung des Nagelbettes
- Wundinfektionen (ihnen kann durch lokale Antisepsis vorgebeugt werden)
- Osteomyelitis oder sogar ein Endgelenksempyem können gelegentlich auftreten und bedürfen dringend der antibiotischen – und eventuell auch einer weiteren chirurgischen Therapie.

Der Leistenbruch

Indikationen

- als Elektiveingriff: Alle symptomatischen Hernien, besonders die indirekten, sollen operiert werden. Das Tragen von Bruchbändern kann nicht als Therapie der Wahl angesehen werden.
- als Notfalleingriff: Alle eingeklemmten Leistenbrüche sind schnellstmöglich der Operation zuzuführen.

Präoperative Vorbereitung

Abklärung eventuell vorliegender kardiopulmonaler Erkrankungen und der Nierenfunktion. Bei Elektiveingriffen ist darüber hinaus eine Ultraschalluntersuchung der Leibeshöhle und eine rektoskopische Untersuchung ratsam (Umfelddiagnostik zur Ursachenabklärung).

Bei Notfalleingriffen, die mit einer generalisierten abdominellen Symptomatik einhergehen, sollte eine Infusion und eine Magensonde gelegt werden und darüber hinaus eine antibiotische Abschirmung erfolgen.

In **Allgemein- oder Regionalnarkose** erfolgt der Zugang bei **Rückenlage** des Patienten über einen seitenbezogenen **Unterbauchschrägschnitt**. Sorgfältige Blutstillung im Unterhautfettgewebe, Ligatur der Venen, Freipräparieren der Faszie, die in Faserrichtung gespalten wird. Ein Anklemmen der Faszie ist für den späteren Verschluß ratsam. Stumpfes Abschieben der Faszie an ihrer Unterseite, so daß distal das Leistenband vollständig freiliegt. Spalten des Kremasterschlauches und Anschlingen der Samenstrangebilde durch Gummizügel. Beim indirekten Bruch muß nun der Bruchsack sorgfältig von den Samenstranggebilden abpräpariert, bis an seine Basis dargestellt, der eventuell vorhandene Bruchsackinhalt reponiert (oder gegebenenfalls auch reseziert), der Bruchsack an seiner Basis umstochen (Tabaksbeutelnaht) und der Bruchsacküberstand reseziert werden. Anschließend kann der Bruchsackstumpf nach Bastianelli versenkt werden. Das häufig den Leistenbruch bahnende Lipom wird ebenfalls reseziert.

Nachdem der eigentliche Bruch auf diese Weise versorgt wurde (siehe Herniotomie bei Kindern) erfolgt nun die Verstärkung der Leistenkanalhinterwand (soganannte Leistenbruch-Radikaloperation), die bei direkten Bruchformen gleichzeitig meist auch den Verschluß der Bruchpforte bedeutet. Der Verschluß der Bruchpforte und die Verstärkung der Leistenkanalhinterwand müssen so stabil sein, daß ein Rezidivbruch vermieden wird.

Derartige Verstärkungen werden heute zumeist nach Bassini, Halsted und Shouldice vorgenommen, wobei meist spät- oder nicht-resorbierbares Nahtmaterial empfohlen wird. Die Abbildungen veranschaulichen die Verfahrensweisen.

Bei Rezidivhernien kann im fortgeschrittenen Lebensalter die Orchidektomie ratsam sein (Aufklärung!). Die Appendektomie beim Erscheinen der Appendix im Bruchsack wird kontrovers diskutiert.
Abschließend ist darauf zu achten, daß eine größtmögliche Lateralisation des inneren Leistenringes erfolgt ist. Die Samenstranggebilde werden reponiert und die Faszie durch Einzelnähte verschlossen. Hautnaht über Redondrainage. Nach Anlegen des Wundverbandes wird die Operation mit der Kotrolle der Verschieblichkeit der Samenstranggebilde durch Zug am Hoden beendet.
Es empfiehlt sich dringend die Schonung der Bauchdecken für mindestens 6 Wochen postoperativ.

Nach Bassini

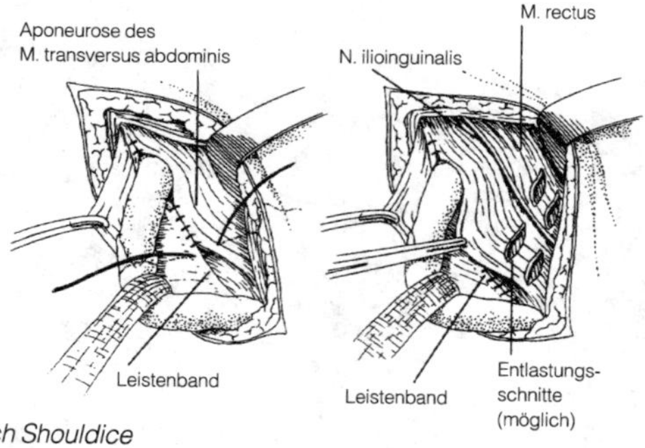

Nach Shouldice

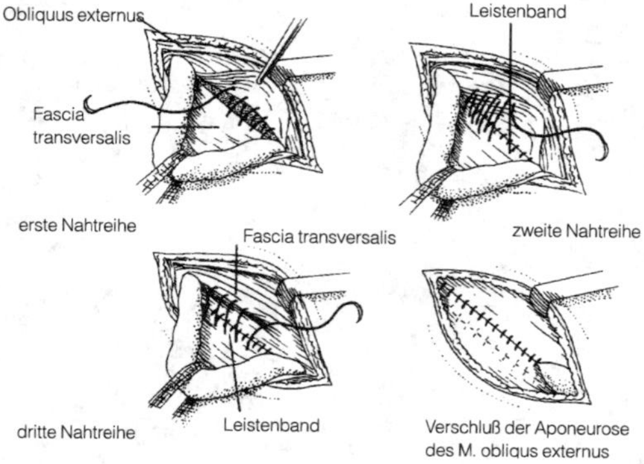

Der Leistenbruch (Forts.)

Komplikationen

- Blasenentleerungsstörungen
- Hämatombildung (Prophylaxe durch Sandsack und Hodenbank)
- Wundinfektionen
- Exazerbation prostatischer Beschwerden
- Rezidive
- Verletzung der Samenstranaggebilde
- Beeinträchtigungen des N. ilioinguinalis

Die Schenkelhernie

Es gibt eine Reihe verschiedener Vorgehensweisen bei Schenkelhernien, die alle gleichermaßen sicher sind. Der Operateur muß hier eine individuelle Entscheidung treffen.

In **Allgemein- oder Regionalanästhesie** werden bei Rükkenlage des Patienten folgende Verfahrensweisen empfohlen:

Vorgehen nach McEvedy

Über einen seitenentsprechenden Unterbauchschrägschnitt erfolgt zunächst die sorgfältige Präparation des Bruchsakkes, wobei beim Mann die Samenstranggebilde entsprchend geschützt werden (Anschlingen durch Gummizügel). Die epigastrischen Gefäße sollten falls nötig durchtrennt und unterbunden werden. Nach vollständiger Lösung des Bruchsackes vom umgebenden Gewebe wird er eröffnet, evtl. vorhandener Bruchsackinhalt reponiert (nach vorheriger sorgfältiger Inspektion), der Bruchsack an der Basis umstochen, sein Überstand reseziert und der Stumpf transfixiert (Bastianelli). Anschließend wird die Bruchpforte verschlossen, indem das Leistenband gegen das Pecten ossis pubis fixiert wird, wobei keinesfalls die Inguinalvene eigeengt werden darf. Sie wird daher beim Nähen mit dem Zeigefinger geschützt.

Oberes Vorgehen

Zugang wie zur Leistenhernie. Nach Identifikation der Aponeurose des M. obliqus externus wird diese gespalten und die Schenkelhernie praktisch in eine Leistenhernie umgewandelt, entsprechend präpariert und ein tiefer Verschluß der Bruchpforte angestrebt, wie oben beschrieben.

Unteres Vorgehen

Dieses Verfahren ist nicht bei eingeklemmten Schenkelhernien geeignet. Der Zugang wird direkt über der Schenkelpforte gewählt. Das weitere Vorgehen ist den beiden vorbeschriebenen identisch.

Der Wundverschluß erfolgt wie bei der Leistenbruchoperation.

Oberes Vorgehen

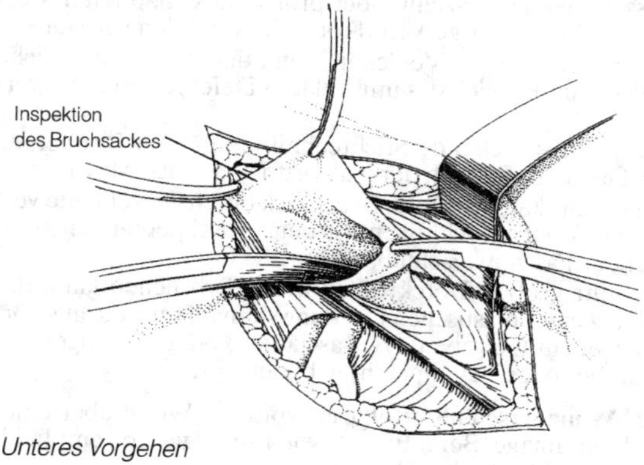

Unteres Vorgehen

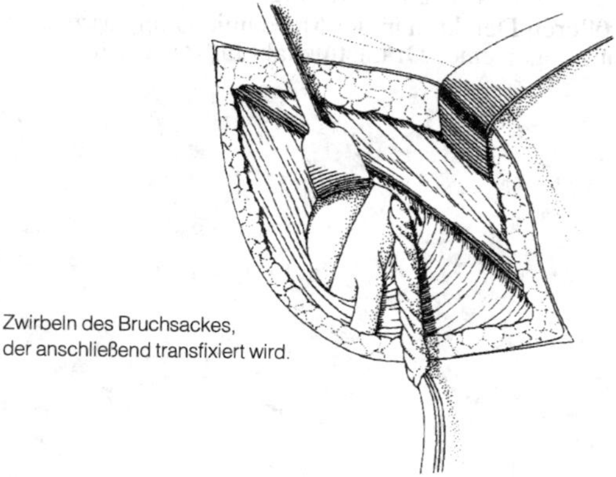

Der Verschluß von Narbenbrüchen

Ziel derartiger Operationen muß der Verschluß der Bauchwand und die Verhinderung eines Rezidivs sein. Hierzu muß eine stabile Naht der Faszie möglichst in Form einer Doppelung derselben erfolgen oder die Interposition eines autologen oder heterologen Gewebepatches.

In **Allgemeinnarkose** wird bei Rückenlage des Patienten zunächst die alte Narbe ausgeschnitten und anschließend werden die Faszienränder allseitig sorgfältig dargestellt, wobei hierzu auch ein Lösen der von innen adhärenten Gewebeschichten nötig ist. Der Bruchsack muß nicht unbedingt eröffnet werden, seine Reposition erfolgt durch den späteren Faszienverschluß.

Möglichkeiten für den Verschluß

Lassen sich die Faszienränder problemlos adaptieren, werden sie durch kräftge Vicryl- oder Dexonfäden vernäht.

Ein zweischichtiger Verschluß kann durch eine zusätzliche Inzision im Bereich des muskulären Defektes erreicht werden.

Durch entsprechende Stichtechnik kann eine Doppelung der Faszie im Bereich der Naht erfolgen (nach Mayo).

Bei Bedarf kann auch der Bruchsack durch Einzelnähte verkleinert oder verschlossen werden. Anschließend entsprechender Faszienverschluß.

Bei sehr großen Defekten und Rezidivbrüchen kann der Einsatz einer plastischen Deckung sinnvoll sein, die aus körpereigenem Gewebe (z. B. Fascia lata) oder Fremdgewebe (Dacron- oder Teflonpatch) gebildet wird.

Der **Wundverschluß** erfolgt in typischer Weise über einer Redondrainage. Beim Einsatz von Fremdgewebe empfiehlt sich die antibiotische Abschirmung.

Bei größeren Defekten in der Mittellinie kann das zusätzliche Einbringen einer Drahtstütznaht hilfreich sein.

Die einfache Mastektomie

Es handelt sich um das übliche Verfahren bei Karzinomen der weiblichen Brust. Ziel der Operation ist die lokal radikale Entfernung des Tumors, wobei stets auch an einen plastischen Wiederaufbau der Brust gedacht werden sollte.
Mehr und mehr aber werden die Tumorformen voneinander differenziert, was zu einer ebenso differenzierten chirurgischen Therapie verpflichtet. Dabei setzen sich mehr und mehr brusterhaltende Operationsverfahren durch, die auch bei strenger Qualitätskontrolle allen Vergleichen standhalten.
Dennoch muß das Verfahren der Mastektomie natürlich in jeder Form vom Chirurgen beherrscht werden, da es unverändert klar umrissene Indikationen dafür gibt.

Präoperative Vorbereitung

Im Idealfalle ist die Diagnose (eindeutige Malignität) bereits durch Feinnadelbiopsie gesichert. Liegt lediglich eine Verdachtsdiagnose aufgrund der Mammographie vor, muß die Dignität durch eine intraoperative Schnellschnittdiagnose zwingend abgeklärt werden. Die Patientin ist schonend und doch in aller Klarheit über das Vorgehen aufzuklären, wobei auch über den Wunsch eventueller rekonstruktiver Maßnahmen gesprochen werden sollte.

In **Allgemeinnarkose** wird bei **Rückenlage** der Patientin zunächst mit einem Markierungsstift die exakte Schnittführung auf die Haut gezeichnet, so daß ein spannungsfreier Wundverschluß sicher gewährleistet ist (sofern die Tumorgröße es zuläßt). Dementsprechend wird ein liegender ovalärer oder wetzsteinförmiger Schnitt angelegt.
Die anschließende Präparation des Brustdrüsenkörpers muß schräg nach oben und unten erfolgen, wobei neben einer ausreichenden Radikalität dringend auf die Duchblutungverhältnisse der beiden Hautlappen zu achten ist. Die Blutstillung erfolgt mittels Diathermie oder Ligaturen. In der Tiefe muß bis zur Faszie des M. pectoralis sauber präpariert werden. Bei Gefäßblutungen aus der Faszie werden diese durch Umstechungsligaturen gestillt. Beim Abpräparieren des Brustdrüsenkörpers von der Faszie des M. pectoralis major hat sich eine teils schneidende, teils schabende Präparationstechnik mit dem angekippten Skalpell bewährt.
Nach sorgfältiger Blutstillung und Einlage einer Redondrainage (stets außerhalb der Wunde herausleiten!) werden zunächst einige Situationsnähte (atraumatisch, nicht resorbierbar) zur Adaptation der Haut eingebracht und auf diese Weise überprüft, ob ein kosmetisch einwandfreier Wundverschluß gewährleistet ist. Sogenannte Hundeohren dürfen keinesfalls geduldet werden, ein entsprechendes Korrigieren der Hautlefzen ist erforderlich.

Der Dauersog der Redondrainage sollte für mindestens 48 Stunden aufrechterhalten werden; ein leichter Druckverband hilft die Bildung von Hämatomen oder Seromen zu verhindern.

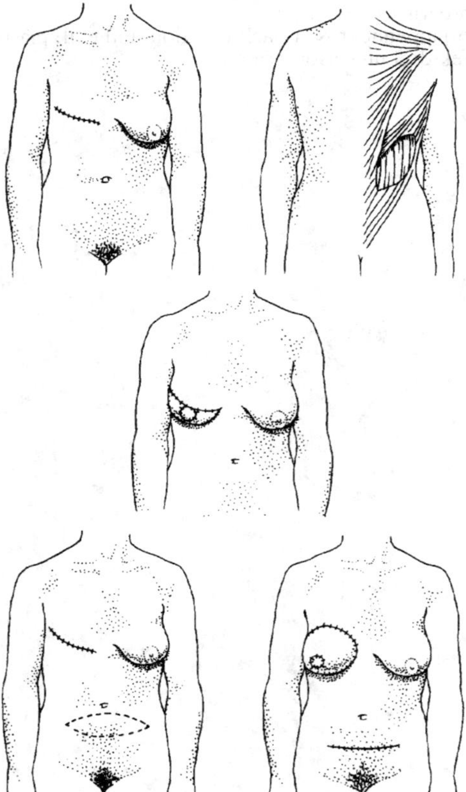

Möglichkeiten der Rekonstruktion der weiblichen Brust nach Mastektomie (es kommen auch Kunststoffprothesen zum Einsatz, die in letzter Zeit vielfach diskutiert wurden).

In der **postoperativen Nachsorge** ist neben einer adäquaten Schmerztherapie auf eine rechtzeitig einsetzende Mobilisationsbehandlung des angrenzenden Schultergelenkes zu achten. Eine extrakorporale Brustprothese sollte angeboten werden.

Komplikationen

- Hämatombildung und Infektion (Ausräumung und Drainage und evtl. Antibiotikatherapie erforderlich)
- Serombildung (Punktion und evtl. neuerliche Drainage erforderlich)
- Hautlappennekrose (Nachresektion und evtl. plastische Defektdeckung erforderlich)

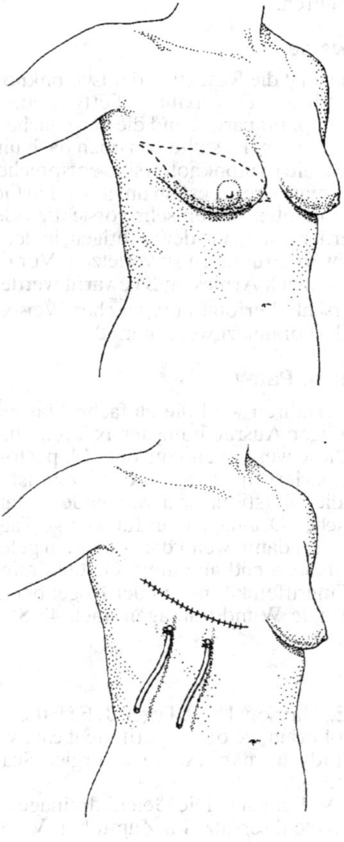

Schnittführung und Wundverschluß
bei einfacher Mastektomie

Die Revision axillärer Lymphknoten

Das Vorhandensein axillärer Lymphknoten kann die Aussaat des Mammakarzinoms auf dem Lymphwege bedeuten. Die geschwollenen Lymphknoten sollten entfernt werden und sind ebenfalls einer feingeweblichen Untersuchung zuzuführen, um ein möglichst genaues Staging des Tumors vornehmen zu können, was unter Umtständen von großer Bedeutung für eine adjuvante Therapie (Chemotherapie oder Bestrahlung) ist. Ebenso müssen bei allen Mammatumoren die sogenannten Hormonrezeptoren bestimmt werden, um evtl. eine entsprechende Therapie (z. B. Tamoxifen) durchzuführen.

Vorgehensweise

In der Regel erfolgt die Resektion der Lymphknoten en bloc mit der Brustdrüse. Das axilläre Fettgewebe kann teils scharf, teils stumpf präpariert und die beweglichen Lymphome exstirpiert werden. Es sollte von oben nach unten vorgegangen werden, die Lymphknoten sind entsprechend für den Pathologen zu markieren. Fest im umgebenden Gewebe verankerte Lymphknoten sollten sehr vorsichtig oder garnicht präpariert werden, um keine der wichtigen, in der Axilla verlaufenden Gewebestrukturen zu verletzen. Vor dem Lymphödem des jeweiligen Armes muß gewarnt werden.
Der Wundverschluß erfolgt in typisccher Weise, wobei die Axilla gesondert drainiert werden muß.

Operation nach Patey

Bei diesem Verfahren wird die einfache Mastektomie mit einer vollständigen Ausräumung der axilären Tumorknoten verbunden. Diese werden entlang dem M. pectoralis minor sorgfältig präpariert, im Bereich der Vene ist besondere Sorgfalt auf die Blutstillung zu verwenden. Daher sollten „prophylaktische“ Drainagen nur für wenige Tage belassen werden, vor allem dann, wenn die von ihnen geförderte Sekretmenge entsprechend abnimmt. Gelenkdrainagen nach asepitschen Eingriffen können in der Regel bereits nach 24 Stunden, normale Wunddrainagen nach 48 Stunden entfernt werden.

Literatur

Broome, A. E., Hanson, L. C., Tyger, J. F.: Efficiency of various types of drainage of the peritoneal cavity – an experimental study in man. Acta Chirurgica Scandinavica, 1983, 149, 53–5.

Bettermann, A., Ecke, H.: Die Gelenkdrainage nach künstlichen Hüftgelenksersatz. In: Zumtobel, V., Schäfer K., Pabst, W. (Hrsg.): Wunddrainage in der Elektiv- und Notfallchirurgie. Lengerichter Handelsdruckerei Jürgen Bossemeyer GmbH& Co., Lengerich, 1991, 170–2.

Anastomosentechik an Arterien

Ziel einer arteriellen Anastomose sind „wasserdichte Verhältnisse", eine spannungsfreie Verbindung der beiden Gefäßenden sowie ungehinderte Strömungsverhältnisse ohne Stenosierung: Dieses Ziel wird am besten dadurch erreicht, daß die Adventitia zunächst exzidiert und die Intima keinesfalls verletzt wird (außer durch den Ein- und Ausstich der Nadel).

Verwendete Materialien

In der Regel werden nicht-resorbierbare, monophile Nahtmaterialien verwendet, die doppelt armiert (Nadel an jedem Ende) und atraumatisch sein sollten. Die Fadenstärke variiert von 3/0 (Aorta) bis 5/0 (kleinere Blutgefäße), für die mikrochirurgischen Gefäßnähte auch bis 10/0 (und feiner). Die Fäden sind aus Polyester (Prolene, Resolon, Seralon) oder neuerdings auch aus PTFE (Gortex), die Nadeln sind speziell gehärtet, so daß auch atheromatös veränderte Gefäßwände vernäht werden können.

Nahttechnik

Die Anastomosierung von Gefäßen sollte End-zu-End oder End-zu-Seit erfolgen.

Andere Verfahrensweisen, wie z. B. die Insertion bei Kaliberunterschieden, haben sich nicht bewährt, da sie zu Intimaablösungen führen können.

End-zu-End-1: Das eine Fadenende wird am proximalen Teil der Arterie von innen nach außen gestochen, das andere ebenso am distalen. Der Faden wird mittig geknotet. Anschließend wird mit beiden Fadenenden ringsherum die Anastomose gebildet – in fortlaufender Nahttechnik. Spannungsfrei und ohne Intimaverletzungen müssen die beiden Gefäßenden vereint werden. Abschließend werden beide Nähte miteinander verknotet.

End-zu-End-2: Ist es möglich, die Gefäßenden zu drehen, kann in fortlaufender Technik von zwei gegenüberliegenden Punkten der Gefäßenden jeweils der halbe Umfang genäht werden. Hierbei können zur besseren Darstellung die jeweils blinden Enden der Naht als Haltefäden dienen. Bei der forlaufenden Stichtechnik muß der Faden vom Assistenten stets straff gehalten und sorgfältig geführt werden.

End-zu-Seit: Diese Anastomosentechnik ist bei sehr unterschiedlichen Gefäßlumina (Bypasses von zentral nach peripher) oder auch bei Wiederanschlüssen an die Aorta, bei arteriovenösen Shunts sowie bei doppelseitig zu versorgendem Stromgebiet angezeigt. Nach Einlegen der doppeltarmierten Naht, jeweils von innen nach außen gestochen, in beide Gefäßenden und Verknoten derselben, wird mit dem einen Ende rechtsherum, mit dem anderen linksherum die

Anstomose gebildet. Zur besseren Übersicht können die ersten Stiche auch bei lockerem Faden vorgelegt und die Gefäßenden dann in „Seilbahntechnik" angenähert werden.

Bei der Verwendung von Gefäßprothesen müssen diese entsprechend zurechtgeschnitten werden. Hierbei hat es sich insgesamt bewährt, die Enden der zu anastomosierenden Lumina beiderseits anzuschrägen, was zwar eine erheblich viel längere Nahtreihe bedeutet, strömungstechnisch aber deutlich günstiger zu bewerten ist.

End-zu-End

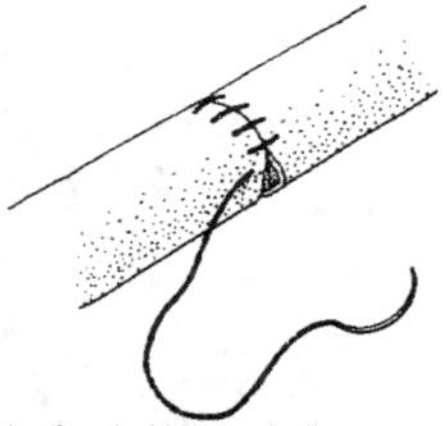

fortlaufende Nahttechnik

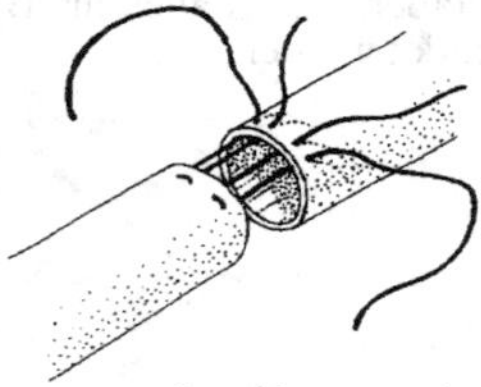

evertierte Matratzennaht

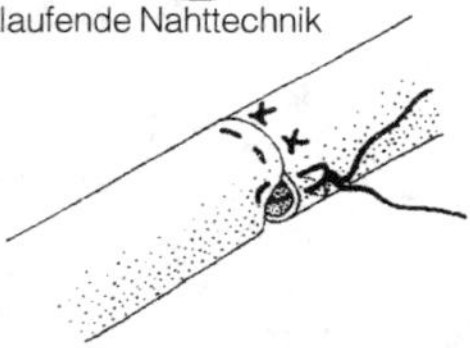

unterbrochene Naht

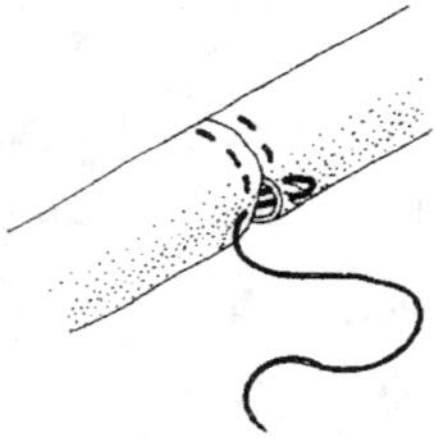

fortlaufende Naht mit Stichrichtungswechsel

End-zu-Seit

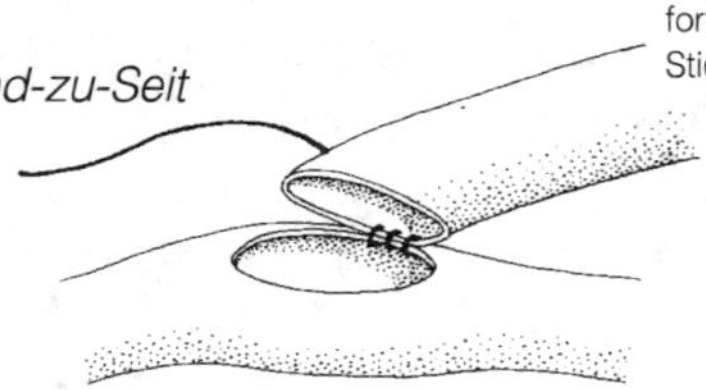

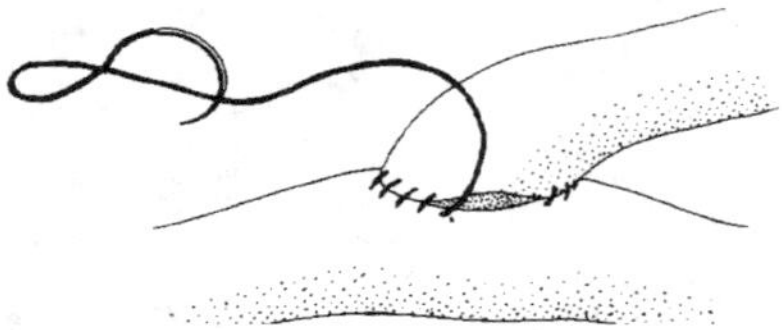

Anastomosentechik an Arterien (Forts.)

Niemals darf vor dem endgültigen Verschluß der Nahtreihe das Entlüften vergessen werden („Flushen“ durch kurzzeitiges Öffnen der Gefäßklemme – möglichst distal), um eine Embolisation zu vermeiden.

Variationen

Das Verknoten der beiden Nahtenden nach initialem Einlegen derselben kann auch unterbleiben, was jedoch eine besondere Fadenführung erfordert.
Ein zweiter Faden ist in der Regel nicht notwendig.
Die Gefäßprothesen (Grafts) sind in der Regel aus Dacron-Velour oder auch PTFE hergestellt und können sowohl als Gefäßersatz als auch als Bypass oder sogar als Patch verwendet werden.

20 Operationsverfahren

Anastomosentechik an Arterien

Zugangswege zur Freilegung von Arterien

In der Gafäßchirurgie ist die Freilegung und Darstellung des jeweiligen Abschnittes von essentieller Bedeutung, um eine suffiziente Anastomose oder eine adäquate Rekonstruktion zu gewährleisten. Die komplette Kontrolle über das zu operierende Gefäß und sämtliche Seitenäste der Region muß gegeben sein, bevor die eigentliche Operation am Gefäß beginnt.

Die Bifurkation der Carotis (Carotisgabel)

Die **Lagerung** des Patienten erfolgt auf dem Rücken, wobei der Kopf auf die dem Operateur abgewandte Seite gedreht wird.

Die **Schnittführung** beginnt 2 cm unterhalb der Mandibula am Innenrand des M. sternocleidomastoideus und läuft parallel zu diesem bis 2 cm oberhalb seiner Insertion.
Vertiefen des Schnittes bis auf das Platysma und Spalten der tiefen Faszie entlang dem Innenrand des M. sternocleidomastoideus. Darstellen der V. jugularis interna und Ligatur der V. facialis anterior. Nun Darstellen der A. carotis communis, die zirkulär freigelegt und durch einen Gummizügel angeschlungen wird. Anschließend Darstellen der A. carotis externa (erster Seitenast ist die A. thyreoidea superior) und der A. carotis interna, die ebenfalls angezügelt werden. Der N. vagus liegt lateral der Arterie, der N. hypoglossus und der Carotis sinus liegen vor der Arterie.

Die A. subclavia

Vorgehen wie bei der zervikalen Sympathektomie. Nach Spalten des M. scalenus anterius (unter Schutz des N. phrenicus) wird die Arterie sichtbar. Sie wird freigelegt un angezügelt wie auch ihre Seitenäste, die A. mammaria interna und die A. thyreocervicalis.

Die Aorta abdominalis und die iliakale Bifurkation

Mediane, paramediane oder quere Laparotomie.
Nach Einsetzen eines Selbsthalters wird das Netz und der Querdarm nach proximal geschoben und das gesamte Dünndarmkonvolut eventeriert und in warmen Bauchtüchern verpackt.
Das Retroperitoneum wird über der Aorta aufgespalten, soweit dies für den jeweiligen Eingriff erforderlich ist. In der Regel sollte die Aortenbifurkation distal und die A. mesenterica inferior proximal freigelegt und angeschlungen werden. Proximal muß dabei das Duodenum geschützt werden.
Zur Darstellung der Iliakalarterien wird der peritoneale Überzug aufgespalten und an seinen Rändern eine sorgfäl-

tige Blutstillung vorgenommen. Besonders zu beachten sind dabei die Ureteren, die die iliakale Bifurkation kreuzen und die Iliakalvenen, die meist adhärent an den Arterien sind.

Die A. femoralis communis und ihre Aufzweigung

Als Zugang wird eine 10–12 cm lange Inzision in Längsrichtung 2 Querfinger lateral des Tuberculum pubicum gewählt, wobei 1/3 oberhalb und 2/3 unterhalb des Leistenbandes liegen sollten. Zur Orientierung ist die Pulsation der Arterie dienlich.

Durch das Unterhautfettgewebe und die Faszie des femoralen Muskeldreiecks wird die Arterie durch Spreizen der Schere dargestellt. Kleinere Venen werden durchtrennt und ligiert. Zunächst Darstellen der A. femoralis communis, die angeschlungen wird. Anschließend Freilegen auch der Teilungsstelle in die A. profunda femoris und die A. femoralis superficialis, die ebenfalls beide anzuschlingen sind.

Die A. femoralis communis wird oft zu kurz freigelegt, da sie unmittelbar vor ihrer Aufzweigung einen nach hinten ziehenden Ast in die Muskulatur abgibt, der ebenfalls freigelegt und bei Eröffnung des Gefäßlumens durch ein feines Klemmchen abgedichtet werden sollte.

Die A. poplitea

Oberhalb des Kniegelenkes

Die Schnittführung erfolgt 10–15 cm lang von der medialen Femurkondyle nach proximal entlang der Hinterkante des M. vastus medialis. Nach Durchtrennung der Faszie wird der M. sartorius nach unten gehalten, um das Gefäßnervenbündel im Adduktorenkanal aufzusuchen. Die Venae comitantes und die V. poplitea müssen von der Arterie abpräpariert werden, wobei die das Kniegelenk versorgenden Gefäße geschützt werden müssen. Die Freilegung der Arterie erfolgt auf einer Länge von mindestens 5 cm. Sie wird zentral und peripher angezügelt.

Unterhalb des Kniegelenkes

Die Inzision erfolgt 1 cm hinter der medialen Tibiakondyle und verläuft entlang der medialen Tibia-Unterkante 10–12 cm nach distal. Die V. saphena magna sollte erhalten bleiben. Nach Spalten der Faszie wird der mediale Kopf des M. gastrocnemius nach unten gehalten, so daß die Faszie über dem Gefäß-Nervenbündel freiliegt und eröffnet werden kann. Die Arterie wird separiert, freigelegt und angeschlungen.

Zugangswege zur Freilegung von Arterien (Forts.)

Der Truncus tibioperonealis (Trifurkation)

Über den eben beschriebenen Zugang wird die V. tibialis separiert und der Truncus tibioperonealis nach Inzision des M. soleus freigelegt.

Die A. peronealis (fibularis)

Sie wird über einen 6–10 cm langen, vertikal verlaufenden Schnitt vom Fibulaköpfchen entlang der Fibula nach distal aufgesucht. Mit dem Rasparatorium wird die Muskulatur von der Fibula abgeschoben, das Periost auf ganzer Länge abgelöst. Die A. peronealis verläuft im Bett der Fibula und muß von den begleitenden Venen freipräpariert werden.

Die A. tibialis anterior

Sie wird über eine Längsinzision (15–20 cm) an der lateralen vorderen Tibiakante freigelegt.
Nach Spalten der tiefen Faszie identifiziere die Ebene zwischen der A. tibialis anterior (medial) und dem M. extensor digitorum longus (lateral). Die Gefäße liegen in der Tiefe und dürfen nur bei guter Sicht (adäquate Geweberetraktion) vorsichtig voneinander getrennt und angeschlungen werden.

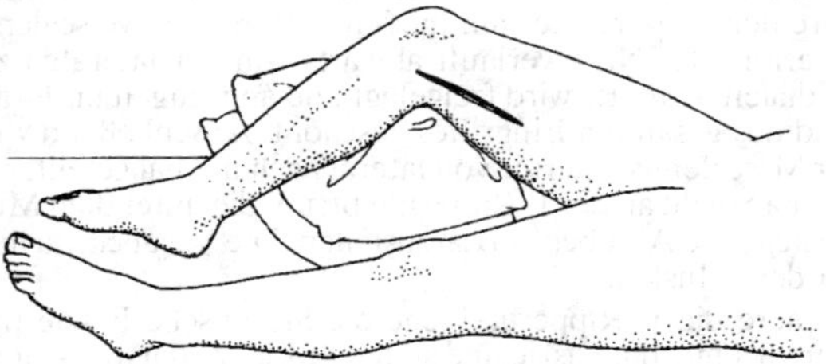

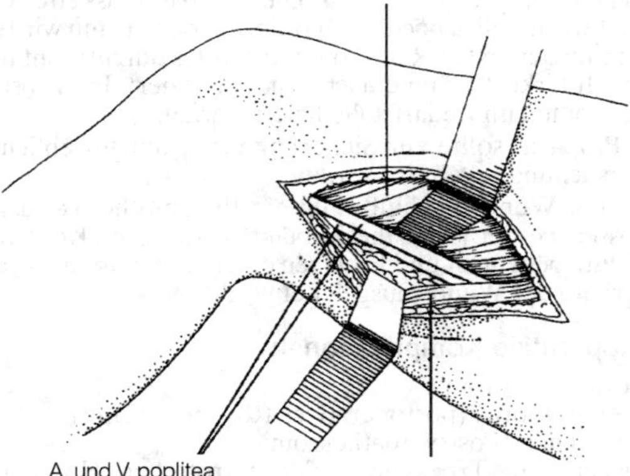
Adduktorenkanal
A. und V. poplitea
M. Sartorius

Die zervikale Sympathektomie

Dieses Verfahren ist bei Patienten mit therapierefraktärem Morbus Raynaud, mit Buergerscher Erkrankung, mit Kausalgie und bei Hyperhidrosis indiziert. Ferner erscheint es sinnvoll, wenn bei obstruierenden Gefäßerkrankungen der oberen Extremität ein rekonstruktives Verfahren nicht möglich ist.

Präoperative Vorbereitung

In Allgemeinnarkose wird der Patient auf dem Rücken mit abgewinkelten Beinen gelagert und der Kopf zur Gegenseite gedreht.

Die Inzision erfolgt entlang und oberhalb der mittleren Klavikula (10 cm lang).

Vertiefen der Inzision durch Trennen des klavikularen Anteils des M. sternocleidomastoideus und des inferioren „Bauches" des M. omohyoideus (falls notwendig). Identifiziere den N. phrenicus am medialen Rand des M. scalenus anterior. Der Nerv verläuft abwärts von der lateralen zur medialen Seite. Er wird freigelegt und angezügelt und während des gesamten Eingriffes geschont. Anschließend wird der M. scalenus anterior von lateral nach medial geteilt, wobei man dicht an der 1. Rippe bleibt, um die unter dem Muskel liegende A. subclavia darzustellen. Die V. subclavia liegt vor dem Muskel.

Palpiere die 1. Rippe und lege die Sibsonsche Faszie frei. Durchtrenne die Faszie und stelle die Pleura dar, die stumpf präpariert wird. Identifiziere die hintere Oberkante der 1. Rippe und das Ganglion stellatum. Die zervikale „Kette" des Sympathikus ist dann wie eine Schnur tastbar und das Ganglion stellatum oben hinter der 1. Rippe.

Durch gutes Licht von oben können beide Strukturen entsprechend dargestellt werden. Die Sympathikuskette wird so weit wie möglich nach distal freipräpariert. Dann wird sie unterhalb der ersten Rami communicantes durchtrennt und über 2 Interkostalräume nach distal disseziert. Interkostalvenen sollten im Bedarfsfalle ligiert werden.

Das Präparat sollte zur Sicherung einer feingeweblichen Untersuchung zugeführt werden.

Vor dem Wundverschluß muß ein Pneumothorax ausgeschlossen werden (Anästhesist bläht die Lungen). Kontrolle auf Bluttrockenheit und Einlegen einer Redondrainage, die außerhalb der Wunde ausgeleitet wird.

Postoperative Komplikationen

- Horner-Syndrom
- Pneumothorax (postoperatives Rö-Thorax Bild)
- Neuralgien (Postsympathektomie)
- ausgeprägte Trockenheit der betroffenen Hand, die durch Handcremes bekämpft werden kann.

Transaxilläre Sympathektomie

Seitenlage des Patienten mit 90 abduziertem Arm, der in dieser Position fixiert wird.

Schrägschnitt entlang der 3. Rippe (15–20 cm lang).

Vertiefen der Wunde durch das axilläre Fettgewebe und Darstellen des M. u. N. thoracicus longus, die beiseite gehalten werden: So gelangt man auf die 3. Rippe, über der die Pleura gespalten und der Retraktor eingesetzt wird. Die Lunge wird stumpf beiseite gehalten und die Sympathikuskette dargestellt, die unter der Pleura mediastinalis gelegen ist. Das 4. Ganglion wird reseziert. Das erste ist von diesem Zugang aus nur schwerlich zu präparieren.

Nach sorgfältiger Blutstillung wird eine Thoraxdrainage eingelegt und die Brustwand nach vollständigem Blähen der Lungen verschlossen. Hierbei werden die Rippen durch sie umschlingende Nähte einander entsprechend angenähert. Subkutandrainage und Naht der Haut. Der Eingriff kann auch thorakoskopisch durchgeführt werden.

Postoperative Röntgen-Thorax-Kontrolle. Die Thoraxdrainage kann nach 24 Stunden bei gut entfalteten Lungen entfernt werden.

Komplikationen

- Hautemphysem
- Haemato- und/oder Pneumothorax
- vorübergehendes (manchmal auch dauerhaftes) Horner-Syndrom

Lumbale Sympathektomie

Die komplette Sympathektomie für die Wade und den Fuß läßt sich durch Exzision des 2. und 3. lumbalen Ganglions erreichen. Die Exzision der ersten 3 lumbalen Ganglien bewirkt die Sympathektomie für Oberschenkel, Unterschenkel und Fuß. Diese Technik wird zumeist im Zuge von Rettungsversuchen einer mangeldurchbluteten unteren Extremität angewendet, insbesondere wenn die Patienten über Ruheschmerzen klagen (Stadium 3 und 4 AVK), bereits Zehengangrän aufweisen oder ischämische Ulzerationen zeigen.

Technik der Phenolblockade (chemische Blockade der Sympathikuskette)

Diese Vorgehen sollte bei älteren Patienten mit erheblichem Narkoserisiko Anwendung finden und unter der Kontrolle eines bildgebenden Verfahrens erfolgen. Der Patient wird auf der Seite, auf der die Injektion erfolgen soll, gelagert und noch etwas nach bauchwärts übergekippt. Nach Abwaschen und Abdecken der Region zwischen unterster Rippe und Beckenkamm in typischer Weise wird zunächst die Lokalanästhesie einige Zentimeter vor der oberen Kante des M. quadratus lumborum gesetzt.

Nach ausreichender Hautinfiltration wird bis zu einer Tiefe von 5 cm injiziert. Hat sich eine Hautblase durch das Lokalanästhetikum gebildet, wird die lange Spinalnadel eingeführt und direkt bis zur Wirbelsäule vorgeschoben. Ist diese erreicht, wird die Nadel so gekippt, daß sie tangential zum Wirbelkörper weiter vorgeschoben werden kann. Nun befindet sich die Nadel in unmittelbarer Nähe der Sympathikuskette im Retroperitoneum. Dann wird ein Tropfen einer 6 %-igen Phenollösung (in Wasser) auf die Kanüle gebracht und sein Verhalten genau beobachtet. Befindet sich die Kanülenspitze in der richtigen Region, verschwindet der Tropfen, liegt sie in einem Gefäß, kommt er zurück und das Manöver muß wiederholt werden. Stets muß darüber hinaus ein Aspirationstest erfolgen, bevor das Phenol bei richtiger Lage der Kanülenspitze injiziert werden darf. Milliliterweise werden 3–5 ml injiziert, wobei zwischendurch jeweils einige Minuten Pause gemacht werden sollte. Bei sorgfältiger Beobachtung des Patienten bekundet dieser meist rasch einsetzend ein Wärmegefühl in der betroffenen Extremität, was mit entsprechender Trockenheit einhergeht und den Erfolg der Therapie sichert.

Die häufigste Komplikation ist eine Neuralgie der Leisten- und Oberschenkelregion. Ernsten Gefahren kann durch sorgfältige Technik vorgebeugt werden. Die Pulsation der Aorta kann bei falscher Positionierung der Nadelspitze auf der rechten Seite gefühlt werden. Auf der linken Seite zeigt die Aspiration von Blut die falsche Lage in der Vena cava.

Die Lage muß dann korrigiert und ein neuerlicher Aspirationstest vorgenommen werden.

Chirurgisches Vorgehen zur lumbalen Sympathektomie

Dieser Eingriff kann im Zuge einer aorto-iliakalen Gefäßoperation erfolgen (meist von abdominal) oder auch als separate Operation über einen extraperitonealen Zugang.
Der Patient liegt in Vollnarkose auf dem Rücken, wobei die zu operierende Seite durch ein Schaumstoffkissen etwas angehoben wird.
Der Zugang erfolgt über einen Schrägschnitt vom lateralen Rektusrand zu einem Punkt in der Mitte zwischen Spina iliaca anterior superior und der 12. Rippe.
Teils stumpfes, teils scharfes Auseinanderbreiten der Muskulatur und Darstellen der Fascia transversalis, die durchtrennt wird. Man gelangt stumpf auf das laterale Peritoneum, an dem entlang man in das Retroperitoneum gelangt, was durch Erreichen des M. psoas major gesichert wird. Man bleibe auf der Vorderseite des Muskels und beachte stets den Ureter. Nun ertaste man die Sympathikuskette, die auf dem anterioren Längsband medial des M. psoas major gelegen ist. Sie wird auf einer Länge von 3–5 cm freigelegt, reseziert und die Enden ligiert (Anklemmen durch Overholt-Klemmen). Die Blutstillung in der Umgebung kann durch Diathermie erfolgen. Störende Lumbalgefäße können durchtrennt und ligiert werden.
Auf der linken Seite liegt die Sympathikuskette lateral der Aorta – auf der rechten hinter der V. cava, was besondere Sorgfalt bei der stets stumpfen Präparation erfordert.
Schichtweiser Wundverschluß über einer Zieldrainage.

Komplikationen

- Wundhämatome und -infektionen
- Verletzungen des Ureters, der Aorta, der V. cava
- Postsympathektomie – Neuralgien, die die Leistenregion und den antero-lateralen Oberschenkel betreffen können, Behandlung durch einfache Analgetika. In der Regel verschwinden die Symptome spontan.
- Verletzungen des N. genitofemoralis
- Störungen der vita sexualis werden von etwa 50 % aller beidseitig sympathektomierten Männer beklagt, wenn die ersten lumbalen Ganglien entfernt wurden.

Resektion eines Bauchaorten-aneurysma

Dieses Verfahren hat sich als Elektiveingriff bewährt, die operative Mortalität bewegt sich in der Regel um 5 %. Muß die Resektion allerdings als Notfalleingriff vorgenommen werden, steigt die operative Mortalität auf etwa 50 % an. Bleibt das Bauchaortenaneurysma unbehandelt, versterben die Hälfte aller Patienten innerhalb der Fünfjahresfrist. Auch kleine Aneurysmata (< 6 mm) haben eine 20 %-ige Rupturrate. Daher ist auch in diesen Fällen eine elektive Resektion und ein entsprechender Gefäßersatz angezeigt.

Präoperative Vorbereitung

Die Ultraschalluntersuchung (Farbdoppler-Sonographie) dokumentiert die Größe und die Strömungsverhältnisse und sichert die Diagnose (Erstbefund). Die angiographische Darstellung und ein CT können zusätzlich erfolgen und weitere Aussagen bezüglich der Lokalisation und Ausdehnung erbringen. Der Patient sollte so gut wie möglich vorbereitet sein und in vollem Umfang aufgeklärt werden. Eine gute Lungenfunktion, ein optimal eingestellter Diabetes mellitus, Ausschluß entzündlicher Begleiterkrankungen oder kardialer Risiken ist wünschenswert. Sämtliche Laborkontrollen sollten vorliegen, ebenso wie 4–6 Blutkonserven vorbereitet sein sollten (für Notfälle 10). Bei entsprechender Vorbereitungszeit für einen Elektiveingriff kann auch eine fraktionierte Eigenblutspende ins Auge gefaßt werden.

Vorgehen

In Allgemeinnarkose wird bei Rückenlage des Patienten eine komplette Medianlaparotomie unter Umschneidung des Nabels durchgeführt und nach Eventeration des Dünndarmes dieser in feuchten warmen Tüchern verpackt. Der Einsatz von großen Wundspreizern hat sich bewährt.

Spalten des Peritoneums über dem Aneurysma und zunächst Darstellen des proximalen Endes, das in der Regel unterhalb der linken Nierenvene liegt. Darstellen der V. mesenterica inferior (proximal), die weggehalten oder falls unumgänglich ligiert und duchtrennt werden kann.

Darstellen und Anschlingen der beiden Aa. iliacae communes nach Aufspalten des peritonealen Überzuges. Dabei sind die Ureteren und die Iliakalvenen zu schützen, die an den Arterien „kleben" können. Anschließend wird die Aorta proximal abgeklemmt (Zeit dokumentieren) und ebenso mit den Iliakalarterien verfahren, nachdem diese ausreichend freigelegt worden waren. Dann erfolgt die Resektion des Aneurysma, dessen Wand erhalten werden kann, um sie später über der Gefäßprothese wieder zu verschließen. Heparininjektion systemisch (100 IE/kg Körpergewicht) und evtl. zusätzlich jeweils entsprechend geringere Mengen (verdünnt) in die beiden Iliakastümpfe, Nach Eröffnen des Aneurysmasackes in Längsrichtung müssen evtl. blutende Lumbalarterien oder auch die A. mesenterica inferior umstochen werden (letztere kann auch später an die Prothese angeschlossen werden). Ausräumen des Aneurysmasackes von Gerinnseln und Gefäßkalk, bis das proximale Ende für die Anastomose sauber präpariert ist. Ist die Bifurkation nahtfähig, kann eine Rohrprothese eingesetzt werden, anderenfalls muß eine Y-Prothese Verwendung finden. Die zu

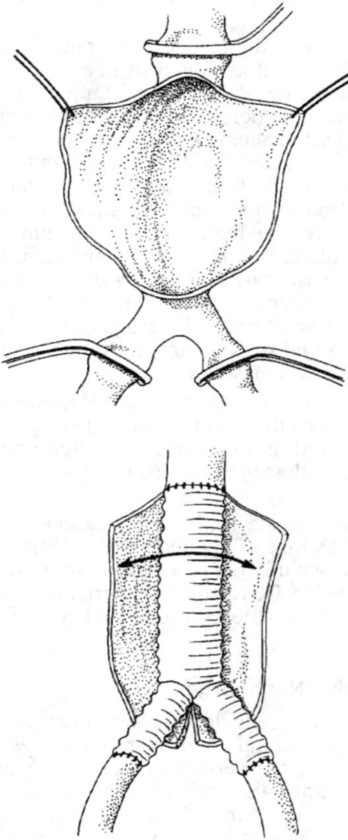

Rekonstruktion der Bifurkation
mittels einer Y-Prothese

Resektion eines Bauchaortenaneurysma (Forts.)

verwendende Prothese wird zurechtgeschnitten (Teilungsstelle der Y-Prothese möglichst hoch) und in das Blut des Patienten in einer Nierenschale eingelegt (Präclotting von Dacron-Velour Prothesen).

Nun wird die proximale Anastomose gebildet (End-zu-End), wobei in. der Regel ein doppeltarmierter Prolenefaden (2–4/0) Verwendung findet. Ist diese Anastomose fertiggestellt, wird die Aortenklemme geöffnet, die Prothese durchspült („geflusht") und anschließend sofort wiedere zugeklemmt.

Anschließend wird die distale Anastomose (bei Verwendung einer Rohrprothese) genäht oder die beiden Enden der Y-Prothese entweder mit den Stümpfen der Aa. iliacae communes vernäht oder, nach Verschluß der beiden Stümpfe und retroperitonealem Durchzug der beiden Y-Schenkel Anastomosen mit den Aa. femorales communes gebildet (aorto-iliakal oder aorto-bifemoral). Bevor die Anastomosen (4–5/0 Prolene oder Seralon) ganz fertiggestellt sind, muß jeweils von distal her die Entlüftung durch kurzes Öffnen der peripheren Gefäßklemme erfolgen. Erst danach werden die Anastomosen vollendet und zunächst die peripheren Klemmen entfernt. Erst zum Schluß wird dann auch der Blutstrom von proximal freigegeben, was schrittweise erfolgen kann und stets in Absprache mit dem Anästhesisten vollzogen werden sollte.

Anschließend kann das Heparin durch Protamin antagonisiert werden, um eine sichere Bluttrockenheit zu erreichen. Aneurysmawand und Peritoneum sollten über der Gefäßprothese verschlossen werden, um Duodenalfisteln zu verhindern.

Eine retroperitoneale Redondrainage sichert die Anastomosen (rechtzeitiges Erkennen von Nahtinsuffizienzen). Der Wundverschluß erfolgt schichtweise nach Ordnen der Baucheingeweide. Das große Netz wird in den linken Oberbauch verlagert (leichteres Vorgehen bei Revisionseingriffen).

Postoperative Nachsorge

Engmaschige Kontrolle der Körpertemperatur, der Patient sollte intraoperativ auf einer Wärmematratze gelegen haben. Dieses Vorgehen vermeidet die Azidose, die Vasokonstriktion und kardiale Arrhythmien, die aus einer Hypothermie resultieren können. Blutige Systemdruck-Messung, Kontrolle des ZVD und Ausscheidungskontrolle über Blasenkatheter sind unerläßlich. Ferner muß eine Magensonde bis zum Wiedereinsetzen einer adäquaten Peristaltik liegenbleiben und bei ersten Zeichen einer ischämischen Kolitis eine Koloskopie erfolgen. Die breite antibiotische Abschirmung hat sich bewährt.

Prognose

Die meisten Patienten überleben den Eingriff – auch beim rupturierten Aneurysma. Todesfälle gibt es in der postoperativen Phase durch kardiale Arrhythmien und Myokardinfarkte. Nierenversagen als Todesursache kommt nach rupturierten Bauchaorgenaneurysmata vor.
Vorbestehender Bluthochdruck, perioperative metabolische Azidose und Hypokaliämie sind schwerwiegende Risikofaktoren. Die Sterberate (perioperativ) liegt für die elektiv operierten Aneurysmata unter 5 %.
Die folgenden Abbildungen zeigen das Anklemmen der Gefäße und die Eröffnung des Aneurysmasackes sowie die Rekonstruktionen mittels Y-Prothesen im Sinne einer aorto-iliakalen oder einer aorto-bifemoralen Anastomosierung.

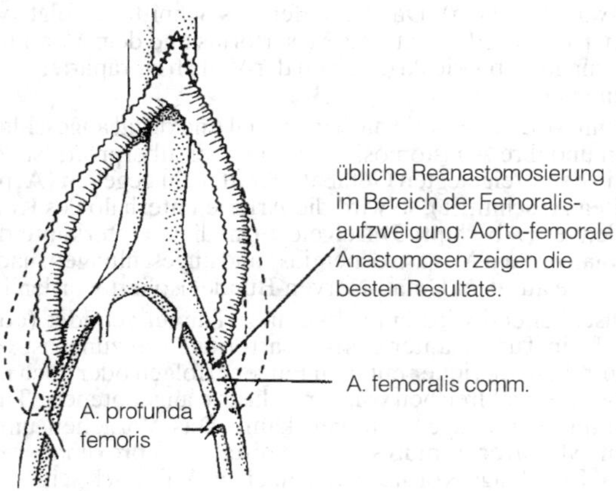

Der femoro-popliteale Bypass

Dieses Operationsverfahren ist bei AVK (arterielle Verschlußkrankheit) der A. femoralis superficialis (Stadium 3 und 4) angezeigt, wenn eine entsprechende Claudicatio intermittens (bei einer Laufstrecke unter 100 m) besteht, die sich unter entsprechenden konservativen Maßnahmen nicht bessert. Ebenso ist das Verfahren zur Rettung der unteren Extremität angebracht.

Präoperative Vorbereitung

Dringend abklärungsbedürftig sind die myokardiale, die zerebrale und die renale Situation sowie der Diabetes mellitus. Der Patient sollte unbedingt mit dem Rauchen aufhören. Die präoperative Eigenblutspende kann sinnvoll sein. Das betroffene Bein, die Schamgegend und der Unterbauch sollten rasiert werden. Kommt die V. saphena (umgekehrt) eingesetzt als Bypass in Frage, sollte sie vorher in ihrem Verlauf auf die Haut gezeichnet werden. Einzelheiten über das Ausmaß und die Ausdehnung der AVK erbringt das Angiogramm (arterielle oder venöse DSA).

Eine intraoperative Angiographie sollte möglich sein.

In **Allgemeinnarkose** (oder in ausgewählten Fällen auch in Regionalanästhesie) erfolgt in **Rückenlage** das Abwaschen und Abdecken der betroffenen Seite in der Weise, daß das Bein beweglich ist (entzündliche Veränderungen am Fuß werden luftdicht verpackt), die Verwendung einer Inzisionsfolie kann nützlich sein.

Freilegen der A. femoralis in der Leiste (unter ständiger Palpationskontrolle) und der A. poplitea oberhalb des Kniegelenkes über einen medial gelegenen Schnitt zwischen den Sehnen des M. vastus medialis und M. sartorius (etwa 10 cm lang). Das Vertiefen des Schnittes erfolgt zwischen der Vorderkante des M. sartorius und dem M. adductor magnus, bis die Arterie von der Vene freipräpariert werden kann.

Dann wird die Arterie nach proximal und distal angeschlungen und ihre Anastomosierungsfähigkeit überprüft. Ist diese in dem freigelegten Gefäßabschnitt nicht gegeben (A. poplitea Abschnitt 1), so wird die Arterie unterhalb des Kniegelenkes (Abschnitt 3) freigelegt (mediale Unterkante der Tibia vor dem M. gastrocnemius) und angeschlungen, nachdem sie aus dem Gefäß-Nerven-Bündel isoliert worden ist.

Anschließend wird ein subkutaner Tunnel gebildet (oder auch ein Tunnel unter dem M. sartorius), was zunächst von zentral und peripher mit dem Finger erfolgen oder auch mit einem der zahlreichen von der Industrie angebotenen „Tunnelungswerkzeuge“ erfolgen kann. Das Vorgehen unter dem M. sartorius muß stets von distal nach proximal erfolgen. Eine lange Kornzange kann ebenso hilfreich sein.

Die „umgedrehte“ V. saphena oder eine 5–6 mm durchmessende Goretex-Prothese können Verwendung finden. Der jeweilige Gefäßschlauch wird in den Tunnel eingezogen, wobei Verdrehungen dringend zu vermeiden sind, weswegen die Kunststoffprothesen eine längsverlaufende Markierung aufweisen. Nach systemischer und/oder lokaler Heparingabe (in die bereits eröffneten Gefäßlumina nach zentral und peripher, insgesamt etwa 5000 Einheiten) wird die periphere Anastomose als End-zu-Seit-Verbindung mit 5/0 atraumatischer Gefäßnaht erstellt. Die Dichtigkeit der Anastomose wird sofort durch Öffnen der peripheren Gefäßklemme überprüft (guter Rückfluß!), die dann anschließend proximal der Anastomose wieder eingesetzt wird.
Nach exakter Überprüfung der richtigen Bypasslänge kann die Prothese proximal (zentral) End-zu-Seit mit der A. femoralis communis oder superficialis anastomosiert werden (4/0 atraumatisch, fortlaufend). Entlüften der Prothese von peripher (distal) kurz vor Beendigung der Nahtreihe und zuletzt erst Wiederöffnen des Blutstromes von zentral.
Abschließend erfolgt die Kontrolle einer adäquaten Durchblutung mittels Angiographie oder Flußmessung.
Beim sogenannten in-situ-Bypass wird die V. saphena magna in eine arterielle Strombahn umgewandelt (Strömungsumkehr), indem zunächst ihr proximales Ende mit der Arteria femoralis communis unmittelbar oberhalb der Aufzweigung (superficialis/profunda) anastomosiert wird. Anschließend müssen die den Blutstrom behindernden Venenklappen von distal, her mit einer Venenklappensonde nach Hall (o. a.) beseitigt werden. Größere Aufzweigungen und Perforansvenen werden entweder direkt identifiziert (oder durch Dopplersonographie) und entsprechend unterbunden. Ist die Strombahn ohne „Nebenflüsse“ gesichert, erfolgt die distale Anastomosierung der Vene mit der Arteria poplitea im Segment 1 (oberhalb des Kniegelenkes) oder mit einem der 3 Äste ihrer Trifurkation unterhalb des Kniegelenkes.

Schichtweiser Wundverschluß in typischer Weise über Redondrainagen.

Postoperative Nachsorge

Regelmäßige Pulskontrolle der betroffenen Strombahnen durch Palpation und Dopplersonographie (mit Druckmessung). Kommt es zum Verschluß des Bypasses oder zu einer Insuffizienz der Nähte oder Ligaturen, ist eine Reintervention notwendig.

Der femoro-popliteale Bypass (Forts.)

Alternative Verfahren

Nicht selten können arterielle Verschlüsse heute auch mittels feiner Fräsen intraluminal rekanalisiert und anschließend durch Ballonkatheter aufgeweitet werden (Angioplastie). Dieses minimal invasive Verfahren kann in Lokalanästhesie unter Bildwandlerkontrolle (DSA) erfolgen. Andernfalls besteht die Möglichkeit der lokalen TEA. Intraoperativ kommen heute auch zunehmend Gefäßendoskopien zum Einsatz, die ein intraluminales Vorgehen unter Sichtkontrolle möglich machen.
Vor den Bypass-Verfahren sollte auch an die Profunda-Plastik gedacht werden.

Die Embolektomie über die A. femoralis

Die meisten arteriellen Embolien betreffen die untere Extremität im femoropoplitealen Segment, und etwa 90 % davon haben eine myokardiale Ursache, wie z. B. das Vorhofflimmern, den Myokardinfarkt und die rheumatischen Herzerkrankungen. Häufig entstehen auch die Embolisationen durch Verkalkungen und Thromben der Aortenwand. Diese Gruppe hat eine schlechtere Prognose und muß häufiger Bypassoperationen zugeführt werden,

Zur **präoperativen Vorbereitung** gehört neben der Abklärung möglicher Ursachen auch die kardiale Protektion in Form von Antiarrhythmika, Diuretika und falls indiziert Dopamin. Die sorgfältige Überwachung des Patienten, vor allem bezüglich der möglichen Medikamentenwirkungen, ist ebenso unerläßlich wie die Analgetika- und Sauerstoffgabe.

In **allgemeiner, regionaler** oder auch **lokaler Betäubung** (je nach Risiko und Kooperationsbereitschaft des Patienten) wird in **Rückenlage** eine 12–15 cm lange **Inzision über der Femoralarterie** unmittelbar unterhalb des Leistenbandes gelegt und die gesamte Bifurkation freigelegt (Anzügeln aller 3 Gefäßanteile). Am schwierigsten ist hierbei stets die Präparation der A. profunda femoris: die sie überkreuzende Vene sollte ligiert und durchtrennt werden. Die nach hinten abzweigenden Muskelarterien sollten ebenfalls angeschlungen oder aber durch ein kleines Gefäßklemmchen gesichert werden.

Nach systemischer Gabe von max. 10 000 Einheiten Heparin i. v. erfolgt die quere Arteriotomie dicht oberhalb der Bifurkation in die A. femoralis communis; zeigt sich hierbei bereits thrombotisches Material, wird dieses mit einem Klemmchen entfernt und anschließend ein Embolektomiekatheter der Stärke 3 oder 4 zunächst in die A. profunda femoris vorgeschoben und nach Aufblocken des Ballons möglichst weit peripher das gesamte thrombotische Material herausgezogen, was mehrfaches Vorgehen notwendig macht. Erst der gute Rückstrom beweist den erfolgreichen Einsatz. Dann können 15–20 ml einer Heparin-Kochsalzlösung (5 000 Einheiten in 500 ml) in das Gefäß instilliert werden, bevor es durch eine Gefäßklemme oder Zug am Gummizügel abgedichtet wird. Anschließend wird in gleicher Technik die A. femoralis superficialis von sämtlichen Thromben befreit. Zuletzt erfolgt stets auch eine Ballonsondierung nach zentral bis in die Aorta (Ballonkatheter der Stärke 5 oder 6), bis ein adäquater Blutfluß sichergestellt ist. Nach Kontrolle des Gefäßabschnittes erfolgt der Verschluß der Arteriotomie durch fortlaufende Naht 5–6/0 atraumatisch, monophil, nicht resobierbar, wobei durch sorgfältige Stichtechnik vor allem Intimaverletzungen und Stenosierungen vermieden werden müssen.

Nach Einlegen einer Zieldrainage (zur Arteriotomie) erfolgt ein schichtweiser Wundverschluß (Cave Lymphfisteln) mit Subkutandrainage.
Ein ähnliches Vorgehen ist auch bei der Embolektomie an der oberen Extremität angezeigt. Die Möglichkeit einer intraoperativen Angiographie sichert den Erfolg oder hilft bei der Indikationsstellung zur erneuten Embolektomie oder auch zum Bypass-Verfahren in gleicher Sitzung.

Technische Tricks

Das Blocken des Ballonkatheters sollte mit zarter Hand erfolgen, und man sollte stets nachgeben, wenn der Druck zu groß wird, da andernfalls Intimaläsionen entstehen können. Läßt sich der Katheter nicht ohne nennenswerten Widerstand vorschieben, liegt zumeist eine ausgedehntere Okklusion vor (z. B. zusätzliche AVK). Die meisten Patienten befinden sich in fortgeschrittenem Lebensalter.

Amputationen an der unteren Extremität

In den meisten Fällen (etwa 80 %, Literaturangaben) ist die Mangeldurchblutung unterschiedlicher Genese als Grund für die Amputation anzusehen. Eine traumatische Genese ist eher selten.

Indikationen

Die akute Ischämie, die weder operativ noch konservativ behoben werden kann, sollte dann einer Amputation zugeführt werden, wenn die Gefahr einer aufsteigenden Infektion oder gar einer Septikämie droht (Cave Endotoxine).

Die chronische Ischämie bei Patienten mit erheblichen Ruheschmerzen (AVK Typ 4) in Kombination mit Ulzera, Gangrän und Entzündung kann zur Amputation zwingen, doch sollte diese erst nach einer Angiographie mit entsprechend ausgedehntem Befund erfolgen. Die lumbale Sympathektomie (z.B. in Kombination mit einer Profunda-Plastik) kann nicht selten die Durchblutungsverhältnisse verbessern und die Lokalbefunde abheilen lassen.

Bei trockener Gangrän sollte eine lokal begrenzte Amputation (z.B. einer Zehe) erfolgen.

Bei feuchter Gangrän ist diese mit einer eitrigen Entzündung verbunden und somit als septisch zu klassifizieren, was eine erhebliche Gefährdung für die ebenfalls meist grenzwertig durchbluteten angrenzenden Gewebeformationen bedeutet. Die fortschreitende Infektion oder gar eine Ausstreuung von Keimen in die Blutbahn bergen ein hohes Risiko für den Patienten, weswegen der Lokalbefund engmaschig kontrolliert werden muß. Darüber hinaus sollte eine antibiotische Abschirmung erfolgen (meist aerobe und anaerobe Mischinfektion, was die Kombination von Cephalosporinen und Metronidazol erfordert). Ist eine lokale Sanierung nicht möglich, muß rechtzeitig eine Amputation in ausreichendem Abstand zum Infektionsherd vorgenommen werden.

Höhe der Amputation

Diese muß vor allem von der Weichteilsituation abhängig gemacht werden, da in jedem Falle nur ein entzündungsfreier und spannungsfrei adaptierter Weichteilmantel einen adäquaten Amputationsstumpf ergeben kann.

Oberschenkelamputation

Der Stumpf sollte so lang wie möglich sein, damit eine optimale „Prothesenfähigkeit“ gegeben ist. Der Femurknochen wird dabei etwa 15 cm oberhalb des Kniegelenkes abgesetzt.

Für eine gute Weichteildeckung, die mindestens ebenso wichtig für die „Prothesenfähigkeit“ ist wie eine optimale

Stumpflänge, hat sich die Schnittführung in Form eines Fischmaules sehr bewährt.
Nach rundum vollzogener Durchtrennung des Unterhautfettgewebes und sorgfältiger Blutstillung wird zunächst die streckseitige Muskulatur (M. quadriceps) am besten mit dem Amputationsmesser abgesetzt und die Muskelgefäße ligiert. Dabei liegt das Amputationsniveau der Muskulatur deutlich höher als das des Hautlappens. Nachdem auch laterale und mediale Muskelgruppen durchtrennt sind, wird zuletzt beugeseitig präpariert, wobei die A. und V. poplitea

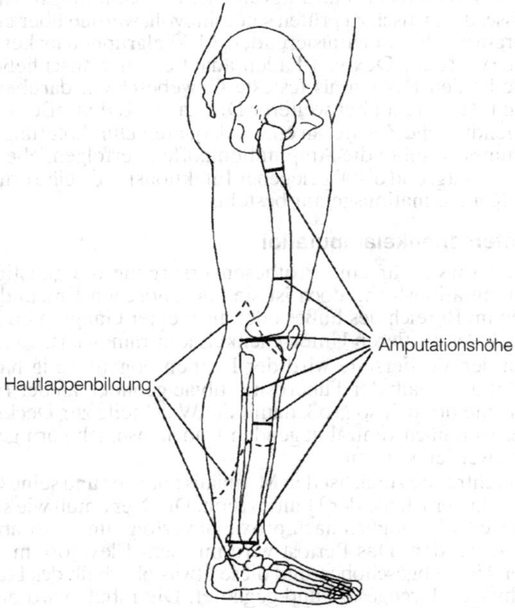

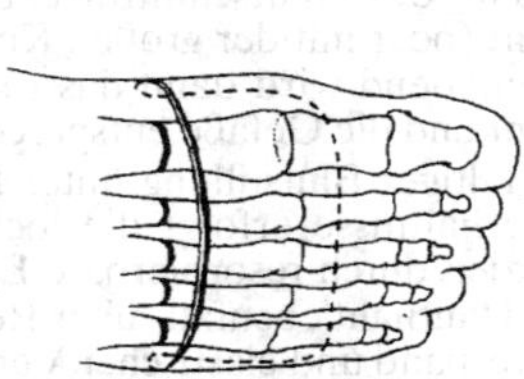

Plantare Hautlappen

einzeln freigelegt und mittels Durchstechungsligaturen versorgt werden. Der Nerv (sciaticus) muß so weit wie irgend möglich nach proximal freigelegt und dort durchtrennt und unterbunden werden, um die postoperativen Nervenschmerzen (auch die sogenannten Phantomschmerzen) möglichst gering zu halten. Zuletzt wird der Femurschaft mittels Knochensäge abgesetzt, wobei das Weichgewebe mit einer Manschette zu schützen ist. Der Schnittrand wird mit einer Feile geglättet.

Ist der Wundverschluß aufgrund der Durchblutungsverhältnisse, die kritisch zu prüfen sind, sinnvoll, werden über eines Drainage die antagonisierenden, Muskelgruppen locker mit Vicryl- (oder Dexon-) Fäden adaptiert und anschließend die beiden Faszien als festeste Gewebeschicht darübergenäht. Hautnaht über weiterer Drainage (Redon). Bestehen irgendwelche Zweifel an einer adäquaten Durchblutung des Stumpfes, sollte die Amputation „offen" erfolgen, ebenso, wenn aufgrund distal gelegener Infektionsherde eine erhöhte Kontaminationsgefahr besteht.

Unterschenkelamputation

Sie ist zwar für eine Prothesenversorgung die günstigste Amputationsform, doch ist sie bei septischen Entzündungen im Bereich des Fußes oder auch einer Gangrän im Bereich des mittleren Unterschenkels kontraindiziert.

An der Vorderseite wird der Lappen bogenförmig handbreit unterhalb der Tuberositas tibiae gebildet, an der Hinterseite doppelt so groß, damit die Weichteile zur Deckung des weit nach ventral liegenden Knochens nach vorn gezogen werden können.

Durchtrenne zunächst den M. tibialis anterior und seine Gefäße in der Ebene der Hautinzision. Der Nerv muß wie stets so weit wie möglich nach proximal verfolgt und dort abgesetzt werden. Das Periost wird mit dem Elevatorium von der Tibia abgeschoben und diese etwas oberhalb des Hautschnittes durchgesägt und geglättet. Die Fibula wird deutlich oberhalb des Hautschnittniveaus mit der Gigli-Säge durchtrennt (oder mit der großen Knochenzange nach Luer). Anschließend wird dann das restliche Weichgewebe durchtrennt und die Gefäße entsprechend ligiert.

Nach sorgfältiger Blutstillung unter Kontrolle der Durchblutungsverhältnisse erfolgt die lockere Adaptation der Muskelfaszien durch resorbierbare Einzelnähte über einer Drainage. Hautnaht ebenfalls über Redondrainage. Lockerer Wundverband und elastischer Verband.

Postoperativ ist dringend auf die krankengymnastische Übungsbehandlung mit Training der Beuge- und Streckfunktion zu achten. Sind die Weichteilverhältnisse reizlos, kann mit dem Anprobieren für die Prothese begonnen werden.

Amputation nach Syme

Heute eher selten. Bei dieser Amputationsform ist die Heilung des sehr dünnen Weichteilmantels von ausschlaggebender Bedeutung. Der hintere Lappen wird aus der Ferse gebildet und die Amputation wird im talotibialen Gelenk vorgenommen, wobei die Malleolen bis in die Gelenkshöhe gekürzt werden müssen. Etwas Weichgewebe wird vom Calcaneus gewonnen und die Achillessehne abgetrennt. Nun wird der Fuß von allen Strukturen abgelöst und der hintere Lappen nach vorn genäht, nachdem die tibiale Gelenkfläche geglättet worden ist. Ein vorsichtig angebrachter elastischer Verband trimmt den Lappen nach vorn.

Vorfußamputation (Lisfranc)

Dieses Verfahren erfordert einen langen vorderen und nur einen kürzeren hinteren Lappen. Die Knochen werden entlang den proximalen Enden der Metatarsalia abgetragen (Lisfrancsche Linie). Als Variation kommt auch eine Abtrennung in der Mitte der Metatarsalen in Frage.

Zehenamputation

Eine V-förmige Schnittführung bis weit in den nicht entzündeten Bereich hinein ist notwendig (beuge- und streckseitig). Problematisch ist die Amputationshöhe im knöchernen Anteil, da wenn möglich nicht alle Sehnenfächer eröffnet werden sollten, weil in ihnen die Entzündung sehr schnell weiter aufsteigen kann. Bei bereits vorhandener Osteomyelitis ist jedoch stets auf eine ausreichende Radikalität zu achten.

Operationsform bei Varicosis

Varizen entstehen im Stromgebiet der V. saphena magna und parva bei Insuffizienzen der Venenklappen oder auch der Perforansvenen zumeist nach tiefen Beinvenenthrombosen. Das chirurgische Vorgehen zielt auf die Beseitigung der Insuffizienzen ab.

Präoperative Vorbereitung

In jedem Falle sollte eine präoperative Phlebographie erfolgen, um die venösen Abflußverhältnisse abzuklären. Der Operateur markiert sich die Varizen auf der Haut und zeichnet die geplanten Schnitte ein, nachdem der Patient einige Minuten gestanden hat. Auch die Höhe der Perforansvenen sollte markiert werden.

Das Verfahren nach Trendelenburg

In Allgemein- oder Regionalanästhesie wird der Patient in Rückenlage so abgedeckt, daß die betroffene Extremität frei bewegt werden kann. Auch die Unterbauchregion ist zu desinfizieren.

Zunächst erfolgt die Freilegung der V. saphena magna dicht unterhalb der Leiste, medial des arteriellen Pulses, parallel zum Leistenband.

Nach Freilegen und Anschlingen der V. saphena magna müssen sämtliche Seitenäste durchtrennt und unterbunden werden. Diese sind die V. circumflexa iliaca superficialis, oberflächliche und tiefe V. pudenda externa sowie die tiefen Vv. circumflexae iliaca. Die V. saphena magna selbst wird dann nach Darstellung ihrer Einmündung in die V. femoralis im Bereich der Fascia cribriformis durchtrennt und unterbunden, was durch doppelte Ligatur erfolgen sollte. Das distale Ende wird nach der Durchtrennung angeklemmt. Nach Lösen der Klemme wird dann ein sogenannter Venenstripper eingeführt und nach peripher vorgeschoben, bis er unterhalb des Kniegelenkes über eine kleine Inzision herausgeleitet werden kann. Die Vene wird dort nach distal unterbunden und durchtrennt.

Am proximalen Ende wird der Venenstripper dann mit einer Olive versehen und so weit nach unten durchgezogen, bis er oben bündig auf der V. saphena aufsitzt und dort eingeknotet werden kann. Nun wird der Venenstripper mitsamt der V. saphena magna nach peripher unter ständiger Fingerführung durchgezogen und überall dort, wo die Varixknoten auf der Haut markiert worden waren, die venösen Abgänge durch gesonderte Stichinzisionen durchtrennt und unterbunden.

Alle Wunden werden einzeln verschlossen, je nach Größe mit oder ohne Redondrainage, und zuletzt der Venenstripper mitsamt der aufgefädelten V. saphena magna nach di-

stal herausgezogen. Ein stramm-elastischer Verband verbessert das Heilungsergebnis.
Postoperativ sollte schon am ersten Tag mit der Mobilisation begonnen werden. Entfernen der Drainagen nach 48 Stunden. Das Tragen von Stützstrümpfen nach Maß ist für mindestens 3 Monate erforderlich.

Das Verfahren nach Cockett (Ligatur der Perforansvenen)

Der Zugang erfolgt über Längsinzisionen in Höhe der vorher durch die Phlebographie festgelegten Perforansvenen (es werden die 3 Gruppen nach Boyd, Cockett und Dodd unterschieden), die zur Hinterkante der Tibia führen, bis die tiefe Faszie dargestellt und inzidiert werden kann, was ebenfalls in Längsrichtung erfolgt. So werden die Perforansvenen sichtbar und im Faszienniveau durchtrennt und unterbunden, was mit allen Seitenästen in gleicher Form zu erfolgen hat.
Nach dem Wundverschluß ist ein Kompressionsverband anzulegen.

Das Verfahren der Einzelligaturen

Sehr ausgeprägte Varizen kommunizieren nicht immer mit dem Stromsystem der V. saphena magna. In derartigen Fällen können die Varixknoten einzeln über zahlreiche kleine Hautschnitte präpariert und, soweit unter der Haut erreichbar, durchtrennt, unterbunden und exzidiert werden. Die Perforansvenen sollten dabei natürlich ebenfalls entsprechend versorgt werden.
Das Verfahren kann auch mit einer sapheno-femoralen Absetzung kombiniert werden.
Auch transkutane Durchstechungsligaturen, die dann zur Kompression über einem kleinen Tupfer verknotet werden, sind möglich.
Bei dem nachfolgenden Kompressionsverband ist darauf zu achten, daß dieser nicht zu stramm angelegt wird, um dem Patienten postoperative Schmerzen zu ersparen.

Anmerkung

Das Verfahren nach Trendelenburg wird heute in der Regel von distal nach proximal durchgeführt, wobei die V. saphena magna distal vor dem Innenknöchel aufgesucht wird. Läßt sich der Venenstripper nicht problemlos vorschieben, sind Zwischenschnitte erforderlich. Beim Ziehen der Sonde ist darauf zu achten, daß der Kompressionsverband der Olive sofort folgt, um kleine venöse Verzweigungen umgehend zu verschließen (ohne sie präparieren zu müssen).

Operationsform bei Varicosis (Forts.)

Insgesamt muß zu dieser Methode jedoch bemerkt werden, daß mit dem Verlust der V. saphena magna jegliche Möglichkeit einer Verwendung dieses Gefäßes für einen rekonstruktiven Eingriff am arteriellen Gefäßsystern versperrt ist, was zu kritischen Überlegungen Anlaß geben sollte.

Die Zystoskopie

In allen Bereichen der Medizin hat sich in den vergangenen Jahrzehnten die Endoskopie mit ihren verschiedenen Techniken zunehmend etabliert – so auch in der Urologie.
Die Zystoskopie dient der direkten Betrachtung der Blaseninnenwand (Schleimhaut), aber auch der Urethra und inzwischen der Ureteren (Ureteroskopie). Die beiden erstgenannten können mit starren oder flexiblen Instrumenten „endoskopiert" werden, die Ureteren sollten mittels flexiblen Instrumenten betrachtet werden.

Das Instrumentarium

Ursprünglich gab es nur **starre Instrumente**, die noch mit „normalem" Licht gespeist wurden. Linsensysteme sorgten für eine mehr oder weniger große Bildfläche, die zudem in verschiedenen Winkeln betrachtet werden konnte (Geradeaus-Optik, 30°- oder 75°-Winkeloptik). Die modernen Instrumente verwenden ausschließlich Kaltlicht und die flexiblen eine Fiberglasoptik. Neben dem Licht- und dem Sichtkanal besitzen sie in der Regel einen oder mehrere Arbeitskanäle, die zahlreiche diagnostische (z. B. Biopsien) und therapeutische (z. B. Blutstillung) Manipulationen möglich machen. Die Anwendung starrer Instrumente ist schmerzhaft, so daß eine **Allgemein- oder Regionalanästhesie** erforderlich ist.

Die Zystoskopie erfolgt in **Steinschnittlage**.

Flexible Instrumente verursachen weniger Schmerzen, weswegen die Untersuchungen in der Regel in Lokalanästhesie erfolgen können. Je nach Erfahrung des Untersuchers haben die verschiedenen Endoskope Vor- und Nachteile.

Anwendung findet das Verfahren unter anderem zur Diagnose (und Therapie, falls möglich) urethraler Stenosen, zur Diagnose und Entfernung von Harnblasensteinen, aber auch von Ureter- und Nierenbeckensteinen, zur Diagnose von Karzinomen der ableitenden Harnwege, zur transurethralen Behandlung der Prostata (TUR-P), aber auch zur kinematographischen Darstellung der muskulären Funktionen von Ureteren und Blase.

Je nach den Erfordernissen des Eingriffes erfolgt dieser in **Allgemein-, Regional- oder Lokalanästhesie,** wobei dabei stets auch die Situation und psychische Lage des Patienten Berücksichtigung finden muß.

Diese Eingriffe erfolgen in **Steinschnittlage**.
Nach sterilem Abwaschen und Abdecken der Genitalregion wird ein Gleitmittel in die Urethra instilliert (meist mit einem Lokalanästhetikum kombiniert, z. B. Xylocain Gel). Die männliche Harnröhre muß stets unter Sicht und laufender Irrigationsflüssigkeit gespiegelt werden, um keinerlei

Befund zu übersehen (eine Weitwinkel-Geradeaus-Optik ist besonders geeignet). Die Blase selbst ist besser mit einer starren oder flexiblen Winkeloptik einsehbar, wobei man sich stets über die Positionierung des Instrumentes im klaren sein muß (dreidimensionales Vorstellungsvermögen!). Die typische Lokalisation der Uretereneinmündungen ist zu überprüfen und bei Abweichungen zu dokumentieren (Sofortbildkamera, Videodokumentation). Die Feinbeurteilung der Schleimhaut muß vollständig erfolgen und kann in Zweifeisfällen durch eine Biopsie erweitert werden. Tumoröse- oder entzündliche Veränderungen müssen ebenso dokumentiert werden wie Polypen und Divertikel. Aber auch Einbuchtungen der Blasenwand von außen müssen Beachtung finden – wie auch die funktionellen Abläufe der Muskulatur. Harnblasensteine sind in Zahl und Größe zu verifizieren, können intraluminal zerkleinert und abgeborgen werden.
Die Verwendung der Diathermie ist möglich.
Die flexiblen Instrumente haben eine Geradeaus-Optik, die sich bidirektional in allen Richtungen vom Untersucher verstellen läßt, was gewisse Vorteile gegenüber den starren Instrumenten hat, die wiederum nicht selten bessere Möglichkeiten therapeutischer Manipulationen bieten.

Diagnostische und therapeutische Möglichkeiten

Diese bieten sich in großer Zahl. Die Biopsie verdächtiger Schleimhaut- oder Wandveränderungen (Tiefe beachten!), die Blutstillung mittels Diathermie nach vorherigem Ausspülen der Blase zur Verbesserung der Sichtverhältnisse oder auch das isolierte Freispülen kleinerer Konkremente sind ebenso möglich, wie das Einführen von Sonden in die Ureteren, sei es nun zu diagnostischen Zwecken (retrograde Röntgendarstellung) oder auch zum Bergen von Harnleiter- oder Nierensteinen (diese können, wenn nicht von retrograd möglich, auch transkutan endoskopisch entfernt werden) mittels Körbchen nach Dormia oder Segura.
Wie bereits erwähnt, hat die Minimal Invasive Operations-Technik auch in der Urologie an Bedeutung gewonnen – wie auch die endoskopischen Verfahren immer weiter verfeinert und die Indikationsgebiete ständig erweitert werden.

Die Pyeloplastik

Obstruktionen im Übergang vom Nierenbecken-Kelchsystem (NBKS) zum Ureter führen zu Veränderungen im Parenchym (z. B. Stauungsnieren) mit möglichen Funktionseinbußen der betroffenen Niere, sie erhöhen erheblich das Risiko der Nierensteinbildung, das Infektionsrisiko (Pyelonephritis, -nephrose), das Verletzungsrisiko sowie das Risiko einer renalen Hypertonie.

Ursachen

- Mangelhafte neuromuskuläre Koordination im Ureterabgangsbereich (M. Hirschsprung)
- Muskuläre Hyperplasie (mit entsprechender Stenose)
- Einengung durch Kreuzung mit den unteren Polgefäßen (etwa 30 % aller Fälle). Daher ist eine Angiographie nötig.

Indikationen

- Verbesserung der Abflußverhältnisse des Urins
- Reduktion der oben genannten Risiken für die Niere

Ist eine Beseitigung der Einengung endoskopisch nicht möglich oder nicht sinnvoll, wird die Pyeloplastik in **Allgemeinnarkose** bei **Seitenlage** des Patienten durchgeführt, wobei verschiedene Operationsverfahren Anwendung finden (z. B. Anderson-Hynes, V-Y-Plastik nach Foley oder Schwenklappenplastik nach Culp). Die beiden letztgenannten Verfahrensweisen sind jedoch nur bei normalem Nierenbecken (nicht erweitert!) und nach Ausschluß von unteren Polgefäßen sinnvoll.

Der **Zugang** erfolgt über einen Flankenschnitt oder nach Anderson-Hynes. Hierbei wird der Schnitt vom Rand der 12. Rippe in Richtung Bauchnabel geführt. Das weitere Vorgehen erfolgt extraperitoneal, bis der Ureter und sein Übergang in das NBKS dargestellt sind. **Vorteil** dieses Zuganges ist ein rasch mögliches Freilegen der zu operierenden Strukturen und eine gute Heilung – aber er ist nur für bestimmte Veränderungen geeignet – bei Zweifeln sollte ein Flankenschnitt erfolgen, der weiter dorsal gelegen ist.
Das Verfahren nach Anderson-Hynes sollte bei erweiterten Nierenbecken und beim Vorhandensein von unteren Polgefäßen gewählt werden (aber auch nur dann). Das Verfahren erlaubt es, die unteren Polgefäße vor der Reanastomosierung *hinter* die ableitenden Harnwege zu verlagern, so daß eine Einengung des Abflusses nicht mehr möglich ist.
Erscheint die Anastomosennaht – aus welchen Gründen auch immer – nicht ganz sicher, kann der Ureter vorübergehend durch einen entsprechenden Katheter geschient werden, der später endoskopisch entfernt wird (oder auch aus der Urethra direkt herausgeleitet werden kann).
Die folgenden Bilder zeigen die 3 genannten Verfahren.

Pyeloplastik nach Anderson-Hynes

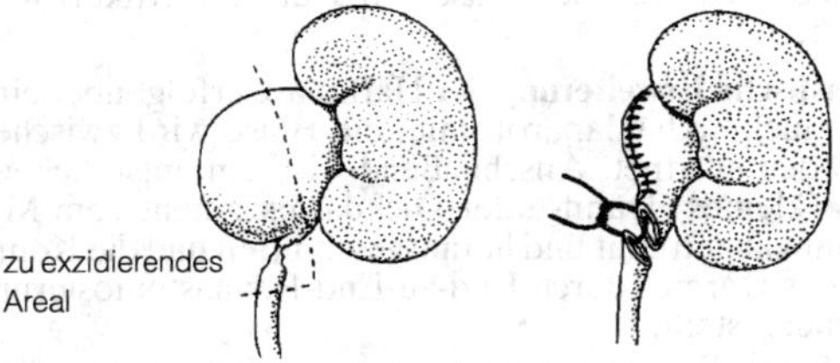

V-Y-Plastik nach Foley

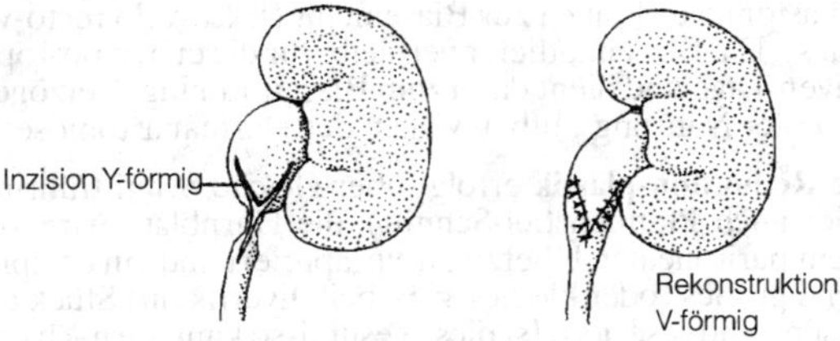

Verfahren nach Culp

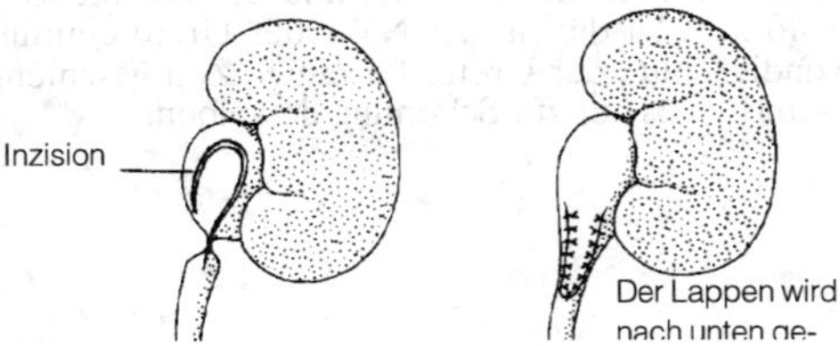

Plastische Operationen an der Harnblase

Es handelt sich um erweiternde oder reduzierende Eingriffe an der Harnblase.

Indikationen

- *Erweiterungen:* nach Tuberkulose oder Bestrahlungstherapie, bei Ulzerationen nach Hunner, chronischen Infektionen und irritablen Schrumpfungen
- *Reduktionen:* bei Divertikeln, Atonie und Erweiterung durch chronische Obstruktion (Ursache abklären und beseitigen!)

Methoden

- *Erweiterungen:* Freie Transplantation (autolog) eines Stückes Magen-, Dünn- oder Dickdarmwand
- *Reduktionen:* Teil der Blase (oder das Divertikel) wird exzidiert

Die plastische Erweiterung der Harnblase erfolgt über eine Unterbauchmedianlaparotomie, die Blase wird zwischen Haltefäden eröffnet. Anschließend wird ein entsprechend großes (kleines) Dünn- oder Dickdarmsegment vom Mesenterium abgetrennt und herausgeschnitten und die Kontinuität des Darmes durch End-zu-End-Reanastomosierung wiederhergestellt.
Das auf diese Weise gewonnene Darmstück wird gegenüber dem Mesenterium aufgeschnitten und als Patch in die Blasenwand eingenäht (Catgut oder auch Vicryl/Dexon). Der Wundverschluß erfolgt über Zieldrainage sowohl zur Darmanastomose als auch zur Blasennaht (Excavatio recto-vesicalis). Ein Blasenkatheter verbleibt für die ersten postoperativen Tage und dient dann zum Blasentraining. Verzögerter oraler Nahrungsaufbau wegen der Darmanastomose.

Die Reduktionsplastik erfolgt über gleiche Schnittführung (oder auch Pfannenstiel-Schnitt), die Harnblase wird von ihrem peritonealen Überzug freipräpariert und ein entsprechend großes (oder kleines, z. B. bei Divertikeln) Stück der Blasenwand reseziert. Ist diese gesund, so kann sie nach entsprechendem Training auch erheblich reduziert wieder erstaunliche Kapazitäten aufnehmen.
Divertikel werden frei reseziert und der Defekt sorgfältig verschlossen. Ist dies in der Nähe der Uretereinmündung notwendig, sollte der Ureter für einige Zeit geschient werden – und sei es nur zur Schonung desselben.

Verschiedene Formen der Harnableitung

Die Harnableitung kann vorübergehend (bei Stauung durch Stenosierung der ableitenden Harnwege) oder auch dauerhaft erforderlich sein (z. B. im Zuge der Harnblasenentfernung).

Indikationen

Distale Stenosen der ableitenden Harnwege, Verlust der Blasenentleerungskontrolle (Harninkontinenz) z. B. bei spina bifida oder Wirbelsäulenverletzungen, Blasen-Scheiden-Fisteln, Exenteration des Beckens, Ektopie der Harnblase.

Methoden

Vorübergehend
- Pyelostoma/Nephrostoma
- Suprapubische Harnableitung

Permanent
- Uretero-Sigmoidostomie
- Ileumkonduit
- Einpflanzen des Ureters in die Haut (Ureterostoma)

Das Ileumkonduit ist die am häufigsten angewendete Methode zur permanenten Harnableitung. Zwar ist die Gefahr der aszendierenden Infektion der ableitenden Harnwege gegeben, doch ist diese deutlich geringer als bei einer Einpflanzung der Ureteren in den Dickdarm. Auch das Risiko der hyperchlorämischen Azidose in Verbindung mit einer Rückresorption des Urins über die Darmschleimhaut ist geringer, da die Verweilzeit des Urins im Dünndarmsegment nur kurz ist. Das Ureterostoma im Hautniveau neigt zu narbigen Strikturen und hat darüber hinaus den Nachteil, daß zwei Stomata erforderlich sind.

Vor der Zystektomie und Mobilistaion der Ureteren wird ein 20 cm langes Segment des unteren Ileums etwa 25 cm vor der Ileozökalklappe isoliert und die beiden entstehenden Dünndarmenden End-zu-End-Reanastomosiert. Der linke Ureter wird nach Mobilisation über einen retroperitonealen Tunnel nach rechts geführt und dort mit dem rechten Ureter so vereint, daß ein gemeinsamer Ausführungsgang entsteht. Anschließend erfolgt eine getrennte Schienung beider Ureteren und die Bildung der Anastomose zwischen den vereinigten Ureteren und dem proximalen Teil des Dünndarmsegments. Das distale Ende wird als Ileostoma in der rechten Fossa iliaca ins Hautniveau eingenäht und ein Auffangbeutel aufgeklebt.

Die Schienung der Ureteren kann nach 10 Tagen entfernt werden.

Die Nephrektomie

Es handelt sich um die totale Entfernung einer Niere.

Indikationen

Bösartige Tumoren, chronische Infektionen, chronisches Nierensteinleinen, erheblich geschädigte Stauungsniere, Hypertonie (selten).

Der Zugang erfolgt in **Allgemeinnarkose** über einen **Flankenschnitt**.
In Seitenlage wird der Patient extendiert (Oberkörper *und* Beine absenken), um den Abstand zwischen Rippenbogen und Beckenkamm zu vergrößern.
In der Regel erfolgt der Flankenschnitt durch das Bett der 12. Rippe, kann aber auch in Höhe der 11. Rippe vorgenommen werden, wenn Probleme im oberen Polbereich der Niere zu erwarten sind.

- *Vorteile:* Rasche Präparation möglich, gute Verträglichkeit, für nahezu alle Befunde brauchbar
- *Nachteile:* Interkostalneuralgien möglich, die Niere muß mobilisiert werden, bevor die Gefäße unter Kontrolle gebracht werden können, Narbenhernien sind sehr schwer zu beheben.

Transabdominaler Zugang

Über einen Oberbauchmedian- oder Pararektalschnitt

- *Vorteile:* Nach Lösen der linken oder rechten Flexur erlangt man eine gute Übersicht aller zu- und ableitenden Gefäßstrukturen, mit ausreichendem Platz auch für die Präparation großer Tumoren und der Lymphknoten der ersten Stationen (wenn dies erforderlich ist).
- *Nachteile:* Größeres Operationstrauma, postoperative Probleme von seiten des Darmes möglich, Gefahr von Dehiszenzen und Adhäsionen.

Lumbaler Zugang

In Bauchlage (aufgeklappter OP-Tisch) wird über einen vertikalen Hautschnitt im lumbalen Dreieck, direkt durch die lumbale Faszie das Nierenbecken und der Gefäßstiel freigelegt.

- *Vorteile:* Rascher und relativ atraumatischer Zugangsweg, hilft operationsbedingte Fibrosen zu vermeiden, verursacht relativ wenig Schmerzen und heilt in der Regel problemlos.
- *Nachteile:* Eine Schnitterweiterung ist nur sehr begrenzt möglich (Zugang zwischen 2 Nerven), weswegen auch nur kleinere oder normal große Nieren problemlos entfernt werden können.

Beim **Wundverschluß** ist darauf zu achten, daß jede Muskelschicht einzeln readaptiert wird. Entsprechende Drainagen verhindern die Hämatombildung und können nach 48 Stunden entfernt werden. Bei Eingriffen im entzündeten Gewebe oder gar Eiteransammlungen müssen größerlumige Zieldrainagen für mindestens 5 Tage verbleiben. Eine Magensonde ist meist nicht erforderlich. Der orale Kostaufbau (zunächst flüssig) kann bereits am ersten postoperativen Tag beginnen und dann rasch gesteigert werden (Kontrolle der Peristaltik).

Die Nephro-Ureterektomie

Hierbei wird die Niere und der anhängende Ureter in einem Präparat entfernt.

Indikationen: Das Nierenzellkarzinom des Nierenbeckens oder des Ureters (nicht beim Adenokarzinom oder beim squamösen Karzinom), in Verbindung mit einem ausgeprägten Hydroureter.
Nach Mobilisation der Niere und Durchtrennen der zu- und ableitenden Blugefäße wird die Niere nach unten geschoben (in Richtung Fossa iliaca) und der Flankenschnitt verschlossen. Nach Umlagerung des Patienten in die Rückenlage erfolgt die Unterbauch-Median-Laparotomie und Darstellung des Ureters auf extraperitonealem Wege. Der Ureter wird in seinem gesamten Verlauf mobolisiert und mitsamt der anhängenden Niere von der Blase abgetrennt. Dabei muß das Orificium in toto aus der Blase herausgetrennt werden, wenn es sich um ein Nierenzellkarzinom (sogenanntes Übergangszellkarzinom) handelt. Beim Hydroureter ist dies nicht unbedingt erforderlich.

Der **Wundverschluß** erfolgt über einer Zieldrainage zur Absetzungsstelle an der Blase, die nach 5 Tagen entfernt werden kann.

Die Orchidopexie

Der Hoden wird in das Skrotum gebracht und dort fixiert.

Indikationen

Maldescensus testis oder ektoper Hoden

Die **Notwendigkeit** zur Operation ist altersabhängig. Normalerweise vollzieht sich die Wanderung des Hodens in das Skrotum rasch nach der Geburt. Sie sollte nach 8 Monaten abgeschlossen sein: 6 % aller reifen Neugeborenen weisen einen Maldescensus testis auf, aber nur bei 1–2 % besteht dieser noch nach Beendigung des 1. Lebensjahres.

Als wesentliche **Gründe** für die Operation sind zu nennen:
- Ermöglichung einer normalen Hodenentwicklung
- Verminderung des Entartungsrisikos (Neoplasie)
- Risikoverminderung einer Traumatisierung
- kosmetische (psychosomatische) Gründe

Hintergründe

Es ist wissenschaftlich noch nicht endgültig abgeklärt, ob der nicht deszendierte Hoden aufgrund des Maldeszensus abnormal ist oder ob ein abnormaler Hoden den Maldeszensus bedingt. Bioptische Untersuchungen zeigen häufig pathologische Befunde an nicht deszendierten Hoden, und das Risiko einer malignen Entartung ist höher als auf der „gesunden Gegenseite". Die Krebshäufigkeit beim Maldescensus testis ist 30mal größer, gleichwohl, ob er in das Skrotum gebracht (Orchidolyse und Orchidopexie) wird oder nicht. Wie dem auch sei, pathologische Veränderungen am Hoden können leichter im Skrotum als in der Leiste verifiziert werden, so daß die Orchidopexie in Abhängigkeit vom Lebensalter stets ratsam ist. Die Hormonproduktion bleibt aber auch beim Maldescensus testis erhalten.

Präoperative Untersuchung

Das Kind sollte ohne Angst sein, der Untersucher warme Hände haben. Man sprühe etwas Puder oder Babyöl über die Genitalregion. und fahre mit der linken Hand über den Leistenkanal, in der Absicht, den Hoden in Richtung Skrotum zu mobilisieren. Gelingt dies, hält ihn die rechte Hand im Skrotum fest und übt gleichzeitig einen leichten Zug aus. Gelingt dies nicht, weil das Kind die Reposition nicht toleriert, kann ein letzter Versuch in Kurznarkose vorgenommen werden, da es manchmal zu normalem Deszensus kommt, wenn dem Kind erst der Streß der ambulanten Manipulationen genommen ist.

Ist die **Operation** indiziert, erfolgt die Schnittführung medial des Tuberculum pubicum, wobei sehr vorsichtig inzidiert werden muß, da der Hoden sehr dicht unter der Haut liegen kann. Nach Darstellen der Samenstrangebilde muß zu-

nächst ein indirekter Leistenbruch ausgeschlossen werden, nach dessen Beseitigung der Hoden in der Regel so ausreichend mobilisiert ist, daß er ins Skrotum geführt werden kann. Reicht die Mobilität noch immer nicht aus, spalte man das Peritoneum so weit es eben möglich ist. Man taste einen „Gewebestrang" an der Rückseite der Samenstranggebilde und durchtrenne diesen (Cave: Samenstrang und Arterie!), um einen weiteren Zentimeter Strecke zu gewinnen. Nach ausreichender **Orchidolyse** erfolgt dann die **Orchidopexie,** die hier in Form der **Pouchbildung nach Dartos** beschrieben werden soll.
Zunächst wird mit dem kleinen Finger von der Operationswunde aus stumpf ein Kanal bis an die tiefste Stelle des Skrotums gebahnt und dort über dem Finger eine kleine Hautinzision vorgenommen. Mit Hilfe eines Klemmchens wird dann eine subkutane Tasche gebildet (stumpfes Spreizen), groß genug, um den Hoden aufzunehmen. An einem Haltefaden kann nun der Hoden nach unten durchgezogen und in der subkutanen Tasche fixiert werden. Allseitiger Wundverschluß in typischer Weise (subkutan mit Vicryl oder Dexon, Hautnaht durch Resolon, Seralon usw.).
Ist auch die Gegenseite vom Maldescensus testis betroffen, sollte in gleicher Sitzung eine geschlossene Mobilisation versucht werden, eine Operation sollte erst zu einem späteren Zeitpunkt vorgenommen werden. Ist einer der beiden Hoden gesund im Skrotum und der andere kann auch operativ nicht bis ins Skrotum gebracht werden, sollte man diesen resezieren (Entartungsgefahr).
Inzwischen werden vor einem operativen Eingriff hormonelle Behandlungen durchgeführt, um den Descensus testis auf diese Weise zu bewirken (die Erfolgsaussichten werden kontrovers diskutiert).

Die transurethrale Resektion

Hierbei handelt es sich um ein endoskopisches Verfahren zur Geweberesektion aus Urethra und Blase. Zur Gewebeexzision wird ein elektrischer Schneidestrom benutzt, zur Blutstillung ein Koagulationsstrom. In der Regel wird Gewebe der Prostata oder der Blasenschleimhaut reseziert.

Physikalische Voraussetzungen

Mit Hilfe eines sogenannten Diathermiegerätes wird ein oszillierender Strom produziert, der entweder parallel geschaltet zum Schneiden dient oder sinusförmig geschaltet zum Koagulieren. Diese unterschiedlichen Stromqualitäten können auf metallische Instrumente (Drahtschlingen, Messerklingen, Kugeln usw.) übertragen und so sehr mannigfaltig eingesetzt werden. Neben den Qualitäten „Schneiden“ und „Koagulieren“ werden heute vor allem auch unipolare und bipolare Techniken unterschieden.

Das Resektionsendoskop

Die irrigierenden oder nicht-irrigierenden optischen Instrumente können in die Urethra oder die Blase eingeführt werden. Vorteile der irrigierenden Instrumente sind eine gute Übersicht und eine ausreichende Drainage. Nachteil ist ein kleinerer Arbeitskanal, der das resezierte Gewebe immer nur in kleinen Portionen aufnehmen kann.

In **Allgemein- oder Regionalanästhesie** erfolgt in **Steinschnittlage** des Patienten zunächst die Anpassung der Urethra an das Kaliber des Endoskopes. Harnblasensteine und Tumoren müssen ausgeschlossen werden. Steine sollten falls nötig zerkleinert und entfernt werden. Ein Harnblasentumor könnte beim Entfernen eine Implantationsmetastase in das Prostatabett der Urethra verursachen, weswegen dann ein anderer Zugang zur Prostata gewählt werden muß (z. B. retropubisch anstatt transurethral).

Eine gute endoskopische Übersicht ist das oberste Gebot, um den Colliculus seminalis zu identifizieren, der die Führungsstruktur zum externen Sphtinkter darstellt. Weder darf diese Struktur reseziert, noch ihre Position vergessen werden. Für gewöhnlich werden erst der Mittellappen und anschließend die Seitenlappen jeweils oben (bei 2 und 11 Uhr) beginnend reseziert, wobei die elektrische Schlinge das Gewebe in kleinen Portionen abträgt. Dieses Verfahren sollte stets von einem erfahrenen Urologen erlernt werden.

Ist die Prostata bis zu ihrer Kapsel reseziert (es werden zirkuläre Fasern sichtbar), werden die „abgehobelten“ Gewebeanteile abgesaugt (Evakuator nach Ellik). Dieses muß sorgfältig erfolgen, damit keine verbliebenen Partikel den Katheter verstopfen, der am Ende des Eingriffes (nach sorgfältiger Blutstillung) eingelegt wird.

Es sollte sich um einen 3-lumigen Katheter (max. Größe 20) handeln, der eine Dauerspülbehandlung möglich macht, die während der ersten 24 postoperativen Stunden häufig angebracht ist. Der Katheter kann in der Regel nach 2 Tagen entfernt werden (oder wenn keine Gerinnsel oder Gewebsbrocken mehr freigespült werden).
Ist der Urin nach Entfernen des Blasenkatheters klar, kann der Patient entlassen werden (normalerweise nach 4 Tagen). Der Patient wird angehalten, vermehrt zu trinken und den Urin zu beobachten, der nach etwa 10 Tagen bei 20–30 % aller auf diese Weise behandelten Patienten nochmals blutig wird – bei vermehrter Diurese aber auch rasch wieder seine normale Farbe annimmt.
Eine Nachschau sollte nach 6 Wochen erfolgen.

Komplikationen

- Blockierung des Katheters durch Blutgerinnsel oder Gewebeteile der Prostata. Durchspülen mit einer Blasenspritze oder, wenn dies ohne Erfolg bleibt, Wechseln des Katheters.
- Auf Nachblutungen muß postoperativ geachtet werden. Sind sie persistierend, muß eine endoskopische Revision erfolgen.
- Harnwegsinfektionen sollte durch Antibiotikagabe vorgebeugt werden.

Operationen der Schilddrüse

Indikationen

absolut: Malignomverdacht, Kompression der Trachea durch benignes Geschehen

relativ: Thyreotoxikose, (un)-ansehnlicher Kropf

Operationsverfahren

- *Struma nodosa:* subtotale Resektion (Knoten kalt, warm)
- *Schilddrüsenkarzinom:* Thyroidektomie (und evtl. Neck dissection)
- *Struma cystica:* Enukleation und evtl. subtotale Resektion, je nach Stoffwechsellage.

Narkoseverfahren

Allgemeinnarkose mit endotrachealer Intubation

Lagerung des Patienten

Rückenlage mit um 20–25° nach hinten abgewinkeltem Kopf, der in einem Gummiring gelagert wird. Kissen unter die Schultern, Tücher zu beiden Halsseiten.

Hautschnitt horizontal bogenförmig im Verlauf der Hautspaltlinien im unteren Halsbereich. Die Schnittführung sollte vorher mit einem Stift oder mit einem fest auf die Haut gedrückten Faden markiert werden. Die Inzision sollte zu beiden Seiten bis an den medialen Rand des M. sternocleidomastoideus reichen und zwischen Schildknorpel und Mannbrium gelegt werden.
Nach Durchtrennen des Unterhautfettgewebes Darstellen und Spalten des Platysma und der zervikalen Faszie bis auf die längsverlaufende Muskulatur. Bei teils scharfer, teils stumpfer Präparationstechnik erfolgt sorgfältige Blutstillung. Ein Wundspreizer kann eingesetzt werden.
Die Längsmuskulatur wird stumpf in der Medianlinie gespalten und mit stumpfen Haken beiseitegehalten. Die tieferen Schichten des M. sternothyreoideus können mit der Schilddrüsenkapsel verwachsen sein. Nach Ablösen derselben ist das Organ freigelegt.

Entfernung eines Schilddrüsenlappens: Nach sorgfältiger Palpation beider Lappen zur Identifikation der mittleren Trennungslinie werden die mittleren Thyroidalvenen durchtrennt und unterbunden und anschließend die oberen Polgefäße ebenso behandelt. Nun läßt sich der Schilddrüsenlappen nach unten stumpf auslösen, wobei alle Gefäße zwischen Schilddrüse und Nebenschilddrüse durchtrennt werden müssen (untere und obere Nebenschilddrüse sorgfältig schützen). Hierbei muß der N. recurrens (laryngeus) unverletzt bleiben! Die Präparation sollte daher auf der die A. thyreoidea inferior überziehenden Faszie erfolgen. Die

Meinungen über die unbedingt erforderliche Freilegung des N. recurrens gehen auseinander – man sollte es vom jeweiligen Befund abhängig machen. Abschließend werden die unteren Polgefäße durchtrennt und unterbunden, der Schilddrüsenlappen nach Teilung des Isthmus von der Trachea abpräpariert und der Isthmus mit resorbierbarer Naht übernäht.

Bei der **subtotalen Resektion** (Struma) wird auf die Freipräparation von der Trachea verzichtet und allseits ein Gewebesaum mit der Kapsel erhalten (durch Klemmchen markiert) und nach Entfernen der Struma durch fortlaufende Naht wieder verschlossen.

Die **Thyroidektomie** (komplette Entfernung des gesamten Organs) wird häufig mit einer Neck dissection verbunden.

Lagerung des Patienten

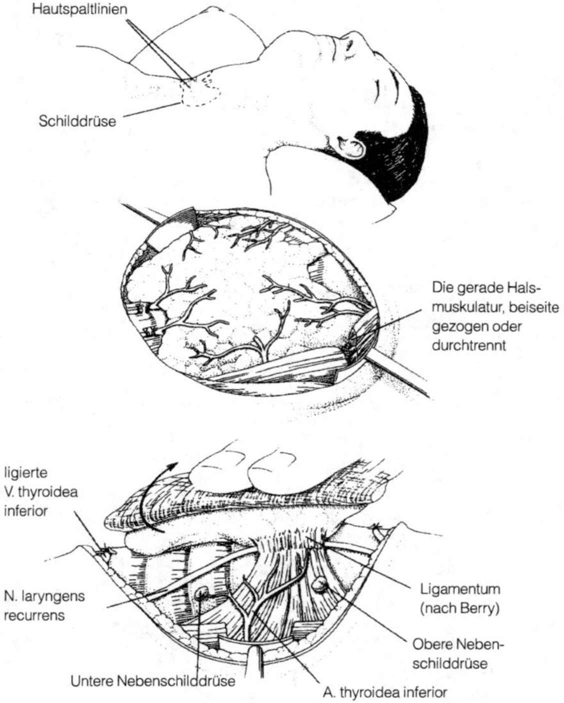

Operationen der Schilddrüse (Forts.)

Der **Wundverschluß** erfolgt schichtweise über lateral eingelegte Zieldrainagen, die im Jugulum herausgeführt werden. Kosmetischer Hautverschluß (Klammern, Intrakutannaht).

Postoperative Nachsorge

- Prüfung der Phonation! (nach Extubation)
- Überprüfung einer suffizienten Atmung (evtl. Öffnen aller Gewebeschichten der Wunde)
- Entfernen der Drainagen nach 48 Stunden. Kontrolle des Serum-Kalziums täglich.
- Entlassung nach 3–5 Tagen und Überprüfung der Stoffwechsellage nach 6 Wochen.

Die Operation der Nebenschilddrüse

Indikationen

Adenome und Karzinome der Nebenschilddrüse, bestimmte Formen des Hyperparathyreoidismus (Befall aller 4 Drüsen).

Präoperative Vorbereitung

Die Möglichkeiten einer Gefrierschnittaufbereitung sollten gegeben sein. Das Labor (Pathologie) muß entsprechend informiert werden.

In **Allgemeinnarkose** wird der Patient auf dem Rücken gelagert, den Kopf in einem **Lagerungsring** gegen Seitwärtsbewegungen gesichert und darüber hinaus um 20–25° rekliniert.

Der Zugang erfolgt in gleicher Weise wie zur Struma-Operation, siehe Seite 942.

Nach Darstellen der Schilddrüse werden Ober- und Unterlappen nach vorn mobilisiert und beiseitegehalten. Die normal großen Drüsenkörper der Nebenschilddrüsen sind eher schwierig darstellbar und liegen hinter den 4 Polen der Schilddrüse. Jeder der 4 Drüsenkörper ist von gelblicher Farbe und hängt an einem dünnen Gefäßstil.

Handelt es sich um ein Adenom, wird es vorsichtig entfernt. Leidet der Patient an einem 2.- oder 3.-gradigen Hyperparathyreoidismus, sollten alle 4 Drüsenkörper exzidiert werden.

Der Drüsenkörper wird an seinem Gefäßstil abgesetzt und dieser über einer Klemme ligiert. Sorgfältige Blutstillung bei der teils stumpfen, teils scharfen Präparation aus dem umgebenden Gewebe. Bestehen Zweifel an der Gewebebeschaffenheit des so gewonnenen Präparates, sollten Gefrierschnitte angefertigt werden. Manchmal werden Nebenschilddrüsenadenome auch in der Mediastinalregion oder in der Umgebung der oberen und unteren Schilddrüsenarterien gefunden.

Schichtweiser Wundverschluß über Redondrainage(n).

Postoperative Nachsorge

- Beobachtung drohender Hypokalzämie und Hämatome
- Entfernen der Drainagen nach 2–3 Tagen,
- tägliche Kontrolle des Serumkalziums (Trendbeobachtung)
- Entlassung in der Regel nach abgeschlossener Wundheilung (etwa 4–5 Tage)
- Stoffwechselkontrolle und Szintigraphie nach 6–8 Wochen

Komplikationen

- Nachblutungen
- Nervenschädigungen
- Heiserkeit nach einseitiger Schädigung des N. recurrens
- Stridor nach beidseitiger Schädigung
- Schädigung des N. laryngicus superior (Veränderungen der Stimmqualität)
- Schädigung der zervikalen Sympathikuskette (Horner-Syndrom)

Die Operation der Nebenniere

Indikationen

- Morbus Cushing
- Phäochromozytom
- Aldosteronismus (Conn Syndrom)
- fortgeschrittenes Mammakarzinom

Präoperative Vorbereitung

- Tumordiagnostik mittels Computertomographie oder Arteriographie
- Bestimmung des Kaliums im Serum (Conn Syndrom)
- Beuge der Alkalose im Zusammenhang mit der Hypokaliämie vor, um eine Tetanie zu verhindern.
- Kontrolliere und korrigiere das Natrium im Serum, da es die Hypertonie fördert
- Kläre den Katecholaminspiegel im Serum
- Rogitin-Test vor allem bei Phäochromozytom. Der Blutdruck fällt für eine kurze Zeit nach Gabe von Phentolamin ab.
- Der Blutdruck sollte mit Hilfe von Beta-Blockern kontrolliert werden, um präoperativ und intraoperativ das Plasmavolumen ausgleichen zu können. Absetzen 24 Stunden präoperativ erforderlich.

Der Eingriff wird in Allgemeinnarkose vorgenommen. Beim Phäochromozytom muß die Prämedikation durch Tranquillantien erfolgen, da Opiate die Katecholaminfreisetzung stimulieren. Intravenöse Gabe von Lidocain, Propranolol und Phentolamin sollte bei Auftreten von Arrhythmien und Blutdruckschwankungen erfolgen.

Operative Möglichkeiten

- anteriorer Zugang für ein beiderseitiges Vorgehen
- lateraler Zugang (fettleibige Patienten) und einseitiges Vorgehen

Lagerung des Patienten

- anteriorer Zugang: ln Rückenlage überstreckt, jeweils seitlich gekippt (die zu operierende Seite nach oben)
- lateraler Zugang: In Seitenlage überstreckt.

Für beide Lagerungen muß der Patient seitlich gesichert werden.

Hautschnitte

- anteriorer Zugang: Median oder links paramedian.
- lateraler Zugang: Flankenquerschnitt vom lateralen Rand des M. iliocostalis entlang der 11. Rippe bis zum Erreichen der vorderen Bauchwand.

Anteriores Vorgehen

Linke Nebenniere: Der Dünndarm wird fußwärts abgestopft, der Rippenbogen nach oben gehalten. Das Retroperitoneum wird zwischen Milz und Hiatus oesophagei eröffnet und seine Ränder zur Markierung angeklemmt. Darstellen der Niere und der Nebenniere an ihrem Oberrand. Durchtrennen und Unterbinden der versorgenden Gefäße und vorsichtigges Freipräparieren des Drüsenkörpers (zumeist stumpf möglich).

Rechte Nebenniere: Die Leber wird nach oben weggehalten, die rechte Kolonflexur nach unten. Identifikation von V. cava und Niere. Das Retroperitoneum wird vom oberen Nierenpol zur V. cava eröffet und die Nebenniere freigelegt. Durchtrennen und Unterbinden der drainierenden Venen zur V. cava. Stumpfes Herauslösen des Drüsenkörpers und sorgfältige Blutstillung.

Laterales Vorgehen

Vertiefe den Schnitt im Bett der 11. Rippe. Schone die Pleura. Benutze einen Wundspreizer. Spalten der Faszie über dem oberen Nierenpol und Herauslösen der Nebenniere wie beim anterioren Vorgehen.
Schichtweiser Wundverschluß über Zieldrainagen und subkutaner Redondrainage.

Die Koronarchirurgie

Die Behandlung der koronaren Herzerkrankung kann operativ erfolgen, wobei zahlreiche großangelegte Studien gewisse Vorteile gegenüber konservativen Behandlungsformen ergeben haben.

Indikationen

- Sie werden heute immer weiter gestellt und reichen von der Eingefäßerkrankung (Stammstenose) bis hin zum Fünffach-Bypass („Rundum-Sanierung").
- Bei schwerer instabiler Angina sind oft konservative Behandlungsformen vorzuziehen.
- Die akute myokardiale Ischämie und der Herzinfarkt bei einer bestimmten Patientengruppe, wobei an dieser Stelle ausdrücklich auf die lysierenden und dilatierenden Verfahren der Angiologie hingewiesen werden soll.
- Die koronare Herzkrankheit (KHK) in Verbindung mit Herzklappenfehlern.
- Mechanische Auswirkungen von Herzinfarkten wie Ventrikelseptumdefekte, Herzwandaneurysmen und Dysfunktionen der Papillarmuskeln.

Voruntersuchungen

- Ausführliche Anamneseerhebung, da auch gastrointestinale Erkrankungen eine Angina pectoris vortäuschen können.
- Familienanamnese und Abklärung eines Diabetes mellitus.
- Ausführliche körperliche Untersuchung. Eine Aortenstenose kann als Angina pectoris erscheinen, obgleich der Patient gesunde Herzkranzgefäße hat.
- Ist die V. saphena magna (noch) vorhanden (oder einer Varizenoperation zum Opfer gefallen)? Sonst muß die V. saphena parva oder auch eine Armvene genutzt werden.
- Abklärung sämtlicher Risikofaktoren zur Klärung der Operabiliät des Patienten. EKG und evtl. Belastungs-EKG (cave Herzinfarkt bei Belastung!), Echokardiographie zur Funktionsüberprüfung der Herzklappen und der Kontraktilität des Herzmuskels (und zahlreicher weiterer Parameter zur Funktionsdiagnostik).

Die Koronarangiographie (kinematographisch) sichert die Diagnose und bestimmt den Umfang der Operation.

Verfahrenweisen

- aorto-koronarer Venenbypass (ACVB). Als Bypassgefäße dienen die V. saphena magna, die A. mammaria interna oder die Armvenen.
- Kombinierte Verfahren schließen eine Endarteriektomie oder eine perkutane transluminale Angioplastie und intrakoronare Thrombolyse ein (siehe oben).

Komplikationen

Postoperative Nachblutungen. Myokardinfarkte. Zerebrale Komplikationen wie Hirninfarkt, aber auch Persönlichkeitsveränderungen und psychische Störungen. Strikturen der Urethra nach Katheterisierung. Wundinfektionen.

Resultate

Die Mortalitätsrate beträgt etwa 2,5 %. Das Risiko ist bei Frauen fast doppelt so hoch wie bei Männern. Die Prognose ist deutlich schlechter bei Patienten mit eingeschränkter linksventrikulärer Funktion oder bei Noteingriffen. Die Lebensqualität wird in der Regel verbessert, eine Lebensverlängerung aber wird nicht erreicht.
Nicht unberücksichtigt bleiben darf der Kostenfaktor, der bei etwa 20000 DM pro Patient liegt. Viele Patienten kehren aber ins Berufsleben zurück und sind nicht länger Invalide.

Perspektive

Die Notwendigkeit der Koronarchirurgie ist mit der wachsenden Bedeutung präventiver Maßnahmen gestiegen. Doch wird sie zunehmend durch die oben erwähnten konservativ-invasiven Maßnahmen der Angiologie verdrängt. Die derzeit rasante Schaffung immer neuer herzchirurgischer Kapazitäten muß unter diesen Aspekten kritisch gesehen werden.

Befunde, Syndrome und Raritäten

Abklatschkrebs Karzinom, das durch Berührung mit einer nahegelegenen befallenen Stelle entsteht, z. B. an Lippen oder Labien („kiss cancer").

Acanthosis nigricans Pigmentierung der Axillarhaut. Kann in Verbindung mit Mamma- und Magenkarzinom auftreten.

Achondroplasie Familiärer Zwergwuchs, mit Fehlbildung der langen Röhrenknochen und des Schädels.

Adenolymphom Ein gutartiger Tumor, der bei älteren Frauen häufig den unteren Pol der Parotis befällt.

AIDS Erworbenes Immunschwächesyndrom durch Infektion mit Retroviren, welche T-Lymphozyten und Monozyten befallen und dadurch zu einem Immundefekt führen. Opportunistische Infektionen und Neoplasien sind charakteristisch und können jedes Organsystem befallen, besonders prädestiniert sind aber Lunge (Pneumozystis carinii-Pneumonie) und Haut (Kaposi-Sarkom). Das Virus wird durch Körperflüssigkeiten übertragen, fast stets durch Geschlechtsverkehr (besonders Analverkehr). Es wird auch durch infizierte Nadeln bei Drogenabhängigen übertragen und durch Blut und Blutbestandteile. Infizierte Mütter können das Virus auf den Feten übertragen. Auf diese Weise Infizierte bleiben für den Rest ihres Lebens infiziert. Obwohl das Virus zunächst nicht notwendigerweise aktiv ist, entwickeln alle diese Personen letztendlich AIDS. Die Diagnose erfolgt durch den Antikörpernachweis im Serum. Therapie besteht in der Behandlung opportunistischer Infektionen. Eine spezifische Heilung gibt es nicht.

Ainhum Eine Erkrankung der schwarzen Bevölkerung, bei der im Bereich der Interphalangealgelenke, am häufigsten an der fünften Zehe, eine Fissur entsteht. Beim Abheilen wird die Fissur ein bindegewebiges Band, das die Zehe abschnürt und zur Gangrän führt. Therapie mit Durchtrennung der Fissur und Rekonstruktion mittels Z-Plastik. Im fortgeschrittenen Stadium Amputation.

Amastie Kongenitales Fehlen einer oder beider Mammae.

Amaurosis fugax Vorübergehender Visusausfall. Tritt oft aufgrund einer Embolie der A. centralis retinae durch atheromatöses Material aus der A. carotis interna auf.

Angiodysplasie (Kolon) Vaskuläre Anomalien, meist arterio-venös, die zu teilweise massiven Blutungen in den Dickdarm führen können. Der Ort der Blutung kann entweder mittels Angiographie (Dünn- und Dickdarm) oder Koloskopie festgestellt werden. Das rechte Kolon ist der häufigste Ort. Therapie besteht in subtotaler oder totaler Kolektomie mit Anastomose, oder rekonstruktiver Proktokolektomie. Eine Laserkoagulation dysplastischer Areale ist u. U. möglich.

Angioplastie (Gruntzig) Technik, die Blutzufuhr durch atheromatöse Gefäßverengungen hindurch zu verbessern. Ein Katheter mit aufblasbarem Ballon wird unter Röntgenkontrolle in die Verengung gebracht. Dann wird der Ballon auf einen Druck von 10 Atm 20–30 sekundenlang aufgeblasen. Die atheromatöse Stelle wird dadurch komprimiert und das Lumen der Arterie erweitert.

Antibiom Bei längerfristiger Therapie eines Abszesses mit Antibiotika statt dessen Drainage kann eine harte, ödematöse Schwellung entstehen, die sterilen Eiter enthält. Wenn die Schwellung ein Karzinom vortäuscht besteht die Behandlung in Exploration und Drainage. Eine Spontanheilung dauert oft mehrere Wochen.

Apert-Syndrom (Akrozephalosyndaktylie) Autosomal dominante Krankheit mit einer Inzidenz von 1/160000 Geburten. Durch vorzeitigen Schluß der Schädelnähte entsteht ein Turmschädel (Brachycephalus). Es besteht eine Syndaktylie der drei mittleren Finger. Weiterhin treten auch Ösophagusatresie, Nierenfehlbildungen und kongenitale Herzfehler auf. Geistige Behinderung entsteht möglicherweise durch Gehirnkompression. Schädel- und Gesichtschirurgie verbessern das Aussehen des Kindes und verhindern möglicherweise geistige Behinderung.

ARDS (adult respiratory distress syndrome, Schocklunge) Akute respiratorische Insuffizienz, die aufgrund von Trauma, Rauchinhalation, Sepsis, hämorrhagischem Schock, Embolie, Stoffwechselstörungen usw. entstehen kann. Eine Zunahme der interstitiellen und intraalveolären Flüssigkeit findet statt, mit Ödem, vaskukärer Stauung, fibrosierung und perialveolärer Hämorrhagie. Klinisch hat der Patient eine zentrale Zyanose mit Hyperventilation und eine respiratorische Alkalose. Dies führt zu Atemnot mit im Röntgenbild sichtbarem Lungenödem und späterem Lungenversagen. Therapie erfolgt nach der jeweiligen Ursache, also Volumensubstitution, Behandlung der Sepsis usw. Beatmung mit positivem endexpiratorischen Druck (PEEP) ist indiziert wenn PO_2 < kPa. Gegen pulmonale Hypertension wirken Flüssigkeitsbeschränkung, Diuretika z. B. Furosemid (bis 180 mg/24 h i. v.) und inotrope Medikamente wie Dopamin (2–10 g/Kg/min i. v.). Kortikoide sind auch von Nutzen. Die Prognose ist schlecht. Mehr als 50 % der Patienten sterben.

Aurikulo-Temporales-Syndrom Nach einem chirurgischen Eingriff oder Trauma der Parotis oder des Temporomandibulargelenks tritt auf dem Hautareal, das der N. auriculo-temporalis versorgt, eine Rötung und vermehrte Schweißsekretion auf, begleitet von vermehrtem Speichelfluß. Ursache ist wahrscheinlich ein posttraumatischer Austausch postganglionärer parasympahtischer Nervenfasern und sympathischer Nervenfasern, welche die Schweißdrüsen versorgen. Schwere Fälle können durch intratympanische parasympathische Neurektomie behandelt werden.

Baker-Zyste Schwellung in der Fossa poplitea, besonders gut erkennbar wenn der Patient steht. Die Zyste ist eine Aussackung der Synovia und tritt fast immer zusammen mit Erkrankungen des Kniegelenks, wie z. B. Meniskusverletzungen oder Arthrose, auf.

Ballance-Zeichen (Milzruptur) Bei Perkussion beider Lenden besteht rechts eine bewegliche Dämpfung, jedoch links eine fixe Dämpfung aufgrund des Hämatoms im Bereich der Ruptur.

Barrett-Ulkus Ulzeration des Ösophagus proximal der Kardia. Wird durch ektopische Magenschleimhaut verursacht.

Basedow-Krankheit Diffuse Struma mit primärer Hyperthyreose wegen pathologischer zirkulierender schilddrüsenstimulierender Autoantikörper. Meist sind jüngere Frauen betroffen. Symptome am Auge sind häufig.

Bazin-Krankheit Betrifft jugendliche Mädchen als indurierte erythematöse Effloreszenz (Erythema induratum), die schmerzlos ulzeriert. Tuberkulose kann eine Ursache sein.

- *Therapie:* Antituberkulöse Medikamente oder Sympathektomie.

Blasenruptur, intraperitoneal (posttraumatisch) Der Patient leidet unter schweren Schmerzen und kann bewußtlos werden. Dieser Zustand geht vorüber und es entwickelt sich eine abdominale Auftreibung wegen Ileus (ausgelöst durch intraabdominalen Harn). Klinisch sind Aufblähung des Abdomens, verminderte oder nicht vorhandene Darmgeräusche und lageabhängige Veränderung der Dämpfung nachzuweisen (shifting dullness). Oft besteht kein Harndrang und die Dämpfung über der Blase, die bei Harnretention nachweisbar ist, fehlt. Wenn das Abdomen nicht drainiert wird, entsteht sekundär eine Peritonitis.

Blind loop syndrome (afferent loop syndrome, Syndrom der zuführenden Schlinge) Stase des Chymus in einer Darmschlinge führt zur abnormen Wucherung bakterieller Flora, die eine normale Verdauung und Nahrungsresorption verhindern. Auswirkungen sind Vitaminmangel (B_{12}), Anämie und Steatorrhoe. Behandlung durch chirurgische Korrektur der Anomalie.

Bowen-Krankheit Intraepitheliales Carcinoma in situ der Haut. Behandlung durch Exzision.

Budd-Chiari-Syndrom Entsteht bei Verlegung der Vv. hepaticae oder deren Äste durch Tumorwachstum, Koagulopathien oder Geschlechtshormone. Bei einer kongenitalen Form ist eine Membran in der suprahepatischen Vena cava inferior vorhanden. Eine akute Form der Venenverschlußkrankheit gibt es auf Jamaika, wo der Genuß bestimmter Kräutertees zu einer Intimafibrose und Verlegung der Vv. hepaticae führt. Ursache sind Alkaloide in den Pflanzen Senecio und Crotolaria, die für den Tee verwendet werden.

Therapie:

- Transatrielle meatotomie (wegen membranöser Obstruktion der V. cava inferior)
- portocavaler, mesocavaler, mesoatrialer Shunt.

Bursitis praepatellaris Chronische Entzündung des präpatellaren Schleimbeutels wegen ständiger Traumatisierung durch häufiges Knien (z. B. beim Fliesenlegen). Heute weniger häufig.

Buschke-Löwenstein-Kondylome Seltene genitale Präkanzerose, die lokal invasiv wächst. Behandlung durch chirurgische Exzision.

Calotsches Dreieck Dreieck, welches cranial durch die Leber, medial durch den Ductus hepaticus communis und kaudal durch die Gallenblase begrenzt ist. Wichtig für die Orientierung bei der Cholezystektomie.

Caput medusae Dilatation oberflächlicher, vom Bauchnabel ausgehender Venen, die aufgrund Pfortaderhochdruck bei einer Leberzirrhose auftritt.

Charcot-Trias Nystagmus, Intentionstremor und skandierende Sprache, die eine Zeit lang als charakteristisch für die Multiple Sklerose bezeichnest wurden. Tritt nur in etwa 15 % der Fälle auf.

Chvostek-Zeichen Latente Tetanie, die beim Beklopfen des N. facialis im Bereich der Parotis auftritt und zum Zucken des Gesichts führt. Neuromuskuläre Übererregbarkeit, die bei ca. 10 % aller Gesunden auftritt.

Chylothorax Kompikation einer Traumatisierung des Ductus thoracicus und seiner Äste. Chylus läuft in den Pleuraspalt. Er kann bei der Aspiration wie Eiter aussehen. Mittels Lipoproteinelektrophorese wird die Diagnose bestätigt. Die Therapie ist konservativ, mit wiederholter Chylusaspiration und fettarmer Ernährung. Bei protrahiertem Verlauf ist eine Thorakotomie und Übernähung des Ductus indiziert.

Codman-Dreieck Radiologischer Befund beim Osteosarkom. Während des Tumorwachstums wird das Periost durch den Tumor angehoben und darunter neuer Knochen gebildet.

Conn-Syndrom Primärer Hyperaldosteronismus aufgrund eines aldosteronproduzierenden Tumors der Nebennierenrinde. Es treten Natriumretention und Kaliumverlust auf, mit folgender Muskelschwäche, Polyurie und Polydipsie.

Contre-coup-Verletzung Kommt bei Schädel-Hirntrauma vor. Verletzung kann an der Stelle des Traumas auftreten oder durch Bewegung des Gehirns innerhalb des Schädels auf die gegenüberliegende Seite weitergeleitet werden (Gegenstoß, Rückstoß).

Courvoisier-Zeichen Wenn bei bestehendem Ikterus die Gallenblase prall gefüllt und palpabel ist, so ist dies eher auf eine maligne Obsruktion der Gallenwege zurrückzuführen als auf ein Steinleiden, bei dem die Gallenblase weniger aufgetrieben ist.

Coxa vara Eine Fehlstellung im Hüftgelenk. Bei Heilung einer Schenkelhalsfraktur, Osteomalazie und einer nach oben verschobenen Epiphyse des Femur wird der Winkel zwischen Femurkopf und -schaft kleiner. Daraus resultiert auch ein positives Trendelenburg-Zeichen.

Cronkhite-Canada-Syndrom Gastrointestinale Polypose, Alopezie und Atrophie der Fingernägel. Die Veränderungen sind nicht (para-)neoplastisch sondern Folge eines unbekannten Mangelzustandes.

Cruveilhier-Baumgarten-Geräusch Über venösen Kollateralen der Bauchwand auskultatorisch warnehmbares Geräusch bei Leberzirrhose.

Cubitus valgus/varus Die normale Valgusstellung des Ellenbogens beträgt bei Männern 10°, bei Frauen 15°. Diese Stellung kann infolge von Fraktur, Epiphysenverletzung oder Arthrose vermehrt (valgus) oder vermindert (varus) sein.

Cullen-Phänomen Verfärbung im Bereich des Bauchnabels als Folge einer intraperitonealen Blutung. Obwohl es selten auftritt, sieht man es gelegentlich bei rupturierter intraperitonealer Schwangerschaft, Pankreatitis und abdominellem Trauma, insbesondere der Leber und der Milz.

Curling-Ulkus Akute gastroduodenale Ulzeration nach ausgedehnten Verbrennungen.

Cystosarcoma phylloides Schnellwachsende Neoplasie der Mamma. 25 % werden sarkomatös und metastasieren. Therapie durch einfache Mastektomie.

De Quervain-Krankheit

- Stenosierende Tendovaginitis des M. abductor pollicis longus und M. extensor pollicis brevis im Bereich des Handgelenks.

- Eine virale Form der Thyroiditis.

Dercum-Krankheit (Adipositas dolorosa) Multiple Lipomatose. Normalerweise ist ein Lipom schmerzfrei. Dieser Zustand ist aber durch Druckschmerzhaftigkeit der Lipome gekennzeichnet.

Dermatofibrom Dies ist eine Form des kutanen Angioms. Es ist nodulär und kann multipel auftreten. Es kann durch die Pigmentierung mit Siderin wie ein Melanom aussehen.

Desmoidtumor Dies ist ein Fibrom der Aponeurose und Muskulatur der vorderen Bauchwand unterhalb des Bauchnabels. Es tritt am häufigsten bei multiparen Frauen mittleren Alters auf und tendiert zu Rezidiven wenn es nicht weit im Gesunden exzidiert wird. Diese Tumoren treten bei Patienten mit familiärer adenomatösen Polypose auf.

Dietl-Krankheit Symptomenkomplex durch Wanderniereneinklemmung. Abgang großer Mengen Harn nach akuter intermittierender Hydronephrose. Zustand ist durch Nierenkoliken, Anschwellen der Lenden (Nierendistension) und Verschwinden der Schwellung nach Harnabgang gekennzeichnet.

Dumpingsyndrom Ein Postgastrektomiesyndrom. Tritt nach dem Essen auf und kann früh oder spät einsetzen.

- *Frühdumping* tritt unmittelbar nach der Nahrungsaufnahme auf und ist durch Blutdruckabfall, Tachykardie, Schweißausbruch und Diarrhoe mit Aufblähung des Magens gekennzeichnet. Ursache ist eine Osmotische Wirkung der Kohlenhydrate im Dünndarm, am häufigsten nach Gastrektomie. Das Syndrom persistiert bei ca. 5 % der Patienten. Die Beschwerden sind meist vorübergehend und bessern sich durch kleine, häufige Mahlzeiten und Bettruhe.
- *Spätdumping* stellt eine Hypoglykämie dar und tritt etwa zwei Stunden nach einer Mahlzeit auf. Symptome sind Übelkeit und ein leeres Gefühl im Magen, das sich nach weiterer Nahrung bessert. Das Spätdumping ist weniger häufig.

Dupytren-Kontraktur Beugekontraktur des meist 4. oder 5. Fingers aufgrund einer Schrumpfung der Palmaraponeurose. Der Zustand tritt familiär gehäuft auf, die genaue Ursache ist jedoch unbekannt.

Enophthalmos Die Augen (oder ein Auge) wirken eingefallen und klein. Dies ist ein Merkmal des Horner-Syndroms (Schädigung des zervikalen Sympathikus) oder einer Fraktur des Arcus zygomaticus oder der Maxilla.

Enteritis regionalis Crohn-Krankheit

Epiduralhämatom Tritt meistens als Folge einer parietalen oder temporalen Schädelfraktur auf, bei der Äste der A. meningea media verletzt sind. Das extradurale Hämatom führt zur Kompression parietaler Hirnanteile. Durch eine extrakranielle Extravasion durch den Frakturspalt kann eine weiche Schwellung an der Verletzungsstelle entstehen. Der (meistens junge) Patient ist möglicherweise zunächst bewußtlos. Er kommt dann zu Bewußtsein (freies Intervall), um dann wegen des sich ausdehnenden Hämatoms eine weitere Beeinträchtigung seines Bewußtseins zu erfahren. Die Diagnose wird im CT gestellt. Das Hämatom wird durch Bohrlöcher oder eine Kraniotomie entleert.

Epiplozele Herniensack, der Omentum enthält (eine Omentozele).

Erb-Duchenne-Lähmung Obere Armplexuslähmung bei Verletzung von Nervenfasern aus C_5-C_6. Der Arm ist innenrotiert, kann im Ellenbogengelenk nicht gebeugt und im Schultergelenk nicht abduziert werden.

ERCP Endoskopische retrograde Cholangiopankreatographie. Diese Technik beinhaltet eine Kanülierung der Ampulla Vateri, eine retrograde Kontrastmitttelinjektion und die Darstellung des Ductus pancreaticus und Ductus choledochus. Darüberhinaus können kleinere Eingriffe durchgeführt werden.

Erythroplasie Queyrat Präkanzerose des Penis als Folge chronischer Balanitis. Therapie durch Bestrahlung oder Exzision mit Elektrokauter. Synonym: M. Paget des Penis.

Ewing-Tumor Malignom unklarer Ätiologie. Tritt in der Kindheit und Jugend auf und befällt die langen Röhrenknochen. Klinisch zeigt sich eine überwärmte, schmerzhafte Schwellung. Behandlung mit Strahlen- oder Chemotherapie. Die Prognose hat sich mit dieser Bahandlungsweise gebessert.

Exophthalmus Protrusion des Augapfels mit Verbreiterung der Lidspalte. Ist ein Merkmal der primären Hyperthyreose und kann ein oder beide Augen betreffen. Bei mäßigem Exophthalmus tritt kein Stirnrunzeln auf, wenn der Patient mit gebeugtem Kopf nach oben schaut.

Facies hippocratica Ängstlicher Gesichtsausdruck und eingesunkene Bulbi. Kann eine terminale Peritonitis kennzeichnen.

Fallot-Tetralogie Häufigster angeborener zyanotischer Herzfehler. Dabei bestehen Pulmonalstenose, Ventrikelseptumdefekt, Verlagerung der Aorta nach rechts (reitende Arota) und rechtsventrikuläre Hypertrophie. Untersuchung der Herzgefäße mittels Angiogramm. Therapeutisches Ziel ist langfristig eine vollständige chirurgische Korrektur, doch ist manchmal bei schweren Fehlbildungen zunächst ein palliativer Bypass indiziert.

Fanconi-Anämie Erbliche (möglicherweise autosomal rezessive) komplexe Dysfunktion der Nierentubuli. Geht einher mit renaler Rachitis, Minderwuchs, Aminoazidurie, Glucosurie, Phosphaturie aber erniedrigtem Serumphosphat.

Felty-Syndrom Leukopenie und mittelgradige Anämie mit Splenomegalie bei Patienten mit chronischer rheumatoiden Arthritis. Die Patienten haben pyogene Infekte und Ulzera der unteren Extremitäten. Bei fortschreitender Splenomegalie kann eine Verbesserung der Müdigkeit und des Gewichtsverlusts eintreten.

Foster-Kennedy-Syndrom Atrophie des N. opticus auf einer Seite, Papillenödem auf der anderen. Ursache ist ein Tumor der Frontalregion, der auf der Seite der Atrophie den Subarachnoidalraum verdrängt aber auf der Gegenseite eine intrakranielle Druckerhöhung mit Papillenödem hervorruft.

Fournier-Gangrän Gangrän des Skrotums, die sich nach Trauma oder operativem Eingriff entwickeln kann. Meist liegt eine Mischinfektion mikroaerophiler Keime vor, die Gangrän kann aber auch durch hämolysierende Streptokokken verursacht sein, zusammen mit *Staphylococcus*, *Clostridium perfringens* oder *E. coli*. Es entwickelt sich eine plötzliche Entzündung, Zellulitis und Gangrän. Therapie beinhaltet eine Exzision nekrotischen Gewebes und Gentamycin i. v., zusammen mit Metronidazol (gegen Anaerobier).

Fovea coccygea Einziehung der Haut über dem Steißbein. Keine wesentliche klinische Bedeutung.

Froment-Zeichen (Ulnarisparese) Der betroffene Daumen geht beim Versuch ein Blatt Papier zwischen Daumen und Zeigefinger zu halten in Beugestellung. Dies ist auf eine Schwäche des M. adductor pollicis zurrückzuführen, der eine unkontrollierte Wirkung des M. flexor pollicis longus erlaubt, der durch den N. medianus innerviert wird.

Galaktozele (selten) Eine solitäre, subolveoläre, milchhaltige Zyste, die nach der Laktation auftreten kann.

Galeazzi-Luxationsfraktur Luxation des distalen Radioulnargelenks zusammen mit einer Radiusfraktur im distalen Drittel.

Gallenblasentorsion, akute Selten, tritt aber mit zunehmendem Alter vermehrt auf. Ein Gallenblasenmesenterium tritt mit einer Häufigkeit von 4–6 % auf. Im Alter führt offenbar ein Bindegewebsverlust zu einer Verlängerung des Mesos, mit resultierender abnormen Beweglichkeit der Gallenblase. Veränderungen im Gewicht der Gallenblase oder plötzliche Peristaltik benachbarter Organe führt zur Torsion.

- *Klinik:* Vermehrt bei älteren Patienten. Plötzlich einsetzende Schmerzen im rechten oberen Quadranten.

Schmerzhafte Schwellung im rechten oberen Quadranten. Eine Anamnese vorausgegangener Gallenblasenbeschwerden ist selten. Toxikämie fehlt häufig.
- *Therapie:* Cholezystektomie, um Gangrän, Perforation und biliären Peritonitis zu vermeiden.

Gaucher-Krankheit Bei dieser Erkrankung tritt eine aktive Speicherung abnormer Lipide in Milz und Knochenmark auf. Das führt zu einer massiven Splenomegalie in Kindheit und frühem Jugendalter. Zur Diagnose führt auch eine Verfärbung der Haut mit verdickten Konjunktiven, Anämie und eine Knochenmarkspunktion. Eine Splenektomie wird oft zur Verbesserung der durch die Splenomegalie bedingten Beschwerden durchgeführt.

Glomus-(jugulare)-Tumor Ein seltener Tumor, der einem Glomus-caroticum-Tumor ähnelt. Symptome sind Parese des 7. Hirnnerven (N. facialis), ein mit dem Puls synchroner Tinnitus und Blutungen. Der Tumor wächst lokal invasiv. Behandlung durch Exzision oder Kryotherapie.

Glomustumor (peripher) Ein peripheres Glomus ist ein thermoregulatorisches Organ der Haut, das besonder im Bereich des Nagelbettes vorkommt. Wenn sich ein Angiom etwickelt (Glomustumor), beklagt sich der Patient über intensive Schmerzen, die als „brennend" beschrieben werden. Behandlung durch Exzision.

Goodsall-Regel Fisteln, die ventral des Anus austreten sind meistens direkt. Solche die in dorsale Bereiche des Anus münden haben öfters multiple Öffnungen und sind oft gekrümmt oder Hufeisenförmig.

Gradenigo-Syndrom Akute Mastoiditis mit seitengleicher Parese des des 6. Hirnnerven (N. abducens) und retrobulbären Schmerzen. Ursache ist eine Thrombophlebitis des Sinus petrosus inferior mit Kompression des Nerven an seiner Austrittsstelle aus der hinteren Schädelgrube.

Grawitz-Tumor Adenokarzinom der Niere (Synonym: Hypernephrom).

Gynäkomastie Vergrößerung der Brustdrüse beim Mann. Kann ein- oder beidseitig auftreten. Ursache sind idiopathisch, medikamentös (Cimetidin, Spironolacton), pathologische Hormonspiegel (z. B. wegen Hormontherapie oder testikulärer oder bronchialer Karzinome), Lepra (wegen Hodenatrophie), Leberinsuffizienz und Geschlechtsanomalien (z. B. Klinefelter-Syndrom).

Hammerzehe Hyperextension des Metatarsophalangealgelenks und des distalen Interphalangealgelenks mit Beugung im proximalen Interphalangealgelenk. Mit der Zeit entwickeln sich Schleimbeutel und Schwielen. Tritt im Zusammenhang mit Hallux valgus, zusammengedrängten Zehen und diabetischer Neuropathie auf.

Hangman-Fraktur Fraktur der Pars interaricularis des zweiten Halswirbels (C_2). Entsteht durch eine Hyperextension des Halses (durch Trauma). Behandlung durch Traktion und Immobilisierung des Patienten z.B. mit einem Crutchfield-Bügel. Bei der Hinrichtung führte die Fraktur zu traumatischer Spondylisthese mit Abklemmung des Rückenmarks.

Hashimoto-Thyroiditis Autoimmunthyroiditis. Die Schilddrüse ist diffus vergrößert und gelappt. Sie ist gehäuft bei postmenopausalen Frauen mit nachweisbaren Serumantikörpern zu finden und kann im Zusammenhang mit Lymphomen und papillärem Schilddrüsenkarzinom auftreten.

Hidradenitis suppurativa Chronische Infektion der (meistens) axillären oder perianalen Schweißdrüsen. Bei letzteren können multiple perianale Sinus entstehen. Behandlung durch Exzision des infizierten Gewebes mit nachfolgender Einheilung durch Granulationsgewebe oder Hauttransplantation.

Hoffa-Krankheit (bei übergewichtigen Patienten) Schmerzempfindliche Fettpolster, beidseits der Patellarsehne palpabel. Überstreckung des Kniegelenks verursacht auch Schmerzen.

Homans-Zeichen Dorsalflexion des Fußes verursacht bei vorhandener Thrombose der V. poplitea oder V. tibialis posterior Schmerzen in der Wade (tiefe Venenthrombose). In 70 % der Fälle ist das Zeichen unzuverlässig.

Horner-Syndrom Ptosis, Miosis, Enophthalmos (und ipsilaterale Anhidrose). Das Syndrom tritt infolge infiltrierenden Wachstums oder Schädigung des zervikalen Sympathikus auf.

Howship-Romberg-Phänomen Bei strangulierter Obturatoriushernie können die Schmerzen über einen Ast des N. obturatorius ins Knie ausstrahlen.

Hufeisenniere Die unteren Pole beider Nieren sind in Höhe des 4. Lendenwirbels verbunden. Die Nebennieren befinden sich in normaler Lage. Diese Anomalie ist wichtig, da aufgrund des besonderen Verlaufs der Ureteren über die Verbindungsbrücke die Nieren besonders krankheitsanfällig sind. Harnstau mit Infektionen und Steinbildung sind häufig. Tritt häufiger bei Männern auf. Inzidenz ist etwa 1 pro 10000.

Hunner-Zystitis Algurie bei interstitieller Zystitis unbekannter Ätiolgie. Tritt häufiger bei Frauen auf. Die Blase kontrahiert sich, avaskuläre Nekrosen und Ulzerationen treten auf, typischerweise im Fundus. Die Blasenkapazität ist deutlich vermindert. Häufiger Miktionsdrang, Schmerzen und eine pralle Blase (durch Urin) sind charakteristisch. Zystoskopie bestätigt Fissuren im Blasenfundus, die leicht bluten. Die Therapie ist schwierig. Lokale Infiltration mit Kortikoiden oder hydrostatische Dehnung können eine gewisse Besserung erzielen. Zur völligen Symptomfreiheit bedarf es möglicherweise einer Harnumleitung.

Hutchinson-Trias (kongenitale Syphilis) Interstitielle Keratitis, Hutchinson-Zähne und Taubheit (N. vestibulocochlearis) wurden von Sir Jonathon Hutchinson (Chirurg im London Hospital im 19. Jh.) als klassische Zeichen der späten angeborenen Syphilis beschrieben.

Hutchinson-Zähne (kongenitale Syphilis) Stiftförmige obere mittlere Schneidezähne (bleibende Zähne).

Hygrom Kavernöses Lymphagiom, meistens im unteren Drittel des Halses gelegen, das im Kindesalter erstmals auftritt. Transilluminiert bei der Diaphanoskopie. Da es mit weiteren Bereichen des Halses in Verbindung steht ist es sowohl komprimierbar als auch durch Husten usw. aufblähbar. Die Zysten enthalten Lymphe und werden am besten durch frühe Exzision oder Sklerosierung behandelt.

Hyperhidrosis Übermäßige Schweißsekretion der Axilla, Hände oder Füße. Kann sozial unannehmbar und sehr belastend sein. Sympathotomie (zervikal oder lumbal) kann den Patienten helfen, die auf konservative Therapie nicht ansprechen.

Hypersplenismus Vergrößerte, überaktive Milz mit resultierender Thrombozytopenie. Eine Zerstörung auch der Leukozyten kann in unterschiedlichem Maße auftreten. Dieser Zustand geht sehr oft mit Pfortaderhochdruck einher. Splenektomie und Therapie der portalen Hypertension sind indiziert.

Impetigo Intradermale Infektion durch Streptokokken oder Staphylokokken. Klassischerweise entstehen Bullae, die platzen und verkrusten. Impetigo ist eine übertragbare Erkrankung. Behandlung erfolgt durch Entfernung der Krusten und Anwendung antiseptischer Lösungen. Nur gelegentlich ist eine systemische Therapie notwendig.

Insulinom Betazelltumor der Inselzellen des Pankreas. Betrifft meistens jüngere Patienten unter 40 Jahre. Charakteristisch sind hypoglykämische Zustände, die unberechenbar sind und mit zunehmender Häufigkeit auftreten. Die Diagnose gründet sich auf hypoglykämische Anfälle bei Nahrungskarenz (Blutzucker $<2{,}5$ mmol), die sich bei oraler oder parenteraler Gabe von Glukose bessern (Whipple-Trias). Therapie durch Entfernung des Tumors.

Intertrigo Bei übergewichtigen Patienten ist die Intertrigo (sog. Wolf) unter den Brüsten oder zwischen Skrotum und Oberschenkeln häufig. Oft besteht dabei eine Mykose.

Intraperitoneale Drainageräume Diese Bereiche liegen kranial und kaudal der Leber.

- *Recessus subphrenici:* diese liegen zwischen der rechten und linken Zwerchfellkuppel und der kranialen, rechten und anterioren Leberoberfläche. Die spaltförmigen Räume werden jeweils medial durch das Lig. falciforme voneinander abgegrenzt. Der linke Recessus subphrenicus trennt das Zwerchfell von linkem Leberlappen, Magenfundus und Milz.
- *Recessus subhepatici:* der rechte subhepatische Raum wird kranial durch die Leber, anterior durch die Gallenblase begrenzt. Inferior und posterior dazu liegen der obere rechte Nierenpol, die rechte Nebenniere, der Pankreaskopf, die Pars descendens des Duodenum, die rechte Kolonflexur und ein Teil des Colon transversum und Mesocolon. Links gibt es zwei Bereiche des Recessus, jeweils nach anterior und posterior hin. Der linksanteriore Recessus liegt unter dem linken Leberlappen, nach hinten durch Magen und Omentum minus abgegrenzt. Der linksposteriore Recessus entspicht der Bursa omentalis, die durch das Foramen epiploicum (Winslow-Loch) zugänglich ist.

Jarisch-Herxheimer-Reaktion Einige Stunden nach Beginn einer Syphilistherapie mit Penicillin G (600000 IE/Tag) bekommen mehr als 50 % der Patienten Fieber und Schüttelfrost. Dieser Zustand bessert sich zwar nach etwa einer Stunde, dennoch sollten Patienten darauf hingewiesen werden.

Jefferson-Fraktur Berstungsfraktur des Atlas (C_1). Die meisten Patienten benötigen Stabilisierung durch eine Kinn-Hinterhaupt-Stütze. Bei einer Teilverrenkung mit Verdacht auf Ruptur des Lig. transversum atlantis ist eine Fusion der Halswirbel indiziert.

Kaposi-Sarkom Blau-braune Maculae der Haut und Schleimhaut. Oft ein Früherkennungszeichen für AIDS.

Kehr-Zeichen Schmerzen in der rechten Schulterspitze bei Milzruptur. Durch Reizung des Zwerchfells durch die Blutung entstehen Schmerzen, die über afferente Fasern des N. phrenicus in die Schulter projiziert werden.

Keratoakanthom (Molluscum sebaceum) Effloreszenz im Gesicht oder an den Händen. Es wächst 6–8 Wochen lang mit Krustenbildung und wird ein festes Knötchen, das dann wieder spontan remittiert. Behandlung durch Exzision und histologische Untersuchung zum Ausschluß eines Plattenepithelkarzinoms.

Kienböck-Krankheit Aseptische Nekrose des Os lunatum. Kann posttraumatisch auftreten. Der Patient klagt über Schmerzen und Steifigkeit im Handgelenk. Therapie durch Immobilisierung mittels Schiene. Schlimmstenfalls Exzision und Ersatz durch Prothese oder Arthrodese.

Klumpke-Lähmung Untere Armplexuslähmung bei Verletzung von Nervenfasern aus C_8-Th_1. Die kleinen Handmuskeln und die Fingerbeuger sind gelähmt.

Köhler-Freiberg-Krankheit (Köhler II) Osteochondritis juvenilis der zweiten oder dritten Metatarsalköpfchen.

Köhler-Krankheit (Köhler I) Nekrose des Os naviculare. Kann Ursache schmerzhaften Hinkens bei Kindern unter 5 Jahren sein. Kann zur Degeneration des Metatarsalgelenks führen. Behandlung einige Wochen lang durch Entlastung und Stützverbände.

Kragenknopfabszess Zweiteiliger (tuberkulöser) Abszess, der sich auf beiden Seiten einer Faszie befindet, dessen beiden Anteile aber durch ein kleines Loch in der Faszie verbunden sind. Der Eiter hat (im Berich des Halses) oft seinen Ursprung in der Tiefe, unter der Fascia cervicalis profunda. Er erodiert einen Weg durch diese Faszie und liegt dann unter der Fascia cervicalis superficialis.

Krukenberg-Tumor Metastatischer Ovarialtumor, der von einem primären Magenkarzinom entsteht.

Ladd-Syndrom Wenn das Caecum bei seiner Entwicklung nicht in seine richtige Lage in der rechten Fossa iliaca gelangt, bleibt es im rechten oberen Quadranten des Abdomens liegen. Die Befestigung des Caecums an der Abdominalwand besteht dann durch Bindegewebsstränge, die über das Duodenum ziehen. Sie können zu Verlegung und Volvulus des Dünndarms führen.

Lanz-Punkt Schmerzhafter Punkt auf der rechten Seite, im äußeren Drittel einer gedachten Linie zwischen den Spinae iliacae anteriores superiores. Tritt bei Appendizitis auf.

Laparoskopie Methode, den Inhalt der Bauchhöhle zu betrachten. Das Endoskop besteht aus Trokarhülse, Trokar und einer Optik. Trokarhülse und Trokar werden in Allgemeinnarkose die Bauchhöhle geschoben. CO_2 (1–1,5 l) wird insuffliert und die Optik durch eine weitere Inzision eingeführt. Nun ist eine Betrachtung der Bauchhöhle, die Entnahme von Biopsien oder laparoskopisches Operieren möglich.

Lenitgo maligna Histologisch ist sie ein Melanom *in situ*. Sie beginnt als kleiner pigmentierter Fleck, meist auf einer sonnenexponierten Stelle im Gesicht einer älteren Person. Langsam wird die Läsion größer. Bösartige Veränderungen können jederzeit auftreten. Von Spontanremissionen wird auch berichtet. Die betroffene Stelle sollte bei Diagnose weit im Gesunden exzidiert werden und mittels Hauttransplantat gedeckt werden.

Leriche-Syndrom Obstruktion der Bifurcatio aortae oder Aa. iliacae internae, mit möglicher sekundären Impotenz.

Linitis plastica Submuköse Proliferation fibrösen Gewebes aufgrund eines Magenkarzinoms, das zu einer Verdikkung der Magenwand führt. Die Biopsie bringt oft keinen Hinweis auf Malignität. Der Zustand kann den gesamten Magen oder lediglich den pylorusnahen Teil des Antrum betreffen. Die Prognose ist schlecht.

Littré-Hernie Hernie, deren Brucksack nur ein Stück der Darmwand oder ein Meckelsches Divertikel enthält.

Locus Kiesselbachi Venenplexus in der Schleimhaut des inferioren Nasenseptums. Sie ist die häufigste Stellen von Nasenbluten. Eine Kauterisation der Stelle kann erforderlich sein.

Lupus vulgaris Hauttuberkulose. Am häufigsten ist das Gesicht betroffen. Behandlung durch Tuberkulostatika.

Madelung-Deformität Subluxation des distalen Endes der Ulna nach dorsal. Dieser Zustand kann angeboren sein, ist aber meistens traumatischer Ursache. Patienten sind meist 10–18 Jahre alt. Therapie durch Exzision des distalen Ulnaendes oder radiale Osteotomie.

Madurafuß (Mycetoma pedis) Chronische Pilzinfektion oder Aktinomykose des Fußes, die zu Granulationsbildung und multiplen Sinus führt. Das infektiöse Agens befindet sich im Boden tropischer Länder. Der Einsatz von Breitbandantibiotika verhindert Sekundärinfektion. Behandlung mit Dapsone 100 mg 2× täglich.

Maisonneuve-Fraktur Fraktur des medialen Maleolus, Ruptur der Membrana interossea und hohe Fibulafraktur.

Mallory-Weiss-Syndrom Longitudinale Einrisse der Ösophagusschleimhaut in Nähe der Kardia, die zu blutigem Erbrechen führen. Gewöhnlich besteht eine Anamnese mit heftigem Erbrechen nach übermäßigem Alokoholgenuß. In den meisten Fällen bessert sich der Zustand unter konservativer Therapie, doch ist gelegentlich eine Laparotomie mit Übernähen der Schleimhautrisse notwendig.

Marfan-Syndrom Erbkrankheit mit Aneurysmen der thorakalen Aorta oder Herzklappeninsuffizienz wegen Dilatation des Ursprungs der Aorta. Es besteht Hochwuchs (Abraham Lincoln und Mary Queen of Scots sollen betroffen gewesen sein), Arachnodaktylie, Subluxation der Augenlinse und Anomalien des Ohrs und des Skeletts.

Marion-Syndrom Obstruktion des Blasenhalses beim Kind (ähnlicher Mechanismus wie die hypertrophe Pylorusstenose). Behandlung durch V-Y-Plastik.

McBurney-Punkt Punkt maximaler Schmerzempfindlichkeit bei akuter Appendizitis. Er liegt zwischen erstem und zweitem Drittel einer gedachten Linie von der Spina iliaca anterior superior zum Bauchnabel.

McCune-Albright-Syndrom (Osteodystrophia fibrosa disseminata) Krankheit unklarer Ursache, bei der fibrös-dysplastische Veränderungen einiger Knochen auftreten. Bei Mädchen kann eine Pubertas praecox mit Hautpigmentierung auftreten. Die betroffenen Knochen (oft die Tibia) werden weich und deformieren sich.

Meigs-Syndrom Aszites und Pleuraerguß links bei Ovarialfibrom. Exzision des Tumors führt zur Restitutio ad integrum.

Ménétrier-Syndrom Hypertrophie der Magenschleimhaut im Fundus. Die Ursache ist unbekannt. Ein Eiweißverlust findet statt und ein Magenkarzinom kann sich entwickeln. Therapie durch Teilresektion des Magens.

Meralgia paraesthetica Kompression des N. cutaneus femoris lateralis bei seinem Verlauf unter dem Lig. inguinale. Es besteht eine Hyperästhesie der lateralen Seite des Oberschenkels, die sich beim Sitzen verschlimmert. Dieser Zustand war bei Revolverträgern häufig (wegen der Position des Halfters), und wurde in jüngerer Zeit bei Turnern beschrieben (wegen Beugen des Oberschenkels am Reck). Die Erkrankung kann auch nach chirurgischen Eingriffen im Bereich des Leistenbandes auftreten. Therapie durch Blockierung oder Resektion einer Teilstrecke des Nerven.

Merseburg-Trias Struma, Exophthalmus und Tachykardie bei Hyperthyreose.

Mikulicz-Krankheit Variante des Sjögren-Syndroms. Eine Symmetrische Vergrößerung der Speichel-, und Tränendrüsen tritt zusammen mit Mundtrockenheit auf.

Molluscum sebaceum siehe Keratoakanthom

Mondor-Krankheit Thrombophlebitis der Oberflächenvenen der vorderen Brustwand, der Mamma und der Axilla, möglicherweise traumatisch oder infektbedingt. Die Heilung erfolgt spontan.

Morbus haemolyticus neonatorum Der physiologische Ikterus (Icterus neonatorum) tritt normalerweise bei 20–25 % der Neugeborenen 2–5 Tage nach der Geburt auf. Der Icterus neonatorum gravis (Erythroblastosis foetalis) entsteht aufgrund einer Rh-Inkompatibilität (Kind Rh+, Mutter Rh–). Das Kind kommt ikterisch zur Welt, der Ikterus nimmt zu. Erfolgt keine Therapie (Austauschtransfusion), so führt der Zustand zur Ablagerung von Gallenfarbstoffen in den Basalganglien (Kernikterus) und dann zum Tod. Ein Screening wird durch Testung mütterlichen Serums auf Antikörper durchgeführt.

Morgagni-Hyatide Degenerative Zyste der Appendix epididymidis (gestielte Hyatide) oder der Appendix testis (ungestielte Hyatide). Beides sind pralle transilluminierbare

Schwellungen am Nebenhoden oder am Hoden. Exzision symptomatischer Hyatiden ist die Therapie der Wahl.

Mucormykose Infektion mit Pilzen aus der Gruppe Mucoracae: *Rhizopus*, *Mucor* oder *Absidia*.

- *Quelle*: universell im Boden vorhanden, auch in faulem Obst und Gemüse.
- *Pathogenizität*: opportunischtische Erreger, die bettlägrige, immunkomprimierte oder schlecht eingestellte Diabetiker befallen und zu lokaler Infektion oder Gangrän führen können.
- *Eigenschaften*: die rhino-zerebrale Form ist die häufigste. Sie tritt im Bereich der Nase und Nasennebenhöhlen auf.
- *Therapie*: Exzision nekrotischen Gewebes. Amphotericin B.
- *Prognose*: schlecht. Hohe Mortalität.

Murphy-Zeichen Palpiere den oberen rechten Quadranten des Abdomens, während der Patient gebeten wird, einzuatmen. Die Inpiration drückt Leber und Gallenblase nach kaudal. Der Patient spürt Schmerzen sobald die entzündete Gallenblase die eingedrücke Bauchdecke berührt, und kann daher nicht weiter einatmen.

Myositis ossificans Verkalkung eines Hämatoms mit nachfolgender ektopischen Knochenentwicklung, meist in der Skelettmuskulatur. Häufig nach Verletzungen im Bereich des Ellbogens und M. quadriceps femoris.

Orangenschalenhaut (Mammakarzinom) Einziehungen der Haut durch darunterliegendes szirrhöses Karzinom. Es ist ein Zeichen lokal fortgeschrittener Invasion.

Orf-Virus-Infektion Virusinfekt der Hände durch Kontakt mit Schafsspeichel. Beispiel für eine Zoonose.

Orientbeule Schmerzlose Ulzeration durch das Protozoon *Leishmania tropica*. Meist Spontanheilung, sonst Kryotherapie oder Behandlung mit Antimongluconat i. v.

Ortolani-Einrenkungsphänomen (angeborene Hüftluxation) Der Säugling liegt auf einer festen Unterlage. Die Oberschenkel werden im Hüftgelenk abduziert und gebeugt. Dabei liegen die Zeigefinger des Untersuchers über den Trochanteren und die Daumen über dem Hüftgelenk. Ein leichter Druck erfolgt dann über den Trochanteren. Bei positivem Zeichen spürt der Untersucher ein „Klicken" wenn der luxierte Femurkopf in das Acetabulum eingerenkt wird.

Osgood-Schlatter-Krankheit Osteochondrose der Tuberositas tibiae.

Osteodystrophia fibrosa generalisata (Synonym: Ostitis fibrosa cystica generalisata) Störung des Kalziumstoffwechsels durch Überfunktion der Nebenschilddrüse, z. B. durch ein Adenom. Entkalkung der Knochen mit Zystenbildung und Nierensteine treten häufig auf.

Osteogenesis imperfecta Autosomal dominante Erbkrankheit mit fehlerhafter Kollagenbildung im gesamten Körper. Die Kompakta der langen Röhrenknochen ist dünn und die Trabekel der Spongiosa spärlich. Diese Erkrankung prädisponiert für Frakturen, die schon bald nach der Geburt nach kleinsten Traumata auftreten. Manche Kinder erleiden mehr als 100 Frakturen, aber diese werden nach der Pubertät seltner. Begleitende Merkmale sind manchmal (aber nicht immer) blaue Skleren, Leistenhernien, Taubheit und gelegentlich eine Hypophysenunterfunktion.

Osteopetrose (Albers-Schönberg-Krankheit, Mamorknochenkrankheit) Erbkrankheit, die in schwerer (autosomal dominant) oder weniger schwerer (autosomal rezessiv) Verlaufsform auftritt. Sie ist durch eine erhöhte Knochendichte, multiple Frakturen und Anämie gekennzeichnet.

Osteopoikilose Radiologischer Zufallsbefund mit geringer Bedeutung. Es finden sich bei Kleinkindern sklerotische Bereiche in den langen Röhrenknochen. Dabei treten gelbgefärbte Bereiche der Haut auf (Dermatofibrosis lenticularis disseminata). Autosomal dominant vererblich.

Ostitis fibrosa cystica Knochenveränderungen bei Hyperparathyreoidismus.

Ostoedystrophia deformans M. Paget des Knochens.

Paget-Krankheit (Krebsekzem der Brust) Ekzemähnlicher Hautbefund im Bereich der Brustwarze, der allerdings auf ein Karzinom der Milchgänge zurückzuführen ist. Therapie durch Mastektomie. Wenn kein Knoten palpabel ist, ist die Prognose gut.

Painful arc Symptom einer Supraspinatustendinitis. Bei der Abduktion des Armes verspüren die Patienten einen Schmerz wenn die entzündete Supraspinatussehne zwischen Acromion und Humeruskopf hindurchgleitet (während des mittleren Drittels der Wegstrecke, den der Arm bei der Abduktion zurücklegt).

Pancoast-Tumor (Bronchialkarzinom) Dies ist ein peripheres Karzinom der Lungenspitze, das den Plexus brachialis, Grenzstrang, Rippen und Wirbel infiltriert. Ein solcher Verlauf geht mit therapieresistenten Schmerzen, Läsion des Plexus brachialis und einem Horner-Syndrom einher.

Paronychie (Umlauf) Infektion des subkutikulären Nagelbettes. Im Frühstadium Behandlung mit Breitspektrumantibiotika. Vorhandener Eiter muß drainiert werden, meist durch einen Schnitt am Nagelrand oder Nagelwall.

Pendred-Syndrom Kropf bei angeborener Taubheit. Autosomal rezessiv erblich.

Peutz-Jeghers-Syndrom Melanose der Lippen und Mukosa der Mundhöhle, zusammen mit Polypose des Jejunums. Komplikationen sind Blutungen oder Invagination des Darms.

Plaut-Vincent-Angina Infektion im Bereich der Tonsillenkrypten, die zu Zahnfleischulzera und Blutungen führen kann. Die ursächlichen Organismen sind *Borrelia vincentii* (Spirochäten) und *Fusiformis fusiformis* (Stäbchen), beides gramnegative Aerobier, die physiologischerweise im Mund vorkommen. Unter geeigneten Umständen werden sie pathogen, z. B. bei Immunkomprimierten oder Unterernährten. Behandlung durch örtliche Behandlung von Zahnfleisch und Zähnen und Antibiotikagabe (Penicillin, Metronidazol).

Plummer-Vinson-Syndrom Eisenmangelanämie bei Frauen in mittlerem Alter. Geht oft mit Dysphagie wegen Bindegewebssträngen im oberen Ösophagus einher. Es treten auch Achlorhydrie, Koilonychie und Mundwinkelrhagaden und eine glatte, blasse Zunge auf. Behandlung mit Dilatation des Ösophagus und Eisensubstitution.

Pneumatosis cystoides intestini Asymptomatische (meist) gasgefüllte Zysten der Darmwand oder des Mesenteriums. Am häufigsten ist der Dünndarm betroffen. Gas, meist Stickstoff, tritt durch einen Riß in der Mukosa in die Darmwand ein und wird durch die Peristaltik weiterbefördert. Die Zysten Treten meist multipel auf und können in der Abdomenübersichtsaufnahme gesehen werden.

Pneumaturie Das Austreten von Luft aus der Urethra bei der Miktion. Eine häufige Ursache ist die kolo-vesikale Fistelbildung bei Divertikulose des Kolons.

Porphyrie Vererbliche Erkrankung des Hämoglobinabbaus, die zur Porphyrinurie führt. Ein Zeichen ist der kolikartige Abdominalschmerz, der durch Barbiturate ausgelöst werden kann. Ein negativer Laparoskopiebefund sollte den Verdacht auslösen. Diagnose durch spezifischen Nachweis von Porphyrinen im Urin.

Pott-Krankheit Tuberkulose der Wirbelsäule. Zunächst sind die Wirbelkörper betroffen, meist einer oder zwei. Charakteristisch sind Abzessbildung, Knochendestruktion und Kompressionsfrakturen. Eiterertwicklung kann entlang des M. psoas stattfinden und als Schwellung oder Abszess in der Leistenregion in Erscheinung treten. Ein Knick in der Wirbelsäule kann auf Frakturen folgen und eine Paraplegie kann in späteren Stadien auftreten. Behandlung durch Abszessdrainage, Stützung der Wirbelsäule und Tuberkulostatika.

Proctalgia fugax Schwere, wiederkehrende rektale Schmerzen ohne organische Ursache. Anfälle können nachts, nach der Defäkation oder nach der Ejakulation auftreten. Angst soll eine Begleiterscheinung sein. Es gibt keine definitive Therapie, doch sollen Anxiolytika helfen. Der Patient sollte ermutigt werden. Glücklicherweise dauern die Anfälle relativ kurze Zeit.

Pseudomyxoma peritonei Ein seltener Zustand, häufiger bei Frauen, der nach Ruptur eines pseudomuzinösen ovariellen Zystadenoms oder einer Mukozele der Appendix oder der Gallenblase auftreten kann. Bei der Laparotomie enthält die Bauchhöhle große Mengen einer geleeartigen Masse. Diese und die ursächliche Ovarialzyste bzw. Appendix sollten entfernt werden. Obwohl das Geschehen lokal maligne ist und sich wiederholen kann, gehören Metastasen nicht zu diesem Krankheitsbild.

Ranula Retentionszyste des Gangs einer subligualen Speicheldrüse, die Speichel enthält. Sie tritt am Mundboden als bläuliche Zyste in der Submukosa auf.

Recklinghausen-Krankheit (Neurofibromatose) Autosomal dominante erbliche Erkrankung des Nervengewebes, die zu diffusen und nodulären Verdickungen der Nerven führt. Begleitend tritt eine Hautpigmentierung auf (Café-au-lait-Flecken). Komplikationen können durch örtlichen Druck der Neurofibrome auf die Umgebung entstehen (z. B. Brustwand) oder durch sarkomatöse Entartung. Dieser Eigenname bezeichnet auch die durch Hyperparathyroidismus hervorgerufene Osteodystrophia fibrosa generalisata.

Reiter-Syndrom Urethritis, Konjunktivitis und Arthritis, manchmal mit keratotischen Hautveränderungen am Fuß einhergehend. Gilt als Erkrankung des rheumatischen Formenkreises. Spontanremission oft nach 4–6 Wochen. Kann dann wieder auftreten. Behandlung mit Mydriatika und lokalen Kortikoiden gegen Iritis. Andere Ursachen sollten stets ausgeschlossen werden (z. B. Gonorrhoe).

Reye-Syndrom Befällt Kinder im Alter von 2–18 Monaten, meist nach einer vorausgegangenen banalen Erkrankung. Eine Enzephalopathie und Leberverfettung treten auf. Die Ursache ist unklar.

- *Therapie*: 10 %-ige Glukose 1–2 l/24 h i. v., Beatmung, Mannitol 2 g/Kg i. v. über 20 Minuten.
- *Prognose*: Mortalität beträgt 40 %

Säbelscheidentibia Verkrümmung der Tibia durch subperiostale Knochenneubildung. Folge syphilitischer Periostitis.

Saint-Trias Cholelithiasis, Divertikulose des Kolons und eine Hiatushernie treten gehäuft zusammen auf. Wenn eine dieser Diagnosen gestellt wird sollte daher auch an die anderen gedacht werden. Entsprechenden Symptomen sollte nachgegangen werden.

Scheuermann-Krankheit (Adoleszentenkyphose) Osteochondrose der Grund- und Deckplatten einzelner Wirbelkörper, häufig von Th_{6-10} und der LWS. Die Wirbel verschmälern sich keilförmig, mit resultierender Kyphose.

Schmorl-Knorpelknötchen Einbrüche von Anteilen der Bandscheibe in den Wirbelkörper. Erscheint radiologisch als Aufhellung, umgeben von Knochenneubildung. Tritt bei der Scheuermann-Krankheit auf.

Sever-Krankheit Osteochondrose der Apophyse des Calcaneus, in Nähe des Ansatzes der Achillessehne.

Shenton-Linie (bei angeborener Hüftluxation) Diese Linie wird vom Trochanter minor femoris nach oben entlang der medialen Kante des Femur und entlang der Unterkante des Ramus superior ossis pubis gezogen. Diese Linie sollte normalerweise eine gleichmäßige Kurve beschreiben, die aber im Falle einer Hüftluxation einen Knick aufweist.

Sjögren-Syndrom („Sicca-Syndrom") Verminderte Speichel- und Tränendrüsensekretion.

Steinmann-Zeichen Zeichen bei Meniskusschäden.

- *Steinmann I*: Bei gebeugtem Kniegelenk wird der Unterschenkel jeweils nach innen und nach außen rotiert. Schmerzen bei der Innenrotation sprechen für eine Schädigung des äußeren Meniskus, Schmerzen bei der Außenrotation sprechen für eine Schädigung des inneren Meniskus.
- *Steinmann II*: Ein Druckschmerz am inneren Meniskus wandert bei Beugung des Knies von vorne nach hinten.

Streßulkus Akute gastroduodenale Ulzeration nach Streßereignissen wie z. B. Blutverlust, Toxikose, Myokardinfarkt.

Swan-Ganz-Katheter Einschwemmkatheter mit Ballon und Thermister, mit dessen Hilfe u. a. der pulmonale Kapillardruck gemessen werden kann, der Indikator für die linksventrikuläre Herzfunktion und das Herzminutenvolumen ist. Die Katheterisierung erfolgt, wie beim Legen eines zentral-venösen Zugangs, unter aseptischen Bedingungen. Der Katheter wird durch den rechten Vorhof und Ventrikel in die Pulmonalarterie vorgeschoben. Seine Lage wird mittels Röntgen kontrolliert und die Druckwerte über einen Fühler an der Katheterspitze registriert. Diese Methode ist für die Flüssigkeitstherapie und deren Kontrolle sehr wertvoll. Der Herzauswurf kann mit einem Thermodilutionsverfahren überwacht werden.

Thalassämie Eine erbliche Erkrankung der Hämoglobinsynthese, welche die alpha, beta (häufiger) oder gamma Peptidketten betrifft. Die Patienten haben einen niedrigen Hämoglobinspiegel und einen beschleunigten Abbau roter Blutkörperchen, der zu Anämie, Ikterus und Splenomegalie führt. Der Erbgang ist dominant. Der Erkrankungsgrad hängt davon ab, ob der Patient hetero- oder homozygot ist. Die Diagnose erfogt durch Zellelektrophorese der roten Blutkörperchen. Die Therapie besteht aus Bluttransfusionen und gelegentlich einer Splenektomie.

Thrombophlebitis migrans Eine erhöhte Blutgerinnbarkeit tritt bei einigen viszeralen Tumoren auf (besonders Pankreas). Der Patient kann eine Lungenembolie bekommen, die sowohl Anfangsbeschwerde als auch Todesursache sein kann.

Tietze-Syndrom Schmerzhafte Schwellung insbesondere des zweiten oder dritten Rippenknorpels im Bereich des Sternums. Die Ursache ist unbekannt und der Röntgenbefund negativ. Therapie durch ermutigung des Patienten und örtliche Wärmeanwendung. Hartnäckige Beschwerden sprechen manchmal auf Injektionen mit Kortikosteroiden an.

Trichobezoar (selten) Ein aus verschluckten Haaren bestehender Fremdkörper im Magen. Meistens sind Frauen betroffen, die eine psychiatrische Vorgeschichte haben. Behandlung durch Laparotomie und Entfernung des Bezoars.

Trousseau-Zeichen Pfötchenstellung der Hand bei Kompression des Armes. Zeichen für eine latente Tetanie.

Turner-Kieser-Syndrom (Nagel-Patella-Syndrom) Erbkrankeit mit Subluxation des Radiusköpchens. Typischerweise hat der Patient kleine Patellae und fehlentwickelte oder fehlende Nägel.

Urachus Ein offener Urachus ist Folge einer persistierenden Allantois, die zur angeborenen Blasenfistel führt (selten). Eine Urachuszyste (selten) kann entstehen, wenn das umbilikale Ende des Urachus persistiert. Infiziert sie sich, entsteht ein umbilikaler Abszess. Behandlung erfolgt durch Dainage des Abszesses und Exzision der verbleibenden Reste, sobald die Infektion vorüber ist.

Ureterozele Zystische Dilatation des Ureters wegen angeborener Meatusatresie. Behandlung erfolgt nur, wenn Symptome auftreten, z. B. Infektion oder Steinbildung. Zystoskopische Kauterisation der Zystenwand erlaubt einen Abfluß in die Blase.

Virchow-Drüse Vergrößerung des linken supraklavikulären Lymphknotens durch Metastase, meist eines Magenkarzinoms. Zeichen für ein fortgeschrittenes Stadium.

Waterhouse-Friderichsen-Syndrom Beidseitige Nekrose der Nebennierenrinde aufgrund einer Septikämie (Meningokokken, Pneumokokken, Staphylokokken), Blutung oder Verbrennung. Die Therapie umfaßt Behandlung des Schocks, Breitbandantibiotika i. v., Hydrokortison i. v. (bis 400 mg/24 h), Sauerstoffgabe und Flüssigkeitsbilanzierung.

Whipple-Trias (Insulinom) Hypoglykämische Zustände bei Nahrungskarenz (1.) mit einem Blutglukosespiegel < 2,5 mmol/l (2.), der sich durch Gabe von Glukose bessert (3.). Die Bestätigung durch Laboruntersuchungen erfolgt duch Messung des Nüchtern-Glukosespiegels und des Insulinspiegels (durch Radioimmunoassay).

Willebrand-Jürgens-Syndrom Hämorrhagische Erkrankung aufgrund einer verminderten Produktion von Faktor VIII.

Zollinger-Ellison Syndrom Rezidivierende peptische Ulzera, manchmal multipel. Treten sowohl infolge einer Hypertrophie der Magenschleimhaut auf als auch bei gastrinproduzierenden Nicht-β-Zell-Pankreasadenomen (häufiger). Behandlung durch Magenteilresektion zur Entfernung des Antrums und Exzision des Tumors, wenn er lokalisierbar ist. Manche Patienten sprechen gut auf H_2-Rezeptoren-Blocker an.

Register